AF500028

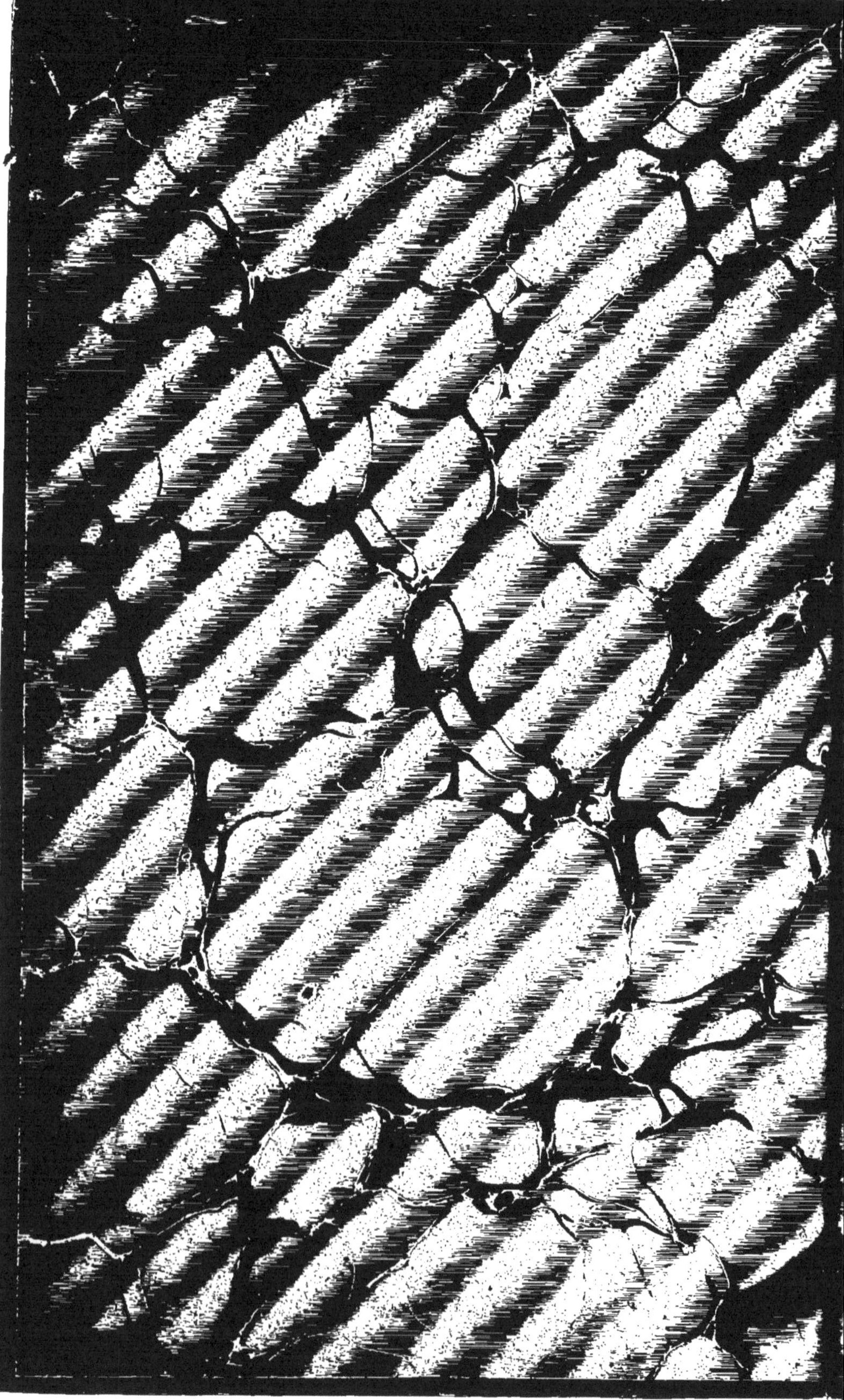

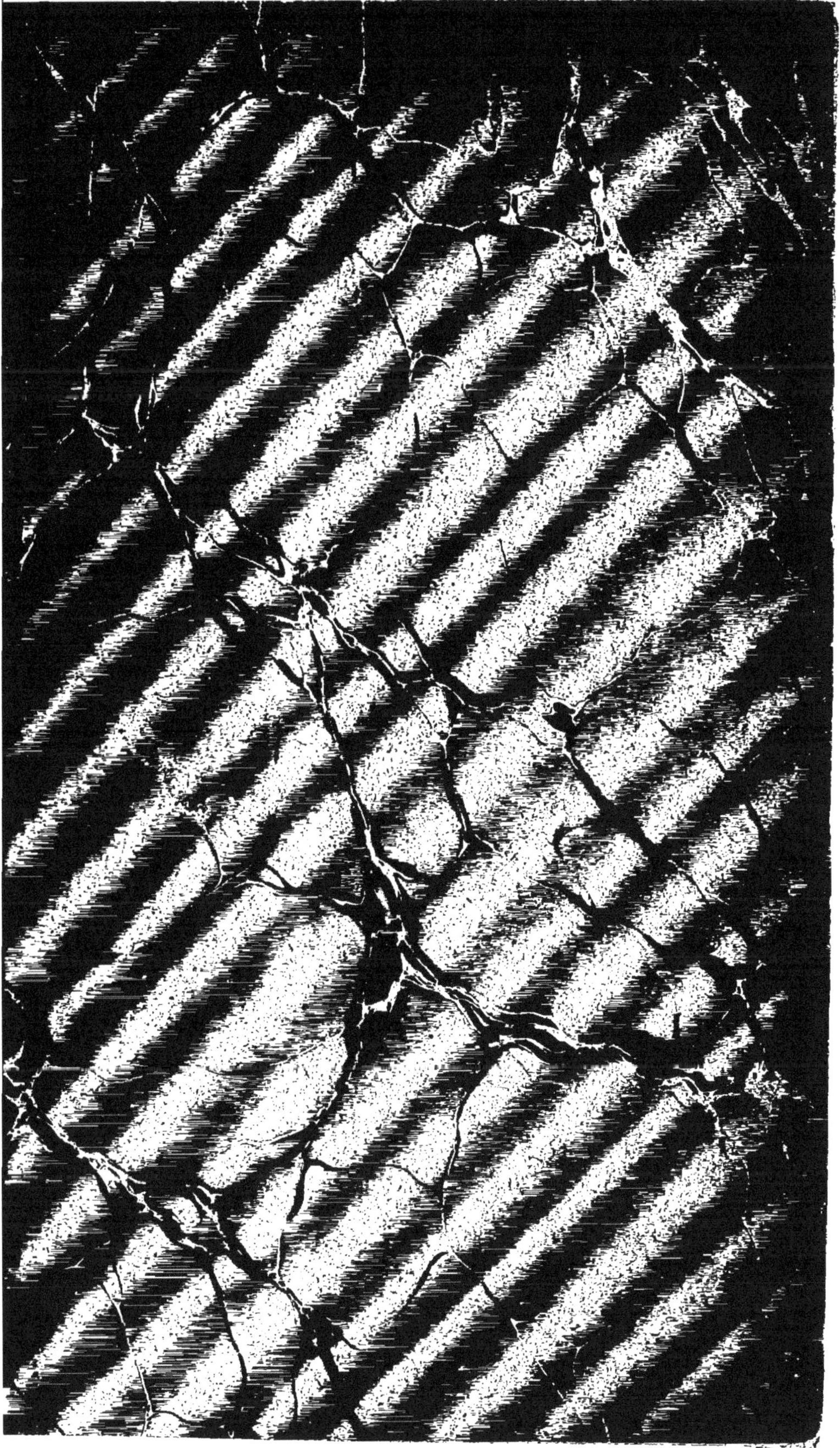

# L'ŒUVRE

DE

# C.-J. DAVAINE

DU MÊME AUTEUR

---

## TRAITÉ DES ENTOZOAIRES

**ET DES MALADIES VERMINEUSES**

CHEZ L'HOMME ET LES ANIMAUX DOMESTIQUES

DEUXIÈME ÉDITION

1 vol. in-8, de 1003 pages, avec 110 figures. Paris, 1887. . . . . . . 14 fr.

---

LYON. — IMP. PITRAT AINÉ, RUE GENTIL, 4

# L'ŒUVRE

DE

# C.-J. DAVAINE



MEMBRE DE L'ACADÉMIE DE MÉDECINE

ET DE LA SOCIÉTÉ DE BIOLOGIE

CHARBON, SEPTICÉMIE
PARASITISME, MICROBISME
ANATOMIE, PHYSIOLOGIE
ANOMALIES TÉRATOLOGIE

**Avec 7 planches**

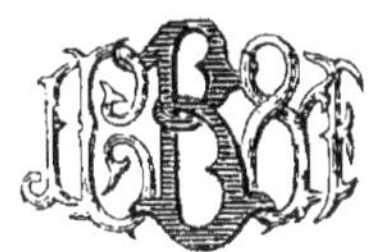

PARIS

LIBRAIRIE J.-B. BAILLIÈRE ET FILS

19, RUE HAUTEFEUILLE, PRÈS DU BOULEVARD SAINT-GERMAIN

1889

Cet ouvrage n'est pas dans le commerce de la librairie

# AVERTISSEMENT

Approuvé et appuyé par les plus proches parents de Davaine et par ses meilleurs amis, j'ai réuni dans ce volume un certain nombre de ses travaux épars dans les recueils des Sociétés savantes.

C'est un pieux hommage à une mémoire vénérée.

C'est en même temps, nous l'espérons, un service rendu aux savants, nombreux aujourd'hui, qui suivent la voie que Davaine ouvrit dès 1863, lorsqu'il attribua son véritable rôle à la *bactéridie charbonneuse*, découverte par lui en 1850.

Les travaux déjà anciens sur la *maladie charbonneuse* et la *septicémie* seront consultés avec fruit, surtout par ceux qui, curieux de remonter aux sources, voudront se rendre un compte exact des nombreuses expériences de Davaine et des difficultés de la lutte qu'il eut à soutenir pendant plus de dix ans, contre une opposition presque générale.

Dr A. DAVAINE.

Paris, 28 mars 1889

# NOTICE

SUR

# C.-J. DAVAINE

Membre titulaire-honoraire de la Société de Biologie
Membre de l'Académie de médecine

Par le Professeur A. LABOULBÈNE

Lue à la séance de la Société de biologie du 2 février 1884

A une époque mémorable et chère pour notre Société, au mois de mai 1848, plusieurs médecins et naturalistes se sont réunis pour étudier, par l'observation et l'expérimentation, la science de la vie, la biologie, tant normale que pathologique. Ce temps est déjà lointain et plusieurs d'entre vous ne le connaissent que par ouï-dire. Toutefois, celui qui vous parle ne saurait oublier qu'il fut le plus jeune de vos fondateurs. Vous l'avez chargé de retracer la vie si bien remplie de Davaine, l'élève, l'ami de Rayer et de Claude Bernard; il a rassemblé ses souvenirs, et vous lui permettrez de vous rappeler, en même temps que notre regretté collègue, quelques-uns des travailleurs de la première heure, qui ont si bien mérité de la biologie. Ceci n'est point un éloge académique, mais un hommage rendu à un homme de cœur et de talent.

Casimir-Joseph Davaine est né à Saint-Amand-les-Eaux (Nord), le 19 mars 1812; il était le sixième des neuf enfants de Benjamin-Joseph Davaine et il perdait sa mère, à peine âgé de neuf ans. Son père resté seul, peu fortuné, avec le lourd fardeau d'une famille nombreuse et d'une industrie à diriger, ne faiblit pas sous cette tâche; il s'appliqua au prix de grands sacrifices à donner à ses fils une éducation libérale. Ce n'était pas chose facile dans une petite localité, offrant peu de ressources au point de vue de l'instruction; il dut se résoudre à se séparer de ses fils. Casimir Davaine fut envoyé au collège de Tournai, en 1826, puis il acheva ses études à Lille. Enfin, vers la fin de l'année 1830, il arrive à Paris, au moment où s'ouvrait une ère nouvelle. Calme, résolu, d'un naturel bon, d'un sens droit, Davaine n'hésita pas dans le choix d'une carrière, il s'inscrivit comme étudiant à l'École de médecine.

Les études furent pour Davaine chose sérieuse; sa vie était rude, occupée; il luttait de bonne heure, il avait hâte de faire son chemin. Ayant concouru pour l'externat, il entre, le 1er janvier 1835, dans le service de Rayer, à la Charité. Qui de vous, Messieurs, n'a été frappé de l'influence extraordinaire et parfois décisive que peut avoir le chef de service sur l'élève qui lui est envoyé? Rayer, qui possédait au plus haut degré l'appréciation rapide des hommes ainsi que des aptitudes de chacun d'eux, remarqua bien vite Davaine. Il se l'attacha, le chargea de recueillir des observations, de faire des dessins et des recherches microscopiques. Le service de Rayer, où se succédaient Moissenet, Henri Roger, Tardieu, Claude Bernard, Gubler, etc., était pour Davaine un milieu des plus favorables. Il se lia étroitement avec Claude Bernard et leur amitié ne se démentit jamais. Rayer employa Davaine pour son *Traité des maladies des reins*, pour ses travaux sur la morve, pour collaborer aux *Archives de médecine comparée.*

En 1837, sans attendre l'internat, Davaine soutint sa thèse de docteur. Je dois vous le faire remarquer, la dissertation inaugurale ne figure pas dans les *Titres scientifiques* de Davaine, où nous trouvons une si riche moisson de faits et d'idées. Est-ce modestie? Est-ce oubli? Je croirais plutôt à la première supposition. Quoi qu'il en soit, cette thèse sur l'*héma-*

*tocèle de la tunique vaginale* (n° 428, 13 décembre 1837), passée sous la présidence de Velpeau et dédiée à son père seulement, peut encore être consultée avec fruit; l'historique de la question est soigné ainsi que l'anatomie pathologique.

Rayer avait dit à Davaine, comme à Claude Bernard : « La science est votre affaire, » mais la science seule ne fait pas vivre le débutant inconnu et Davaine fut obligé de s'occuper de clientèle; son urbanité et sa discrétion lui assuraient la réussite; ses premiers malades devenaient ses amis fidèles. Il en accompagna quelques-uns pendant d'instructifs voyages, conservant son indépendance, ne recherchant que les moyens de se procurer des livres, de satisfaire ses goûts scientifiques et artistiques.

Je vous l'ai dit, Messieurs, c'est en 1848 que notre Société s'est fondée. Elle répondait à un besoin réel, elle venait à l'heure favorable, elle promettait les résultats les plus utiles. Quelle sève au début et quels fruits aujourd'hui! En considérant l'étendue et la valeur du bagage scientifique accumulé, vous devinez les commencements. Rayer fut choisi à l'unanimité pour président perpétuel; Claude Bernard et Charles Robin, pour vice-présidents. Les premiers secrétaires ont été Lebert et Follin, auxquels on adjoignit bientôt Brown-Séquard et Segond. Huette, qui venait de collaborer avec Claude Bernard pour un *Précis iconographique de médecine opératoire et d'anatomie chirurgicale*, fut le premier trésorier-archiviste.

Rayer, pour assurer la valeur des séances, déployait une activité infatigable, appelant de tous côtés les travaux sérieux, stimulant le zèle des fondateurs, provoquant une discussion, la prolongeant au besoin, assurant, par la présence d'un maître étranger, l'intérêt qui de temps à autre aurait pu faiblir. Tout le service médical de Rayer, ceux de ses collègues de la Charité, ceux de ses amis, et ils étaient nombreux, étaient mis à contribution. On apportait des pièces rares venant des hôpitaux, du Jardin des plantes, de l'École d'Alfort. Aussi, avec ces éléments d'étude, la Société, qui ne prenait pas de vacances, n'a cessé de siéger tous les samedis et bientôt elle publia les *Comptes rendus* de ses travaux et de précieux *Mémoires*.

Dès le mois de novembre 1849, Davaine fut élu membre titulaire; il remplaça bientôt Huette, qui allait à Montargis. La Société ne pouvait avoir un meilleur trésorier-archiviste.

Nos publications par fascicules mensuels, nos *Mémoires* qui ont frappé l'attention, témoignèrent du zèle des secrétaires, de l'ardeur des membres de la jeune Société de biologie. Les premières planches furent en majeure partie dessinées par Davaine ainsi que celles du Mémoire de Rayer sur la pilimiction. Pour vous exposer les travaux de Davaine, je n'aurai souvent qu'à suivre nos volumes parus tour à tour.

La première description faite par Davaine a pour sujet un parasite; ses notices du début sont anatomiques, physiologiques et tératologiques. C'est un *hæmatopinus*, causant un phthiriasis spécial chez l'espèce bovine, que je dois vous signaler tout d'abord[1]. Les continuateurs du grand ouvrage de Bourgery et Jacob ont donné, d'après des préparations de Davaine, les figures du *développement du cerveau humain* depuis cinq semaines jusqu'à sept mois (*Traité complet de l'anatomie de l'homme*, t. VIII, pl. X *bis*, 23 figures, 1844).

Le premier volume des publications de notre Société renferme un grand nombre de travaux de Davaine pour l'année 1849 :

*Sur l'os thyro-hyoïdien des batraciens anoures* (*Comptes rendus*, p. 150). — *Sur la mutabilité de la coloration des rainettes* (*ibid.*, p. 153). — *Sur un cerveau formant une tumeur à l'extérieur du crâne, avec atrophie d'un côté de la face (hyper-encéphalie), chez un embryon de poulet* (p. 123). — *Sur un cas de rhinocéphalie chez un lapin* (p. 167 et pl. IV, fig. 5, 6, 7). — *Observation de cyclocéphalie chez un fœtus de cochon* en commun avec Chaussat (p. 198 et pl. IV, fig. 1-4). — *Absence de la plupart des vertèbres caudales chez le*

[1] *Archives de médecine comparée*, de Rayer, p. 243, pl. IX, 1843.

*chien* (p. 123). — *Sur un cas de scissure de la voûte palatine et de la lèvre supérieure (gueule-de-loup) avec déformation du cerveau chez un fœtus humain* (p. 124). — *Observations pour servir à l'histoire de quelques monstruosités de la face* (en commun avec Charles Robin, *Mémoires*, p. 43 et pl. III). — *Cas d'atrophie partielle de la moelle épinière, au niveau de son renflement lombaire coïncidant avec une atrophie des racines antérieures correspondantes et avec une paralysie du mouvement volontaire dans les membres postérieurs, observé chez un jeune agneau (Comptes rendus*, p. 120). — *Cas d'hydronéphrose observé chez le chien* (p. 119). — *Œufs doubles de paludine vivipare* (p. 88). — *Recherches sur la génération de l'huître (ostrea edulis)* (en commun avec Chaussat, p. 98).

Cet ensemble montre déjà chez Davaine un esprit observateur et chercheur.

Dans les deuxième, troisième et quatrième volumes de nos publications, on continue à trouver d'intéressantes notes et mémoires :

*Deux cas de fusion des dents, l'une d'une incisive surnuméraire avec une incisive normale chez un enfant, l'autre de deux molaires chez un adulte, avec des remarques sur ce vice de conformation* (t. II, p. 16). — *De l'absence congénitale du radius chez l'homme* (t. II, p. 39). — *Quelques remarques sur la cyclopie* (t. II, p. 57). *Remarques sur un fœtus anencéphale* (t. II, p. 108). — *Description du squelette d'un poulet double monocéphalien* (t. II, p. 13). — *Duplicité de la face chez les oiseaux* (t. II, *Mémoires*, p. 97). — *Cas de compression de la portion thoracique de l'œsophage par une masse tuberculeuse développée dans les ganglions du médiastin postérieur, ayant occasionné la mort chez un sajou ordinaire (simia capucina)* t. II *(Comptes rendus*, p. 90). — *Note sur une tumeur indéterminée des os maxillaires du bœuf* (t. II, p. 119). — *Sur la nature et les fonctions de l'organe palatin des cyprins* (t. II, p. 181). — *Recherches sur les globules blancs du sang* (t. II, *Mémoires* p. 103). — *Sur des larves rendues par les selles* (t. III, p. 112 et pl. I). — *Larves rendues avec les selles par un homme âgé de trente-neuf ans* (t. IV, p. 96). — *Cas de cysticerque du tissu cellulaire intermusculaire observé chez l'homme* (en commun avec Follin, t. IV, p. 19). — *Recherches sur la génération des huîtres* (t. IV, *Mémoires*, p. 297 et pl. I et II).

Ces divers essais constituent souvent des jalons pour des travaux ultérieurs. Remarquez les cysticerques de l'homme, les larves rendues qui prendront place dans le *Traité des entozoaires*. Un des premiers, Davaine avait observé les prolongements amiboïdes des globules blancs du sang.

Je dois vous indiquer plusieurs travaux se rattachant plus spécialement à la pathologie humaine :

*Examen d'une main et de la moitié inférieure de l'avant-bras affectés d'éléphantiasis des Arabes* (en commun avec Rayer, t. II, *Mémoires*, p 67). — *Note sur des kystes séreux du foie formés par la dilatation des conduits biliaires ou des cryptes de ces conduits* (t. IV, p. 54). — *Sur des granulations graisseuses du rein*, t. III, p. 151. — *Description d'un kyste pileux de l'ovaire droit* (en commun avec Schnepp (t. IV, p. 36). — *Note sur un kyste pileux de l'ovaire* (t. IV, p. 127). — *Examen microscopique de deux cataractes lenticulaires* (t. IV, p. 163). — *Mémoire sur la paralysie générale ou partielle des deux nerfs de la septième paire* (t. IV, *Mémoires*, p. 137).

Le laborieux auteur avait reçu à deux reprises la haute approbation de l'Académie des sciences : une récompense en 1852 pour ses *Recherches sur la paralysie des deux nerfs de la septième paire*, puis, en 1854, le prix de physiologie expérimentale pour ses *Recherches sur la génération des huîtres*. On aimait à trouver chez Davaine des connaissances étendues en biologie, à le savoir occupé d'investigations aussi ingénieuses que sérieuses, sans exubérance, sans profusion de ces conclusions hâtives ou par à peu près, nécessairement frappées de stérilité, nous prouvant que le temps ne respecte pas ce qu'on fait sans lui. Quant aux rares honneurs qui sont venus chercher Davaine : la croix de chevalier de la Légion d'honneur lui fut donnée en 1855 ; l'Académie de médecine ne lui ouvrit ses portes qu'en 1868.

Reprenons la série des travaux de notre collègue. Vous trouverez dans divers volumes de nos *Comptes rendus* et *Mémoires* :

*Un cas de gangrène de l'amygdale dans la scarlatine* (2e série, t. II, p. 49, 1855). — *Remarques sur les corpuscules du sang de la lamproie et sur ceux des animaux en général* (2e série, t. II, p. 54, 1855).

— *Description de deux productions polypiformes du col de l'utérus, constituées par une simple extension des éléments de cet organe* (en commun avec Laboulbène, 2e série, t. II, p. 142, 1855). — *Mémoire sur les anomalies de l'œuf* (3e série, t. II, p. 183, avec deux planches, 1860).

J'abrège, car j'ai hâte d'arriver au livre de Davaine sur l'helminthologie humaine et comparée. Cet ouvrage devenu classique et dont je vais bientôt vous parler avec quelques détails, a été précédé par des études longues et consciencieuses; de même, il a été suivi de documents qui restaient à examiner après la publication.

Je mentionne les recherches suivantes :

*Sur l'anatomie d'un mermis (Annales de la Société entomologique de France*, 2e série, *Bulletin*, t. IX, p. CXIII, 1851). — *Examen d'une concrétion sanguine extraite de la veine saphène et regardée comme un hématozoaire (Comptes rendus*, t. IV, p. 127, 1852). — *Recherches sur les vers des vaisseaux pulmonaires et des bronches chez le marsouin (Comptes rendus*, 2e série, t. I, p. 117, pl. II, 1854). — *Sur des animalcules infusoires trouvés dans les selles de malades atteints du choléra et d'autres affections (Comptes rendus*, 2e série, t. I, p. 129, 1854). — *Sur des urcéolaires parasites dans la vessie urinaire des tritons (Comptes rendus*, 2e série, t. I, p. 170, pl. I, D, 1854). — *Note sur une tumeur singulière contenant une quantité prodigieuse d'œufs d'helminthe, observée sur un poisson nommé* Aigle-Bar (2e série, t. I, p. 141, pl. I, C, 1854). — *Recherches sur les hydatides, les échinocoques et le cœnure et sur leur développement (Mémoires*, 2e série, t. II, p. 157, 1855). — *Kyste hydatique du foie ayant subi une transformation athéromateuse chez l'homme (Comptes rendus*, t. IV, p. 6, 1852). — *Note sur un cas de kystes hydatiques multiples* (en commun avec Charcot; *Mémoires*, 2e série, t. IV, p. 103, 1850). — *De l'action du cœnure sur le cerveau, tournis (Mémoires*, 2e série, t. IV, p. 117, 1857). — *Sur le diagnostic de la présence des vers dans l'intestin par l'inspection microscopique des matières expulsées (Comptes rendus*, 2e série, t. IV, p. 188, 1857). *Recherches sur le développement de l'œuf du trichocéphale de l'homme et de l'ascaride lombricoïde (Comptes rendus*, 2e série, t. V, p. 105, 1858, et *Comptes rendus des séances de l'Académie des sciences*, t. XLVI, p. 1217, 1858).

Le *Traité des entozoaires et des maladies vermineuses de l'homme et des animaux domestiques*, paru en 1860, couronné par l'Institut et par l'Académie de médecine, forme un volume in-8°, avec figures sur bois, intercalées dans le texte. Il a eu, en 1877, une nouvelle édition ; il a été traduit en anglais par W. Abbotts Smith. Dans son livre, si connu et si apprécié, le plus savant et le plus complet sur ce sujet difficile, Davaine a eu constamment en vue la zoologie et la pathologie. La démonstration de faits zoologiques importants l'a conduit à des déductions utiles en médecine. Ses recherches sur les œufs du trichocéphale et de l'ascaride lui ont montré que ces œufs pondus dans l'intestin de l'homme ne s'y développent pas, qu'ils sont expulsés au dehors et que l'embryon ne se forme que plusieurs mois après. Le nombre immense de ces œufs permet d'en constater la présence dans une parcelle de matières alvines et d'assurer le diagnostic. L'histoire de chaque ver est une sorte de monographie, comprenant la répartition de l'animal, son apparition, la recherche des circonstances qui favorisent sa transmission et son développement, la description des accidents qu'il détermine, enfin les moyens de le combattre. Le *Traité des entozoaires* offre un mérite scientifique et une valeur pratique incontestables, de là son succès.

Voici les suites du *Traité des entozoaires :*

*Recherches sur le frémissement hydatique (Mémoires,* 3e série, t. III, p. 189, 1861). — *Hydatides développées dans le poumon et suivies de guérison (Comptes rendus,* 3e série, t. III, p. 271, 1861). — *Hydatides du cerveau et du cœur* (en commun avec Charcot ; *Comptes rendus,* 3 série, t. III, p. 273, 1861). — *Nouvelles Recherches sur le développement et la propagation de l'ascaride lombricoïde et du trichocéphale de l'homme (Mémoires,* 3e série, t. IV, p. 261, 1862). — *Sur la constitution de l'œuf de certains entozoaires et sur la propriété de se développer à sec (Mémoires,* 3e série, t. IV, p. 273, 1862). — *Sur un mode de dissémination des œufs chez les entozoaires des voies respiratoires (Mémoires,* 3e série, t. IV, p. 267, 1862). — *Faits et Considérations sur la trichine, Mémoires,* 3e série, t. IV, p. 117, 1862, et *Revue des Deux Mondes,* 1er mai 1866), et encore : *les Trichines et la Trichinose (Bulletin de l'Académie de médecine,* 2e série, t. X, p. 249, 1881). — *Sur une ligule (ligula minuta* Davaine) *de la truite du lac de Genève*

(*Comptes rendus*, 4e série, t. I, p. 87, 1864). — *Rapport sur deux mémoires de P. Mégnin relatifs à des parasites du chat et du cheval* (*Bulletin de l'Académie de médecine*, t. XXXV, p. 55, 1870). — *Examen d'un tænia nouveau de l'homme recueilli à Mayotte (Comores)* (*Archives de médecine navale*, t. XIII, p. 137, avec planche, 1870).

Plusieurs articles de Davaine dans le *Dictionnaire encyclopédique des sciences médicales* sont d'un grand intérêt : articles CESTOIDES, CYSTIQUES, CYSTICERQUES, LOMBRICS, MONADIENS, PARASITES (posthume), et encore d'autres, tels que BACTÉRIE, BACTÉRIDIE, dont il sera question plus tard.

Le nom de Davaine restera, dans l'avenir, attaché aux questions du parasitisme. Avant de poursuivre avec tant de soin et de succès ses études sur les parasites des animaux vertébrés, il avait observé ceux d'organismes moins compliqués, c'est-à-dire des végétaux. Il avait pu constater qu'un très petit ver nématoïde, une anguillule, produit sur le blé l'altération connue sous le nom de *Nielle;* de plus, il avait déterminé les conditions de vitalité de ce ver, qui possède la singulière propriété de reprendre le mouvement et la vie après avoir été desséché, laissé même pendant longtemps dans un état de mort apparente. Davaine découvrit ce fait décisif : que la faculté de reprendre vie est le privilège exclusif des larves d'anguillule dépourvues d'organes génitaux, et qu'elles le perdent dès qu'arrivées dans le blé, elles acquièrent l'état sexué ou adulte. Il a patiemment soumis ces anguillules, larves et adultes, à diverses influences, telles que celles de l'eau, du froid, du vide, etc. ; toujours les larves résistent, tandis que les adultes périssent rapidement. Enfin il arrivait à un résultat pratique très intéressant : c'est que la morphine, l'atropine, la strychnine, le curare, n'ont pas d'action sur la vitalité des anguillules, tandis que les composés pouvant agir chimiquement sur leurs tissus par une matière acide ou alcaline, même très faible, détruisent aussitôt et pour toujours la vitalité de ces larves.

Les *Recherches physiologiques sur la maladie du blé connue sous le nom de Nielle et sur les helminthes qui occasionnent cette maladie* ont d'abord été communiquées à l'Académie des sciences (*Comptes rendus des séances*, t. XLI, 1855), ainsi que de nouvelles *Recherches expérimentales sur la vitalité des anguillules du blé niellé à l'état de larve et à l'état adulte* (*Comptes rendus*, t. XLIII, 1856). Le beau mémoire intitulé : *Recherches sur l'anguillule du blé niellé considéré au point de vue de l'histoire naturelle et de l'agriculture*, a paru dans nos *Mémoires*, t. III, 2e série, 201, avec trois planches, en 1856 ; il a obtenu le prix de physiologie expérimentale de l'Institut et la médaille d'or d'Olivier de Serres.

Poursuivant après Spallanzani l'étude de cette étrange faculté de recouvrer les manifestations de la vie après les avoir perdues par un dessèchement plus ou moins complet, Davaine lui donna le nom de *réviviscence*, et il la constata chez huit espèces nouvelles de protozoaires et chez plusieurs plantes inférieures.

Ses *Recherches sur la vie latente chez quelques animaux et quelques plantes* sont insérées dans nos *Comptes rendus* de l'année 1856, p. 225.

De nouvelles *Recherches sur les conditions de l'existence ou de la non-existence de la réviviscence chez les espèces appartenant au même genre*, ont paru dans les *Comptes rendus de l'Académie des sciences* (t. XLVIII, p. 1067), en 1859.

Une anguillule abondante dans le vinaigre avait fourni un argument à la génération spontanée, puisque cette espèce de ver ayant été observée exclusivement dans le vinaigre, on pouvait croire qu'elle y était apparue après l'invention de ce liquide. Davaine, par ses *Recherches sur les anguillules du vinaigre* (*rhabditis aceti* Dujardin) (*Comptes rendus*, 4e série, t. I, p. 88, 1864, et *Comptes rendus de l'Académie des sciences*, t. LXI, p. 259, 1865), a constaté que cette anguillule vit dans les liquides renfermant une matière sucrée ou amylacée, aussi bien que dans le vinaigre, qu'elle se propage dans les fruits et les légumes. Il en a conclu rigoureusement que, dans la nature, l'anguillule du vinaigre habite les fruits qui tombent à la surface du sol, qu'elle se perpétue en passant de l'un à l'autre et qu'elle arrive dans le vinaigre après avoir pénétré dans une grappe de raisin en contact avec le sol.

Pendant qu'il cherchait à élucider ces questions d'un ordre si élevé, Davaine publiait quelques faits nouveaux sur les maladies de l'homme, des animaux et des plantes. Il ne négligeait pas les observations d'anatomie pathologique ou de tératologie. Nos *Comptes rendus* contiennent :

Note sur un *Cas de pied bot coïncidant avec un spina-bifida chez un veau (Comptes rendus*, p. 186, 1862). — *Membrane muqueuse utérine semblable à une caduque expulsée pendant la menstruation (Comptes rendus*, p. 161, 1865). — *Atrophie congénitale de l'ovaire chez une poule; principe du balancement des organes (Comptes rendus*, p. 156, 1865). — *Maladie des ovaires avec ascite chez la dorade de la Chine (cyprinus auratus) (Comptes rendus*, p. 186, 1865). — Articles MONSTRES, MONSTRUOSITÉ, dans le *Dictionnaire encyclopédique des sciences médicales*.

Je vous signale en pathologie végétale :

Une *Conferve parasite sur le cyprinus carpio (Comptes rendus*, t. III, p. 82, 1851). — *Sur une maladie de la balsamine des jardins (impatiens balsamina) (Comptes rendus*, 2e série, t. IV, p. 131, 1857). — *Sur une nouvelle espèce de sarcine commune chez la poule.* — *Sur la coloration vineuse d'une infusion par le développement de monades rouges.*

Ces dernières publications, faites à la Société en 1863, n'ont pas été publiées, à ma connaissance.

Nous touchons, Messieurs, à la période la plus belle de la vie de Davaine, au moment où il fait une découverte dont on a vainement cherché à lui ravir la priorité.

Comme Claude Bernard annonçant à la Société la fonction glycogénique du foie et l'action émulsive du suc pancréatique sur les graisses, comme Berthelot vous apportant, pour la première fois, de l'essence de moutarde préparée par synthèse, avec des corps inorganiques, Davaine en 1850, et puis en 1863, est venu montrer à la Société de biologie un organisme inférieur, un infusoire comme il l'avait d'abord appelé, allongé, immobile, et qu'il avait aperçu dans le sang des animaux succombant à la maladie charbonneuse connue sous le nom de *sang de rate*. Ce corps microscopique, auquel il donna plus tard le nom de *Bactéridie*, a été le sujet de controverses passionnées, mais le fait constaté par Davaine reste acquis, et c'est justice de désigner, comme l'a fait M. Pasteur, le *Bacille* du charbon sous le nom de *Bactéridie de Davaine*.

Vous trouverez dans nos *Comptes rendus* et *Mémoires* la relation de cette découverte :

*Recherches sur les infusoires du sang dans la maladie connue sous le nom de sang de rate* (*Comptes rendus*, 3e série, t. V, p. 149, 1863, et *Mémoires*, p. 193, et aussi dans les *Comptes rendus de l'Académie des sciences*, t. LVII, p. 220, 351, 386, 1863).

Davaine, avec son esprit droit, ne voulait pas sans preuves trop attribuer au vibrionien du sang de rate. Il multipliait les expériences, puis il faisait connaître de *Nouvelles Recherches sur la nature de la maladie charbonnense connue sous le nom de sang de rate* (*Comptes rendus de l'Académie des sciences*, t. LIX, p. 393, 1864). Avec Raimbert (de Châteaudun), il communiquait une *Note sur la présence des bactéridies dans la pustule maligne chez l'homme* (*Comptes rendus de l'Académie des sciences*, t. LIX, p. 429, 1864). Il venait insister devant la Société sur l'*Existence et la Recherche des bactéridies dans la pustule maligne* (*Comptes rendus*, 4e série, t. I, p. 93, 1864).

Vous le savez, Messieurs, la vérité ne pénètre pas du premier coup dans les esprits ; les expériences de Davaine, répétées comme elles méritaient de l'être, semblaient confirmées et admises, lorsque deux expérimentateurs, Leplat et Jaillard, annoncèrent qu'ils n'avaient pas trouvé la bactéridie chez des vaches qui étaient mortes du charbon inoculé. J'ai assisté aux expériences de Davaine, j'ai partagé ses perplexités. S'était-il trompé ? Il n'avait avancé que lentement, pas à pas et à coup sûr ! Aussi, analysant les symptômes morbides des animaux observés par ses contradicteurs, et se rendant compte des conditions où ces derniers s'étaient placés, de la manière dont ils avaient procédé, Davaine reconnut que ce n'était pas d'une maladie réellement charbonneuse qu'avaient été atteints les animaux. Il n'hésita pas à dire qu'ils avaient succombé à une maladie septique et différente. Entré dans cette voie nouvelle qui devait l'amener à séparer nettement le charbon de la septicémie expérimentale, notre collègue fit paraître rapidement :

*Des recherches sur la nature et la constitution de la pustule maligne (Comptes rendus de l'Académie des sciences*, t. LX, p. 1296, 1865), — *Examen du sang et des organes d'un homme mort d'œdème malin ou charbonneux des paupières (Archives de médecine*, 6e série, t. VI, p. 407, 1865). — *Sur la présence des bactéridies dans les animaux affectés de la maladie charbonneuse.* — *Recherches sur une maladie septique de la vache regardée comme de nature charbonneuse.* — *Note en réponse à une communication de Leplat et Jaillard sur une maladie charbonneuse (Comptes rendus*, 4e série, t. II, p. 152. 1865, et *Comptes rendus de l'Académie des sciences*, t. LXI, p. 334 ; t. LX, p. 1134, et t. LXI, p. 334, 368, 523, 1865).

Résumons ce qu'avait fait Davaine. En étudiant au microscope le sang des animaux atteintss du charbon, il y avait constaté la présence de vibrioniens, dépourvus de mouvements spontanés, qu'il avait nommés *Bactéridies* et qu'il avait soigneusement distingués d'autres vibrioniens, analogues pour la forme, qui se développent dans les matières animales en putréfaction. Le caractère distinctif des bactéridies était de se former pendant la vie de l'animal malade et de disparaître par la putréfaction après la mort. Pour Davaine, les bactéridies jouaient un rôle capital dans la transmission des maladies charbonneuses, soit entre les animaux, soit des animaux à l'homme. Le sang frais, contenant des bactéridies et inoculé aux petits mammifères tels que lapins, cobayes, rats et souris, transmettait la maladie charbonneuse, mais il perdait cette propriété dès que la putréfaction faisait disparaître les bactéridies. Comme contre-épreuve, Davaine avait vu que, pendant la vie, le sang de l'animal malade ne devient capable de transmettre le charbon que du moment où les bactéridies s'y sont montrées. Cette transmission paraît indéfinie tant que le sang contient des bactéridies.

Davaine concluait que les bactéridies sont l'agent de transmission de la maladie charbonneuse et que ces corpuscules sont en rapport constant avec son inoculation et son développement. Chez les femelles pleines, les bactéridies ne se développent que dans le sang de la mère et non dans celui du fœtus. Chez les animaux réfractaires à la transmission du charbon, chiens, oiseaux, etc., le sang inoculé, quoique pourvu de bactéridies, n'en développe pas dans le sang de ces animaux.

Davaine prouvait, de plus, que la pustule maligne de l'homme est une variété de la maladie charbonneuse, car elle renferme la bactéridie et produit par inoculation le sang de rate chez les animaux. Il en est de même pour l'œdème malin des paupières.

Remarquez la netteté, la valeur et en même temps la mesure de ces conclusions. Vous connaissez tous les progrès accomplis depuis ces premiers points acquis à la science : les cultures de la bactéridie et de ses spores, les oiseaux prenant avec M. Pasteur le charbon dès que leur température est abaissée, mais Davaine avait entrevu les difficultés principales ; il a été, comme le disait notre collègue, le professeur Henri Bouley, un véritable initiateur. En présence de ces résultats, éclairant d'un jour nouveau l'étiologie et le mode contagieux des maladies charbonneuses des animaux à l'homme, l'Institut décernait à Davaine le prix Bréant.

Au moment de la découverte des bactéridies du sang charbonneux, la place de ces petits êtres dans la classification n'était pas rigoureusement déterminée. Persuadé que la présence de ces microbes, suivant l'expression de Sédillot, n'était pas un fait isolé, Davaine entreprit d'étudier la famille des vibrioniens pour apprécier leur génération, ainsi que leurs propriétés diverses. Il communiquait ses résultats à l'Académie des sciences : *Recherches sur les vibrioniens (Comptes rendus*, t. LIX, p. 629, 1864) et les consignait dans l'article Bactérie, Bactéridie, du *Dictionnaire encyclopédique des sciences médicales.* Les vibrioniens avaient été regardés comme des animaux, Davaine montra qu'ils ont plus de rapport avec les végétaux et qu'ils doivent prendre place auprès des conferves. De plus, il reconnut l'influence des milieux sur la vie de ces êtres et il disait : Dans les milieux différents, les vibrioniens sont différents, quoique nous ne parvenions pas à les distinguer ou à les différencier entre eux, à cause de leur extrême petitesse. Leurs espèces, encore non caractérisées, ne peuvent se substituer les unes aux autres. Pour obtenir de ces petits êtres quelque modification dans un milieu, modification qui, dans l'éconmie animale, se traduit par une maladie, il faut que l'espèce de vibrionien introduite puisse s'y développer. « Il faut, ajoutait Davaine, si l'on peut s'exprimer ainsi, qu'elle soit normale à ce milieu ; » nous dirions actuellement : il faut qu'elle trouve un milieu de culture.

Ces données, appliquées aux végétaux, ont été fécondes. Davaine a reconnu qu'une véritable maladie contagieuse pour les plantes grasses, telles que les *mesembryanthemum*, *sempervirum*, *stapelia*, était déterminée par les moisissures vulgaires, les mucédinées qui se propagent sur les plantes vivantes et les altèrent. Or les phénomènes morbides qu'elles provoquent, désignés sous le nom général de *Pourriture*, tiennent à une véritable maladie contagieuse. La maladie des mucédinées se communique d'une plante à l'autre, d'un fruit à un autre fruit, au contact par le mycélium, sorte de virus fixe, et sans contact par les spores, sorte de virus volatil. La plante ou le fruit sont préservés par l'épiderme; dès que celui-ci est altéré ou enlevé, le champignon pénètre dans les tissus et détermine la pourriture :

*Recherches sur la pourriture des fruits (Comptes rendus de l'Académie des sciences*, t. LVIII, p. 276). — *Recherches sur la pourriture des fruits et des autres parties des végétaux vivants (Comptes rendus*, t. XIII, p. 344, 1866).

La pourriture végétale est variable dans ses caractères suivant la mucédinée qui la détermine. J'ai vu Davaine produire, à ma demande et sans se tromper, la pourriture blanche, ou jaune, ou orangée, ou noire des fruits. Il connaissait de longue date la coloration des petites masses de mycélium et de spores; il insérait en toute connaissance de cause telle ou telle mucédinée, par inoculation véritable. En outre, il savait que telle ou telle espèce était plus vorace que telle autre, et il substituait une pourritune jaune ou noire à une pourriture blanche, sachant que, par son développement rapide, la mucédinée nouvellement inoculée détruirait la première et envahirait l'ensemble du fruit. Vous comprenez, sans que j'y insiste, tout l'intérêt de ces expériences et le jour qu'elles projettent sur les affections virulentes des animaux et de l'homme. Sur nous-mêmes et sur les vertébrés supérieurs, les troubles consécutifs du système nerveux, la dissémination rapide des bactéries et des spores au moyen de la grande circulation, rendaient l'étude expérimentale difficile ou incertaine. Chez les végétaux, dépourvus de système nerveux et d'une circulation active, les altérations organiques élémentaires sont plus facilement appréciables, ainsi que l'établit Davaine dans ses *Recherches physiologiques et pathologiques sur les bactéries (Comptes rendus de l'Académie des sciences*, t. LVI, p. 499, 1868). Il y démontre qu'une espèce de bactérie produit une maladie contagieuse sur les *opuntia, aloe, stapelia;* il précise le mode de génération de cette bactérie, qui ne peut être distinguée que par ses propriétés physiologiques et dont les spores moléculaires seraient, dit-il, des germes.

Vous vous rappelez, Messieurs, les discussions qui ont eu lieu à l'Académie de médecine au sujet des maladies charbonneuses, lorsque Davaine faisait part de ses observations sur l'inoculation des bactéries. Jusqu'à lui, les expérimentateurs s'étaient servis d'un instrument coupant qui, entre autres inconvénients, ne permettait pas d'apprécier la quantité de virus introduite dans les tissus. La seringue de Pravaz a permis de doser exactement cette quantité, en étendant la substance virulente avec une proportion bien connue d'un liquide approprié.

Davaine prenait part au débat par ses communications nombreuses :

*Sur la nature des maladies charbonneuses (Archives générales de médecine*, 6e série, t. II, p. 253, 1868). — *Rapport sur les recherches de Raimbert relatives à la constitution et au diagnostic de la pustule maligne. — Reproduction expérimentale de la pustule maligne chez les animaux (Bulletin de l'Académie de médecine*, t. XIII, p. 703, 721. 1868).

La Société de biologie avait la primeur d'*Expériences ayant pour but de prouver que les bactéries constituent seules le virus charbonneux (Comptes rendus*, 5e série, t. I, p. 88, 27 février 1869).

Davaine mêlait du sang charbonneux avec une grande quantité d'eau placée dans une longue éprouvette. Après un repos suffisant, il observait au fond de l'éprouvette un dépôt de bactéridies. Prenant alors, avec une pipette, de ce liquide à des hauteurs différentes et l'inoculant à des cobayes, il constatait que les couches inférieures seules, où se trouvent les bactéridies, étaient aussi les seules qui donnaient le charbon. M. Pasteur contrôlait ce résultat en filtrant le sang charbonneux sur du plâtre, ou bien en éliminant par des cultures successives tous les éléments du sang virulent autres que les bactéridies.

Les *Expériences relatives à la durée de l'incubation des maladies charbonneuses et à la quantité de virus nécessaire à la transmission de la maladie (Bulletin de l'Académie de médecine*, t. XXXIII, p. 816, 1868) avaient montré que pour tuer un cobaye, il suffit d'un millionième de goutte de sang infecté par les bactéridies et que la durée de l'incubation, c'est-à-dire l'intervalle de temps qui existe entre le moment de l'inoculation et celui de l'apparition des phénomènes morbides, est en rapport avec la quantité de virus inoculé.

L'année 1870, l'année terrible, venait d'arriver; elle ne ralentissait pas l'ardeur de notre collègue. Il lisait à l'Académie de médecine un *Rapport sur un travail de Raimbert intitulé : Recherches sur la constitution et le diagnostic de l'œdème malin (Bulletin de l'Académie de médecine,* t. XXXV, p. 50, 1870); il faisait part à la Compagnie de ses *Études sur la contagion du charbon chez les animaux domestiques; — Sur la genèse et la propagation du charbon (Bulletin de l'Académie de médecine,* t. XXXV, p. 215 et 471, 1870), où il montrait que la contagion du charbon dans les troupeaux peut avoir lieu par les mouches. Ces insectes puisent le sang charbonneux sur un animal malade et le transportent à un autre. Le suçoir des taons et même celui des mouches ordinaires se chargent d'une quantité de virus suffisante et le gardent assez longtemps pour que deux ou même trois jours après il puisse encore communiquer le charbon.

La variole faisait des ravages dans Paris encombré et allant être investi ; Davaine s'occupa d'*Expériences relatives à un moyen de multiplier le virus vaccinal (Bulletin de l'Académie de médecine,* t. XXXV, p. 743, 1870).

Pendant le siège de Paris, Davaine devint médecin d'ambulance; toute recherche suivie fut suspendue, il n'avait plus à faire de la science expérimentale, mais à soigner malades et blessés. Ne croyez pas que notre collègue fût devenu absolument inactif et que le soir, ou plutôt la nuit, il soit resté sans écrire. Mais vous allez être surpris, comme je l'ai été moi-même, en apprenant qu'il avait composé, au milieu des calamités publiques, un ouvrage philosophique. Voici ce livre qu'il m'a donné et qui est connu d'un bien petit nombre; il a pour titre : *les Éléments du bonheur*[1]. Je connaissais mon ami comme médecin, comme naturaliste, je ne le connaissais pas entièrement.

Davaine a voulu, comme par antithèse, en ces temps malheureux, mettre en lumière des questions trop généralement dédaignées ou ignorées. Il appelle la méditation sur les grands problèmes de la nature, sur les vérités par lesquelles l'homme apprend à se connaître et à se conduire. L'homme, dit-il, veut être heureux et n'est jamais satisfait de son sort. Qu'est-ce donc que le bonheur auquel il aspire et qui le fuit toujours? On ne le reconnaît trop souvent qu'après l'avoir perdu. Quelles sont les conditions de ce bonheur? Celles qui ne feront pas regretter le passé, toutes celles qui assureront notre avenir.

Vous connaissez, Messieurs, le tableau des misères humaines tracé par Pline le Naturaliste : « Il est permis de douter si la nature est pour l'homme une bonne mère ou une marâtre impitoyable. Seul parmi les animaux, le jour de sa naissance, elle le jette nu sur la terre nue, le livrant aussitôt aux vagissements et aux pleurs... Se traîner sur les genoux et sur les mains est chez lui le premier indice de force, le premier bienfait du temps. Quand ce débile quadrupède aura-t-il la marche d'un homme? Quand en aura-t-il la voix? Quand sa bouche pourra-t-elle broyer des aliments? Guidés par leurs instincts, les animaux courent, volent ou nagent; l'homme ne sait rien sans l'apprendre, ni parler, ni marcher, ni se nourrir, en un mot il ne sait rien spontanément que pleurer; aussi beaucoup ont-ils pensé que le mieux était de ne pas naître ou d'être anéanti au plus tôt. »

« A l'homme, seul entre les animaux, a été donné le deuil, à lui le luxe, à lui l'ambition, à lui l'avarice, à lui le désir immense de vivre, à lui la superstition, à lui le soin de la sépulture et le souci même de ce qui sera après lui! » Et cependant l'homme prétend au bonheur et le réclame comme un

1 In-12, 143 pages. Grassart, Paris, 1871.

droit. La vérité est qu'aucun ne l'a reçu en partage, il est l'œuvre de chacun.

Davaine a examiné d'une manière élevée l'importance relative des conditions du bonheur qui en sont en quelque sorte les éléments. Et d'abord, de la santé, car la maladie entraîne l'incapacité et la souffrance. Les hommes se sont toujours appliqués à éloigner la douleur ; de là l'origine de la médecine.

Le nécessaire qui entretient la vie et la santé est indispensable au bonheur que ne donne pas la satisfaction des besoins factices, venus de l'éducation, des habitudes, des appétits particuliers. Le nécessaire s'acquiert par le travail, qui est le plus noble emploi de nos facultés ; c'est par le travail que l'homme est devenu le conquérant du monde physique. Le nécessaire se conserve par l'économie qui en perpétue les bienfaits à l'égard de l'individu, de la famille et de la société.

La sécurité est la garantie du bonheur. On ne peut être heureux si l'on est dans l'inquiétude pour soi, pour sa famille ou pour son avenir. Qui travaillera, qui formera l'épargne, qui pratiquera les vertus domestiques et sociales, si le fruit du labeur et de l'accomplissement des devoirs peut être ravi d'un instant à l'autre? L'homme ne peut vivre isolé; si l'union fait la force, elle fait aussi la sécurité. L'association des hommes entre eux a donné la civilisation, qui repose sur la notion des droits et des devoirs et que couronne la liberté. Un peuple qui veut être libre doit prendre le devoir pour base de ses institutions. Pour avoir le bonheur que nul ne peut accaparer, mais que chacun pourrait presque toujours posséder ou donner, il faut élever notre esprit au-dessus de l'égoïsme et savoir que, dans la lutte pour l'existence, il y a souffrance nécessaire. Finalement, Davaine répond à Pline : « La nature n'est point pour l'homme une marâtre impitoyable. Au jour de sa naissance, jeté nu sur la terre, il est reçu par sa mère qui le protège, ses vagissements sont un langage qu'il adresse à celle qui lui a donné le jour. . A l'homme seul, entre les animaux, a été donnée la reconnaissance filiale, à lui la noblesse des sentiments, à lui l'enthousiasme, à lui la générosité, à lui la science, à lui le respect des aïeux et l'espérance de la vie future! »

Je ne vous ai donné qu'une pâle esquisse des pensées fortes, des expressions justes, des sentiments délicats renfermés dans ce petit livre. Celui qui s'exprimait si bien devait plaire par sa bonté, sa droiture, le charme de ses relations. J'ai eu sous les yeux la correspondance de Davaine et j'en détache quelques fragments pour vous montrer ce que lui écrivaient Rayer, Claude Bernard et Pasteur.

Mon cher Davaine, nous avons des *floriceps* très curieux ; les dessinateurs sont en campagne. Si vous avez des yeux, du temps et un crayon, venez.

A vous, RAYER.

Mon cher ami, il me hâte de vous serrer la main et de vous embrasser pour vous remercier de la bonne affection que vous avez pour moi et que je vous rends bien, je vous assure.

Tout à vous, RAYER.

Mon cher ami, j'ai reçu vos *Éléments du bonheur*, je vous en remercie et je suis content de voir que vous possédez votre sujet, c'est-à-dire que vous êtes heureux, je voudrais pouvoir en dire autant. Mes amitiés à vous et aux vôtres.

CLAUDE BERNARD.

Saint-Julien, 18 octobre 1871.

Mon cher collègue, si je ne partais pas demain pour la campagne et si ce départ ne m'avait beaucoup occupé cette semaine, j'aurais été vous voir et causer de nos communes études. L'occasion s'en représentera. En attendant, je me félicite d'avoir été si souvent le continuateur de vos savantes recherches. Tout à vous de sincère amitié.

L. PASTEUR.

Paris, le 23 juillet 1879.

Le siège de Paris terminé, chacun s'empressa de réparer les pertes subies. Davaine, qui possédait une petite propriété sur les hauteurs de Garches, près de la Celle-Saint-Cloud, la trouvait bouleversée par l'ennemi. Le terrain, disposé en pente, renfermait de grands arbres ; les principaux avaient été abattus sur le point culminant pour établir une batterie prussienne, car de là on apercevait Paris et même plus au loin, les collines de l'Est. Davaine, ne pouvant remplacer les beaux arbres, fit bâtir sa maison sur l'emplacement de la batterie, puis dans un endroit bien exposé il planta une grande quantité de rosiers, qui prospérèrent d'une manière remarquable.

Davaine s'échappait de Paris pour aller à Garches, y restant le plus possible, occupé de physiologie végétale, insensible à un soleil trop ardent ou à une pluie pénétrante. Il avait la passion des rosiers et de leurs fleurs, dont il avait réuni plusieurs centaines de variétés. Il les dirigeait lui-même parce que les jardiniers les plus renommés les taillaient, disait-il, d'une manière trop uniforme, sans se rendre un compte suffisant de leur végétation différente. Davaine arriva finalement à un résultat si complet, que plusieurs jardiniers, d'abord incrédules, lui avouèrent n'avoir vu que rarement dans les expositions horticoles des fleurs pareilles aux siennes et jamais de plus belles. Et lorsqu'on demandait à Davaine comment il s'y était pris pour faire mieux que les spécialistes émérites, il répondait avec son fin sourire : J'ai observé.

C'est à Garches que Davaine expérimentait sur les plantes. A Paris, il avait des lapins et des cobayes placés dans des caisses sous le vestibule de l'hôtel d'un excellent ami, M. Adolphe d'Eichthal. Que de fois nous avons regretté ensemble un laboratoire bien outillé, bien pourvu.

Davaine avait repris ses travaux de prédilection. Ayant reconnu que le sang charbonneux ne perd pas son pouvoir virulent lorsqu'il est étendu dans une grande quantité d'eau, il étudia les propriétés des bactéridies placées dans des liquides qui ne peuvent plus être troublés ni par la chaleur, ni par les acides : *Recherches relatives à l'action de la chaleur sur le virus charbonneux (Comptes rendus de l'Académie des sciences*, t. LXVII, p. 726, 1873). D'autre part il cherchait à déterminer quelle est la quantité d'une substance antiseptique suffisante pour détruire le virus charbonneux dans un espace donné : *Recherches relatives à l'action des substances dites antiseptiques sur le virus charbonneux (Comptes rendus de l'Académie des sciences*, t. LXVII, p. 821, 1873). L'ammoniaque est l'antiseptique reconnu le plus faible, et l'iode, au contraire, le plus fort. Il applique ces données au traitement des maladies charbonneuses, *Rapport sur un mémoire de M. Raimbert, intitulé : Du traitement du charbon chez l'homme par l'injection sous-cutanée de liquides antivirulents (Bulletin de l'Académie de médecine*, 2e série, t. IV, 1875) ; dans ses *Recherches sur le traitement des maladies charbonneuses chez l'homme (Bulletin de l'Académie de médecine*, 2e série, t. IX, p. 757, 1880), il rapporte un grand nombre de faits de pustules malignes guéries par les injections sous-cutanées d'une solution d'iode, et plusieurs cas d'œdème malin des paupières guéris de même, quoique cette dernière maladie soit réputée toujours mortelle.

Davaine croyait fermement à la bactéridie charbonneuse et à des bactéries diverses, comme agents virulents. Il avait si souvent observé que le sang charbonneux n'est actif que s'il renferme la bactéridie ! En 1869, il avait déjà examiné à ce sujet le sang de plus de six cents animaux. Mais comment ces bactéries agissent-elles? Est-ce en se recouvrant, en se vernissant pour ainsi dire, d'une humeur putride, comme le ferait toute autre parcelle organique, et comme l'a si bien établi notre collègue, le professeur Charles Robin, dans un travail *Sur les états de virulence et de putridité de la matière organisée* publié dans nos *Mémoires* de l'année 1863 (*Mémoires*, 3e série, t. V, p. 95)?

A mes questions pressantes sur ce sujet, Davaine répondait toujours en attribuant aux bactéries un rôle prépondérant, soit en s'emparant de l'oxygène ou d'un autre corps du milieu où elles vivent, soit en sécrétant, en produisant une substance particulière nuisible. Il me rappelait ce que j'avais vu moi-même au sujet des galles végétales causées par des mycéliums ou par des larves d'insectes et dont la forme peut se modifier quand le producteur est tué par un parasite (*Mémoire*, 4e série, t. V, p. 217, 1869). Les bactéries connues et à découvrir lui paraissaient déterminer, par leur pénétration et leur multiplication chez les animaux et les plantes, des maladies spéciales.

Depuis longtemps Davaine s'attachait à éclaircir la difficile question de la septicémie, à l'aide des septicémies expérimentales. Déjà, dans ses études de pathologie comparée, il avait fait l'examen anatomique et microscopique de bestiaux et d'un aurochs morts du typhus contagieux : *Recherches sur le typhus contagieux des bêtes à cornes* (mémoire lu en 1866, à la Société de biologie, et resté inédit). Dans les *Remarques relatives aux recherches de M. Sanson sur les maladies charbonneuses* (*Comptes rendus de l'Académie des sciences*, t. LXVIII, p. 271, 1869), il établissait que, si le sang charbonneux frais, inoculé à certains animaux, leur communique constamment le charbon, ce même sang conservé perd plus ou moins rapidement la faculté de transmettre la maladie. Cette différence tient à la putréfaction qui détruit le virus charbonneux. Mais, en inoculant le sang charbonneux putréfié, on détermine souvent une maladie rapide, virulente, très analogue au charbon, quoique réellement différente, car elle ne s'accompagne jamais de bactéridies. Les expérimentateurs, ne connaissant point les effets du sang putréfié, ont souvent obtenu dans leurs expériences la septicémie putride au lieu du charbon. Ai-je besoin de vous rappeler les résultats anciens de Leplat et de Jaillard, et ceux plus récents des expérimentateurs de Turin? Dans ses *Recherches sur la septicémie et sur les caractères qui la distinguent de la maladie charbonneuse (Comptes rendus de l'Académie des sciences*, t. LXVIII, p. 193, 1869), on trouve nettement tracés tous les caractères qui séparent d'une manière certaine le charbon de la septicémie.

Avec une activité infatigable, Davaine publia :

*Recherches sur quelques questions relatives à la septicémie (Bulletin de l'Académie de médecine*, 2e série, t. I, p. 907, 1872). — *Suite des recherches sur quelques questions relatives à la septicémie (ibid.*, t. I, p. 976, 1872). — *Cas de mort d'une vache par septicémie (ibid.*, t. I, p. 1058, 1872). — *Rapport sur un mémoire de M. Onimus, relatif à l'influence qu'exercent les organismes inférieurs développés pendant la putréfaction sur l'empoisonnement putride des animaux (ibid.*, t. II p. 464, 1873). — *Observations sur la septicémie chez l'homme (ibid.*, t. II, p. 124, 1873). — *Suite des recherches sur quelques questions, relatives à la septicémie (ibid.*, t. II, p. 487 et 1272, 1873).

Il montre l'augmentation de la virulence des matières putrides après qu'elles ont été injectées à un animal vivant.

Cette augmentation vraiment extraordinaire de la virulence ne tient point à quelque condition de l'organisme animal, car de sang normal, frais, étant placé dans une étuve, à la température du corps des mammifères, acquiert dans l'espace de quatorze à vingt-quatre heures une septicité égale à celle de sang septicémique. La virulence du sang putréfié et celle du sang septicémique n'augmentent pas par une putréfaction plus grande ou plus longtemps prolongée. Elles s'atténuent, au contraire, et finissent par disparaître complètement après plusieurs mois.

La septicémie n'est autre chose, dit Davaine, qu'une putréfaction qui s'accomplit dans l'organisme d'un animal vivant ; son virus est une des bactéries qui se développent dans les substances qui se putréfient à l'air libre.

L'empoisonnement par la saumure ayant été discuté à l'Académie de médecine, Davaine, prenant part au débat, reconnaît que les accidents survenant chez des animaux à la suite de l'ingestion de saumure dans leur estomac étaient dus au virus septique renfermé dans cette saumure. *Recherches sur la nature de l'empoisonnement par la saumure (Bulletin de l'Académie de médecine*, 2e série, t. I, p. 1051. 1872).

Enfin, dans un dernier travail, *Recherches sur quelques-unes des conditions qui favorisent ou qui empêchent le développement de la septicémie (Bulletin de l'Académie de médecine*, 2e série, t. VIII, p. 121, 1879), Davaine prouve que, la température atmosphérique ayant une influence certaine sur le développement de la septicémie, il faut de moindres doses de virus, par une température élevée, pour produire la maladie chez le cobaye, et de plus grandes dans le cas contraire. Dans les fortes chaleurs de l'été, la septicémie devient contagieuse chez les lapins par le simple fait de la cohabitation, ce qui n'arrive jamais dans la saison froide. Les animaux qui semblent réfractaires à la septicémie peuvent prendre cette maladie dans des conditions particulières; le renard ne la contracte ni par l'ingestion dans le tube digestif de substances septiques, ni par des injections sous-cutanées, il la prend par l'introduction du virus dans le péritoine.

Nous trouvons ici toute la pensée de Davaine. Les connaissances acquises sur la septicémie peuvent, affirme-t-il, donner des conceptions nouvelles sur la formation de certaines maladies épidémiques et contagieuses. Le virus de la septicémie l'un des ferments de la putréfaction, existe en dehors de l'économie animale, à la surface du sol ou dans les matières qui se putréfient. Dans certaines conditions, une température élevée par exemple, il prend une activité plus grande, et s'i pénètre à l'intérieur d'un organisme animal apte à le recevoir il s'y propage rapidement et le détruit.

On peut concevoir, de même, que le virus du typhus conta

gieux des bêtes à cornes, celui de la peste, celui de la fièvre jaune, se reproduisant dans certains terrains particuliers à la surface du sol, trouvent parfois par l'effet de la saison, du climat, de l'humidité, des conditions qui lui donnent une grande activité et le propagent chez les animaux ou chez l'homme. Ainsi, conclut Davaine, pourraient apparaître dans certains climats les grandes épidémies de ces maladies.

L'Académie des sciences décernait à Davaine, en 1879, le prix de physiologie fondé par Lacaze, et le professeur Charles Robin, rapporteur, faisait ressortir le mérite de l'ensemble des travaux couronnés. Toutes les recherches, même de date ancienne, et « sources de tant d'autres sur la septicémie et les maladies charbonneuses, partent d'observations et d'expériences physiologiques conduites avec une méthode qui ne laisse guère place à la critique ». Pendant cette même année 1879, la Société nationale d'agriculture de France donnait à Davaine, sur le rapport du professeur Henry Bouley, le prix fondé par M. de Béhague.

Depuis peu de temps seulement je connais, grâce à M. l'inspecteur général Gavaret, l'opinion émise par un maître éminent sur Davaine, et je tiens à vous la dire. Un mardi matin, à l'hôpital de la Charité, Andral s'exprimait à peu près en ces termes : J'ai entendu hier, à l'Académie, une communication qui m'a frappé. L'auteur, un des élèves de Rayer, est aux prises avec une grosse question. Il ouvre une voie au bout de laquelle seront des applications importantes pour la pathologie comparée et peut-être humaine ; il éclaire singulièrement l'étiologie des maladies charbonneuses. Je pense à refaire sur les sujets traités par Davaine mon éducation médicale. Après un moment de silence, Andral ajouta : Les bactéries amèneront un jour Davaine à l'Institut.

Messieurs, la prédiction d'Andral a été près de se réaliser. Un de nos membres, le professeur Gosselin, avait fait ressortir le mérite de Davaine, du savant qui a fait faire des progrès à la médecine, en utilisant pour l'étude des maladies et de leur traitement les connaissances qu'il avait acquises en anatomie et en zoologie, de celui qui était arrivé à une découverte qui a illustré son nom. Il caractérisait bien ce travailleur si modeste, qui n'a recherché ni les places, ni les distinctions, mais qui a consacré sa vie à des travaux scientifiques, n'ambitionnant d'autre honneur que celui de bien faire et d'être utile. Quelques voix seulement ont manqué à Davaine pour qu'arrivant à l'Institut, il occupât le siège de Bouillaud. Mais il avait marqué sa place, et son heureux compétiteur, notre Président, car la lutte se passait entre membres de la Société de biologie, ne nous a pas laissé de doutes sur un résultat favorable, définitif. Vous vous rappelez en quels termes dignes et affectueux le professeur Paul Bert s'est exprimé sur Davaine quelque temps après la lutte, en faisant part à la Société de la perte qu'elle venait d'éprouver. Il aurait certainement aidé le vaincu de la veille pour en faire le vainqueur du lendemain.

La santé de Davaine, très bonne jusqu'alors, avait été atteinte tout à coup et profondément. Un néoplasme abdominal s'était manifesté. Davaine supporta son mal avec un calme stoïque ; il consolait sa femme et les siens, s'abandonnant parfois aux effusions d'une tendresse ordinairement contenue, et qui rendaient la séparation encore plus cruelle. Il succomba le 14 octobre 1882, à Garches, dans les bras de son fils et de son neveu.

Davaine était de taille moyenne, maigre, avec le visage allongé, encadré d'un collier de barbe et de longs cheveux bruns; les mains longues et adroites. Le teint était coloré, le front haut, le nez droit. La bouche, fine et prête à sourire, surmontait un menton proéminent, signe de fermeté. Ses yeux bons regardaient fixement et franchement. Tel je l'avais connu à la Charité, dans le service de Rayer, tel il était resté toujours, très soigneux de sa personne, simple et distingué ; ses cheveux seulement avaient un peu blanchi.

Arrivé à la fin de ma tâche, je suis sûr, Messieurs, que vous avez partagé mon émotion quand j'ai essayé de rendre un hommage mérité à la mémoire de Davaine. J'ai beaucoup appris de lui et je m'estime heureux d'avoir pu lui servir d'aide pour plusieurs de ses expériences. Je sais d'ailleurs que, dans notre Société de biologie, le nom de Davaine sera toujours accueilli par le regret affectionné des anciens, le respect des nouveaux, et, dans le monde savant, par la sympathie universelle.

# I

# CHARBON, SEPTICÉMIE

## I

### RECHERCHES SUR LES INFUSOIRES DU SANG DANS LA MALADIE CONNUE SOUS LE NOM DE SANG DE RATE[1]

— 1863 —

Sous le nom de *sang de rate* on désigne une maladie très meurtrière des bêtes à laine qui règne fréquemment par épizootie durant les grandes chaleurs de l'été.

En 1850, j'ai pu examiner avec M. Rayer plusieurs cas de cette maladie, soit dans son laboratoire à Paris, soit dans une excursion à Chartres, où j'accompagnai ce savant maître. Avant ce voyage, M. Rayer avait inoculé un mouton avec le sang de la rate d'un autre mouton mort de la maladie dont il est ici question, et cette inoculation avait déterminé la mort au troisième jour. Je répétai cette expérience sous ses yeux à Chartres, et en présence de plusieurs médecins et vétérinaires distingués du pays; elle fut suivie du même résultat. De nouvelles inoculations, pratiquées ensuite sur divers animaux

[1] *Comptes rendus de l'Académie des sciences*, 27 juillet 1863.

par les savants dont je viens de faire mention, montrèrent que la maladie du sang de rate est transmissible, non seulement au mouton, mais encore au bœuf, au cheval et à d'autres animaux, qu'elle tue en deux ou trois jours.

J'ai donc pu, dès cette époque, faire des recherches sur la constitution du sang dans cette maladie épizootique. Dans une première observation, le sang, examiné au microscope huit à dix heures après la mort, m'offrit un très grand nombre de *bacterium ;* or, chez le mouton vivant et sain ou tué à la boucherie, on ne trouve jamais d'infusoires de ce genre.

Chez le mouton inoculé par M. Rayer avec le sang de la rate du précédent, l'examen étant fait deux heures et demie après la mort, je trouvai également dans le sang un grand nombre de corpuscules identiques avec les premiers.

Dans une note insérée aux *Bulletins de la Société de biologie* pour l'année 1850, M. Rayer, rendant compte des recherches que nous avions faites à Paris et dans notre voyage à Chartres, s'exprime ainsi au sujet du sang de ces deux moutons : « Le sang examiné au microscope se comportait comme celui du mouton atteint de sang de rate, qui avait servi à l'inoculation. Les globules, au lieu de rester bien distincts, comme les globules du sang sain, s'agglutinaient généralement en masses irrégulières, il y avait en outre dans le sang de *petits corps filiformes*, ayant environ le double en longueur d'un globule sanguin. Ces petits corps n'offraient point de mouvements spontanés. »

L'existence des bactéries dans le sang de ces deux moutons attira tout particulièrement mon attention ; car le court espace de temps qui avait existé entre le moment de la mort et celui de notre examen, surtout dans le second cas, me portait à penser que les bactéries n'avaient point été le produit d'une décomposition putride, mais qu'elles avaient préexisté à la mort des animaux qui nous les offraient. Je pensai dès lors à vérifier, lorsque l'occasion s'en présenterait, ce fait de l'existence d'infusoires filiformes chez le mouton atteint de sang de rate et à rechercher si le développement d'êtres microscopiques assez voisins des conferves ne serait point la cause de la détérioration du sang et, consécutivement, de la mort de l'animal.

L'occasion ne s'était point encore offerte et d'autres soins ne m'avaient pas permis de la chercher activement, lorsque M. Pasteur, en février 1861, publia son remarquable travail sur le ferment butyrique, ferment qui consiste en petites baguettes cylindriques, possédant tous les caractères des vibrions et des bactéries. Les corpuscules filiformes que j'avais vus dans le sang des moutons atteints de sang de rate ayant une grande analogie de forme avec ces vibrions, je fus amené à examiner si des corpucules analogues ou du même genre que ceux qui déterminent la fermentation butyrique, introduits dans le sang d'un animal, n'y joueraient pas de même le rôle d'un ferment. Ainsi s'expliqueraient facilement l'altération, l'infection rapide de la masse du sang chez un animal qui aurait reçu accidentellement ou expérimentalement dans ses veines un certain nombre de ces bactéries, c'est-à-dire de ce ferment.

Ces réflexions me faisaient désirer plus vivement encore d'examiner de nouveau le sang des animaux atteints de sang de rate, mais deux étés s'écoulèrent sans que j'aie pu me procurer aucun mouton affecté de cette maladie. Dernièrement, M. le Dr Diard, médecin distingué de Dourdan, m'annonça qu'elle régnait dans sa contrée, et qu'un fermier avait perdu douze moutons en huit à dix jours ; en même temps, d'après ma demande, il m'envoyait du sang d'un de ces moutons.

Le sang n'avait point encore d'odeur de putréfaction ; il avait la couleur violacée ordinaire dans la maladie du sang de rate; examiné au microscope, il renfermait un nombre immense de *bacterium* sans mouvements, et tout à fait semblables à ceux que j'avais déjà observés en 1850.

J'inoculai immédiatement de ce sang (21 juillet 1863) à deux lapins et à un rat blanc, tous très bien portants et vigoureux, ayant leur sang parfaitement normal. Vingt-quatre heures après, ces trois animaux n'offraient aucun changement dans leur apparence; leur sang, examiné avec beaucoup de soin, était sain et ne contenait aucun *bacterium*.

Quarante-trois heures après l'inoculation, l'un des lapins fut trouvé mourant; je me hâtai d'examinèr son sang, pris par une incision de la langue, et j'y constatai la présence d'une énorme quantité de bactéries identiques avec celles du mouton. Le nombre de ces corpuscules était tel, que je ne puis en donner bien l'idée qu'en le comparant aux myriades des filaments spermatiques de la semence des animaux.

Le sang du second lapin, examiné quarante-huit heures après l'inoculation, n'offrit aucun infusoire quelconque; le lendemain l'animal mourut inopinément, soixante-trois heures après l'inoculation; son sang, examiné une demi-heure après, contenait aussi un nombre considérable de bactéries en tout semblables aux précédentes.

Un troisième lapin, inoculé avec le sang du premier et pendant que ce sang était encore frais, mourut au bout de dix-sept heures, après une très courte agonie. Examiné presque à l'instant de la mort, le sang contenait les mêmes bactéries que les précédents. Le nombre de ces corpuscules était moins considérable, toutefois il surpassait de beaucoup celui des globules sanguins.

Le rat fut inoculé une seconde fois avec le sang du premier lapin, néanmoins il est encore vivant (26 juillet) et n'offre rien de particulier dans son sang.

Les *bacterium* du sang de rate sont des filaments libres, droits, roides, cylindriques, d'une longueur variable entre 4 et 12 millièmes de millimètre, d'une minceur extrême; les plus longs offrent une et très rarement deux inflexions à angle obtus; par un très fort grossissement on distingue des traces d'une divison en segments; ils n'ont absolument aucun mouvement spontané. Par la dessiccation ils conservent leur forme et leur apparence. L'acide sulfurique, la potasse caustique en solution concentrée ne les détruisent pas; ils se comportent à l'égard de ces réactifs comme les conferves les plus simples.

Lorsque le sang se putréfie, les traces de leur segmentation deviennent plus visibles; ils s'infléchissent en divers sens et se divisent par segments. Autant que j'en puis juger aujourd'hui, ils disparaissent complètement lorsque le sang est tout à fait en putréfaction. Ce fait seul les séparerait nettement de toute cette catégorie d'infusoires qui se forment dans les matières en putréfaction, si d'ailleurs ils ne s'en distinguaient déjà par leur développement dans du sang vivant, pour ainsi dire, et sans aucune odeur caractéristique.

Il y a longtemps que des médecins ou des naturalistes ont admis théoriquement que les maladies contagieuses, les fièvres épidémiques graves, la peste, etc., sont déterminées par des animalcules invisibles ou par des ferments, mais je ne sache pas qu'aucune observation positive soit jamais venue confirmer ces vues. Je n'aborderai point aujourd'hui la question de savoir si les bactéries du *sang de rate* jouent, chez le mouton et chez les animaux inoculés, le rôle de ces animalcules ou le rôle d'un ferment. J'espère pouvoir, à la suite de nouvelles observations, apporter quelque lumière sur ce sujet, observations qui, étendues aux maladies plus ou moins analogues chez l'homme, acquerraient un nouveau degré d'intérêt.

Je me borne pour le moment à signaler un fait que je crois nouveau. L'examen de six animaux atteints ou morts du sang de rate a montré six fois dans leur sang les mêmes êtres microscopiques. Ces corpuscules se sont évidemment développés pendant la vie de l'animal infecté, et leur relation avec la maladie qui a entraîné la mort ne peut être mise en doute.

## II

### NOUVELLES RECHERCHES SUR LES INFUSOIRES DU SANG DANS LA MALADIE CONNUE SOUS LE NOM DE SANG DE RATE[1]

— 1863 —

Les résultats de mes premières investigations sur les infusoires du sang de rate, communiqués à l'Académie dans la séance du 27 juillet, ont été pleinement confirmés par de nouvelles recherches.

Sur quatorze inoculations pratiquées sur des lapins avec du sang frais infecté de bactéries, quatorze fois des bactéries semblables se sont produites et toujours la mort s'en est suivie. Dans plusieurs cas les infusoires ont été observés deux, quatre et cinq heures avant la mort de l'animal inoculé. Dans plusieurs de ces cas, du sang pris à l'animal encore vivant a transmis la maladie et a déterminé la mort avec infection par des bactéries.

Les bactéries se développent dans le sang et non dans un organe spécial. Lorsque, par une recherche persévérante, on découvre au début de l'infection quelques-uns de ces corpuscules, ils sont très courts en même temps que très rares, mais bientôt on les voit se multiplier et s'accroître rapidement; leur évolution complète ne met qu'un petit nombre d'heures à s'accomplir : un lapin dont le sang ne m'offrit que quelques bactéries, longues au plus de quatre à six millièmes de millimètre, mourut au bout de quatre heures; son sang, examiné immédiatement, renfermait un nombre considérable de bactéries, dont quelques-unes, les plus longues que j'aie

[1] *Comptes rendus de l'Académie des sciences*, 10 et 17 août 1863.

encore observées, avaient atteint jusqu'à cinq centièmes de millimètre de longueur. Chez quelques animaux ces corpuscules sont généralement plus longs que dans les cas ordinaires, mais ils n'offrent aucune différence autre que celle-là ; leur nombre alors est généralement moindre. La longueur qu'acquièrent parfois ces filaments engagerait à les classer parmi les conserves, mais je laisse pour le moment cette question, qui n'a pas ici grande importance.

Le nombre des bactéries est très variable d'un animal à l'autre ; après mes premières inoculations ce nombre décrut très rapidement et devint huit ou dix fois moindre que celui des corpuscules sanguins. J'ai pu croire alors que la puissance de propagation des bactéries allait s'affaiblissant chez le lapin, mais je me suis convaincu plus tard qu'il n'en était rien ; en effet, sur une série de onze individus inoculés successivement les uns des autres, le dixième m'offrit dans son sang des myriades de bactéries comme le premier. Je ne puis m'expliquer ces variations que par celles de la température atmosphérique, qui s'est abaissée puis relevée pendant la durée de ces expériences.

Dès que l'animal infecté meurt, les bactéries cessent de se multiplier et de s'accroître ; dans le sang conservé hors des vaisseaux, elles se détruisent, comme je l'ai déjà dit, ou se transforment. Dans tous les cas, en même temps qu'elles perdent leur apparence primitive, elles perdent la faculté de se propager chez l'animal vivant : deux inoculations pratiquées, l'une avec du sang de mouton conservé depuis huit jours, l'autre avec du sang de lapin conservé depuis dix jours, n'ont déterminé ni la maladie du sang de rate, ni la formation de bactéries.

Lorsque du sang frais est desséché rapidement à l'air libre, les bactéries conservent la faculté de s'inoculer ; c'est ce que j'ai constaté par plusieurs expériences : ce sang desséché peut supporter une chaleur de 95 à 100°, sans qu'elles perdent pour cela leur faculté.

Du sang frais fut renfermé dans un tube qui fut maintenu

pendant dix minutes dans de l'eau en ébullition ; ce sang ayant été introduit ensuite sous la peau d'un lapin, l'animal mourut avec des bactéries au bout de trente et une heures. La cuisson serait donc insuffisante pour détruire leur vitalité.

Sur quatorze lapins, la durée moyenne de la vie, depuis l'inoculation jusqu'à la mort, a été de quarante heures ; la durée la plus courte de dix-huit, et la plus longue de soixante-dix-sept heures. Cette durée est plus longue chez les animaux adultes et vieux que chez les jeunes.

Dans cet espace de temps l'apparition des bactéries est très tardive ; mais du moment où elles apparaissent, l'animal n'a plus que quelques heures à vivre : le plus long intervalle que j'aie constaté entre l'apparition des bactéries et la mort dè l'animal inoculé a été de cinq heures ; la durée moyenne de l'incubation serait donc de trente-cinq heures.

Dans cette période d'incubation, l'animal n'a rien perdu de sa force et de son agilité ; ce n'est que dans les deux dernières heures, alors que les bactéries existent en quantité notable, que le lapin cesse de manger et de courir ; il reste couché sur le ventre, s'affaiblit rapidement et meurt sans aucun autre phénomène apparent ; quelquefois la mort est précédée de légers mouvements convulsifs.

L'autopsie, pratiquée immédiatement, laisse voir tous les organes sains ; le cœur et les gros vaisseaux sont toujours distendus par des caillots très consistants. La coagulation du sang est la seule cause apparente de la mort. Le microscope donne déjà pendant la vie les indices de cette coagulation ; en effet, dès que les bactéries se multiplient d'une manière notable, les globules rouges semblent acquérir un certain degré de viscosité qui les fait s'agglutiner les uns aux autres par petits amas.

Les organes ne renferment des bactéries qu'en raison de leur vascularité : la rate est celui de tous qui en contient le plus, et ces corpuscules y sont toujours en nombre véritablement prodigieux. Cet organe, sain en apparence, est cependant un peu plus volumineux qu'à l'état normal ; il paraît être un foyer actif de la production des bactéries, mais c'est sans doute en raison de sa grande vascularité. Après la rate viennent le foie, le rein, puis le poumon. Le cerveau, les muscles, les glandes et les ganglions lymphatiques en contiennent exclusivement dans les vaisseaux interposés à leurs tissus.

L'expérience ayant montré que l'apparition des bactéries dans le sang précède celle des phénomènes morbides, il est naturel de rattacher l'existence de ces phénomènes à celle des bactéries, lesquelles, jouissant d'une vie propre, s'engendrent et se propagent à la manière des êtres doués de vie. Tant que le sang ne les contient qu'en germe, tant que leur développement ne s'est pas effectué, les phénomènes morbides ne se produisent point non plus. Mais dans l'examen de ces questions, si l'on se place à un autre point de vue, il paraîtra probable que le sang dans lequel les bactéries n'ont point encore fait leur apparition sera incapable de les propager chez un nouvel animal ; c'est-à-dire que, pendant la période d'incubation, les bactéries ne pourraient être semées et la maladie du *sang de rate* ne pourrait être communiquée par l'inoculation.

L'expérience suivante confirme ces vues d'une manière péremptoire.

Un lapin que je désignerai par la lettre A, adulte et très vigoureux, fut inoculé avec trois ou quatre gouttes au plus du sang d'un lapin infecté de bactéries et encore vivant. Quarante-six heures après l'inoculation (le terme moyen de la mort étant outrepassé de six heures), j'examinai avec soin le sang de ce lapin A et je n'y trouvai aucune bactérie. Je tirai alors des veines de l'oreille douze à quinze gouttes de sang qui furent injectées dans le tissu cellulaire sous-cutané d'un autre lapin âgé d'environ deux mois et demi et que je désignerai par la lettre B. Neuf heures après cette inoculation, j'examinai de nouveau le sang du lapin A, et j'y constatai la présence d'un grand nombre de bactéries; immédiatement je tirai des veines de l'oreille un certain nombre de gouttes de sang que j'injectai dans le tissu cellulaire sous-cutané d'un autre lapin, frère du lapin B et de même grosseur que lui. Je le désignerai par la lettre C.

Une heure environ après cette inoculation, le lapin A mourut; vingt heures après, le lapin C, le dernier inoculé et avec le sang contenant les bactéries, mourut aussi. L'examen de son sang permit d'y constater la présence des bactéries. Quant au lapin B, inoculé avec le sang du lapin A quarante-six heures après l'inoculation de ce dernier, dix heures avant sa mort, et lorsque son sang ne contenait pas encore de bactéries, le lapin B est vivant et bien portant aujourd'hui, huit jours après l'inoculation ; or, la plus longue durée de la vie après l'inoculation du *sang de rate* a été, parmi toutes nos expériences, de soixante-dix-sept heures, soit trois jours.

Il n'est pas besoin, je pense, de faire ressortir par un résumé des faits exposés ci-dessus le rôle des bactéries du *sang de rate*. Personne, sans doute, dans l'état actuel de la science, ne cherchera en dehors de ces corpuscules l'agent de la contagion, agent mystérieux, insaisissable, qui se développerait et se détruirait dans les mêmes conditions que les bactéries, qui jouirait des mêmes propriétés physiologiques qu'elles. Cet agent est visible et palpable ; c'est un être organisé, doué de vie, qui se développe et se propage à la manière des êtres vivants. Par sa présence et par sa multiplication rapide dans le sang, il apporte dans la constitution de ce liquide, sans doute à la manière des ferments, des modifications qui font promptement périr l'animal infecté.

L'étude des bactéries du *sang de rate* soulève d'autres questions qui ont fait aussi l'objet de mes recherches ; mais les résultats en sont encore trop peu précis pour que j'en entretienne aujourd'hui l'Académie.

## III

### NOUVELLES RECHERCHES SUR LA MALADIE DU SANG DE RATE[1]

1863

Au mois de juillet dernier, je fis voir à la Société le sang de plusieurs animaux morts des suites de l'inoculation du sang d'un mouton qui avait succombé à la maladie connue sous le nom de *sang de rate*, maladie de nature charbonneuse. Le liquide sanguin, placé sous le microscope, offrait des myriades de corpuscules filiformes qui, comme je l'ai dit alors, s'étaient développés avant la mort des individus inoculés.

De nouvelles expériences m'ont permis de reconnaître que ces corpuscules se développent constamment pendant la vie des animaux et jamais après leur mort; elles m'ont permis de déterminer avec certitude, je crois, le rôle qu'ils jouent dans la production de la maladie du *sang de rate*.

Les animaux sur lesquels ont porté mes expériences sont aujourd'hui (décembre 1863) au nombre de 137. Je vais donner en résumé les résultats de ces expériences, me réservant de traiter plus tard, avec tous les détails qu'il comporte, ce sujet intéressant et encore neuf.

Les corpuscules qui existent dans le sang des animaux atteints du *sang de rate* sont des filaments droits quelquefois infléchis à angle obtus en deux ou trois ou quatre points, jamais rameux, libres, sans mouvement spontané, longs le plus ordinairement de 4 à 12 millièmes de millimètre. Ces filaments, après avoir été desséchés, conservent leur forme et leur apparence; l'acide sulfurique, la potasse caustique ne

[1] *Mémoires de la Société de biologie*, 1863, p. 193.

leur font point éprouver de changement très notable; ils disparaissent par la putréfaction. Ces derniers caractères, que l'on peut aussi constater chez des conferves très simples, suffisent pour distinguer les filaments du *sang de rate* d'avec les cristaux qui se forment quelquefois dans le sang, et pour établir leur nature organique.

Dans une communication à l'Académie des sciences (27 juillet 1863) j'ai cru devoir classer ces corpuscules parmi les infusoires filiformes, *bacterium* ou *vibrions*, car ceux que j'avais observés jusqu'alors en différaient seulement par l'absence de mouvements. Or (c'est une proposition qu'il serait trop long de discuter dans cette simple note), l'existence ou l'absence de mouvements ne peut constituer chez ces êtres inférieurs un caractère générique ou spécifique. Par cette raison, tenant compte de la forme et de la longueur des filaments du *sang de rate*, de leur mode de développement, du milieu dans lequel ils s'engendrent, je les classai parmi les *bactéries*. Mais de nouvelles observations ont mis sous mes yeux plusieurs cas dans lesquels un grand nombre de ces corpuscles avaient une longueur bien supérieure à celle qui est assignée aux *bacterium* et même aux vibrions. Leur longueur eût suffi à les faire classer parmi les conferves.

Je ne puis ici encore, dans ce rapide résumé, examiner à quel genre de conferves ces corpuscules appartiendraient; je dirai tout de suite qu'on ne peut les classer convenablement dans aucun des genres décrits jusqu'aujourd'hui. Leur *habitat* spécial, les phénomènes particuliers déterminés par leur propagation doivent nous faire regarder ces filaments comme une espèce bien définie, qu'on pourrait rapprocher des protozoaires filiformes par la manière dont elle s'engendre et se propage, des conferves filamenteuses par la forme, l'apparence et les dimensions, de certains ferments par les phénomènes qu'elle détermine.

On voit, d'après les considérations qui précèdent, que le nom de *bactérie*, par lequel j'ai désigné primitivement ces corps, ne peut leur convenir. Lorsque l'étude des êtres microscopiques qui jouent un grand rôle dans la fermentation, dans la putréfaction, etc., est à peine commencée, il serait prématuré de vouloir classer d'une manière définitive les corpuscules du *sang de rate*, qui ont avec ces êtres une analogie évidente. Je me bornerai donc, pour désigner ces corpuscules, à modifier légèrement le nom que je leur ai primitivement donné, et je les appellerai désormais des *bactéridies*. Cette expression, qui ne s'applique, je crois, à aucun autre corps organisé, aura ici l'avantage de n'être en quelque sorte point un nom nouveau ; elle aura en outre celui d'indiquer des rapports entre les êtres qu'elle désigne et les *vibrions* ou les *bactéries*, infusoires avec lesquels les filaments du *sang de rate* ont évidemment une liaison étroite et dont ils ne seront sans doute pas séparés lorsque la science aura fait sur ces questions de nouveaux progrès.

J'ai dit que les filaments du *sang de rate* ont le plus ordinairement de 4 à 12 millièmes de millimètre de longueur; il est des cas dans lesquels un grand nombre de ces filaments atteignent une longueur bien supérieure et qui peut aller jusqu'à 5 centièmes de millimètre; sous tous les autres rapports, ces longs filaments ne diffèrent point des courts. Dans d'autres cas, mais beaucoup plus rares, presque tous les filaments ont des dimensions excessivement petites; les plus longs n'atteignent guère une longueur supérieure à 3 ou 4 millièmes de millimètre; alors ils sont agités de mouvements (probablement browniens), et leur apparence est tout à fait celle des *bacterium termo*.

Dans mes expériences, aucune condition soit d'espèce de l'animal inoculé, soit de température extérieure, soit de nourriture, soit d'âge, n'a pu rendre raison de ces variations.

Le nombre des bactéridies est très variable chez les divers individus; il en est chez qui ces corpuscules se trouvent par myriades; il en est d'autres chez lesquels ils sont assez rares, au moins dans les gros vaiseaux, car le sang des capillaires en est généralement bien pourvu. Ces différences dans le nombre des bactéries n'a pu s'expliquer non plus par quelque circonstance appréciable ; elles tiennent certainement à une condition individuelle.

Les globules du sang, dans la maladie qui nous occupe, ont acquis la propriété de s'agglutiner les uns aux autres, comme le feraient des globules de sarcode, de sorte qu'ils se présentent par îlots disséminés dans le sérum. C'est là certainement un état spécial à la maladie du *sang de rate* ou aux maladies charbonneuses, et qui peut probablement être regardé comme caractéristique. Cet état du sang est plus apparent dans certaines espèces d'animaux ; il est surtout très remarquable chez le cobaye. Rien de semblable ne s'observe chez les animaux qui ont succombé à l'inoculation de matières putréfiées. J'ai remarqué même plusieurs fois, et ce phénomène est peut-être constant, que les globules primitivement agglutinés les uns aux autres dans le sang frais, se séparent et deviennent libres, comme à l'ordinaire, lorsque le sang infecté de bactéridies commence à se putréfier.

Le sang des capillaires est beaucoup plus riche en bactéridies que celui des gros vaisseaux ; aussi trouve-t-on ces filaments en abondance dans l'oreille, la langue et les organes parenchymateux chez des animaux qui en montrent très peu dans le sang du cœur et de l'aorte. Serait-ce que ces filaments, comme des bâtons flottants, s'arrêtent et s'accumulent dans ces étroits canaux ? Quoi qu'il en soit, ils ne passent guère de la mère au fœtus, bien qu'ils puissent se trouver en quantité prodigieuse dans le placenta. C'est ce que j'ai vu chez un cobaye qui portait deux fœtus à terme au moment où je l'inoculai. Son sang, après sa mort, me montra un nombre immense de bactéridies et les globules agglutinés entre eux d'une manière très remarquable ; il en fut de même du sang des placentas, mais celui des deux fœtus ne m'offrit aucune bactéridie ; de plus, tous les globules roulaient libres et indépendants, formant avec ceux de la mère un contraste très frappant.

La production des bactéridies peut être observée plusieurs heures avant la mort de l'animal inoculé. Il est possible alors, si l'on examine le sang à de courts intervalles, de suivre la multiplication de ces corpuscules et leur accroissement en longueur. Lorsque la mort arrive, on constate facilement que le nombre et la longueur des filaments n'augmente plus, et même, après un, deux ou trois jours, plus ou moins, suivant la chaleur atmosphérique, on peut voir que le sang renfermé dans les vaisseaux et à l'abri du contact de l'air, contient de moins en moins de ces corpuscules. Il arrive un moment où la production des vibrioniens, par suite de la putréfaction, pourrait rendre cette observation incertaine, mais on évitera facilement l'erreur si l'on met quelque suite dans cette recherche et si l'on tient compte des mouvements dont sont doués les filaments de nouvelle formation.

Lorsque le sang commence à se putréfier et que les bactéridies n'y sont plus reconnaissables, ce liquide perd la faculté d'inoculer le *sang de rate*. Si la quantité de sang putréfié qui est inoculée est assez considérable, l'animal peut, il est vrai, devenir malade et périr, mais c'est avec des symptômes tout autres que ceux de la maladie du *sang de rate;* en outre, il ne se produit point chez lui des bactéridies et les globules sanguins ne deviennent jamais *agglutinatifs*, comme ils le sont d'une manière si remarquable dans la maladie du *sang de rate*. Enfin, lorsqu'un animal a été inoculé avec du *sang de rate* putréfié (sang qui a contenu des bactéridies, mais qui n'en contient plus par suite de la putréfaction), le sang de cet animal, qu'il soit pris pendant la vie ou après la mort, ne donne jamais lieu, chez un animal auquel on l'inocule, au développement de la maladie du *sang de rate* et des bactéridies.

Il résulte donc de tous ces faits que la maladie du *sang de rate* (maladie charbonneuse) n'est point de nature *putride*, comme on l'a conclu d'après des expériences faites sans examen microscopique. Plusieurs expérimentateurs, en effet, ont inoculé sous la peau, ou bien ont injecté dans les veines des matières animales putréfiées, et, d'après les phénomènes toxiques qui se sont montrés dans la plupart des cas, ils ont cru à l'identité de nature entre le virus charbonneux et celui de la putréfaction. Cette opinion règne encore aujourd'hui dans la science, comme on peut le lire dans un excellent *Traité des maladies charbonneuses* récemment couronné par l'Académie de médecine. Après avoir parlé des expériences dont il vient d'être question, l'auteur de ce traité, le Dr Raimbert, ajoute : « Les résultats de l'expérimentation prouvent donc d'une manière incontestable la nature putride des affections charbonneuses, du principe qui leur donne naissance et les constitue [1]. » Or, en contradiction avec cette conclusion, mes expériences montrent que le sang vivant ou frais transmet les bactéridies et la maladie du *sang de rate*, tandis que la putréfaction détruit dans le sang la faculté de transmettre les bactéridies et donne aux phénomènes morbides, s'il s'en produit, un caractère tout différent de ceux de la maladie du *sang de rate*.

L'espace de temps pendant lequel le sang, après la mort, conserve la faculté de propager les bactéridies est plus ou moins long, suivant la température atmosphérique. Par les grandes chaleurs de l'été, cette faculté peut disparaître en moins de deux jours : dans la première quinzaine du mois d'août, la température étant de 28° à 32° C., je fis les expériences suivantes : Du sang de quatre animaux morts du *sang de rate*, et dans lequel on avait constaté la présence des bactéridies, fut conservé dans des bocaux. Ce sang, après quarante-trois, quarante-deux, cinquante, trente-cinq heures, étant déjà fétide, fut inoculé à quatre lapins forts et bien portants. Les trois premiers de ces lapins moururent avec des phénomènes divers, sans rapport avec ceux de la maladie du *sang de rate;* leur sang ne contenait aucune bactéridie, et les globules n'offraient aucune altération caractéristique de cette maladie. Le quatrième lapin survécut.

C'est sans doute en s'opposant à la putréfaction que la des-

1 Ouvrage cité, page 15.

siccation conserve au sang infecté de bactéridies la faculté de propager ces corpuscules ; nous avons dit, en effet, qu'on retrouve dans le sang desséché les bactéridies intactes ; toutefois, pour obtenir ce résultat, il faut que la dessiccation se fasse rapidement, car elle ne rend pas au sang pourri la faculté qu'il a perdue.

On ne pourra juger que dans l'avenir de la durée du pouvoir de propagation des bactéridies à l'état sec. Il y a quelques jours, j'ai inoculé un rat blanc avec du sang conservé sec depuis quatre mois et demi et un cobaye avec du sang conservé sec depuis cinq mois : le premier de ces animaux n'a rien éprouvé, mais le second est mort avec un grand nombre de bactéridies.

Le sang, parfaitement desséché, conserve sa faculté d'inoculation lorsqu'on le soumet à une température voisine de 100°; il n'en est pas de même lorsqu'il est liquide, quoique j'eusse pu croire le contraire au début de mes recherches. De nouvelles expériences m'ont fait voir que le sang frais chauffé à 100° environ perd la faculté de transmettre la maladie du *sang de rate*.

La dessiccation des bactéridies ne modifie nullement l'apparence des générations qui succèdent à celle qui a été desséchée; les successions dans ces générations, la diversité des espèces auxquelles elles sont transmises, les hautes ou basses températures des diverses saisons n'ont aucune influence appréciable sur l'apparence des bactéridies. C'est ce que j'ai constaté dans une série de trente inoculations pratiquées successivement du mouton au lapin, au cobaye et au rat. Sept fois le sang inoculé avait été pris sur l'animal encore vivant; une fois il était desséché depuis cinq jours ; dans les autres cas il avait été pris après la mort.

Les bactéridies se transmettent d'un animal à l'autre par l'inoculation du sang sous la peau. La quantité du sang inoculé ne m'a paru avoir aucune influence sur l durée de l'incubation ni sur le nombre des bacéridies qui surviennent chez l'animal inoculé. Une quantité de sang très petite et bien inférieure à une goutte suffit à transmettre la maladie.

Le sang desséché inocule moins certainement que le sang frais ; sur dix inoculations pratiquées avec du sang desséché, quatre fois la transmission n'a pas eu lieu.

Il est probable que des bactéridies sèches introduites dans les voies respiratoires transmettraient la maladie du *sang de rate;* c'est sans doute ainsi que se fait la contagion dans les troupeaux, mais une expérience que j'ai tentée sur un cobaye n'a donné aucun résultat.

La maladie du *sang de rate* et les bactéridies se transmettent par les voies digestives, avec moins de certitude toutefois que par le tissu cellulaire sous-cutané. Sur cinq animaux auxquels j'ai fait manger le foie et la rate tout frais d'animaux morts du *sang de rate*, trois moururent avec des bactéridies; ce sont : un rat, une souris et un cobaye. Les deux qui ont survécu sont : un lapin et un rat. Dans les trois cas de mort, la durée de l'incubation a été notablement plus longue que par l'inoculation sous-cutanée.

Chez tous les animaux qui ont mangé les viscères remplis de bactéridies, viscères tout frais et pris au moment de la mort, on n'a observé aucun dérangement dans les fonctions des voies digestives.

D'après mes expériences, toutes les espèces des animaux supérieurs ne sont pas susceptibles de contracter la maladie du *sang de rate*. Deux poulets ont été inoculés à plusieurs reprises avec du sang infecté de bactéridies; ils ont mangé pendant plusieurs semaines des chairs fraîches d'animaux morts de cette maladie, sans offrir aucun phénomène morbide; ils sont, au contraire, devenus gros et gras. Un moineau, un pinson et un verdier, traités de même, sont restés également bien portants. Huit grenouilles ont été inoculées vainement. Or, si l'on a admis la transmission des maladies charbonneuses à ces divers animaux, c'est que sans doute les expérimentateurs, confondant ces maladies avec celles que déterminent les substances animales putréfiées, auront inoculé des matières corrompues.

Quant aux mammifères, j'ai inoculé le *sang de rate* à des lapins, à des cobayes, des rats et des souris, et tous ces animaux ont contracté la maladie. Cependant tous les individus ne la contractent pas avec la même facilité; quelques-uns ont été inoculés plusieurs fois, quelques-uns même ont été tout à fait réfractaires : sur soixante-cinq lapins, trois ont résisté à des inoculations pratiquées pendant trois mois avec des intervalles de une à deux ou trois semaines.

La durée de l'incubation, dans mes expériences d'inoculation pratiquée avec du *sang frais*, a été en rapport avec la taille des animaux : sur soixante-deux individus, lapins, cobayes, rats, souris, la plus longue durée de la vie après l'inoculation a été quatre-vingt-onze heures donnée par un lapin; la plus courte dix-sept heures donnée par un rat et une souris. Les moyennes ont été pour le lapin quarante-trois heures, pour le cobaye trente-huit heures, pour le rat vingt-huit heures, pour la souris vingt-six heures.

Dans une même espèce, la rapidité de la mort m'a paru n'avoir aucun rapport avec le nombre des bactéridies développées dans le sang : tel individu meurt rapidement avec un nombre ordinaire de ces corpuscules ; tel autre met le double de temps à mourir qui n'en offre ni plus ni moins. Il y a là, comme sous d'autres rapports dont nous avons déjà parlé, quelque chose de spécial à l'individu, une susceptibilité particulière, une véritable idiosyncrasie.

Le nom de *sang de rate* donné à la maladie qui nous occupe, vient de l'opinion, déjà ancienne, que le foyer du mal est la rate; aussi, d'après cette opinion, toutes les inoculations primitivement pratiquées pour reconnaître la nature contagieuse de la maladie ont été faites avec le sang ou la substance de la rate. J'ai déjà donné les raisons qui me portaient à croire que le siège de la maladie est le sang ; mais, afin d'élucider plus complètement cette question, je fis les expériences suivantes : sur deux rats engourdis par le chloroforme, j'enlevai la rate sans en laisser la moindre parcelle, puis j'inoculai ces animaux avec du sang infecté de bactéridies. Les deux rats se remirent promptement et reprirent leur agilité ordinaire. Le lendemain, ils n'offraient rien de particulier dans leur manière d'être, mais vers le soir l'un des deux devint languissant et tomba dans la torpeur particulière aux petits animaux qui vont succomber au *sang de rate.* Une heure ou deux après, vingt-six heures après l'inoculation, il mourut sans phénomènes particuliers; son sang, examiné aussitôt, contenait un nombre considérable de bactéridies. L'autre rat, qui était resté très agile, tomba tout à coup, quelques heures plus tard que le précédent, dans cet état de langueur, puis de torpeur sans somnolence qui annonce l'invasion des bactéridies ; en effet, il mourut bientôt (trente et une heures après l'inoculation), et l'examen microscopique fit constater la présence des bactéridies dans son sang.

Les recherches exposées ci-dessus suffisent à montrer le rôle des bactéridies dans la maladie du *sang de rate;* elles montrent, en effet, la présence constante des bactéridies dans cette maladie; la transmission par l'inoculation d'un état morbide particulier suivi de mort, état morbide qui est constamment accompagné des filaments que nous avons décrits; elles montrent la présence de ces filaments intacts dans le sang desséché qui a conservé le pouvoir d'inoculer la maladie, l'absence de ces filaments dans le sang putréfié qui a perdu le pouvoir d'inoculer cette même maladie. Je puis donc dire aujourd'hui, avec plus de certitude encore, ce que j'ai dit il y a quatre mois dans une communication à l'Académie des sciences : « Personne, sans doute, dans l'état actuel de la science, ne cherchera en dehors de ces corpuscules l'agent de la contagion, agent mystérieux, insaisissable, qui se développerait et se détruirait dans les mêmes conditions que les bactéridies, qui jouirait des mêmes propriétés physiologiques qu'elles. Cet agent est visible et palpable ; c'est un être organisé, doué de vie, qui se développe et se propage à la manière des êtres vivants. Par sa présence et par sa multiplication rapide dans le sang, il apporte dans la constitution de ce liquide, sans doute à la manière des ferments, des modifications qui font promptement périr l'animal infecté. »

Avant de terminer cette note, je répondrai à des réclamations de priorité faites en faveur d'un savant regrettable, le professeur Delafond, bien que le style de ces réclamations et la manière dont elles se sont produites eussent pu me dispenser de m'en occuper.

En 1860, Delafond a fait à la Société de médecine vétérinaire une communication sur la présence de corps particuliers dans le sang des animaux atteints du charbon ; ce sont les bactéridies que j'avais observées dix ans auparavant chez des moutons atteints de *sang de rate.* Delafond a vu que ces corpuscules se transmettent par l'inoculation, mais il n'a pas été au delà de cette simple observation ; voici, en effet, textuellement la conclusion de sa communication : « Je suis loin de prétendre, dit ce savant, que ce soient ces productions qui engendrent le charbon, et que la nature propre du virus qui transmet la maladie soit due à leur existence ; mais je dois faire remarquer que le sang des animaux charbonneux me paraît avoir acquis une constitution morbide favorisant essentiellement la multiplication de ces productions. »

On le voit, Delafond n'a nullement élucidé l'importante question du rôle des bactéridies dans les maladies charbonneuses, et c'est ce que je crois avoir fait d'une manière évidente. Enfin les recherches du savant vétérinaire datent de 1860, tandis que mes premières observations sont consignées dans nos *Mémoires* pour l'année 1850.

# IV

## NOUVELLES RECHERCHES SUR LA NATURE DE LA MALADIE CHARBONNEUSE CONNUE SOUS LE NOM DE SANG DE RATE[1]

— 1864 —

Depuis les communications que j'ai faites à l'Académie (juillet et août 1863) sur les infusoires du sang de rate[2], j'ai vérifié par de nouvelles expériences les résultats annoncés dans ces communications, et j'ai abordé plusieurs questions nouvelles.

L'examen du sang de cent cinquante animaux environ inoculés avec le sang de rate ne m'a laissé apercevoir, dans les filaments qui s'y trouvent, aucune variation, aucune modification nouvelle. La description que j'ai donnée de ces filaments reste donc parfaitement exacte ; toutefois, d'après des différences de longueur que l'on voit dans quelques cas à ces filaments, et que j'ai signalées dans ma seconde communication à l'Académie (10 août 1863), j'ai cru convenable de ne plus classer ces corpuscules dans le genre bactérie. Cependant l'ensemble de leurs caractères, qui les rapproche plus des vibrioniens que d'aucun autre genre d'infusoires ou même que des conferves, m'a engagé à n'apporter qu'une simple modification dans le nom par lequel j'avais primitivement désigné ces filaments, et je les ai appelés des *bactéridies*. J'ai donné dans les *Mémoires de la Société de biologie*, avec plus de détails que n'en comporte ma communication d'aujourd'hui, les raisons qui m'ont déterminé à l'adoption de ce nom nouveau.

J'ai confirmé par de nouvelles expériences le fait que les

[1] *Comptes rendus de l'Académie des sciences*, 22 août 1864.
[2] Voir pages 31 et 36.

corpuscules du sang de rate se développent pendant la vie et jamais après la mort des animaux, qu'ils se développent dans le sang même et non dans la rate; j'ai pu, en effet, transmettre des bactéridies à des animaux auxquels j'avais enlevé cet organe.

Un autre résultat de mes nouvelles recherches, qui a peut-être de l'intérêt au point de vue de l'indépendance de la circulation de la mère et du fœtus, c'est la non-transmission des bactéridies de l'un à l'autre : j'ai vu chez deux cobayes, qui portaient chacun d'eux fœtus à terme au moment où je les inoculai, que le sang de ces fœtus était tout à fait exempt de filaments du sang de rate, tandis que celui des mères et celui de leurs placentas mêmes en contenaient par myriades.

J'ai déjà dit que le sang rapidement desséché renferme des bactéridies intactes, et que l'inoculation de ce sang desséché transmet et propage ces corpuscules. Il était intéressant de savoir si le sang sec conserve longtemps cette faculté : or du sang gardé sec depuis plus de onze mois a transmis des bactéridies à des animaux, qui m'ont ainsi mis à même de continuer cette année mes travaux de l'an dernier.

J'ai cherché un moyen de rendre facile l'observation de la disparition des bactéridies dans le sang qui se putréfie. Lorsqu'on examine ce liquide conservé à l'air libre, les vibrioniens qui s'y développent par le fait de la putréfaction rendent l'observation très difficile et incertaine ; j'étais arrivé à des résultats plus concluants en examinant à de courts intervalles le sang renfermé dans les vaisseaux, à l'abri du contact de l'air ; mais ce procédé même demande un examen soutenu et très minutieux. J'ai pu dégager enfin cette observation de toute obscurité, en introduisant le sang frais dans des tubes capillaires, comme on le fait pour la conservation du vaccin, puis en scellant ces tubes à la lampe, sans y laisser d'air. Au bout de peu de jours, s'il fait chaud, toutes les bactéridies disparaissent, et aucun infusoire nouveau ne vient, en s'y développant, troubler l'observation.

J'ai déjà appelé l'attention sur ce fait, que le sang duquel les bactéridies ont disparu est incapable de donner lieu à la propagation de ces corpuscules et de faire naître les phénomènes ou les accidents de la maladie du sang de rate. J'ai constaté de nouveau que l'inoculation du sang charbonneux putréfié, sang qui ne contient donc plus de bactéridies, est tout à fait inoffensive aux faibles doses qui suffisent à transmettre les bactéridies du sang frais. En exagérant les doses, si l'on produit des accidents, ce ne sont point les phénomènes de la maladie du sang de rate, mais ceux que détermine l'introduction de matières putrides dans l'économie, et l'on ne voit se produire aucun infusoire dans le sang des animaux qui succombent.

L'espace de temps qui suffit à faire disparaître du sang les bactéridies et à faire perdre à ce liquide la faculté de déterminer les accidents du charbon est moindre qu'on n'eût pu le croire ; il est, au reste, en rapport avec la température atmosphérique. Dans les grandes chaleurs de l'été, lorsque le thermomètre marquait de 28 à 32° C., j'ai vu disparaître la faculté dont il s'agit en quarante ou cinquante heures, une fois en trente-cinq heures.

Par des expériences faites l'automne dernier, et dont j'ai entretenu la Société de biologie, j'ai reconnu que la maladie du sang de rate est transmissible par l'alimentation. Cette année, j'ai communiqué des bactéridies à des lapins, des cobayes, des rats et des souris, en leur faisant manger le foie ou quelques autres viscères d'animaux qui avaient succombé au sang de rate. Ces viscères ont toujours été ingérés avant qu'ils eussent été atteints par la putréfaction. La proportion des animaux qui ont contracté la maladie par l'alimentation a été, dans ces expériences, de trois sur quatre. Il suffit d'une très faible quantité de ces viscères, de 2 ou 3 grammes même, pour tuer un cobaye ou un lapin. La connaissance de ce fait me paraît être d'une importance réelle au point de vue de l'hygiène publique. Chez les animaux qui sont soumis à cette alimentation, on ne remarque aucun désordre dans les fonctions digestives, ni aucune lésion dans un organe quelconque; ils meurent un peu plus tardivement, mais avec les mêmes phénomènes que ceux qui ont contracté la maladie par l'inoculation, et leur sang renferme des bactéridies en nombre non moins considérable.

Aujourd'hui encore c'est une opinion généralement reçue parmi les médecins que le virus, c'est-à-dire l'agent toxique du charbon, est un produit de la putréfaction, ou, si l'on veut, les affections charbonneuses et celles qui résultent de l'introduction de matières putrides dans l'économie seraient de même nature. Déjà, dans mes expériences de l'année dernière, j'ai reconnu que l'agent toxique du charbon et celui de la putréfaction sont complètement distincts; je crois pouvoir établir aujourd'hui ce fait sur des expériences que je rangerai en trois catégories :

1° Du sang sain que j'ai laissé pourrir a été inoculé à des lapins ou à des cobayes à très faible dose, une goutte par exemple, dose qui suffit cependant à transmettre la maladie du sang de rate; et généralement aucun accident n'est survenu. Une dose plus forte, dix, quinze gouttes, tue assez souvent ces animaux, mais ils meurent avec des accidents très variables : tantôt la diarrhée, tantôt la pneumonie, tantôt la paraplégie, etc., accidents sans rapports avec ceux du sang de rate. Le sang de ces animaux, examiné au moment de la mort, ne m'a jamais offert aucun infusoire.

2° La seconde catégorie d'expériences a consisté à faire manger à des lapins et à des cobayes du foie encore frais d'animaux qui avaient succombé au sang de rate et du foie provenant d'animaux sains, mais que j'avais laissé se putréfier; c'était du foie de bœuf ou de lapin arrivé à un degré de fétidité difficile à supporter. La dose, que je leur fis avaler de force, a été assez faible pour qu'elle ne dût pas être dans tous les cas nécessairement mortelle.

Sur huit lapins ou cobayes qui avalèrent chacun 5 grammes de foie pourri, sept vécurent, un mourut.

Sur six lapins ou cobayes qui avalèrent chacun 5 grammes

de foie frais d'animaux morts du sang de rate, cinq moururent, un vécut.

Le lapin qui mourut après avoir avalé le foie putréfié avait une pneumonie et je ne trouvai dans son sang aucun infusoire. Les animaux qui moururent après avoir avalé le foie charbonneux n'avaient aucun organe malade, mais leur sang était infesté de bactéridies.

Ainsi, l'introduction dans l'économie de matières putréfiées est incomparablement moins toxique que l'introduction des substances envahies par les bactéridies; elle n'est point suivie des mêmes phénomènes morbides; enfin elle ne donne point lieu à une génération consécutive d'infusoires filiformes dans le sang.

La troisième catégorie d'expériences achèvera de montrer la différence profonde qui existe entre les deux agents pathologiques.

3° J'ai inoculé plusieurs fois le sang d'animaux qui venaient de succomber à l'infection par des substances putréfiées; six fois j'ai fait manger la rate et le foie de ces mêmes animaux à des lapins et à des cobayes. Dans aucun cas ces animaux n'ont éprouvé le moindre trouble fonctionnel appréciable; il ne s'est manifesté chez eux aucun phénomème pathologique et leur sang est resté exempt de tout infusoire.

Les effets des substances putréfiées ne vont donc pas au delà de l'animal chez lequel on ingère ces substances; l'agent toxique des matières putrides ne se régénère pas comme celui du sang charbonneux; en un mot, la putréfaction agit sur l'économie animale comme un poison, le charbon agit comme un virus.

## V

### SUR LA PRÉSENCE DES BACTÉRIDIES DANS LA PUSTULE MALIGNE CHEZ L'HOMME[1]

(en commun avec M. Raimbert.)

— 1864 —

Les médecins s'accordent généralement à croire que, dans la plupart des cas, la pustule maligne reconnaît pour cause l'introduction sous l'épiderme ou dans le tissu cellulaire sous-cutané d'un virus spécifique qui a pris naissance chez les animaux atteints de maladies charbonneuses.

Si la pustule maligne a cette origine, les bactéridies doivent s'y rencontrer comme dans les maladies charbonneuses, localisées, toutefois, dans une partie, avant de se répandre dans la circulation générale.

M. le Dr Raimbert, médecin à Châteaudun, qui a souvent l'occasion d'observer la pustule maligne, et qui a publié sur cette maladie un traité très estimé, a bien voulu s'adjoindre à moi pour étudier diverses questions qui s'y rapportent. La pustule maligne n'est pas assez commune pour que toutes ces questions puissent être bientôt résolues; nous avons donc cru devoir, dès maintenant, porter à la connaissance de l'Académie le fait intéressant de l'existence des bactéridies dans cette affection.

Un charretier attaché à une ferme dont les moutons étaient attaqués de la maladie du sang de rate, fut atteint le 14 de ce mois (août) d'une petite pustule à la paupière inférieure. Le 17, le Dr Raimbert ayant été appelé, trouva que les deux paupières, la joue, la tempe et le front du même côté étaient déjà très tuméfiés. Sur la paupière inférieure existait une pustule maligne qui, par son apparence, fut jugée très

[1] *Comptes rendus de l'Académie des sciences*, 29 août 1864.

grave. Elle était formée par un point jaune brunâtre, déprimé, ayant 2 à 3 millimètres de diamètre, entouré d'un anneau vésiculeux de 2 millimètres de long au plus et d'une aréole d'apparence chagrinée, c'est-à-dire parsemée de très petites vésicules rudimentaires. Le centre de cette pustule ne paraissait pas être une véritable escarre, mais une simple ecchymose gangreneuse.

Cette pustule fut enlevée par le bistouri, et la plaie fut immédiatement après cautérisée par le fer rouge.

La partie enlevée fut séchée rapidement afin d'empêcher que la putréfaction ne détruisît les bactéridies, s'il y en avait et elle me fut envoyée.

Une parcelle extrêmement mince fut détachée au centre et à la surface de la pustule desséchée ; placée sous le microscope et traitée par une solution concentrée de potasse caustique, cette parcelle fut bientôt en partie dissoute, et alors des filaments tout à fait semblables à ceux du sang de rate se montrèrent isolés sur les bords, puis ensuite le centre même parut formé uniquement par un feutrage de ces filaments. Il fut facile d'y reconnaître des bactéridies avec tous leurs caractères ordinaires.

Cependant, pour avoir sur la nature de ces filaments une certitude plus complète, le reste de la pustule desséchée fut divisé en quatre fragments qui furent introduits par quatre petites piqûres sous la peau d'un cobaye (20 août). Cinq jours après (25 août), le cobaye mourut et son sang m'offrit des bactéridies en quantité considérable. Ces bactéridies ne différaient point de celles qui surviennent après l'inoculation du sang de rate.

Nous nous bornons à communiquer ce fait à l'Académie. L'étude des bactéridies dans la pustule maligne jettera de nouvelles lumières sur quelques points restés obscurs dans l'histoire de cette maladie. Dans les cas douteux, l'existence des bactéridies fixera le diagnostic et dirigera le médecin dans le choix du traitement le plus convenable.

## VI

## SUR L'EXISTENCE ET LA RECHERCHE DES BACTÉRIDIES DANS LA PUSTULE MALIGNE[1]

— 1864 —

*M. Davaine met sous les yeux de la Société des préparations d'une pustule maligne dans lesquelles on constate la présence d'un grand nombre de bactéridies. La pustule avait été extirpée par M. le Dr Raimbert et desséchée aussitôt à l'air libre. Les bactéridies existaient au centre et dans la couche superficielle de la petite tumeur ; elles avaient été mises en évidence par l'addition d'une goutte concentrée de potasse caustique.*

*M. Davaine fait suivre cette présentation des réflexions suivantes :*

Plusieurs observateurs se sont occupés de la constitution anatomique de la pustule maligne, mais ils n'y ont rien découvert de particulier ou de caractéristique. Un histologiste des plus autorisés, M. le Dr Robin, a fait aussi l'examen d'une pustule maligne que lui avait remise M. le Dr Maunoury (de Chartres). Au rapport de ce médecin, « cette pustule ne présentait au champ du microscope rien de particulier, si ce n'est une apparence granuleuse qui se remarque dans tous les tissus gangrenés ». (Cité par Raimbert, *Traité des maladies charbonneuses*, p. 191, note.) Je ne puis admettre qu'il n'y avait rien de particulier dans cette pustule; elle contenait certainement des bactéridies comme celle que nous venons d'examiner, mais ces corpuscules ont dû passer inaperçus, parce que, à cette époque, l'attention n'avait pas encore été appelée sur eux et parce que les moyens de les dégager des tissus n'ont sans doute pas été employés.

[1] *Comptes rendus de la Société de biologie*, année 1864.

J'ai rappelé cette recherche infructueuse d'un savant histologiste afin de montrer l'importance qu'il y a de la faire avec certains soins particuliers. Dans les tissus très vasculaires, tels que ceux de la rate et du foie, les bactéridies se montrent très facilement, s'ils sont frais, en les dilacérant dans une goutte d'eau placée sous le microscope ; mais lorsque ces tissus ont été desséchés ou durcis par l'alcool ou par l'acide chromique, les bactéridies ne se dégagent pas aussi aisément ; alors il faut traiter une parcelle de ce tissu par la potasse caustique qui en dissocie les éléments ou qui les dissout ; après un contact plus ou moins long, les bactéridies, qui ne sont point altérées, apparaissent avec leurs caractères ordinaires.

Il est probable que dans une pustule maligne à l'état frais les bactéridies se montreraient, soit dans la sérosité des vésicules, soit dans le tissu même, sans qu'on ait recours à la potasse caustique ; mais lorsque cette pustule à été desséchée ou placée dans un liquide conservateur, elle doit être traitée comme les tissus dont nous avons parlé. Le contact de la potasse doit être assez prolongé. Pour dégager ensuite les bactéridies des tissus environnants, il sera quelquefois nécessaire de malaxer un peu la parcelle en observation en faisant glisser les lames de verre l'une sur l'autre avec une légère pression. Les bactéridies se répandent ainsi autour de cette parcelle et elles deviennent très apparentes. Cette petite manœuvre aurait encore un avantage : lorsque des cristaux de margarine seraient renfermés dans les vésicules adipeuses du derme où ils pourraient être pris pour des amas de bactéridies, elle les ferait sortir de ces vésicules, et bientôt leurs aiguilles, au contact de la potasse caustique, seraient altérées ou dissoutes.

Le traitement par la potasse caustique sera nécessaire même lorsque les bactéridies, dans une pustule fraîche, seraient apparentes sans cet alcali. La même épreuve devra être répétée avec l'acide sulfurique ; cet acide laisse les bactéridies intactes pendant un certain temps ; il faut savoir cependant qu'il les pâlit et que, à la longue, il les altère. Cette double épreuve aura pour but de s'assurer que les corpuscules observés ne sont point des cristaux en aiguille.

---

## VII

### RECHERCHES SUR LA NATURE ET LA CONSTITUTION ANATOMIQUE DE LA PUSTULE MALIGNE[1]

— 1865 —

Les relations de la pustule maligne chez l'homme avec les affections charbonneuses des animaux sont depuis longtemps bien connues; on sait que cette pustule a pour cause déterminante l'introduction sous l'épiderme du sang d'un animal charbonneux.

Or, si le charbon a pour élément essentiel les infusoires filiformes que j'ai nommés des bactéridies, ces infusoires doivent constituer aussi l'élément de la pustule maligne. L'absence des bactéridies dans la pustule charbonneuse de l'homme serait donc la négation du rôle attribué à ces corpuscules dans la production du charbon, comme aussi leur présence en sera la confirmation. A ce point de vue, l'étude de la constitution de la pustule maligne offre un véritable intérêt; elle en offre un non moins grand au point de vue du diagnostic et du traitement de cette dangereuse maladie.

Déjà dans une communication à l'Académie, au mois de septembre 1864, M. le Dr Raimbert et moi nous avons rapporté un fait confirmatif de cette relation de la pustule maligne avec le charbon; en effet, la pustule que nous avons examinée renfermait un grand nombre de bactéridies, de tous

1 *Comptes rendus de l'Académie des sciences*, 19 juin 1865.

points semblables à celles qui se trouvent dans le sang des animaux charbonneux.

Je puis aujourd'hui faire connaître deux nouveaux faits semblables que je dois à l'obligeance de M. le Dr Mauvezin, médecin distingué à Bray-sur-Seine, et auteur d'une nouvelle méthode de traitement de la pustule maligne, méthode qui consiste dans l'ablation de la tumeur suivie de la cautérisation de la plaie. Elle compte déjà de nombreux succès.

Les pustules soumises à mon examen avaient été extirpées toutes les deux au troisième jour de leur développement, et elles avaient été placées immédiatement après dans une solution d'acide chromique. Leur durcissement par ce liquide et leur conservation parfaite m'ont permis de me rendre compte non seulement de l'existence des bactéridies dans la tumeur, mais encore de la disposition et des rapports de ces corpuscules. Des oupes très minces et l'action un peu prolongée de la potasse caustique qui dissocie ou dissout les éléments de la peau, tout en respectant les bactéridies, m'ont donné ce résultat d'une manière nette et précise.

Dans les deux cas, les bactéridies occupaient le centre de la pustule; elles étaient situées dans la couche muqueuse ou de Malpighi, au-dessous de la couche épidermique superficielle; elles n'y étaient point uniformément réparties, mais elles formaient des groupes, des îlots disséminés et séparés par des groupes de cellules épithéliales normales. Dans chacun des groupes de bactéridies, ces petits corps existaient par milliers, constituant un feutrage très compact. Au centre de ces groupes, on ne distinguait aucun autre élément; mais, vers leur pourtour, les bactéridies étaient plus ou moins mêlées et interposées aux cellules épithéliales, ou bien elles formaient entre ces cellules des traînées qui se reliaient aux groupes de bactéridies avoisinants. Aucun autre élément pathologique n'existait dans ces pustules. Dans les couches profondes du derme, les vésicules adipeuses qui s'y trouvent normalement contenaient toutes des cristaux de margarine; mais ce fait s'observe aussi dans d'autres cas.

En somme, dans la pustule maligne, au troisième jour de son développement, les bactéridies forment l'élément essentiel et unique de la tumeur.

On sait que la pustule maligne est une affection primitivement locale dont on peut arrêter les progrès par l'ablation ou la cautérisation, mais que, après deux ou trois jours de durée, elle se généralise et qu'elle est alors au-dessus des ressources de la médecine. Or, la constitution anatomique de la pustule explique bien la succession de ces phénomènes. Nous voyons, en effet, que les bactéridies se développent dans les couches épidermiques de la peau, couches qui ne contiennent point de vaisseaux; elles y sont par conséquent confinées et isolées du reste de l'économie que leur destruction doit préserver de toute propagation ultérieure. Mais si leur développement n'est point entravé par leur destruction, elles rencontrent bientôt les couches superficielles du derme, lesquelles sont abondamment pourvues de vaisseaux lymphathiques et sanguins ; elles s'introduisent dans ces vaisseaux et, entraînées par le fluide qui y circule, elles vont infester le reste de l'économie. Un fait récent, dont je vais parler, prouve que ce n'est point là une simple conception de l'esprit, mais que telle est en effet la marche de ces corpuscules dans l'évolution de la pustule maligne.

Je dois les détails de ce fait à l'obligeance de M. le Dr Lancereaux, chef de clinique de la Faculté de médecine, qui a bien voulu soumettre à mon examen le sang du sujet de cette observation.

Un homme âgé de vingt-trois ans, lustreur en pelleteries, avait été occupé dans ces derniers temps à la teinture de peaux de chèvre.

Le 3 juin, dans la journée, il s'aperçoit de l'existence d'un petit bouton prurigineux sur le côté gauche du col.

Le 4, il entre à l'Hôtel-Dieu, dans le service de M. le professeur Grisolle. Le bouton, ou plutôt la pustule était entourée d'un gonflement œdémateux qui se prolongeait à la partie supérieure du thorax, presque jusqu'au mamelon ; elle formait une saillie elliptique de 1 1/2 à 2 centimètres de diamètre, d'un rouge rosé, ayant au centre une sorte d'escarre arrondie, noirâtre, circonscrite par un cercle pustuleux en dehors duquel existaient quelques vésicules isolées. Ces caractères ne permettaient pas de méconnaître la pustule maligne. Dans la soirée, on la cautérise avec le sublimé corrosif.

Le 5, la fièvre est vive; le gonflement, énorme, s'étend jusqu'au-dessous du mamelon. M. Jobert, appelé, cautérise de nouveau la pustule au fer rouge et circonscrit la partie malade par un cercle de cautérisations.

Le 6, les symptômes s'aggravent encore; une plaque d'apparence gangreneuse se montre au devant du sternum, et le malade meurt dans la journée.

A l'autopsie, faite le surlendemain 8 juin, on constate la raideur cadavérique, l'absence de la putréfaction, un œdème du tissu cellulaire sous-cutané du thorax se prolongeant jusqu'aux médiastins, des points congestifs et apoplectiques au sommet du poumon gauche, l'engorgement sanguin du foie, l'augmentation du volume et le ramollissement de la rate, l'existence d'un sang noir, liquide et diffluent dans le cœur et les gros vaisseaux, l'absence de gangrène partout. La cautérisation de la pustule avait pénétré toute l'épaisseur de la peau.

Du sang pris dans le cœur, examiné au microscope par M. Lancereaux, lui offrit des bactéridies en grand nombre. Une goutte de ce sang, qui me fut remise quelques heures après l'autopsie, contenait de même un grand nombre de ces corpuscules ayant tous les caractères de ceux du *sang de rate*. Les globules sanguins étaient agglomérés par amas comme dans cette dernière maladie.

J'inoculai la petite goutte de sang par quatre piqûres à un cobaye très vigoureux. Deux jours après, l'animal mourut et son sang m'offrit des bactéridies en nombre extrêmement considérable.

Dans les contrées où règne la pustule maligne, les médecins restent quelquefois indécis sur la nature de la tumeur qu'ils observent; dans celles où cette maladie est rare, elle est fréquemment méconnue ou reconnue trop tard. Les notions nouvellement acquises sur la constitution de cette pustule me font espérer que la recherche des bactéridies, en ayant soin de la faire dans le centre de la tumeur et avec le secours de la potasse, ainsi qu'il a été dit plus haut, deviendra un moyen de diagnostic d'autant plus précieux qu'il pourra donner des indications au début même du mal.

## VIII

### SUR LA PRÉSENCE CONSTANTE DES BACTÉRIDIES DANS LES ANIMAUX AFFECTÉS DE LA MALADIE CHARBONNEUSE[1]

— 1865 —

MM. Leplat et Jaillard ont communiqué à l'Académie, dans la dernière séance, des recherches par lesquelles ils ont cru établir que, dans la maladie charbonneuse, la présence des bactéridies n'est pas constante.

Je dois à l'obligeance de M. Pasteur d'avoir été mis en rapport avec ces expérimentateurs, et d'avoir pu examiner un lapin mort dans les conditions qu'ils ont annoncées. Cet examen a été fait au Collège de France, en présence de MM. Pasteur, Claude Bernard, Leplat et Jaillard.

Des recherches multipliées auxquelles je me suis livré n'ont pas révélé la présence des bactéridies dans le sang du lapin qui nous était présenté ; mais j'ai reconnu depuis lors qu'il ne pouvait en être autrement, car la maladie dont cet animal était mort n'est pas de nature charbonneuse. En effet, déjà dans cette séance, j'ai pu remarquer et faire observer plusieurs

[1] *Comptes rendus de l'Académie des sciences*, 21 août 1865.

différences notables entre la maladie soumise à notre examen et celle du sang de rate :

1° La durée de l'incubation avait été beaucoup plus courte qu'elle ne l'est chez le lapin inoculé avec le sang de rate.

2° La putréfaction, qui s'était emparée du cadavre quoique la mort remontât à quelques heures seulement, est beaucoup moins rapide dans la maladie charbonneuse.

3° La rate n'était point volumineuse et gorgée de sang, mais elle avait son apparence et son volume ordinaires; or, chez les animaux morts du charbon, cet organe est toujours profondément atteint et très développé, d'où vient le nom de *maladie du sang de rate.*

4° Enfin, les corpuscules sanguins, sous le microscope, n'étaient point agglomérés en îlots séparés par des espaces clairs, comme ils le sont d'une manière si remarquable dans le sang des animaux atteints du charbon.

Toutes ces différences, sur lesquelles j'appelai l'attention de MM. Leplat et Jaillard, jointes, d'une part, à l'absence des bactéridies, de l'autre, à la source d'où provenait le sang inoculé aux lapins, auraient dû mettre ces expérimentateurs en garde contre une confusion possible et même probable. Il est regrettable pour eux que, dans la poursuite d'une contradiction, ils aient négligé de rechercher les conditions de la présence ou de l'absence des bactéridies dans les cas divers qu'ils avaient observés, car ils eussent pu reconnaître ce fait intéressant de l'existence, dans la Beauce, de deux maladies contagieuses de natures complètement distinctes.

D'après des inoculations que j'ai faites à des animaux de diverses espèces avec le sang du lapin examiné au Collège de France, il est résulté pour moi, d'une manière certaine, que la maladie septique de la vache, prise par MM. Leplat et Jaillard pour le charbon, est d'une autre nature. Cette maladie diffère de celle du sang de rate et de la pustule maligne par la durée de l'incubation, par ses symptômes et sa marche, par l'état du foie et de la rate, par l'apparence des corpuscules sanguins, par la rapidité de la putréfaction après la mort, enfin par le fait de sa communication à des animaux qui ne contractent jamais la maladie charbonneuse.

Dans une prochaine communication j'établirai sur des faits multipliés ce que je ne puis qu'indiquer aujourd'hui.

---

## IX

### RECHERCHES SUR UNE MALADIE SEPTIQUE DE LA VACHE REGARDÉE COMME DE NATURE CHARBONNEUSE[1]

— 1865 —

J'ai annoncé dans une précédente communication que la maladie septique de la vache, inoculée à des lapins par MM. Leplat et Jaillard, n'est pas de la même nature que celle qui, chez le mouton, est vulgairement connue sous le nom de *sang de rate*, et chez l'homme sous celui de *pustule maligne*. Je vais rapporter des faits qui, je pense, ne laisseront dans les esprits aucun doute à ce sujet :

1° Sur trente-cinq lapins inoculés en 1862 avec du sang charbonneux frais, et pour lesquels l'heure de l'inoculation et celle de la mort ont été notées, la moyenne de la vie entre ces deux époques a été de quarante-trois heures (*Mémoires de la Société de biologie*, année 1863, p. 200) ; la durée la plus longue, quatre-vingt-onze heures ; la plus courte, dix-huit heures.

Sur cinq lapins inoculés avec le sang septique provenant de la vache, la moyenne de la vie a été douze heures ; la durée la plus longue, quinze heures ; la plus courte, huit heures.

Ces différences remarquables se sont produites d'une manière analogue pour le cobaye et pour le rat.

2° Dans leurs expériences sur les maladies charbonneuses,

[1] *Comptes rendus de l'Académie des sciences*, 28 août 1865.

expériences qui ont acquis une grande notoriété, les membres de l'Association médicale d'Eure-et-Loir ont inoculé sans résultat le sang de rate du mouton à deux poulets, deux canards, un pigeon, et ils en ont conclu que cette maladie n'est pas transmissible aux oiseaux. Moi-même, j'ai inoculé ce sang à plusieurs poulets, à un canard, à des moineaux, pinsons, verdiers, etc. ; j'ai nourri pendant plusieurs semaines ces poulets et ce canard de rates et de foies d'animaux morts du sang de rate ; aucun de ces oiseaux n'a contracté le charbon ; on peut donc conclure de toutes ces expériences que la maladie charbonneuse n'est point transmissible aux oiseaux.

Il n'en est pas de même de la maladie septique de la vache.

J'ai mis dans la même cage quatre moineaux bien portants et vigoureux : deux furent inoculés avec le sang septique d'un lapin mort depuis vingt heures. L'un de ces moineaux est mort au bout de neuf heures, l'autre au bout de onze heures. Les deux autres moineaux restés bien portants furent inoculés le lendemain avec le sang d'un lapin mort depuis six heures. Ils moururent tous les deux onze heures après, à quelques minutes d'intervalle. L'inoculation chez ces animaux avait été pratiquée dans la région des pectoraux par quatre piqûres très petites et superficielles, incapables de leur être nuisibles.

Deux poulets furent inoculés de même avec le sang de deux lapins différents ; l'un mourut en vingt-deux heures, l'autre en dix-huit heures.

3° J'ai déjà dit, dans une autre communication à l'Académie, que le sang charbonneux perd par la putréfaction la faculté de s'inoculer, en même temps que les bactéridies se détruisent. En été, par une température voisine de 30 degrés centigrades, cette faculté se perd même en deux jours ; par une température moyenne, elle disparaît en cinq à six jours au plus.

Il en est autrement pour la maladie septique de la vache.

J'ai inoculé un lapin avec le sang putréfié provenant originairement de la vache et conservé depuis huit jours, et un autre lapin avec le même sang conservé depuis onze jours; ces deux animaux sont morts, l'un en onze heures et demie, l'autre en quatorze heures.

4° Pendant ces trois derniers étés, j'ai inoculé un très grand nombre d'animaux, lapins, cobayes, rats, souris, avec le sang de rate du mouton et la pustule maligne de l'homme. Aucun de ces petits animaux, toujours assez nombreux, qui habitaient le même local, n'a contracté la maladie charbonneuse sans avoir été inoculé.

Depuis le 15 août, jour de l'introduction de la maladie septique de la vache dans ce local, plusieurs lapins et plusieurs cobayes sont morts par le fait de la simple cohabitation. L'inoculation de leur sang à d'autres animaux a prouvé la nature contagieuse de la maladie dont ils étaient morts.

En résumé, la rapidité de la mort après l'inoculation, la transmission de la maladie aux oiseaux, la conservation de la septicité malgré la putréfaction, la contagion chez les petits rongeurs par la cohabitation offrent entre la *maladie septique originaire de la vache* et celle du *sang de rate* des différences profondes et caractéristiques.

---

# X

## NOTE EN RÉPONSE A UNE COMMUNICATION DE MM. LEPLAT ET JAILLARD SUR LA MALADIE CHARBONNEUSE[1]

— 1865 —

Je ne suivrai pas MM. Leplat et Jaillard dans toutes leurs considérations sur les virus; je relèverai dans leur communication à l'Académie ce qui a rapport à mes travaux, à

[1] *Comptes rendus de l'Académie des sciences*, 25 septembre 1865.

savoir : la présence constante des bactéridies dans le *sang de rate* et la non-identité de cette dernière maladie avec celle *qui provient d'une vache dont le sang a été envoyé par le maître d'un établissement d'équarrissage aux environs de Chartres*. Pour éviter les périphrases, et pour éviter de donner lieu à une discusion sur les mots, je désignerai désormais cette maladie par le nom de *maladie de la vache*.

1° Sur la foi d'un équarrisseur qui ne donnait aucun renseignement sur la maladie dont était morte la vache en question, MM. Leplat et Jaillard ont cru avoir affaire au sang de rate. J'ai montré expérimentalement que cette maladie n'était point celle du sang de rate. Ces messieurs répondent qu'ils ne peuvent *souscrire à une découverte aussi rapidement faite* et appuyée sur quelques expériences. Il importe peu que des expériences soient faites en plus ou moins de temps, qu'elles soient plus ou moins nombreuses ; ce qui importe, c'est qu'elles soient vraies. Ces messieurs pouvaient les répéter et les contester : ils ne le font pas.

Comme il est d'un grand intérêt pour moi d'établir l'exactitude des faits que j'avance, je vais rappeler ici et mettre en regard les principaux phénomènes des deux maladies. Dans le sang de rate du mouton, globules sanguins agglutinatifs ; dans la maladie de la vache, globules non agglutinatifs. Dans la première maladie, rate toujours volumineuse et gorgée de sang ; dans la seconde, rate toujours normale. Dans la première maladie, durée moyenne quarante-trois heures ; dans la seconde, quatorze heures (moyenne de dix inoculations). Dans le sang de rate, perte de la faculté de contagion par la putréfaction ; dans la maladie de la vache, conservation de cette faculté. Dans la première maladie, pas de contagion par cohabitation (chez les cobayes et les lapins) ; dans la seconde, contagion par cohabitation. Dans la première maladie, pas de transmission aux oiseaux ; dans la seconde, transmission constante et rapide aux oiseaux.

MM. Leplat et Jaillard ne voient pas dans ces différences si profondes les phénomènes de deux maladies différentes ; ce sont, pour eux, *des caractères dont ils n'apprécient pas la valeur*. Ces messieurs sont libres de leurs appréciations, mais ils ne sont pas seuls juges en cette question.

J'ajouterai que dès que la maladie de la vache fut importée dans le local où, auparavant, sur plus de deux cents animaux et pendant trois étés, j'avais obtenu de l'inoculation du sang de rate des résultats identiques, ces résultats furent différents et fort incertains. En effet, la maladie de la vache est contagieuse par cohabitation, de sorte que tous les lapins introduits dans ce local, inoculés ou non, mouraient en peu de temps. Comment, dans cette occurrence, distinguer si la mort était déterminée par l'inoculation de la maladie ou par l'infection du local, par un charbon modifié suivant les idées de MM. Leplat et Jaillard ou par une maladie intercurrente plus rapide, qui, prenant le pas sur la maladie charbonneuse, ne laissait point aux bactéridies le temps de se développer? Le seul moyen de le reconnaître était de pratiquer les inoculations dans des locaux différents, non infectés, et sur des animaux isolés. C'est ce que j'ai fait à la campagne. Dans ces nouvelles expériences, la maladie de la vache inoculée a donné constamment une mort rapide sans bactéridies; le sang de rate a donné, comme toujours, des bactéridies et dans l'espace de temps ordinaire. Je puis ainsi donner comme certains les résultats mentionnés ci-dessus.

2° MM. Leplat et Jaillard veulent bien chercher la raison de l'absence des bactéridies dans leurs expériences et de la présence de ces corpuscules dans les miennes. Cette raison, ils la trouvent dans ce fait qu'ils inoculent du sang pris sur l'animal vivant, et moi du sang pris sur l'animal mort: « Les expérimentateurs, disent-ils, se sont toujours servis de sang d'animal mort; nous en exceptons quelques transfusions pratiquées par Delafond et M. Raimbert. » Qu'il me soit permis de rappeler que dans leurs communications à l'Académie ces messieurs se sont montrés peu soucieux d'être exacts dans l'appréciation de mes travaux, et qu'ils ont reçu à ce sujet deux rectifications. Il en est de même aujourd'hui. En effet, dans ma communication à l'Académie du 10 août 1863, je dis : « Dans plusieurs cas, du sang pris à l'animal encore vivant a transmis la maladie et a déterminé la mort avec infection par des bactéridies. » Dans une communication à la Société de biologie (*Mémoires*, 1863, p. 199), je dis encore : « Dans une série de trente inoculations pratiquées successivement du mouton au lapin, au cobaye et au rat, sept fois le sang inoculé avait été pris sur l'animal encore vivant. » Ces faits, que MM. Leplat et Jaillard eussent dû connaître, infirment complètement leurs explications[1]. C'est donc dans une autre condition qu'ils devront chercher la raison de la présence ou de l'absence des bactéridies.

3° Ces expérimentateurs émettent les propositions suivantes : « Le sang de rate est d'autant plus inoculable qu'il contient moins de bactéridies (*Comptes rendus*, p. 301). Le virus charbonneux est d'autant plus puissant qu'il est plus libre d'éléments étrangers (p. 439) ». Ces messieurs auraient pu connaître une de mes expériences qui est une négation formelle de ce qu'ils avancent ici. Elle est rapportée dans les *Comptes rendus de l'Académie* (t. LVII, p. 386, 1863) : « Un lapin inoculé avec le sang de rate mourut cinquante-six heures après l'inoculation ; dix heures avant sa mort, un autre lapin fut inoculé avec son sang qui ne contenait encore aucune bactéridie ; une heure avant sa mort, un autre lapin fut inoculé avec le sang qui contenait de nombreuses bactéridies. » Or, suivant la théorie de ces messieurs, le premier de ces deux lapins ayant reçu un virus plus puissant devait mourir avant l'autre. Eh bien, le second mourut avec des bactéridies et le premier ne reçut aucune atteinte. J'ai répété et varié cette expérience avec des résultats semblables ; il faut

[1] Il est à remarquer que le premier sang dont l'inoculation, entre les mains de MM. Leplat et Jaillard, n'a pas produit de bactéridies était celui d'une vache *morte* et dépouillée par un équarrisseur ; le second était du sang de mouton *expédié par la poste dans une petite bouteille*. Que l'on explique comment ces faits ont autorisé ces messieurs à dire : « Nous sommes portés à penser que la méthode que nous suivons, et qui consiste à prendre le virus sur l'*animal encore vivant*, n'a pas été sans influence sur le résultat obtenu ! » (*Mémoire* cité, p. 438.)

donc abandonner de même cette autre explication du sang d'autant plus inoculable qu'il contient moins de bactéridies.

4° MM. Leplat et Jaillard trouvent un argument dans ce fait que la présence des bactéridies se manifeste quelques heures seulement avant la mort. Mais j'ai montré que l'apparition des symptômes est corrélative à celle des bactéries (*Comptes rendus*, 1863, p. 353); en outre, ces messieurs eussent pu ne pas omettre ce fait que la pustule maligne, dans laquelle j'ai constaté la présence de ces corpuscules, ne survient pas quelques heures seulement avant la mort; elle est le phénomène initial de la maladie charbonneuse chez l'homme.

5° J'arrive maintenant aux nouvelles expériences de MM. Leplat et Jaillard. Je ne mets nullement en doute les connaissances de M. Boutet; je ne mets pas en doute que ce vétérinaire distingué n'ait envoyé du sang charbonneux et je suis certain que, dans ce sang, il y avait des bactéridies, car ce n'est pas moi qui nie la présence constante de ces corpuscules dans le sang charbonneux. J'admets aussi que les lapins inoculés avec ce sang sont morts sans bactéridies; j'ajouterai même que depuis le 15 août, dans le local où j'ai inoculé le sang de la maladie de la vache, j'ai obtenu des résultats semblables.

Si ces expérimentateurs apportaient quelque soin dans l'examen des travaux des autres, ils auraient remarqué, dans ma dernière communication à l'Académie, le passage suivant : « Depuis le 15 août, jour de l'introduction de la maladie septique de la vache dans ce local (celui de mes expériences), plusieurs lapins et plusieurs cobayes sont morts par le fait de la simple cohabitation. » Ce passage les eût avertis que dans le local ordinaire de leurs expériences doit régner, comme dans le mien, une maladie plus contagieuse et plus rapide que le sang de rate, et ils auraient eu, comme moi, le soin de faire leurs nouvelles expériences dans un autre local. Or, ces messieurs n'ont pas eu ce soin; car s'ils avaient senti la nécessité de mettre leurs animaux à l'abri de la contagion, ils auraient compris l'importance de le dire.

Que ces messieurs veuillent bien inoculer le sang de rate dans un nouveau local, avec des instruments suffisamment nets, et ils pourront citer un exemple de plus à l'appui de l'avertissement bienveillant qu'ils me donnent : « Les illusions sont grandes quand on agit sur les virus. »

## XI

### EXAMEN DU SANG ET DES ORGANES D'UN HOMME MORT D'ŒDÈME MALIN OU CHARBONNEUX DES PAUPIÈRES [1]

— 1865 —

Le sang, examiné le 22 août au soir (trois jours après la mort) était fétide et ses globules n'étaient pas distincts ; il contenait de nombreuses bactéridies, courtes et sans mouvements, ce qui les distingue des vibrions de la putréfaction. Un cobaye fut inoculé immédiatement avec ce sang ; celui-ci, examiné le lendemain, montra de nouveau des bactéridies, que la potasse et l'acide sulfurique laissèrent intactes. La rate contenait un nombre considérable de ces corpuscules. Les élevures noires de l'estomac étaient constituées uniquement par du sang. On reconnaissait encore, dans ce sang, des hématies et, en outre, un nombre considérable de granules ou de granulations amorphes d'hématoïdine. Le sang était infiltré dans l'épaisseur de la couche muqueuse superficielle ; il n'y avait pas de gangrène.

Le cobaye, inoculé le 22 au soir, mourut le 24, et a présenté de nombreuses bactéridies dans le sang des capillaires et du cœur, ainsi que dans la rate.

L'œdème des paupières est donc évidemment une maladie de nature charbonneuse.

[1] *In* mémoire du Dr Debrou (*Archives générales de médecine*, octobre 1865, p. 403).

# XII

## SUR LA NATURE DES MALADIES CHARBONNEUSES[1]

— 1868 —

Si l'on examine au microscope le sang d'un animal atteint de maladie charbonneuse, on découvrira, parmi les corpuscules sanguins, de petits corps filiformes, très nombreux, appartenant par divers caractères à la famille des vibrioniens et qu'on classerait dans le genre *bacterium*, s'ils ne différaient des bactéries par l'absence des mouvements.

Dès 1850, j'ai observé dans le sang de plusieurs moutons atteints de la maladie du sang de rate ces corps, auxquels j'ai donné le nom de *Bactéridies*. Depuis cette époque plusieurs observateurs ont constaté également leur présence chez les animaux atteints du charbon, mais aucun de ces observateurs n'a déterminé le rôle que jouent les bactéridies dans le sang charbonneux : sont-elles la cause de la maladie? en sont-elles l'effet, ou bien leur présence est-elle un simple accident ?

Pour élucider cette question, j'ai fait, depuis l'année 1863, de nombreuses expériences qui ont donné les résultats suivants : les bactéridies se trouvent dans toute maladie charbonneuse quelle que soit sa forme et chez tout animal atteint de cette maladie, à quelque espèce qu'il appartienne; l'apparition de ces petits êtres dans la rate, le foie et dans le sang précède celle des phénomènes morbides; enfin, le sang charbonneux cesse d'être contagieux lorsque les bactéridies ont disparu.

Ces faits et quelques autres qu'il serait trop long de rappeler ici, me paraissaient constituer des raisons suffisantes pour affirmer que le développement des bactéridies est la

[1] *Archives générales de médecine*, février 1868, p. 144.

cause du charbon ; mais ces raisons n'ont point eu la même valeur aux yeux de tous les pathologistes et ce n'est point sans réserves que, dans ces derniers temps, quelques auteurs très estimables ont parlé du rôle des bactéridies dans la production des maladies charbonneuses.

La recherche de la nature des maladies est l'un des objets les plus importants que se propose la médecine. Mais, dans le cas actuel, cette recherche offre un intérêt de plus, car si le rôle des bactéridies est tel que je l'ai annoncé, l'existence constante de ces petits corps donne un moyen de diagnostic prompt et certain de la forme la plus commune du charbon chez l'homme, à savoir de la pustule maligne. Il serait donc très important d'établir d'une manière définitive le rôle des bactéridies dans la maladie charbonneuse; c'est ce que je vais essayer de faire en répondant d'abord à quelques objections, puis avec des arguments nouveaux.

Une première objection c'est, dit-on, que les bactéries se trouvent dans des conditions et dans des milieux divers, dans le pus et l'urine altérés, dans le sang putréfié, etc. Mais les auteurs de cette objection n'ont pas pris garde que, dans ces diverses conditions, les bactéries appartiennent à des espèces diverses, et que les vibrioniens du charbon se distinguent de ceux qui se trouvent dans les liquides altérés tels que le sang, l'urine, le pus, par un caractère spécial et très précis, qui est leur immobilité.

Une seconde objection, c'est qu'on ne trouve point toujours ces infusoires filiformes dans le sang des animaux malades ou morts après l'inoculation du charbon. En effet, il peut arriver deux cas où l'observateur ne trouve pas de bactéridies dans le sang de l'animal qui succombe après cette inoculation : le premier cas est lorsque l'animal meurt d'une maladie intercurrente pendant la période d'incubation; mais alors, l'époque rapprochée de la mort, l'autopsie qui montre ordinairement l'existence d'une lésion organique grave, l'inoculation du sang qui ne détermine pas le charbon feront facilement reconnaître la cause de l'absence des bactéridies. Le second cas, c'est lorsque l'observateur se borne à rechercher ces corpuscules dans le sang du cœur et des gros vaisseaux, car il arrive assez souvent que tous ces corps se trouvent rassemblés dans des caillots fibrineux, blanchâtres ou demi-transparents, ordinairement petits, qu'on néglige d'examiner. Ces caillots, en effet, ont ramassé, en quelque sorte, dans le sang, toutes les bactéridies, agissant comme fait l'albumine dans la clarification de certains liquides. Un savant vétérinaire, Delafond, avait déjà signalé ce fait dans un travail dont il a donné communication à la Société de médecine vétérinaire en 1860, travail resté à peu près inconnu, sans doute parce qu'il est rapporté sous le titre très vague de maladie régnante *(Recueil de médecine vétérinaire*, 4me série, t. VII, p. 730, 1860).

Enfin l'on a dit que les vibrioniens sont l'effet et non la cause de l'altération du sang. Cette manière de voir, qui est la dernière objection à laquelle il importe de répondre. a été donnée par Delafond comme conclusion aux recherches que je viens de citer : « Je suis loin de prétendre, dit en effet ce savant, que ce soient ces productions qui engendrent le charbon, et que la nature propre du virus qui transmet la maladie soit due à leur existence; mais je dois faire remarquer que le sang des animaux charbonneux me paraît avoir acquis une constitution morbide favorisant essentiellement la multiplication de ces productions[1]. »

Des observateurs plus récents ont pensé que le seul moyen d'établir l'identité du virus charbonneux et des bactéridies serait de séparer celles-ci du sang par la filtration, et l'on a même essayé de le faire. Mais ce serait là, évidemment, une tentative vaine, car les recherches de M. Coste, relatives à la question des générations spontanées, nous ont appris que des infusoires, d'un volume infiniment supérieur à celui des vibrioniens, passent à travers tous les filtres.

Cependant, relativement à la question qui nous occupe, le

1 *Ouvrage cité*, page 740.

filtre que l'industrie humaine ne peut nous procurer, la nature peut nous le fournir; on sait, en effet, que chez les mammifères en état de gestation, un organe qui établit de larges communications entre la mère et le fœtus, le placenta, ne laisse point passer les corps solides les plus petits, ni les corpuscules du sang, ni les substances les plus ténues que l'on emploie dans les injections. Il était donc très probable que les bactéridies, qui sont des corps solides, ne passeraient point de la mère au fœtus et j'ai, en effet, pu vérifier ce fait dans un nombre de cas suffisant pour acquérir à ce sujet une certitude.

Cela posé, si les bactéridies et le virus charbonneux sont une même chose, le sang du fœtus qui ne reçoit point de bactéridies doit être incapable de produire le charbon; c'est ce qu'a montré l'expérience suivante :

J'ai inoculé un cobaye en état de gestation très avancée avec du sang charbonneux. Ce cobaye, étant mort deux jours après l'inoculation, offrit dans son sang et dans celui du placenta des myriades de bactéridies; mais il n'y avait aucun de ces corpuscules visible dans le sang ou dans les organes du fœtus qui se trouvait seul dans la matrice.

Quatre cobayes furent inoculés alors, l'un avec le sang du placenta qui contenait des bactéridies, et les trois autres avec celui du cœur, de la rate et du foie du fœtus qui n'en contenait pas. Or, le premier cobaye mourut le lendemain infesté de nombreuses bactéridies, tandis que les trois autres, inoculés avec le sang du fœtus, ne furent nullement malades, et je les conservai vivants pendant plusieurs mois encore.

L'envahissement d'un animal par un infusoire qui le détruit est un fait jusqu'aujourd'hui sans analogue, et c'est parce qu'il est isolé qu'on exige pour admettre ce fait des preuves multipliées. Ce serait apporter un nouvel argument à l'appui du rôle attribué aux bactéridies charbonneuses, que de faire connaître quelque observation du même ordre, quand même l'être organisé qui en serait le sujet n'appartiendrait pas aux animaux. Je vais donc dire quelques mots d'une maladie observée chez un végétal, et qui est déterminée par l'envahissement des bactéries.

Chez les plantes grasses ou chez des végétaux à parenchyme très tendre et humide, j'ai vu plusieurs fois une altération qui, débutant par la racine, envahit bientôt le reste de la plante et la détruit complètement en peu de jours. Cette altération, qui réduit les tissus en une sorte de putrilage, est causée par le développement de bactéries qui ne diffèrent de celles du charbon qu'en ce qu'elles sont douées de mouvements. On peut facilement transmettre cette maladie d'une plante à une autre par l'inoculation : autour du point inoculé apparaît une tache comme huileuse, qui va grandissant et qui s'emparera de toute la plante, si on ne retranche la partie atteinte.

On dira peut-être, comme on l'a dit pour le charbon, qu'un virus invisible donne à la sève une qualité propre à engendrer les bactéries. Les faits suivants répondraient, je crois, à cette assertion : Si l'on chauffe les bactéries à + 52° C., elles perdent toutes le mouvement ; or, à ce degré aussi, la transmission de la maladie devient impossible ; si la température n'a point atteint 52° C., l'inoculation transmet encore la maladie, mais le microscope fait voir que toutes les bactéries n'ont pas perdu le mouvement.

Si l'on maintient une plante grasse atteinte de ces bactéries à une température un peu supérieure à 52° C., et pendant un temps suffisant pour que la chaleur pénètre toute l'épaisseur de la partie malade, l'altération cesse de faire des progrès, la partie désorganisée se dessèche et la plante continue de végéter comme si elle n'avait jamais été atteinte.

Ces expériences prouvent qu'un être vivant, doué d'une organisation déjà très complexe, peut être envahi et détruit par un vibrionien. On verra, j'espère, dans ce fait un argument de plus en faveur de l'opinion que je soutiens ici sur la nature des maladies charbonneuses.

# XIII

## RAPPORT SUR DES RECHERCHES DE M. RAIMBERT RELATIVES A LA CONSTITUTION ET AU DIAGNOSTIC DE LA PUSTULE MALIGNE [1]

— 1868 —

J'ai l'honneur de présenter à l'Académie le résultat de nouvelles recherches de M. Raimbert sur la constitution et le diagnostic de la pustule maligne.

Mais auparavant j'exposerai en peu de mots quel est aujourd'hui l'état de la question. Plusieurs fois, la pustule maligne a été l'objet des recherches des histologistes sans qu'on y ait jamais observé les filaments caractéristiques de la maladie charbonneuse auxquels j'ai donné le nom de *Bactéridies*. C'est que ces filaments, à cause de leur extrême ténuité et de leur constante immobilité, ne pouvaient guère attirer l'attention d'un observateur qui n'en faisait point une recherche spéciale. Je signalai, le premier, l'existence de ces filaments dans la pustule maligne. Leur présence constante me parut pouvoir être regardée comme une preuve nouvelle de la fonction de ces corps dans la maladie charbonneuse ; elle me parut aussi pouvoir servir à déterminer, dans la pratique médicale, la nature charbonneuse des tumeurs qui les offriraient. En effet, six pustules qui avaient été reconnues comme de nature charbonneuse, soit par l'examen de médecins très compétents, soit par le résultat de l'inoculation à des animaux, soit par la mort du malade, ces six pustules m'avaient offert des bactéridies parfaitement caractérisées et en nombre prodigieux. Cependant, toutes ces pustules ayant été plus ou moins changées d'aspect, plus ou moins altérées par la dessic-

[1] *Bulletin de l'Académie de médecine*, année 1868, p. 703.

cation, par un liquide conservateur ou bien par une cautérisation préalable, il n'avait pas été possible de déterminer avec exactitude les points où siégeaient principalement les bactéridies et de déterminer le moyen de les trouver promptement et sans hésitation, de manière à rendre cette recherche facilement applicable à la pratique de la médecine.

Ce sont ces questions que M. Raimbert vient d'entreprendre de résoudre. Je vais exposer les premiers résultats de ses travaux.

Les observations sont au nombre de quatre; les pustules extirpées m'ont été envoyées desséchées pour être soumises à mon examen, et les détails m'ont été donnés par lettres.

Je demande à l'Académie la permission d'en transcrire simplement les passages qui concernent la maladie. Je pense que, dans un sujet aussi nouveau, il est bon qu'on en connaisse toutes les difficultés. Les hésitations, les tâtonnements de l'observateur pourront servir d'enseignement pour les médecins qui voudront contribuer par leurs recherches à la solution prochaine de la question.

« Châteaudun, 9 juillet 1868.

« Je viens d'observer deux cas de pustule maligne; j'en ai conservé les escarres et les vésicules desséchées. Elles contenaient un grand nombre de bactéridies; je les tiens à votre disposition.

« L'une de ces pustules s'est déclarée sur le front de la femme d'un marchand de vaches; il affirme n'avoir pas de bestiaux malades chez lui. L'autre existait à la tempe d'un homme occupé à diriger une machine à battre. Il soutient qu'il n'a pas approché de bestiaux malades et qu'il n'en existe pas chez son maître. L'origine du principe de cette affection sera un sujet éternel de dispute à cause de la difficulté de la découvrir.

« J'ai en traitement ce dernier malade. La gangrène s'est développée aux paupières, du côté de la pustule, quoique celle-ci en fût à une certaine distance. Le mal s'est, dans ce point, borné spontanément; la pustule avait été cautérisée. »

« Châteaudun, 12 juillet 1868.

« Mes recherches sur les bactéridies, dans la pustule maligne, se sont portées sur les points que vous m'indiquez, mais je ne les crois pas suffisantes; il existe encore quelques points qui ne sont pas complètement éclaircis, je vais vous dire le résultat tel quel obtenu de ces recherches :

« L'escarre de la pustule maligne, comme je l'ai dit dans mon article du dictionnaire, n'est pas toujours une escarre à proprement parler; ce n'est souvent que du sang extravasé dans l'épaisseur du derme et de la couche épithéliale profonde. Avec un très faible grossissement, on aperçoit le sang extravasé, sous forme de stries bleuâtres ou d'un rouge violâtre foncé, plus ou moins rapprochées. La partie de la peau où cette extravasation a lieu est menacée ou même déjà atteinte de mortification ou d'exfoliation. Je n'ai que rarement trouvé des bactéridies dans ce tissu noirâtre ou bleuâtre. On y trouve des granulations plus ou moins grosses, ayant un mouvement brownien, ou bien de petits corps oscillants, se rapprochant de très courtes bactéridies, plus étroites aussi et plus sombres. Ce sont peut-être des bactéridies altérées. J'ignore ce que ce peut être. La vraie bactéridie m'y a paru très rare. Les bactéridies existent dans la sérosité, soit que cette sérosité se trouve interposée aux molécules violâtres (qui ne sont que des globules sanguins altérés) et qui constituent l'ecchymose ou l'escarre, soit, ce qui est le plus ordinaire, qu'elle infiltre les couches épithéliales. C'est là qu'elles abondent, c'est là qu'il faut les chercher et qu'on les trouve avec la plus grande facilité. Pour cela, il faut abraser la pustule et réserver pour l'examen les couches épithéliales infiltrées de sérosité, lesquelles constituent les vésicules et entourent le point central déprimé et noirâtre. Déposé immédiatement sur le porte-objet, le liquide présente, d'une part, des globules sanguins souvent altérés, crénelés ; d'autre part, des bactéridies nageant dans le sérum. Le sang rouge qui s'écoule par suite de l'abrasion ne contient pas de bactéridies. »

« 13 juillet 1868.

« Un homme s'est présenté à moi aujourd'hui même, se disant atteint de charbon. Le mal avait été tellement altéré par les manœuvres auxquelles on l'avait soumis, les onguents ou emplâtres qu'on y avait appliqués, que je ne garantis pas mon diagnostic, qui tendrait cependant à admettre la chose ; mais ce serait alors le cas d'une de ces pustules peu actives, qui guérissent seules, ou ce que j'ai appelé pustule pseudo-charbonneuse.

« La pustule a la largeur d'une pièce de 50 centimes; elle est formée par une surface d'un rouge violâtre plus foncé au centre, recouverte en partie par un fragment d'épiderme. Cette surface est mortifiée ou sur le point de l'être, insensible jusqu'à 1 millimètre environ de profondeur; elle crie sous le scalpel; elle est rendue humide par un léger suintement de liquide séro-sanguinolent. Ce liquide, examiné au microscope, contient des granulations et de petits corpuscules courts, oscillants, semblables à ceux dont je vous ai parlé hier; c'est à peine si j'en rencontre quelques-uns que je puisse considérer comme de véritables bactéridies. Il en est aussi d'assez longs; mais il me semble qu'ils se sont produits sous mes yeux, ce qui me fait poser cette question : Ne sont-ce pas des filaments fibrineux?

« Le tissu cellulaire qui entoure l'escarre est dur et engorgé ; au delà il existe une légère tuméfaction, mais n'ayant pas la mollesse tremblotante ou la résistance élastique qu'on devrait trouver autour d'une pustule maligne très charbonneuse, après cinq jours d'existence. Léger liséré rouge autour de la surface escarrifiée. Tout annonce une terminaison spontanée; j'ai cependant cautérisé parce que le malade est saisi d'une frayeur telle, qu'il prétend avoir fait pour venir me trouver six lieues en quatre heures et que son père est mort du charbon. C'est une des plus complètes observations de mon traité.

« Si c'est bien une pustule maligne, je remarque que celles de cette année sont peu graves. C'est la troisième que je vois au cinquième jour sans accident grave, lorsque ordinairement, à cette époque, il y a déjà quelques symptômes généraux d'intoxication.

« Cette habitude qu'ont les malades de déchirer leur pustule ou toute espèce de bouton, avant de venir trouver le médecin, et d'y appliquer des onguents, rend souvent difficile la détermination des bactéries. Cependant pour peu qu'il y ait des vésicules intactes autour du point central ecchymosé ou mortifié, on parvient à examiner le liquide qu'elles contiennent et à y découvrir des bactéridies; mais quand y apparaissent-elles? comment se propagent-elles? ce sont autant de questions difficiles à résoudre sans un très grand nombre d'observations. »

« 15 juillet 1868.

« Je vous envoie immédiatement une pustule pseudo-charbonneuse, c'est-à-dire qui confirme la valeur des bactéridies comme caractère diagnostique de la vraie pustule maligne. Je n'ai pris que le temps d'examiner le liquide sanguin contenu dans le soulèvement épidermique qui environnait la dépression noire centrale, et je n'y ai pas trouvé de bactéridies, mais beaucoup de globules blancs ou pyoïdes.

« La pustule date de trois jours, je crois; elle s'est développée sur l'avant-bras d'un ouvrier tanneur. Son aspect m'a fait douter de son caractère charbonneux; cependant la physionomie de la pustule même s'en rapprochait d'une manière excessive, mais il existait à peine du gonflement au bras et une aréole rouge, peut-être un peu violâtre, entourait la pustule. Celle-ci était caractérisée par une dépression centrale noirâtre, ou plutôt par une perforation de l'épiderme à fond noirâtre, de 3 millimètres de diamètre; autour, soulèvement de l'épiderme peu considérable, paraissant contenir, infiltrée dans les parties profondes de la couche muqueuse de Malpighi, une sérosité fortement sanguinolente, car ce soulèvement avait une teinte violâtre très foncée. Après l'avoir abrasé, j'ai trouvé sur le bras, dans la largeur de 5 millimètres environ, le derme d'un gris violacé ou bleuâtre; le liquide sortant de la partie inférieure de la portion abrasée ne contient pas de bactéridies; le cercle d'apparence vésiculeuse qui avait 3 millimètres de largeur, déchiré avec une aiguille, a perdu peu à peu la couleur foncée, ainsi que celui de la partie inférieure de la pustule. C'est un exemple de ces boutons que les malades tourmentent de manière à en ecchymoser la surface et même une certaine épaisseur du derme et qui sont souvent pris pour de véritables pustules malignes. Certes, le diagnostic en est d'une difficulté extrême; certains caractères, par leur absence, font bien suspecter la vérité ; mais l'incertitude est telle, sans le microscope, que la cautérisation doit avoir lieu. La sécurité du malade l'exige, et souvent la tranquillité du médecin et sa réputation sont à ce prix. »

Le résultat de l'examen que j'ai fait de toutes ces pastules, qui m'avaient été envoyées desséchées, est conforme à celui qu'a obtenu M. Raimbert. Les deux premières pustules étaient constituées en partie par des *exsudats* fibrineux interposés aux cellules épithéliales et qui renfermaient des bactéridies en nombre considérable. La troisième pustule, qui avait été très altérée, et dont l'aspect avait été tout à fait changé par l'application des remèdes, renfermait aussi des bactéridies, mais en nombre relativement petit. C'est ce dont je me suis assuré en dissolvant les tissus par la potasse caustique et par l'acide sulfurique concentré. Ces réactifs, en mettant les bactéridies en liberté, les faisaient reconnaître d'une manière non douteuse, car on sait que les bactéridies ont pour caractère d'être inaltérables par l'acide sulfurique et par la potasse caustique. Cette pustule n'offrait pas de corpuscules purulents ; elle était en partie constituée par des *exsudats* fibrineux, ainsi que les deux pustules précédemment examinées.

La quatrième, enfin, renfermait de nombreux corpuscules de pus, comme l'a vu M. Raimbert, et pas de dépôts fibrineux. Un examen long et minutieux avec la potasse et l'acide sulfurique ne m'a permis d'y reconnaître aucune bactéridie ni rien qui y ressemblât.

Ce n'était donc point une pustule charbonneuse, et l'examen microscopique est venu justifier les incertitudes du diagnostic médical.

## XIV

### REPRODUCTION EXPÉRIMENTALE DE LA PUSTULE MALIGNE CHEZ LES ANIMAUX [1]

— 1868 —

L'examen histologique d'un certain nombre de pustules malignes m'a fait reconnaître que cette pustule se produit par le développement des bactéridies dans le corps muqueux de la peau. Les bactéridies déposées dans le corps muqueux par la trompe d'une mouche ou de toute autre manière, à la suite d'une dénudation épidermique, se multiplient rapidement entre l'épiderme et la couche profonde de la peau, seule pourvue de vaisseaux sanguins. L'irritation occasionnée par la présence de ces petits corps détermine une exsudation de sérosité et de fibrine dans laquelle les bactéridies trouvent un milieu favorable à leur reproduction. La lésion reste locale tantque cette reproduction s'accomplit dans le corps muqueux, mais il arrive un moment où les couches profondes du derme sont envahies et les bactéridies, en contact avec les vaisseaux, y pénètrent ; alors, transportées par le sang dans toute l'économie, elles se reproduisent dans les organes internes et la maladie devient générale.

1 *Bulletin de l'Académie de médecine*, année 1868, p. 721.

J'ai voulu reproduire expérimentalement chez les animaux ce qui se fait chez l'homme; il s'agissait d'introduire les bactéridies sans blesser de vaisseau. Pour y arriver, j'ai pris un petit cautère que j'ai fait chauffer dans l'eau bouillante, et, en l'appliquant sur la peau de cobayes, j'ai obtenu de petites vésicules par ce genre de vésication. Dans ces vésicules j'ai introduit du sang d'un animal mort de charbon, du « sang de rate » contenant des bactéridies. Au premier moment, rien ne s'est montré ; mais, dès le lendemain, chez un de mes cobayes, il s'est produit une vésicule qui, en quelques heures, est devenue large d'à peu près 1 centimètre, s'est entourée d'une auréole rouge et contenait une sérosité pleine de bactéridies. J'ai apporté à l'Académie un autre cobaye qui présente la même lésion, ayant été inoculé avant-hier. On pourrait voir au microscope quel nombre de bactéridies se trouve dans la sérosité de la vésicule secondaire.

Ainsi l'identité de la pustule maligne et du charbon se trouve démontrée par la reproduction expérimentale de la pustule maligne à l'aide de sang charbonneux.

## XV

### EXPÉRIENCES RELATIVES A LA DURÉE DE L'INCUBATION DES MALADIES CHARBONNEUSES ET A LA QUANTITÉ DE VIRUS NÉCESSAIRE A LA TRANSMISSION DE LA MALADIE[1]

— 1868 —

Dans le travail que j'ai l'honneur de communiquer à l'Académie, je me suis proposé de résoudre quelques questions que mes premières recherches sur les maladies charbonneuses, en 1863 et 1864[2], avaient laissées sans réponse satisfai-

[1] *Bulletin de l'Académie de médecine*, année 1868, p. 816.

[2] Voir page 31 et suivantes.

sante. A cette époque, j'inoculais les substances charbonneuses en les introduisant sous les téguments par une incision ou par une ponction faite avec un bistouri à lame étroite. Ce procédé avait plusieurs inconvénients : les substances inoculées pouvaient quelquefois refluer par l'ouverture de la peau ou bien être emportées au dehors par le sang ou par la sérosité qui provenait des vaisseaux incisés ; l'air atmosphérique, ayant accès dans la plaie, pouvait déterminer la putréfaction des matières inoculées et par suite la septicémie et la mort. Dans tous les cas, il était impossible de connaître exactement la dose de substance virulente qui était conservée et qui était active dans la production de la contagion. D'après un assez grand nombre d'expériences dans lesquelles le sang charbonneux avait été inoculé par ce procédé, tantôt à la dose d'un huitième ou d'un dixième de goutte, tantôt à celle de dix et de vingt gouttes, *il m'avait paru* que la quantité de sang introduite sous la peau était sans influence sur la durée de l'incubation et sur le nombre des bactéridies qui surviennent chez l'animal inoculé. La première de ces conclusions était fausse, ainsi qu'on le verra par le résultat des nouvelles expériences que j'ai faites récemment.

Dans ces nouvelles expériences, le sang charboneux a été introduit sous la peau au moyen de la seringue de Pravaz ; de cette manière, la quantité qui a été inoculée a pu être dosée très exactement, et, de plus, l'étroitesse de l'ouverture des téguments n'a permis ni le reflux du sang au dehors ni l'accès de l'air dans le foyer.

Pour obtenir des fractions de goutte de sang charbonneux avec une grande exactitude, j'ai dilué cette goutte dans une quantité déterminée d'un liquide sans action immédiate sur le virus ; ainsi j'ai pu inoculer très rigoureusement la vingtième ou la centième partie de cette goutte, et pour obtenir des fractions plus minimes encore, j'ai fait des dilutions successives.

Dans une première série d'expériences, je me suis servi, comme excipient, de sang de bœuf défibriné. Afin d'éviter toute complication pouvant provenir de la putréfaction, le sang charbonneux a toujours été pris sur un cobaye mort tout récemment, et celui du bœuf venait d'un animal tué dans la journée même. Tous les animaux inoculés ont été des cobayes différents d'âge et de taille. J'ajouterai enfin que, relativement à la question qui va nous occuper, le résumé que je donnerai de mes expériences les comprend toutes, sans en excepter une seule.

1°, 2° Deux cobayes furent inoculés le même jour, l'un avec un *centième* de goutte, l'autre avec un *quatre-centième* de goutte de sang charbonneux ; le premier mourut accidentellement et ne peut entrer en ligne de compte ; le second mourut au bout de vingt-six heures et demie.

3° Un troisième cobaye fut inoculé avec un *millième* de goutte de sang charbonneux ; il mourut au bout de vingt-cinq heures.

4° Un quatrième, inoculé avec un *dix-millième* de goutte de sang charbonneux, mourut en trente heures.

5° Un cinquième, inoculé avec un *cent-millième* de goutte du même sang, mourut en quarante-six heures et demie.

6° Un sixième, inoculé avec un *millionième* de goutte de sang charbonneux, mourut en cinquante-trois heures.

Avant d'aller plus loin, je ferai remarquer que cette quantité infinitésimale de sang, qui suffit à transmettre la maladie charbonneuse, est en rapport avec l'inoculation de la pustule maligne par le suçoir des mouches. Elle peut donner à penser aussi que, dans les troupeaux, la contagion du charbon, si difficile à expliquer, pourrait souvent se faire de la même manière.

Je veux encore prévenir une objection qui, d'après ces expériences, pourrait être faite sur la nature du virus charbonneux : car, si ce virus est une bactéridie, il faudrait qu'il se trouvât au moins un million de ces petits corps dans une goutte de sang. Je n'abuserai pas des moments de l'Académie en exposant un procédé qui permet de calculer assez approximativement le nombre des bactéridies qui se trouvent dans une quantité donnée de sang; il me suffira de dire aujourd'hui que le nombre des bactéridies visibles et reconnaissables dans une goutte de ce liquide peut se monter à huit et dix millions.

Je reviens aux expériences dont j'ai donné le résumé.

Tous les cobayes inoculés sont morts avec les phénomènes et les symptômes de la maladie charbonneuse; chez tous la rate était doublée ou triplée de volume, les corpuscules du sang étaient fortement agglutinatifs, et le nombre des bactéridies était également prodigieux.

La quantité de sang inoculé n'a donc aucune action sur les phénomènes produits ni sur le nombre des bactéridies, et toutes les conditions semblent rester les mêmes.

Cependant si nous examinons la série des faits, rapportés ci-dessus, nous voyons une condition variable, c'est la durée de l'incubation.

En effet, dans ces cas, la durée de la vie après l'inoculation a été de vingt-six heures et demie, vingt-cinq heures, trente heures, quarante six heures, cinquante-trois heures. A part un seul chiffre qui dérange de très peu la progression ascendante, celle ci correspond très exactement à la progression descendante du virus inoculé Or, cette corrélation entre la quantité du virus inoculé et la durée de l'incubation ne peut être un accident, un effet du hasard; elle est certainement l'expression d'une loi dont on verra la confirmation dans une autre série d'expériences.

Dans cette nouvelle série d'expériences, l'excipient du sang charbonneux n'a plus été du sang de bœuf, mais de l'eau ordinaire. L'inoculation a été faite aussitôt après que la dilution a été opérée comme dans la série précédente. Voici les faits :

1° Un *dixième* de goutte de sang charbonneux inoculé; mort en vingt-trois heures et demie.

2° Un *vingtième* de goutte; mort en vingt-quatre heures.

3° Un *centième* de goutte; mort en vingt-quatre heures.

4° Un *millième* de goutte; mort en trente-deux heures.

5° Un *dix-millième* de goutte; mort en quarante-trois heures.

6° Un *dix-millième* de goutte (même dose à un autre cobaye); mort en quarante-quatre heures.

7° Un *millionième* de goutte; mort en quarante-huit heures.

Ainsi que je l'ai dit déjà, ces deux séries sont trop conformes l'une à l'autre pour que les résultats énoncés ne soient point l'expression d'une loi. L'une des causes de la durée plus ou moins longue de l'incubation dans les maladies charbonneuses, et sans doute la principale cause, est donc la quantité du virus introduite dans l'économie animale.

L'inoculation du virus charbonneux en quantité infinitésimale m'a paru pouvoir devenir un moyen d'élucider une question sur laquelle les pathologistes ont des opinions diverses. Suivant l'une de ces opinions, si l'homme et les animaux ne contractent pas ordinairement certaines maladies contagieuses, c'est que la quantité de virus à laquelle ils sont soumis n'est pas suffisante. En un mot, la question de contagion de telle ou telle maladie virulente serait une question de quantité. Pour le charbon en particulier, si le chien et les oiseaux soumis à nos expériences ne contractent pas la maladie, c'est, dit-on, que la dose de virus qu'on leur inocule est insuffisante.

Dans les expériences faites jusqu'à aujourd'hui par d'autres expérimentateurs et par moi-même, les moindres doses inoculées étant au plus d'un dixième de goutte de sang, l'écart entre les doses extrêmes ne pouvait être considérable; en effet, les animaux inoculés avec des doses élevées sont exposés à mourir de septicémie. Chez ces derniers animaux, on ne voit point, comme chez ceux qui meurent du charbon, la rate doublée ou triplée de volume et les corpuscules du sang agglutinatifs. S'il existe des vibrioniens dans le système sanguin, ces vibrioniens se trouvent dans les vaisseaux de la grande circulation, et surtout dans ceux qui sont en rapport direct avec les parties inoculées, mais non dans le foie et dans la rate; enfin, ces vibrioniens sont doués de mouvements spontanés, comme les bactéries de la putréfaction, caractère qui les distingue complètement des bactéries immobiles, c'est-à-dire des bactéridies du charbon.

Le 11 septembre dernier, j'ai voulu confirmer par de nouvelles expériences celles que j'avais autrefois faites sur l'inoculabilité du charbon aux oiseaux. Pour éviter les accidents de septicémie, j'ai injecté du sang d'un cobaye mort depuis moins d'une heure, et j'ai pris soin de ne pas accumuler le liquide dans des foyers trop grands en multipliant ces foyers dans diverses parties; j'évitais encore par ce moyen les grands décollements de la peau et les accidents consécutifs. En agissant ainsi, au reste, l'absorption du virus ne pouvait être que plus facile.

Le 11 septembre, à dix heures du matin, un poulet reçut, dans ces conditions, cinq gouttes de sang charbonneux, chaque goutte en un point différent du corps ; puis un second poulet reçut de même dix gouttes de sang en dix points différents. Depuis cinq jours que l'inoculation est faite, ces deux animaux n'ont point été malades et sont encore aujourd'hui parfaitement vivants.

Si nous considérons qu'un millionième de goutte de sang charbonneux suffit à tuer un cobaye, nous verrons que l'un des poulets a reçu, sans en être affecté, cinq millions de fois et l'autre dix millions de fois la dose qui produit le charbon chez un mammifère herbivore.

D'après ces faits, confirmatifs d'un grand nombre d'autres faits connus, il est peu probable que l'aptitude ou l'inaptitude d'un animal à contracter la maladie charbonneuse dépende de la quantité de virus introduite dans l'économie. Toutefois je ne veux point tirer de ces faits des conclusions générales ; ce qui est vrai d'une maladie contagieuse peut bien ne pas l'être d'une autre.

Je trouverai bientôt sans doute l'occasion de communiquer à l'Académie d'autres expériences qui apporteront, je l'espère, de nouvelles lumières sur cette question.

# XVI

## EXPÉRIENCES AYANT POUR BUT DE PROUVER QUE LES BACTÉRIDIES CONSTITUENT SEULES LE VIRUS CHARBONNEUX[1]

— 1869 —

M. Davaine s'est proposé d'isoler le virus charbonneux (les bactéridies). Après de nombreuses tentatives, il y a réussi de la manière suivante : il délaye quelques gouttes de sang charbonneux desséché dans 50 centimètres cubes d'eau distillée contenue dans un vase étroit. Au bout de vingt-quatre heures, la plupart des bactéridies ont gagné le fond du vase; il en reste très peu dans les couches supérieures; il remplace l'eau formant la moitié supérieure par de l'eau nouvelle, afin de prévenir la putréfaction. La même opération est renouvelée à plusieurs reprises; alors, en examinant avec soin le liquide, on constate qu'il est parfaitement transparent, sauf à la partie la plus inférieure ; or en inoculant à un cobaye une goutte de liquide prise à la partie supérieure, on ne produit rien, tandis qu'une inoculation faite avec une goutte de la partie inférieure détermine la mort de l'animal.

Dans une autre expérience, tous les animaux inoculés sont morts, mais la vie a été d'autant plus longue que la goutte inoculée appartenait à une partie plus élevée du liquide.

Dans une expérience faite sur des lapins, l'injection sous-cutanée de 1/2 centimètre cube de solution *(partie inférieure)* causa la mort de l'animal en trente heure ; 1 centimètre cube de la partie moyenne tue au bout de quarante-huit heures seulement; enfin 1 centimètre cube de la partie supérieure ne tue pas l'animal.

. . . . . . . . . . . . . . . . . . . .

. . . . . . . . . . . . . . . . . . . .

[1] *Comptes rendus des séances de la Société de biologie*, séance du 27 février 1869.

# XVII

## RECHERCHES SUR LA SEPTICÉMIE ET SUR LES CARACTÈRES QUI LA DISTINGUENT DE LA MALADIE CHARBONNEUSE[1]

— 1869 —

L'introduction dans l'économie animale de matières putréfiées produit des phénomènes pathologiques qu'on a désignés sous le nom de *septicémie*. Pendant longtemps, la maladie charbonneuse a été confondue avec la septicémie. Les travaux que j'ai communiqués à plusieurs reprises à l'Académie ont eu en partie pour but de distinguer ces deux états pathologiques. J'ai poursuivi mes recherches sur ce sujet, et je me proposais de les publier prochainement dans leur ensemble; mais la lecture de M. Bouley sur la maladie appelée *mal des montagnes*, m'engage à communiquer dès aujourd'hui une partie des résultats que j'ai obtenus.

Du sang du cœur d'un bœuf, exempt de maladie, fut pris à la boucherie, le 22 juillet 1868, et conservé dans un flacon pour servir à des expériences successives, la température atmosphérique étant alors de + 28° C. à + 32° C. Les animaux soumis à l'expérimentation furent des lapins et des cobayes. Le sang a été injecté dans l'épaisseur de la paroi abdominale au moyen de la seringue de Pravaz, et la quantité en a toujours été exactement déterminée.

Le 24 juillet, quatre gouttes de sang devenu très fétide sont inoculées à un cobaye par le moyen indiqué; le 25, un autre cobaye reçoit deux gouttes du même sang et un autre une seule goutte. Le 30 juillet, le 7 et le 31 août, trois autres cobayes reçoivent chacun une goutte du même sang conservé liquide. Tous ces cobayes sont morts avec des phénomènes pathologiques du même genre, dans un espace de temps

1 *Comptes rendus de l'Académie des sciences*, 25 janvier 1869.

variable entre quatorze et trente-deux heures. Des expériences semblables, répétées sur des cobayes et sur des lapins avec du sang provenant de deux autres bœufs, donnèrent les mêmes résultats.

La maladie que détermine l'inoculation du sang putréfié est-elle contagieuse ? M. Raimbert, de Châteaudun, dans son excellent *Traité de la pustule maligne*, a donné un certain nombre d'expériences qui viennent à l'appui de cette opinion. Plus récemment, MM. Coze et Feltz, d'après un grand nombre de faits, l'ont affirmée positivement. Il importait de vérifier ces faits.

Un cobaye étant mort à la suite de l'injection d'une goutte de sang de bœuf putréfié, le 26 juillet 1868, deux gouttes de son sang, prises dans le cœur aussitôt après la mort, furent injectées dans l'épaisseur de la paroi abdominale d'un autre cobaye ; celui-ci mourut au bout de vingt-sept heures. Une demi-heure après la mort, deux gouttes de sang du cœur sont injectées à un autre cobaye, qui meurt au bout de vingt-deux heures. Trois autres cobayes sont encore inoculés successivement les uns des autres avec des résultats semblables.

Il ne peut donc exister de doute sur la virulence de la maladie contractée par le cobaye ou le lapin à la suite de l'inoculation du sang putréfié liquide.

Un examen superficiel des phénomènes de cette maladie contagieuse peut la faire confondre avec le charbon ; comme le charbon, elle se communique par l'inoculation du sang liquide, et, comme lui, elle est rapidement mortelle ; mais une étude attentive de toutes les conditions de cette maladie montre qu'elle diffère du charbon par un grand nombre de points :

1° S'il existe des bactéries dans le sang des animaux morts de septicémie, ces filaments sont doués de mouvements spontanés, tandis que chez les animaux atteints ou morts de maladie charbonneuse, les filaments que l'on rencontre dans le sang ou dans les organes sont constamment immobiles : différence importante qui m'a engagé à ne point conserver à ces filaments le nom de *bactéries*.

2° Chez les animaux morts de septicémie, le sang placé sous

le microscope garde ses caractères normaux; les corpuscules se dispersent et se répartissent uniformémnnt dans tout le champ; mais chez les animaux morts du charbon, les corpuscules sanguins, devenus agglutinatifs, forment des îlots qui laissent entre eux des espaces clairs, occupés exclusivement par le sérum. J'ai constaté cet aspect caractéristique du sang charbonneux chez l'homme, le mouton, le lapin, le cobaye, le rat; chez le cobaye surtout, il est extrêmement remarquable, et de cette apparence seule, on peut conclure à la septicémie ou au charbon.

3° La rate, dans la septicémie, ne subit point de changement notable; dans le charbon, elle est toujours plus volumineuse qu'à l'état normal. Dans le courant de l'été dernier, j'ai pesé la rate de sept cobayes morts de septicémie et de onze cobayes morts du charbon. Voici les résultats obtenus (je range les animaux par ordre d'âge ou de taille) :

Cobayes morts de septicémie : 0gr,30 ; 0gr,40 ; 0gr,40 ; 0gr,60 ; 0gr,80 ; 0gr,70 ; 0gr,80.

Cobayes morts du charbon : 0gr,30 ; 0gr,70 ; 1 gramme ; 1gr,15 ; 1 gramme ; 1 gramme ; 2gr,40 ; 2gr,25 ; 2gr,60 ; 2gr,25 ; 3gr,70.

Ainsi, dans la septicémie, la rate d'aucun cobaye n'a atteint le poids de 1 gramme ; dans le charbon ce poids a presque toujours été atteint ou dépassé.

4° Le sang putréfié ou celui de la septicémie, après avoir été desséché, étant introduit sous la peau en certaine quantité, ne donne point lieu au développement d'une maladie générale ; il n'en est pas de même pour le sang charbonneux, qui, convenablement desséché et introduit sous la peau en quantité extrêmement petite, développe la maladie charbonneuse. Dans une prochaine communication, j'établirai ce fait sur des preuves irrécusables.

5° La chair et les viscères d'un animal mort de septicémie peuvent être impunément ingérés dans le canal intestinal d'un lapin ou d'un cobaye ; il en est autrement lorsque l'animal est mort du charbon. Dans la séance du 22 août 1864, j'ai communiqué à l'Académie sur ce sujet des expériences dont je vais rappeler les résultats : sur huit lapins ou cobayes qui avalèrent chacun 3 grammes de foie putréfié, un seul mourut, et l'autopsie montra qu'il était atteint de pneumonie. Sur six lapins ou cobayes qui avalèrent chacun 5 grammes de foie frais, mais provenant d'animaux charbonneux, cinq moururent avec tous les phénomènes du charbon, un seul survécut. J'ai répété ces expériences l'automne dernier, avec des résultats semblables.

6° La pustule maligne est l'une des formes de la maladie charbonneuse : en introduisant du sang charbonneux en quantité très petite sous l'épiderme soulevé par une légère cautérisation, j'ai déterminé cette maladie chez le cobaye. L'introduction, sous l'épiderme, du sang putréfié ne donne jamais lieu au développement de la pustule maligne ou d'une lésion analogue. Au reste, s'il en était autrement, on verrait fréquemment la pustule maligne chez les gens qui, par profession, manient des viandes faisandées ou des chairs putréfiées, par exemple, chez les cuisiniers et chez les élèves en médecine ; or, il n'en est rien.

Il résulte de tous ces faits que l'introduction du sang putréfié dans l'économie de certains animaux donne lieu à une maladie mortelle, et que cette maladie est contagieuse par l'inoculation du sang liquide ; mais cette maladie se distingue du charbon par des caractères nombreux et très précis.

## XVIII

### REMARQUES RELATIVES AUX RECHERCHES DE M. SANSON SUR LES MALADIES CHARBONNEUSES [1]

— 1869 —

Dans sa communication du 11 janvier 1869 sur la maladie

[1] *Comptes rendus de l'Académie des sciences*, 1er février 1869.

appelée *mal des montagnes*, M. Bouley rapporte des observations de M. Sanson, relatives à la maladie charbonneuse. Ces observations infirmeraient plusieurs des résultats de mes recherches sur cette maladie : 1° le sang charbonneux perdrait, par la dessiccation, la faculté de transmettre le charbon ; 2° les *bactéridies* n'existeraient pas constamment chez les animaux atteints de cette maladie.

1° Quant au premier point, j'ai inoculé le sang charbonneux desséché un grand nombre de fois avec succès. J'ai déjà publié plusieurs de ces faits ; il me suffira d'en rappeler quelques-uns. Pendant l'été de 1864, j'ai fait de nombreuses recherches expérimentales sur les maladies charbonneuses ; or, je me suis procuré le virus charbonneux avec du sang que je conservais sec depuis l'année précédente et qui datait de onze mois. Ce fait se trouve mentionné dans les *Comptes rendus* de l'Académie, séance du 22 août 1864. Au mois de juillet 1868, je fis de nouvelles expériences sur cette maladie. Le virus charbonneux provenait, cette fois, de sang desséché qui m'a été envoyé dans une lettre par M. Raimbert, médecin à Châteaudun. Dans la séance de l'Académie de médecine du 11 août, j'ai montré un cobaye atteint d'une pustule maligne artificielle; cette pustule avait été produite par l'introduction, sous l'épiderme de l'animal, d'une très petite parcelle de ce même sang sec, envoyé par M. Raimbert. Le grand nombre des inoculations que j'ai faites en 1864, puis en 1868, et qui toutes ont eu pour point de départ l'inoculation de sang desséché, ne peuvent laisser croire à une erreur dans la nature de la maladie; il n'est donc point possible de contester le fait. Cependant, je suis loin de nier la réalité des résultats contradictoires obtenus par M. Sanson ; ces résultats s'expliquent facilement. J'ai fait observer, dans plusieurs de mes publications que la putréfaction enlève assez promptement au sang charbonneux la propriété de transmettre la maladie; j'ai fait observer encore que, en été, le sang charbonneux qu'on laisse se dessécher lentement se putréfie d'abord et qu'il devient ainsi tout à fait inerte. Il faut, sans doute, voir dans ce fait l'une des causes qui ont amené les résultats négatifs obtenus par M. Sanson.

2° Quant à la présence des *bactéridies* chez les animaux charbonneux qui, suivant M. Sanson, ne serait pas constante, je ne chercherai point à expliquer la contradiction. Je ferai simplement observer que la putréfaction enlève, il est vrai, au sang charbonneux, sa faculté d'inoculer le charbon, mais elle donne à ce sang la propriété de tuer par *septicémie*. Or, la septicémie est contagieuse comme le charbon et peut être facilement confondue avec lui, si l'on se contente d'un examen superficiel; elle s'en distingue toutefois par les caractères précis que j'ai donnés dans une récente communication à l'Académie; en outre, par l'*absence des bactéridies*. Ce qui tendrait à prouver que M. Sanson n'a point évité la confusion que je signale, c'est d'abord que cet observateur, croyant à une parenté très étroite entre le charbon et la putréfaction, n'a pas dû se préoccuper de l'éviter; c'est ensuite que le sang qu'il a expérimenté, après l'avoir desséché, n'a point donné lieu à une maladie générale; or, c'est ce qui arrive pour le sang de la septicémie, mais non pour le sang charbonneux.

Enfin, bien qu'il soit établi par les recherches de plusieurs observateurs que les filaments du sang charbonneux ne sont pas de la même espèce que ceux de la putréfaction, de la septicémie (Coze et Feltz), ou d'une *infusion de foin*, bien que l'un des savants les plus autorisés en ces matières, M. Robin, tenant compte de leurs caractères distinctifs, ait cru devoir classer les filaments du charbon, non plus parmi les vibrioniens, mais parmi les algues, dans le genre *leptothrix*, M. Sanson confond tous ces petits êtres les uns avec les autres et leur donne collectivement le nom de *bactéries*.

Avec des vues si différentes, deux observateurs ne peuvent arriver aux mêmes résultats; il me suffit, je pense, de signaler ces divergences du point de départ pour rendre raison des contradictions.

# XIX

## RAPPORT SUR UN TRAVAIL DE M. LE Dr RAIMBERT INTITULÉ : *Recherches sur la constitution et le diagnostic de l'œdème malin* [1]

— 1870 —

La maladie charbonneuse chez l'homme se développe, dans la plupart des cas, sous la forme d'une pustule dont l'apparence particulière permet ordinairement de la reconnaître à son début. Mais cette maladie se développe parfois aussi comme une simple tuméfaction sans caractères spéciaux : c'est l'œdème malin ou charbonneux dont le Dr Bourgeois (d'Étampes) le premier, en 1843, a fait connaître la nature. La découverte de cet observateur habile a été confirmée par plusieurs médecins des contrées où règne enzootiquement le charbon. Si, tout d'abord, elle n'a point été universellement acceptée elle n'a plus laissé de prise au doute lorsque, en 1865, le Dr Debrou (d'Orléans) a constaté chez un malade atteint d'œdème malin tous les caractères du charbon ; après la mort de ce malade, j'ai pu reconnaître l'existence des bactéridies dans le sang du cœur et de la rate ainsi que dans les organes d'un cobaye qui mourut des suites de l'inoculation de ce sang [2].

La connaissance si tardive de la nature de l'œdème malin fait déjà pressentir que les phénomènes apparents du charbon, dans cette forme de la maladie, ne sont pas très accusés et qu'il doit en résulter une grande obscurité pour le diagnostic. Cette obscurité est telle, en effet, que le médecin

1 *Bulletin de l'Académie de médecine*, 1870, p. 50.

2 Debrou, *Observations d'œdème malin ou charbonneux des paupières (Archives générales de médecine*, octobre 1865, p. 403).

le plus autorisé sur cette question, le Dr Bourgeois, lui-même, a pu dire : « Cette maladie présente, à son origine surtout, des difficultés diagnostiques insurmontables en raison de l'absence de la plupart des signes caractéristiques du charbon... *Lorsqu'elle n'aura point pour siège les paupières*, cette tuméfaction sera malheureusement dans la plupart des cas très facile à méconnaître, excepté à une époque avancée, alors que les symptômes d'intoxication sont survenus et qu'il y a beaucoup moins d'intérêt à en distinguer la nature, puisque le temps d'agir utilement est à peu près passé; encore pour des gens peu exercés la méprise pourra avoir lieu jusqu'à la fin [1]. »

L'extrême difficulté du diagnostic de l'œdème malin peut donc avoir pour le malade des conséquences graves; elle peut en avoir aussi pour la réputation du médecin; quoi qu'il en soit, elle est pour lui trop souvent une cause de grande perplexité. C'est ce que nous font bien apprécier les conseils donnés par le Dr Bourgeois sur la conduite que doit tenir le médecin en pareil cas : « s'informer avec le plus grand soin de la profession, des habitudes, de la demeure et du pays du malade; ne pas tarder à le revoir et ne pas lui dire absolument que son mal n'est rien, car l'événement venant donner un fâcheux démenti, ce vous serait très préjudiciable. Il est même quelquefois bon, ajoute le Dr Bourgeois, d'employer en pareil cas des expressions ambiguës, de couvrir le mal d'un emplâtre insignifiant pour avoir l'air d'agir et jusqu'à ce qu'il ait pris une physionomie arrêtée. » Voilà où en est réduit le médecin praticien devant une maladie trop souvent mortelle, avec un diagnostic à peu près impossible.

En présence de ces incertitudes et de ces dangers, on comprend toute l'importance que doit avoir un moyen facile et prompt de reconnaître l'œdème malin à son début. C'est ce moyen de diagnostic que nous promet, que nous donne même

[1] J. Bourgeois, *Traité pratique de la pustule maligne et de l'œdème malin* p. 209. Paris, 1861.

l'observation soumise par le Dr Raimbert au jugement de l'Académie.

Je n'ai pas besoin de rappeler qu'il existe, dans le sang des animaux charbonneux, des corps filiformes, semblables aux bactéries, mais toujours immobiles, des bactéridies en un mot, et qu'il existe aussi de ces petits corps dans la pustule maligne dont ils peuvent devenir l'un des caractères diagnostiques les plus précis. Ce sont ces mêmes petits corps que M. le Dr Raimbert a trouvés dans la sérosité de l'œdème malin ; or, comme ils existent exclusivement dans la maladie charbonneuse, ils déterminent immédiatement et certainement la nature de l'œdème dans lequel on les trouve.

Le malade observé par M. Raimbert était un marchand de peaux de mouton, chez lequel un œdème s'est développé à l'angle interne des paupières de l'œil gauche. Le lendemain, l'œdème avait envahi la tempe, le front et la moitié supérieure de la joue du même côté. Au moment de l'examen, il n'existait point sur ces parties de véritables vésicules, mais seulement de petites saillies qui donnaient à la peau l'apparence chagrinée. La lame d'un bistouri promenée sur cette surface rugueuse fit sortir un peu de sérosité légèrement sanguinolente. Placé sous le microscope, ce liquide laissa voir des bactéridies bien caractérisées. La maladie continua de s'aggraver, les parties œdématiées se recouvrirent de vésicules dont la sérosité renfermait un grand nombre de bactéridies. Enfin les phénomènes ultérieurs, l'issue funeste du mal, vinrent prouver que l'œdème était bien de nature charbonneuse et confirmèrent le diagnostic porté dès le début par l'examen de la sérosité sous-épidermique des parties affectées.

# XX

## ÉTUDES SUR LA CONTAGION DU CHARBON CHEZ LES ANIMAUX DOMESTIQUES[1]

— 1870 —

La maladie charbonneuse cause de grands dommages à l'agriculture : dans certaines contrées, c'est par millions de francs que l'on compte les pertes qu'elle lui fait subir annuellement (M. Isidore Pierre estime à 3 millions de francs, en moyennne, par an, les pertes pour la Beauce, et M. Verrier à 550 000 francs, en moyenne, par année, celles de l'arrondissement de Provins).

D'un autre côté, lorsque la maladie règne chez les animaux, elle est un véritable danger pour l'homme.

On comprend donc qu'elle ait vivement préoccupé les populations, menacées dans leur fortune et dans leur vie, les médecins et les vétérinaires appelés à remédier à ses ravages; les gouvernements, protecteurs naturels de tous les intérêts.

Aussi, depuis plus d'un siècle, la maladie charbonneuse a-t-elle été l'objet des études individuelles ou collectives d'un grand nombre de savants et d'observateurs. Ces études n'ont point produit tous les résultats que l'on en pouvait espérer : bien des points, et des plus importants, restent à élucider ; il en est cependant qui sont définitivement acquis ou qui ne sont plus en discussion.

Je vais résumer ici ceux qui ont un rapport plus ou moins direct avec la question dont je m'occupe aujourd'hui :

1° La maladie charbonneuse se communique des animaux malades aux animaux sains sans contact immédiat ; c'est-à-dire à distance, fait que l'on a expliqué par la supposition d'un *virus volatil*.

[1] *Bulletin de l'Académie de médecine*, 1870, p. 215.

2° La contagion ne se produit point à de grandes distances, mais toujours dans un rayon assez limité.

3° L'émigration des troupeaux envahis est un moyen ordinairement efficace de les préserver des ravages ultérieurs de la maladie.

4° L'importance des pertes occasionnées par le charbon est imputable à la contagion, ou, en d'autres termes, les cas de charbon dont la filiation ne peut être déterminée, ceux qu'on dirait spontanés, ne sont pas assez nombreux pour causer à l'agriculture des pertes importantes.

Ces propositions ne paraissent plus contestées par les hommes qui se sont occupés spécialement de la maladie charbonneuse chez les animaux domestiques. Si ces propositions sont vraies, le moyen le plus efficace de protéger l'agriculture, c'est de s'opposer à la contagion. Comme nous venons de le dire, c'est à elle seule que le charbon doit d'être une maladie désastreuse ; mais, pour s'opposer efficacement à la contagion, il faut connaître quel est son mode et quels sont ses moyens de propagation.

Avant d'aborder cette étude, il n'est pas inutile d'examiner quels sont les caractères de la contagion : rien certainement de plus bizarre, et qui ait plus déjoué toutes les recherches, les suppositions et les explications. C'est ce que montrent les exemples suivants, que j'ai pris parmi beaucoup d'autres semblables dans les recueils de médecine vétérinaire :

1° Un troupeau médiocrement atteint du charbon perd de loin en loin quelques bêtes ; le temps devient orageux, la mortalité augmente dans des proportions considérables ; survient le vent du nord, elle diminue instantanément ou disparaît complètement.

2° Des troupeaux parqués dans les champs sont décimés par la maladie, tandis que ceux qui séjournent à la ferme en sont tout à fait préservés. D'autres fois, au contraire, la maladie sévit à l'étable et non aux champs.

3° Dans une ferme, le charbon se communique successivement à plusieurs étables; cependant les bœufs placés à côté de ceux qui succombent ne sont point atteints.

4° Pendant une épizootie observée par Roche-Lubin, quatre-vingt-huit bœufs succombent; or, ceux qui contractent la maladie sont placés à 8 et à 12 mètres les uns des autres, tandis que les voisins immédiats des bêtes malades qui les flairaient et les léchaient furent préservés.

5° On sait que le charbon règne en été et en automne, et que les années les plus chaudes sont les plus maltraitées; cependant tel agriculteur vous dira que ses troupeaux ont été décimés pendant l'hiver.

6° Des faits très nombreux établissent que des troupeaux, pour s'être approchés une journée ou même quelques heures d'un foyer charbonneux, ont été atteints par la maladie; que d'autres fois cette maladie a été importée par un animal infecté qui avait été introduit dans l'étable ou dans la bergerie. D'un autre côté, des expérimentateurs cherchent vainement, par des moyens analogues, à propager le charbon. Bien plus, ils appliquent sur des bêtes ovines récemment tondues la peau de bêtes mortes du charbon ; ils font respirer à un mouton, dont la tête est renfermée dans un sac, les émanations du sang charbonneux qu'on y a placé, et cela sans déterminer jamais les phénomènes de la maladie charbonneuse.

On voit, d'après ces faits qui paraissent souvent contradictoires, comment les opinions ont pu se partager relativement au mode de la propagation du charbon; les uns donnant plus d'importance aux faits qui prouvent la contagion, les autres plus à ceux qui semblent l'infirmer; enfin, d'autres, et ce sont les plus nombreux, ne se refusant point à admettre la contagion dans certains cas, mais cherchant en dehors d'elle l'explication des allures bizarres et capricieuses de la maladie.

C'est ainsi que, suivant les circonstances diverses dans lesquelles se sont trouvés les observateurs, chacun a attribué l'épizootie dont il était témoin à l'une où à l'autre de ces circonstances. Celui-ci, placé dans un pays riche, invoque l'excès de nourriture; celui-là, placé dans un pays pauvre, accuse l'insuffisance ou la mauvaise qualité des aliments; pour l'un, c'est la sécheresse et l'aridité du sol; pour un autre, c'est son état marécageux; et l'on voit donner pour cause à la maladie charbonneuse les prairies artificielles, les fourrages moisis ou envahis par des cryptogames, la constitution du sol ou du sous-sol, etc. Je ne m'arrêterai pas à toutes ces opinions, dont l'exposition ne pourrait servir à éclairer la question que je me hâte d'aborder.

On connaît depuis longtemps le rôle que jouent les mouches dans la transmission du charbon des animaux à l'homme, chez qui, généralement, il se manifeste sous la forme d'une pustule initiale.

Quant à la transmission du charbon chez les animaux entre eux, le transport par les mouches a été à peine invoqué, sans doute parce que l'invasion du charbon sous la forme d'une pustule a été rarement observée, si rarement même que la plupart des vétérinaires nient que la pustule maligne existe chez les animaux.

M. Magne est, je crois, le seul aujourd'hui qui admette que les mouches ne sont pas toujours étrangères à la transmission du charbon dans les troupeaux; mais je pense que notre honoré collègue n'a point cherché à étayer cette opinion de preuves décisives.

Pour moi, mon attention ayant été appelée, il y a quelques années, sur la propagation par les mouches de certaines maladies contagieuses des végétaux, j'ai été naturellement amené à étudier l'action particulière de ces insectes sur la propagation du charbon. Sachant comment une substance virulente peut être facilement transportée par les organes de succion des mouches, il ne m'est plus resté de doutes, relativement au charbon, après que des expériences multipliées m'eurent appris qu'il suffit de la millionième partie d'une goutte de sang infecté, et parfois de moins encore, pour transmettre la maladie. Aussi déjà, en 1868, j'ai pu dire : « Cette quantité infinitésimale de sang qui suffit à transmettre la maladie charbonneuse est en rapport avec l'inoculation de la pustule maligne par le suçoir des mouches. Elle peut donner à penser aussi que, dans les troupeaux, la contagion du charbon, si difficile à expliquer, pourrait souvent se faire de la même manière[1]. »

J'ai exposé avec plus de développement les raisons de cette manière de voir devant une commission de la Société protectrice des animaux, qui avait pour but de rechercher les moyens de préserver les animaux domestiques de la maladie charbonneuse, commission dont faisaient partie deux de nos collègues de la section de médecine vétérinaire (1867-1868).

Pendant l'automne dernier, j'entrepris de vérifier expérimentalement cette opinion relative à la transmission du charbon par les mouches ; mes expériences n'étaient point encore toutes terminées lorsque M. Raimbert publia des recherches, dont quelques-unes sont analogues à celles que j'avais moi-même entreprises.

Je vais donc exposer d'abord les expériences de M. Raimbert, qui ont sur les miennes la priorité de la publicité. Je les citerai textuellement, d'après le mémoire que ce savant a adressé à l'Académie au mois d'octobre dernier[2] :

« J'ai enlevé, dit M. Raimbert, à deux mouches bleues, qui étaient restées de douze à vingt-quatre heures sous une cloche avec du sang charbonneux, leur trompe, leurs ailes et leurs pattes de devant et de derrière ; j'ai ensuite inoculé (l'auteur ne dit pas par quel procédé) à un cobaye une trompe, deux ailes et quatre pattes, et à un autre seulement une aile et deux pattes. Ces deux animaux sont morts au bout de soixante heures. Le sang de leur rate et de leur cœur contenait de nombreuses bactéridies. »

Voici maintenant quels ont été les résultats de mes expé-

[1] *Bulletin de l'Académie de médecine*, 1868, t. XXXIII, p. 816. — Davaine, *Expériences relatives à la durée de l'incubation des maladies charbonneuses*.

[2] Raimbert, *Bulletin de l'Académie*, 1869, t. XXXIV.

riences. Je les donne toutes sans exception, afin que l'on puisse avoir sur la question des notions exactes.

Première expérience. — Un lambeau de peau grand comme une lentille est enlevé sur le cou d'un cobaye, près de la nuque. On place sur la plaie le bout des pattes, c'est-à-dire le tarse et le métatarse, de trois mouches qui avaient été maintenues depuis la veille sous une cloche de verre avec du sang charbonneux. Ce cobaye est ensuite placé seul dans une cage, afin que d'autres ne le lèchent pas. Une heure après l'opération, par suite des mouvements de l'animal, la plupart des pattes ne se trouvent plus sur la plaie. Celle ci, tiraillée par les mouvements de la tête, reste vive; le lendemain, un gonflement œdémateux, très prononcé, existe à sa base, et l'animal meurt au bout de vingt-quatre heures. L'autopsie et l'examen microscopique ont permis de constater tous les caractères du charbon, qu'il serait inutile de rapporter ici.

Deuxième expérience. — Une plaie semblable est faite sur le dos d'un autre cobaye; on y place trois trompes de mouches qui avaient sucé du sang charbonneux ; la plaie se dessèche bientôt et l'animal ne contracte pas le charbon.

Troisième expérience. — Le suçoir d'une mouche, qui avait été placée sous une cloche de verre depuis la veille avec du sang charbonneux, est introduit sous la peau d'un cobaye, derrière l'oreille, par une piqûre faite avec une aiguille à cataracte. Au bout de vingt-quatre heures, une tumeur œdémateuse se forme autour de la piqûre, et l'animal meurt cinquante-trois heures après l'opération. Par l'autopsie et l'examen microscopique, je reconnus tous les caractères du charbon. La tumeur développée au point inoculé, dans ce cas, comme dans le précédent, était formée par de la sérosité qui contenait un grand nombre de bactéridies.

Quatrième expérience. — Un autre cobaye, inoculé de la même manière, avec un suçoir de mouche, offrit trente heures après une tumeur œdémateuse au point inoculé, et mourut du charbon au bout de quarante-deux heures.

Cinquième expérience. — Une expérience semblable, faite dans les mêmes conditions, donna les mêmes résultats.

Ces cinq expériences, dont quatre ont été suivies de mort, ont été faites avec des mouches qui, au moment où l'inoculation a été pratiquée, se trouvaient en contact avec du sang charbonneux ; mais bien des faits de transmission de la maladie ne pourraient être expliqués si la mouche ne gardait pas, pendant un certain temps après avoir eu ce contact, la faculté d'inoculer le charbon.

Pour résoudre cette question, j'ai fait les expériences suivantes:

J'ai placé sous une cloche de verre une certaine quantité de sang charbonneux frais, puis j'ai introduit cinq mouches sous cette cloche. Au bout de vingt-quatre heures, j'ai retiré le sang charbonneux et je l'ai remplacé par un liquide sucré; car les mouches ne vivent pas longtemps sans aliments.

SIXIÈME EXPÉRIENCE. — L'une de ces mouches est extraite de la cloche quarante et une heures après que le sang charbonneux en avait été retiré; ses pattes sont introduites dans la peau d'un cobaye près de l'oreille. Un gonflement œdémateux se déclare autour de ces piqûres, et l'animal meurt soixante heures environ après l'opération. L'autopsie et l'examen microscopique font reconnaître tous les caractères du charbon.

SEPTIÈME EXPÉRIENCE. — Le suçoir de cette mouche, introduit de même sous la peau, n'a donné aucun résultat.

HUITIÈME EXPÉRIENCE. — Une autre mouche est extraite trois jours après avoir eu le contact du sang charbonneux; cinq pattes sont introduites par des piqûres dans la peau d'un cobaye. Un œdème se déclare aux points inoculés, et l'animal meurt du charbon cinquante et une heures après l'opération.

NEUVIÈME EXPÉRIENCE. — Le suçoir de cette même mouche est introduit dans la peau d'un cobaye par une piqûre ; il se forme, comme dans le cas précédent, une tumeur charbonneuse, suivie du même résultat.

DIXIÈME, ONZIÈME, DOUZIÈME EXPÉRIENCES. — Les pattes et les suçoirs des trois autres mouches ont été introduits successivement, à vingt-quatre heures d'intervalle, sous la peau de trois cobayes sans aucun résultat.

Ces expériences prouvent donc que les mouches peuvent inoculer le charbon trois jours encore après avoir sucé le sang d'un animal atteint de cette maladie ; ces expériences, toutefois, n'ont point été assez multipliées pour que l'on puisse dire que c'est là une limite extrême.

La mouche dont je me suis servi est la *musca vomitoria*, Linné, connue vulgairement sous le nom de *mouche à viande*. Sa bouche, inerme, semblable à celle de la mouche domestique, est pourvue d'un suçoir membraneux, mou, terminé par deux lèvres épaisses et couvertes de poils : on dirait d'un goupillon qui sort tout imbibé du liquide dans lequel il a été plongé. Cette trompe ne peut pénétrer dans les tissus ou dans les téguments des animaux ; mais elle peut, aussi bien que les pattes ou les ailes, reporter sur une plaie le sang dont elle est chargée; or, les bœufs et les chevaux sont fréquemment blessés par le joug ou le collier, les moutons par la dent du chien. Quant au sang virulent, la mouche le trouve dans les hémorragies si communes chez les animaux atteints du charbon ; ou sinon, les hommes qui donnent des soins à ces animaux se chargent de le fournir, car ils se hâtent généralement de saigner les bêtes malades, de poser des sétons, d'inciser largement les tumeurs charbonneuses, laissant tous les liquides s'écouler sur la litière de l'étable ou de la bergerie ; puis, après la mort, ils ouvrent les cadavres et les laissent en proie aux insectes sous quelque hangar de la ferme.

On s'étonne, en voyant le résultat des expériences qui viennent d'être rapportées, que, dans les étables et les bergeries, qui sont toujours infestées de mouches, la mortalité par le charbon ne soit pas plus considérable encore.

Les mouches inermes, telles que la mouche domestique, la mouche à viande et beaucoup d'autres, sont moins communes en rase campagne que dans les fermes, et ce n'est point à elles, sans doute, qu'il faut imputer les épizooties meurtrières qui déciment les troupeaux dans les champs. Ici, ce sont surtout les mouches armées, les mouches *piquantes*, qui propagent le charbon ; ce sont particulièrement les taons, qui harcèlent tous les animaux vivant en liberté.

Ce fait n'a point été démontré expérimentalement, mais l'analogie le prouve avec évidence : en effet, la bouche du taon est constituée par une trompe molle, pourvue de lèvres épaisses et couvertes de poils, semblable de tous points à celle des mouches inermes. Elle possède en plus des pièces cornées, véritables lancettes, qui incisent les téguments ; la plaie livre passage à la trompe, qui se charge de sang. Bientôt après, car ces animaux sont très voraces, la trompe, encore tout imbibée de liquide, est reportée par le même procédé sous les téguments d'un autre animal. Si donc le précédent avait le sang virulent, l'inoculation s'opère comme je l'ai fait moi-même expérimentalement. Une seule différence existe : c'est la nature de l'instrument perforant.

On a vu dans mes expériences que le charbon s'est déclaré par une tumeur œdémateuse sous-cutanée, et non par une pustule superficielle. La lésion qui prend initialement la forme de la pustule désignée sous le nom de maligne, survient lorsque le virus a été déposé dans le corps muqueux de la peau. Toutes les fois qu'il pénètre plus profondément, soit à la faveur d'une plaie, soit par une piqûre ou par une injection, on voit survenir un œdème, une tumeur charbonneuse ; or, ce sont là les conditions ordinaires de la transmission par les mouches inermes, qui déposent le sang sur une plaie, ou par les taons, qui sont fortement armés, et dont la piqûre profonde atteint les vaisseaux d'où l'on voit sourdre le sang. Ce ne sont point ces espèces de mouches qui donnent ordinairement la pustule maligne.

Ainsi l'on pourrait expliquer la rareté de cette pustule chez les animaux ; mais on peut en donner encore pour raison qu'on l'a peu recherchée, et qu'à travers la toison ou les poils, elle n'est visible que pour qui la cherche. Par ces considérations et par d'autres qu'il serait trop long d'exposer ici, l'absence de la pustule maligne chez les animaux ne peut être un argument valable contre l'opinion de la transmission du charbon par les mouches.

On ne s'attendra pas, sans doute, à trouver dans les recueils de médecine vétérinaire beaucoup de faits pathologiques qui confirment cette opinion, l'attention des observateurs n'ayant point été appelée sur la question. Je n'ai pas fait à ce sujet de recherches spéciales ; cependant, j'ai rencontré deux observations qui m'ont paru assez significatives :

M. Garreau dit : « Un cheval, atteint de phlébite ulcéreuse à la jugulaire, fut conduit à ma consultation. Il fut mis dans l'écurie, à l'endroit même où le cadavre d'une brebis, *morte des suites de l'inoculation d'une pustule maligne de l'homme*, avait séjourné six à sept heures et où nous avions fait l'autopsie. Il me fut présenté de nouveau quatre jours après, avec un engorgement charbonneux considérable, qui s'étendait de la pointe de l'épaule à l'encolure : ce cheval mourut le lendemain[1]. »

[1] Garreau, *Recueil de médecine vétérinaire*, 1856, p. 381.

Dans l'enquête sur le charbon faite par la commission de la Société protectrice des animaux, dont j'ai déjà parlé, se trouve le fait suivant, rapporté par un vétérinaire dont le nom n'est pas donné :

« Cheval hongre *mort du charbon*. — Au bord supérieur de l'encolure, un peu à droite, existe une blessure récente du collier qui est devenue le siège d'un engorgement du volume des deux poings, *ayant les caractères d'une tumeur charbonneuse*.

On sait que le charbon, chez le cheval et le bœuf, s'accompagne souvent d'une ou de plusieurs tumeurs œdémateuses extérieures; or, il n'est point douteux pour moi que ces tumeurs ne se forment aux points d'introduction du virus ; en effet, sur environ cinq cents animaux de diverses espèces que j'ai inoculés, et par divers procédés, je n'ai jamais observé l'œdème ou la tumeur charbonneuse en dehors du point inoculé. Dans l'état actuel de nos connaissances, personne, sans doute, ne soutiendra que cette tumeur est le résultat d'un effort de la nature qui porte le virus au dehors. Je ne doute pas que de nouvelles observations ne viennent confirmer l'origine tout extérieure des tumeurs charbonneuses, et c'est là une considération nouvelle en faveur de la théorie de l'inoculation de la maladie par les mouches.

Si la contagion du charbon dans les troupeaux s'établit par ces insectes, toutes les conditions, tous les faits plus ou moins contradictoires et singuliers dont nous avons parlé, doivent s'expliquer par elle. Examinons donc à ce point de vue chacune de ces conditions et chacun de ces faits :

La communication à distance n'a pas besoin de nous arrêter. Cette communication, restreinte dans un petit cercle, est parfaitement en rapport avec les mœurs des mouches qui ne quittent guère les parages où elles sont nées, et dont le vol n'est pas assez puissant pour qu'elles se transportent à de grandes distances; ainsi s'explique la localisation d'une épizootie dans une étable, dans une ferme, dans un village, dans le champ où les troupeaux parquent jour et nuit.

La cessation de l'épizootie par l'émigration s'explique d'une manière aussi satisfaisante : lorsque le troupeau quitte la ferme, les mouches l'attendent au retour, et ne l'accompagnent pas au loin ; à mesure qu'il abandonne ses malades et ses morts, les mouches de la route se repaissent sur place et ne vont point lui reporter le virus dont elles se sont chargées. Au terme du voyage, comme la caravane atteinte du choléra qui s'épure en traversant un long désert, le troupeau a laissé en chemin les bêtes qui eussent pu fournir un nouveau foyer de contagion.

Tout le monde sait que, par un temps orageux, les mouches deviennent très irritantes, à tel point qu'il est dangereux de conduire de jeunes chevaux dans certains parages où elles sont en grand nombre. On sait de même qu'avec le vent du nord ces insectes cherchent un abri et disparaissent ; ainsi peut s'expliquer l'action différente du temps orageux et du vent froid sur l'intensité de la contagion dans la campagne.

Dans une étable ou dans une ferme, pourquoi tel bœuf ou tel mouton placé loin d'un animal malade est-il atteint, tandis que le voisin immédiat ne l'est pas ? C'est que les mouches inermes qui habitent les étables, transmettent le virus par les plaies ; c'est donc le cheval ou le bœuf blessé par le collier ou par le joug et non la bête voisine, le mouton mordu par le chien que recherche l'insecte chargé du virus qu'il a puisé tout à l'heure ou même la veille.

L'intensité de la maladie charbonneuse est généralement en rapport avec la chaleur de l'année ou de la saison ; comment expliquer les épizooties qui déciment les troupeaux en hiver ? La solution de cette question n'est pas difficile : le relevé des épizooties de charbon rapportées dans les recueils de médecine vétérinaire, m'a fait voir qu'aucune ne s'est déclarée pendant l'hiver en rase campagne ; toutes se sont montrées dans les bergeries ; or, on sait que la bergerie, en hiver, est toujours chaude, à tel point que, dans certains pays, les pauvres gens s'y réfugient le soir pour faire la veillée. Les mouches l'habitent pendant toute l'année.

Si certains expérimentateurs n'ont point obtenu des résultats conformes à ceux que rapportent les observateurs, c'est qu'ils n'étaient point placés dans des conditions identiques. Barthélemy l'aîné a renfermé dans une écurie des chevaux charbonneux avec des chevaux sains et n'a pas réussi à communiquer la maladie à ces derniers ; mais il est à remarquer que l'expérience a été faite à Paris, où l'on ne voit que par exception les mouches piquantes ; les autres mouches n'y sont pas non plus très communes ; d'un autre côté, ce savant ne s'est pas préoccupé, sans doute, de savoir si ses chevaux avaient des plaies. Moi-même, sur plusieurs centaines d'animaux de diverses espèces qui ont cohabité dans mon laboratoire, à Paris, avec des animaux charbonneux, je n'ai point une seule fois observé la contagion.

Mais, lorsque les expériences ont été faites à la campagne, dans des étables ou des bergeries, la transmission du charbon a été obtenue, comme on peut s'en assurer par les rapports de l'association et par ceux de la commission d'Eure-et-Loir.

Les vétérinaires paraissent généralement d'accord aujourd'hui sur ce point que la contagion seule cause les grands désastres de la maladie charbonneuse ; or, les expériences de M. Raimbert et les miennes prouvent que le mouches sont des agents très actifs de la transmission du charbon. Si l'on considère que la contagion par un virus volatil, c'est-à-dire par une sorte de vapeur qui s'élèverait du corps des animaux ininfectés, n'a trouvé jusqu'ici aucune explication plausible, tandis que toutes les difficultés sont levées si l'on attribue cette contagion aux mouches, on sera amené à conclure que ces insectes sont les agents de la contagion dans tous ces cas inexplicables, c'est-à-dire dans presque tous les cas.

Comment, avec cette connaissance, s'opposer à la propagation du charbon dans les troupeaux ? Les moyens semblent faciles : c'est de ne pas livrer aux mouches les animaux charbonneux, encore moins leur sang et leurs dépouilles; c'est, au premier indice de maladie, d'emmener au loin les animaux atteints, si l'on ne veut les assommer et les enterrer tout de suite ; c'est de faire dans les étables et dans les bergeries des fumigations de soufre ou de tabac, au lieu de fumigation de chlore, de ne point laisser s'y accumuler pendant des mois entiers les fumiers, dans lesquels se développent les larves de plusieurs espèces de mouches et surtout celles du *stomoxe piquant*, qui, d'après mes recherches, serait la mouche la plus apte à donner la pustule maligne; c'est enfin de pratiquer l'émigration des troupeaux méthodiquement. En effet, la cause de la contagion étant connue, on saura qu'il n'est pas utile d'emmener les troupeaux à de grandes distances; ce qu'il faut, c'est que le voyage ait une durée suffisante pour que toutes les bêtes contagionnées à la ferme restent en chemin. La durée du voyage doit donc être calculée sur celle de l'incubation de la maladie.

On peut légitimenent espérer que, par ces moyens et par d'autres que l'expérience montrera, on diminuera, dans de grandes proportions, la gravité des épizooties charbonneuses, et que la maladie sera ramenée à des cas isolés et de plus en plus rares.

Pour obtenir ces résultats c'est en vain qu'on invoquerait les règlements sanitaires applicables aux maladies contagieuses. Il faut que les hommes préposés à la garde des troupeaux exercent eux-mêmes une surveillance éclairée et qu'ils fassent immédiatement le sacrifice des bêtes malades. Mais peut-on l'attendre d'eux tant qu'ils n'auront pas acquis une conviction profonde sur le mode de contagion du charbon chez les animaux ?

Pour amener cette conviction si nécessaire, on ne saurait trop multiplier les arguments, et c'est afin d'apporter dans la question un argument de plus que je prie l'Académie de m'accorder pendant quelques instants encore sa bienveillante attention. Il ne sera plus question du charbon, mais des agents de sa propagation.

Les végétaux sont sujets à des maladies parasitaires ou virulentes. Afin d'avoir des données précises sur la nature des virus qui, me semblait-il, étaient plus faciles à saisir et à étudier chez les végétaux que chez les animaux, je me suis livré, il y a six ans, à des recherches suivies sur ce sujet : j'ai vu, alors, que l'altération connue sous le nom de pourriture n'est point une simple décomposition chimique, mais qu'elle est toujours le résultat de l'invasion d'un parasite microscopique appartenant soit aux infusoires, soit aux champignons inférieurs. Cette altération varie très notablement chez un même végétal suivant le parasite qui la détermine; la rapidité de la marche, la couleur, le goût, l'odeur, la consistance de la pourriture diffèrent avec les espèces de ces parasites qui, le plus souvent, sont des champignons. La pourriture se transmet par le contact immédiat du parenchyme envahi par le mycélium, qu'on pourrait appeler, dans ce cas, un *virus fixe*, et par les spores, qui pourraient être regardées comme un *virus volatil*. L'épiderme qui recouvre les végétaux est un obstacle infranchissable à ces virus, il préserve la plante ou le fruit tant qu'il est intact.

A Paris, deux champignons, le *penicillium glaucum* et le *mucor mucedo*, sont presque les seuls qui déterminent la pourriture des fruits ; mais, à la campagne, un grand nombre d'autres envahissent les végétaux et les fruits et donnent des pourritures qui ont chacune leurs caractères particuliers.

Pour étudier ces pourritures, j'avais apporté dans mon laboratoire un certain nombre de fruits envahis par des champignons divers, et j'inoculais leurs spores à des fruits intacts que je laissais à l'air libre sur une table. Pendant quelque temps, les expériences marchèrent régulièrement ; mais bientôt, quelque précaution que je prisse pour introduire les spores sous l'épiderme avec une aiguille et par la plus petite plaie possible, j'obtenais presque constamment une pourriture autre que celle que j'avais inoculée.

J'étais sur le point d'abandonner ces expériences, lorsque je m'aperçus qu'à peine avais-je remis sur la table le fruit piqué par mon aiguille, une mouche venait en sucer la petite plaie. J'examinai au microscope la première de ces mouches que je pus saisir ; à mon grand étonnement, je comptai sur son suçoir plus de soixante spores diverses et plus de cent sur chacune de ses pattes. La cause de mes insuccès me fut révélée ; je plaçai désormais les fruits sous des cloches de verre et mes expériences marchèrent régulièrement.

Ajouterai-je ici que des recherches ultérieures m'ont fait reconnaître que, dans la campagne, les mouches sont des agents très actifs, et je dirai universels, de la propagation de la pourriture chez les végétaux.

Mais là ne se borne pas la fonction de dissémination qu'accomplissent les mouches : un grand nombre de ces insectes vivent sur les fleurs et se nourrissent de leur miel; ils transportent donc aussi de l'une à l'autre le pollen et servent à leur fécondation.

Cette fonction des mouches n'a point particulièrement attiré l'attention des observateurs, mais il nous est facile de la juger par analogie : « On sait, dit Darwin, que la visite des papillons est absolument nécessaire à beaucoup de nos orchidées pour mouvoir leurs masses polliniques et les féconder. Des expériences constatent que les bourdons sont presque indispensables à la fécondation de la pensée *(viola tricolor)* » et les abeilles à celles de plusieurs espèces de trèfles. Tout le monde connaît, sans doute, l'expérience remarquable du savant que je viens de citer, relative à la fécondation du trèfle rouge *(trifolium pratense)*. Cette fécondation ne s'accomplit pas spontanément; elle ne peut avoir lieu que par le contact artificiel du pollen sur le stigmate; c'est l'œuvre des insectes. Mais le tube de la corolle du trèfle rouge étant très long, les bourdons seuls ont la trompe assez développée pour y puiser le miel et déterminer en même temps le transport fécondant du pollen. Ainsi la fécondité du trèfle rouge et son existence même, dans une contrée, sont en rapport avec le nombre de bourdons qui s'y trouvent.

On voit par ces exemples que les insectes ailés, ceux surtout que l'on connaît ou que l'on confond vulgairement sous le nom de mouches, portent avec eux la fécondité et la vie, la destruction et la mort.

La propagation du charbon par les mouches n'est donc point un phénomène à part, et n'a rien qui doive nous étonner. Elle n'est qu'un des actes de la grande fonction de dissémination que ces insectes accomplissent dans la nature.

## XXI

### ÉTUDES SUR LA GENÈSE ET LA PROPAGATION DU CHARBON [1]

— 1870 —

La maladie charbonneuse, considérée quant à ses causes ou à ses conditions déterminantes, est aujourd'hui regardée comme un problème insoluble. L'Académie en jugera par le rapport d'une commission composée de savants distingués et d'hommes compétents qui ont été chargés par le ministre de l'agriculture d'aller étudier en Auvergne une enzootie charbonneuse qui dévaste une partie de cette contrée. « Un tel problème, dit le rapporteur de la commission, quand on l'envisage dans toute son ampleur, aurait de quoi faire reculer les plus hardis. Il est permis de penser et de dire que la solution dépend de progrès que la science générale n'a point encore faits et qu'en l'abordant avec les seules connaissances et les seuls moyens qu'elle peut fournir dans son état actuel, on risque d'y perdre et son temps et sa peine. Aussi nous n'hésitons pas à déclarer que nos recherches ont laissé ce problème complètement de côté...[2]. »

1 *Bulletin de l'Académie de médecine*, 1870, p. 471.

2 *Du mal de montagne*, rapport officiel adressé à M. le ministre de l'agriculture, etc., 1869.

Cependant c'est la solution de ce problème qui seule peut fournir les moyens de s'opposer à la propagation de la maladie. Pour ma part, je n'ai pas pensé que la science aujourd'hui fût tellement pauvre qu'elle dût abandonner à l'avenir ces recherches importantes.

La plupart des observateurs ont admis que le charbon est contagieux, bien que son mode de contagion fût inconnu ; mais ils ont admis aussi que tous les cas de charbon ne sont pas explicables par la contagion. Le problème comprend donc deux questions distinctes :

1° Quelle est l'origine des cas inexplicables par la contagion ?

2° Par quels moyens se fait la contagion ?

Je me suis occupé de cette seconde question dans ma communication du 1er mars dernier. J'ai fait voir alors, par les résultats de mes expériences et par des inductions tirées de l'analogie, que la contagion se propage principalement par les mouches, les mouches inermes portant sur les plaies le sang des débris cadavériques, les mouches piquantes portant à un animal sain le sang recueilli sur un animal malade.

J'avais espéré que cette solution d'une partie du problème serait accueillie avec empressement ; elle a donné lieu, au contraire, à de nombreuses objections. Les plus importantes de ces objections trouvent leur raison principale dans l'obscurité qui règne encore sur l'origine des cas que la contagion n'explique pas et que l'on pourrait croire spontanés. Il m'a donc semblé nécessaire de rechercher l'origine de ces cas prétendus spontanés, d'autant plus qu'ils forment des foyers de contagion et que, devenant le point de départ des épizooties charbonneuses, la connaissance de leur mode de génération donnera les moyens d'atteindre ces épizooties dans leur source.

Mais, avant que j'aborde cette question, je répondrai aux principales objections qui ont été faites à la suite de ma dernière communication, et qui pourraient se produire encore;

d'ailleurs, elles sont pour la plupart fondées sur des opinions plus ou moins généralement admises quant aux causes de la maladie charbonneuse, opinions inconciliables avec celles que je veux faire prévaloir. Il importe donc avant tout que j'établisse leur fausseté. Je ne puis le faire sans m'appuyer sur des arguments certains et plus ou moins nombreux qui donneront à ma communication un assez grand développement.

Si l'Académie considère que la maladie charbonneuse atteint l'homme, qu'elle sévit sur les bestiaux d'une manière redoutable pour l'agriculture et que les recherches qui vont être exposées peuvent donner peut-être un remède à tous ces maux, elle trouvera dans l'importance de la question ma justification pour le temps que je viens lui demander,

M. Leblanc ne nie pas la transmission du charbon par la contagion, mais, pour notre honorable collègue, « la généralisation du charbon chez les animaux est due au développement spontané par suite de conditions particulières aux localités où la maladie s'est manifestée, telles que : constitution médicale, température atmosphérique, conditions de régime ; » et il ajoute : « Les cultivateurs intelligents savent aujourd'hui arrêter les épizooties charbonneuses, soit en faisant émigrer leurs troupeaux, soit en changeant les conditions de leur régime ; si bien que dans des fermes où l'on voyait les bergeries et les vacheries décimées par le charbon d'heureuses et intelligentes réformes hygiéniques ont aujourd'hui banni la maladie [1]. »

Examinons les conditions invoquées par notre savant collègue : « La constitution médicale est le rapport qui existe entre les conditions atmosphériques et les maladies régnantes [2]. » C'est donc par l'examen des faits pathologiques et des circonstances dans lesquelles ils se produisent que nous arriverons à reconnaître la part que prend la constitution médicale

[1] *Bulletin de l'Académie de médecine*, 15 mars 1870, t. XXXV, p. 231

[2] *Dictionnaire de médecine de Nysten*, revu par Littré et Robin. Paris, 1865, 12e édition, p. 345.

dans une épizootie charbonneuse : il me suffira, pour faire apprécier ce rapport, de rappeler quelques faits connus de tous, ou en particulier de M. Leblanc.

Yvart rapporte que pendant dix ans que le troupeau d'Alfort fut soumis à son inspection, aucun des moutons ne fut atteint du sang de rate, tandis que quatre troupeaux nombreux de fermes voisines, *qui paissaient dans les mêmes pâturages*, furent atteints à plusieurs reprises de la maladie [1].

Dans l'enquête faite par la commission de la Société protectrice des animaux, commission dont faisait partie M. Leblanc, se trouve mentionné le fait suivant : « Un troupeau est resté seul atteint pendant six ans au milieu de huit autres troupeaux. Le fermier, jaloux de se voir seul victime de ce fléau, fait mêler son troupeau à celui de son voisin sans lui communiquer la maladie [2] ».

Dans ces faits, quelle est l'influence de la constitution médicale et quelle est-elle dans les suivants ? « Un troupeau suspect, dit M. Garreau, est transporté à une distance de 16 kilomètres dans une localité où le charbon est inconnu ou très rare ; il est placé chez un fermier où l'on n'avait jamais vu cette maladie. Le charbon atteint le troupeau suspect ; les animaux de la ferme, malgré tous les soins dont ils sont entourés, succombent également au charbon [3]. »

Un vétérinaire distingué, que M. Briquet citait comme anticontagionniste, M. Verrier (de Provins), rapporte le fait suivant :

« Vers la fin du printemps de l'année 1851, M. F..., cultivateur à S. ., perdait par le sang de rate, trois chevaux, cinq vaches et quarante à cinquante moutons. Il offrit à son père, aussi cultivateur à environ 12 kilomètres de là, et qui ne perdait pas de bestiaux depuis longtemps, de faire *échange des deux troupeaux*, afin de faire émigrer le sien et le changer

1 *Recueil de médecine vétérinaire*, 1828, p. 230. — Cité aussi dans *Recueil*, 1856, p. 130. Depuis l'époque d'Yvart, le troupeau d'Alfort perd quelquefois des bêtes du sang (*Recueil*, 1856, p. 139).

2 *Rapport sur le sang de rate*, mars 1869, p. 28.

3 *Dictionnaire de médecine vétérinaire* de MM. Bouley et Reynal, art. CHARBON, p. 526.

d'air. La mortalité cessa en effet et, après quelques semaines de cet échange, l'ancien état de choses fut rétabli. Quelle ne fut pas la surprise de M. F... le père, lorsqu'il vit le sang de rate se déclarer dans son troupeau ! il perdit successivement quatre-vingts bêtes à laine et deux de ses chevaux [1]. »

Je pourrais rapporter beaucoup d'autres faits semblables, qui prouvent que l'émigration mal entendue est inutile et même nuisible ; mais qui prouvent surtout que le charbon se développe sans qu'on puisse nullement y reconnaître l'influence de la constitution médicale.

La température atmosphérique, suivant M. Leblanc, est une des conditions qui concourent au développement spontané du charbon. Si l'on observe la marche des épizooties charbonneuses, on les voit, en effet, pour la plupart, commencer vers le mois d'avril ou de mai, devenir plus graves vers les mois de juillet et d'août, s'atténuer et disparaître en novembre et décembre, suivant en cela la marche de la température atmosphérique. Mais on en voit aussi qui règnent en hiver. Quelle est alors l'influence de la température sur la genèse de la maladie ? Cette genèse peut donc se passer d'une température élevée ! Si l'on examine un grand nombre de faits rapportés dans les recueils scientifiques, on remarque que le charbon apparaît en toute saison, mais les cas isolés sont les plus fréquents en hiver, les cas agglomérés, permettez-moi cette expression, sont les plus ordinaires en été. Ce qui peut s'expliquer ainsi : un animal atteint du charbon devient un foyer de contagion ; en hiver, les agents de la transmission sont rares ou absents, et le cas reste le plus souvent isolé ; en été, ce foyer de contagion est environné d'une foule d'agents inoculateurs ; il se propage donc, et avec d'autant plus d'intensité que ces agents, c'est-à-dire les mouches, sont en plus grand nombre. Ce nombre suit, ainsi que la maladie charbonneuse, la progression croissante ou décroissante de la température atmosphérique.

On objectera peut-être que, dans les étables et les bergeries

1 Verrier, *Considérations pratiques sur le sang de rate*. Paris, 1868.

où le charbon se déclare en hiver, la température est toujours assez élevée : sans doute, elle l'est assez pour que les mouches puissent s'y montrer toute l'année, comme je l'ai dit ; mais je vais donner des preuves péremptoires que le charbon peut se développer par les températures les plus basses :

1° Le 20 janvier dernier (1870), deux cobayes sont inoculés avec une goutte de sang charbonneux, un autre avec deux gouttes de ce même sang (seringue de Pravaz). La température du local où ils sont enfermés varie entre + 7° C. et + 10° C. Ils meurent du charbon le second et le troisième jour après l'inoculation.

2° Le 24 janvier 1870, trois cobayes et trois lapins sont inoculés avec une et deux gouttes de sang charbonneux. La température du local varie entre + 5° C. et + 6° C. Ces animaux meurent du charbon le deuxième et le troisième jour après l'inoculation, un des lapins le cinquième jour.

3° Plusieurs chiens sont inoculés avec du sang charbonneux le 17 janvier 1870. Ils sont placés au Jardin des plantes dans des cages ouvertes à tous les vents. L'un meurt dans la nuit du 19 au 20, un autre dans la nuit du 20 au 21. Il avait gelé fortement ces jours-là, et M. le D^r^ Armand Moreau, qui avait bien voulu se charger de suivre l'expérience, m'écrivit que les deux animaux étaient probablement morts de froid, n'ayant pas un abri suffisant. L'autopsie et l'inspection microscopique montrèrent qu'ils étaient morts du charbon.

On voit, d'après ces faits, que, quelle que soit la température atmosphérique, le charbon se développe lorsque la semence en est portée dans l'économie. Il est donc rationnel d'admettre que la température multiplie les cas de charbon en multipliant les agents qui le propagent.

Le régime est assurément de toutes les conditions celle qui a été le plus souvent accusée de déterminer le charbon. Si l'on devait juger la question d'après le nombre des suffrages, on ne pourrait douter, car ils sont presque unanimes, que le régime est la véritable cause de la maladie charbonneuse. Mais s'agit-il de déterminer quel est le régime particulier qui cause le charbon, au lieu de cet accord unanime, nous rencontrons les opinions les plus opposées, les plus contradictoires, les plus inconciliables. Cette question a été depuis trente ans le sujet de nombreuses et longues discussions dans la Société de médecine vétérinaire ; on la discute encore aujourd'hui sans pouvoir s'entendre. L'Académie me pardonnera de ne pas apporter ici les faits contradictoires nombreux qui se détruisent les uns par les autres et qui ont été signalés dans toutes ces discussions : ce serait lui faire perdre un temps précieux.

M. Leblanc ne nous donne, d'ailleurs, qu'une opinion qu'il s'est faite, je pense, d'après l'observation du charbon dans les contrées voisines de Paris. A cette opinion toute personnelle, j'opposerai des opinions contraires ou différentes d'hommes également distingués qui ont vu par eux-mêmes dans des pays divers, et aussi dans la Beauce et dans la Brie.

Des vétérinaires éminents, tels que Chabert, Gilbert, Desplas, Gohier, Glaser dans le siècle dernier, Delafond, Thaër dans le nôtre, ont attribué aux altérations des végétaux un rôle prépondérant dans la production des épizooties charbonneuses qu'ils ont observées. Les cryptogames qui envahisssent les végétaux alimentaires ont été accusés aussi de produire le charbon ; on a même cherché à déterminer les espèces de ces cryptogames nuisibles. C'est ce qu'ont fait Naumann, Marchand, Gerlach en Hollande et en Allemagne, en France M. Plasse, dont la théorie cryptogamique est bien connue.

A l'encontre de ces opinions, on peut citer celles de la plupart des vétérinaires qui ont observé le charbon dans la Beauce depuis le commencement de notre siècle. Pour ces derniers, c'est l'excès de nourriture, c'est une alimentation trop généreuse et trop riche en principes alibiles qui produit la maladie. Il en est qui voient la cause du charbon dans une alimentation spéciale : le trèfle, la luzerne, le blé même pris par les moutons dans les chaumes, après la moisson. Ce sont les prairies artificielles que Delafond accuse lorsqu'il examine les causes du *sang de rate;* il s'en prend ensuite à la mauvaise qualité des aliments lorsqu'il recherche les causes du *charbon*, qu'il croyait différent du sang de rate (1848-1853).

Yvart admet aussi l'influence des plantes spéciales. Plusieurs agriculteurs, dit-il, ont supprimé le sang de rate l'un en privant ses moutons de luzerne lupuline en graines, un autre en les privant de luzerne et de trèfle, un troisième en supprimant le foin de vesce en graines [1].

Un chimiste distingué qui s'est récemment occupé de la même question, M. Isidore Pierre, déclare que les plantes légumineuses ne sont nullement la cause du charbon [2].

Huzard fils, ayant observé une épizootie chez des moutons affaiblis par des privations de tout genre, attribue la maladie au passage de ce mauvais régime à un régime plus substantiel [3]. M. Garreau, au contraire, attribue le charbon, dans certains cas, au régime trop uniforme [4]. D'un autre côté, Yvart rapporte que le troupeau d'Alfort a dû à l'uniformité du régime sa préservation du charbon pendant dix ans [5].

Je ne veux point fatiguer l'Académie d'une énumération que je pourrais faire beaucoup plus longue, mais, au milieu de ces affirmations contradictoires, je dois rappeler que des hommes d'un mérite reconnu, des hommes qui ont observé le charbon pendant de longues années, croient que l'influence du régime est nulle dans la production de cette maladie : tel est Roche Lubin, vétérinaire à Saint-Affrique (Aveyron), qui a fait sur le charbon de ces contrées des observations remarquables; tel est M. Moisant, vétérinaire très distingué à Châteaudun, pays où le sang de rate règne en permanence, qui s'exprime ainsi : « Le sang de rate fait souvent de très nombreuses victimes là où il n'y a ni surabondance, ni parcimo-

1 Yvart, *Recueil de médecine vétérinaire*, 1828, p. 328.

2 Is. Pierre, *Études sur le sang de rate des animaux*. Paris, 1865.

3 Cité par Yvart (*Recueil.*, 1828, p. 329).

4 Garreau, *Recueil de médecine vétérinaire*, 1855, *passim* et 1856, p. 135.

5 Yvart, mémoire cité et *Recueil de médecine vétérinaire*, 1856, p. 138.

nie, ni mauvaise qualité dans la nourriture, ni une cause d'insalubrité appréciable; c'est une maladie qui a ses régions, ses cantonnements, qui reconnaît pour cause une influence toute locale que personne n'a pu saisir[1]. »

Quelques mots de plus pour rappeler ces cas si communs de fermes voisines soumises aux mêmes influences, nourrissant leurs animaux de la même façon et des mêmes aliments, dont l'une est ravagée et l'autre épargnée; ces troupeaux appartenant à la même ferme dont un seul est décimé. Ne voit-on pas enfin, dans le nord de la France, une culture intensive, des prairies artificielles, une alimentation très riche en principes alibiles; puis aussi des marais, des prairies submergées, des foins avariés, envahis par les cryptogames, des agriculteurs pauvres et des agriculteurs riches donnant à leurs bestiaux les régimes les plus différents? Cependant le charbon ne s'y montre pas.

Cherchons donc ailleurs que dans le régime la cause de cette maladie désastreuse.

M. Leblanc admet la contagion, mais il ne peut croire qu'elle soit la cause de la grande mortalité de la Beauce et de la Brie. — Messieurs, nous savons tous que lorsqu'une maladie est endémique dans une contrée, il est quelquefois difficile d'en déterminer la contagiosité. La question est encore indécise relativement à plusieurs maladies que nous observons tous les jours. Elle a pu l'être même pour les maladies les plus contagieuses et les plus cruelles qui affligent l'humanité. Tout le monde a nommé la fièvre jaune et la peste, dont la contagion a été niée par des médecins d'un grand mérite qui ont observé ces maladies dans leur foyer, à la Vera-Cruz, à Alexandrie. Il n'est pas facile, en effet, d'établir une filiation entre les cas successifs, lorsque la contagion rayonne par tous les côtés. Ce n'est donc ni dans la Beauce, ni dans la Brie, où le charbon règne en permanence, qu'il faut rechercher les preuves de la contagion, et surtout la détermination de l'intensité de la conta-

1 Moisant, *Recueil de médecine vétérinaire*, 1856, p. 544.

gion ; c'est dans un pays que le charbon avait épargné longtemps, ou qu'il envahit pour la première fois : là, les preuves de la contagion abondent, et l'intensité se mesure parfois à la ruine de toute la contrée.

Une objection qui ferait croire que la maladie charbonneuse provient, non d'une cause extérieure, mais d'un état particulier de l'économie, m'a été faite par M. Colin. « La maladie charbonneuse, dit notre savant collègue, frappe ordinairement les animaux gras qui sont trop bien nourris, tandis qu'elle épargne les animaux maigres et *excédés de fatigue* [1]. »

La première partie de cette proposition n'est que la reproduction d'une observation qui se trouve consignée dans tous les écrits modernes relatifs au sang de rate de la Beauce ou de la Brie, lesquels assurent que ce sont généralement les bêtes les plus jeunes, les plus vigoureuses, les plus sanguines, les plus belles qui sont enlevées les premières : *Le sang*, dit Delafond, dans son traité de la maladie du sang des bêtes à laine, *attaque les plus jeunes, les plus belles, et les agneaux d'abord; plus tard il sévit sur les bêtes âgées et de peu de valeur*. Il paraîtrait, d'après cette observation, que les bêtes vieilles et de peu de valeur finissent par acquérir, dans une épizootie charbonneuse, les qualités requises par M. Colin pour qu'elles deviennent aptes à contracter la maladie. Évidemment, si votre objection m'embarrasse, elle doit vous embarrasser aussi quelque peu.

Dans un autre ouvrage de Delafond, je vois noter, comme une des qualités qui prédisposent à la maladie du sang de rate, la finesse de la peau. Qu'est-ce que la finesse de la peau peut avoir à faire avec cette qualité intérieure qui engendre le charbon ?

En ceci, comme en beaucoup d'autres choses, il est de ces assertions qui ont été émises et répétées sans un examen très scrupuleux. On peut bien admettre qu'un fermier, un berger

[1] Colin, *Bulletin de l'Académie de médecine*, 15 mars 1870, t. XXXV, p. 234.

qui voit périr son troupeau, et souvent ses plus belles bêtes, est beaucoup plus touché de la perte de celles-ci que de la perte de celles qui ont une moindre valeur, et qu'il est très disposé à exagérer ses plaintes à cet égard. Dans une enquête, par exemple, elles seront consignées et mises en relief. Mais quant à la question qui nous occupe, si l'on ne se borne pas aux faits recueillis à une certaine époque, dans une certaine contrée, si l'on envisage les choses d'un point de vue plus général, on aperçoit une foule de faits qui contredisent formellement votre manière de voir.

L'un de vos observateurs les plus exacts, l'un des maîtres que vous citez le plus souvent, Gilbert, dit d'une épizootie qu'il observa en 1793 : « Dans le district d'Argenton, département de l'Indre, où j'allai combattre cette épizootie qui y exerçait des ravages affreux, la maladie attaquait tous les animaux *sans aucune distinction*, faisait périr les dix-neuf vingtièmes de ceux qu'elle affectait, et se communiqua aux hommes par la seule piqûre des mouches qui avaient pompé le sang des cadavres[1]. »

Un vétérinaire très distingué et que j'ai déjà cité, M. Verrier (de Provins), ayant envoyé du sang et des débris cadavériques à M. le docteur Lobligeois, secrétaire de la commission du sang de rate, de la Société protectrice des animaux, rapporte le fait suivant : « Le troupeau d'où viennent les animaux qui ont fourni ces matières d'examen appartient à un cultivateur de la commune de Mortery ; il est décimé par le sang de rate depuis un an environ sans discontinuité. Ce troupeau se composait au début d'environ quatre cent cinquante individus ; il en est mort plus de cent depuis cette époque. Le mal a attaqué *indifféremment les vieux, les jeunes, les maigres, les pléthoriques*, aussi bien en hiver que dans les autres saisons. Pendant le courant de novembre et décembre, six ou huit jeunes petits, âgés seulement de huit à dix jours, ont péri avec tous les signes du sang de rate. »

1 Gilbert, *Recherches sur les causes des maladies charbonneuses*, 1795.

Je vais compléter cette observation dont on pourra faire rétrospectivement l'application dans la discussion qui nous occupe : « L'hygiène générale n'est pas mauvaise, ajoute M. Verrier, les animaux sont abreuvés à l'eau très pure et à discrétion ; pendant les heures de chaleur, il leur est ménagé un abri sous de grands noyers très ombreux ; ils couchent en plein air depuis la tonte, leur nourriture est autant que possible variée; ils n'ont pas encore mangé de trèfle et n'en ont pas mangé du tout depuis octobre dernier. Voilà certes une hygiène que M. Leblanc ne pourrait qu'approuver ; mais j'ajouterai comme dernier renseignement cette dernière phrase de la lettre de M. Verrier : Malgré les recommandations qui ont pu être faites, on laisse beaucoup trop traîner les débris cadavériques, qui *ne sont enlevés que quelques jours après la mort. Tous les chiens de la ferme s'en repaissent*[1]. »

Voici une autre observation non moins intéressante du même auteur : « Un cultivateur à H... exploite une ferme où le sang de rate fait des ravages annuels très graves. En 1865, il propose à son beau-père de conduire ses troupeaux chez lui et de prendre le sien en échange, dans l'intention d'amoindrir, si c'est possible, les sévices de la maladie. Le beau-père accepte d'autant mieux que ses moutons *se sentaient d'être atteints de la cachexie aqueuse*. Après la *première semaine* de séjour du troupeau dans sa nouvelle bergerie, les moutons, *malgré leur état hydropique*, furent atteints de sang de rate et périrent en grand nombre avec le gonflement caractéristique de la rate[2]. »

Si nous voulons bien nous rappeler toutes les causes auxquelles les auteurs qui ont observé de grandes épizooties charbonneuses ont rapporté ses maladies, on verra le plus souvent qu'elles seraient loin de pouvoir donner aux animaux la santé, la vigueur, l'excès de sang qu'on nous dit être la condition essentielle de la génération du charbon. Je ne puis

[1] Rapport cité, p. 59.
[2] Verrier, mémoire cité.

m'étendre sur cette question en rappelant des faits particuliers, mais en examinant les causes auxquelles on a attribué la maladie, chacun pourra, dans ses souvenirs, en reconnaître l'exactitude et en tirer les déductions qu'elles comportent. On a signalé parmi les causes du charbon les fatigues excessives provenant du travail, de courses ou de marches forcées. M. Colin nous a dit que ces conditions, au contraire, préservent de la maladie; on a signalé encore le pacage dans les marais ou les terrains submergés que, d'un autre côté, l'on dit *préserver du sang de rate en produisant la cachexie aqueuse;* puis les aliments insuffisants et de mauvaise qualité, les fourrages moisis, couverts des cryptogames, d'où la doctrine cryptogamique de M. Plasse (de Niort), etc. — Est-ce parce que les animaux soumis à de tels régimes deviennent trop gras et trop sanguins que la maladie charbonneuse exerce parmi eux de cruels ravages?

Cependant je ne veux pas nier ce qui est évident, ce que rapportent d'un accord unanime agriculteurs et vétérinaires : oui, ce sont les plus beaux moutons qui périssent les premiers quand le sang de rate exerce ses ravages dans la Beauce. Mais ce fait s'explique sans invoquer une cause intérieure, celle que vous pensez. Cette cause est visible et palpable, et ce sont les fâcheuses théories médicales de vos devanciers, dont vous n'aimez pas à vous départir, qui sont responsables de tous ces maux.

Dans le siècle dernier, la Beauce n'était pas ravagée par la maladie charbonneuse avec l'intensité que nous lui voyons aujourd'hui; cette maladie s'y montrait par épizooties plus ou moins fréquentes, comme dans plusieurs autres provinces de France. A la fin du siècle dernier, une théorie malheureuse attribua le charbon à un état pléthorique, congestif ou apoplectique des bêtes bovines et ovines. Elle se substitua partout à l'idée du charbon, et dès lors l'idée de contagion disparut et avec elle toutes les précautions protectrices. Pour prévenir la *maladie de sang*, il fallait saigner et tout était dit. La théorie et la pratique qui en ressortait envahirent peu à peu la contrée tout entière. Dès lors, le charbon y régna avec une persistance et une intensité toujours croissantes. Les expériences de la commission d'Eure-et-Loir, en 1850, qui démontrèrent, ce qui était oublié, que le charbon de la Beauce est contagieux comme partout; les efforts d'un vétérinaire distingué, G. Garreau; la conversion aux idées nouvelles d'un savant éminent, de Delafond, ne suffirent point à porter la lumière dans tous les esprits, et surtout à faire changer les pratiques déplorables qui s'étaient emparées du pays.

Et maintenant voyons comment ces pratiques amènent la perte des bêtes les plus jeunes, les plus sanguines, les plus belles.

Entrons dans une ferme au mois d'avril ou de mai, et suivons la marche d'une épizootie qui va la ravager : Une bête meurt du sang; c'est la première. A quoi était due la maladie? Il n'importe; elle était spontanée, si vous le voulez. Par une convention universelle dans le pays, la peau appartient au propriétaire et la graisse au berger. Celui-ci se met donc en devoir d'écorcher la bête; c'est dans la bergerie qu'il le fait, devant la porte; il suspend la peau dans quelque coin de cette bergerie, il dépèce le cadavre pour en retirer la graisse et abandonne les restes à la voracité des chiens, des poules, et aussi des mouches. Cette œuvre accomplie, le berger songe que la mort du mouton va être suivie de celle de plusieurs autres. Il a reçu un premier avertissement; il se met en garde contre les suivants. Pour cela, il inspecte son troupeau, choisit les plus belles bêtes, celles dont la conjonctive lui témoigne d'un sang généreux, abondant, et il les saigne.

La saignée, Messieurs, telle que la pratique le berger, ne ressemble nullement à celle que le médecin pratique à son malade. Ce n'est pas mon témoignage que j'apporte ici, mais celui d'un homme dont aucun des membres de la section de médecine vétérinaire ne révoquera la compétence et l'exactitude. Delafond, après avoir étudié la maladie charbonneuse dans les environs de Paris, dans la Brie, au voisinage d'Étampes et de Rambouillet, dans la Beauce où il a parcouru cinquante-quatre communes et visité les troupeaux de cent vingt cultivateurs, pouvait en parler savamment. Or, voici comment il s'exprime : « Je n'ai rencontré dans toute la Beauce, que j'ai explorée, qu'*un seul berger* sachant saigner les bêtes à la jugulaire. Tous pratiquent cette opération, soit à la veine angulaire, soit à la veine de l'ars, soit en coupant en travers une petite division de l'artère sous-pubienne. Ces saignées ne donnent jamais assez de sang pour faire obtenir une déplétion sanguine générale. *En outre, pour les saignées à l'ars, à l'artère sous-pubienne, incisant la peau en travers de la direction du vaisseau disséquant le tissu cellulaire sous-cutané, ces hommes font une plaie qui,* renfermant bientôt de l'air, de la sanie purulente et des *larves de mouches,* se gangrène rapidement et amène la mort[1]. »

Vous le voyez, Messieurs, le berger, pour préserver ses plus beaux moutons, leur fait une incision dans laquelle les mouches viennent déposer leurs œufs. La peau toute fraîche qu'il vient d'enlever est suspendue dans la bergerie, les restes sanglants sont épars sur le sol ; les mouches ont pu s'en repaître à satiété ; elles viennent déposer leurs œufs dans la plaie vive de ces plus belles bêtes ; et l'on veut que le contact de leurs pattes, de leurs ailes, sinon de leur suçoir, ne communique pas le charbon ! Non, les choses ne se passent pas dans une bergerie autrement que dans un laboratoire. Au bout de quelques jours, l'inoculation du charbon sur la plaie détermine la mort de ces bêtes ; le berger leur enlève la peau et la graisse, puis il inspecte de nouveau son troupeau, saigne les plus belles de celles qui restent et ainsi de suite ; ce qui justifie cette assertion de Delafond : Le sang attaque les plus jeunes, les plus belles d'abord, plus tard il sévit sur les bêtes âgées et de peu de valeur.

« Si les mouches transportaient le virus d'un animal à un

1 Delafond, ouvrage cité, p. 85.

autre, il suffirait, dit M. Colin, qu'un seul animal fût atteint du charbon pour que la maladie se transmît immédiatement au troupeau tout entier. » Cette objection pourrait être donnée en réponse à une autre directement contraire que m'a faite M. Leblanc. Notre honoré collègue ne conçoit pas que la transmission par les mouches puisse occasionner une mortalité aussi considérable que celle que produit le charbon.

L'objection de M. Colin n'est pas neuve; elle s'est déjà produite à propos de la transmission de la pustule maligne des animaux à l'homme, et personne, que je sache, n'y a répondu; il importe donc de l'examiner :

C'est une notion vulgaire que les taons, ce sont les seules mouches piquantes dont j'aie parlé, ne vont point se repaître sur des cadavres ou sur des débris cadavériques; ils n'attaquent que les animaux vivants; c'est donc sur des animaux malades seulement qu'ils peuvent prendre le virus charbonneux. Ainsi la source où ils puisent est assez restreinte. D'un autre côté, les taons ne sont pas partout également communs; s'ils infestent certains parages, les abords des bois par exemple, ils sont plus rares dans les localités de grande culture. Ne voyons-nous pas, en effet, le plus souvent les agriculteurs faire la moisson sans qu'ils aient à se préoccuper de garder leurs chevaux? Mais il est d'autres conditions encore qui restreignent le transport du virus par les taons; c'est ce que je vais essayer de faire comprendre : Je suppose qu'il se trouve dans une prairie quatre cents de ces insectes, et que dans cette prairie paisse un troupeau de quatre cents moutons (pour la Brie et la Beauce c'est un troupeau moyen). Chacun de ces taons en piquera dix ou vingt dans la journée; or, si un seul mouton est malade, *et cela suffit*, suivant M. Colin, *pour que la maladie se transmette immédiatement au troupeau tout entier*, dix de ces insectes ou vingt seulement auraient la faculté de transmettre la maladie. Eh bien, je suppose que la mortalité soit beaucoup plus grande dans le troupeau, qu'elle soit de dix bêtes par jour; à ce compte, le troupeau tout entier aurait disparu en moins de six semaines.

Or, l'expérimentation nous apprend que le sang, chez les animaux atteints du charbon, ne devient virulent qu'au moment de l'apparition des premiers symptômes de la maladie ou du moins très peu de temps auparavant. La trompe du taon ne peut donc se charger de virus avant l'apparition de ces premiers phénomènes; d'un autre côté, l'insecte ne s'attaque pas à la bête morte. Ainsi, la durée de la maladie donne la mesure du temps pendant lequel les mouches piquantes peuvent se charger de virus charbonneux. Or, la durée des phénomènes morbides est généralement très courte chez le mouton; beaucoup périssent en moins d'une heure; en prenant pour moyenne trois heures, je ne crains pas d'être au-dessous de la vérité. Les dix moutons atteints du charbon chaque jour pourront donc être représentés par un seul mouton fournissant le virus pendant trente heures; mais comme les taons disparaissent avec le coucher du soleil, on m'accordera bien que cinq moutons mourant pendant la nuit seront soustraits à leurs attaques. Ainsi, l'espace de temps pendant lequel ces dix moutons fourniront du virus sera représenté par quinze heures de la maladie chez un seul animal. Dans l'hypothèse où un mouton seulement serait atteint du charbon, cet espace de temps sera une heure, deux heures, trois heures au maximum, si c'est pendant le jour, et zéro, si l'animal meurt pendant la nuit.

On voit, d'après ces considérations, que la propagation du virus par les taons ne doit point être toujours aussi étendue que le dit M. Colin; elle est subordonnée à bien des conditions diverses : au nombre de ces insectes dans la localité, au nombre de moutons composant le troupeau, aux chances aléatoires qui donnent une mortalité plus grande la nuit que le jour, ou le jour que la nuit; à la pluie, ou au froid qui éloigne ou engourdit les mouches; à la chaleur ou à l'orage qui les rend plus actives et plus avides; conditions nombreuses et variées qui permettraient de conclure *a priori* qu'une épizootie qui serait déterminée par la piqûre des taons doit avoir pour premier caractère d'être excessivement variable et capricieuse en apparence. Or, n'est-ce pas là le caractère le plus saillant des épizooties charbonneuses qui déciment les troupeaux dans les champs? Je n'insiste pas sur ce point, certain que tous ceux de mes collègues qui ont étudié la maladie charbonneuse en retrouveront dans leurs souvenirs la rigoureuse exactitude.

Pour ne pas abuser des moments de l'Académie, je répondrai en peu de mots aux objections suivantes : La quantité de sang qui transmet la maladie aux petits animaux est insuffisante à la transmettre aux grands; ainsi, la transmission par les mouches aux lapins et aux cobayes ne prouve rien pour les moutons et les bœufs.

J'ai constaté par des expériences nombreuses, que je ferai connaître en leur temps, que le charbon se transmet par l'inoculation d'une fraction de goutte de sang plus certainement et plus sûrement que par un grand nombre de gouttes. Lorsqu'il s'agit d'un poison, sans doute, la quantité de la substance toxique doit être en rapport avec le volume de l'animal, mais il n'en peut être de même d'un virus qui, comme celui du charbon, se développe au point inoculé, s'y multiplie et envahit de proche en proche tout l'organisme.

Quant à dire que les expériences sur les cobayes et les lapins ne prouvent rien pour les moutons et les bœufs, je pense qu'on n'a pas bien réfléchi à l'objection; en effet, ne sait-on pas qu'un animal contracte une maladie contagieuse, d'autant plus facilement que cette maladie est plus normale à son espèce? A quel animal transmettrait-on plus facilement la rage qu'au chien? Auquel transmettrait-on plus facilement la morve qu'au cheval? En connaît-on un auquel on puisse inoculer la variole mieux qu'à l'homme? Serait-ce pour les besoins de la cause que l'on voudrait que ce principe souffrît des exceptions? Eh bien, pour le charbon, l'animal qui doit le recevoir le plus facilement par l'inoculation, est celui qui nous le présente naturellement : c'est le mouton. Aussi, dans les expériences nombreuses de l'association d'Eure-et-Loir, nous voyons que le mouton vient en première ligne; le lapin ne vient qu'après.

D'ailleurs, n'avons-nous pas une expérience toute faite chez l'homme? Faut-il, pour lui transmettre le charbon, plus de virus que ce qui se trouve attaché au suçoir d'une mouche, ou que les parcelles infiniment petites de sang desséché, qui donnent si souvent la pustule maligne aux mégissiers?

Avant de terminer cette discussion, je dois rappeler une dernière et importante objection qui m'a été faite par M. Bouley, objection dont je me suis occupé en partie à propos des conditions auxquelles M. Leblanc rattache la genèse du charbon : « Si l'on admet, dit notre savant collègue, que le charbon se développe spontanément sur un animal, pourquoi ne pas admettre qu'il puisse naître à la fois, sous l'influence des mêmes causes, sur un grand nombre d'animaux[1]? »

J'ai déjà dit que, dans ma dernière communication, je m'étais proposé de traiter un point spécial de la genèse des maladies charbonneuses : à savoir, le mode le plus ordinaire de la contagion de ces maladies éminemment contagieuses. Je n'avais point à m'occuper de l'origine des cas qui servent de point de départ à la contagion dont les mouches deviennent les agents. Ces cas sont-ils spontanés ou ne le sont-ils pas? Cela importait peu à l'objet de ma communication. L'argument de M. Bouley, d'une part, de l'autre l'utilité qu'il y a de déterminer toutes les conditions de la propagation du charbon, m'engagent à pénétrer plus profondément, sans avoir recours à la doctrine surannée de l'hétérogénie : la contagion suffit à expliquer la transmission indéfinie des affections charbonneuses.

Messieurs, la médecine met à contribution, pour l'étude des maladies, la physique, la chimie, la physiologie; c'est à l'aide de ces sciences et par leurs récents progrès qu'elle acquiert chaque jour un plus haut degré de certitude. Les

[1] *Bulletin de l'Académie de médecine*, 15 mars 1870, t. XXXV, p. 233.

progrès accomplis dans l'histoire naturelle ne lui sont pas non plus restés étrangers. C'est grâce aux lumières empruntées à cette science que les ténèbres qui recouvraient naguère toute l'histoire du parasitisme se sont évanouies. Faut-il lui dire aujourd'hui : Nous n'avons plus rien à attendre de vous, restez aux naturalistes, n'envahissez point le domaine de la médecine? Non, sans doute. Si l'histoire naturelle peut nous faire pénétrer plus avant dans les mystères des maladies, empruntons ses lumières pour éclairer nos investigations.

La théorie de la génération spontanée des êtres vivants est défendue par plusieurs savants éminents ; mais quel est aujourd'hui son domaine? Des éléments anatomiques tels que les leucocytes, les granulations élémentaires ; des corpuscules sans forme déterminée, sans caractères morphologiques constants, êtres ambigus qu'on ne peut concevoir hors de l'organisme où ils prennent naissance et qui ne trouvent leur place dans aucune classification soit des animaux, soit des végétaux. Tout être qui nous présente des formes définies, un mode de génération palpable trouve sa place dans la série des animaux et des végétaux, et dès lors la science nous apprend qu'il ne naît point au hasard des circonstances, mais qu'il se reproduit de lui-même dans des conditions déterminées.

Les filaments que l'on trouve constamment dans le charbon, et que j'ai nommés *bactéridies*, ont une forme parfaitement définie, un mode de génération visible : ils ont une place marquée dans la classification des êtres vivants ; donc, à moins de nous reporter systématiquement à quinze ans en arrière, nous devons admettre qu'ils ne peuvent être le produit d'une génération spontanée. Or, de deux choses l'une : ils sont la cause de la maladie charbonneuse, et dès lors cette maladie ne peut être spontanée, ou bien ils sont le produit de cette maladie.

Messieurs, si l'on use de cette objection, on se place dans une situation inextricable. Je puis concevoir et expliquer, ainsi que je le ferai tout à l'heure, l'invasion chez un animal quelconque de bactéridies qui se multiplient et le détruisent ; je ne puis concevoir que ces petits êtres ou leurs germes, s'ils en ont, arrivent toujours, à point nommé, fatalement, dans la pustule maligne, dans l'œdème malin, dans les tumeurs charbonneuses, dans le foie, la rate, le sang, chez tous les animaux qui, par suite des conditions invoquées par M. Leblanc, contracteraient le charbon.

Pour échapper à mon hypothèse, vous adoptez une hypothèse bien autrement insoluble.

Puisque nous ne pouvons croire à la génération spontanée des bactéridies, et par conséquent de la maladie qui leur est corrélative, cherchons comment elles se propagent d'un animal à l'autre ; comment elles se régénèrent après plusieurs mois, après plusieurs années même, dans des troupeaux qui ont échappé plus ou moins longtemps à leur atteinte.

Un animal charbonneux vivant ou récemment mort devient un foyer de contagion. L'expérience nous a appris, en effet, que son sang encore liquide transmet la maladie lorsqu'il est transporté sur une plaie par un moyen quelconque, ou bien dans les tissus par la dent du chien, par le suçoir des mouches ; peut-être aussi lorsqu'il est ingéré dans l'estomac avec des aliments ou des boissons qui en seraient chargés. On peut expliquer ainsi la persistance d'une épizootie et son intensité plus ou moins grande. Quant à l'apparition, après plusieurs mois ou plusieurs années, d'une épizootie nouvelle ou de cas isolés, ce n'est pas par ce moyen qu'elle se produit, car la putréfaction détruit le virus charbonneux plus ou moins rapidement, suivant la température de la saison.

Mais ces cas isolés ou éloignés trouvent une explication non moins satisfaisante dans la longue conservation du virus par la dessiccation. Il existe peut-être encore d'autres modes de conservation dont je n'ai pas besoin de m'occuper ici.

Il y a déjà longtemps que j'ai établi par des expériences certaines que le sang charbonneux rapidement desséché conserve la propriété de régénérer le charbon. Naturellement ce fait a été contesté; mais depuis lors plusieurs observateurs sont venus l'affirmer d'une manière assez positive pour qu'il me soit permis de penser qu'il est aujourd'hui universellement admis.

Comment ce fait peut-il expliquer les apparitions plus ou moins éloignées des cas isolés ou des épizooties de charbon? Pour le comprendre, transportons-nous dans une ferme de la Beauce; examinons comment sont construits les abris des bestiaux et comment ils sont aménagés. Laissons parler Delafond, afin qu'on ne nous accuse pas de charger le tableau: « En Beauce, dans presque toutes les moyennes et petites exploitations, les étables sont généralement étroites et à plafond tellement bas qu'à peine un homme de taille moyenne peut-il y rester debout... Les planchers sont formés par des solives placées à distance, dont les intervalles sont remplis par des fourrages emmagasinés au-dessus; la portion de ces fourrages qui fait partie du plafond, exposée aux émanations contagieuses, en est imprégnée. En se desséchant plus tard, et laissant exhaler le virus (l'auteur croyait au virus volatil), elle peut devenir la source d'une nouvelle infection... Pour aérer l'étable, quelques fermiers soigneux ont l'attention de faire enlever deux fois par an les *nombreuses toiles d'araignée* qui sont attachées aux solives et au plafond, mais *beaucoup croient devoir les respecter*, pensant que ces rets assainissent l'étable et détruisent les insectes ailés qui tourmentent les vaches pendant l'été... Durant l'hiver, les fermiers ont tous l'habitude de boucher les ouvertures de l'étable dans le but d'intercepter le froid... Les bergeries sont généralement petites, étroites, basses, mal aérées, encombrées par l'amoncellement des fumiers, puisqu'elles ne sont curées que *deux fois par an* dans les petites fermes et trois fois dans celles qui *sont mieux tenues*[1]. »

Dans un pareil local, lorsqu'un bœuf ou un cheval est atteint de la maladie dite *de sang*, on lui pratique une, deux,

[1] Delafond, *Maladies de sang des bêtes bovines*, p. 63; 267; 64, et *Maladies des bêtes à laine*, p. 65.

parfois trois saignées, et 6, 12 ou 18 kilogrammes de sang charbonneux rejaillissent sur le sol. Les tumeurs incisées donnent parfois des hémorragies assez abondantes pour que l'animal en meure d'épuisement. Est-ce un mouton qui périt, on l'ouvre, puis ses dépouilles sont suspendues dans la bergerie, son sang et tous les liquides imbibent la litière, qui n'est renouvelée que deux ou trois fois l'an.

C'est ce que connaissent tous ceux qui ont visité la Beauce; mais l'incurie est la même à peu près partout. Invoquons encore le témoignage de Delafond, qui rend compte d'une mission à Rosel en Picardie. « Si je fais remarquer, dit ce savant regrettable, que pendant plus d'un mois les cadavres ont été *dépouillés et dévorés par les chiens*, que les fumiers provenant des écuries et des étables infectées ont été épanchés dans les cours des trois fermes, on ne sera pas surpris que la fièvre charbonneuse, après avoir attaqué les chevaux et les vaches, se soit propagée ensuite aux moutons et aux porcs[1]. » Les habitudes des fermiers n'ont guère changé depuis Delafond.

Que devient toute cette quantité de sang provenant des chevaux et des bœufs par la saignée, par l'incision de leurs tumeurs, par l'ouverture des cadavres; celui de dix, vingt, soixante moutons écorchés et dépecés dans le cours d'une saison? Une partie se dessèche; or rien ne se réduit plus facilement en poussière que le sang desséché. Au premier coup de vent, à la moindre agitation, cette poussière soulevée retombe sur toutes les saillies des murs, sur les toiles d'araignée et les brins de foin du plafond. Elle y séjourne, et avec elle le virus; non un *virus volatil*, comme le croyait Delafond, mais celui que recèlent les parcelles de sang desséché.

D'après nos expériences sur les mouches, on sait que la quantité de sang nécessaire pour inoculer le charbon est extrêmement petite. Afin d'arriver à une appréciation plus pal-

1 Delafond, *Rapport sur une fièvre charbonneuse (Recueil de médecine vétérinaire* 1847, p. 123).

pable de cette quantité, j'ai pris une parcelle de sang charbonneux desséché que j'ai pu évaluer approximativement à *un dixième de milligramme*, et je l'ai mise sur une plaie. Le cobaye qui portait cette plaie mourut du charbon deux jours après [1].

Combien se trouve-t-il de parcelles semblables sur la litière qu'on n'enlève que deux fois par an, sur les abris d'une bergerie ou d'une étable qui a été pendant toute une saison le théâtre d'une épizootie charbonneuse! Il suffit que le vent, que le passage d'une hirondelle, d'une chauve-souris, d'un rat en rejette quelque peu dans l'atmosphère pour que, rencontrant une plaie, le virus se ravive et détermine la maladie charbonneuse.

Cette poussière ne peut-elle aussi, dans quelques cas, exceptionnels sans doute, se revivifier dans les bronches et devenir l'origine du charbon intérieur?

Mais, dira-t-on, cette poussière contagieuse, conservée dans l'étable ou dans la bergerie, peut-elle expliquer la réapparition du charbon dans le même local après un an, deux ans et plus?

L'expérimentation nous a appris que le sang renfermant des bactéridies et desséché, garde sa propriété contagieuse pendant un espace de temps variable. Cet espace de temps, si le sang est conservé à l'abri de l'humidité, peut être d'un an et au delà. Je possède du sang d'un mouton mort dans les premiers jours du mois d'août 1868; il est renfermé simplement dans un papier qui est laissé à l'air libre dans un local sec. Après une conservation d'environ vingt-deux mois (le 12 janvier, le 26 mars et le 26 mai 1878), j'en ai inoculé quelques parcelles à trois cobayes qui sont morts tous les trois du charbon.

Mais lorsque le sang desséché est exposé à l'humidité, il

[1] Pour que cette expérience donne les résultats annoncés, il faut prendre quelques précautions, comme lorsqu'on expérimente avec le suçoir ou les pattes des mouches. Il faut que la plaie soit à l'abri de la succion opérée par l'animal innoculé ou par les animaux voisins; il faut encore que cette plaie ne se dessèche pas trop rapidement.

perd plus ou moins promptement sa propriété contagieuse, comme la semence de la plupart des végétaux perd, dans les mêmes conditions, sa faculté germinative; j'ai vu très souvent la virulence du sang charbonneux desséché disparaître après quatre ou cinq mois.

Ainsi donc, dans une étable ou dans une bergerie très sèche, la conservation de la poussière charbonneuse est une menace constante du retour d'une épizootie pendant une année, deux années et plus : car le sang que je garde depuis le mois d'août 1868 pourrait déterminer aujourd'hui encore, en 1870, une épizootie charbonneuse.

Dans un local humide, et par conséquent dans un pays marécageux, le virus ne se conserve point pendant un espace de temps suffisant pour qu'il propage le charbon d'une année à l'autre; par là s'explique la rareté ou l'absence de cette maladie dans les contrées humides où règne la *cachexie aqueuse*, et ce n'est point par un prétendu antagonisme, lequel n'existe pas, comme nous l'avons vu dans l'une des observations rapportées ci-dessus.

En résumé, à moins de dire que le sang charbonneux jouit, dans un laboratoire, de propriétés particulières qu'il n'a pas dans une étable ou dans une bergerie, nous concevons comment ce sang, conservé sec sous un abri pendant un an, deux ans et peut-être beaucoup plus longtemps, engendrera le charbon s'il rencontre accidentellement la plaie d'un bœuf ou d'un mouton.

Nous concevons comment cet animal malade ou mort restera un cas isolé de la maladie, ou bien deviendra le point de départ d'une épizootie meurtrière, suivant qu'il n'y aura pas ou qu'il y aura autour de lui des agents, c'est-à-dire des mouches, qui iront reporter son sang à d'autres animaux.

Nous concevons comment, parmi plusieurs troupeaux qui viennent paître dans les mêmes prairies, l'un ou quelques-uns seulement seront atteints du charbon si le foyer de la contagion existe dans la bergerie.

Nous concevons, sans invoquer le régime problématique de M. Leblanc, que des soins de propreté, les précautions prises aujourd'hui par quelques agriculteurs contre la contagion, préservent leurs fermes du charbon. Rappelons à ce propos l'opinion d'un observateur très compétent, de M. Moisant, qui ne reconnaît aucune influence au régime dans la production du charbon, mais qui attribue cette maladie à *une influence toute locale que personne encore*, dit-il, *n'a pu saisir*. Cette influence toute locale, c'est celle du sang desséché; ce sont les bactéridies qui attendent en état de vie latente l'occasion de se revivifier dans les conditions que nous avons rapportées.

Ces manières de voir s'accordent avec les résultats de l'expérimentation, avec les connaissances actuelles sur la nature des ferments organisés et sur la genèse des êtres qui les constituent, soit au dehors, soit au dedans de l'économie vivante.

J'ose espérer que tous ces arguments, qui ne sont pas dénués d'une certaine apparence de raison, ne soulèveront pas toujours des objections qui constituent une fin de non-recevoir, et qu'on voudra bien les prendre en considération. C'est déjà quelque chose que d'entrevoir le jour dans une maladie obscure, maladie que les malheureux agriculteurs attribuent aux sortiléges ou aux maléfices, que des hommes éclairés, des savants ne se défendent point de regarder comme un mystère insondable. J'ose même espérer que bientôt le charbon deviendra aux yeux de tous une maladie non moins simple que la gale et la teigne, une maladie que la science expliquera, que l'hygiène rendra de plus en plus rare, si même elle ne la fait disparaître des contrées qui sont dévastées depuis le commencement du siècle.

# XXII

## RECHERCHES SUR QUELQUES QUESTIONS RELATIVES A LA SEPTICÉMIE[1]

— 1872 —

### I

La confusion que l'on a faite entre les maladies causées par le charbon et celles que détermine l'introduction dans l'économie animale de matières putréfiées a existé jusqu'en ces dernières années. L'étude de la maladie charbonneuse m'a donc conduit à chercher les caractères qui la différencient des affections causées par la putréfaction et par conséquent à étudier la septicémie.

Voulant me placer dans les conditions les plus simples, je prenais à l'abattoir du sang de bœuf sain et je le gardais jusqu'à ce qu'il fût putréfié, puis je l'inoculais à divers animaux; mais, comme je le montrerai dans l'une des communications que j'espère avoir l'honneur de faire à l'Académie sur ce sujet, les conditions de ce sang putréfié sont plus complexes qu'on ne pourrait le croire, et ce n'est qu'après des recherches multipliées que j'ai pu, sur certains points, obtenir des résultats constants et à l'abri du doute.

J'ai communiqué à l'Académie des sciences, le 1er février 1869, quelques-uns de ces résultats à l'occasion d'une discussion engagée sur ce sujet, toutefois en annonçant que mes travaux sur la question étaient encore incomplets. Je voulais, en effet, avant de les publier dans leur ensemble, les vérifier par de nouvelles expériences. Les malheurs qui accablèrent notre pays pendant les deux dernières années m'ôtèrent tout moyen de continuer mes travaux et de contrôler mes premières

1 *Bulletin de l'Académie de médecine*, 17 septembre 1872, p. 907

recherches; c'est là le motif qui m'a engagé à m'abstenir de prendre part à la savante discussion qui eut lieu, en 1871, au sein de cette Académie, sur l'*infection purulente*.

L'un des points dont je me suis occupé dans ma communication à l'Académie des sciences, en 1869, est relatif à la contagiosité de la septicémie : j'ai rappelé alors que M. Raimbert, en 1859, a signalé la transmission à plusieurs animaux successivement d'une maladie déterminée par l'introduction de matières putréfiées dans l'économie du premier de ces animaux[1]; toutefois, dans la pensée qu'il produisait une maladie charbonneuse, notre savant confrère n'a point suffisamment reconnu toute l'importance de son observation.

La transmissibilité de la septicémie, expérimentalement produite, a été mise en évidence par les travaux de MM. Coze et Feltz, en 1866[2]. J'ai vérifié l'exactitude des faits publiés par ces observateurs et j'ai communiqué à l'Académie des sciences (1869) l'observation d'une série de cinq transmissions successives du virus septicémique à des cobayes dont le premier avait été inoculé avec du sang de bœuf putréfié.

M. G. Colin, par de nouvelles expériences communiquées à cette Académie dans la discussion sur l'infection purulente, a confirmé les observations précédentes; mais notre savant collègue eût donné à ces expériences une plus grande autorité s'il avait rappelé celles de ses prédécesseurs.

MM. Coze et Feltz ont découvert un autre fait important : c'est celui de l'augmentation de la virulence de la putréfaction, en passant, si je puis ainsi dire, dans l'économie d'un animal vivant. Voici comment ces auteurs s'expriment dans leur travail publié en 1866 : « En créant quelques générations infectieuses, on arrive à se convaincre que les éléments infectieux des dernières sont plus actifs que les matières putrides elles-mêmes. . Il faut plus de temps pour tuer un animal par les matières putrides que par inoculation du sang d'un animal

[1] *Traité des maladies charbonneuses*, p. 1[illegible], Paris, 1859.

[2] *Recherches expérimentales sur la présence des infusoires... dans les maladies infectieuses*. Strasbourg, 1866.

infecté. Ce fait expérimental est de la plus grande importance : il nous fait comprendre comment une épidémie s'aggrave par transmission successive [1]. »

Dernièrement, en Angleterre, les docteurs Klein et Burdon-Sanderson ont communiqué à la Société pathologique de Londres des faits analogues sans doute quant à leur nature, mais bien différents quant au procédé par lequel on les obtient. Ces observateurs rapportent qu'en introduisant dans la cavité péritonéale d'un cobaye un liquide *pyohémique*, ce liquide, après un ou deux jours, acquiert dans cette cavité une activité septique telle que, repris et inoculé à d'autres animaux, il produit chez ceux-ci des accidents rapidement mortels.

Je dois dire, pour rendre hommage à la vérité et à l'un de nos plus illustres maîtres, que Magendie connaissait la transmission contagieuse de la scepticémie; il avait même reconnu que la virulence du sang d'un animal mort à la suite de l'inoculation d'une matière putréfiée est plus grande que celle de cette matière même.

Je dois à notre collègue M. Claude Bernard la connaissance de ces faits, que Magendie n'a probablement jamais publiés. Le mérite de la découverte n'appartient pas moins à MM. Coze et Feltz.

D'après les passages cités ci-dessus et extraits textuellement du mémoire de ces savants, on voit que MM. Coze et Feltz ont apprécié la plus grande intensité du virus septique après sa transmission chez un animal vivant, par la durée de la vie des animaux inoculés, durée plus courte dans un cas que dans l'autre. MM. Coze et Feltz ne disent pas qu'ils aient poussé plus loin leurs investigations sur cette question; cependant, un fait de cette importance méritait d'être plus complètement élucidé, et c'est l'un des points sur lesquels ont porté mes expériences.

Il m'a paru que si le sang putréfié à l'air libre était plus ou moins actif que le sang d'un animal mort par l'inoculation de

1 Mémoire cité, p. 47; voyez aussi nouvelle édition augmentée, Paris, 1872, p. 74.

ce liquide, on devrait produire un phénomène déterminé, la mort par exemple, avec des doses différentes de ces deux sangs. Ainsi, pour avoir des notions précises sur la question, il suffirait de déterminer à quelle dose l'un et l'autre de ces liquides tuent un animal inoculé.

La première notion à acquérir est donc celle de la quantité de sang putréfié qui tue les animaux soumis à l'expérimentation; et la seconde, celle de la quantité de sang septicémique qui tue les animaux de la même espèce; j'appelle sang septicémique celui de l'animal inoculé, mais je ne veux pas dire qu'il y ait entre les deux une différence de nature : c'est simplement pour la commodité du langage.

Le procédé dont je me suis servi pour doser les quantités de sang septique à inoculer, est le même que j'ai employé dans mes expériences sur les doses de virus charbonneux suffisantes pour déterminer la mort des animaux, et dont j'ai rendu compte à l'Académie en 1868 [1].

J'injecte dans le tissu cellulaire sous-cutané, avec la seringue de Pravaz, une quantité déterminée du liquide. S'il s'agit de fractions de goutte, par exemple, d'un dixième, un vingtième, un centième, je mêle une goutte de sang septique avec dix, vingt, cent gouttes d'eau, et j'injecte une seule goutte du mélange. Des quantités plus minimes s'obtiennent par des dilutions successives. Ainsi on a des fractions de plus en plus petites et très exactement dosées. C'est avec ce procédé que j'ai fait les expériences dont je vais parler.

Voyons d'abord quelle est la quantité de sang putréfié qui tue un animal. Il me suffira, pour résoudre cette question, de donner le relevé des inoculations que j'ai pratiquées pour des recherches diverses, depuis plusieurs années; je ne parlerai toutefois que de celles qui ont été faites sur le cobaye et le lapin et avec du sang de bœuf putréfié.

Sur soixante-douze cobayes chez lesquels j'injectai, avec la

[1] *De l'incubation des maladies charbonneuses et de son rapport avec la quantité de virus inoculé*, in *Bulletin de l'Académie de médecine*, t. XXXIII, p. 816.

seringue de Pravaz, de une à dix gouttes de sang, quarante-trois ont survécu, vingt-cinq sont morts. C'est une proportion de trois vivants pour deux morts, à peu près. Sur onze autres cobayes qui ont reçu des fractions de goutte, aucun n'est mort avec une dose inférieure à un quarantième de goutte.

Quarante-huit lapins ont été inoculés de la même manière à la dose de une à seize gouttes : vingt-deux ont survécu ; vingt-six sont morts. La proportion est ici à peu près égale. Sur neuf autres qui ont été inoculés avec des fractions de goutte, aucun n'est mort à une dose inférieure à deux millièmes de goutte.

On peut conclure de là que le sang putréfié, injecté chez le cobaye et le lapin à la dose de une ou plusieurs gouttes, n'est pas mortel même dans la moitié des cas. Relativement aux doses inférieures à une goutte, elles tuent rarement le cobaye à moins d'un dixième et le lapin à moins d'un centième. La limite extrême paraît être un quarantième de goutte pour le premier et un deux-millième pour le second.

Voyons maintenant la seconde des questions que nous avons à résoudre :

A quelle dose le sang septicémique, c'est-à-dire celui de l'animal qui a succombé à l'inoculation du sang putréfié, à quelle dose, dis-je, donne-t-il la mort à l'animal qui le reçoit ?

Il serait trop long de rapporter ici toutes les expériences que j'ai faites à ce sujet ; je me bornerai à passer en revue une série de vingt-cinq inoculations successives ou vingt-cinq générations qui donneront une réponse suffisamment précise.

Du sang d'un bœuf tué depuis dix jours, en juillet, et très fétide, fut injecté avec la seringue de Pravaz dans le tissu cellulaire sous-cutané de la nuque chez cinq lapins, aux doses de 2, 4, 10, 12 et 15 gouttes. Tous les cinq moururent, le premier seize jours, le second neuf jours, le troisième trente à quarante heures, le quatrième vingt-six jours et le cinquième cinq jours après l'inoculation.

J'aurai à rappeler plus tard la longue durée de la vie de quatre de ces lapins et l'irrégularité de cette durée, qui ne fut pas en rapport avec les quantités de sang reçues.

Le sang du cœur du lapin mort en quarante heures par l'injection de dix gouttes de sang putréfié, fut injecté douze heures après dans le tissu cellulaire du cou de quatre lapins. (Je dirai tout de suite que, dans cette série, le sang a toujours été pris dans le cœur des lapins morts et injecté dans le tissu cellulaire sous-cutané de la nuque.) Les quatre lapins ayant reçu 1, 2, 3, 4 gouttes de sang sont morts dans la même nuit, trente à quarante heures après l'inoculation.

Pour ne pas abuser du temps que m'accorde l'Académie, je passe à la *cinquième génération :* Le sang du cœur d'un lapin de la quatrième génération fut injecté, deux heures et demie après la mort de ce lapin, à trois autres aux doses de une goutte, un dixième et un centième de goutte; deux moururent en quatorze heures, le troisième en vingt heures.

Je passe à la *dixième génération :* Trois lapins furent inoculés avec le sang d'un lapin de la neuvième génération mort depuis une heure : l'un reçut une goutte, l'autre un dix-millième de goutte, le troisième un vingt-millième. Le premier mourut dans la nuit suivante, le second quinze heures et le troisième trente-cinq heures environ après l'inoculation.

A la *quinzième génération*, trois lapins furent inoculés avec un vingt-millième, un trente-millième et un quarante-millième de goutte de sang. Ils moururent tous les trois dans l'intervalle de vingt à quarante heures.

A la *vingtième génération*, le sang d'un lapin mort depuis une heure fut injecté aux doses de un cinq-cent-millième, un millionième et un cent-millionième de goutte. Des trois lapins qui reçurent ces minimes quantités de sang, le premier et le troisième moururent en trente-cinq heures, le second en vingt et une heures.

Dans les générations suivantes, j'arrivai à des quantités dont la petitesse était en dehors de toute prévision. J'avais constaté, en 1868, qu'on peut tuer les cobayes avec des doses de sang charbonneux inférieures à un millionième de goutte. Je m'en étais assuré sur quatre de ces animaux, dont deux moururent avec un dix-millionième de goutte de sang charbonneux et deux avec un cent-millionième. Mais malgré la connaissance de ces faits, j'eus quelque peine à me persuader que la mort des animaux inoculés avec les doses infiniment petites auxquelles j'arrivai, n'était point l'effet d'une erreur dans mes opérations. Je m'entourai donc des précautions les plus minutieuses, soit dans le calcul des dilutions successives, soit dans la netteté des instruments et des vases que je passais fréquemment dans l'alcool. Mais bientôt la concordance et l'invariabilité des résultats obtenus me prouvèrent qu'ils ne pouvaient être entachés d'erreur. Je vais maintenant exposer les faits successivement afin de faire passer dans l'esprit de mes auditeurs la conviction qui est dans le mien.

Dans la *vingt-deuxième génération*, trois lapins furent inoculés avec un millionième, un cent-millionième et un billionième de goutte du sang d'un lapin mort deux heures auparavant, ayant été inoculé lui-même avec un cinq-cent-millième de goutte de sang septicémique. Ces trois lapins moururent : deux en trente-six heures environ, un autre en quarante heures.

Dans la *vingt-troisième génération*, un lapin fut inoculé avec un cent-millionième de goutte, un autre avec un dix-billionième de goutte. Ils moururent tous les deux environ trente-six heures après l'inoculation.

Dans la *vingt-quatrième génération*, cinq lapins furent inoculés avec le sang d'un lapin mort de un cent millionième de goutte. Le premier reçut un cent-millionième, le second un billionième, le troisième un dix-billionième, le quatrième un cent-billionième et le cinquième un trillionième de goutte de sang du cœur du lapin mentionné. Tous ces animaux moururent en moins de vingt-quatre heures.

Enfin, dans la *vingt-cinquième génération*, quatre lapins reçurent un trillionième, un dix-trillionième, un cent-trillionième et un quatrillionième de goutte du sang d'un lapin appartenant à la série précédente et mort avec un trillionième de goutte. Mais un seul de ces animaux mourut : c'est celui qui avait reçu un dix-trillionième de goutte de sang.

Le lendemain, je repris en partie cette expérience avec du sang d'un lapin de la vingt-quatrième génération que j'avais conservé dans ce but.

Deux lapins furent inoculés, l'un avec un trillionième de goutte de sang, l'autre avec un dix-billionième de goutte du même sang. Le premier mourut en vingt-deux heures, le second en trente-cinq heures environ.

Il semble donc que la limite de la transmissibilité de la septicémie chez le lapin soit la trillionième partie d'une goutte de sang septique.

Pour achever d'élucider la question que je me suis proposé de résoudre, il me reste à mettre en regard les résultats de l'inoculation du sang putréfié à l'air libre et ceux de l'inoculation du sang des animaux morts de septicémie. Nous voyons d'un côté la moitié des individus au moins survivant à l'inoculation d'une ou plusieurs gouttes de sang putréfié; de l'autre tous les individus tués par des doses infinitésimales du sang septicémique. Le virus septicémique acquiert donc une plus grande activité en passant par l'économie d'un animal vivant.

La connaissance de ce fait ôte à l'expérience des docteurs Klein et Sanderson, en l'expliquant, ce qu'elle a d'extraordinaire ; en effet, s'il suffit d'un trillionième de goutte de sang septicémique pour déterminer la mort d'un animal, on comprend facilement qu'un cobaye rendu septicémique par le dépôt dans sa cavité abdominale d'un liquide putride communique à ce liquide, par des échanges exosmotiques, quelque chose de l'extrême virulence qu'acquiert le sang circulant dans ses vaisseaux.

Il est une autre différence entre l'action du sang putréfié et celle du sang septicémique, qui mérite d'être remarquée, différence déjà signalée par MM. Coze et Feltz ; c'est la rapidité relative de la mort dans le second cas. Je me bornerai ici, pour la faire apprécier, à rappeler le résultat de l'inoculation du sang putréfié qui a été la souche de la série dont j'ai fait l'exposé : sur les cinq lapins inoculés du sang de bœuf putréfié, la durée de la vie a été de trente à quarante heures chez l'un, et de seize, neuf, et vingt-six, et cinq jours pour les autres. Tandis que sur soixante-neuf lapins inoculés dans les générations suivantes, à l'exception de deux, tous les autres ont succombé en moins de quarante heures.

Un fait qui mérite aussi d'être signalé est l'irrégularité dans la durée de la vie après l'inoculation. L'incubation ou la durée de la maladie n'est nullement en rapport avec les doses reçues, au moins dans certaines limites ; c'est ce que nous venons de voir chez les cinq lapins inoculés de sang de bœuf putréfié, dont le troisième, avec dix gouttes, mourut en moins de quarante heures, et le quatrième, avec douze gouttes, mourut en vingt-six jours. La même irrégularité se montre très ordinairement chez les animaux qui succombent au sang septicémique. Pour ne citer qu'un exemple : des deux derniers lapins de la série dont nous avons parlé, l'un, avec un trillionième de goutte, est mort en vingt-deux heures ; l'autre, avec une dose plus forte, un dix-billionième, est mort en trente-cinq heures.

Dans les maladies charbonneuses, au contraire, on remarque, sous ce rapport, une grande régularité : la durée de la vie, après l'injection du sang infectieux, est proportionnelle à la quantité de sang inoculé. J'ai montré, dans un mémoire communiqué à l'Académie en 1868, que l'inoculation chez des cobayes de quantités progressives de sang charbonneux, depuis un dixième de goutte jusqu'à un millionième, donne une durée d'incubation qui varie entre vingt-quatre et cinquante-trois heures. Depuis lors j'ai constaté plusieurs fois l'exactitude de ces résultats, qui peuvent être regardés comme l'expression d'une loi, et j'ai vérifié, en quelque sorte, cette loi par un procédé différent :

On sait que le virus charbonneux se détruit par la putréfaction ; or, au lieu d'inoculer des fractions de goutte de sang frais, si l'on prend du sang charbonneux qui s'est putréfié par une conservation plus ou moins longue, tant qu'il reste inoculable, l'animal meurt en un espace de temps d'autant plus long que le sang a été conservé plus longtemps.

Ces différences entre l'action du virus septicémique et celle du virus charbonneux me paraissent intéressantes à connaître, car ces deux maladies, certainement très voisines quant à leur nature, nous montrent qu'on ne peut conclure d'une maladie contagieuse à une autre; chacune a son génie propre.

Les faits que je viens de rapporter peuvent jeter un certain jour sur des questions incomplètement connues ou controversées relativement aux effets pernicieux des substances animales putréfiées. Quoiqu'on soit généralement d'accord aujourd'hui sur ce sujet, cependant naguère encore les dangers de leurs émanations ont été niés par d'excellents observateurs tels que Parent-Duchatelet; ceux de leur introduction dans l'estomac ne sont point admis par beaucoup de médecins qui citent, outre des expériences, l'innocuité des aliments et des chairs putréfiées dont se nourrissent beaucoup d'animaux et des peuplades sauvages. D'un autre côté, tous les jours à la campagne on attribue aux mouches qui vont sur les cadavres des maladies graves, dites charbonneuses, dans les contrées même où le charbon n'existe pas. Les médecins connaissent les accidents redoutables que déterminent certaines piqûres anatomiques, et l'on sait que les cadavres des femmes mortes de maladies puerpérales sont particulièrement infectieux. Toutefois, il est souvent impossible d'expliquer la variabilité des accidents qui a été mise sur le compte d'une prédisposition individuelle.

Le docteur Colles, cependant, a cru remarquer que les cadavres frais offrent plus de danger que ceux qui sont arrivés à un certain degré de putréfaction. Cette observation paraît bizarre; elle trouvera peut-être son explication dans les faits que je rapporterai par la suite.

Nous venons d'apprendre que le sang putréfié à l'air libre est rarement inoculable à la dose de moins d'une goutte et qu'il faut quelquefois dix ou quinze gouttes pour qu'il occasionne des accidents mortels; tandis que l'action du sang, chez l'animal qui succombe par l'inoculation, est infectieuse à des doses infinitésimales; c'est là, sans doute, la raison de la virulence ou de la non-virulence de certains cadavres.

Je m'explique par un exemple : Deux chevaux sont blessés sur un champ de bataille; l'un meurt en quelques heures, l'autre survit; mais les chairs de sa plaie sont lacérées; du sang est épanché dans les tissus, sous la peau, entre les muscles; le temps est chaud et orageux; en moins de vingt-quatre heures, tout ce sang épanché se sera putréfié et le cheval blessé mourra bientôt après de septicémie. Cette terminaison des plaies avec putréfaction est bien connue depuis les travaux qui ont été publiés en 1833 par Renault, professeur à l'École vétérinaire d'Alfort et membre distingué de cette Académie[1].

Ainsi, le cadavre du second de ces chevaux, qui se retrouvera sur le même champ que l'autre et dont la mort paraîtra due à la même cause, sera extrêmement infectieux, tandis que le cadavre du premier le sera à peine. L'inoculation des liquides de l'un ou de l'autre par une piqûre, une crevasse, une ulcération, aura des effets très différents, et si les mouches qui se repaissent du sang de ces deux animaux vont ensuite sur des plaies chez d'autres animaux, leur contact restera inoffensif dans un cas, il produira dans l'autre les accidents les plus graves.

Pour donner à ces vues une confirmation certaine, j'ai fait l'expérience suivante : une mouche à viande *(musca vomitoria)* étant placée sous une cloche de verre, j'introduisis sous cette cloche un peu de sang d'un lapin mort de septicémie (il avait été inoculé la veille avec un dix-millième de goutte de sang septicémique). Une demi-heure après, je coupai avec des ciseaux le suçoir de cette mouche et je l'introduisis, par une ponction très étroite, sous la peau, derrière l'oreille, chez un lapin vigoureux. Cet animal mourut trente-cinq heures après.

1 *Recueil de médecine vétérinaire*. Paris, 1833.

Une question qu'il est naturel de se poser est celle de la durée plus ou moins longue de la virulence de la septicémie dans un certain nombre de générations. Le virus diminue-t-il de puissance? S'épuise-t-il à la longue? Ou bien, au contraire, augmente-t-il d'activité par les transmissions successives?

La solution de cette question n'est pas sans intérêt au point de vue de l'origine ou de l'intensité des affections épidémiques et contagieuses; car, bien que chacune de ces maladies ait probablement son génie propre, la connaissance des faits particuliers peut avoir au moins l'avantage de rectifier des conceptions trop générales ou prématurées.

MM. Coze et Feltz admettent l'intensité croissante du virus septicémique dans les générations successives : « Nous ne saurions trop insister, disent ces observateurs distingués, dans un mémoire récent, sur cette circonstance remarquable que le ferment putride croît en activité en passant par divers organismes successifs... Le sang, après transmissions successives, est plus toxique[1]. » Toutefois, ces savants ne rapportent pas d'expériences nouvelles à l'appui de leur proposition.

La série des inoculations successives que j'ai rapportée semblerait donner raison à cette manière de voir, mais cette série n'avait d'autre but, quand elle fut entreprise, que de rechercher la limite extrême de la virulence.

Si les doses ont été sans cesse décroissantes avec l'accroissement du nombre des générations, c'est que la limite extrême était l'inconnue cherchée, inconnue que l'on ne soupçonnait pas aussi éloignée. On peut au moins conclure de l'examen de cette série que le virus septicémique ne s'affaiblit pas par des transmissions successives.

Quant à la question de l'accroissement de la virulence par ces générations successives, elle peut être résolue expérimentalement, et c'est ce que j'ai fait.

[1] Mémoire cité, 2e édition, 1872, p. 104 et 129.

PREMIÈRE EXPÉRIENCE. — *Première génération :* Du sang de bœuf conservé depuis dix jours fut inoculé à cinq lapins aux doses de : un dixième, un cinquantième, un centième, un cinq-centième et un millième de goutte. Les trois premiers moururent ; les deux derniers ne furent point malades, au moins en apparence. La limite de la septicité du sang putréfié capable de tuer un lapin est donc ici inférieure à un cinq-centième de goutte.

*Deuxième génération :* Le sang du lapin mort d'un dixième de goutte fut inoculé à cinq lapins aux doses de : un dix-millième, un vingt-millième, un trente-millième, un quarante-millième et un cinquante-millième de goutte. Tous moururent dans l'intervalle de trente-cinq à soixante heures.

DEUXIÈME EXPÉRIENCE. — *Première génération :* Du sang de bœuf conservé depuis cinq jours fut inoculé à cinq lapins aux doses de : une goutte, un centième, un millième, un deux-millième et un dix-millième de goutte. Les trois premiers seuls moururent La puissance du virus pour tuer dans ce cas n'atteignait donc pas un deux-millième de goutte.

*Deuxième génération :* Le sang du cœur du lapin mort d'un centième de goutte fut inoculé à trois lapins aux doses de : un cent-millième, un millionième, un dix-millionième de goutte. Tous les trois moururent dans un intervalle de seize à vingt-trois heures.

*Troisième génération :* Le sang du lapin mort d'un dix-millionième de goutte fut injecté à cinq lapins aux doses de : un cent-millionième, un billionième, un dix-billionième, un cent-billionième et un trillionième de goutte. Tous ces lapins moururent en vingt-quatre ou vingt-cinq heures.

Ces faits prouvent suffisamment que le virus septicémique acquiert tout de suite sa plus grande puissance.

Je n'entreprendrai pas de rechercher si le virus qui acquiert une activité si grande dans l'économie d'un animal est d'une autre nature que le virus de la substance putréfiée qui a tué cet animal. Je puis dire que ce n'est pas la putréfaction du cadavre qui a imprimé une nouvelle activité au poison qui se trouvait dans ses veines; car, dans mes expériences, souvent l'inoculation a été pratiquée peu de temps après la mort de l'animal, son cadavre étant encore chaud.

Mais je dirai plus : le virus septicémique, très probablement, est détruit par la putréfaction qui s'empare de l'animal qu'il a tué. C'est un fait que j'ai montré pour le virus charbonneux et qui est aujourd'hui, je crois, généralement accepté. J'ai cherché s'il n'en serait pas de même du virus septicémique ; voici deux expériences qui répondent à cette question :

PREMIÈRE EXPÉRIENCE. — Du sang d'un lapin mort le 18 juillet dernier de septicémie et dont la virulence fut constatée immédiatement par l'inoculation à des cobayes et à des lapins, fut conservé dans un flacon pendant vingt-trois jours. Le 20 août, il fut inoculé à trois cobayes, aux doses de un huitième, un quarantième et un centième de goutte. Le résultat fut tout à fait nul..

DEUXIÈME EXPÉRIENCE. — Le sang d'un lapin mort de septicémie le 19 août et faisant partie d'une série qui tuait à la dose d'un trillionième de goutte, fut conservé dans un flacon pendant vingt jours. Le 8 septembre, un lapin fut inoculé avec ce sang à la dose de un deux-millième de goutte. Ce lapin ne fut nullement malade.

Ces faits, s'ils se confirment par de nouvelles expériences, pourront avoir plus d'un genre d'intérêt ; ils expliqueront aussi l'observation du docteur Colles, relativement à la moindre virulence des cadavres les plus putréfiés.

J'espère, dans une prochaine séance, pouvoir reprendre l'examen de quelques nouvelles questions relatives à la septicémie.

## II[1]

Parmi les questions que soulève l'étude de la septicémie, il en est deux qui se présentent tout d'abord à l'esprit et que je me propose d'examiner aujourd'hui :

1° La septicémie, expérimentalement produite, envahit-elle tous les animaux indistinctement, ou bien est-elle spéciale à quelques espèces?

2° Quelle est la condition qui donne une virulence extraordinaire au sang d'un animal inoculé par une substance putréfiée?

Pour résoudre la première question, il suffirait de chercher

[1] *Bulletin de l'Académie de médecine*, 8 octobre 1872, p. 976.

quelle est la moindre quantité de virus septicémique qui tue un animal appartenant à une espèce déterminée. La réponse serait facile si chaque individu d'une même espèce avait une susceptibilité égale à l'égard de ce virus; mais il y a, je pense, sous ce rapport, de notables différences et, par exemple, les animaux très jeunes m'ont paru beaucoup plus sensibles que les vieux. On ne peut donc déterminer d'une manière absolue l'action du virus septicémique sur une espèce donnée et la chiffrer par un exposant. D'un autre côté, la recherche de la dernière limite de cette action ne peut se faire que par des tâtonnements, en descendant ou en remontant successivement d'une dose supérieure ou inférieure à une autre, et, pour arriver à une conclusion précise par ce moyen, il faut sacrifier un grand nombre d'animaux d'espèces diverses.

Il ne m'a pas été donné de pouvoir accomplir ce travail; cependant mes recherches, bien que faites sur un petit nombre d'espèces d'animaux, suffiront, je crois, à établir ce point, que l'intensité de l'affection produite par l'introduction de sang putréfié dans l'économie d'un animal n'est pas en rapport avec le volume ou la masse de cet animal, et qu'elle est en rapport, au contraire, avec la nature de son milieu intérieur, pour me servir d'une expression de M. Claude Bernard; qu'elle est enfin une question d'espèce.

Nous savons que le lapin est d'une sensibilité extraordinaire au virus septicémique : il est tué par un trillionième ou même un quatrillionième de goutte de sang virulent; en outre, chez cet animal, après l'inoculation, la mort est rapide et presque fatale.

Le cobaye est un rongeur comme le lapin : élevé et nourri dans les mêmes conditions, mais d'un volume bien moindre, il devrait être plus sensible encore au virus septicémique, si c'était ici une question de masse. Un relevé statistique de mes expériences va nous éclairer sur ce point : j'ai inoculé soixante-seize cobayes avec des fractions de goutte de sang septicémique : sur quarante-quatre qui ont reçu une quantité de ce virus variant de une demi-goutte à un cinq centième de goutte, trente-un sont morts; dix ont survécu.

Sur vingt-sept qui ont été inoculés avec une dose variant de un millième à un cinq-millième de goutte, neuf sont morts ; dix-huit ont survécu.

Sur onze qui ont été inoculés avec une dose variant de un dix-millième à un millionième de goutte, trois sont morts et huit ont survécu.

On voit, par ce relevé, que le cobaye n'est pas toujours atteint par des doses de virus relativement fortes; qu'il l'est rarement par des doses relativement faibles, et qu'il est épargné par les doses infiniment petites, qui tuent cependant le lapin.

Pour achever de donner quelques aperçus relativement à cette question, je mentionnerai deux expériences faites sur le rat, une sur la souris, et quelques autres sur des oiseaux.

Un rat fut inoculé une fois avec un dix-millième de goutte de sang septicémique, sans en paraître aucunement impressionné; une souris, inoculée avec un cent-millième de goutte, mourut le lendemain de septicémie, ainsi que l'inoculation de son sang au lapin l'a démontré.

Cinq poulets reçurent un centième, un millième, un dix-millième, un cent-millième, un millionième de goutte de sang d'un lapin mort de septicémie; quatre pigeons reçurent un centième, un millième, un dix-millième et un cent-millième de goutte du même sang; aucun de ces animaux ne fut malade.

Ces expériences nous prouvent que les diverses espèces d'animaux sont diversement impressionnées par le virus septicémique; comme l'on pouvait, au reste, le prévoir par analogie, d'après la considération que les maladies contagieuses ou virulentes sont spéciales à certaines espèces et qu'elles atteignent très rarement un grand nombre d'espèces différentes.

A ce point de vue, il peut être intéressant de rapprocher de la septicémie les effets de l'inoculation de la maladie charbonneuse sur les animaux dont nous venons de parler.

J'ai dit, dans ma précédente communication, que le cobaye est constamment tué par un millionième de goutte de sang charbonneux, et qu'il peut l'être encore par un cent-millionième de goutte. Des expériences semblables m'ont fait voir que le lapin est constamment tué par une dose inférieure à un millième de goutte de sang charbonneux, mais qu'il n'en est plus de même pour des doses plus faibles : quatre lapins ont été inoculés avec un dix-millième de goutte, quatre avec un cent-millième, six avec un cinq-cent-millième, cinq avec un millionième, un avec un dix-millionième et un avec un cent-millionième de goutte de sang charbonneux; un seul de tous ces animaux mourut.

La sensibilité du cobaye et du lapin aux virus septicémique et charbonneux est donc précisément inverse,

Deux rats blancs furent inoculés avec un centième et deux avec un dix-millième de goutte de sang charbonneux et moururent; un autre rat de la même espèce inoculé avec un cent-millième et deux avec un millionième de goutte du même sang ne furent point malades; trois souris blanches, inoculées avec un centième, un dix-millième et un millionième de goutte, moururent après une longue incubation.

Des pigeons, des poules et des dindons ne se sont pas trouvés moins réfractaires au charbon qu'à la septicémie.

En somme, la septicémie et le charbon, maladies très analogues, respectent les oiseaux (au moins dans certaines limites) et atteignent les mammifères; mais ceux-ci ont des aptitudes diverses à ces deux maladies, aptitudes qui ne sont déterminées ni par le volume de l'animal, ni même par le voisinage des espèces.

Examinons maintenant la seconde question que nous nous sommes proposé de résoudre, à savoir : quelle est la condition qui donne une virulence extrême au sang d'un animal inoculé par une substance putréfiée.

Dans l'étude de cette question je ne me suis préocupé ni de la nature de la septicémie, ni de rechercher si le virus qui la produit est un vibrion, une bactérie ou bien une substance toxique qu'ont découverte des savants allemands, et qu'ils ont appelée la *sepsine*. Car si l'on arrive à reconnaître la condition qui favorise dans le sang vivant le développement d'un ferment né au dehors dans une matière putréfiée, on reconnaîtra par cela même et la nature de la septicémie et celle de son virus; en effet, les travaux de M. Pasteur nous ont appris que le ferment de la putréfaction appartient à la famille des *vibrioniens*.

Avant d'exposer les expériences qui, j'espère, donneront la solution de cette question, il m'importe de faire connaître les faits et les idées dont la filiation m'a conduit à les pratiquer. De cette manière elles seront placées dans leur vrai jour; elles ne donneront point de prise au doute ou à l'incertitude et n'auront point besoin de commentaire qui montre leurs rapports avec la question dont nous nous occupons.

Nous savons déjà que le sang putréfié à l'air libre et dans des conditions ordinaires possède une faculté virulente très variable : tel sang tue un lapin à la dose de un millième de goutte, tel autre ne le tue que par dix ou quinze gouttes. Quelles sont les conditions qui déterminent une variation si grande? Il y en a probablement plusieurs, mais assurément l'opinion qui paraîtra la plus rationnelle, c'est qu'il y a des degrés dans la putréfaction et que la substance la plus putréfiée est la plus toxique. C'est donc cette substance qui tuera à la moindre dose.

Or, on sait que les matières qui se putréfient acquièrent avec le temps une fétidité de plus en plus grande, et l'on en conclura nécessairement que le sang le plus ancien est le plus virulent. Cette opinion, toute rationnelle qu'elle paraît, ne peut acquérir une certitude absolue que par une vérification expérimentale. Dans ce but, j'ai pris à la boucherie, de loin en loin pendant cinq ans, divers échantillons de sang de bœuf que j'ai gardés.

J'ai inoculé cent trois cobayes avec du sang de ces diverses époques, à des doses qui ont varié entre dix gouttes et un centième de goutte. Un relevé statistique de tous ces cas pourrait avoir de l'intérêt, mais il prendrait beaucoup de temps; je me bornerai donc à en extraire quelques groupes que je comparerai entre eux. Un premier groupe comprendra les animaux inoculés avec du sang conservé de un à dix jours; ils sont au nombre de vingt-deux (La température du laboratoire a toujours été supérieure à 14° C.) Un second groupe comprendra ceux qui l'ont été avec du sang conservé de onze à soixante jours; ils sont au nombre de quarante quatre. Sur les vingt-deux cobayes du premier groupe, dix-sept ont été inoculés à la dose de une goutte à un centième de goutte : douze sont morts; cinq ont survécu. Sur les quarante-quatre cobayes du second groupe, vingt-six ont été inoculés à la dose de une goutte à un centième de goutte : un est mort, vingt-cinq ont survécu.

On voit donc par ces faits, contrairement à ce qu'on eût pu supposer, que le sang le moins ancien est le plus virulent.

Maintenant, si l'on compare deux groupes formés, l'un des animaux inoculés avec du sang de un à soixante jours qui sont au nombre de soixante-six, et l'autre des animaux, au nombre de seize, qui ont été inoculés avec du sang de quinze mois à cinq ans, on trouve que, dans le premier groupe, treize sont morts avec une dose inférieure à deux gouttes, et que dans le second aucun animal n'est mort avec une dose inférieure à quatre gouttes.

D'après les résultats de ces expériences, le degré de septicémie du sang putréfié à l'air libre et dans les conditions ordinaires n'est point en rapport avec l'intensité de la fétidité, et, loin de devenir de plus en plus toxique en vieillissant, le sang perd, après quelques jours, une partie de la virulence qu'il avait d'abord acquise.

Mes expériences sur des lapins ont donné des résultats tout à fait semblables; je crois inutile de les rapporter ici.

Le fait de la diminution de la virulence d'une substance putréfiée par une putréfaction plus grande, autant que nous la jugions par l'impression qu'en reçoivent nos sens, n'est pas sans analogue; en effet, j'ai rapporté dans ma précédente communication deux faits qui rendent très vraisemblable que le sang d'un animal septicémique perd en grande partie la virulence par la putréfaction qui s'en empare après la mort. Je vais rapporter un troisième fait qui, je pense, confirmera pleinement les deux précédents.

Un lapin qui avait été inoculé avec un cinq-cent-millième de goutte de sang étant mort le 4 septembre dernier, son sang fut recueilli dans une éprouvette et deux lapins furent aussitôt inoculés, l'un avec un cinq-cent-millième, l'autre avec un millionième de goutte; tous les deux moururent en moins de quarante-huit heures. La virulence du sang du premier lapin étant ainsi bien constatée, ce liquide fut conservé jusqu'au 13 septembre, c'est-à-dire pendant neuf jours, puis inoculé à deux lapins, aux doses de un dix-millième et un deux-millième de goutte.

Ces deux lapins moururent en moins de quarante heures; le virus n'était donc pas encore épuisé. Une nouvelle inoculation fut pratiquée à deux lapins aux mêmes doses de un dix-millième et un deux-millième de goutte de sang, le 27 septembre, donc après vingt-trois jours de conservation. Ces deux lapins ne furent nullement malades; ils sont encore (6 octobre) parfaitement bien portants.

Quelle peut être la cause de la disparition plus ou moins complète du virus septicémique dans le sang qui se putréfie? Cette cause est très probablement le dégagement de produits ammoniacaux et hydrosulfurés qui exercent une action toxique sur le virus. Or il est clair que la diminution de la virulence d'un virus septicémique et celle du virus de la putréfaction sont des phénomènes corrélatifs, et qu'ils sont dus à la même cause.

Que la putréfaction tue un virus, nous avons déjà constaté ce fait pour le charbon; mais qu'un virus soit tué par son produit, c'est ce qu'il est moins facile d'admettre; cependant sans parler des animaux qui s'asphyxient dans un air confiné, il se produit tous les jours sous nos yeux un phénomène analogue, que les chimistes et beaucoup d'industriels connaissent parfaitement.

Lorsqu'un moût de raisin est peu riche en substance sucrée, la fermentation qui s'établit se continue jusqu'à ce que tout le sucre soit converti en alcool ; elle s'arrête alors parce que le ferment *(torula cerevisiæ)* ne trouve plus d'aliment pour se reproduire. Lorsque le moût est riche en sucre, la fermentation qui s'est établie peut s'arrêter avant que la totalité du sucre ait été convertie en alcool ; mais ici ce n'est point que le ferment manque d'aliment, c'est parce que l'alcool qu'il a produit en certaine quantité s'oppose à sa reproduction ou bien le tue. Or, dans ce cas, si l'on enlève l'alcool par la distillation, la substance nuisible au développement du *torula cerevisiæ* étant éliminée, la fermentation se rétablit et se continue jusqu'à la destruction totale du sucre ou jusqu'à ce qu'un excès d'alcool vienne de nouveau l'interrompre. Un appareil de distillation ou d'élimination qui enlèverait ce produit à mesure qu'il se forme, sans élever trop la température, permettrait au ferment de se multiplier tant qu'il resterait dans le moût une molécule de sucre.

Si le virus de la putréfaction se détruit, en grande partie au moins, par les produits ammoniacaux et hydrosulfurés, comme le *torula cerevisiæ* se détruit par l'alcool, on communiquerait à ce virus une plus grande puissance, si l'on éliminait du liquide en putréfaction ces produits ammoniacaux et hydrosulfurés à mesure qu'ils se forment.

L'appareil qui pourrait donner ce résultat existe ; c'est un organisme animal. On sait, en effet, et j'aurais à peine besoin de le rappeler ici, que les produits ammoniacaux formés au sein de l'économie animale sont éliminés par les reins ; on sait encore, par une expérience remarquable de notre collègue M. Claude Bernard, que le gaz acide sulfhydrique introduit dans la circulation est rapidement exhalé par les voies respiratoires.

Si le virus de la putréfaction introduit dans l'économie vivante exerçait sur le sang contenu dans les vaisseaux la même action qu'il exerce sur le sang renfermé dans un vase, l'ammoniaque étant éliminé par les voies urinaires et l'acide sulfhydrique par les voies respiratoires, la production indéfinie du virus ne rencontrerait aucun obstacle, et, par là, on expliquerait la virulence extrême acquise par le sang d'un animal qui serait le siège d'un tel phénomène.

Nous ne pouvons réaliser expérimentalement toutes les conditions dont nous venons de parler, mais nous pouvons au moins en réunir quelques-unes ou en créer d'analogues. Or, si nous arrivons par ces moyens artificiels à donner au sang, en dehors de l'économie vivante, une virulence aussi grande ou presque aussi grande que celle qu'il acquiert au dedans, nous aurons, je pense, résolu le problème dont nous nous occupons.

La première condition que rencontre le ferment septique introduit dans le sang d'un mammifère, c'est une chaleur plus que tropicale, c'est 37 à 38° C. Or il suffit de quatorze à quinze heures pour qu'un lapin inoculé soit totalement envahi par le ferment ou virus septique et qu'il meure. Si nous en jugeons par nos observations sur la conservation plus ou moins longue de la faculté virulente du sang putréfié et surtout de celle du sang septicémique, nous comprendrons que la virulence primitivement acquise ne devra disparaître qu'après un certain nombre de jours; or, en maintenant du sang à une température de 37° C., pendant quatorze heures, la virulence rapidement acquise ne sera pas sitôt détruite et l'inoculation nous permettra de mesurer son intensité. Nous pouvons encore, par l'introduction dans le sang frais d'une petite proportion de sang déjà putréfié, réaliser une nouvelle condition de la septicémie expérimentale.

D'après ces vues, j'ai fait les expériences suivantes; mais d'abord rappelons-nous que, dans toutes les recherches antérieures, le sang putréfié à l'air libre n'a jamais été inoculable à une dose moindre que un deux-millième de goutte :

EXPÉRIENCES. — Du sang pris à la boucherie et n'ayant aucune odeur de putréfaction fut placé dans deux éprouvettes : dans l'une, j'introduisis du sang putréfié dans la proportion de un millième, et dans l'autre dans la proportion de un centième. Le mélange ayant été opéré, les deux éprouvettes furent placées dans une *couveuse artificielle* dont la température varia de 35 à 39° C.

Quatorze heures après, les deux éprouvettes furent retirées de la *couveuse ;* le sang avait acquis une fétidité très prononcée.

Celui de la première éprouvette fut inoculé à deux lapins aux doses de :

1 cinquante-millième de goutte,
1 millionième de goutte.

Le premier lapin mourut en seize heures et le second douze jours après l'inoculation.

Le sang de la seconde éprouvette, qui avait reçu un centième de sang putréfié, fut inoculé à trois lapins aux doses de :

1 dix-millième de goutte,
1 cinquante-millième de goutte,
1 millionième de goutte.

Les deux premiers moururent en vingt-cinq heures, et le troisième trente-six heures environ après l'inoculation.

Quoique ces résultats fussent suffisamment concluants, je pensai que, dans cette expérience, on pourrait réaliser une condition de plus en mêlant avec le sang une substance qui absorberait les produits de la putréfaction à mesure qu'ils se formeraient; par exemple, du charbon animal ou du carbonate de plomb. Cependant on ne pouvait prévoir l'action de ces deux corps sur le virus même ; c'était à l'expérience de répondre.

En conséquence, je pris à la boucherie du sang d'un bœuf récemment tué et je le divisai en trois parties ; la première fut mêlée avec un volume égal de charbon animal, et la seconde avec un volume égal de carbonate de plomb. La troisième partie ne reçut aucun mélange. Au moment de cette opération, le sang ayant déjà acquis une légère odeur de putréfaction, je ne crus pas devoir y ajouter de sang putréfié.

Ces trois portions de sang furent placées dans la *couveuse artificielle,* dont la température fut maintenue à 37 ou 38° C. Quatorze heures après, une partie de chacun de ces échantillons de sang fut retirée de la couveuse. Les deux premiers avaient une odeur de putréfaction à peine sensible, le troisième était fétide; le carbonate de plomb avait acquis une coloration jaunâtre.

Le sang mêlé de charbon animal fut inoculé à trois lapins aux doses de :

1 millionième de goutte,
1 cent-millionième de goutte,
1 billionième de goutte.

Le premier de ces animaux mourut en dix-huit heures, le second en vingt-trois heures et le troisième en vingt et une heures.

Le sang, mêlé de carbonate de plomb, fut inoculé à deux lapins aux doses de :

1 millionième de goutte,
1 cent-millionième de goutte.

Le premier mourut en vingt heures, le second en vingt-neuf heures.

Le sang pur fut inoculé aux doses de :

1 cent-millième de goutte,
1 millionième de goutte,
1 cent-millionième de goutte.

Le premier lapin inoculé mourut en vingt-huit heures, le second et le troisième en quarante heures environ.

Si l'on mesurait l'activité du virus à la durée de la vie dans ces trois séries d'expériences, on constaterait que le sang mêlé de charbon avait acquis une puissance presque double de celle du sang resté sans mélange.

Une partie de ces trois portions de sang avait été maintenue dans la *couveuse*; elle en fut retirée, après y avoir passé dix-neuf heures, pour être inoculée à des lapins.

Le sang, mêlé de charbon, le fut aux doses de :

1 dix-millième de goutte,
1 cent-millième de goutte,
1 billionième de goutte.

Le premier et le second de ces animaux moururent en vingt-huit heures, le troisième en vingt-deux heures.

Le sang, mêlé de carbonate de plomb, fut inoculé aux doses de :

1 dix-millième de goutte,
1 cent-millième de goutte,
1 billionième de goutte.

Le second seul des lapins mourut, mais tardivement, soixante heures environ après l'inoculation.

Dans une nouvelle expérience, du sang mêlé avec deux fois son volume de charbon animal étant resté dix heures seulement dans la *couveuse* à la température de 37 à 33° C., fut inoculé aux doses de :

1 cent-millionième de goutte,
1 dix-billionième de goutte,
1 trillionième de goutte.

Le premier mourut en quarante-huit heures; les deux autres ne furent point atteints.

D'après ces expériences, on voit que le charbon animal favorise le développement du virus de la septicémie et que le carbonate de plomb, qui agit d'abord dans ce sens, acquiert bientôt des propriétés toxiques; mais il en ressort surtout ce fait, que le ferment de la putréfaction acquiert, dans le sang sorti des vaisseaux d'un animal, une activité virulente tout aussi grande que celle qu'il acquiert dans le sang de cet animal vivant lorsqu'il trouve au dehors des conditions analogues à celles qu'il trouve au dedans.

L'ensemble des faits qui viennent d'être exposés successivement suffit, je crois, à montrer l'identité du virus de la septicémie avec le ferment de la putréfaction.

En effet, dans des conditions de température identiques, l'un et l'autre se produisent dans le même espace de temps. L'un et l'autre perdent en partie leur virulence par une conservation plus ou moins longue. L'un n'est engendré dans l'organisme animal que par la pénétration de l'autre dans cet organisme. L'un et l'autre tuent également le lapin à des doses infiniment petites. Enfin l'un et l'autre produisent chez l'animal inoculé des phénomènes identiques dans leurs manifestations et dans leur durée.

La septicémie est donc une putréfaction, putréfaction qui s'accomplit dans le sang d'un animal vivant. Sans doute, elle n'est point accompagnée de l'odeur qui caractérise pour nous la putréfaction, car pendant la vie ses principes odorants sont éliminés à mesure qu'ils se forment; mais le ferment reste, il s'accumule dans l'économie jusqu'à ce qu'il la détruise. Dès lors l'élimination des produits ammoniacaux et hydrosulfurés n'ayant plus lieu, le cadavre acquiert en peu d'heures une fétidité qu'on ne remarque pas dans les cas où la mort est déterminée par une autre cause. Ce phénomène est des plus apparents chez les animaux morts de l'inoculation du virus septicémique.

Mais n'observons-nous pas des phénomènes semblables chez l'homme qui succombe aux maladies septiques? Combien de fois, lorsque la vie est sur le point de s'éteindre, lorsque les fonctions éliminatrices cessent de s'accomplir, n'a-t-on pas été frappé de l'odeur cadavérique que déjà le malade répand autour de lui; et souvent, après la mort, n'est-il pas nécessaire de hâter le moment de la sépulture? C'est que, dès avant la mort, le malade était la proie de la putréfaction.

En pénétrant et en se développant dans l'économie animale, l'agent de la putréfaction reste identique avec lui-même, bien que nous lui donnions ici le nom de *ferment*, là celui de *virus*. Dans les faits que nous venons d'examiner, nous reconnaissons que cet agent (ferment ou virus), pour jouer l'un ou l'autre rôle, n'a pas besoin de se transformer ou de changer de nature; il suffit que, d'une ou d'autre part, il trouve un milieu semblable et des conditions analogues. S'il acquiert chez des animaux vivants des propriétés plus puissantes que dans une substance morte, c'est qu'il y trouve une température plus élevée et un milieu sans cesse épuré des produits toxiques qui s'y engendrent.

Je n'insiste pas sur ces considérations générales, quoiqu'il soit bien évident que les conditions dans lesquelles se propage le ferment septicémique ne lui sont point spéciales, et que les maladies septiques en général trouvent leur origine dans des conditions de même ordre.

Aussi peut-on se demander si, dans les matières putréfiées, le ferment qui devient chez le lapin un virus redoutable, est le seul principe qui puisse envahir l'économie animale et y produire une maladie virulente. Je crois pouvoir répondre que le ferment de la septicémie dont nous venons de faire l'étude n'est pas le seul virus qui soit contenu dans les matières en putréfaction; mais, pour mettre les autres en évidence, il faut posséder un moyen de les isoler. Ce moyen ne sera peut-être pas toujours introuvable.

C'est une question sur laquelle j'espère revenir un jour.

## III[1]

### Recherches sur la nature de l'empoisonnement par la saumure.

Il y a dix-sept ans que l'un des membres de cette Académie, M. Reynal, vint lire un mémoire qui avait pour but de prouver que la *saumure* est un poison violent pour un grand nombre d'animaux.

Le fait qui avait appelé l'attention de notre distingué collègue sur cette question fut l'observation de la mort de huit jeunes porcs qui avaient pris de la saumure avec leurs aliments. L'annonce de ce fait amena la révélation d'un assez grand nombre de cas d'empoisonnements semblables observés dans plusieurs pays.

Pour élucider cette question toute nouvelle, M. Reynal se livra à diverses investigations expérimentales qui confirmèrent la réalité de l'empoisonnement des animaux par la saumure, mais qui ne donnèrent aucune notion sur le principe toxique de ce liquide. Cette question, insoluble sous ce dernier rapport, fut délaissée, et personne, que je sache, n'en parla plus jusque aujourd'hui.

Peu de médecins sans doute se rappellent les faits publiés il y a dix-sept ans ; je vais donc les énumérer rapidement. Voici d'abord les observations :

1° Dans le mémoire cité, M. Reynal constate que huit jeunes porcs sont morts à la suite d'une ingestion de saumure mêlée avec leurs aliments;

2° M. Adams, vétérinaire à Augsbourg, vit périr par la même cause douze porcs en 1851, treize en 1885; puis il vit se renouveler le même accident trois fois encore; mais il ne donne pas le nombre des victimes;

1 *Bulletin de l'Académie de médecine*, 29 octobre 1872, p. 1051.

3° Spinola, professeur à Berlin, fut témoin de l'empoisonnement de dix-huit porcs par un mélange de son et de saumure de viande ;

4° M. Albert, vétérinaire à Schverte, rapporte qu'il vit le même fait se reproduire sur plusieurs animaux de la même espèce ; il n'en donne pas le nombre ;

5° En France, M. Degoix en vit mourir deux qui avaient avalé de la saumure de porc ;

6° En Angleterre, M. Corby en vit périr un et M. Lewis huit par la même cause.

Voilà pour les porcs, voyons les faits relatifs à d'autres animaux :

1° M. Fischer, vétérinaire distingué du grand-duché de Luxembourg, fut appelé à soigner quatre chevaux malades à la suite de l'administration de la saumure comme médicament. Trois de ces chevaux moururent.

2° Un vétérinaire de district, Arensberg, cité par M. Fischer, observa l'empoisonnement de plusieurs brebis par l'ingestion de saumure de harengs.

3° Enfin M. Degoix vit périr par la saumure de porc deux poulets, deux canards et une oie.

C'est donc un total de soixante-deux porcs tués par la saumure, sans compter ceux dont le nombre n'est pas déterminé, et en outre des chevaux, des brebis et des oiseaux.

Mais ce ne sont pas les seuls faits du même genre qui aient été observés ; car un professeur universellement connu, de l'université de Carlsruhe, Fuchs, dans son *Traité de pathologie générale des animaux domestiques*, avait déjà dit que la saumure de viande et celle de harengs occasionne sur *tous les animaux* des accidents redoutables.

Aux faits mentionnés ci-dessus on pourrait peut-être ajouter un certain nombre de cas d'empoisonnements occasionnés chez l'homme par diverses préparations de charcuterie, empoisonnements restés ordinairement inexplicables et que, dans ces dernières années, en Allemagne, on a cru devoir mettre trop exclusivement peut-être sur le compte de la trichine.

Dans son mémoire où la plupart de ces observations sont mentionnées, M. Reynal rapporte les expériences qu'il a faites pour en confirmer la réalité ou pour les expliquer [1]. Voici les principaux faits qu'il contient :

1° Une première série d'expériences eut pour but de constater les propriétés toxiques de la saumure administrée pure et sans mélange d'aliments. Elles eurent pour sujets *trois chiens*, *trois chevaux*, *un porc* et des *poules*. Chez l'un des chiens, l'œsophagotomie fut pratiquée pour empêcher le vomissement et la mort peut être attribuée à cette opération ; un cheval fut abattu. Un autre cheval, le porc et des poules moururent évidemment des suites de l'ingestion de la saumure.

2° Une seconde série d'expériences eut pour but de constater les propriétés toxiques de la saumure mélangée en quantité variable avec les aliments. Les animaux, sujets de ces expériences, furent *quatre chiens*. Chez deux l'œsophage fut lié après l'ingestion de la saumure; ils moururent peut-être par suite de la ligature de ce conduit. Deux autres chiens, dont l'œsophage ne fut pas lié, prirent pendant deux jours de suite de 1 à 2 décilitres de saumure; ils succombèrent tous les deux à la suite de cette ingestion.

3° Enfin, dans une troisième série d'expériences, M. Reynal se proposa de reconnaître si l'usage journalier de la saumure mêlée avec la nourriture des animaux pouvait occasionner un empoisonnement. *Un chien* et *deux porcs*, qui furent les sujets de cette expérience, moururent en six, treize et dix-huit jours.

De tous ces faits, notre savant collègue tire les conclusions suivantes :

1° La saumure prise sans mélange d'aliments produit chez le chien, à la dose de 2 à 3 décilitres, des phénomènes d'intoxication sans amener la mort ;

A la dose de 2 à 3 litres, elle empoisonne le cheval dans l'espace de vingt-quatre à quarante-huit heures ;

1 *Recueil de médecine vétérinaire pour 1855.*

A celle d'un demi-litre, elle est toxique pour le porc;

Enfin, à la dose de 3 à 4 centilitres, elle est toxique pour les volailles.

2° La saumure, mélangée avec les aliments, tue le chien, malgré le vomissement, à la dose de 4 décilitres; lorsqu'il ne vomit pas, elle le tue à la dose de 2 à 3 décilitres;

3° Mêlée avec les aliments et prise comme nourriture pendant un certain temps, la saumure est toxique pour le porc, quoiqu'il en soit très friand, à la dose de 1 demi-litre à 1 litre.

Toutes ces expériences et les observations que nous avons mentionnées ci-dessus prouvent d'une manière incontestable que la saumure est un poison pour les animaux; mais elles ne disent pas quelle est la substance qui joue le rôle de poison dans ce liquide.

L'analyse chimique n'a rien fait découvrir sous ce rapport. Plusieurs savants ont pensé que le principe toxique pouvait être le sel marin, qui cependant n'entre guère que pour un dixième dans la composition de la saumure. Des expériences nombreuses faites à ce sujet ont d'abord semblé prouver qu'en effet le chlorure de sodium est le poison de la saumure; mais il fut prouvé, surtout par les recherches de notre savant collègue, M. Bouley, que la mort des animaux prétendus empoisonnés par le sel marin avait eu pour cause unique la ligature de l'œsophage pratiquée pour empêcher le vomissement: « Le sel, dit M. Bouley, n'est pas toxique pour le chien à la dose de 50, 60 et 100 grammes. L'expérience le prouve d'une manière certaine, incontestable. »

Le sel n'étant pas le poison de la saumure, on a attribué l'action nuisible de ce liquide à la présence d'un acide gras qui se formerait sous l'influence du chlorure de sodium; mais les recherches de M. Reynal ont prouvé que cet acide gras n'avait point d'action nuisible.

Enfin on a attribué l'action toxique de la saumure à des champignons microscopiques, puis à la présence d'une algue, la *sarcina botulina*. L'examen microscopique m'a démontré qu'il n'existe dans des saumures toxiques ni champignons ni spores, ni sarcine d'aucune espèce.

L'action toxique de la saumure est donc restée inexpliquée. Les recherches de M. Reynal sur cette question ont établi cependant ce fait que la saumure acquiert ses propriétés malfaisantes en vieillissant.

Je me suis aussi occupé des propriétés toxiques de ce liquide; ce n'est pas que je voulusse mettre en suspicion des faits consciencieusement et soigneusement observés ; mais je voulais simplement élucider un point qui était resté complètement obscur, à savoir quelle est la nature du poison de la saumure.

Je me suis servi, pour la découvrir, d'un procédé qui diffère de celui qui avait été employé jusque-là.

Mes recherches ont été faites avec trois sortes de saumure :

1° L'une, prise chez un charcutier, était un liquide louche, légèrement rougeâtre, sans odeur bien appréciable ; elle était *entretenue* depuis environ dix ans et employée aux salaisons les plus fines.

2° Une seconde saumure, prise chez un autre marchand, ne servait que pour des salaisons communes de porc; elle était ancienne aussi et altérée; elle était *tournée*, suivant l'expression du charcutier. Elle n'avait pas plus que la première d'odeur bien appréciable.

3° Une troisième était de la saumure de saumon et sentait fortement la marée.

Expériences. — 1° J'injectai avec la seringue de Pravaz, à un lapin, dans les muscles du cou et des deux cuisses, douze gouttes de la première saumure. L'animal mourut quatre jours après ;

2° Douze jours plus tard, j'injectai de la même manière à un lapin vingt gouttes de la même saumure. L'animal mourut au bout de deux jours ;

3° Un autre lapin reçut vingt-cinq gouttes de la même saumure, chauffée jusqu'à l'ébullition. L'animal mourut cinq jours et demi après ;

4° Chez un autre lapin, j'injectai, comme chez les précédents, douze gouttes de la deuxième saumure, celle qui était *tournée;* le lapin mourut après sept jours ;

5° Enfin j'injectai encore à un lapin douze gouttes de la saumure de poisson et ce lapin mourut le septième jour.

L'action toxique de la saumure est ici très évidente; elle ne peut être attribuée au sel marin dont la quantité ne devait pas dépasser 10 ou 15 centigrammes.

Si nous nous souvenons, ce qui a été établi expérimentalement, que le sang peut contenir le ferment de la putréfaction sans qu'il en ait l'odeur, nous ne serons pas bien éloignés d'admettre que ce ferment peut exister aussi dans la saumure et que c'est lui qui forme son principe toxique. Une expérience, que j'ai faite, vient encore à l'appui de cette opinion : Dans 50 grammes d'eau saturée de sel marin, j'ai mis une goutte de sang septicémique, puis après vingt-quatre heures de contact, j'ai injecté une goutte de cette eau à un lapin qui mourut le lendemain. Ainsi donc le sel marin n'a point d'action ou n'a qu'une action bien limitée sur le ferment ou le virus de la putréfaction.

Ces vues relativement à la nature du poison de la saumure pouvaient être confirmées expérimentalement d'une manière bien facile. Nous savons, en effet, que le sang d'un animal mort à la suite de l'introduction dans ses organes d'une substance putréfiée, acquiert une virulence extrême; il s'agissait donc de savoir si telle était la condition des lapins morts par l'injection de la saumure :

EXPÉRIENCES. — 1° Du sang pris dans le cœur du premier lapin, mort par l'injection de la saumure *non tournée*, fut injecté à la dose de un millième de goutte à un lapin qui mourut en vingt-quatre heures ;

2° Du sang du second lapin, tué par la même saumure, fut injecté à un autre lapin à la dose de un millionième de goutte, cet animal mourut en dix-neuf heures ;

3° Du sang pris dans le cœur du lapin mort de l'inoculation de la saumure *tournée* fut injecté à un lapin à la dose de un millionième de goutte; celui-ci mourut en vingt-deux heures ;

4° Du sang du lapin mort par l'inoculation de la saumure de poisson fut injecté de même à la dose de un millionième de goutte à un lapin qui mourut en trente-six heures.

On pourrait se demander si la saumure introduite dans l'estomac des animaux donne au sang des animaux la même virulence que celle qui est injectée dans le tissu cellulaire sous-cutané. Les expériences suivantes répondront à cette question :

EXPÉRIENCES. — 1° Je fis avaler à un lapin 3 grammes de la saumure qui servit aux premières inoculations ; il mourut seize heures après ;

2° Un second lapin, qui avala 2 grammes de la même saumure, est encore vivant ;

3° Un troisième lapin, auquel je fis avaler 3 grammes de la même saumure qui avait été portée jusqu'à l'ébullition pendant quelques minutes, mourut environ quarante heures après.

— 1° Le sang du cœur du lapin mort par l'ingestion de la saumure non chauffée fut inoculé à un autre lapin à la dose de un millionième de goutte. Celui-ci mourut en dix-huit heures ;

2° Le sang du cœur du lapin mort par l'ingestion de la saumure chauffée fut injecté :

1° A la dose de un billionième de goutte, à un lapin qui mourut vingt-deux heures après ;

2° A un autre lapin, à la dose de un trillionième de goutte. Cet animal mourut environ dix-huit heures après l'injection.

Je n'ai pas besoin d'insister sur ces faits pour montrer que nous avons ici les caractères les plus nets de l'empoisonnement par septicémie.

Il se forme donc dans la saumure, malgré la présence du sel marin, un ferment putride qui tue les animaux, soit que ce ferment pénètre par le tube digestif, soit qu'il s'introduise d'une autre manière. La connaissance de ce fait et la possibilité, la facilité même de constater l'existence du virus, feront reconnaître probablement la nature de certains empoisonnements par des viandes ou des aliments mal préparés ou altérés. En effet, dans ces cas, le lapin sera un réactif plus sensible qu'aucun de ceux qu'emploient les chimistes pour de semblables recherches.

Mais ces conclusions ne sont point celles que je voulais déduire des faits que je viens de rappeler ou d'exposer à l'Académie. Je voulais seulement établir deux points :

1° Le ferment putride se forme dans une substance qui ne présente à nos sens aucun des caractères assignés à la putréfaction; point de développement de gaz, point d'odeur *sui generis*. C'est un fait sur lequel j'ai déjà appelé l'attention et qui est manifeste dans la septicémie, c'est-à-dire dans la putréfaction des êtres vivants.

2° Le ferment putride introduit dans l'organisme de certains animaux par les voies digestives, aussi bien que par une injection sous cutanée, tue, non pas seulement le lapin, mais aussi le porc, le cheval, le chien, la brebis et des oiseaux. Tous ces animaux peuvent donc mourir de septicémie.

### Cas de mort d'une vache par septicémie.

J'ai reçu, par l'extrême obligeance de notre collègue M. Magne, du sang desséché d'une vache dont la mort avait été attribuée au charbon. Ce sang, provenant de la rate, avait été recueilli le lendemain de la mort de l'animal et rapidement séché sur le papier qui m'a été remis.

Notre savant collègue a bien voulu me donner les renseignements rétrospectifs suivants : Le charbon ne règne pas actuellement dans la contrée où est morte cette vache; il y est même rarement observé. La rate, à l'autopsie, n'avait point un volume qui dût attirer particulièrement l'attention. M. Magne n'a vu l'animal qu'après sa mort.

Le 15 octobre dernier, onze jours après la mort de la vache, qui eut lieu le 4, je fis macérer, pendant un quart d'heure, 10 centigrammes environ du sang sec dans vingt gouttes dont j'injectai dix dans le cou et les cuisses d'un cobaye. Cet animal mourut le 19 octobre, quatre-vingt-seize heures environ après l'inoculation. Dès le lendemain, il était devenu malade, répugnant au mouvement et criant au moindre attouchement. Ce ne sont point là les phénomènes ordinaires de l'affection charbonneuse chez ces petits animaux dont la maladie dure à peine deux ou trois heures, et qui le plus souvent, meurent inopinément. L'examen du cadavre ne nous montra pas non plus les lésions caractéristiques de cette affection : la rate n'était point augmentée de volume; il n'existait aucun de ces filaments auxquels j'ai donné le nom de bactéridies; les corpuscules du sang n'étaient point agglutinés les uns aux autres, mais ils abandonnaient très facilement leur matière colorante, fait que j'ai signalé dans la septicémie.

L'absence des caractères du charbon dans ce cas m'engagea à pratiquer une nouvelle inoculation, afin de voir si j'obtiendrais les mêmes résultats.

Dix gouttes d'eau préparées de la même manière, avec du sang sec que j'avais conservé, furent injectées dans le cou et les cuisses d'un lapin, le 21 octobre ; cet animal mourut environ quarante heures après. L'autopsie montra que la rate n'était point volumineuse (elle pesait 1gr,40 centigrammes), que les corpuscules du sang n'étaient point agglutinatifs, qu'ils se dépouillaient facilement de leur matière colorante; enfin qu'il n'existait ni dans la rate ni autre part aucune bactéridie.

D'après les résultats de ces deux inoculations, on ne pouvait douter que la vache ne fût morte d'une maladie contagieuse ; mais quelle était cette maladie? Il n'y a pas à penser que le sang inoculé s'était putréfié après la mort de l'animal, et qu'il avait acquis ainsi sa virulence, car la température atmosphérique, le 4 octobre, n'était point élevée (la température de mon laboratoire, qui subit rapidement les variations extérieures, était, le 4 octobre au matin, de 14° C., au soir de 12° C. ; le 5 octobre, elle était de 12° C. le matin, et de 11 le soir), et le lendemain le sang avait été rapidement desséché par M. Magne lui-même, qui l'a recueilli. D'ailleurs le sang, qui se putréfie après la mort d'un animal par une température qui n'est point très élevée, n'acquiert pas une grande virulence, et la dessiccation la lui enlève presque totalement; au moins faut-il en introduire une grande quantité dans le tissu cellulaire sous-cutané pour produire des phénomènes toxiques.

On ne peut donc songer dans ce cas aux effets d'une substance putréfiée après la mort. Une affection septicémique à laquelle la vache aurait succombé peut seule nous rendre compte de tous les phénomènes.

Mais les connaissances que nous avons acquises sur la sensibilité extraordinaire du lapin au virus septicémique et sur celle du cobaye au virus charbonneux peuvent nous faire pénétrer plus profondément dans la question qui nous occupe, sans même que nous ayons besoin de nécropsie ou d'inspection microscopique.

D'après ces considérations, j'ai fait les expériences suivantes :

1° Le 21 octobre, j'ai inoculé à un cobaye et à un lapin un millionième de goutte de sang du cœur du cobaye mort à la suite de l'inoculation du sang desséché de la vache. Le lapin mourut en vingt-trois heures; le cobaye est encore vivant.

2° Le 23 octobre, j'ai inoculé à un cobaye et à un lapin un millionième de goutte du sang du cœur du lapin mort de l'inoculation du sang de la vache. Le lapin mourut en vingt heures. Le cobaye est encore vivant. (Un poulet inoculé avec une goutte de sang du premier lapin est encore vivant.)

Si la maladie dont est morte la vache avait été le charbon, les deux cobayes seraient morts, et les deux lapins seraient encore vivants; nous avons vu le contraire. La vache était donc morte de septicémie.

Ces faits me permettent de conclure que la vache contracte la septicémie, et que souvent sans doute, comme dans le cas actuel, on confond cette maladie avec le charbon.

---

# XXIII

## SUITE DES RECHERCHES SUR QUELQUES QUESTIONS RELATIVES A LA SEPTICÉMIE

— 1873 —

### I[1]

#### Observations sur la septicémie chez l'homme.

La communication nouvelle, que je vais avoir l'honneur de faire à l'Académie, est relative à la septicémie chez l'homme : on sait que j'entends par le mot *septicémie* la putréfaction accomplie pendant la vie.

Mes premières communications relatives à ce phénomène pathologique n'ont pas été, je crois, généralement bien com-

[1] *Bulletin de l'Académie de médecine*, 28 janvier 1873, p. 125.

prises : j'ai dû m'apercevoir, en effet, aux objections qui m'ont été faites que je n'avais pas donné à l'exposition de mes observations un développement suffisant, et c'est pour cela, sans doute, qu'on a pu dire de la septicémie, telle que je l'ai étudiée, qu'elle est *une question de lapins*. Pour moi, c'est une question universelle, et tout particulièrement intéressante au point de vue de l'homme.

C'est ce que j'espère montrer aujourd'hui par une observation qui ne tardera pas, sans doute, à être suivie de beaucoup d'autres. Mais pour donner à cette observation toute la valeur qu'elle peut avoir, il importe que je la fasse précéder de quelques explications préliminaires.

Nous savons, depuis les travaux de M. Pasteur, que la putréfaction est une fermentation déterminée par des infusoires de la famille des vibrioniens, par des bactéries.

De tout temps, on a su que cette fermentation envahit les substances organisées et privées de vie, lorsqu'elles se trouvent soumises à deux conditions qui sont : la *chaleur* et l'*humidité*; mais on ne savait pas qu'il est une troisième condition non moins nécessaire à l'accomplissement de ce phénomène, c'est la *présence des bactéries* dans ces substances. M. Pasteur a montré, en effet, que sans cette dernière condition les substances organisées ne se putréfient pas. C'est ainsi que l'illustre observateur a pu conserver à l'abri du contact de l'air, dans des bocaux, pendant quarante à cinquante jours, du sang et de l'urine, sans aucun phénomène appréciable de putréfaction, bien que les bocaux fussent soumis à une température de 30° C.

Toutes les substances organisées ne sont pas également putrescibles. On observe des différences grandes dans la chair des divers animaux ou dans le parenchyme des divers organes. Il est des viandes, sur nos marchés, qui, en été, ne peuvent être gardées même vingt-quatre heures. Le sang est de toutes les matières animales la plus putrescible; c'est pourquoi je l'ai choisi dans mes expériences.

Les animaux vivants renferment donc des substances

organisées plus ou moins putrescibles et qui se trouvent soumises aux deux conditions de chaleur et d'humidité nécessaires à la production de la putréfaction. La vie n'entre en exercice, en effet, que par ces deux conditions. Que faut-il donc encore aux animaux vivants pour se putréfier? La troisième condition découverte par M. Pasteur, c'est à-dire la présence du ferment de la putréfaction, à moins qu'on ne dise comme autrefois que « la puissance du principe vital s'oppose avec énergie au développement de la putréfaction dans les êtres vivants » (Mérat).

Les liquides organiques, dans l'économie, sont préservés de l'invasion du ferment putride par l'épiderme du tégument extérieur et par l'épithélium qui recouvre les membranes muqueuses. La théorie nous indique donc que la putréfaction s'établira aussitôt que son ferment franchira les téguments et s'introduira dans le sang, tout comme elle s'établit dans les bocaux de M. Pasteur, dès que leur contenu n'est plus à l'abri du contact de l'air qui porte avec lui les bactéries de la fermentation putride.

Cette manière de voir peut être vérifiée expérimentalement par l'introduction de matières putréfiées dans les organes des animaux, et c'est ce qui a été fait par un grand nombre d'observateurs. Les voies d'introduction ont été très différentes : les bronches, le tube digestif, les vaisseaux sanguins, le tissu cellulaire sous-cutané, et, par toutes ces voies, les matières putrides ingérées ont pu donner un résultat semblable, c'est-à-dire la mort.

Toutefois, quelle est la nature de la lésion qui détermine la mort? C'est une question à laquelle personne n'a répondu. Cette lésion, c'est la putréfaction même du sang ou des organes de l'animal soumis à l'expérimentation. Je crois l'avoir prouvé d'une manière péremptoire si j'en juge au moins par l'absence de toute contestation à cet égard. Le sang de l'animal qui succombe n'est pas moins septique que les matières putréfiées qui l'on tué. C'est, en effet, parce que le sang se putréfie pendant la vie qu'il devient virulent à son tour.

Or, les phénomènes de la putréfaction s'accomplissent invariablement de la même manière dans un grand ou dans un petit vase, en petite quantité ou en grande masse. N'en est-il pas de même chez l'animal vivant, et la fermentation putride ne peut-elle l'envahir qu'à la condition qu'il soit petit ? Peut-être pourrait on répondre par l'affirmative, si le sang était chimiquement et physiologiquement différent chez un petit et chez un grand animal. Il n'en est pas ainsi : de la souris à la baleine, le sang est identique ; chez l'un et chez l'autre et chez tous les animaux, il se putréfie dès qu'il est extrait des vaisseaux, à moins qu'il ne soit soustrait au contact des vibrions de l'air par les procédés de M. Pasteur. L'invasion des bactéries pendant la vie doit putréfier ce liquide chez tous les animaux dès qu'elle le putréfie chez l'un d'eux. La taille de l'animal ne peut rien faire au phénomène qui s'accomplit dans son sang.

Enfin, il n'est pas besoin d'insister beaucoup pour faire comprendre que les animaux dont la chair après la mort, est très putrescible, seront plus facilement envahis par la putréfaction pendant la vie, que ceux dont la chair morte est moins putrescible. Il est clair aussi que la putréfaction s'accomplira moins rapidement et moins facilement chez un poisson qui nage dans l'eau à 10° C. que chez un mammifère dont la température propre est de 37° ou 39°.

Une autre condition qui est en rapport avec l'invasion de la putréfaction chez un animal vivant, c'est la quantité de ferment introduite dans ses organes. Or, j'ai fait voir que le ferment augmente considérablement en puissance (laquelle est due probablement à sa quantité sous un même volume) lorsqu'il se produit rapidement à la faveur d'une température élevée et lorsqu'il est soustrait aux produits de la décomposition putride qui le tuent ou l'altèrent plus ou moins.

Ainsi le sang extrait des vaisseaux d'un animal quelconque, et soumis, dans une couveuse artificielle, à une température de 37° à 39° acquiert en quatorze heures une virulence extrême et telle qu'un trillionième de goutte tue un lapin ; tandis que le sang qui se putréfie lentement, à la température moyenne de l'atmosphère, acquiert une virulence relativemnt très faible. J'ai dit qu'il faut quelquefois vingt gouttes de ce sang pour tuer un lapin et que, dans toutes mes expériences, la limite de la plus grande virulence n'avait pas été au-delà de un deux-millième de goutte.

Nous voyons dans ces faits la raison qui donne une virulence extrême au sang d'un mammifère rendu septicémique par une substance putréfiée quelconque, virulence qui peut être sans rapport avec celle de cette substance même. C'est qu'en effet, chez tous les mammifères, la température des organes étant de 36° à 40°, la putréfaction, pendant la vie, s'accomplit à cette température en quelque sorte tropicale.

Le sang qui se putréfie dans l'organisme d'un mammifère doit donc tuer un lapin jusqu'au trillionième de goutte comme celui qui s'est putréfié dans une couveuse artificielle à une température voisine de 40° C.

Ces faits peuvent nous éclairer sur les conditons de la septicémie chez les animaux : tous les animaux deviennent la proie de la putréfaction lorsqu'une quantité suffisante de ferment est introduite dans leurs organes. Les matières putrides peuvent être importées du dehors, mais il est évident que les matières qui se putréfient dans l'économie vivante doivent acquérir les mêmes propriétés. Dans tous les cas, leur virulence offre des degrés variables suivant que la putréfaction s'est accomplie à une température plus ou moins élevée et suivant que, par leur nature, elles sont plus ou moins putrescibles. Leur odeur, comme je l'ai dit plusieurs fois, n'a rien à faire avec la virulence qui est déterminée par les bactéries et non par les produits odorants de la putréfaction.

Les conditions qui donnent la septicémie sont donc variables; d'un autre côté, les animaux vivants, comme les substances organiques qui les composent, sont plus ou moins aptes à être putréfiés; c'est ce qu'on peut déduire de l'analogie, et c'est aussi ce que j'ai démontré expérimentalement.

Mais tous les animaux à sang chaud, qu'ils se putréfient facilement ou difficilement par l'introduction ou la formation d'un ferment putride dans leur organisme, tous ces animaux, dis-je, dès qu'ils se putréfient avec une certaine rapidité, acquièrent une virulence extrême et telle que leur sang tue un lapin par une fraction infinitésimale de goutte.

C'est là un phénomène qui est très probablement universel chez les animaux à sang chaud, et dont nous pouvons nous servir pour déterminer si l'un quelconque de ces animaux est mort de septicémie.

Le lapin deviendra donc pour nous le réactif de cette maladie ; et, sous ce rapport, il nous importe peu de savoir si d'autres animaux sont plus ou moins sensibles que le lapin. Lorsqu'un cheval mourra de septicémie, ce n'est pas à un autre cheval que nous devrons inoculer une certaine quantité de son sang pour reconnaître la cause de la mort; nous nous adresserons au lapin, et cela suffit.

Ce qu'il nous importe de savoir, c'est si notre réactif donne constamment sa réaction, et si cette réaction ne peut pas être produite par d'autres conditions.

Eh bien, sur plusieurs centaines de lapins, certainement, que j'ai inoculés avec des fractions de goutte de sang septicémique, et jusqu'au trillionième, un seul n'a pas succombé à l'injection, et c'est sans doute parce qu'il est survenu un abcès au point inoculé. On peut donc dire que la réaction est constante. Cette réaction, qui est la mort, ou, si l'on veut, une maladie généralement mortelle, ne peut être produite par aucune autre condition pathologique connue lorsque la dose est d'un millionième de goutte, ou moindre. J'ai déjà dit, que le charbon ne se communique pas au lapin à si faible dose; peut-être le choléra de la volaille et le typhus contagieux des bêtes bovines, qui, l'un et l'autre, tuent cet animal par inoculation, peuvent-ils le tuer à des doses infinitésimales, mais ces deux maladies ne prennent pas l'homme.

Enfin, la putréfaction qui survient dans le sang ou dans les organes après la mort est inoffensive à si faible dose.

Ainsi donc, en injectant à un lapin une quantité infinitésimale, un millionième de goutte, par exemple, du sang d'un animal ou d'un homme supposé septicémique, nous pourrons constater si cet animal ou cet homme a été la proie de la putréfaction pendant la vie.

C'est ce qui a été fait dans le cas dont je vais parler tout à l'heure, et qui a pour point de départ une gangrène pulmonaire.

La gangrène n'est pas la putréfaction; les recherches de M. Pasteur sont très affirmatives sur ce point : « Il n'y a aucune similitude de nature ou d'origine, dit le savant observateur, entre la putréfaction et la gangrène. Loin d'être la putréfaction proprement dite, la gangrène me paraît être l'état d'un organe ou d'une partie d'organe conservée, malgré la mort, à l'abri de la putréfaction, et dont les liquides ou les solides réagissent chimiquement ou physiquement en dehors des actes normaux de la nutrition[1]. »

La gangrène ne doit donc point, par elle-même, déterminer la mort avec les phénomènes de la septicémie. Mais les substances gangrenées sont putrescibles, et, lorsqu'elles sont placées dans des conditions de chaleur et d'humidité qui favorisent leur fermentation putride, elles peuvent devenir septiques comme toutes les matières animales qui se putréfient. En sorte que, suivant les conditions dans lesquelles se trouvent les matières gangrenées, elles pourront, ou non, déterminer les phénomènes de la septicémie.

J'ai été à même d'examiner trois fois du sang de malades qui ont succombé aux suites d'une affection gangréneuse, et chez lesquels la septicémie ne paraît pas s'être produite. Alors je n'avais pas acquis sur ce sujet les connaissances que je possède actuellement, et je n'ai pas pratiqué les expériences dans les conditions où je les fais aujourd'hui.

Le premier cas m'a été communiqué, en mars 1869, par le Dr Reverdin, alors interne à l'hôpital Necker. Ce jeune médecin, qui s'est fait un nom depuis cette époque, voulut bien soumettre à mon examen du sang provenant de la veine jugulaire externe, et pris chez une femme morte d'un anthrax de la face. Je ne trouvai dans ce liquide ni bactéries, ni bactéridies.

1 *Académie des sciences, (comptes rendus*, t. LVI, p. 1194, 1863).

M. Reverdin inocula du sang de cette malade, pris dans la veine médiane basilique, cinq minutes après la mort, à deux lapins et à un cobaye, à la dose de dix gouttes pour chacun. Les trois animaux étaient encore vivants plusieurs mois après l'inoculation. (Ce fait a été publié dans les *Archives de médecine*, juin et juillet 1869.)

Cette femme n'est donc pas morte de septicémie; mais on dira peut-être que l'anthrax n'est pas une gangrène. Je ne veux pas le contester. En rapportant ce fait, j'ai eu surtout pour but de répondre à une objection que j'ai entendue hors de cette enceinte, et qui pourrait être reproduite ici, c'est que le sang d'un malade quelconque tue souvent les lapins auxquels on l'inocule. Cette assertion est erronée; nous voyons ici deux de ces animaux résister à l'injection de dix gouttes de ce liquide; et, du reste, les faits qui prouvent que le lapin n'est pas si facile à tuer se reproduisent tous les jours dans nos expériences.

Un second cas de gangrène m'a été communiqué, aussi en 1869, par le Dr Nepveu, alors interne dans le service de notre collègue, M. Verneuil. Il s'agissait d'une femme qui fut atteinte d'une gangrène de l'avant-bras, à la suite d'une fracture de ce membre. (L'observation a été publiée par le Dr Nepveu dans un mémoire intitulé : *Des gangrènes dans les fractures*, Paris, 1870.) M. Nepveu m'apporta quelques grammes de sang sorti d'une incision faite dans la partie gangrenée. Je n'y trouvai point de bactéries ni de bactéridies. J'injectai deux gouttes de ce sang dans les muscles pectoraux d'un pigeon, et une goutte dans la cuisse d'un cobaye. Aucun phénomène particulier ne suivit ces injections. Or, une goutte de sang septicémique suffit ordinairement à tuer un pigeon, et un millième de goutte tue un cobaye.

Je dois un troisième fait analogue à l'obligeance du Dr Guyon : de la sérosité fortement sanguinolente fut prise dans des phlyctènes qui recouvraient un membre atteint d'un érysipèle gangréneux, dont le malade mourut le lendemain. Une goutte de ce liquide gangréneux, inoculée à un lapin, ne produisit aucun phénomène appréciable.

Ces faits prouvent donc que le sang d'une partie gangrenée n'est pas aussi virulent que celui d'un animal septicémique, et que, probablement, il l'est moins que le sang qui se putréfie à l'air libre.

Je dois à l'obligeance et au zèle scientifique bien connu de notre distingué confrère, le Dr Lancereaux, l'observation de gangrène pulmonaire dont je vais donner sommairement les détails : (C'est le fait dont M. Bouley a parlé dans la dernière séance.)

*Observation.* — Un jeune homme, jardinier de profession, âgé de vingt et un ans, habitant Paris depuis cinq ans, et habituellement bien portant, fait quelques excès au mois d'août dernier, à l'occasion du tirage au sort. A partir de cette époque, il tousse et se plaint de douleur et de malaise dans le côté droit de la poitrine; il transpire la nuit, perd ses forses et expectore des crachats jaunâtres. Enfin il crache du sang pendant une journée, et entre, quelques jours après (le 26 septembre 1872), à l'hôpital Saint-Antoine, dans le service du Dr Lancereaux.

L'examen du malade permit de reconnaître une matité notable à la base du poumon droit, avec diminution du murmure vésiculaire et de l'élasticité à la percussion. L'haleine était d'une fétidité repoussante. — Le diagnostic fut : bronchite fétide avec pneumonie interstitielle chronique. Pendant les premiers jours, la fièvre resta peu intense; mais dès le mois d'octobre, le pouls atteignait généralement cent pulsations et la température, le matin, oscillait entre 38°,2 et 39° C.

A partir du 20 octobre, il se manifeta quelque amélioration, attribuée à l'essence de térébenthine dont le malade prenait dix capsules par jour. Le 27, survient une hémoptysie qui dura deux jours, puis des vomissements, de la diarrhée, enfin un souffle caverneux se manifeste à la base du poumon droit.

Au commencement de novembre, surviennent des frissons multipliés; l'haleine devient de plus en plus fétide; le pouls monte à 120 et la température à 40° C.

Du 12 au 20 novembre, par l'effet peut-être du sulfate de quinine et du vin de quinquina, une nouvelle amélioration se manifeste; mais bientôt les crachats redeviennent sanguinolents; on y reconnaît, au microscope, des globules rouges et blancs, des granulations mobiles et des bactéries. A partir du 21, des épistaxis, qui s'étaient déjà manifestées à plusieurs reprises, se renouvellent fréquemment, ainsi que l'hémoptysie, et le malade meurt le 23 novembre, à sept heures et demie du matin.

A l'autopsie, on trouva tous les organes sains, à l'exception des poumons et des glandes bronchiques. Ces glandes sont tuméfiées et du volume d'un marron.

Le lobe inférieur du poumon droit est criblé d'excavations séparées par des ponts fibreux, et remplies par une bouillie brunâtre ou noirâtre dont l'odeur fétide est littéralement insupportable. Quelques lobules, situés au voisinage, présentent un épaississement manifeste du tissu conjonctif qui les sépare ; un certain nombre de ces lobules sont hépatisés ou œdématiés. Dans le lobe inférieur du poumon gauche, plusieurs lobules sont atteints des mêmes altérations. Des adhérences unissent le poumon droit aux parois thoraciques. Le cœur est distendu par du sang noir coagulé et par des caillots fibrineux.

Une goutte de ce sang fut inoculée le 24 novembre à un lapin, par le Dr Lancereaux. L'animal mourut au bout de vingt-quatre heures.

La sanie putride prise dans le poumon, et inoculée de même à un lapin par le Dr Lancereaux, n'a pas amené la mort.

Quelques grammes de sang pris dans le cœur me furent remis le jour même de l'autopsie. J'inoculai un lapin avec un millième et un autre lapin avec un millionième de goutte de ce sang. Le premier de ces animaux mourut en trente-cinq heures et le second en seize heures.

Cette observation confirme les faits que j'ai exposés dans mes communications précédentes : nous voyons se produire chez l'homme spontanément ce que nous avons produit expérimentalement chez les animaux, et nous reconnaissons ici tout le parti que nous pouvons tirer de l'inoculation au lapin du sang de l'homme à doses infinitésimales, dans la recherche de la nature des maladies septicémiques dont il peut être atteint.

Par cette méthode, j'ai distingué le charbon d'avec la septicémie, j'ai déterminé la nature de l'empoisonnement de la saumure. Je ne doute pas qu'on n'arrive à déterminer de même la nature des accidents graves qui viennent compliquer ou terminer plusieurs maladies, telles que la fièvre puerpérale, certaines affections urémiques, les suppurations putrides, enfin la fièvre typhoïde. — Des études que j'ai commencées sur cette dernière maladie m'autorisent, dès aujourd'hui, à penser qu'elle se complique quelquefois de septicémie, si elle n'est une septicémie même.

La note que je viens d'avoir l'honneur de lire à l'Académie a été écrite au mois de novembre dernier, et j'espérais pouvoir la communiquer dans la première séance de décembre. Bien que la plupart des objections auxquelles elle répond ne me soient plus faites aujourd'hui, je n'ai pas cru devoir rien changer à sa rédaction, afin qu'elle prenne la date qui lui appartient dans la discussion engagée devant l'Académie.

Je vais maintenant rapporter les faits concernant la fièvre typhoïde, dont j'ai dit quelques mots dans la séance du 24 décembre dernier.

### Recherches expérimentales sur la nature de la fièvre typhoïde.

Les doctrines médicales relativement à la nature de la fièvre typhoïde ont beaucoup varié. A l'époque où l'on attribuait aux fermentations une grande importance dans la production des maladies, la fièvre typhoïde fut regardée comme l'effet d'une fermentation putride ; mais la putréfaction et la vie étant, suivant les théories qui régnaient alors, des phénomènes incompatibles, la fièvre putride ne pouvait être déterminée par la putréfaction universelle; elle devait être l'effet d'une fermentation particulière qu'on a désignée par le nom de *putridité*.

Dans le siècle dernier, on avait remarqué souvent une relation certaine entre l'existence de miasmes putrides et celle de la fièvre tylphoïde dans les mêmes localités. Tout le monde sait la part que l'ancienne Société royale de médecine et son illustre secrétaire perpétuel, Vicq-d'Azyr, ont prise dans l'étude de ces questions, et personne n'ignore, sans doute, que l'interdiction d'inhumer dans les villes les cadavres humains a été la conséquence de leurs travaux.

Au commencement de notre siècle, la fièvre typhoïde était donc généralement regardée comme de nature putride et comme l'effet des émanations malfaisantes des substances organiques en putréfaction.

Mais bientôt ces connaissances semblent s'obscurcir; elles disparaissent en quelque sorte avec la découverte des lésions anatomiques de la maladie et par l'autorité de nouvelles doctrines médicales. La fièvre typhoïde devient une maladie inflammatoire, une gastro-entérite, puis une maladie spéciale et non sans analogie avec la variole; pour quelques-uns elle consiste dans une irritation intestinale causée par une surabondance de bile altérée, opinion renouvelée de Stoll; pour d'autres, elle est une inflammation de l'intestin grêle et de ses follicules à laquelle s'ajoute un *élément typhoïde* sur la nature duquel on n'est point d'accord.

Dans ces derniers temps, l'étude des conditions dans lesquelles se sont produites certaines épidémies de fièvre typhoïde, vint jeter un jour nouveau sur les relations de cette maladie avec les miasmes ou les émanations des substances organiques putréfiées. Des faits nombreux observés en France, en Suisse, en Allemagne, mais surtout en Angleterre et en Amérique ont surabondamment mis ces relations en évidence. On peut citer de nombreux exemples d'épidémies typhoïdes déterminées par des infiltrations provenant des fosses d'aisances ou des égouts dans les réservoirs d'eau potable.

La connaissance de tous ces faits devait nous porter à penser que le principe de la fièvre typhoïde est un élément putride; or, d'après les connaissances que nous avons acquises récemment sur l'existence possible de la putréfaction pendant la vie chez les animaux, rien ne nous éloignait de croire que cet élément est le ferment même de la putréfaction universelle.

Des recherches microscopiques assez récentes ont donné des résultats qui s'accordent avec cette manière de voir : En 1863, un médecin de Sienne, M. Tigri, a fait à l'Académie des sciences plusieurs communications dans lesquelles il dit avoir constaté l'existence d'infusoires du genre *bacterium* dans le sang d'individus atteints ou morts de fièvre typhoïde. MM. Coze et Feltz se sont livrés à des recherches semblables et ont obtenu des résultats analogues. Enfin, ces deux observateurs ont fait quelques expériences sur l'inoculabilité du sang de malades atteints de fièvre typhoïde dont il importe que je fasse ici mention.

« Une première expérience d'essai, disent ces savants, est

faite avec du sang provenant d'un homme qui venait de succomber rapidement à une fièvre typhoïde bien constatée. Ce sang ne présentait pas la moindre odeur de putridité; il contenait quelques bâtonnets très petits et une assez forte proportion de globules blancs.

« Ce sang, étendu d'eau distillée très pure et filtrée, est injecté à des lapins par diverses voies (injections sous-cutanées, rectum.) La mort est survenue en quinze à vingt jours[1]. »

Cette première expérience ayant amené la mort des lapins inoculés, les expérimentateurs procèdent à une seconde, plus régulière, disent-ils, et plus complète, que je rapporterai encore textuellement.

« Du sang typhoïde fut pris à l'aide d'une ventouse sur une femme atteinte de fièvre typhoïde au deuxième septénaire et entrée récemment à la clinique. La malade mourut le vingt-quatrième jour, et l'on contasta à l'autopsie tous les signes d'une affection typhoïde. Le sang récolté sur le vivant contenait des points très mobiles et des bactéries filiformes. Ce sang mêlé à un peu d'eau distillée très pure fut injecté dans la proportion de 6 centimètres cubes sous la peau de deux lapins. L'un de ces lapins vécut huit jours, l'autre sept jours; la fièvre avait commencé quelques heures après l'injection... Le sang de ces lapins servit à injecter d'autres animaux de même espèce; nous arrivâmes ainsi à reproduire successivement des générations nombreuses de bactéries[2]. »

Telles sont les expériences de MM. Coze et Feltz sur la contagiosité de la fièvre typhoïde. En supposant qu'elles aient été à l'abri de toute cause d'erreur, elles prouvent la transmissibilité au lapin de la fièvre typhoïde, mais elles ne prouvent rien quant à la nature putride de cette fièvre. Ces deux savants, d'ailleurs, n'ont pas pensé qu'ils transmettaient au

[1] Coze et Feltz, *Recherches expérimentales*, 1866, p. 49.
[2] Coze et Feltz, mémoire cité, p. 50.

lapin une maladie autre que la fièvre typhoïde, car ils ne le disent nulle part, et voici d'ailleurs deux de leurs conclusions qui affirment leur opinion à cet égard : « Nous pûmes nous convaincre, d'après ces premiers faits, disent ces savants, que le sang typhoïde humain est capable de déterminer chez les lapins des désordres pathologiques et la mort. On sait d'ailleurs que les animaux peuvent être atteints d'une affection de nature typhoïde... » Et plus loin ils ajoutent : « L'espèce de bactérie spéciale au sang typhoïde rappelle le *bacterium catenula*[1]. »

Ainsi, MM. Coze et Feltz n'ont pas cherché, dans leurs expériences, à établir que la fièvre typhoïde est une putréfaction de même ordre que la putréfaction universelle, et, sous ce rapport, leur procédé expérimental conduit trop facilement à l'erreur pour qu'il eût été possible d'en déduire des conséquences rigoureuses. En effet, une quantité de 6 centimètres cubes de sang, injectée sous la peau, forme un foyer dont il peut arriver que la putréfaction s'empare. Par suite, l'animal inoculé succomberait à une simple infection septicémique, qui, se perpétuant par les inoculations successives, conduirait à une erreur complète.

L'expérience, telle que je l'ai instituée, c'est-à-dire l'injection à dose infinitésimale, est à l'abri de cette cause d'erreur : un millionième de goutte d'un sang quelconque ne se putréfierait point sous la peau et n'infecterait point l'économie d'un lapin. D'un autre côté, si l'animal succombe par cette dose infiniment petite de sang, c'est que ce sang était septicémique. Je crois avoir suffisamment établi cette proposition.

Avant d'exposer mes expériences relatives à la fièvre typhoïde, je dois dire comment elles ont été pratiquées :

1° Le sang pris chez le malade, soit d'une veine, par la seringue de Pravaz, soit d'une piqûre de la pulpe du doigt, a été mêlé tout de suite avec une certaine quantité d'eau. Sans

1 Coze et Feltz, mémoire cité, p. 50 et 63.

cette précaution, le sang cessse bien vite d'être miscible à l'eau, et les dilutions successives ne peuvent être exactes.

2° L'injection a toujours été pratiquée sous la peau de la partie postérieure du cou.

Il se peut, en effet, que le choix de la région où l'on pratique l'inoculation ait quelque influence sur le résultat final; car, après l'injection du sang septique, il se produit sous la peau un œdème comparable, quoique moins considérable à celui qui se produit après l'inoculation du virus charbonneux. Dans la sérosité, on voit, au microscope, des myriades de bactéries semblables à des points mouvants, aussi bien qu'on voit les bactéridies dans l'œdème charbonneux.

Le premier effet de l'inoculation est donc de reproduire le virus sur place; de là, ce virus ou les bactéries pénètrent dans la circulation générale. Or, on conçoit que plus l'œdème local est considérable, plus grand est le danger d'une infection générale. Il importe donc de ne pas pratiquer l'inoculation dans un espace limité comme l'est un membre, car il importe que le résultat final soit la mort de l'animal inoculé.

Ce n'est pas qu'on puisse tenir grand compte, dans des expériences de cette nature, des phénomènes pathologiques qui suivent l'inoculation. Certes, si l'injection d'un millionième de goutte de sang est suivie de l'augmentation de la température rectale, d'horripilations, de convulsions, de cris au moindre attouchement (phénomène fréquent chez les cobayes atteints de septicémie), nous saurons bien qu'un millionième de goutte de sang normal n'eût pas produit de semblables effets; mais, chez les petits animaux, ces accidents ne sont pas toujours très faciles à bien apprécier; ils sont assez variables dans leur intensité et dans leur durée; ils peuvent donc amener des contestations, tandis que la mort est un fait brutal et sans contestation possible.

Voici maintenant les observations de fièvre typhoïde et les expériences auxquelles elles ont donné lieu :

*Première observation.* — La première expérience fut faite avec du sang d'un homme âgé de quarante-cinq ans, atteint depuis quinze jours d'une fièvre typhoïde à forme thoracique. — Ce malade, qui était à la Charité, dans le service de notre collègue M. Bourdon, guérit de sa maladie.

Le 28 octobre 1872, du sang ayant été pris au moyen de la seringue de Pravaz dans la veine médiane basilique, fut mêlé immédiatement avec de l'eau ordinaire; une goutte de ce mélange au centième (eau 99 : sang 1), fut injectée dans le cou d'un lapin.

L'animal mourut le 28 novembre, un mois après l'inoculation.

Pour reconnaître si la mort n'avait pas été produite par une autre cause que la septicémie, j'inoculai à un lapin, un millionième de goutte de sang pris dans le cœur. Le lapin mourut quarante six heures après l'injection.

*Deuxième observation* — Un homme, âgé de vingt à vingt et un ans, confié aux soins du Dr Jules Worms à l'hôpital Rothschild, est atteint d'une fièvre typhoïde avec ballonnement du ventre, taches lenticulaires rosées délire, etc. — Cet état s'améliora plus tard, et le malade guérit.

Au quinzième jour de la maladie, la température est de 40°,5, à 41°; on retire au moyen de la seringue de Pravaz quelques gouttes de sang d'une petite veine. Ce sang est mêlé avec de l'eau ordinaire et inoculé à deux lapins aux doses de un millième et un millionième de goutte. Le premier de ces lapins meurt onze jours et le second quatorze à quinze heures après l'inoculation.

Dans ce cas, le sang extrait de la veine formait un dépôt floconneux dans le liquide avec lequel il n'avait pas été mêlé d'une manière très intime; et c'est peut-être à cette cause qu'est dû le grand intervalle que l'on remarque entre la mort des deux animaux.

*Troisième observation.* — Un jeune homme de dix-huit ans, couché au n° 5 de la salle Saint-Louis, à la Charité, service de M. Bourdon, est atteint d'une fièvre typhoïde au vingt-quatrième jour. Il est actuellement en proie à des douleurs abdominales récentes avec vomissements, phénomènes que l'on attribue à une péritonite partielle. La température est à 40°,2; le pouls à 108. L'état typhoïde était du reste peu prononcé et la guérison arriva quelques jours plus tard.

Du sang fut pris, le 13 décembre 1872 (vingt-quatrième jour de la maladie) par une piqûre du petit doigt et mêlé immédiatement avec une certaine quantité d'eau ordinaire. Il fut inoculé à un lapin à la dose de un millième de goutte et à un autre lapin à un millionième; ces lapins moururent l'un et l'autre dix jours après l'inoculation (la nuit du 23 au 24 décembre).

*Quatrième observation* (recueillie par M. Lober, élève à l'Hôtel-Dieu). — Un jeune homme âgé de vingt-trois ans, Alsacien, malade depuis cinq jours environ, entre le 25 novembre 1872 à l'Hôtel-Dieu, salle Saint-Lazare, numéro 13, service de M. Fremy. Cet homme est très abattu, il a des douleurs dans la fosse iliaque droite, de la diarrhée, des taches rosées lenticulaires nombreuses sur le ventre, du délire par intervalles. Des râles sibilants s'entendent des deux côtés de la poitrine; le pouls est à 112, et la température à 40°,4.

Du sang extrait par une piqûre de la pulpe de l'un des doigts est mêlé immédiatement avec de l'eau et injecté à deux lapins aux doses de un millième et un millionième de goutte, le 12 décembre 1872 Les deux animaux meurent le dixième jour après l'inoculation.

Le 14 décembre, le malade paraît mieux; la fièvre diminue, mais la prostration est toujours grande; le pouls est à 88; la température à 38° C.

Du sang extrait de l'un des doigts est inoculé à deux lapins aux doses de un millième et de un millionième de goutte. Le premier meurt cinq jours et demi et le second dix-huit jours après l'inoculation.

Le 19 décembre, la prostration a disparu; les râles sibilants ont beaucoup diminué, le pouls est à 80°, la température à 38°, 2. La convalescence paraît prochaine.

Un lapin est inoculé avec un millionième de goutte de sang extrait du petit doigt; il meurt deux jours et demi après.

Le 21 décembre, la langue est rouge à la pointe; les dents et les lèvres sont légèrement fuligineuses; la pression détermine encore des douleurs dans la fosse iliaque droite; la diarrhée a diminué et les taches rosées ont disparu. Le pouls est à 96 et la température à 39°.

Deux lapins inoculés avec un millième et un millionième de goutte de sang extrait du petit doigt meurent, le premier dix jours et le second dix-sept jours et demi après l'inoculation.

Quelques jours plus tard le malade entra en convalescence.

*Cinquième observation* (recueillie par M. Lober). — Un garçon âgé de seize ans, ferblantier, né à Paris, malade depuis huit jours, entre le 9 décembre 1872, à l'Hôtel-Dieu, salle Saint-Lazare, n° 11, service de M. Frémy. — Les phénomènes du début ont été de la céphalalgie, de la courbature, de la diarrhée, des saignements de nez et de la fièvre. — Le 12 décembre, il existe des taches rosées lenticulaires sur le ventre, des râles sibilants dans les deux côtés de la poitrine; la diarrhée persiste; la langue est rouge à la pointe et sur les bords; le pouls est à 100, et la température à 39°,6.

Du sang est extrait de l'un des doigts par une piqûre et mêlé immédiatement avec de l'eau ordinaire. Il est inoculé à deux lapins aux doses de un millième et un millionième de goutte. Le premier meurt le septième jour et le second le vingt-septième jour après l'inoculation.

Le 14, la diarrhée a cessé ; le ventre est balloné ; la pression détermine des gargouillements dans la fosse iliaque droite et pas de douleurs ; la langue est très rouge ; les taches rosées sont larges ; le pouls est à 100, la respiration est à 32 et la température à 39°.

Deux lapins inoculés avec un millième et un millionième de goutte de sang du petit doigt meurent, le premier en sept jours, le second en trois jours et demi.

Le 21, les phénomènes gastriques ont complètement disparu : la toux persiste ; la respiration est normale, le pouls à 96, la respiration 20, la température 37°,6.

Deux lapins sont inoculés avec un millième et un millionième de goutte de sang extrait du petit doigt. Le premier meurt en vingt-cinq heures, le second onze jours après l'inoculation. (Pour s'assurer que ce dernier est bien mort de septicémie, un millième de goutte de sang est pris dans son cœur et inoculé à un autre lapin qui meurt quinze à seize heures après).

Le 11 janvier 1873, le malade paraît entré en convalescence depuis plusieurs jours et doit quitter prochainement l'hôpital. Du sang pris comme précédemment au petit doigt et mêlé immédiatement avec de l'eau est inoculé à deux lapins aux doses de un millième et un millionième de goutte. Ces deux lapins sont encore aujourd'hui (30 janvier) pleins de vie.

Tels sont les faits qui, je pense, ne doivent laisser aucun doute sur la nature septique de la fièvre typhoïde.

J'ajouterai que, dans les générations successives du virus obtenues par l'inoculation aux lapins, je n'ai reconnu, entre la septicémie typhoïde et la septicémie produite par l'inoculation de matières organiques putréfiées, aucune différence, soit dans les phénomènes, soit dans la marche, soit dans l'issue de la maladie.

On aura remarqué cependant que l'incubation est généralement beaucoup plus longue dans le premier cas que dans le second ; mais, dans une prochaine communication, je reviendrai sur cette particularité, et je montrerai qu'elle n'a rien de spécial à la fièvre typhoïde.

Les premiers faits de septicémie expérimentale que j'ai exposés dans cette enceinte ont pu paraître peu dignes de croyance, et peu dignes même d'occuper l'attention de l'Académie. Je n'ose espérer que ceux qui concernent la fièvre typhoïde recevront de tous mes collègues un accueil plus sympathique. A ces collègues que les idées nouvelles troublent dans leur quiétude, je me permettrai de rappeler les paroles d'un maître vénéré, qui, dans un rapport sur le traitement de la fièvre typhoïde, rendait compte, il y a bientôt trente ans, de faits révolutionnaires aussi, et contraires aux doctrines de l'époque. « Toutes ces modifications, disait M. Andral dans ce rapport, n'ont sans doute rien de nouveau ni de surprenant pour ceux qui, nourris de la lecture des maîtres qui nous ont précédés, les ont trouvées écrites et comme déposées dans leurs ouvrages; mais, à la plupart d'entre nous, elles apparaissent comme des faits inconnus et en quelque sorte étranges; et ce nous semble être là une des plus curieuses études que nous ayons à poursuivre. C'est un passé tout entier vers lequel il nous faut revenir, en le soumettant au creuset d'expérimentations nouvelles; ce sont des doctrines anciennes qu'il s'agit de revoir, non pour les accepter sans examen, mais pour les juger avec nos faits plus rigoureusement observés, avec nos connaissances actuelles plus positives, et même avec notre septicisme moderne, qui, suivant le point sur lequel il appuie, arrête ou accélère la marche de la science [1] »

## II [2]

Deux graves reproches m'ont été adressés par M. Béhier : l'un est relatif à la température que présentent les animaux inoculés; l'autre est relatif aux lésions anatomiques de la septicémie. M. Vulpian s'est associé largement aux reproches de M. Béhier sur cette dernière question. Je ferai

[1] *Bulletin de l'Académie de médecine* t. I, 18 octobre, 1837, p. 497.
[2] *Bulletin de l'Académie de médecine*, 29 avril 1873, p. 487.

remarquer tout d'abord que je n'ai fait à l'Académie aucune communication sur ces deux sujets. J'ai seulement répondu à des questions qui m'ont été adressées à la tribune, et je n'ai pu ni dû donner à ces questions tout le développement qu'elles méritaient.

Si l'on est tenu d'être explicite et précis lorsque l'on apporte ici une lecture préparée, les mêmes conditions ne peuvent être exigées lorsqu'il s'agit de faits qui sont déjà anciens, et que c'est à la mémoire seule qu'ils sont confiés.

Malgré ces réserves que je crois devoir faire, parce qu'il m'importe de me disculper du reproche d'une extrême légèreté dans les communications que j'ai eu l'honneur de faire ici, je ne crois pas cependant avoir apporté à cette tribune des faits faux.

M. Verneuil m'ayant demandé quels sont les phénomènes qui surviennent après l'injection du sang putride, j'ai répondu : « Quant à la fièvre, il n'est pas facile de la constater sur les petits animaux ; toutefois, chez les lapins, j'ai trouvé presque toujours une augmentation de température ; de 37°,5, elle montait à 40°,41 et 42°. » Ainsi j'ai attribué au lapin, comme minimum de température normale, 37°,5 ; c'est 38°,5 ou 39° que j'aurais dû dire. Cette erreur n'est pas grave, je pense ; mais M. Béhier y insiste beaucoup. En outre, notre savant collègue constate qu'il se produit un abaissement consécutif à l'élévation de la température, abaissement dont je n'ai pas parlé et qu'avaient cependant signalé MM. Coze et Feltz.

Tout le monde comprendra que, dans ma réponse à M. Verneuil, je n'avais pas à faire l'historique de la question. J'ai signalé l'élévation de la température consécutive à l'inoculation ; ai-je commis une erreur ?... Il n'y a donc rien à dire.

Puisqu'il s'agit de la température dans la septicémie, permettez-moi, messieurs, d'ajouter quelques mots sur ce sujet. En 1869 et en 1871, j'ai fait sur cette question des recherches que je n'ai pas publiées. Ces recherches m'ont appris, conformément aux résultats obtenus par MM. Coze et Feltz et à ceux de M. Béhier, qu'il se produit d'abord une augmentation de la température, puis ordinairement une diminution parfois très grande. J'ai vu chez le cobaye la température rectale descendre à 30° et même jusqu'à 28° dans un cas de péritonite consécutive à la septicémie.

Mais cet abaissement de la température n'est pas constant; j'ai vu aussi des lapins mourir avec la température normale et même avec une température supérieure à la normale; en voici deux exemples :

Le 30 août 1871, un lapin reçoit dans la cuisse, par une injection faite avec la seringue de Pravaz, une goutte de sang de bœuf rapidement putréfié. L'animal meurt en 13h 15m; c'est la mort la plus rapide que j'aie observée dans la septicémie. La température rectale prise avant l'inoculation est de 39°,3. Cette inoculation ayant été faite à neuf heures du matin, la température successivement prise donne : à 2h 10m, 41°,1; à 4h 15m, 42°; à 6 heures, 41°,9; à 7h 40m, 41°; à 9h 15m, 40°,4; à 10h 15m, l'animal est trouvé mort. La température rectale prise immédiatement après est de 38°,7. Il n'y a donc, dans ce cas, entre la température normale et la température prise après la mort qui datait sans doute déjà de quelques minutes, qu'une différence de six dixièmes de degré.

Le 31 août 1871, à 7 heures moins le quart du matin, un lapin de moyenne grosseur reçoit dans la cuisse une goutte du même sang de bœuf.

La température rectale prise au moment de l'inoculation est de 40° C.; à 10h 15m, 41°; à 2 heures, 41°,4; à 3h 15m, 42°,1; à 5 heures, 42°,7; à 6 heures, 43°; à 9 heures, 43°; à 10h 10m, 42°,4; à 11 heures, 41°,5. Il meurt sous mes yeux à minuit moins dix minutes; la température rectale, prise aussitôt après que la mort a été bien constatée, donne 40°,9. Toutes ces températures ont été prises par moi-même et avec le même thermomètre.

On ne peut donc conclure d'une manière absolue, comme l'a fait M. Béhier, que la mort par septicémie est toujours précédée d'une diminution très notable de la température, puisque, dans ce dernier cas, l'animal est mort avec neuf dixièmes de degré de plus qu'avant l'inoculation.

J'ajouterai, relativement à ce lapin mort en dix-sept heures, quelques détails qui pourront être rappelés dans la suite de cette discussion. L'animal, pendant sa maladie, n'a pas offert d'autres phénomènes apparents qu'un affaissement progressif; en mourant, il a jeté un cri assez fort.

L'examen fait immédiatement après la mort montre que le sang contient des bactéries en quantité notable; la cuisse, qui avait reçu l'injection, n'était pas œdémateuse, mais les tissus étaient plus humides que dans l'autre cuisse. La sérosité exprimée renfermait en quantité prodigieuse des bactéries courtes et des granulations que la potasse caustique ne dissolvait pas.

Le second reproche qui m'est adressé est ralatif aux lésions anatomiques en rapport avec la septicémie. Certes, en lisant les communications de mes savants contradicteurs, on devra croire que l'observateur qui nie ces lésions est aveugle, ou bien qu'il n'y a pas regardé; car, il est peu de maladies qui puissent offrir un tel luxe de lésions nécroscopiques. Dans la partie inoculée, œdème, ecchymose, phlegmon, vastes décollements; jetage par le nez; congestion pulmonaire, pneumonie lobulaire, état poisseux des plèvres, pleurésie; péricardite, vascularisation de l'endocarde, caillots de diverses consistances dans le cœur; péritonite; foie volumineux, fortement congestionné; rate diffluente; augmentation considérable des globules blancs; microzymas, bactéries, bâtonnets, anguillules, cysticerques dans le ventre, etc.

Je dois à l'Académie de prouver que je n'ai point affirmé l'absence des lésions anatomiques de la septicémie sans y avoir au moins regardé, comme on peut le supposer d'après le tableau qui précède.

Dans une communication à l'Académie des sciences, en 1869, j'ai donné les différences que présente le sang dans le charbon et dans la septicémie, et je pense que l'exactitude de cette observation a été confirmée; puis, j'ai donné le poids comparatif de la rate dans les deux maladies. Enfin, j'ai dit ici à cette tribune que, dans mes inoculations successives, je prenais constamment le sang du cœur de l'animal septicémique; or, pour prendre le sang du cœur et le poids de la rate, j'ai dû ouvrir la poitrine et le ventre, et des lésions aussi énormes que celles qui ont été signalées par mes honorables contradicteurs n'auraient pu m'échapper quand même je ne les eusse point cherchées ; car, dans tous ces travaux, j'ai fait moi-même mes inoculations et mes autopsies, n'ayant point à ma disposition le laboratoire d'une faculté et des aides exercés et instruits.

La question des lésions anatomiques dans la septicémie est importante; on me permettra donc de m'y arrêter un peu.

M. Vulpian a cité textuellement ma réponse à M. Verneuil; mais une phrase ôtée de son cadre n'a pas toujours la signification que l'auteur lui avait donnée. Ma réponse venait à la suite d'une communication qui avait pour objet de prouver que la septicémie est une putréfaction et que son virus est un vibrion ou une bactérie. Les faits que j'avais donnés à l'appui de cette manière de voir, étaient des cas d'inoculations faites par la plus petite plaie possible, avec la seringue de Pravaz et par l'injection d'une seule goutte d'eau contenant un millionième ou un trillionième de goutte de sang. Enfin, dans ces cas, la mort avait été généralement rapide.

A la demande qui m'a été faite des lésions nécroscopiques, j'ai dû croire que M. Verneuil parlait de lésions constantes et auxquelles on devait attribuer la mort.

Quel autre sens pouvait avoir la question de notre savant collègue? Devait-il s'attendre à ce que je lui exposasse toutes les altérations consécutives à l'agonie, et même l'existence des cysticerques dans la cavité abdominale? D'après cette pensée, j'ai donc répondu qu'il n'y avait pas de lésions dans la septicémie à marche rapide dont je venais de parler, c'est-à-dire de lésions constantes et auxquelles on pût attribuer la mort, et cette réponse je la fais encore.

Les expériences de M. Béhier ne prouvent rien contre cette thèse; car, généralement, les inoculations n'ont pas été faites à doses infinitésimales ou très petites. Quant à celles de M. Vulpian, elles sont confirmatives des miennes, et je vais le montrer :

Examinons la série des expériences douze, treize, quatorze et quinze.

Douzième expérience. — Lapin mort en seize ou dix-huit heures; injection d'une goutte de sang septicémique :

« *Nécropsie* (je cite textuellement). Le tissu cellulaire sous-cutané est infiltré de *pus* dans une certaine étendue. On trouve dans ce pus quelques granulations mouvantes. Le sang contient des granulations mouvantes; les poumons sont congestionnés; les organes abdominaux paraissent sains. »

Treizième expérience. — Lapin mort en vingt heures de l'injection d'une goutte de sang septicémique :

« *Nécropsie*. Infiltration *purulente* et œdémateuse et quelques taches ecchymotiques au niveau de l'injection. Le *pus* contient une quantité considérable de granulations vibrionaires. Le sang contient une grande quantité de granulations vibrionaires mobiles. Les poumons sont sains. »

Quatorzième expérience. — Lapin, injection de un millième de goutte de sang septicémique. Mort en quarante-sept heures. « *Nécropsie*. On constate les mêmes altérations que dans l'expérience précédente, soit au niveau du lieu de l'injection, soit dans le sang. La *rate* contient un grand nombre de granulations et de petites bactéries mouvantes. Les autres organes, d'ailleurs examinés à l'œil nu, paraissent sains. »

Quinzième expérience. — Lapin, injection de un millionième de goutte de sang septicémique. Mort en trente ou quarante heures.

« *Nécropsie*. Le sang contient un grand nombre de bactéries, de vibrions et de granulations mobiles. La rate est tuméfiée, elle renferme une quantité prodigieuse de granulations et de vibrions. Infiltration *purulente* et œdémateuse du tissu cellulaire au niveau de l'injection; le *pus* renferme un nombre considérable de granulations et de vibrions. Les autres organes paraissent sains. Le foie ne contient pas de matière glycogène. »

Si dans ces quatre cas nous faisons abstraction des granulations mouvantes et des vibroniens contenus dans le sang, le pus et la rate, que reste-t-il? Dans les quatre cas existe une infiltration purulente au niveau du point inoculé.

Dans le premier cas, les poumons sont congestionnés; mais dans les trois autres, les poumons sont sains.

Dans tous les cas, les organes abdominaux sont sains, sauf dans un seul où l'on mentionne une tuméfaction de la rate.

Ainsi, nous ne trouvons dans ces quatre cas qu'une seule lésion anatomique constante, c'est une infiltration purulente au niveau du point inoculé; car nous ne devons pas compter comme lésion anatomique la présence des vibrioniens, dont ma communication, au reste, avait pour but d'affirmer l'existence constante, loin que je voulusse la nier.

Examinons maintenant en quoi consiste quelquefois la seule lésion constante : mais je dirai d'abord que je ne veux nullement nier le fait d'une suppuration au point inoculé, lorsque l'inoculation est pratiquée par une incision, ou lorsque la quantité de liquide injecté est de plusieurs gouttes, ou même, mais très rarement, lorsque la dose est d'une fraction de goutte. Je laisse maintenant la parole à M. Vulpian : « Parfois, dit M. Vulpian, il semblait y avoir seulement un œdème diffus du tissu cellulaire dans lequel avait été faite l'injection, jusqu'à une distance de deux ou plusieurs centimètres autour du point d'introduction du liquide injecté. La sérosité infiltrée était plus ou moins transparente, ordinairement rougeâtre, parfois fortement sanguinolente; les vaisseaux de la région œdématiée étaient dilatés et remplis de sang; il y avait, en un mot, une assez vive congestion de cette même région, parfois même, on y trouvait des ecchymoses véritables. » (Je ferai observer que, lorsqu'on injecte du sang dans le tissu cellulaire, il en résulte des ecchymoses; mais poursuivons.) « L'examen microscopique du liquide séreux ou séro-sanguinolent infiltré y faisait voir de très nombreux leucocytes et d'innombrables bactéries et granulations mobiles ou immobiles, lesquelles sont probablement des germes de bactéries et de vibrions. La quantité de ces deux sortes de corpuscules était vraiment prodigieuse, plus grande encore, nous a-t-il semblé, que celle que l'on trouvait dans le sang et dont nous allons parler dans un instant. Le nombre très considérable de leucocytes qu'on voyait dans la sérosité infiltrée, et les caractères du tissu infiltré indiquaient d'une façon incontestable qu'il y avait eu là une très vive inflammation. D'ailleurs, dans d'autres cas, etc. »

Ainsi, d'après, M. Vulpian, parfois, dans le lieu de l'inoculation, il n'existe qu'un œdème, dans lequel on trouve un grand nombre de bactéries et de vibrioniens, chose qui n'est pas en discussion, et de nombreux globules blancs, ce qui, pour notre collègue, est une preuve d'une vive inflammation. Nous connaissons tous l'opinion qui veut que les leucocytes du pus soient les mêmes que ceux du sang; mais la justesse de cette opinion n'est pas démontrée, et d'ailleurs, dans la sérosité de tous les œdèmes, on trouve de nombreux leucocytes, ce qui, d'après le raisonnement de notre savant collègue, dénoterait une nature inflammatoire dans tous les œdèmes.

Admettons cependant ce fait d'une vive inflammation au point inoculé; d'après M. Vulpian lui-même, cette seule lésion constante de la septicémie ne consiste parfois qu'en un œdème d'une étendue médiocre où se trouvent beaucoup de globules blancs; or, dans ses observations douze et treize, dont les animaux sont morts en dix-huit et en vingt heures, quelle gravité pouvaient donc avoir ces abcès qui n'avaient pas même une journée de date!

Permettez-moi maintenant, messieurs, d'invoquer d'autres témoignages dans cette question qui a son importance.

Dans la discussion sur l'infection purulente qui eut lieu dans cette Académie en 1871, M. Colin nous communiqua plusieurs expériences que je vais rapporter :

1° Dans une première expérience, dit M. Colin, j'ai inséré dans douze piqûres faites à la peau d'un lapin, trois à quatre gouttes de sang violacé, verdâtre, très fétide, pris cinq jours auparavant sur un ruminant charbonneux. La putréfaction avait enlevé à ce liquide sa virulence charbonneuse. Vingt-quatre heures, après, le lapin est trouvé mort et froid. Le sang ne renferme aucune bactérie charbonneuse; il présente en grande quantité, de fins granules mouvants analogues à ceux de la septicémie et des liquides animaux en voie de décomposition. Dans l'infiltration sous-jacente aux plaies de l'inoculation, les granules mouvants sont plus nombreux que dans le sang; ils sont associés à quelques rares bactéries, fixes, courtes, non articulées.

Voici, certes, un œdème qui a été bien examiné au microscope par notre savant collègue M. Colin, et dans lequel il n'est nullement fait mention de pus.

2° Le lendemain, ajoute M. Colin, j'ai pris sur le cadavre du lapin dont il vient d'être question un peu de sérosité de l'infiltration dorsale, et je l'ai inoculée seulement par huit piqûres de lancette à un autre animal de la même espèce. Au bout de dix-neuf heures celui-ci mourait après avoir été plongé dans une adynamie profonde. Ses viscères n'offraient pas des lésions notables, sauf un peu d'injection dans une partie de l'intestin grêle pleine de mucosités légèrement rosées. Le sang était chargé de fins granules mouvants pouvant être rapportés au *bacterium punctum* des zoologistes.

3° Dans une troisième expérience, M. Colin inocula, par douze piqûres d'une petite lancette du sang du cœur du lapin précédent. Ce lapin, dit M. Colin, est devenu triste et faible au bout de huit heures; il a succombé dix-sept heures après l'inoculation et a été ouvert sur-le-champ. La région des piqûres n'était ni tuméfiée, ni œdématiée. La rate était peu volumineuse, sans bactéries, l'intestin grêle plein de liquide roussâtre en plusieurs endroits; le sang coagulé et très chargé de granules bactériformes.

4° A un nouveau lapin j'ai inoculé seulement, par quatre piqûres de lancette à l'oreille, un peu de sang pris dans le cœur du précédent. Il est mort au bout de vingt-quatre heures. Pas de lésions viscérales notables; légère infiltration séreuse sous la peau de l'oreille; abondants granules bactériformes mouvants dans cette infiltration et dans le sang du cœur.

Ainsi, dans ce cas encore, nous ne trouvons pas de lésions notables des viscères et pas de pus, ni même de leucocytes en quantité notable dans le point inoculé.

Du sang de ce lapin fut encore inoculé par deux piqûres de lancette, à la pointe de l'oreille d'un autre lapin qui mourut en dix heures. Autopsie du cadavre encore chaud et flasque : pas d'infiltration à l'oreille; rougeur des ganglions mésentériques : granules bactériformes dans le sang des diverses parties du corps. Enfin, un autre lapin, inoculé avec du sang septicémique de lapin, étant mort au bout de douze heures et demie, n'a offert dit M. Colin, aucune lésion viscérale bien marquée.

Je ne parlerai point des faits que j'ai observés moi-même et qui ont servi de base à mon opinion sur l'absence de lésions anatomiques propres à la septicémie; on pourrait croire qu'ils ont été observés avec des idées préconçues et rédigés pour les besoins de la cause : je rappellerai seulement cette observation d'un lapin mort avec une augmentation de la température normale, et qui remonte à une époque où, certes, je n'avais pas prévu la discussion d'aujourd'hui. J'ai inoculé alors plusieurs lapins et plusieurs cobayes dans une cuisse, pour comparer l'œdème survenant avec l'état normal de l'autre cuisse. J'attachais une certaine importance à l'existence de cet œdème, consécutif à l'inoculation, puisqu'il pouvait témoigner de l'existence constante des bactéries dans la septicémie, fait qui était alors en discussion; eh bien, je dois le dire, plusieurs fois j'ai trouvé que cet œdème était à peine notable, comme dans le cas rapporté ci-dessus.

Je laisse à l'Académie de juger si ma réponse à notre collègue M. Verneuil est le fait d'un aveuglement singulier ou d'une légèreté impardonnable.

Je ne me serais pas étendu si longuement sur ce sujet, s'il ne s'agissait ici que d'une question personnelle ; mais il importe de savoir si la septicémie est purement et simplement une maladie du sang qui peut exister indépendamment de toute lésion anatomique.

Or, je suis bien loin de nier que l'introduction dans l'économie de matières putréfiées par une piqûre et par une plaie surtout, ne détermine souvent des lésions organiques graves et principalement des suppurations. J'ai vu souvent des abcès au point inoculé et des suppurations des séreuses; je connais les travaux de M. Chauveau sur cette question, travaux qui sont tout à fait péremptoires. Mais l'infection purulente consécutive à l'introduction de matières septiques dans l'économie est un autre effet de ces matières putrides, un effet distinct de la septicémie. Celle-ci peut exister indépendamment de la pyohémie; elle a pour nature la putréfaction, pour cause les bactéries, pour caractère la virulence.

Maintenant, messieurs, permettez-moi encore d'invoquer un témoignage qui ne sera pas récusé, sans doute, par M. Béhier. MM. Coze et Feltz, qui, dit-on, ont traité toutes les questions dont je me suis occupé, beaucoup plus complètement que moi, ont tiré de leurs travaux, relativement à cette dernière question, les conclusions suivantes : « Le cadavre de l'individu mort de septicémie n'accuse, la plupart du temps, dans les organes, aucune lésion appréciable. L'examen seul du sang révèle le caractère de la maladie par la présence des éléments figurés que contient ce liquide [1]. »

Dans un autre passage, les mêmes auteurs s'expriment tout aussi catégoriquement : « Dans un cas de septicémie, disent-ils, on a beau chercher dans tous les organes, il arrive très souvent de ne trouver aucune altération appréciable. C'est en vain, dit Billroth, qu'on cherche souvent sur le cadavre la cause de la mort dans la septicémie [2]. »

J'aborderai maintenant une autre question, celle de la nature de la septicémie ou, pour rester dans les limites de la discussion, de la septicémie expérimentale. Suivant M. Vulpian, la septicémie expérimentale du lapin, (ce sont ses propres expressions) paraît être une sorte d'affection parasitaire interne, un genre tout spécial d'altération, qu'il propose de nommer, en attendant mieux, une bactériémie.

La condition que nous réalisons dans nos expériences et qui donne au lapin une altération du sang désignée sous le nom de *septicémie*, n'est point une création de ces expériences. Nous ne créons rien; mais nous faisons naître à volonté, pour les étudier, des conditions que la nature réalise

1 Coze et Feltz, ouvrage cité, p. 133.
2 Coze et Feltz, ouvrage cité, p. 107.

parfois, et l'étude de cette septicémie expérimentale n'est pas autre chose que l'étude d'une condition naturelle que nous reproduisons, afin d'avoir l'occasion de l'observer suivant les besoins de nos recherches.

Lorsqu'un physiologiste étudie chez la grenouille les fonctions d'un nerf, en le coupant, ou l'effet d'une substance toxique, pense-t-il déterminer chez cette grenouille un genre tout spécial d'altération? En vérité, s'il le pense, il perd sa peine et j'ai éprouvé, je l'avoue, quelque étonnement d'entendre un physiologiste appeler la septicémie expérimentale un genre tout spécial d'altération du lapin ou du cobaye.

La nature de la septicémie (expérimentale si l'on veut) est une question qui a été nettement posée dans l'une de mes communications, et j'ai apporté un certain nombre de raisons qui prouvent, à ce qu'il me semble, que cette septicémie n'est pas autre chose que la putréfaction même développée dans l'économie vivante d'un animal. Je ne puis donc accepter l'opinion de M. Vulpian qui, du reste, n'a cherché à réfuter aucun des arguments sur lesquels j'ai cru pouvoir établir la mienne.

La question de savoir si la putréfaction peut s'emparer d'un animal pendant la vie, aussi bien qu'après la mort, est d'une grande importance pour la pathologie ; il serait hors de propos de vouloir le démontrer ici. Je vais donc rappeler les arguments qui, suivant moi, établissent ce fait, afin de montrer que la septicémie expérimentale est un cas particulier d'un phénomène naturel et universel.

Nous reconnaissons l'identité de deux corps ou de deux phénomènes par l'idendité des propriétés ou par celle des effets obtenus dans des conditions données. Comparons donc, à ce point de vue, les propriétés et les conditions du sang putréfié à l'air libre et celles du sang d'un animal mort de septicémie.

Le sang putréfié à l'air libre et le sang septicémique (on sait que j'appelle ainsi, pour abréger, le sang de l'animal atteint de septicémie) déterminent également une maladie et la mort chez les animaux auxquels on l'inocule en suffisante quantité.

Dans les deux cas les phénomènes morbides sont semblables quant à leur manifestation et à leur durée.

Dans les deux cas, le sang de l'animal qui succombe acquiert des propriétés virulentes identiques.

Le sang putréfié à l'air libre et le sang septicémique perdent également de leurs propriétés virulentes par une longue conservation.

L'examen microscopique montre que le sang qui se putréfie à l'air libre offre d'abord des granulations et des bactéries immobiles qui se produisent par groupes, puis bientôt des bactéries mobiles et enfin des vibrioniens plus ou moins grands et actifs.

Le sang et les liquides de l'animal inoculé offrent dans le même ordre de production des granulations et des bactéries immobiles ou mobiles et des vibrioniens. Nous en trouvons la confirmation dans les faits rapportés par MM. Béhier, Vulpian et dans ceux de M. Colin qui mentionne tout particulièrement cette similitude.

Cependant on peut constater entre le sang putréfié à l'air libre et le sang de l'animal qui succombe à l'inoculation, deux différences notables : l'une est relative aux doses qui sont toxiques pour les animaux, l'autre est relative à l'odeur de l'un et l'autre liquide.

Examinons si ces différences sont constantes et quelle est leur importance :

J'ai établi que le sang lentement putréfié par une température moyenne, ne tue les lapins que par l'injection de plusieurs gouttes, tandis que le sang de ces lapins devenus septicémiques tue par des doses infinitésimales ; mais j'ai fait voir aussi que cette différence cesse d'exister lorsque l'on porte le sang extrait des vaisseaux et préalablement mêlé d'une petite quantité de sang putréfié à la température de 36 à 40° C. qui est celle d'un mammifère. M. Béhier, sur deux expériences, a confirmé une fois ce résultat. Mais dans une seconde expérience qui a été négative, notre savant collègue ne s'était pas placé dans toutes les conditions voulues. Pour obtenir, en quatorze heures, une putréfaction très virulente, il faut préalablement ajouter au sang frais une petite quantité de sang putréfié; cette condition avait été omise. Les expériences de M. Onimus s'accordent sous ce rapport avec les miennes et j'en rapporterai d'autres semblables tout à l'heure.

Ainsi la virulence acquise par le sang est identique, chez l'animal vivant ou à l'air libre, lorsque le phénomène s'accomplit à la même température et dans le même temps.

Reste donc une seule différence, l'odeur putride qui ne se manifeste pas dans le sang de l'animal vivant. L'élimination des principes odorants de la putréfaction, pendant la vie, peut expliquer cette différence; mais l'expérimentation prouve encore que l'odeur putride n'est pas une condition essentielle de virulence dans les matières putréfiées.

J'ai déjà communiqué à l'Académie plusieurs expériences dans lesquelles du sang mêlé avec du charbon ou avec du carbonate de plomb, et porté à une température voisine de 40°C., avait acquis une virulence extrême, bien que l'odeur de putréfaction fût peu marquée.

Voici de nouveaux faits analogues :

Première expérience. — Vingt gouttes de sang rapidement putréfié et très fétide sont placées dans un litre de gaz oxygène. En vingt-quatre heures ce sang perd en grande partie son odeur putride. Deux lapins inoculés avec une goutte de ce liquide meurent, l'un en dix-neuf heures, l'autre en trente ou quarante heures.

Deuxième expérience. — Vingt gouttes de sang frais de bœuf sont placées dans un litre de gaz oxygène et maintenues à une température assez élevée. Cinq jours après ce sang n'a nullement l'odeur de putréfaction, mais il a celle de cuir récemment tanné et mouillé. Cinq lapins sont inoculés avec trois gouttes, deux gouttes, une goutte, un dixième et un vingtième de goutte.

Quatre meurent en moins de quarante heures et le cinquième en soixante heures.

Cette expérience fut répétée une autre fois sur trois lapins avec le même résultat.

On sait, au reste, que l'odeur plus ou moins forte qu'acquièrent les matières putréfiées est en rapport avec la composition chimique de ces matières.

D'après tous ces faits, nous voyons qu'il n'y a pas de différence essentielle entre le sang putréfié qui tue un animal et le sang même de cet animal atteint de septicémie.

Je vais maintenant rapporter un nouveau fait qui prouve encore l'identité des propriétés virulentes de ces deux liquides.

Le sang du cœur d'un animal mort de septicémie étant mêlé avec beaucoup d'eau (au millième ou au dix-millième) a été maintenu en état d'ébullition pendant plusieurs minutes. Une goutte de ce liquide, au millième ou au dix-millième de sang, injectée à des lapins, les a tués en un ou deux jours. Ces expériences sont mentionnées dans un papier cacheté dont j'ai fait le dépôt à l'Académie dans le mois de janvier dernier.

Du sang de bœuf pris à la boucherie et mêlé avec une très petite quantité de sang putréfié est placé dans une couveuse artificielle à la température de 35 à 38° C. Après quinze heures, une partie de ce sang mêlée avec dix mille parties d'eau est soumise à une vive ébullition pendant deux minutes. Puis une goutte est injectée à un lapin qui meurt vingt-trois heures et demie après.

Le même sang conservé dans la couveuse pendant vingt-deux heures est traité de même et injecté à un lapin qui meurt en trente ou quarante heures.

Deux expériences semblables sont répétées une autre fois avec d'autre sang de bœuf; elles donnent le même résultat.

Ces expériences prouvent que l'ébullition ne détruit ni le ferment de la putréfaction, ni le virus de la septicémie, lesquelles nous offrent, sous ce rapport, une nouvelle analogie.

D'après tous ces faits qui nous montrent une identité de propriété et une identité d'action dans des conditions données, ainsi que l'identité des êtres microscopiques que l'on constate dans les deux cas, nous devons conclure à l'identité de nature. Le sang devenu virulent à l'air libre, le sang devenu virulent dans les vaisseaux d'un animal vivant, ont évidemment subi une modification semblable, identique ; d'une part comme de l'autre, cette modification est une putréfaction.

La septicémie expérimentale n'est donc pas un genre tout spécial d'altération du lapin et du cobaye. Si elle est entre nos mains un fait expérimental, elle n'en est pas moins un fait naturel qui doit se reproduire naturellement toutes les fois que des matières putréfiées pénètrent en quantité suffisante dans l'économie animale.

Lorsque M. Pasteur a mis en lumière la nature de la putréfaction, il n'a pas cru devoir la désigner par un nouveau nom ; je ne crois pas qu'il y ait lieu de changer ce nom, lorsque nous voyons le phénomène de la putréfaction s'accomplir dans des conditions nouvelles pour nous. Il faut, au contraire, le garder pour marquer les rapports qui existent entre des phénomènes qui ne diffèrent que par le milieu dans lequel ils se produisent.

Le nom de *septicémie*, qui signifie *putréfaction du sang*, indique ces rapports ; il est donc le meilleur que nous puissions choisir ; s'il n'existait pas, il faudrait le créer.

Je viens maintenant aux expériences relatives à la fièvre typhoïde. Les résultats obtenus par M. Vulpian sont entièrement contraires aux miens. Sur douze lapins inoculés, trois seulement sont morts, et, dans ces trois cas, des lésions nécroscopiques indépendantes de l'inoculation expliquent la mort.

Sur dix-huit lapins inoculés, j'ai obtenu quatorze fois la mort dans l'intervalle de onze jours, et quatre fois plus tardivement ; en somme, tous mes lapins inoculés sont morts dans l'intervalle d'un mois.

Je pense que les expériences de M. Vulpian ont été faite avec soin ; j'ai donc dû rechercher quelles devaient être les causes d'une aussi grande différence entre les résultats de ces inoculations.

Lorsque l'expérience amène une mort prompte, les causes d'erreur sont à peu près nulles; il suffit de la répéter pour acquérir à ce sujet une certitude. Il n'en est plus de même lorsque la mort n'arrive qu'après un certain nombre de jours; ici peuvent intervenir, pour troubler les résultats, soit une mort accidentelle, soit la mort par infection du local ou par contagion. J'ai vu, en effet, des lapins non inoculés mourir par l'une ou l'autre de ces deux causes, et l'on sait que, chez les marchands, il règne quelquefois sur les lapins réunis en grand nombre des épizooties meurtrières.

Il se peut donc que je n'aie pas été à l'abri de cette dernière cause d'erreur, et, comme dans mes travaux je n'ai point d'autre mobile que la recherche de la vérité, je vais examiner cette question.

Pendant les mois d'été, pour reconnaître s'il ne se déclarait pas une épizootie dans le local, du reste vaste, propre et bien aéré, où sont enfermés mes animaux, je conservais toujours un certain nombre de lapins non inoculés.

La mortalité, parmi ces lapins, était tellement faible qu'elle ne pouvait avoir d'influence sur le résultat définitif de mes expériences.

Au commencement de l'hiver, j'ai retiré ces animaux pour éviter l'encombrement et parce que l'abaissement de la température me rassurait contre l'invasion d'une épizootie. C'est alors que je fis mes expériences sur la fièvre typhoïde.

Lorsque j'eus connaissance des résultats obtenus par M. Vulpian, j'introduisis de nouveau des lapins non inoculés dans le local où sont renfermés mes animaux; voici les résultats de cette épreuve :

Le 6 février, six lapins sont placés dans ce local; ils y restent cinq semaines; il en meurt un le huitième jour.

Le 13 février, six nouveaux lapins sont placés dans ce local; ils y séjournent un mois; il en meurt un le huitième jour.

Le 13 mars, huit lapins remplacent ceux-ci; ils y restent cinq semaines; il en meurt trois, dont l'un le septième jour; les autres plus tard.

Le 27 mars, six lapins sont encore placés dans ce local; en trente-deux jours, il en meurt trois, dont un le sixième jour et un le onzième jour.

En résumé; sur vingt-six lapins qui ont passé en moyenne plus d'un mois dans ce local, il en est mort huit; c'est un peu moins de un sur quatre.

Et sur ces vingt-six lapins, cinq seulement sont morts dans les onze premiers jours; c'est un sur cinq.

Ces résultats donnent une mortalité bien différente de celle de mes animaux inoculés par le sang de fièvre typhoïde; car, dans ces cas, sur dix-huit lapins inoculés, quatorze sont morts dans les onze premiers jours.

Si donc tous mes lapins inoculés avec du sang de fièvre typhoïde sont morts par infection du local ou par contagion, il faut que cette cause de mort ait régné précisément au moment de mes recherches sur la maladie typhoïde; mais, dans ce moment même, je faisais d'autres expériences sur des lapins qui ne mouraient pas tous et qui ne mouraient même que suivant les prévisions de l'expérience. Je n'ai donc pu concevoir de doute sur la cause réelle de la mort dans les recherches dont j'ai exposé les résultats à l'Académie.

D'après ces considérations, je ne puis accepter sans réserve les faits contraires aux miens, qui ont été observés par M. Vulpian, et je crois que de nouvelles recherches sont nécessaires pour résoudre cette question.

Il peut sembler singulier qu'on ait eu l'idée d'assimiler la fièvre typhoïde à la septicémie expérimentale, en supposant même que la mort des animaux dans le premier cas ait été certainement le fait de l'inoculation.

Il y a une différence grande, en effet, dans la durée de l'incubation entre les deux cas. C'est une différence que M. Vulpian a fait ressortir. Mais je l'avais moi-même indiquée dans ma dernière communication, et voici en quels termes :

« On aura remarqué que l'incubation est généralement beaucoup plus longue dans le premier cas (fièvre typhoïde) que dans le second (septicémie expérimentale); dans une prochaine communication je reviendrai sur cette particularité et je montrerai qu'elle n'a rien de spécial à la fièvre typhoïde. »

Eh bien! cette particularité (sur laquelle je reviendrai plus tard) se montre aussi, lorsqu'on a soumis du sang putréfié ou septicémique à l'action plus ou moins prolongée de certains antiseptiques. La différence dans la durée de l'incubation n'indique point une différence dans la nature du sang inoculé.

Je pense avoir répondu à toutes les objections basées sur l'expérimentation qui ont été faites aux résultats de mes travaux. Parmi les nombreuses questions qu'ils ont soulevées, plusieurs ont été confirmées; une seule peut laisser prise à un doute bien motivé.

J'espère que de nouvelles recherches viendront bientôt éclairer ce sujet, et j'ai la confiance qu'avec les nouveaux moyens d'étude que nous possédons aujourd'hui, d'autres questions relatives à la septicémie seront prochainement élucidées.

---

## XXIV

### RAPPORT SUR UN MÉMOIRE DE M. ONIMUS RELATIF A L'INFLUENCE QU'EXERCENT LES ORGANISMES INFÉRIEURS DÉVELOPPÉS PENDANT LA PUTRÉFACTION SUR L'EMPOISONNEMENT PUTRIDE DES ANIMAUX [1]

— 1873 —

Messieurs, vous avez renvoyé à mon examen un mémoire

[1] *Bulletin de l'Académie de médecine*, 1873, p. 264.

de M. le Dr Onimus, dont je viens vous rendre compte aujourd'hui.

M. Onimus s'est proposé d'étudier *l'influence des organismes inférieurs développés pendant la putréfaction sur l'empoisonnement putride des animaux*. Dans ce but, il a institué les expériences suivantes :

Du sang de bœuf, de porc ou d'homme atteint de fièvre typhoïde est placé dans un papier à dialyse, et ce papier est ensuite placé dans un vase contenant de l'eau distillée ; puis le tout est maintenu à une température d'environ 38° C., suivant les indications que j'ai données dans l'une de mes expériences. Après quatorze heures, l'eau distillée se trouble au point de devenir lactescente ; examinée au microscope, elle renferme une prodigieuse quantité de bactéries et de vibrioniens identiques, quant à la forme, avec ceux que contient le sang renfermé dans le papier à dialyse.

Après cette constation, une seule goutte de sang putréfié contenu dans le papier à dialyse est injectée à plusieurs lapins, tandis que plusieurs gouttes de l'eau extérieure renfermant des myriades de bactéries sont injectées de même à d'autres lapins.

Tous ceux de ces animaux qui avaient reçu la goutte de sang putréfié sont morts en peu de temps ; tous ceux qui avaient reçu l'eau avec les bactéries ont survécu.

Des expériences semblables sont faites avec le sang des lapins morts à la suite des injections de sang putride. Le sang contenu dans le papier à dialyse a toujours déterminé une mort rapide chez les lapins inoculés, tandis que l'eau extérieure, renfermant des myriades de bactéries, injectée même à la dose de 40 à 50 centimètres cubes, n'a pas déterminé la mort des lapins inoculés.

Enfin, par d'autres expériences, M. Onimus établit que les vibrioniens qui se produisent dans l'eau distillée proviennent principalement des substances dialysables du sang, car en épuisant ces substances par des opérations successives, les vibrioniens se produisent de moins en moins ; en outre, si l'on remplace, dans le papier à dialyse, le sang par de l'albumine putréfiée, le nombre des vibrioniens de l'eau extérieure est relativement très petit.

M. Onimus croit pouvoir conclure de ces faits : 1° que le virus de l'infection putride n'est point un ferment organisé appartenant à la famille des vibrioniens;

2° Que les organismes inférieurs n'ont, par eux-mêmes, aucune action toxique, qu'ils semblent être le résultat et non la cause des altérations putrides;

3° Que le virus de l'infection putride n'est point une substance dialysable, ce qui permet de le rapprocher des substances albuminoïdes.

Ces conclusions seraient vraies, au moins nous pourrions les regarder comme vraies, si M. Onimus avait prouvé que les vibrioniens renfermés dans le papier à dialyse étaient de la même espèce que ceux qui se trouvaient dans l'eau extérieure à ce papier. La forme de tous ces vibrioniens, intérieurs ou extérieurs, était la même, et cela suffit, suivant M. Onimus, pour établir l'identité spécifique. Je ne partage pas, sous ce rapport, la manière de voir de notre savant confrère, et comme cette question de la différence de certaines espèces dans l'identité de la forme est peu connue, ou plutôt, je pense, n'a pas été examinée, je dois lui donner ici quelque développement.

Il s'agit des vibrioniens ou des bactéries, c'est-à-dire des êtres doués de l'organisation la plus simple que nous connaissions, et qui par conséquent échappe à l'analyse; ce sont aussi les êtres vivants les plus petits, et il n'est pas bien difficile de démontrer que la plupart restent inaperçus par notre œil armé de tous les grossissements de nos microscopes.

En effet, dans des liquides putréfiés et transparents, dans du suc de concombre, par exemple, les bactéries forment des tourbillons mouvants, et, quel que soit le grossissement auquel on les examine successivement, à mesure qu'on augmente ce grossissement, on compte toujours par myriades celles qui arrivent sucessivement aux limites de la vision; de telle sorte que nous pouvons être assurés qu'avec des grossissements plus forts encore, nous ferions apparaître de nouveaux tourbillons de ces êtres infiniment petits.

Dans une goutte de sang rapidement putréfié, l'observation microscopique peut faire reconnaitre l'existence de plusieurs millions de bactéries, et dans cette goutte de sang on retrouve cependant tout autant de globules rouges qu'avant la putréfaction; or, si je ne craignais de faire ici une pétition de principe, je dirais que les inductions que l'on peut tirer des effets de l'inoculation de ce sang à dose infinitésimale nous donnent la notion de l'existence dans ce liquide d'un nombre infiniment plus considérable encore de bactéries ou de vibrioniens.

Eh bien! dans ces filaments presque imperceptibles, dans ces points mouvants, où trouverons-nous un caractère distinctif de l'espèce? comment percevrons-nous que l'organisation diffère de l'une à l'autre de ces particules vivantes?

Et qu'y a-t-il d'étonnant qu'il en soit ainsi chez des êtres microscopiques, lorsque nous pouvons conserver la même incertitude relativement à des êtres parfaitement visibles à l'œil nu.

Chez les animaux supérieurs, ches les mammifères et les oiseaux surtout, même lorsqu'ils sont arrivés à tout leur développement, les différences spécifiques sont quelquefois des nuances qu'il est difficile de rendre sensibles par une description. Chez les reptiles et les poissons, les caractères spécifiques sont parfois tellement effacés qu'ils ne consistent plus, pour le classificateur, qu'en des différences de taille et de couleur. Chez les insectes, la ressemblance est quelquefois telle entre deux espèces, surtout parmi les coléoptères, qu'il faut l'œil d'un entomologiste exercé pour en faire la distinction. Plus nous descendons ensuite dans la série animale, moins la constatation des espèces est facile; chez les vers cestoïdes, par exemple, les proglottis de différentes espèces ne peuvent absolument pas être distingués par l'apparence extérieure.

Mais cette ressemblance, trompeuse chez beaucoup d'animaux adultes, va presque jusqu'à l'identité pendant les phases primordiales de la vie, chez un grand nombre d'animaux et de végétaux.

Dans une certaine période du développement de l'œuf, chez les mammifères et chez les oiseaux, l'examen le plus minutieux ne pourrait faire reconnaître une différence spécifique entre deux embryons de même âge qui appartiennent cependant à des espèces différentes; chez les insectes, des larves semblables par la forme donnent après la métamorphose des individus complétement distincts [1].

Chez les vers intestinaux, parmi les nématoïdes, dont les espèces connues se comptent par centaines, les individus qui n'ont point encore acquis d'organes génitaux n'ont souvent aucun caractère qui les distingue entre eux; on les confondait autrefois pour la plupart sous le nom de vibrions ou d'anguillules. Enfin, parmi les végétaux, on pourrait trouver des exemples sans nombre d'espèces qui, pendant leur premier âge, sont complètement semblables dans leur apparence extérieure. Bien plus, on en trouverait qui, dans cette première période de leur vie, peuvent être confondues avec des

1 Relativement à la ressemblance ou à l'identité morphologique chez les insectes, M. Laboulbène a bien voulu me communiquer les faits suivants : Chez les *Diptères*, les larves de Muscides sont toutes taillées sur le même patron, et, au sortir de l'œuf, celles du même genre sont absolument pareilles. Plus tard même, on a beaucoup de peine à les diversifier.

La plupart des *Hyménoptères* sociaux, tels que les Apides et les Guépiaires, ont des larves qui, venant d'éclore et pendant la majeure partie de leur croissance, sont semblables.

Les jeunes *Orthoptères* sauteurs des genres *Acrydium*, *Ædipoda*, ou coureurs des genres *Mantis*, *Bacillus*, *Phasma*, sont pareils quant à la forme générale de leur âge.

Il en est encore de même pour beaucoup d'espèces d'*Hémiptères*, soit parmi les Géocorises (Pentatomides, Coréides, Lygéides), soit parmi les Hydrocorises *(Corixa)*

Les *Lépidoptères* de la taille la plus exiguë (Tinéides) ont des chenilles impossibles à distinguer au sortir de l'œuf. De plus, les chenilles jeunes de plusieurs genres de Rhopalocères *(Vanessa, Satyrus, Nymphalus)* ou d'Hétérocères *(Arctia, Catocala, Lithosia)* sont extrêmement voisines ou impossibles à distinguer les unes des autres dans le même genre.

Enfin, parmi les *Coléoptères*, on trouve des genres et même des tribus entières (Buprestides, Scarabéides, Mélasomes, Charançonides) où les différences pendant le très jeune âge sont minimes ou parfois inappréciables.

végétaux appartenant à une autre classe; ainsi les mousses, qui sont des plantes à génération alternante, ressemblent tellement à des conferves, que plusieurs cryptogamistes se sont mépris et ont décrit comme telles leurs premiers développements. Il n'y a donc rien qui doive nous surprendre, si chez les êtres infiniment petits dont nous nous occupons, les caractères distinctifs des espèces le plus souvent nous échappent complètement.

Quant aux vibrioniens en particulier, l'expérimentation a prouvé que des espèces différentes ont les mêmes caractères morphologiques. J'ai vu, en effet, des vibrioniens, semblables de tous points et développés dans des liquides de nature différente, périr en très peu de temps par leur transposition de l'un de ces liquides dans l'autre.

Les vibrioniens sont les êtres organisés le plus universellement répandus sur la terre; ils se rencontrent dans toutes les substances animales et dans un grand nombre de substances végétales qui se putréfient; ils constituent les ferments lactique, butyrique et tartrique droit; ils se trouvent dans les liquides organiques des divers animaux malades, dans les matières intestinales chez les animaux carnivores et chez les herbivores, où peut-être ils président à des fermentations physiologiques; et de plus ils se produisent par les températures les plus basses et les plus élevées qui soient compatibles avec la vie.

Eh bien; si nous considérons les autres familles d'animaux ou de végétaux, nous verrons, comme une loi presque générale, que le nombre des espèces dans une même famille augmente avec l'infériorité de l'organisation, et que ces espèces se diversifient avec les milieux et les climats où elles vivent. Nous ne pouvons croire qu'il en soit autrement pour la famille des vibrioniens, et il nous suffit d'avoir montré que deux espèces différentes peuvent avoir à nos yeux les mêmes caractères spécifiques, pour que nous puissions admettre qu'un grand nombre d'autres espèces partagent la même manière d'être.

L'importance qu'a prise aujourd'hui l'étude de ces infusoires et l'imperfection de nos connaissances à leur égard, feront excuser, j'espère, les détails dans lesquels je vais encore entrer à leur sujet.

Il est admis universellement, je pense, que les vibrioniens déterminent la putréfaction dont ils constituent le ferment; ils se trouvent donc partout où une substance animale se putréfie. Un phénomène de même ordre se produit dans les substances végétales : c'est la pourriture.

Il n'y a pas bien longtemps, on croyait que la pourriture est un phénomène purement chimique. J'ai montré que la pourriture est toujours déterminée par le développement d'un champignon ou par des bactéries. Or, ce n'est pas un champignon unique qui détermine la pourriture; un très grand nombre d'espèces différentes jouissent de cette propriété; mais toutes ces espèces ne déterminent pas indifféremment la pourriture chez tous les végétaux; beaucoup affectionnent un milieu spécial. Tout le monde sait que le *Penicillium glaucum*, qui donne l'odeur de moisi, envahit surtout les fruits acides; d'autres se développent principalement sur des fruits sucrés. Certains champignons attaquent les végétaux à parenchyme compacte; certains autres attaquent ceux qui ont le parenchyme très mou. Après qu'une espèce a modifié la nature du milieu qu'elle a envahi, d'autres espèces viennent achever l'œuvre commencée.

A l'époque de la vendange, dans une année humide, la pluie qui mouille la surface du raisin pénètre dans le grain par endosmose et le fait crever; bientôt les spores d'un petit champignon grisâtre (*Polyactis*, Corda) apportées par l'air, germent et produisent en quelques heures un mycélium qui réduit le parenchyme en une substance aqueuse et sans goût. L'envahissement de toutes les vignes se fait rapidement par les innombrables spores que produisent ces petits champignons. Cependant le raisin pourri n'est pas complètement impropre à faire le vin, au moins il n'altère pas très notablement le goût de ce liquide, si la proportion des grains altérés n'est pas trop grande. Mais au bout de deux ou trois jours, un grand nombre de moisissures nouvelles, blanches, roses, noires ou vertes *(Penicillium, Trichothecium, Mucor*, etc.), s'emparent des grains déjà altérés, leur communiquent, avec une pourriture plus complète, un goût et une odeur qui forcent le vigneron à abandonner les grappes envahies par ces nouveaux parasites. J'ai pu observer cette pourriture sur une grande échelle, en 1866, dans le Beaujolais, chez notre éminent collègue M. Claude Bernard. Je l'ai étudiée cette même année sur une foule de végétaux et notamment sur les betteraves; mais dans ce végétal, ainsi que dans beaucoup d'autres, l'espèce de champignon qui produit le plus de ravages est différente.

La plupart de ces champignons sont peu visibles à l'œil nu, et le microscope seul peut nous faire distinguer leurs diverses espèces; eh bien, supposons que les filaments ou les spores de ces végétaux, au lieu d'avoir un, deux ou trois centièmes de millimètre de diamètre, aient seulement un millième ou un dix-millième de millimètre, nous les verrions, aux plus forts grossissements, comme des filaments ou comme des corpuscules un peu plus minces ou un peu plus épais; mais nous n'aurions nullement l'idée des nombreuses espèces qu'ils constituent.

Or, la pourriture et la putréfaction étant des phénomènes de même ordre, toutes les deux étant produites par le développement de végétaux microscopiques, il est difficile de se défendre de croire que, d'une part aussi bien que de l'autre, les espèces de ces végétaux ne soient très nombreuses.

L'existence des champignons sur les végétaux pourris a été reconnue de tous temps, mais toujours on attribuait la présence du champignon à la pourriture ; on sait aujourd'hui que la pourriture est au contraire déterminée par l'envahissement du champignon, que le champignon diffère généralement d'espèce avec la qualité du milieu qu'il envahit; mais que, toutefois, il en existe aussi qui se développent assez indifféremment dans des milieux différents.

Si nous comparons la putréfaction à la pourriture, nous devrons croire, par analogie, que les vibrioniens qui déterminent la putréfaction varient leurs espèces comme les champignons dans la pourriture, suivant la nature des substances envahies, et que certaines espèces se développent spécialement dans certains milieux, mais que d'autres sont moins limitées dans leur domaine.

Il y a dix ans, les vibrioniens étaient regardés comme des animaux ; j'ai montré alors que ces petits êtres se rapprochent plus des végétaux, et j'ai fait voir les rapports intimes qu'ils ont avec les conferves privées de chlorophylle. Les travaux récents des botanistes ont confirmé ces vues ; mais ils ont montré en même temps que les conferves incolores sont de véritables champignons ; ils ont donc fait reporter les vibrioniens dans cette dernière classe de végétaux ; en outre, ils ont fait regarder comme très probable ou comme certain que les vibrioniens sont des états primitifs de champignons plus élevés.

Nous pouvons de ces faits tirer deux conséquences importantes relativement à la question qui nous occupe. Nous avons dit que souvent les végétaux et les animaux, dans les premières phases de leur existence, ne possèdent point de caractères spécifiques propres ; il en doit être de même chez les vibrioniens, s'ils sont en effet un état de jeunesse de certains champignons. Nous avons montré que, dans la pourriture, ces derniers végétaux diversifient considérablement leurs espèces suivant les milieux qu'ils envahissent ; pourquoi n'en serait-il pas de même des vibrioniens dans la putréfaction, s'ils sont aussi des champignons ?

Cela posé, si nous examinons les faits de M. Onimus, nous constaterons que les bactéries contenues dans le sang d'une part et dans l'eau avec les substances dialysables d'une autre part, se trouvaient dans des milieux tout à fait différents ; car, par le fait même de la dialyse, tout un ordre de substances se trouvait séparé de l'autre. Nous pouvons donc regarder les bactéries qui s'étaient développées de l'un et de l'autre côté comme formant des espèces distinctes, malgré l'identité de leur forme. Et il ne faut pas croire qu'une différence minime dans la nature du milieu puisse être indifférente pour la transformation de ces infusoires.

La subordination de certains êtres organisés à certains milieux se montre d'une manière singulière dans le parasitisme; mais nulle part elle n'est plus évidente que chez les vibrioniens, car M. Pasteur a montré que le ferment qui détruit l'acide tartrique droit, ferment qui est un vibrionien, laisse intact l'acide tartrique gauche, et cependant ces deux substances ne diffèrent que par leurs propriétés optiques et par la forme de leur cristallisation.

Je pense avoir montré, par toutes les considérations qui précèdent, que, sous une même forme, peuvent exister des espèces diverses de vibrioniens, et qu'il suffit d'une différence très minime dans les milieux où se produisent ces petits êtres, pour qu'il s'y forme des espèces différentes.

M. Onimus ne peut donc conclure avec certitude qu'il a injecté à ses lapins, dans ses deux séries d'expériences, des bactéries de même espèce. Par là tombent toutes les autres conclusions.

J'ajouterai, relativement à la nature du virus de la putréfaction telle que la comprend notre savant confrère, qu'il ne me paraît pas possible d'admettre aujourd'hui que ce virus est une substance albuminoïde privée de vie.

Aucune substance connue ne peut produire un effet toxique ou fermentescible à la quantité d'un millionième de goutte, à moins que cette substance ne se multiplie par génération; or, la génération constitue l'être vivant. Le virus de la putréfaction est donc nécessairement un être organisé et non simplement une substance albuminoïde.

Malgré ces divergences d'opinion sur l'interprétation des faits observés par notre savant confrère, il faut reconnaître que ces faits offrent par eux-mêmes beaucoup d'intérêt, et qu'ils ouvrent à l'expérimentation une voie nouvelle.

Les vibroniens remplissent évidemment dans la nature une

grande fonction, c'est une fonction de destruction ; mais cette fonction, ils ne l'accomplissent pas seulement dans la nature morte, ils détruisent aussi les êtres vivants, et l'homme a besoin de s'en défendre. Il nous importe donc de les connaître et d'encourager, dans un sujet aussi obscur, toutes les tentatives et toutes les recherches. Celles de M. Onimus paraissent ouvrir une voie nouvelle ; en conséquence, je crois devoir demander à l'Académie de remercier l'auteur pour son intéressante communication et de l'engager à continuer ses travaux.

---

# XXV

## RECHERCHES RELATIVES A L'ACTION DE LA CHALEUR SUR LE VIRUS CHARBONNEUX [1]

— 1873 —

Dans ces dernières années, on s'est beaucoup occupé de l'étude de divers agents qui puissent détruire facilement les matières septiques ou les virus, et s'opposer ainsi au développement et à la propagation des maladies infectieuses ou contagieuses ; mais généralement ces recherches n'ont point eu toute la précision désirable, parce qu'on ne possédait pas un moyen certain de constater si le virus avait été complètement détruit.

Mes travaux sur la putréfaction et sur la maladie charbonneuse ont donné un moyen facile de reconnaître si les agents virulents qu'elles renferment ont été détruits par les diverses substances avec lesquelles ils ont été mis en contact. En effet, un cent millième ou même un millionième de goutte

[1] *Comptes rendus de l'Académie des sciences*, 29 septembre 1873.

de sang contagieux injecté sous la peau d'un cobaye ou d'un lapin suffit pour déterminer la maladie et la mort de ces animaux; ainsi de l'eau dans laquelle on introduit une quantité infiniment petite de sang charbonneux ou septicémique, et en même temps l'agent antiseptique que l'on veut expérimenter, déterminera la mort du lapin ou du cobaye auquel on en injectera une seule goutte, si l'agent antiseptique n'a pas détruit le virus. Je me propose de communiquer prochainement à l'Académie le résultat de mes recherches sur les substances antiseptiques; aujourd'hui je ne parlerai que de l'action de la chaleur sur le virus charbonneux.

J'avais fait, il y a plusieurs années, sur cette question d'assez nombreuses recherches qui m'avaient donné des résultats contradictoires : c'est que le sang coagulé, introduit sous la peau des petits animaux, donne souvent lieu à des inflammations ou à des abcès qui s'opposent à l'absorption du virus; mais de l'eau contenant un cinq millième ou un dix millième de sang reste limpide sous l'action de la chaleur, et peut être injectée sous la peau, à la dose d'une ou de plusieurs gouttes, sans déterminer aucune inflammation locale qui s'oppose à l'absorption du virus qu'elle peut contenir.

Si donc la chaleur tue le virus charbonneux, une goutte d'eau contenant un cinq millième ou un dix millème de sang charbonneux, injectée sous la peau d'un cobaye, n'aura aucune action sur cet animal; mais elle en déterminera la mort d'une manière certaine dès que le degré de chaleur sera insuffisant pour tuer le virus.

J'avais reconnu, par ce procédé, que le virus de la septicémie n'est nullement détruit par une ébullition prolongée; mais il n'en a pas été de même pour le virus charbonneux. Des expériences successives, faites à des degrés de température sans cesse décroissants, m'ont amené à reconnaître qu'à 55° C. le virus charbonneux est toujours détruit dans l'espace de cinq minutes. Il peut l'être encore par une température de 48° C.; mais alors il faut qu'il soit soumis à cette chaleur pendant un quart d'heure au moins. A 50° C., il suffit de dix minutes.

Ce résultat, tout à fait inattendu, m'ayant fait reconnaître que le sang charbonneux perd ses facultés virulentes par une température qui ne le coagule pas encore, j'ai répété ces expériences avec du sang non mêlé d'eau; et, dans cette condition, le virus n'est détruit que par une température un peu plus élevée. Après un quart d'heure, il perd sa virulence à 51° C.

Le principe virulent du sang charbonneux est formé, comme on le sait aujourd'hui, par de petits végétaux de la famille des *vibrioniens*, que j'ai appelés des *bactéridies*. Or, chez des animaux et chez des végétaux dits *ressuscitants*, chez les rotifères surtout, une température voisine de 100° n'empêche pas la reviviscence, lorsque ces petits êtres ont été préalablement bien desséchés; elle les tue, au contraire, toujours lorsqu'ils sont humides. J'ai constaté que les mêmes facultés existent dans les bactéridies charbonneuses, car du sang rapidement desséché en présence du chlorure de calcium, puis soumis à une température de 100° pendant cinq minutes, a tué les animaux auxquels il a été inoculé. Les bactéridies avaient donc, dans ces cas, conservé leur vitalité.

Les travaux de M Pasteur ont fait connaître que les petits végétaux filiformes qui se développent dans le vin et qui l'altèrent, sont détruits par une température de 60 à 70° C., et c'est sur cette propriété qu'est fondé le procédé de conservation des vins par la chaleur.

J'ai reconnu moi-même que les bactéries mouvantes, qui déterminent la pourriture de certains végétaux, sont tuées par une température de 52° C. La pourriture qu'elles occasionnent dans les plantes grasses et qui les envahit complètement, est arrêtée par l'exposition du végétal envahi à une température de 52 à 55° C., pendant une demi-heure. (*Dictionnaire des Sciences médicales*, art. BACTÉRIE, 1868).

Ces faits m'ont porté à croire que l'on pourrait détruire de la même manière le virus charbonneux chez les animaux;

mais les travaux de M. Cl. Bernard nous ont appris que les mammifères meurent instantanément lorsque leur sang acquiert une température de 45° C.

Toutefois, souvent le charbon est primitivement local, et c'est presque toujours le cas chez l'homme pour cette maladie, qui commence sous la forme d'une simple pustule (pustule maligne).

Afin de reconnaître si une partie d'un animal peut être échauffée isolément jusqu'à 51° C., j'ai fait sur l'oreille des lapins plusieurs expériences qui ont été toutes négatives. Sous l'influence de la chaleur, la circulation s'accélère beaucoup, et les tissus, traversés rapidement par le sang, n'acquièrent qu'un petit nombre de degrés de chaleur au-dessus de la normale. En suspendant la circulation par la compression des vaisseaux, j'ai obtenu de meilleurs effets, et même j'ai empêché le développement du charbon ; mais assez souvent la partie de l'oreille dans laquelle le sang ne circule plus, tombe en sphacèle. En comprimant la partie inoculée de l'oreille avec un corps dur et chauffé à 51° C. pendant un quart d'heure, j'ai plusieurs fois empêché le développement du charbon. La circulation étant suspendue dans la partie comprimée, celle-ci s'échauffe facilement au degré voulu ; il ne reste à la suite qu'une légère inflammation qui se dissipe bientôt.

J'ai reconnu que la pustule maligne chez l'homme est toujours superficielle au début ; elle se produit sous l'épiderme, dans le corps muqueux de la peau, couche cellulaire tout à fait dénuée de circulation sanguine. La compression au moyen d'un corps dur, un marteau, par exemple, maintenu à une température de 51° C., doit facilement faire pénétrer la chaleur dans toute l'épaisseur de la pustule et tuer par conséquent toutes les bactéridies qui s'y trouvent.

Par un procédé que j'ai fait connaître à l'Académie de Médecine, j'ai produit à l'intérieur de la cuisse, chez des cobayes, des vésicules charbonneuses analogues à la pustule maligne et, quoique cet animal soit de tous le plus facile à tuer par le charbon, j'ai plusieurs fois, non toujours, arrêté les progrès de cette pustule maligne par l'application, pendant un quart d'heure, d'un fer chauffé à 51° C.

L'application, sur la peau de l'homme, d'un fer chauffé à 51° C. donne lieu à une cuisson très tolérable et à une rougeur qui se dissipe en quelques heures. Je puis donc espérer qu'on trouvera là un moyen de guérir la pustule maligne, surtout au début. N'étant point douloureux et ne déterminant aucune plaie, il pourra être employé surtout dans les cas douteux où le médecin hésite à pratiquer une opération très douloureuse et qui laisse ordinairement des traces fâcheuses.

Cependant, avant que j'ose conseiller l'usage de ce moyen de traitement, de nouvelles études sont nécessaires pour reconnaître toutes les conditions qui peuvent en assurer le succès.

---

# XXVI

## RECHERCHES RELATIVES A L'ACTION DES SUBSTANCES DITES ANTISEPTIQUES SUR LE VIRUS CHARBONNEUX [1]

— 1873 —

Dans une précédente communication, j'ai établi que le virus charbonneux est détruit par une température qui varie entre 48 et 55° C., suivant la durée de l'application de la chaleur ; je vais rechercher aujourd'hui quelle est l'action, sur ce virus, de plusieurs autres agents auxquels on donne en médecine le nom d'*antiseptiques*.

[1] *Comptes rendus de l'Académie des sciences*, 13 octobre 1873

Mais d'abord je dois rappeler que le cobaye étant tué constamment par une quantité de sang charbonneux frais inférieure à un cent millième de goutte, lorsqu'on la lui injecte sous la peau avec la seringue de Pravaz, cet animal peut servir de réactif pour déterminer l'existence du virus charbonneux, même lorsqu'il se trouve en quantité extrêmement minime.

Si donc on mêle avec de l'eau un centième, un millième, un dix millième de sang charbonneux, et si l'on ajoute à cette eau la substance dont on veut connaître l'action antiseptique, il suffit, après un certain temps de contact, d'injecter sous la peau d'un cobaye une seule goutte de ce liquide pour obtenir le résultat cherché. En effet, si l'animal continue de vivre, c'est que le virus a été détruit par la substance antiseptique ; il mourra, au contraire, si le virus est resté intact.

La mort du cobaye, après l'injection du virus charbonneux, arrive dans les limites de un à quatre jours ; ce n'est que dans des cas très rares qu'elle dépasse cette limite, qui n'atteint jamais huit jours.

Par ces considérations, les expériences faites successivement avec la même substance, et dont je vais parler, ont eu entre elles un intervalle d'au moins quatre jours.

En l'absence de toute donnée sur la puissance d'action de chacune de ces substances, la première dose essayée a été prise arbitrairement ; puis, dans des expériences successives, elle a été augmentée ou diminuée, suivant les résultats obtenus. Un exemple fera comprendre cette manière de procéder :

Dans 2gr,50 d'eau distillée, on introduit une quantité de sang charbonneux suffisante pour qu'une goutte du liquide injectée sous la peau d'un cobaye le tue nécessairement ; on y ajoute ensuite un centigramme d'*acide chromique*. Après une demi-heure de contact, une goutte de ce liquide est injectée sous la peau d'un cobaye, qui n'en éprouve aucun effet. Quatre jours après, la même expérience est répétée avec une solution d'acide chromique au un cinq-centième, puis successivement au un millième, au un quinze-centième, au un deux-millième, au un deux mille cinq-centième, au un trois-millième, au un trois-millième, au un quatre-millième, au un cinq-millième, au un cinq-millième. Tous les animaux survivent.

Quatre expériences au un six-millième donnent deux morts et deux survivants ; une au un sept-millième, mort. L'action antiseptique de l'acide chromique sur le virus charbonneux s'arrête donc au six-millième.

Il est à remarquer, cependant, que la limite de l'action de l'acide chromique n'est point nettement tranchée : c'est une question sur laquelle je reviendrai à la fin de cette note.

L'analogie ayant pu faire supposer que l'acide chlorhydrique possède des propriétés antiseptiques non moins énergiques, une première expérience est faite avec cet acide au cinq-millième.

Le cobaye auquel une goutte de la solution est injectée meurt trois jours après. Dans une deuxième expérience, la solution étant au un quatre-millième, le cobaye mourut aussi au bout de trois jours. Dans une troisième expérience, avec une solution au un trois-millième, l'animal inoculé survécut.

L'action antiseptique de l'acide chlorhydrique est donc inférieure à celle de l'acide chromique.

Dans les expériences dont je vais rapporter les résultats, la proportion du sang charbonneux a été généralement de un centième ; il provenait d'un animal mort le jour même ou la veille, condition importante, car la putréfaction détruit rapidement le virus. La durée du contact du virus avec la substance antiseptique a été d'une demi heure à une heure ; enfin l'autopsie et l'examen microscopique après la mort ont constamment montré qu'elle était due au charbon.

Ne pouvant rapporter ici toutes les expériences avec les détails qu'elles comportent, je n'en donnerai qu'une indication sommaire :

Ammoniaque au $\frac{1}{100}$, $\frac{1}{150}$, les deux animaux survivent; au $\frac{1}{100}$, $\frac{1}{200}$, $\frac{1}{200}$, $\frac{1}{300}$, les quatre animaux meurent.

Silicate de soude au $\frac{1}{100}$, $\frac{1}{150}$, survivent; au $\frac{1}{200}$, $\frac{1}{200}$, meurent.

Potasse caustique au $\frac{1}{250}$, $\frac{1}{250}$, $\frac{1}{375}$, survivent ; au $\frac{1}{500}$, sur cinq, un meurt et quatre survivent ; au $\frac{1}{750}$, $\frac{1}{1000}$, meurent.

Chlorure d'oxyde de sodium au $\frac{1}{200}$, $\frac{1}{300}$, $\frac{1}{400}$, $\frac{1}{500}$, $\frac{1}{600}$, survivent.

Vinaigre ordinaire au $\frac{1}{100}$, $\frac{1}{100}$, $\frac{1}{150}$, survivent ; au $\frac{1}{200}$, meurt.

Permanganate de potasse au $\frac{1}{1000}$, $\frac{1}{1000}$, $\frac{1}{1250}$, $\frac{1}{1250}$, survivent ; $\frac{1}{1500}$, $\frac{1}{2000}$, meurent ; $\frac{1}{2000}$, $\frac{1}{3000}$, $\frac{1}{4000}$, $\frac{1}{5000}$, $\frac{1}{5000}$, survivent ; $\frac{1}{6000}$, $\frac{1}{6000}$, meurent.

Acide sulfurique au $\frac{1}{1000}$, $\frac{1}{1000}$, $\frac{1}{1500}$, $\frac{1}{2000}$, $\frac{1}{2000}$, $\frac{1}{2500}$, $\frac{1}{3000}$, $\frac{1}{3000}$, $\frac{1}{4000}$, $\frac{1}{5000}$, survivent ; au $\frac{1}{6000}$, sur quatre inoculés, deux survivent et deux meurent ; au $\frac{1}{7000}$, un survit et un meurt ; un au $\frac{1}{8000}$, survit.

Solution d'iode ioduré au $\frac{1}{100}$, $\frac{1}{300}$, $\frac{1}{1000}$, $\frac{1}{1500}$, $\frac{1}{2000}$, $\frac{1}{2500}$, $\frac{1}{3000}$, $\frac{1}{3000}$, $\frac{1}{4000}$, $\frac{1}{5000}$, $\frac{1}{5000}$, $\frac{1}{6000}$, $\frac{1}{6000}$, $\frac{1}{6000}$, $\frac{1}{6000}$, $\frac{1}{7000}$, $\frac{1}{8000}$, $\frac{1}{8000}$, $\frac{1}{9000}$, $\frac{1}{10000}$, $\frac{1}{11000}$, $\frac{1}{12000}$, survivent, sauf un seul inoculé au $\frac{1}{6000}$.

A l'exception de ce cas et de deux avec le permanganate de potasse, on remarque dans toutes ces expériences, au nombre de cent une, une régularité parfaite jusqu'au voisinage de la limite d'action de la substance antiseptique. Ces trois cas exceptionnels tiennent sans doute à ce que les vases ou les instruments qui avaient servi aux expériences n'étaient pas bien nets, car il suffit de un cent millième de goutte de sang pour communiquer le charbon au cobaye. Ces erreurs sont facilement rectifiées en répétant l'expérience, comme on l'a fait ici.

L'acide phénique jouissant aujourd'hui d'une grande réputation comme antiseptique, je rapporterai avec plus de détails les expériences qui le concernent :

Le 4 juillet, dans une solution d'acide phénique au un centième, on met du sang charbonneux dans la proportion de un centième. Après quarante-cinq minutes de contact, une goutte du liquide est injectée, sous la peau de la nuque, à un cobaye qui survit.

Le 8 juillet, la même expérience est faite avec une solution d'acide phénique au un deux-centième ; l'animal meurt du charbon dans la nuit du 10 au 11 juillet.

Le 16 du même mois, l'expérience est reprise avec une solution d'acide phénique au un centième ; l'animal survit. Le 22, la même expérience est faite avec une solution au un cent-cinquantième; le cobaye survit. Le 26, l'expérience est faite de nouveau avec une solution au un deux-centième; le cobaye meurt du charbon le 29.

Enfin la même expérience, avec une solution d'acide phénique au un deux-centième, est faite le 28 septembre dernier, et le cobaye inoculé meurt du charbon le 30, deux jours après.

On peut donc, d'après leur puissance comme antiseptiques, ranger les diverses substances que nous venons d'examiner dans l'ordre suivant : ammoniaque, silicate de soude, vinaigre ordinaire et acide phénique; puis la potasse caustique, le chlorure d'oxyde de sodium?, l'acide chlorhydrique, le permanganate de potasse, l'acide chromique, l'acide sulfurique, l'iode. La puissance de l'ammoniaque, du vinaigre et de l'acide phénique enfin étant représentée par un deux centième celle de l'iode le serait par un douze millième.

L'irrégularité dans les résultats, que l'on remarque vers les limites de l'action de la substance antiseptique, s'explique par la nature du virus; en effet, ce virus étant un être vivant, un corps solide, par conséquent, ne se trouve point en égale quantité dans tous les points du liquide, comme le ferait une substance soluble. Lorsque, par le fait de sa destruction par la substance antiseptique, sa quantité diminue beaucoup, il arrive que chacune des gouttes injectées n'en contient pas toujours ; de là une irrégularité nécessaire dans les résultats. Le même fait s'observe aux limites d'action de la chaleur et à un certain moment, lorsque l'on diminue progressivement la quantité du sang virulent par des dilutions successives.

Cette irrégularité prouverait, si le fait n'était aujourd'hui suffisamment démontré, que le virus charbonneux est un corps solide et non une substance soluble.

Les expériences que j'ai exposées dans une communication précédente et dans celle-ci donnent des indications utiles pour la pratique : l'action de la chaleur sur le virus montre que l'on peut impunément faire usage, pour l'alimentation, de viandes charbonneuses cuites. L'iode doit être considéré comme le meilleur antiseptique que l'on puisse employer dans le traitement des maladies charbonneuses, lorsque, n'étant plus localisées sous forme d'une simple pustule, elles ont pris une certaine extension. Des injections d'eau iodée au un six-millième sont parfaitement tolérées par les tissus, et peut-être dans l'œdème charbonneux, qui est constamment mortel pour l'homme, et dans les tumeurs de même nature chez les animaux, ces injections donneront d'heureux résultats ; enfin, comme désinfectant des peaux, des débris et du sang des animaux charbonneux, l'acide sulfurique, dont on se sert déjà dans l'agriculture et dont le prix est modique, sera certainement le plus précieux de tous.

---

## XXVII

### RÉPONSE A M. COLIN
### SUR SES COMMUNICATIONS RELATIVES A LA SEPTICÉMIE
### — 1873 —

Je ne me propose pas d'examiner ou de critiquer les expériences que M. Colin vient de communiquer à l'Académie. Les expériences sont des faits qui ont toujours leur valeur; leur interprétation seule pourrait donner prise à une discussion. Je veux simplement relever quelques assertions qui me paraissent erronées et remettre dans leur vrai jour quelques questions qui en ont été détournées.

Dans le préambule de ses dernières communications, M. Colin commence par donner un brevet d'incapacité à tous les expérimentateurs qui se sont occupés de la question de la sep-

[1] *Bulletin de l'Académie de médecine*, 28 octobre 1873, p. 1272.

ticémie, et cela sous une forme impersonnelle : « *On marche à l'aventure sur un terrain inconnu, en se servant d'instruments qu'on ne sait pas bien manier, de réactifs vivants dont la sensibilité est variable ou équivoque... et l'on élève des édifices fantastiques que le moindre souffle peut renverser.* » Il ne m'appartient pas plus qu'à un autre de rechercher à qui ces généralités, qui occupent deux grandes pages de nos comptes rendus, sont plus particulièrement adressées ; mais il m'appartient de rectifier quelques assertions qui me paraissent plus particulièrement dirigées contre mes travaux : 1° je me serais borné à étudier les phénomènes sur une seule espèce animale ; 2° je me serais servi d'un instrument défectueux dans la pratique de mes inoculations ; 3° enfin le lapin est l'animal le moins bien choisi pour l'étude des altérations du sang.

1° A la première assertion, je répondrai que M. Colin ne sait pas sur combien d'espèces différentes d'animaux j'ai expérimenté ; ces espèces sont très nombreuses ; et celles que j'ai citées dans mes dernières communications, le lapin, le cobaye, le rat, la souris, le mouton, le dindon, la poule, le pigeon, suffisent à montrer que l'assertion de M. Colin est purement gratuite.

2° La seringue de Pravaz dont je me suis servi est un mauvais instrument, au dire de M. Colin, qui préfère la lancette, dont nous ne savons pas nous servir. En effet, dans une communication que j'ai faite en 1868 à cette Académie, j'ai dit que le procédé d'inoculation par ce dernier instrument a plusieurs inconvénients : « Les substances inoculées peuvent quelquefois refluer par l'ouverture, ou bien être emportées au dehors par le sang ou par la sérosité qui provient des vaisseaux incisés ; l'air atmosphérique, ayant accès dans la plaie, peut déterminer la putréfaction des matières inoculées et par suite la septicémie et la mort[1]. » Dans tous les cas, on ne peut doser exactement la quantité de la substance inoculée,

[1] *Bulletin de l'Académie de médecine*, 1868, p. 816.

ce qui m'a fait commettre quelques erreurs que j'ai rectifiées en me servant désormais de la seringue de Pravaz.

M. Colin, lui, sait inoculer avec une lancette quatre gouttes de sang aussi bien qu'un vingt-millième de goutte ; à la bonne heure, mais il ne pourra persuader aux médecins qui composent cette assemblée, que la seringue de Pravaz est un instrument infidèle et qu'il est difficile de s'en servir. Je dirai même que certains résultats différents des miens tiennent à la manière d'opérer dont M. Colin se loue tant, et, entre autres résultats, celui d'avoir vu que le sang septicémique perd sa virulence par l'ébullition. J'ai rapporté ici des expériences directement contraires ; j'aurai prochainement l'occasion de les répéter devant une commission de l'Académie des sciences, et l'on pourra juger alors si, avec les instruments défectueux dont nous nous servons, on n'obtient pas des résultats plus précis qu'avec les moyens parfaits dont sait se servir notre savant collègue.

3° Le lapin, dit M. Colin, par son organisation, sa constitution, son idiosyncrasie, est l'animal le moins bien choisi pour l'étude des altérations du sang. C'est un herbivore devenant anémique, hydrohémique, avec une extrême facilité, sur lequel le pus, les dépôts caséeux, les infiltrations, se développent facilement, etc.

Si le lapin est un aussi mauvais sujet pour l'expérimentation, comment se fait-il que M. Colin l'ait choisi dans ses expériences les plus délicates et particulièrement dans celles où il recherchait l'action des produits volatils émanant des sujets septicémiques? On a beaucoup fait le procès au lapin et tout à fait à tort ; c'est au contraire le réactif le plus précieux que l'on puisse prendre pour certaines recherches et particulièrement dans la septicémie ; on me permettra de confirmer cette opinion par celle d'un expérimentateur dont M. Colin ne récusera pas la compétence : dans une communication sur l'infection purulente faite a cette Académie en 1871, M. Colin, abordant la question des effets de l'insertion de la matière putride dans le tissu cellulaire et les plaies, s'exprime ainsi : « Ici, messieurs, il faut renoncer à expérimenter sur de grands animaux. Songer à altérer le sang, à vicier les humeurs d'un animal du poids de 4 à 500 kilogrammes à l'aide de quelques gouttes de liquide que la lancette peut porter dans une plaie, est une conception peu logique. Le toxique quel qu'il soit agit proportionnellement à sa masse, le ferment n'agit pas sensiblement s'il est en trop petite quantité, et le virus lui-même, à trop faible dose, peut ne donner que des effets avortés. Il convient donc, je pense, tout en opérant sur de petites quantités, de les proportionner à la taille des animaux et de choisir particulièrement les petites espèces, qui, en raison même de leur petit volume, deviennent des réactifs d'une extrême sensibilité.

« Le budget de l'expérimentateur doit d'ailleurs porter à cette préférence. » Viennent ensuite un grand nombre d'expériences faites sur le lapin. Que M. Colin, en 1873, nous permette de suivre les préceptes et les exemples de M. Colin en 1871.

J'ai dit que M. Colin, dans son préambule, s'est servi d'une forme impersonnelle à l'égard des capacités et des travaux des savants qu'il critique.

Cette manière de procéder rend la réponse difficile. Une autre particularité des communications de notre savant collègue qui ne permet pas non plus de le suivre facilement sur le terrain où il se place, c'est l'absence de toute indication historique.

Il est d'usage, dans nos travaux scientifiques, de donner dans un préambule l'état de la science sur la question qu'on veut traiter, ou sinon on le fait en abordant successivement chaque question particulière.

Cet usage est très rationnel ; il a l'avantage de marquer le point de départ, de faire apprécier les progrès accomplis et de montrer enfin nettement ce qui appartient aux recherches qu'on vient exposer. Il est aussi un acte de justice envers ceux qui nous ont précédés.

M. Colin d'ailleurs y est intéressé plus qu'un autre.

Un premier travail, communiqué à cette Académie en 1871 par notre savant collègue, est, nous dit-il, le préliminaire logique de ses nouvelles communications. C'est donc là, sans doute, que l'on doit chercher la partie historique de la question.

M. Colin y parle en effet des travaux de Magendie, de Dupuy et de ceux de M. Bouillaud.

Mais les travaux de notre savant et honoré maître M. Bouillaud datent de 1827, je crois. Rien n'aurait donc été fait sur la question pendant quarante-quatre ans, si l'on en juge par le silence de M. Colin, et les expériences qu'il va donner sont tout à fait nouvelles.

Mais en ceci M. Colin commet une grave erreur; plusieurs de ses expériences sont conformes à celles par lesquelles M. Raimbert en 1859, MM. Coze et Feltz en 1866, avaient prouvé que la septicémie est contagieuse par l'inoculation.

Si M. Colin regardait de moins haut les travaux des autres, il aurait vu que la question avait marché depuis quarante-quatre ans, il aurait pris son point de départ de moins loin et la science y aurait gagné.

Dans la question des maladies charbonneuses, la connaissance de la perte de la virulence par la putréfaction n'est pas moins importante. Le sang charbonneux putréfié étant inoculé ne donne point le charbon, mais la septicémie. Ce fait a été la cause de l'extrême obscurité qui a régné jusqu'à nos jours sur la nature de la maladie charbonneuse et celle de nombreuses discussions qui se sont élevées entre les expérimentateurs pendant plus de vingt ans.

Or, voici comment M. Colin, dans sa seconde communication, s'exprime à l'égard de cette question : « Le sang charbonneux frais donne le charbon et putréfié la septicémie... L'expérimentateur non prévenu peut très bien s'y tromper et j'y ai été trompé moi-même pendant quelque temps : mais j'ai vite reconnu le moment où le sang charbonneux ne donnait plus le charbon, à ce qu'il tuait les animaux aptes à la septicémie, tandis qu'il demeurait sans action sur ceux qui résistent à la contagion de cet état morbide; en d'autres termes, j'ai vu que le sang charbonneux altéré, dépouillé de sa virulence spéciale par la putréfaction, tuait le lapin sans produire le moindre effet sur le mouton (p. 1223). » — Je dirai encore ici que M. Colin dédaigne trop les travaux des autres, car sans cela il ne se serait pas donné la peine de faire cette découverte. Il y a neuf ans, en 1864, j'en ai fait l'objet d'une communication à l'Académie des sciences (22 août 1864). J'ai établi alors que le sang charbonneux perd quelquefois au bout de peu de jours (cela dépend de la température atmosphérique) sa faculté de transmettre le charbon, et que les accidents qu'il cause sont ceux que déterminent les matières putrides. M. Colin confirme aujourd'hui ces résultats. Voilà donc deux faits capitaux qui prouvent que les expérimentateurs dont M. Colin fait la critique dans son préambule n'élèvent point toujours des édifices fantastiques que le moindre souffle peut renverser.

M. Colin fait de ses travaux avec ceux des autres un amalgame où chacun a peine à se reconnaître, et, comme notre savant collègue semble s'être donné pour mission d'empêcher dans la science l'intrusion de notions erronées, on peut croire que les faits vrais qu'il laisse passer sont à lui et que les erreurs sont aux autres. Mais c'est aussi une manière de bien servir la science que de confirmer les vérités acquises; je vais donc rappeler, parmi les questions que j'ai traitées, celles que M. Colin a confirmées.

Dans la communication du 7 octobre, M. Colin pose la question suivante : « Les matières putrides, le sang en voie de décomposition, peuvent-ils déterminer la septicémie sur la plupart des animaux et particulièrement sur toutes les espèces domestiques (p. 1178)? » Toute cette communication, à part le préambule, est consacrée à l'examen de cette question. Un grand nombre de faits sont rapportés qui prouvent surabondamment la conclusion à laquelle arrive notre savant collègue, conclusion que voici : « En résumé, l'état pathologique désigné sous le nom de septicémie n'est donc pas un effet constant et invariable du sang putréfié à l'air libre ou altéré dans l'organisme. C'est une réaction morbide donnée par certains animaux, mais que le plus grand nombre ne donne pas dans les conditions expérimentales (p. 1197) ». Voilà qui est bien, mais pourquoi M. Colin se donne-t-il une peine extrême pour avoir l'air de se trouver en contradiction avec moi, lorsqu'au fond nous sommes parfaitement d'accord? Voici, en effet, la même question que j'avais posée en termes un peu différents dans ma communication du 8 octobre 1872 : « La septicémie expérimentalement produite envahit-elle tous les animaux indistinctement, ou bien est-elle spéciale à quelques espèces? » Et voici la conclusion : « Ces expériences nous prouvent que les diverses espèces d'animaux sont diversement impressionnées par le virus septicémique, comme on pouvait au reste le prévoir par analogie, d'après la considération que les maladies contagieuses ou virulentes sont spéciales à certaines espèces et qu'elles atteignent très rarement un grand nombre d'espèces différentes. »

Une seconde question qui se trouve confirmée par les recherches de M. Colin, c'est la transmission de la septicémie au lapin à doses infinitésimales.

Une troisième question, c'est ce caractère particulier aux corpuscules rouges du sang de se dépouiller facilement de leur matière colorante par la putréfaction et par la septicémie.

Une quatrième question, c'est la vérification de ce fait, que le sang septicémique (et je l'ai montré aussi dans le sang putréfié) perd en partie sa virulence par une putréfaction plus avancée. M. Colin dit avoir indiqué ce fait dans un travail communiqué en 1871 à l'Académie. Je me serais fait un devoir de rendre à mon savant collègue ce qui lui appartient; mais je dois dire qu'en ceci sa mémoire l'a probablement mal servi, car j'ai lu et relu ce travail de 1871 sans y trouver trace du fait indiqué.

On voit d'après tout ce qui précède que la question de la

septicémie a fait depuis six à sept ans de grands progrès, et qu'elle est moins inextricable qu'on ne l'a dit.

On peut espérer que, grâce aux efforts de tous, la plupart des questions qui sont encore obscures seront bientôt élucidées.

Il est un dernier point sur lequel je désire m'expliquer encore, parce que je crois que les critiques de mon savant collègue le visent directement, bien que, grâce à la forme impersonnelle qu'il adopte, M. Colin puisse toujours répondre : Je ne m'adressais pas à vous. Il s'agit d'une théorie de la septicémie, d'une généralisation qu'il pense avoir mise à néant en prouvant que tous les animaux inoculés avec du sang putréfié ou septicémique ne contractent pas la septicémie.

Notre savant collègue n'a probablement pas bien lu la partie de mes communications qui concerne cette généralisation, car si je dis que tous les animaux septicémiques doivent donner la septicémie au lapin, qui devient le réactif de cette affection, je ne dis nullement que la réciproque est vraie ; c'eût été de ma part une inadvertance par trop bizarre, lorsque je venais de montrer expérimentalement que les animaux ont des aptitudes inégales à l'inoculation de cette affection, et que quelques-uns ne la prennent absolument pas de cette manière. M. Colin a laissé de côté précisément la moitié des faits sur lesquels s'appuie la généralisation qu'il critique. Si l'inoculation d'une maladie à un animal est une preuve directe que cet animal est apte à recevoir cette maladie, il y a aussi des preuves indirectes qui ont tou autant de valeur.

Qu'un chat furieux, ayant mordu plusieurs personnes dans une famille, soit tué, le médecin appelé à guérir les plaies, soupçonnant la rage, inoculera la bave du chat à un chien, et si celui-ci devient enragé, il en tirera cette conclusion certaine que le chat avait la rage, et nous en tirerons une autre conclusion non moins certaine, c'est que le chat est susceptible d'avoir cette maladie.

Qu'un homme nous offre des symptômes de la morve, l'inoculation au cheval assurera de même le diagnostic et prouvera en même temps que l'homme est apte à contracter la morve.

Eh bien, puisque M. Colin a bien voulu s'occuper de ma théorie, pourquoi n'a-t-il pas rappelé que, dans mes généralisations, je me suis appuyé sur ce fait d'une vache dont le sang recueilli par M. Magne a donné la septicémie au lapin, et cet autre fait d'un homme mort à l'hôpital Saint-Antoine, dont le sang pris dans le cœur, inoculé par MM. Lancereaux, Vulpian et moi, a donné la septicémie à des lapins [1] ?

Est-ce que ce fait pour l'homme et pour le bœuf d'avoir donné la septicémie au lapin n'est pas aussi probant que si cette affection leur avait été reportée du lapin?

Il est encore d'autres faits qui, par induction, peuvent nous faire croire que le mouton, le porc et le cheval contractent la septicémie, ce sont les empoisonnements de ces animaux par la saumure.

Et cet autre fait encore, dont M. Colin se débarrasse facilement en disant :

« Aussi, je ne sais comment expliquer ce fait merveilleux observé à Lyon et accepté ici sans contrôle, à savoir que quelques gouttes de pus fétide prises sur un cheval qui en produisait impunément de grandes masses, auraient tué promptement un autre cheval à la suite de leur insertion dans une plaie sous-cutanée.

Ce fait n'a rien de surprenant : dans les maladies, il se trouve des conditions particulières qui nous disposent à les contracter ou qui nous en préservent. Il s'agit pour la septicémie de déterminer ces conditions ; je possède des faits, que je communiquerai à l'Académie en leur temps, qui prouvent que des animaux réfractaires à la septicémie dans certaines conditions la prennent dans d'autres conditions.

Quant à la théorie qui est si mal accueillie par notre savant collègue, je n'y attache point une grande importance. Nous savons tous ce que valent les théories; l'histoire des sciences

1 Voir page 186.

se ferait avec celle de toutes les théories qui se sont successivement écroulées. Mais nous ne pouvons nous en passer ; sans cela, nous mériterions le reproche que M. Colin adresse à je ne sais qui, « de marcher à l'aventure sur un terrain inconnu ». De ma théorie de la septicémie est sortie l'indication de prendre le lapin comme réactif de cette affection. J'ai vu avec plaisir que M. Colin n'a pas dédaigné de s'en servir pour rechercher les quantités infiniment petites de virus qui se trouve dans la vapeur exhalée des cadavres et pour constater la persistance ou la perte de la virulence des matières ingérées dans l'estomac.

Le procédé n'a vraiment plus qu'un seul défaut, c'est d'avoir été indiqué par un homme qui ne possède pas les vrais principes.

---

## XXVIII

### RAPPORT SUR UN MÉMOIRE DE M. RAIMBERT INTITULÉ :

### *Du traitement du charbon par l'injection sous-cutanée de liquides antivirulents* [1]

— 1875 —

Messieurs, vous avez renvoyé à l'examen d'une commission composée de MM. Bouley, Laboulbène et moi, un travail de M. Raimbert, intulé : *Du traitement du charbon chez l'homme par les injections sous-cutanées de liquides antivirulents.*

La maladie charbonneuse chez l'homme, toujours mortelle lorsqu'elle est abandonnée à elle-même, l'est souvent aussi,

1 *Bulletin de l'Académie de médecine*, 18 mai, 1875, p. 549.

malgré tous les traitements que nous lui opposons. Lorsque nous parvenons à arrêter sa marche envahissante, ce n'est que par des moyens douloureux et qui trop souvent laissent des stigmates indélébiles ou des altérations organiques fâcheuses.

Dans ces derniers temps l'on a pu concevoir l'espérance qu'une nouvelle méthode de traitement, exempte des inconvénients de la cautérisation et plus souvent efficace, pourrait être opposée avec succès à l'envahissement de cette cruelle maladie.

Cet espoir, déjà fondé sur quelques faits, est devenu une réalité. De nouvelles observations, que nous communique M. Raimbert, nous en donnent la confirmation.

Le hasard ou l'empirisme n'ont rien à faire dans cette nouvelle méthode de traitement ; l'Académie verra avec satisfaction qu'elle est l'application pure et simple de notions exclusivement scientifiques. Pour le bien faire comprendre, il importe de rappeler des faits qui ne sont peut-être point encore généralement connus et de montrer par quelle série de connaissances successivement acquises on est arrivé à la conception et à la pratique de ce nouveau traitement. Aussi bien l'exposition de ces faits ne sera point sans utilité pour les médecins qui seront appelés à traiter la maladie charbonneuse, car ils sauront mieux quel but ils doivent atteindre et quelles indications ils doivent chercher à remplir ; ils sauront donc apporter dans leur traitement les modifications que peut demander la diversité des cas.

Dans l'année 1850, une association de médecins et de vétérinaires du département d'Eure-et-Loir s'étant formée par l'initiative de votre collègue et mon maître Rayer, pour étudier le *sang de rate* qui ravageait alors la Beauce, cette association, dis-je, grâce à l'expérimentation sur les animaux, fit faire à la connaissance des maladies charbonneuses d'assez grands progrès : on reconnut alors, d'une manière à peu près certaine, que le *sang de rate* du mouton, la pustule maligne et l'œdème malin de l'homme sont des formes variées d'une même affection, le charbon.

A cette époque je découvris dans le sang charbonneux des corpuscules filamenteux, semblables à certaines bactéries, mais toujours privés de mouvement, auxquels je donnai le nom de *bactéridies*. L'étude de ces petits corps que je repris en 1860 acheva de confirmer les connaissances récemment acquises sur l'unité de la maladie charbonneuse malgré ses formes diverses. Les bactéridies se retrouvent, en effet, dans le *sang de rate*, dans la pustule maligne, dans l'œdème malin; elles se retrouvent aussi chez tous les animaux qui meurent à la suite de l'inoculation de l'une de ces maladies.

Des considérations diverses, qu'il est inutile de rappeler ici, prouvent que ces petits corps constituent le virus charbonneux même.

Or, quelle est leur nature? Il est facile de constater qu'ils se rapprochent par tous leurs caractères des algues microscopiques ou de certains champignons et qu'ils appartiennent aux végétaux cellulaires; ce sont donc des êtres doués de vie.

Cette connaissance ne peut manquer de faire naître la pensée que, si l'on arrivait à tuer ces petits êtres par un moyen quelconque, sans nuire à l'organisme dans lequel ils se développent, on guérirait aussitôt la maladie qu'ils déterminent. N'est-ce pas ce qui est arrivé pour la gale, après la découverte de l'acare qui la produit? N'est-ce pas ainsi que, grâce à la connaissance du champignon de la teigne, on guérit toujours cette maladie trop souvent rebelle autrefois à tous les traitements. Dans le charbon, il est vrai, l'agent virulent se développant plus profondément, il est plus difficile et plus incertain de l'atteindre. Toutefois cette considération ne pouvait être regardée tout d'abord comme un obstacle absolu; les difficultés à vaincre étaient seulement plus grandes.

La première condition à remplir pour arriver au but proposé, c'était de connaître les propriétés vitales des corpuscules charbonneux. Il fallait donc, avant tout, rechercher quelles sont les substances ou quelles sont les conditions qui ont, sur la vitalité de ces corpuscules, l'action la plus énergique.

Cette recherche que j'ai faite, le premier probablement, en mêlant avec du sang charbonneux diverses substances dites antiseptiques, ne me donna tout d'abord que des résultats fort incertains. Il serait inutile de mentionner ici les difficultés inhérentes à ce genre d'expériences. Mais, ayant reconnu, en 1868, qu'il suffit d'une quantité infiniment petite, un cent-millième, un millionième de goutte de sang charbonneux, pour tuer un cobaye, un moyen simple et facile d'expérimenter l'action de diverses substances sur le virus me fut offert immédiatement. En effet, si l'on mêle une goutte de sang avec cent mille gouttes d'eau, avec dix mille et même moins, toute trace de la goutte de sang disparaît immédiatement; ni l'ébullition, ni les réactifs ne décèlent la présence des substances albuminoïdes; le microscope n'y découvre aucun corpuscule sanguin et cependant ce liquide est virulent dans toutes ses parties; une seule goutte injectée au cobaye, le tue infailliblement. Ainsi, nous pouvons considérer que le virus contenu dans ce liquide s'y trouve à nu, en quelque sorte, et qu'il est dépouillé de toutes les substances qui pourraient le soustraire à l'action des réactifs. Ce n'est donc plus un liquide épais et visqueux, mais de l'eau limpide et claire qui deviendra l'objet de nos expériences.

Les résultats de ces expériences ont été communiqués à l'Académie des sciences en 1873[1]; leur application à la guérison de la maladie charbonneuse chez l'homme et chez les animaux suivit de près cette communication.

Le traitement nouveau qui fut alors institué est trop directement lié à ces résultats de l'expérimentation, pour qu'il soit superflu de donner encore ici quelques explications sur le procédé qui a été suivi dans ces recherches et sur leurs principaux résultats.

L'ammoniaque est la première substance dont j'ai examiné l'action sur le virus charbonneux.

A 300 grammes d'eau distillée, dans laquelle avait été préa-

[1] Voir page 229 et suiv.

lablement introduite une goutte de sang charbonneux, j'ajoutai 1 gramme d'ammoniaque. Après une demi-heure de contact, j'injectai avec la seringue de Pravaz, sous la peau d'un cobaye, une goutte du liquide. La quantité de virus charbonneux contenue dans la goutte d'eau injectée étant suffisante pour tuer infailliblement le cobaye, cet animal devait mourir si l'ammoniaque au un trois-centième ne suffit pas à détruire le virus.

L'animal mourut, en effet, le surlendemain.

Une seconde expérience, avec 200 grammes d'eau pour 1 gramme d'ammoniaque, donna le même résultat.

Dans une troisième expérience avec 100 grammes d'eau pour 1 gramme d'ammoniaque, le cobaye survécut.

D'autres expériences ayant confirmé celles-ci, on peut conclure que l'action destructive de l'ammoniaque sur le virus charbonneux, après une demi-heure de contact, ne devient manifeste qu'à 1 pour 100.

Une série d'expériences semblables ayant été entreprise avec la potasse caustique montra que l'action destructive de cet alcali sur le virus charbonneux est constante jusqu'à 1 pour 500, c'est-à-dire que la potasse a une action cinq fois plus énergique que l'ammoniaque.

Une autre série d'expériences ayant été entreprise avec l'iode, montra que la puissance destructive ou antivirulente d'une solution iodurée est encore complète au un douze-millième.

Les expériences comparatives que je fis avec d'autres substances me permirent de ranger l'action antivirulente de ces substances dans l'ordre suivant, en allant des plus faibles aux plus fortes : *ammoniaque, silicate de soude, vinaigre ordinaire, acide phénique, potasse caustique, acide chlorhydrique, permanganate de potasse, acide chromique, acide sulfurique, iode.*

Les expériences qui ont permis d'établir cette série progressive ont été assez multipliées pour que je puisse regarder comme certain que de nouvelles recherches ne les modifierent pas dans leurs points essentiels. Il importe toutefois de faire remarquer que les résultats varient avec la durée du contact : telle substance, dans telle proportion, ne détruit pas la vitalité des bactéridies en une demi-heure, mais elle la détruit après plusieurs heures de contact. La température rend aussi plus ou moins grande l'action antiseptique de ces substances. Ce sont des faits sur lesquels j'espère revenir prochainement.

La connaissance de ces faits peut-elle nous donner quelques indications relativement au traitement de la maladie charbonneuse?

S'il est vrai que cette maladie soit déterminée par le développement de végétaux microscopiques, de bactéridies, et l'on ne peut douter qu'il en soit ainsi, pourquoi l'ammoniaque, l'acide phénique, la potasse, l'iode, ne tueraient-ils point ces petits êtres au sein de l'organisme, comme ils le font dans le liquide de nos expériences? Assurément nous n'avons aucune raison de douter de cette possibilité; mais ce dont nous pouvons douter, c'est que l'organisme vivant qui renferme les bactéridies, ne soit point détruit en même temps que ces petits êtres.

Or, si le charbon était dès le début une affection générale; si chez l'homme on voyait cette maladie sous la forme que l'on a appelée *fièvre charbonneuse*, il serait nécessaire que le liquide antivirulent pénétrât dans tous les organes et dans la proportion qui tue les bactéridies; mais telle n'est pas la forme sous laquelle se présente à nous le charbon; cette maladie, chez l'homme, est presque toujours, sinon toujours, primitivement locale et extérieure. C'est grâce à cette circonstance que les moyens de traitement dont on s'est servi jusqu'aujourd'hui, parviennent à la guérir quelquefois.

Eh bien, si l'on examine les parties primitivement atteintes par le charbon, on constate que le virus ou les bactéridies occupent d'abord le corps muqueux de la peau, et bientôt après elles envahissent le tissu cellulaire sous-cutané, amenant la production d'un œdème dans la sérosité duquel elles se rencontrent en grand nombre. Cet œdème acquiert parfois une grande extension, bien que la maladie soit encore localisée, et ce qui le prouve, c'est que les moyens de traitement appliqués alors extérieurement sont encore quelquefois efficaces.

Pour tuer les bactéridies, il suffit évidemment d'introduire dans le liquide séreux qui les renferme l'un des antiseptiques dont nous avons étudié l'action.

Dans les régions superficielles du tronc ou de la tête et dans les membres, nous n'aurons pas à craindre d'offenser des organes essentiels à la vie. Mais les tissus sous-cutanés peuvent-ils, sans éprouver une altération trop profonde, recevoir le contact un peu prolongé de l'acide phénique, de l'acide sulfurique, de l'iode, etc., dans les proportions qui détruisent le virus charbonneux.

L'expérimentation sur les animaux pouvait donner facilement la solution de cette question. J'ai constaté ainsi que les tissus sous-cutanés ne sont point altérés par des solutions de ces divers corps infiniment plus concentrées que celles qui tuent les bactéridies dans l'eau distillée.

Ces préliminaires m'ont paru nécessaires pour bien faire comprendre la méthode qui a été suivie dans les observations dont je vais parler maintenant.

Deux mois environ après la communication de ces faits à l'Académie des sciences, l'iode fut heureusement appliqué à la guérison d'un œdème charbonneux, maladie qui, chez l'homme, malgré tous les traitements, est presque constamment, sinon constamment, mortelle.

Un homme âgé de vingt-cinq ans, mégissier, habitant Varennes (Meuse), fut atteint au mois de novembre 1873 d'un gonflement de la paupière supérieure droite, qui envahit successivement l'autre paupière, le front du même côté, puis le cuir chevelu jusqu'au delà de l'oreille, et la joue droite jusqu'au niveau du cou. Les Drs Collot et Jailliot, médecins distingués du pays, connaissant parfaitement les maladies charbonneuses, et assistés d'un jeune et savant vétérinaire, Staniz Cézard, — dont nous avons à déplorer la mort récente, — après une longue hésitation, ne doutèrent plus que la maladie ne fut un *œdème malin*.

Le quatrième jour de l'invasion, à huit heures du matin, ils pratiquèrent sur la paupière supérieure une large cautérisation au fer rouge. Malgré cette opération, l'œdème fit des progrès en tous sens et gagna la partie supérieure de la poitrine, mais en restant limité au côté droit. Le soir de ce même jour, d'après mes indications, on pratiqua dans les parties envahies, avec la seringue de Pravaz, sept injections de huit gouttes chacune d'une solution d'iode iodurée au un quatre-millième. — Le lendemain, cinquième jour de la maladie, le gonflement des paupières de l'œil droit et du front a sensiblement diminué, mais il a augmenté vers la poitrine, et les paupières de l'œil gauche se gonflent à leur tour.

Nouvelle injection de vingt gouttes de la solution iodurée au un quatre-millième, dans la paupière supérieure gauche et dans la région du cou.

Le lendemain matin, sixième jour, l'œdème de l'œil gauche est resté stationnaire, et l'état général paraît plus satisfaisant, mais vers le soir l'œdème du côté gauche augmente considérablement ; alors, sur les indications de Staniz Cézard qui avait expérimenté sur lui-même l'effet des injections sous-cutanées d'iode, les Drs Collot et Jailliot font, dans la paupière supérieure gauche, une injection de vingt gouttes de la solution au un cinq-centième et non plus au un quatre-millième, et une autre injection de trente gouttes au niveau de la clavicule droite.

A partir de ce moment, l'affection prit une marche décroissante et le huitième jour le malade fut considéré comme hors de danger. La guérison complète se fit longtemps attendre à cause de la perte de substance que la paupière droite supérieure avait éprouvée par l'application du cautère actuel.

Dans ce cas, dont Staniz Cézard a donné la relation, l'iode fut encore employé à l'intérieur et en applications externes ; mais il serait trop long de rapporter ici tous les détails de ce fait intéressant.

Nous avons à regretter que la nature charbonneuse de cette maladie n'ait pas été déterminée soit par l'inspection microscopique de la sérosité de l'œdème, soit par l'inoculation à des animaux. Certes les phénomènes et la marche de la maladie, la compétence des médecins appelés à la soigner, ne peuvent guère nous laisser de doutes à ce sujet, mais nous devons reconnaître que ce fait n'a point toute la certitude que la science exige et que de nouvelles observations étaient nécessaires pour lui donner une confirmation.

M. Raimbert nous donne aujourd'hui cette confirmation et ses observations ne peuvent laisser de prise au doute.

Dans deux cas, M. Raimbert s'est servi de l'acide phénique avec succès; dans un troisième, il a employé l'iode et, bien que dans ce cas la malade qui était enceinte soit morte par suite d'un accouchement prématuré, l'affection charbonneuse avait été, selon toute apparence, préalablement guérie.

La *première observation*, comme celle de Staniz Cézard, concerne un œdème malin. Le malade était un cultivateur qui avait perdu plusieurs moutons du *sang de rate*. Par l'examen microscopique, M. Raimbert a constaté la présence des bactéridies dans la sérosité des vésicules qui existaient sur la partie œdémateuse.

La certitude du diagnostic, la nouveauté du traitement, la rareté de semblables guérisons, m'engagent à rapporter ici l'observation avec tous ses détails :

M. B..., cultivateur, âgé de quarante-six ans, s'est aperçu le 16 octobre 1873, dans la soirée, de la présence de quelques vésicules derrière son oreille droite, sur l'apophyse mastoïde. Elles s'étaient développées sans autre sensation que de la démangeaison.

Dans la journée du 17, les tissus environnants se tuméfièrent; le gonflement envahit la joue. Le malade éprouvait en même temps des douleurs névralgiques dans la face et les dents.

Le 18, le gonflement avait fait de grands progrès : il occupait toute la joue et s'étendait en avant aux deux lèvres, en bas sous la mâchoire inférieure, en haut aux paupières qui étaient complètement fermées. Ces parties étaient dures, élastiques, comme un cuir fortement tendu. Sur la tempe et au voisinage de l'œil, le gonflement était un peu pâteux. Derrière l'oreille, sur l'apophyse mastoïde, il existait trois ou quatre vésicules distantes les unes des autres. L'une d'elles était ouverte et laissait voir le derme d'un rouge violâtre et humide. Dans l'intervalle, l'épiderme était comme chagriné dans une étendue de 4 à 5 centimètres environ. Toutes ces parties n'étaient pas douloureuses, même à la pression, et leur coloration était d'un rouge ou plutôt d'un rose légèrement violâtre.

Pas de céphalalgie, de gêne de la respiration. Pouls fréquent, mou, peu développé. Tel était l'état du malade le 18 dans la soirée, lorsque je *(M. Raimbert)* fus appelé auprès de lui.

*Traitement.* — Cautérisation avec le cautère actuel dans une étendue de 4 à 6 centimètres. Dépôt de petits cristaux de sublimé dans les petits godets formés par les pointes de feu et d'un peu de poudre grossière de la même substance dans l'intervalle. Par-dessus le tout, un morceau de sparadrap et un bandage contentif.

Le 19, la surface cautérisée est convertie en une eschare sèche ; la tuméfaction des parties voisines a augmenté, surtout en bas sous la mâchoire inférieure ; le gonflement a gagné le cou ; il en résulte que la respiration est gênée et qu'il se produit à chaque inspiration un bruit rude, une sorte de râclement laryngé. La joue est plus résistante, plus tendue, les paupières sont plus dures ; les lèvres, plus tuméfiées, forment deux bourrelets qui ne peuvent retenir la salive. En arrière et en haut, la tuméfaction n'a pas fait de progrès. Assoupissement continuel. Pouls très fréquent, inégal, mou, dépressible.

*Traitement.* — Injections hypodermiques dix ou douze fois répétées avec la seringue de Pravaz pleine d'eau phéniquée au cinquantième (eau distillée 100 grammes, acide phénique cristallisé 2 grammes), sur toute la joue jusqu'au bord de la mâchoire inférieure et sur la tempe. Quelques instants après ces injections, la tuméfaction paraît moins dure. (Cataplasme arrosé d'eau-de-vie camphrée, après avoir enlevé de la surface cautérisée le sublimé qui est resté en excès.)

Le 20, la diminution de la tuméfaction est notable ; les paupières sont moins dures et, quoiqu'elles ne puissent encore s'entr'ouvrir, on peut suffisamment les écarter pour apercevoir la conjonctive œdématiée, injectée et d'un rouge sombre. La joue et les lèvres sont moins tendues ; la respiration n'est plus ni gênée ni bruyante. (Sur la surface cutanée de la joue, qui a été le siège des piqûres, on remarque un grand nombre de petites bosselures ou élevures. Le sommet de plusieurs d'entre elles est jaunâtre comme s'il se formait du pus.) Le pouls est moins fréquent, plus ferme, sans irrégularité, moins d'assoupissement.

*Traitement.* — Le même.

Le 21, le gonflement continue de diminuer, les paupières s'entr'ouvrent, les lèvres ne sont plus tuméfiées. Il n'existe plus de gonflement que sur la partie de la joue située au devant et au-dessous de l'oreille.

(Les petites bosselures observées la veille, et dont le sommet semblait occupé par une gouttelette de pus, sont formées par l'épiderme épaissi et infiltré de sérosité. En le soulevant avec une épingle on met à nu le derme, d'une couleur rouge sombre, et une dépression au point où l'aiguille à injection a pénétré.)

Pouls sans fréquence, régulier et plus plein. La respiration est facile. Pas de céphalalgie ni de somnolence. Toutes les fonctions s'exécutent bien.

*Traitement.* — Cataplasme. Eau vineuse ; bouillons, potages.

Le 7 novembre, l'eschare, qui ne tient plus que par quelques fibres celluleuses, est détachée ; il reste à peine quelques traces de gonflement.

La cicatrisation ne se fit pas longtemps attendre.

La *seconde observation* de M. Raimbert est relative à une pustule maligne du doigt annulaire de la main gauche, pour laquelle le Dr Verdureau, de Patay, a été appelé à donner ses soins.

Au mois de juillet 1874, le malade, cultivateur à Gaubert, avait saigné une vache atteinte du charbon dont elle mourut Une écorchure qu'il avait au doigt et sur laquelle du sang s'était desséché devint, trois jours après, le siège d'une pustule maligne. Une première cautérisation avec la potasse caustique n'arrêta pas les progrès du mal ; une seconde cautérisation profonde avec le fer rouge, et qui fut prolongée sur le dos du doigt et de la main, n'eut pas un meilleur résultat. Le troisième jour, tout le bras est envahi par une enflure dure et blanche. Plusieurs incisions de 3 à 5 centimètres de longueur sont pratiquées sur le bras et l'avant-bras. Le quatrième jour, le gonflement ayant encore augmenté et les phénomènes généraux s'étant beaucoup aggravés, le Dr Verdureau considère le malade comme perdu ; il fait néanmoins de nouvelles cautérisations sur le dos de la main et au-dessus du poignet.

Le Dr Raimbert, ayant été appelé, constate que le gonflement s'étend depuis l'extrémité inférieure du membre jusqu'à l'épaule, et qu'il envahit le côté gauche de la poitrine en avant et en arrière. Sans plus attendre, il fait, au moyen de la seringue de Pravaz, dans toute la longueur du bras, une quarantaine d'injections sous-cutanées avec l'acide phénique au un cinquantième ; il vide tout le contenu de la seringue.

A la suite de ces injections, le malade est pris d'une syncope dont il sort assez rapidement.

Le lendemain, cinquième jour, l'état général s'est amélioré ; le bras est notablement moins dur, mais la tuméfaction paraît s'être encore étendue sur la poitrine, en avant et en arrière.

De nouvelles injections furent pratiquées dans la journée et dans la soirée. Elles furent suivies d'une amélioration notable dans les phénomènes locaux et généraux, et quelques jours après la guérison était assurée.

Cependant des douleurs apparurent cinq ou six jours plus tard dans la main et dans le bras ; de petites ulcérations se formèrent dans les points correspondants aux piqures ; un abcès se développa dans l'avant-bras ; quelques points gangrenés se montrèrent au doigt annulaire, au dos de la main et au coude ; mais, un mois après, toutes les plaies étaient en voie de réparation.

La *troisième observation* concerne une pustule maligne dont était atteinte une femme âgée de vingt-trois ans, marchande de peaux de mouton et enceinte de sept mois. La pustule était située sur la pommette droite et présentait tous les caractères de la pustule maligne; l'existence des bactéridies fut constatée dans la sérosité des vésicules.

Le deuxième jour de la maladie (16 octobre 1874), la joue est le siège d'une tuméfaction dure et élastique près de la pustule, molle dans les parties plus éloignées et qui ne s'étend point jusqu'aux paupières ni jusqu'aux lèvres. L'escarre est enlevée par le bistouri, et l'on applique dans la plaie un fragment de sublimé.

Le lendemain, troisième jour, la tuméfaction a augmenté en arrière du côté du cou et aussi vers les paupières qui sont gonflées et molles ; en bas, elle s'étend sous la mâchoire et le menton. Le soir, le gonflement a encore un peu augmenté, surtout en arrière. Quatre injections d'une solution d'iode au un cinq-centième sont pratiquées sur la joue et au niveau des branches de la mâchoire inférieure. Chacune de ces injections est de la moitié du contenu d'une seringue de Pravaz.

Le quatrième jour, le gonflement est stationnaire à la joue, mais il a augmenté à la circonférence, en bas, sous la mâchoire et le long du cou en arrière. Les paupières sont un peu moins œdématiées.

Le soir, quatre injections sont pratiquées à la partie inférieure de la joue, au-dessous du maxillaire inférieur derrière la branche montante de cet os, et à la partie latérale du cou. Chacune de ces injections, d'une solution iodurée au un cinq-centième est de la moitié du contenu de la seringue de Pravaz.

Le lendemain, cinquième jour, la tuméfaction des paupières continue de décroître. La joue est moins tuméfiée, plus molle, mais en arrière le gonflement n'a pas sensiblement diminué, il s'est même encore étendu. En avant il dépasse un peu la clavicule ; en arrière il atteint l'épaule droite et la partie supérieure du dos.

Le soir, les paupières, moins œdémateuses, s'entr'ouvrent, mais l'état des autres parties n'a pas changé. L'injection de deux seringues pleines de la solution iodurée est pratiquée, l'une au-dessous de l'apophyse mastoïde, l'autre à la partie supérieure et latérale du cou.

Le lendemain, sixième jour, la tuméfaction a diminué partout, et le septième jour elle est presque complètement dissipée, excepté autour de l'escarre déterminée par le caustique.

Le huitième jour, l'état local continue de s'améliorer et l'état général est satisfaisant, lorsque des douleurs se font sentir dans diverses parties du tronc et principalement vers l'utérus : elles augmentent le lendemain et amènent l'expulsion d'un fœtus qui ne tarde pas à expirer.

Une perte abondante suit cet accouchement prématuré, et la malade meurt deux jours après, le onzième depuis l'invasion de la pustule.

Suivant toute apparence, la terminaison fatale de la maladie ne doit point être attribuée à l'affection charbonneuse, bien que cette affection en ait été la cause indirecte par l'avortement qu'elle a provoqué. En effet, les malades atteints d'une pustule maligne meurent généralement entre le troisième et le septième jour ; il est très rare qu'ils atteignent le neuvième, et cette femme est morte le onzième jour après l'apparition de la pustule. En second lieu, la tuméfaction avait disparu deux jours au moins avant la terminaison fatale ; enfin l'examen microscopique des caillots de la métrorrhagie ne fit découvrir aucune bactéridie, bien que l'existence de ces petits corps eût été constatée au début dans la sérosité de la pustule.

Dans les quatre observations dont nous venons de donner le résumé, la cautérisation a été pratiquée dès le début, et dans ces quatre cas l'injection des liquides antivirulents a été faite lorsqu'il a été constaté que la marche de la maladie n'était point arrêtée et que l'on ne pouvait plus rien attendre de la cautérisation. Les injections faites alors, et en quelque sorte *in extremis*, ont amené une amélioration rapide dans les points où elles ont été pratiquées. Dans l'œdème charbonneux traité par M. Raimbert, quelques instants après les injections la tension des tissus paraissait déjà moindre, et le lendemain l'amélioration était assez prononcée pour que la guérison ne laissât pas de doute. Chez l'homme atteint de pustule maligne, les accidents généraux avaient perdu de leur intensité douze heures après les premières injections, le bras était moins dur, et, douze heures encore après, la marche décroissante de la maladie rassurait complètement sur son issue.

Il est évident que dans tous ces cas la cautérisation a été inutile et que la maladie aurait été arrêtée dès le début, comme elle l'a été plus tard, si l'on avait pratiqué les injections tout de suite. Et l'on peut juger, d'après leurs résultats, que dans un œdème limité à la joue, comme chez la femme traitée par M. Raimbert, l'injection sous-cutanée eût arrêté instantanément l'extension du mal et eût amené une guérison rapide.

Il est rationnel de croire que tous les antiseptiques dont nous avons étudié l'action sur les bactéridies peuvent être appliqués à la guérison des maladies charbonneuses; mais toutes ces substances ne jouissant pas de la même activité, la théorie indique que nous devons préférer celles qui possèdent l'énergie la plus grande. Cependant ces substances antiseptiques doivent remplir encore d'autres conditions. Ainsi, nous aurons à rechercher celles qui seront le moins offensives pour les tissus, celles qui causent le moins de douleurs, et celles qui, au contact des liquides de l'économie, conserveront le plus longtemps leur composition chimique. C'est à l'expérience à résoudre ces questions. Il se peut que le permanganate de potasse ou l'acide sulfurique, par exemple, qui, en solution au un cinq-millième, détruisent encore le virus charbonneux, soient préférables à l'acide phénique et à l'iode.

Jusqu'aujourd'hui ces deux dernières substances seules ont été essayées dans le traitement du charbon, et, d'après les observations de M. Raimbert, l'acide phénique paraîtrait plus actif que l'iode; mais il suffit d'examiner de près les faits pour voir que cette conclusion serait erronée.

Avec la solution d'acide phénique au un cinquantième, dans un cas, M. Raimbert injecte au début du traitement dix ou douze fois le contenu de la seringue de Pravaz; dans le second cas, il répète quarante fois cette injection, tandis que dans le troisième cas, avec la solution d'iode au un cinq centième, il injecte deux fois seulement le contenu de la seringue de Pravaz.

Un antiseptique qui possède une faible énergie exige qu'on l'emploie en solution beaucoup plus concentrée qu'un autre antiseptique doué d'une énergie très grande, et par conséquent le premier expose plus que le second au danger d'offenser les tissus vivants. Aussi l'iode, qui est encore actif au un douze-millième et même beaucoup au delà, peut-il avec efficacité être injecté sous la peau en solution au un cinq-centième, tandis que l'acide phénique qui, dans mes expériences, est resté inactif au un deux centième, a dû, pour être efficace, être injecté en solution au un cinquantième. A ce degré de concentration l'acide phénique n'est pas toujours inoffensif pour les tissus avec lesquels il est en contact ; c'est ce dont on peut juger d'après les résultats de la deuxième observation de M. Raimbert.

Je ne veux pas m'étendre davantage sur cette question importante; mais je ne puis omettre de rappeler que, d'après les expériences de Staniz Cézard sur lui-même, les injections d'une solution d'iode iodurée au un cinq-centième sont peu douloureuses si elles sont faites lentement, et qu'elles n'ont point d'inconvénients pour les tissus? L'iode remplit donc toutes les conditions que nous pouvons désirer.

Le traitement des maladies charbonneuses qui fait l'objet de ce rapport est exempt de douleurs vives, il n'altère point les tissus envahis, il ne laisse point dans les parties atteintes de désordres consécutifs graves, il est facile dans son application et prompt dans ses résultats; il peut donc, sans inconvénient, être mis en pratique dès le début du mal, alors même que le diagnostic laisserait quelque incertitude.

Or, cette incertitude est presque constante au début, surtout dans l'œdème malin, à moins que le médecin expérimenté ne sache reconnaître par l'inspection microscopique l'existence des bactéridies dans la sérosité des vésicules, ce qui est encore rare aujourd'hui. Aussi, dans la plupart des cas, on hésite à appliquer un traitement douloureux et qui, sur certaines parties, à la paupière par exemple, entraîne des désordres consécutifs très graves; de sorte que souvent, lorsque la nature de la maladie est devenue évidente, le remède est impuissant à prévenir une issue fatale.

Les faits que nous communique M. Raimbert ont donc une

grande importance, puisqu'ils fixent définitivement la valeur d'une méthode de traitement qui possède tous les avantages que nous venons d'énumérer.

---

# XXIX

## RECHERCHES SUR QUELQUES-UNES DES CONDITIONS QUI FAVORISENT OU QUI EMPÊCHENT LE DÉVELOPPEMENT DE LA SEPTICÉMIE [1]

— 1879 —

Les animaux, suivant leurs espèces, ont une aptitude différente à contracter la septicémie. On sait que le lapin, par exemple, peut être tué par un millionième de goutte de sang septique, tandis que le cobaye et le chien restent indifférents à cette minime quantité de virus. Cependant, si l'on pratique sur ces animaux un certain nombre d'expériences, dans le but de leur communiquer la septicémie, on peut remarquer que leur résistance à cette maldie n'est pas constante, et l'on rencontre des cas que l'on pourrait croire exceptionnels. De même parmi les animaux qui n'ont pas été l'objet de nos expériences, mais dont nous observons simplement les maladies, nous en voyons qui contractent la septicémie ou qui en meurent dans des circonstances où beaucoup d'autres restent complètement indemnes. Or, nous savons que les exceptions en physiologie et même en pathologie n'existent que par notre ignorance de toutes les conditions dans lesquelles les faits se sont produits. Pour élucider la question si difficile de la septicémie, il ne suffit donc pas d'accumuler des faits plus ou moins rares ou exceptionnels et en apparence contradictoires;

1 *Bulletin de l'Académie de médecine*, année 1879, p. 121.

mais il faut chercher à trouver les conditions encore inconnues qui les produisent.

C'est de quelques-uns de ces faits que je vais m'occuper ici.

La température atmosphérique a-t-elle une influence sur l'invasion de la septicémie? *A priori*, on pourrait douter d'une telle influence, lorsqu'il s'agit des animaux à sang chaud; car ceux-ci possèdent une température qui ne varie pas avec celle du milieu qu'ils habitent. Néanmoins, j'ai pu m'apercevoir que les mêmes expériences faites en hiver et en été ne donnaient pas toujours des résultats identiques. Était-ce à la différence de la température de chaque saison qu'il fallait attribuer la différence des résultats?

La solution de cette question par l'expérimentation paraît devoir être facile: toutefois on trouve à la réaliser une certaine difficulté dans la résistance trop grande de certains animaux qui contractent rarement la septicémie par des injections sous-cutanées, ou dans la facilité trop grande de certains autres, tels que le lapin, qui est toujours tué par les quantités les plus minimes de virus.

Le cobaye tient le milieu entre ces deux catégories. En variant la quantité du liquide virulent qu'on lui injecte, on peut à volonté le laisser vivre ou le tuer, lorsque l'on a préalablement déterminé les doses qui peuvent amener ces résultats.

C'est donc le cobaye que j'ai choisi pour résoudre la question de l'influence de la température atmosphérique sur le développement de la septicémie.

Pendant les mois de juillet et août 1868 [1], la température atmosphérique variant de 25 à 30° C., j'injectai avec la seringue de Pravaz dans la cuisse de deux cobayes deux gouttes et chez cinq autres une goutte de sang de bœuf putréfié à l'air libre. Tous ces animaux moururent dans l'espace de vingt-deux à trente heures.

1 Les expériences rapportées dans ce mémoire, bien que déjà anciennes, n'ont pas été publiées. Je voulais les donner dans un travail d'ensemble que les circonstances ne m'ont pas permis d'achever.

Du 23 novembre au 11 décembre 1869, la température atmosphérique variant de 8 à 11° C., sept cobayes reçurent de la même manière du sang de bœuf putréfié à l'air libre ; les doses étaient pour chacun de une, deux, trois, quatre et cinq gouttes. Tous ces animaux survécurent.

La condition variable la plus apparente de ces expériences, c'est la différence dans la chaleur atmosphérique des saisons où elles ont été pratiquées ; cependant, je ne veux pas donner ici ces faits comme des preuves indiscutables de l'influence de la température sur le développement de la septicémie ; nous savons, en effet, que le sang putréfié varie beaucoup dans sa puissance, suivant qu'il est conservé depuis plus ou moins longtemps ; suivant qu'il a été putréfié lentement ou rapidement et même, sans doute, suivant la pureté ou l'infection septique du local dans lequel on l'a placé. Dans ces conditions diverses, tel sang putréfié tue un lapin par un dix-millième de goutte, tel autre ne le tue pas avec dix gouttes. Toutefois, je dois dire que, dans les expériences rapportées ci-dessus, la putréfaction du sang qui a servi aux inoculations s'était opérée dans des conditions assez semblables.

Pour que toutes les expériences soient comparables et pour leur donner une certitude absolue, il est nécessaire que le liquide septique soit constamment identique dans ses facultés virulentes. Or, cette identité, nous pouvons la trouver dans le sang d'un animal mort de septicémie. Je me suis assuré, en effet, que la virulence de ce liquide pris dans le cœur d'un animal mort de septicémie est toujours telle que, quelle que soit la saison, quelle que soit la température du local ou toute autre circonstance, elle tue un lapin par l'injection sous-cutanée d'une dose infinitésimale, et cela avec les mêmes phénomènes et dans le même laps de temps.

D'après ces considérations, je me suis servi du sang du cœur d'un lapin mort récemment de septicémie, dans les expériences que je vais rapporter.

Du 29 au 31 juillet 1872, la température atmosphérique ayant oscillé entre 20 et 26° C., j'inoculai à dix-huit cobayes des fractions de goutte de sang de lapins morts récemment de septicémie. Quatre de ces cobayes reçurent de un vingtième de goutte à une demie goutte ; quatre reçurent un quarantième de goutte, deux un cinquantième, quatre un centième, deux un deux-centième, deux un cinq-centième. Tous ces animaux moururent dans l'espace de vingt à trente heures.

Du 18 au 25 décembre 1873, la température atmosphérique étant restée presque constamment à zéro, huit cobayes reçurent dans la cuisse un cinquantième de goutte de sang septique de lapins récemment morts, dose de beaucoup supérieure à celle que reçurent huit des cobayes précédents. Aucun de ces animaux n'en éprouva d'effet apparent.

Le 30 décembre de la même année, la température étant encore à zéro, un cobaye reçut un trois-centième, un autre un centième et trois autres chacun un trentième de goutte du même sang ; ils n'en éprouvèrent non plus aucun effet.

Le 6 février 1874, cinq cobayes furent placés dans un local dont la température varia de zéro à + 4° C. Ils reçurent un six-centième, un trois-centième, un centième, un cinquantième et un dixième de goutte du sang d'un lapin récemment mort de septicémie. Aucun d'eux ne parut en éprouver le moindre effet.

Un lapin ayant été inoculé par comparaison avec un dix-millième de goutte du même sang, mourut trente heures après.

En résumé, nous voyons dans ces expériences que treize cobayes inoculés pendant l'hiver avec des doses de sang septique qui varient d'un dizième à un cinquantième de goutte résistent tous ; tandis que dix autres inoculés pendant l'été avec des doses qui varient d'un cinquantième à un cinq-centième de goutte contractent la septicémie et meurent.

J'ajouterai que la différence dans la quantité de sang septique nécessaire à tuer le cobaye en été ou en hiver peut être de un à deux mille ; c'est-à-dire que, dans les grandes chaleurs de l'été, la quantité de sang virulent qui tue cet animal peut-être deux mille fois moindre qu'en hiver.

La saumure détermine quelquefois, sinon toujours, la mort des animaux (lapins, cobayes) par l'invasion de la septicémie. C'est un fait que je crois avoir établi dans l'une de mes communications à cette Académie[1].

[1] *Bulletin de l'Académie de médecine*, 29 octobre 1872.

Le 3 novembre dernier (1878), j'injectai à un cobaye assez gros, dans l'une des cuisses, quatre gouttes de saumure de porc prise chez un charcutier de Paris. L'animal mourut le 5 avec des phénomènes de la septicémie. Huit jours après, deux cobayes furent inoculés de même avec quatre gouttes de la même saumure; tous les deux survécurent.

J'attribuai la différence de ces résultats à ce que, dans l'intervalle de ces expériences, la température du local avait sensiblement baissé. Pour vérifier cette manière de voir, je fis, le 24 novembre, les expériences suivantes :

J'injectai à deux cobayes trois gouttes, à deux autres six gouttes et à deux autres encore dix gouttes d'une saumure prise à Paris chez un autre charcutier. Trois de ces cobayes, ayant reçu trois, six et dix gouttes, furent placés dans une écurie dont la température était à quelques degrés au-dessus de zéro. Les trois autres, ayant reçu également trois, six et dix gouttes, furent placés dans un local dont la température fut maintenue entre + 20 et + 30° C.

Les trois cobayes placés dans le local froid ne parurent pas malades; des trois autres placés dans le local chauffé, l'un mourut le deuxième jour, un autre le troisième jour après l'inoculation. Ce sont ceux qui avaient reçu six et dix gouttes.

D'après toutes ces recherches qui ont eu pour objet l'action du sang putréfié, celle du sang de la septicémie, enfin celle de la saumure, il est manifeste que la température de l'atmosphère où vivent les animaux les rend plus ou moins aptes à contracter la septicémie.

Sans doute la chaleur viscérale de ces animaux est constante; mais les membres, la tête, les parois du tronc se mettent plus ou moins en rapport avec la température du dehors. Le sang qui circule dans les vaisseaux de ces parties y subit une certaine réfrigération qui modère ou empêche la génération des bactéries qu'il renferme, ou bien, au contraire, un excès de chaleur qui favorise leur production.

L'effet de l'élévation ou de l'abaissement de la chaleur atmosphérique sur la genèse des maladies épidémiques et contagieuses est une des notions les plus anciennes de la médecine, bien que des connaissances imparfaites sur la nature de ces affections n'aient point permis d'en donner l'explication.

Or, j'ai reconnu que la septicémie se produit, non point seulement par le contact d'un liquide ou d'une matière septique, mais qu'elle se développe encore à la manière des affections contagieuses que je viens de mentionner, lorsque intervient une chaleur atmosphérique élevée. Sous cette influence elle se propage sans plaie et sans contact immédiat, c'est-à-dire qu'elle se produit épizootiquement par une contagion à distance ou, suivant une expression employée en médecine vétérinaire, par *virus volatil*.

L'intérêt de ce fait qui, je crois, n'a pas attiré l'attention des observateurs, me servira d'excuse si j'entre ici dans de plus amples développements.

En 1865, alors que la question de la maladie charbonneuse soulevait des contradictions ardentes, MM. Jaillard et Leplat communiquèrent à l'Académie des sciences des expériences desquelles il semblait résulter que le charbon peut se produire sans bactéridies, et même que, en l'absence de ces petits êtres, il acquiert plus de virulence encore.

Ces observateurs me firent voir, dans le laboratoire du Collège de France, en présence de Claude Bernard et de notre illustre confrère M. Pasteur, des animaux inoculés avec le sang de la maladie qu'ils croyaient être le charbon. Cette maladie était contagieuse, rapide, et l'on ne pouvait, en effet, constater dans le sang la présence d'aucune bactéridie.

Je vérifiai expérimentalement dans mon laboratoire toutes les assertions de MM. Leplat et Jaillard, mais je reconnus que cette affection était tout à fait distincte du charbon.

Elle en différait d'abord par l'absence des bactéridies, ensuite par son envahissement rapide, sa durée plus courte, par la putréfaction cadavérique qui suivait de près la mort, par l'aspect des corpuscules du sang, non agglutinatifs, par le volume de la rate qui était normal, par la conservation de la septicité malgré la putréfaction, par sa communication aux oiseaux, enfin par sa transmission aux animaux sans contact immédiat.

Ce dernier fait attira d'autant plus vivement mon attention que, pendant trois étés, dans ce laboratoire, plusieurs centaines d'animaux avaient été inoculés du charbon et que pas un seul n'était mort sans inoculation préalable.

Pour reconnaître si les animaux morts spontanément avaient contracté par contagion la maladie importée dans le laboratoire, plusieurs lapins furent inoculés avec leur sang, et dans un nouveau local; ils moururent tous avec les mêmes phénomènes que ceux de MM. Jaillard et Leplat.

Ces faits sont mentionnés dans les *Comptes rendus de l'Académie des sciences* pour les mois d'août et septembre 1865.

Mais quelle était cette maladie évidemment distincte du charbon? Le sang qui l'avait communiquée au lapin provenait d'une vache morte, disait-on, du charbon. Il avait été envoyé de Chartres par la poste et inoculé plusieurs jours après la mort de cette vache; c'était au mois d'août; la chaleur était intense; il s'était putréfié. Aujourd'hui, l'on eût reconnu facilement la septicémie dans cette maladie, alors inconnue. Je crus devoir la désigner provisoirement sous le nom de *maladie septique de la vache*.

Trois ans après, j'établis, sur des caractères précis, la distinction du charbon d'avec la septicémie, et j'en fis l'objet d'une nouvelle communication à l'Académie des sciences [1]; or, on put reconnaître alors que les caractères de cette dernière affection sont identiques avec ceux que j'avais donnés de la *maladie septique de la vache*. Celle-ci n'était donc autre que la septicémie. Elle avait revêtu un caractère contagieux à distance, à cause de la température élevée de la saison,

[1] C. Davaine, *Recherches sur la septicémie et sur les caractères qui la distinguent de la maladie charbonneuse* (*Comptes rendus de l'Académie des sciences*, 27 janvier 1869). — Voir page 94 et suiv.

favorisé, peut-être aussi par celle de mon laboratoire, qui était exposé au midi.

Cette épidémie, observée avec un grand soin en 1865, nous donne donc un exemple certain de la communication de la septicémie par *virus volatil* sous l'influence d'une température élevée.

J'eus l'occasion d'observer un autre exemple de cette contagion pendant l'été de 1873. Une épizootie semblable à celle de 1865, qui régna dans mon laboratoire à cette époque, apporta un grand trouble dans mes expériences et me força encore d'abandonner le local où étaient renfermés mes animaux.

Ces faits suffiront, je crois, pour prouver que la septicémie revêt parfois, sous l'influence d'une température atmosphérique élevée, un caractère épidémique et contagieux sans contact immédiat.

Parmi les maladies qui attaquent l'homme, il en est une où l'action de l'élévation de la température atmosphérique est particulièrement remarquable : c'est la fièvre jaune, dont nos confrères de la marine française viennent de subir la cruelle et glorieuse épreuve.

Mais il ne faut pas conclure de ces faits que toutes les maladies de nature septique sont favorisées par une température élevée, ou au contraire arrêtées par une basse température; une telle généralisation serait tout à fait erronée.

Sous ce rapport, en effet, la maladie charbonneuse ne suit pas la loi de la septicémie : tandis que le virus de cette dernière affection n'est point tué par la température de + 100° C. [1], et qu'il acquiert même plus d'activité par une grande chaleur, celui du charbon est détruit, comme je l'ai reconnu, lorsqu'il est soumis pendant un quart d'heure à une température de + 48° C. Il perd même à + 42° C. la faculté de se développer. C'est ce qu'a prouvé la mémorable expérience de M. Pasteur.

1 C. Davaine, *Recherches relatives à l'action de la chaleur sur le virus charbonneux (Comptes rendus de l'Académie des sciences*, 29 septembre 1873). — Voir page 225 et suiv.

Quant à l'action d'une basse température, elle diffère aussi dans les deux maladies : si la septicémie devient moins active et s'éteint, comme la putréfaction, par une température voisine de zéro, le charbon ne s'en développe pas moins en toute saison. Je me suis assuré de ce fait à diverses reprises : le 24 janvier 1870, la température étant de + 5 à + 6° C., j'inoculai, avec du sang charbonneux, trois lapins et trois cobayes, qui moururent tous du charbon. J'ai rapporté, en outre, dans l'une de mes communications à cette Académie, que deux chiens inoculés du charbon, ayant été exposés sans abri à une gelée très intense, furent trouvés morts un matin, ce qui fit croire qu'ils étaient morts de froid; mais l'autopsie me montra qu'ils étaient morts du charbon [1].

Il suit de ces faits que toutes les maladies de nature septique ne sont pas influencées de la même manière par la température atmosphérique, bien que sans doute, sous ce rapport, le plus grand nombre de ces affections se rapproche de la septicémie.

Une autre question relative à la septicémie a fait encore l'objet de mes recherches. Certains animaux sont-ils absolument réfractaires à cette maladie ?

L'Académie se rappellera peut-être que j'ai émis autrefois sur cette question une opinion contraire, opinion purement théorique, il est vrai. Il est incontestable que les carnassiers, un certain nombre au moins, ne contractent pas la septicémie par le tube digestif; mais ceci pourrait s'expliquer par une constitution particulière de l'épithélium de leurs voies digestives; certains animaux sont de même réfractaires à l'action de certains poisons. D'un autre côté, l'innocuité pour ces animaux de nos injections sous-cutanées pourrait tenir à la constitution sèche et compacte des tissus qui, même après la mort, sont assez lents à se putréfier; ce sont ces raisons et d'autres encore que j'ai invoquées à l'appui de l'opinion que

1 *Bulletin de l'Académie de médecine*, 1870, p. 476 et page 123.

j'ai exprimée ici, à savoir que tous les mammifères peuvent être atteints de septicémie[1]. Quoi qu'il en soit, il n'est nullement prouvé que les animaux réfractaires aux expériences que nous avons pratiquées sur eux ne puissent être infectés par d'autres procédés.

Dans le courant de l'année 1873, je me suis procuré trois renards, dont deux très jeunes et un déjà adulte. Les trois animaux furent nourris pendant plusieurs mois de lapins et de cobayes morts de septicémie : ce qui ne les empêcha pas de grandir et d'engraisser. Je leur injectai sous la peau, à diverses reprises, avec la seringue de Pravaz, du sang septique de lapin; mais ils n'en éprouvèrent en apparence aucun effet. Chez l'un cependant il survint sur le dos, au point où une goutte de sang septique avait été injectée, un énorme abcès qui s'ouvrit spontanément et qui guérit en douze jours. D'après ces expériences, on pourrait donc considérer le renard comme tout à fait réfractaire à la septicémie.

Le 30 janvier 1874, j'injectai dans la cavité péritonéale du plus âgé de ces renards, vingt gouttes environ d'un mélange de sang septique frais et de sang putréfié. Pour être certain de ne pas arriver dans l'intestin, l'injection fut faite au moyen d'une sonde de gomme élastique introduite par une petite ouverture de la ligne blanche. Immédiatement après, l'animal devint malade et il mourut en vingt-quatre heures au plus, d'une péritonite avec épanchement.

Le 2 février, j'injectai à un lapin un millième de goutte de la sérosité du péritoine, et à un autre un millionième de goutte de la même sérosité. Le premier de ces lapins mourut le lendemain (3 février) dans la journée, et le second le surlendemain (4 février).

On connaît la célèbre expérience de Burdon Sanderson qui, ayant introduit dans la cavité abdominale des matières purulentes, mais non septiques, vit que ces matières y acquéraient rapidement une septicité extraordinaire. Mon but, dans mon expérience, n'était nullement de contrôler celle de Burdon Sanderson; je voulais savoir si le virus septique, qui reste inoffensif dans les muscles du renard, ne trouverait pas, dans la cavité péritonéale, un milieu et une température plus favorables à sa multiplication, et si de ce foyer il ne verserait pas dans le torrent circulatoire une quantité de bactéries ou,

[1] *Bulletin de l'Académie de médecine*, 28 janvier 1873.

si l'on veut, de virus suffisante pour infecter l'économie tout entière.

Pour reconnaître si cette infection générale existait en effet, et si notre animal était mort de septicémie, il devait suffire d'inoculer des lapins avec du sang pris en dehors de la cavité abdominale.

Ayant donc ouvert le cœur du renard avec précaution pour éviter le contact du liquide péritonéal, et avec des instruments nouveaux, je pris une certaine quantité de sang, dont j'injectai, comme précédemment (2 février), à un lapin un millième de goutte, et à un autre un millionième de goutte. Le premier de ces animaux mourut le lendemain (3 février), et le second trois jours après (5 février).

Une autre expérience faite à l'un des jeunes renards donna un résultat semblable. Je voulus injecter dans le foie de cet animal, avec la seringue de Pravaz, une goutte de sang de lapin mort de septicémie. Mais cette injection, ayant été faite rapidement pour éviter les morsures de l'animal, arriva dans le péritoine et non dans le foie, comme l'autopsie le démontra.

Immédiatement après, l'animal devint malade et il mourut en moins de vingt-quatre heures. Le péritoine et l'une des plèvres contenaient de la sérosité sanguinolente ; le péricarde était sain ; le cœur offrait à sa surface un certain nombre de pétéchies, le sang qu'il contenait était à demi coagulé.

Deux lapins furent aussitôt inoculés, l'un avec un millième de goutte de la sérosité du péritoine. Le premier lapin mourut en vingt-trois heures, le second en trente-six heures environ.

Pour confirmer la mort par septicémie chez ces deux animaux, un millionième de goutte de sang pris dans le cœur de l'un et de l'autre fut inoculé à deux lapins, qui tous les deux moururent en dix-neuf heures, à quelques minutes d'intervalle.

On doit conclure de ces expériences, que le renard peut contracter la septicémie, bien que l'introduction du virus par l'alimentation ou par des injections sous-cutanées soit tout à fait impuissante à lui communiquer cette maladie.

Après avoir exposé ces faits qui peuvent jeter un nouveau jour sur quelques-unes des conditions de la septicémie, l'Académie me permettra, j'espère, d'envisager cette question à un point de vue plus général. Cela me paraît d'autant plus utile, que la question semble s'obscurcir de plus en plus. Nous avions déjà la septicémie expérimentale et la septicémie chirurgicale ; on entrevoit maintenant une septicémie interne qui méritera sans doute le nom de médicale. Si l'on continue de s'égarer dans cette voie, l'on aura aussi la septicémie du lapin qui se prend par une injection sous-cutanée, celle du renard qui se prend par le péritoine, celle de l'homme qui se prend par une plaie, etc.

La septicémie devrait cependant être une des maladies les mieux déterminées, car nous pouvons à volonté en faire naître le virus, en suivre les effets chez un animal et l'étudier sous toutes ses faces. Cette étude a été faite par plusieurs observateurs dont les travaux me paraissent avoir été trop négligés par les pathologistes. Je crois, pour ma part, avoir établi la véritable nature de la maladie qui est une, et qui ne présente d'autres différences dans ses manifestations que celles qui résultent des conditions dans lequelles elle se prend et dans lesquelles elle accomplit son évolution.

La maladie charbonneuse n'était pas non plus pour les anciens pathologistes une maladie simple et toujours identique : il y avait le charbon blanc, le charbon gangréneux, le sang de rate, etc. Mais après la découverte des bactéridies, quand j'eus montré la constance et l'identité de ces petits corps dans les différentes formes du charbon, la possibilité de les faire apparaître toujours semblables par l'inoculation au cobaye, il fallut reconnaître que le charbon, interne ou externe, du bœuf, du mouton ou de l'homme, est une maladie unique et toujours identique à elle-même.

L'expérimentation peut nous démontrer de même l'unité de la septicémie dont le virus est une bactérie, et dont la nature est une putréfaction accomplie pendant la vie.

Je ne veux point revenir ici sur la question de la nature de la septicémie, que j'ai traitée longuement devant cette Académie. Je crois avoir prouvé par des arguments, dont les travaux publiés depuis lors n'ont point affaibli la valeur, que la septicémie est une simple putréfaction.

Cependant je crois devoir examiner ici deux opinions qui ont été émises à cette tribune sur des conditions qui préservent les animaux de la septicémie ou qui la leur donnent; opinions que je regarde comme dénuées de vérité et propres à égarer les pathologistes qui les partageraient. Ensuite j'exposerai en aussi peu de mots que possible, d'après ce que nous voyons chez les animaux soumis à nos expériences, comment, suivant moi, l'individu inoculé prend la septicémie, ou comment il y résiste.

L'une des opinions que je veux examiner ici ne date pas d'aujourd'hui; elle est déjà fort ancienne : c'est que la vie ou la force vitale s'oppose au développement du virus septique dans l'économie des animaux.

Je n'ai point pour but de soulever ici la question des forces vitales; il ne m'appartient pas de le faire, et je crois que les physiologistes sont aujourd'hui d'accord sur la puissance, je pourrais dire sur l'impuissance qu'on doit leur attribuer. Je veux seulement examiner cette question au point de vue de la septicémie : si nous injectons à un lapin un millionième de goutte de sang septique, cet animal contracte toujours la septicémie et meurt. Cette même quantité de virus est absolument inoffensive pour le cobaye, et même nous avons vu que, par une température voisine de zéro, un dixième de goutte de sang septique ne suffit pas à lui donner la maladie. D'après la manière de voir dont nous nous occupons, nous devons conclure que le cobaye a une résistance vitale de beaucoup supérieure à celle du lapin.

Si maintenant nous considérons la maladie charbonneuse, nous savons qu'un millionième de goutte de sang charbonneux tue le cobaye et ne produit aucun effet apparent sur le lapin. Dans ce cas, la même manière de voir nous amènera à conclure que la force vitale est plus développée chez le lapin que chez le cobaye.

La force vitale n'a donc rien à voir dans ces maladies virulentes.

Une autre condition à laquelle on paraît attacher beaucoup d'importance comme cause de la septicémie, ce serait une prédisposition des animaux à la gangrène. Certainement une partie du corps frappée de gangrène se putréfie rapidement et peut devenir ainsi une cause de septicémie; toutefois, c'est au même titre qu'un corps étranger quelconque qui, étant en état de putréfaction, serait mis en contact avec la plaie d'un animal vivant. J'ai rapporté un cas de ce genre observé chez un homme mort dans le service de notre collègue M. Lanceraux[1].

Mais, quant à croire qu'une prédisposition à la gangrène serait une des conditions les plus nécessaires à l'invasion de la septicémie, nous n'observons, dans nos expériences, rien qui s'y rapporte. Je ne sache pas qu'on ait jamais signalé la gangrène chez le lapin; pour moi, sur un nombre très considérable de ces animaux, je n'en ai point observé un seul cas. Cependant cet animal, si peu disposé à la gangrène, est celui de tous qui contracte le plus facilement la septicémie. Le lapin le mieux portant meurt, si nous voulons, de cette maladie en moins de vingt heures. Les deux renards dont j'ai parlé étaient jeunes, forts et bien portants; néanmoins, ils sont morts très rapidement de septicémie. Cette maladie peut donc être rapide et fatale chez les animaux les mieux portants et les moins disposés à la gangrène.

Examinons ce qui se passe chez les animaux soumis à nos expériences, afin de découvrir, s'il est possible, les conditions qui déterminent chez eux la septicémie.

La première condition nécessaire au développement de la maladie, dans nos expériences, c'est l'introduction du virus dans les organes de l'animal vivant. Ce virus est une des bactéries de la putréfaction. Je dis une des bactéries, car plusieurs raisons peuvent faire croire qu'il existe, parmi ces petits êtres, de nombreuses espèces qui ne se développent

[1] Voir page 185.

point toutes et toujours ensemble lorsque le milieu vient à varier.

Une seconde condition, c'est que l'organe ou le milieu dans lequel nous introduisons le virus soit favorable à la reproduction des bactéries.

Une troisième condition se rapporte à la quantité des bactéries introduites dans les tissus. Cette question de quantité a été rendue manifeste dans nos expériences. Non seulement elle varie d'une espèce d'animal à une autre espèce, du lapin au chien, par exemple; mais elle varie encore dans la même espèce : nous en avons vu un exemple dans le cobaye.

Une quatrième condition se trouve dans le degré de virulence de la substance inoculante, virulence qui varie considérablement, suivant la nature de la matière qui s'est putréfiée et suivant la température dans laquelle s'est opérée la putréfaction.

Maintenant, nous pouvons nous demander ce que deviennent les bactéries introduites dans les tissus par une injection sous-cutanée.

Lorsque leur nombre est suffisant pour occasionner la mort, une certaine quantité se retrouve dans le lieu de l'inoculation et le reste est transporté dans divers organes. C'est un fait incontesté, je crois. Elles se multiplient rapidement et bientôt infestent toute l'économie.

Mais que deviennent-elles dans le cas où leur nombre est insuffisant pour donner la mort? Périssent-elles ou restent-elles inactives? Évidemment, toutes ces bactéries suivent les mêmes conditions que les premières; les unes se multiplient d'abord sur place, d'autres sont tout de suite emportées au loin : elles arrivent ainsi successivement, par la circulation du sang, dans des organes excréteurs où elles sont éliminées comme des substances toxiques.

Si donc le virus introduit dans l'organisme d'un animal ne s'est pas reproduit en quantité suffisante pour réparer ses pertes, l'économie s'en débarrasse comme de tout autre poison.

Je reconnais que cette explication est une simple hypothèse, car l'élimination des corps solides par des organes excréteurs n'a jamais été démontrée. Cependant, j'ai pu vérifier une partie au moins du phénomène; j'ai constaté, en effet, que des spores de champignon infiniment plus volumineuses que les bactéries, étant injectées dans la cuisse d'un cobaye ou d'un lapin, sont transportées dans les organes les plus éloignés, le poumon, le cerveau, le foie, le rein...

Je n'ai point, il est vrai, constaté l'élimination de ces spores par les urines, la bile, ou par les sécrétions intestinales, mais cette élimination me paraît être prouvée pour les bactéries par des faits faciles à vérifier.

Nous constaterons ces faits par l'observation de ce qui se passe chez un animal auquel nous aurons donné la septicémie et qui guérit. Le cobaye nous servira encore ici, car il guérit quelquefois de cette maladie.

Après une injection d'une quantité suffisante de sang putréfié dans une partie telle que la cuisse, l'animal perd de sa vivacité; il cesse à peu près de manger; son poil se hérisse, sa température s'élève; en même temps la cuisse se gonfle et devient plus ou moins volumineuse. Tous les observateurs ont vu, par l'examen anatomique de cas semblables, qu'il s'est formé dans la partie inoculée un œdème dans lequel se trouvent des quantités prodigieuses de bactéries. Si l'on veut s'assurer du fait chez l'animal en observation, il suffit de pratiquer une ponction sous-cutanée avec l'aiguille de la seringue de Pravaz. On peut retirer par aspiration une petite quantité de sérum qui, soumise au microscope, fera voir des myriades de bactéries.

Lorsque le cobaye guérit, les phénomènes généraux s'apaisent en peu de jours et le gonflement de la cuisse disparaît complètement. Alors l'examen le plus minutieux ne peut plus constater, dans la partie inoculée, les moindres traces des bactéries qui s'y trouvaient auparavant en si grand nombre.

Que sont donc devenus ces petits êtres? De deux choses l'une : ils se sont détruits ou bien ils ont été exportés. Mais pourquoi, lorsque les bactéries sont en petit nombre, se détruiraient-elles dans le lieu de l'inoculation, puisqu'elles ne se détruisent pas quand elles sont en grand nombre, en nombre suffisant pour amener la mort de l'animal? On n'en voit pas la raison. J'ajouterai que leur destruction sur place ne me paraît pas possible, car les bactéries sont douées d'une certaine consistance, comme je l'ai dit, il y a bien des années déjà ; elles résistent même à l'action de la potasse caustique et de l'acide sulfurique en solutions assez concentrées.

Il faut donc que ces bactéries aient été exportées, et, comme on n'en retrouve plus les traces dans d'autres parties de l'économie, il est nécessaire qu'elles en soient sorties. Evidemment, cela ne peut être que par les émonctoires naturels qui expulsent les autres substances étrangères à l'économie; phénomène qui s'accomplit par les fonctions mêmes des organes et non par une force vitale hypothétique.

Une autre preuve encore que les bactéries sortent de l'économie de l'animal malade nous est donnée par la contagion qui s'établit parfois dans le local où se trouvent les individus atteints de septicémie. Cette contagion, dont j'ai cité des exemples certains, ne peut se produire qu'au moyen des miasmes exhalés par les malades ; or, ces miasmes sont nécessairement les bactéries qui, comme on l'admet universellement aujourd'hui, constituent le virus de la septicémie.

On comprend, par les faits qui viennent d'être exposés, l'aptitude particulière de certains animaux à contracter la septicémie, lorsque leurs chairs ou leurs liquides offrent aux bactéries de la putréfaction un milieu favorable à leur multiplication rapide.

On comprend de même l'importance du foyer où ces petits êtres ont été introduits, foyer qui, par sa température et sa constitution, offre de même aux bactéries les meilleures conditions pour leur développement.

Enfin, on comprend l'action de la température atmosphérique qui, étant élevée, donne à la génération de ces petits êtres une grande activité et qui la modère ou l'empêche, au contraire, lorsqu'elle s'est abaissée, d'accord en cela avec l'action qu'elle exerce sur la putréfaction des matières organiques privées de vie.

Les connaissances acquises dans ces dernières années sur la septicémie peuvent, je pense, nous donner des conceptions nouvelles sur les conditions de la formation de certaines maladies épidémiques et contagieuses telles que la peste, la fièvre jaune, le typhus des armées, le typhus des bêtes à cornes, etc., maladies qui ne sont pas sans analogie avec la septicémie.

Pour expliquer l'origine de ces affections, il n'est plus nécessaire de supposer, soit une fermentation particulière du sang ou des humeurs, soit la création d'un virus nouveau ou la conservation indéfinie de ce virus dans des conditions inconnues, sa réapparition dans des conditions également inexpliquées. Il suffit de leur appliquer, par analogie, les lois connues de la septicémie, pour concevoir que l'agent qui les fait naître n'est pas l'effet d'une création particulière qui disparaît avec la maladie, mais qu'il se retrouve dans d'autres conditions.

En effet, si l'épizootie de septicémie, que j'ai signalée chez le lapin, avait été remarquée il y a quelques années, certes on n'eût pas pensé que le virus de cette maladie nous environne de toutes parts, que toute matière organique privée de vie est son aliment, que tout animal qui meurt devient sa proie, que nous l'introduisons dans nos intestins avec les mets et les boissons, et sans cesse dans nos poumons avec l'air respiré.

Il en est cependant ainsi et, dans cette atmosphère dangereuse, nous vivons sans appréhension du moindre danger.

C'est que, pour que le danger nous atteigne, certaines conditions doivent être réalisées : c'est une plaie qui servira de voie d'introduction au virus, un épanchement de sang, une collection de pus, etc., qui formera un foyer actif au sein de l'économie; c'est l'excès de la température atmosphérique, dont l'action puissante a été exposée dans ce travail, qui imprimera une nouvelle activité à la maladie.

De même nous pourrons concevoir que le virus des grandes maladies contagieuses existe et vit en dehors de l'économie des animaux, soit dans les immondices accumulées des grandes agglomérations humaines, soit dans les alluvions déposées par les fleuves, soit dans les marais boueux et stagnants, etc.

Le virus existe là, inaperçu, jusqu'au jour où, par l'effet de la saison, du climat, de l'humidité ou de la sécheresse, ou par toute autre circonstance qui nous échappe, il trouve des conditions qui le propagent chez l'homme ou chez les animaux.

L'épidémie alors éclate et persiste jusqu'à ce que les conditions qui l'ont fait naître cessent d'exister. Mais le microbe virulent, devenu latent pour nous, continue de vivre dans son terrain primitif.

Ainsi, ce qui manque à l'épidémie, ce n'est pas le virus, ce sont les conditions qui lui donnent l'activité.

## XXX

### RECHERCHES SUR LE TRAITEMENT DES MALADIES CHARBONNEUSES CHEZ L'HOMME [1]

— 1880 —

A l'occasion de la dernière communication de M. Colin sur la pustule maligne, notre éminent collègue M. Gosselin a manifesté sa satisfaction de voir que les nouvelles données scientifiques, relatives à la nature de la maladie charbonneuse, pourraient enfin contribuer à éclairer la thérapeutique de cette maladie ; d'un autre côté, on sait que, dans le traite-

1 *Bulletin de l'Académie de médecine*, 27 juillet 1880.

ment de la pustule maligne, la pratique actuelle de nos chirurgiens les plus distingués ne diffère point de celle de leurs prédécesseurs. On est donc en droit de se demander, en effet, si les connaissances nouvellement acquises sur les maladies charbonneuses ont servi en quoi que ce soit à la pratique médicale. Cependant, les progrès récents de nos connaissances, relativement aux maladies charbonneuses, n'ont pas laissé leur thérapeutique aussi pauvre qu'il le semblerait. Un nouveau traitement, dont l'efficacité a été prouvée par plusieurs faits très précis, a été l'objet de plusieurs publications dans les *Comptes rendus de l'Académie des sciences* et dans notre *Bulletin* même. Si ces faits sont restés à peu près ignorés, c'est que, sans doute, ils ont paru à une époque où la question des maladies charbonneuses ne soulevait que des critiques.

La note que je vais lire aujourd'hui aura pour but, d'une part, de remettre en mémoire quelques-uns des travaux relatifs au traitement de la pustule maligne et de l'œdème malin, et d'une autre part, d'apporter sur cette question plusieurs faits nouveaux.

Mais, auparavant, je dois dire que les médecins qui se sont occupés de la maladie charbonneuse avant la découverte de la bactéridie, ont distingué diverses formes dans la pustule maligne de l'homme ; ils ont déterminé la gravité relative de ces diverses formes, et enfin ils ont parfaitement reconnu que la pustule maligne et l'œdème malin n'ont pas le même degré de gravité dans les diverses régions où ces lésions existent.

La découverte de la bactéridie n'a rien changé à ces connaissances déjà anciennes, mais elle a donné une certitude absolue au diagnostic, quoi qu'en dise M. Colin. Elle a permis de suivre pas à pas les progrès de la maladie et de mieux se rendre compte de l'extension du mal, en montrant ces bactéridies confinées d'abord dans le point d'inoculation, puis se portant de ce point dans les parties avoisinantes qui deviennent le siège d'un œdème, et enfin pénétrant dans le sang et envahissant toute l'économie. Plusieurs médecins distingués se sont empressés de concourir à ces travaux en m'envoyant des pustules extraites par le bistouri. Je citerai, en les remerciant ici, le Dr Mauvezin, à Bray-sur-Seine, auteur de travaux très estimés sur les affections charbonneuses de l'homme; le Dr Féréol, qui pendant plusieurs années fut en situation de voir, à Paris, un grand nombre de pustules malignes; enfin, les Drs Raimbert et Guipon, tous les deux auteurs d'ouvrages très appréciés sur les maladies charbonneuses et tous les deux correspondants de notre Académie.

Je demande pardon de m'arrêter encore un instant sur un sujet étranger à ma communication d'aujourd'hui, mais il s'agit d'un fait des plus importants pour le médecin praticien, à savoir le diagnostic de la pustule maligne, à toutes ses périodes.

M. le Dr Guipon convint avec moi, il y a douze ans de ceci, que, toutes les fois qu'il observerait une pustule charbonneuse ou paraissant telle, il l'extirperait suivant la méthode du Dr Mauvezin, qu'il inoculerait un lapin avec une partie de cette pustule et qu'il m'enverrait immédiatement le reste, sans autre renseignement. Eh bien! après examen de la pustule je répondais : l'animal inoculé mourra ou ne mourra pas; votre malade a ou n'a pas le charbon. Cette réponse a toujours été justifiée par le résultat. J'ai donc le droit d'affirmer que la nature d'une tumeur charbonneuse peut être établie d'une manière certaine par l'examen microscopique. Les bactéridies se trouvent d'abord dans les vésicules de l'aréole, dont il suffit de racler légèrement la surface pour les obtenir en nombre considérable et les voir au microscope. Lorsque la pustule a été altérée par l'application de certains emplâtres ou par la cautérisation, il est évident que la recherche de ces petits corps est plus difficile. Le diagnostic de toute autre maladie de la peau dans des conditions analogues ne le serait pas moins. Encore, dans ces cas, peut-on constater la présence des bactéridies dans l'eschare ou dans les tissus voisins par l'emploi de la potasse caustique, qui dissout ces tissus et laisse les bactéridies intactes ou suffisamment reconnaissables.

Mes travaux sur cette question ont été publiés dans les *Comptes rendus de l'Académie des sciences* ou dans notre *Bulletin* [1], à l'exception toutefois de ceux qui me sont communs avec le Dr Guipon. Notre distingué collègue, qui s'était chargé de les publier, est mort prématurément avant d'avoir pu le faire.

D'un autre côté, M. Raimbert a montré qu'il était également possible d'établir le diagnostic de l'œdème malin par la recherche des bactéridies à la surface des parties œdématiées; son observation est consignée dans nos *Bulletins*, séance du 18 janvier 1870.

Je ne puis donc admettre l'opinion de M. Colin sur l'incertitude du diagnostic de la pustule maligne par l'examen microscopique, et véritablement je ne puis comprendre que l'on conclue, d'une manière aussi formelle qu'on l'a fait, de la pustule artificielle ou des autres manifestations charbonneuses chez le chien, dont on dit qu'il existe dix formes différentes, à la pustule naturelle de l'homme.

Je ferai enfin une dernière observation sur la communication de M. Colin dont je ne méconnais point, au reste, l'intérêt; c'est que notre savant collègue, par son silence absolu à l'égard des travaux qui ont précédé les siens, ferait croire que personne encore n'a cherché à élucider la question du développement de la pustule maligne par des expériences sur les animaux. Je crois devoir rappeler que j'ai apporté à cette Académie, dans la séance du 11 août 1868, des cobayes sur lesquels j'avais produit des pustules malignes, et que j'ai montré ici même les bactéridies développées dans les pustules de ces animaux encore vivants.

Dans ma communication à l'Académie des sciences, en 1873, j'ai annoncé que j'avais pu obtenir, par l'application de la chaleur, la guérison de pustules malignes artificiellement produites.

Je passe maintenant à l'objet de ma communication.

[1] Voir page 59 et suiv.

Sous le rapport du traitement, il faut distinguer à la maladie charbonneuse de l'homme trois périodes :

La première, initiale, consiste dans une pustule formée par les bactéridies développées dans le corps muqueux de la peau. Il existe à peine du gonflement autour de la pustule, et les bactéridies sont encore confinées dans un espace bien limité.

La seconde est caractérisée par un œdème qui environne la pustule et qui s'étend quelquefois loin du point d'inoculation; les bactéridies se trouvent dans cet œdème, mais elles n'ont point encore pénétré dans le sang, du moins le résultat de certains traitements sur lesquels je reviendrai ci-après doivent le faire présumer.

Enfin, dans une troisième période, les bactéridies ayant pénétré dans le sang, se trouvent dans les organes internes; la maladie est devenue générale.

Il est évident que, dans le premier cas, il suffit de détruire le foyer primitif de la maladie, ce qui est facile par des moyens divers. Dans le second, on peut encore obtenir quelques bons effets des moyens qui agissent localement sur la pustule même, mais l'existence des bactéridies en dehors de leur foyer primitif montre que ces moyens ne doivent point être seulement destructeurs, mais qu'ils doivent encore avoir un effet antiseptique; sans quoi l'on devrait faire subir aux organes atteints des délabrements qui par eux-mêmes constituent des maladies graves.

Dans le troisième cas, le traitement local ne peut avoir aucun résultat utile.

Je m'occuperai ici des moyens applicables principalement à l'œdème malin ou à la seconde période de la pustule maligne, en particulier de l'iode, du sublimé corrosif et de l'extrait de feuilles de noyer.

L'iode est d'introduction récente dans la thérapeutique des maladies charbonneuses. Peu de temps après la publication dans les *Comptes rendus de l'Académie des sciences* (1873) de mes expériences sur la valeur relative d'un certain nombre de substances antiseptiques, un jeune et déjà savant vétérinaire, Staniz Cézard, appliqua les données nouvelles au traitement de l'œdème malin de la face dont était atteint l'un de ses amis, et il eut le bonheur de le guérir [1].

Pour bien comprendre tout l'intérêt de ce fait remarquable, il est nécessaire de connaître quelles sont les vues théoriques qui ont inspiré le traitement.

La méthode qui a été suivie pour arriver à la connaissance de la puissance relative d'un certain nombre de substances antiseptiques a été basée sur les considérations suivantes :

Un cent millième ou même un millionième de goutte de sang charbonneux frais, délayé dans une certaine quantité d'eau et injecté avec la seringue de Pravaz sous la peau d'un cobaye, suffit pour déterminer la maladie et la mort de cet animal. Or, si cette quantité d'eau contient, par exemple, un dix millième de sang charbonneux, la petite proportion de sang disparaît complètement dans le liquide qui reste limpide et incolore, et cependant une seule goutte peut tuer un cobaye.

Le virus charbonneux, c'est-à-dire les bactéridies qui le constituent, se trouvent dans ce mélange tout à fait à nu, si je puis m'exprimer ainsi, et sont très accessibles à l'action des substances solubles qu'on introduirait dans ce liquide. Si donc on y ajoute une substance antiseptique, une seule goutte injectée au cobaye lui donnera le charbon dans le cas où la proportion de cet antiseptique aurait été insuffisante pour tuer le virus ; mais dans le cas contraire l'animal ne deviendra nullement malade. On pourra donc, dans l'un ou l'autre cas, augmenter ou diminuer la proportion de la substance antiseptique jusqu'à ce qu'on ait trouvé la limite de son action.

C'est par ce procédé que je constatai, en 1873, qu'une solution d'iode iodurée au douze-millième, détruit le virus charbonneux après une demi-heure de contact, tandis que, pour obtenir le même résultat avec l'acide phénique, par exemple, il faut une solution au deux-centième.

[1] Voir pages 249 et 283

Lorsque je communiquai le résultat de ces recherches à l'Académie des sciences, j'avais déterminé les limites de l'action d'un certain nombre de substances, telles que l'ammoniaque, l'acide phénique, la potasse caustique, l'acide sulfurique, etc., etc. ; mais je n'étais point arrivé à celle de l'iode, une circonstance fortuite étant venue interrompre mes travaux. Je me réservais de déterminer plus tard cette limite d'une manière précise, pensant qu'elle ne devait pas être bien éloignée du douze-millième. Ce n'est qu'au mois de juillet 1878 que je pus achever cette recherche dont je vais donner les résultats :

Le sang qui a servi primitivement à ces nouvelles expériences provenait de l'une des poules charbonneuses de M. Pasteur; les animaux inoculés ont tous été des cobayes; la proportion de sang charbonneux toujours frais a été, par rapport au liquide contenant, de un millième à un dix-millième; la durée du contact de ce sang avec l'iode a été de 50 à 60 minutes, et la quantité injectée de une à quatre gouttes.

Le 30 juillet 1878, trois cobayes sont inoculés avec la solution d'iode iodurée au un dix-millième, au un quinze-millième, au un vingt-millième ; tous survivent. — Le 4 août trois cobayes sont inoculés avec la solution au un vingt-cinq-millième, un trente-millième, un trente-cinq-millième; tous survivent. — Le 8 août, deux reçoivent la solution au un trente-cinq-millième et au un quarante-millième ; ils survivent. — Le 13 août, deux reçoivent la solution au un cinquante-millième et au un cinquante-cinq-millième; ils survivent. — Le 15 août, un cobaye est injecté avec la solution au un cent-millième ; ce qui correspond à 1 centigramme d'iode pour 1 kilogramme d'eau ; l'animal ne devient nullement malade.

Le 20 août, j'inoculai un cobaye avec la solution au un cent-dix-millième, et un autre au un cent-cinquante-millième, tous les deux survécurent. — Le 25 août, j'inoculai de nouveau trois cobayes, l'un avec la solution au un cent-dix-millième, un autre avec la solution au un cent-trente-millième et le troisième au un cent-cinquante-millième ; le premier et le dernier survécurent, mais celui qui avait été inoculé au un cent-trente-millième mourut du charbon. Cette mort tient sans doute à ce que la solution n'avait pas été exactement faite, ou bien à quelque accident de l'opération ; car nous venons de voir que deux cobayes inoculés au un cent-cinquante-millième ont survécu. Les jours suivants deux nouveaux cobayes inoculés avec la solution au un cent-cinquante-millième et au un cent-soixante-millième ne furent nullement malades. Enfin trois cobayes ayant reçu la solution au un cent-soixante-dix-millième, deux survécurent et un mourut.

Nous sommes arrivés à la limite de l'action antiseptique de l'iode sur le virus charbonneux. Dans ma communication à l'Académie des sciences, j'ai fait remarquer que vers la limite où s'arrête l'action des antiseptiques, la même solution donne des résultats variables. Le 8 septembre, un cobaye inoculé au un cent-quatre-vingt millième mourut, et deux autres inoculés au un cent-quatre-vingt-dix-milllième moururent également. On peut donc regarder comme la limite extrême de l'action antiseptique de l'iode la proportion de un cent-soixante-dix millième; ce qui représente la solution de 1 centigramme d'iode dans 1700 grammes d'eau.

Ce fait paraîtrait peu croyable s'il n'était prouvé par des expériences très multipliées, et si la même proportion d'iode n'avait été expérimentée deux et trois fois, toujours avec des solutions nouvelles, et dont la plupart ont été préparées par un pharmacien distingué bien connu de l'Académie, M. Limousin.

Au reste, l'iode n'est pas le seul corps qui ait une action aussi énergique sur le charbon, comme je le dirai ci-après.

Ces faits nouveaux montrent que l'action de l'iode est infiniment supérieure à ce qu'avaient fait présumer mes premières expériences, qui s'étaient arrêtées au un douze-millième, et l'on s'expliquera mieux encore que par le passé les heureux résultats de cette médication contre les affections charbonneuses dans les cas malheureusement trop peu nombreux où elle a été essayée.

I

Le premier fait dans lequel l'iode fut employé pour combattre le charbon chez l'homme appartient, comme je l'ai dit, à Staniz Cézard. Il concerne un œdème malin de la face, maladie presque toujours mortelle, au dire des médecins les plus compétents. Je regrette de ne pouvoir rapporter dans tous ses détails la relation émouvante de Staniz Cézard, relation dans laquelle on le voit disputer à la mort un de ses amis, et n'ayant d'espoir que dans un remède inappliqué jusqu'alors et purement théorique.

Un homme, âgé de vingt-cinq ans, mégissier à Varennes (Meuse), s'aperçut un matin (25 novembre 1873) que sa paupière supérieure droite était le siège d'un gonflement avec gêne des mouvements ; ce gonflement augmente dans la journée et inquiète le malade qui avait eu, quelques semaines auparavant, l'un de ses ouvriers atteint d'une pustule maligne. Dans la journée suivante le gonflement augmente encore, il envahit la paupière inférieure, et l'œil ne peut plus s'ouvrir.

Le lendemain (27 novembre), troisième jour de la maladie. — L'œdème s'étend depuis le milieu du front jusqu'à l'oreille et jusqu'au milieu de la joue; il est pâle, indolent, et ne produit qu'une sensation de gêne malgré son volume énorme. Les D^rs Jailliot, Collot, consultés, et Staniz Cézard sont unanimes à reconnaître dans cette affection un œdème charbonneux. — Le quatrième jour, en désespoir de cause, les médecins pratiquent sur la paupière supérieure, où était apparue une tache ardoisée, une large cautérisation au fer rouge. Malgré cette opération, l'œdème fait du progrès en tous sens et gagne la partie supérieure de la poitrine ; le gonflement extrême des deux lèvres du côté droit s'oppose à l'occlusion de la bouche.

Effrayé par les progrès incessants du mal, dit Staniz Cézard, je me suis décidé à demander à M. Davaine des conseils, afin d'arriver à employer le traitement par l'iode de la manière la plus rationnelle ; à une heure de l'après-midi, je lui adresse un télégramme dans lequel je lui expose le plus succinctement l'état du malade..... Quelques heures plus tard je recevais le télégramme suivant :

« Iode, 25 centigrammes;

Iodure de potassium, 50 centigrammes ;

Eau distillée, 1 litre ;

Injections répétées avec seringue de Pravaz et boire fréquemment par demi-verre. »

Cinq heures du soir. — Pouls à 120, mou ; l'œdème semble toujours progresser ; le D^r Jailliot pratique, avec la solution au un quatre-millième de M. Davaine, sept injections de huit gouttes chacune dans les diverses parties du gonflement, qu'il badigeonne ensuite avec la glycérine iodée.

Pour la nuit on prescrit de semblables badigeonnages toutes les deux heures et des compresses permanentes avec de l'eau de sureau alcoolisée. A l'intérieur, une cuillerée à bouche, chaque deux heures, d'une potion tonique et stimulante et dans l'intervalle un demi-verre de la solution prescrite par M. Davaine. Cette solution est acceptée sans répugnance par le malade.

Le 29 novembre, cinquième jour. — A une heure du matin, je constate, c'est toujours Staniz Cézard qui parle, que le bord inférieur de l'eschare produite par la cautérisation est soulevé par de la sérosité ; je crois prudent de ne pas attendre la visite des médecins pour combattre la progression locale du mal, et je prends sur moi de badigeonner fortement, au moyen d'un pinceau, la paupière supérieure avec de la teinture d'iode pure.

Cette application provoque une douleur très intense. Pour ne pas fatiguer le malade, je remplace les boissons iodurées par trois lavements administrés à deux heures d'intervalle, et contenant chacun 150 grammes de solution au un quatre-millième.

Assoupisssement notable, quelques nausées, quelques frissons, parfois un peu de délire; prostration considérable; idées lugubres.

Sept heures du matin. — Je reçois de M. Davaine une lettre explicative de sa dépêche d'hier ; en voici la substance : « Faire des injections sous-cutanées aussi nombreuses que possible dans les parties œdémateuses avec la solution iodurée. De plus le malade peut en boire, mais l'iode doit être transformé dans l'estomac en iodure, et alors une action sous cette forme doit être à peu près nulle. Je crains bien que ce remède n'arrive trop tard; du reste il n'a pas encore été essayé sur l'homme ; les doses que j'indique sont arbitraires ; elles peuvent être augmentées, je pense, sans inconvénient et alors avec avantage. »

Huit heures du matin. -- L'eschare colorée par la teinture d'iode est très sèche, le gonflement semble avoir diminué sur le front ; par contre il a augmenté vers la poitrine, et les paupières de l'œil gauche commencent à se gonfler...

Midi. — Le premier litre de solution iodurée est épuisé ; on le remplace par un autre.

Soir. — Pouls, 125. Le gonflement des paupières de l'œil droit est notablement affaissé. L'œdème continue à progresser du côté de la poitrine. Le gonflement des paupières gauches est fort augmenté ; elles ne peuvent plus s'entr'ouvrir.

Le Dr Jailliot pratique une injection sous-cutanée au un quatre-millième de vingt gouttes dans la paupière supérieure et une de la même quantité au cou.

Toutes les heures on badigeonne les paupières à droite et à gauche avec la glycérine iodée.

Sixième jour, une heure du matin, — L'eschare est toujours sèche ;

l'œdème de l'œil gauche est resté stationnaire ; pouls à 114 ; administration d'un lavement avec 150 grammes de solution iodée.

Huit heures du matin. — Même état ; sous l'influence du traitement iodé, il s'est produit une légère irritation de la gorge et un peu de ptyalisme ; on continue néanmoins les boissons iodées qui n'exercent à leur passage aucune action irritante sur la gorge. On continue aussi les badigeonnages à la glycérine iodée. Les médecins ne croient pas nécessaire de faire de nouvelles injections sous-cutanées en raison du mieux évident.

Le deuxième litre de solution iodée au un quatre-millième est épuisé à midi ; il a été pris en vingt-quatre heures en boisson à l'exception de 150 grammes qui ont été donnés en lavement. On le remplace par un litre de solution au un millième que le malade boit aussi facilement.

Dans le courant de la journée le pouls monte à 125, et l'œdème gauche augmente notablement. Cependant l'état général est meilleur, l'appétit revient un peu et l'assoupissement tend à diminuer. Le malade transpire abondamment.

Soir. — L'œdème gauche est devenu considérable ; les deux paupières ont tout à fait le volume et l'apparence qu'avaient celles de droite quelques heures avant l'apparition des points gangréneux ; leur écartement est impossible.

Pour m'assurer de la possibilité d'injecter la solution au un cinq-centième, que j'avais conseillée, dit Staniz Cézard, j'essaie sur moi des injections avec la solution au un quatre-millième, au un deux-millième et au un cinq-centième. Je constate qu'elles ne sont pour ainsi dire pas plus douloureuses les unes que les autres, en prenant la précaution de les faire lestement. Je me suis fait à l'avant-bras, sans aucun inconvénient, une injection de vingt gouttes de la solution au un cinq-centième.

En conséquence, le Dr Jailliot injecte vingt gouttes de la solution au un cinq-centième dans la paupière supérieure, et de trente gouttes au niveau de la clavicule droite. Badigeonnage à la teinture d'iode toutes les heures sur l'œil gauche, et chaque demi-heure à la glycérine iodée sur toute l'étendue du gonflement. Fumigations iodées dans la chambre du malade.

Le 1er décembre, septième jour, une heure du matin. — Le gonflement n'a augmenté ni de volume ni d'étendue : à droite, il tend à prendre une teinte rouge érysipélateuse de bon augure. L'assoupissement des jours précédents est remplacé par un sommeil calme.

Huit heures du matin. — L'œdème de gauche s'est légèrement affaissé ; le gonflement de droite est le siège d'une réaction inflammatoire bien accusée. L'appétit augmente notablement, les forces tendent à revenir ; les phlyctènes les plus volumineuses sont percées et vidées, puis on y injecte un peu de solution iodée. Le soir le mieux s'accentue.

Je crois qu'il serait maintenant sans grand intérêt de donner la suite de cette observation avec tous les détails rapportés par Staniz Cézard. Le huitième jour on supprima les applications d'iode et la boisson iodurée. Le malade ne tarda pas à entrer en convalescence, mais en conservant des ulcérations profondes des paupières du côté droit, ulcérations qui mirent plusieurs mois à se cicatriser et qui furent suivies d'un ectropis.

L'œil gauche, qui avait été tout aussi malade que l'œil droit, mais qui fut traité exclusivement par l'iode, guérit sans ulcération et sans difformité. (Staniz Cézard, *Comptes rendus Acad. des Sciences*, 27 juillet 1874, et *Recueil de médecine vétérinaire*, 1874, p. 384)[1].

## II

Le second cas de guérison par les injections d'iode appartient à M. Raimbert. Il a été rapporté déjà dans notre *Bulletin*[2]. Je crois devoir le donner ici de nouveau, parce qu'il est resté ignoré, et que plusieurs des chirurgiens les plus distingués de l'Académie m'ont demandé de donner à tous ces faits le plus de développements possible :

Une femme, marchande de peaux de moutons, âgée de vingt-trois ans et enceinte de sept mois, présente sur la pommette droite une pustule qui offre tous les caractères de la pustule maligne ; l'existence des bactéridies est constatée dans la sérosité des vésicules.

Le deuxième jour de la maladie (16 octobre 1874), la joue est le siège d'une tuméfaction dure et élastique près de la pustule, molle dans les parties plus éloignées, et qui ne s'étend point jusqu'aux paupières ni jusqu'aux lèvres. L'eschare est enlevée par le bistouri et l'on applique dans la plaie un fragment de sublimé.

Le lendemain, troisième jour, la tuméfaction a augmenté en arrière, du côté du cou, et aussi vers les paupières qui sont gonflées et molles ; en bas, elle s'étend sous la mâchoire et le menton. Le soir, le gonflement a encore un peu augmenté, surtout en arrière. Quatre injections d'une solution d'iode au un cinq-centième sont pratiquées sur la joue et au niveau des branches de la mâchoire inférieure. Chacune de ces injections est de la moitié du contenu d'une seringue de Pravaz.

Le quatrième jour, le gonflement est stationnaire à la joue, mais il a augmenté à la circonférence, en bas, sous la mâchoire et long du cou en arrière. Les paupières sont un peu moins œdématiées.

Le soir, quatre injections sont pratiquées à la partie inférieure de la

1 Une relation abrégée du même fait a été donnée p. 240.

2 Observation déjà rapportée p. 254.

joue, au-dessous du maxillaire inférieur, derrière la branche montante de cet os, à la partie latérale du cou. Chacune de ces injections d'une solution iodurée au un cinq-centième est de la moitié du contenu d'une seringue de Pravaz.

Le lendemain, cinquième jour, la tuméfaction des paupières continue de décroître. La joue est moins tuméfiée, plus molle; mais en arrière le gonflement n'a pas sensiblement diminué, il s'est même encore étendu. En avant il dépasse un peu la clavicule; en arrière il atteint l'épaule droite et la partie supérieure du dos.

Le soir, les paupières, moins œdémateuses, s'entr'ouvrent; mais l'état des autres parties n'a pas changé. L'injection de deux seringues pleines de la solution iodurée au un cinq-centième est pratiquée, l'une au-dessous de l'apophyse mastoïde, l'autre à la partie supérieure et latérale du cou.

Le lendemain, sixième jour, la tuméfaction a diminué partout, et le septième jour elle est presque complètement dissipée, excepté autour de l'eschare déterminée par le caustique.

Le huitième jour, l'état local continue de s'améliorer et l'état général est satisfaisant, lorsque des douleurs se font sentir dans diverses parties du tronc et principalement vers l'utérus; elles augmentent le lendemain et amènent l'expulsion d'un fœtus qui ne tarde pas à expirer.

Une perte abondante suit cet accouchement prématuré, et la malade meurt deux jours après, le onzième depuis l'invasion de la pustule.

Dans le rapport que je fis à l'Académie sur le mémoire de M. Raimbert où ce fait est rapporté, je concluais que la malade n'était point morte du charbon, d'après les raisons suivantes : « La terminaison fatale de la maladie ne doit point être attribuée à l'affection charbonneuse, bien que cette affection en ait été la cause indirecte par l'avortement qu'elle a provoqué. En effet, les malades atteints d'une pustule maligne meurent généralement entre le troisième et le septième jour; il est très rare qu'ils atteignent le neuvième, et cette femme est morte le onzième jour après l'apparition de la pustule. En second lieu, la tuméfaction avait disparu deux jours au moins avant la terminaison fatale; enfin l'examen microscopique des caillots de la métrorrhagie ne fit découvrir aucune bactéridie, bien que l'existence de ces petits corps eût été constatée au début dans la sérosité de la pustule. » *(Bull. Acad. de médecine*, séance du 18 mai 1875).

Cette dernière raison d'admettre que la malade était guérie

du charbon pouvait bien, il y a cinq ans, ne pas convaincre tout le monde; mais aujourd'hui que personne ne conteste plus la présence constante des bactéridies dans le sang des individus morts du charbon, cette raison est tout à fait démonstrative.

## III

Le cas suivant a été publié dans un rapport du Dr Gallet à l'Académie royale de médecine de Belgique (1878). Le fait a été observé par le Dr G. Baladoni (de San Leo, Italie).

Un homme âgé de vingt-deux ans, voulant exciser une tumeur de la gorge d'un porc charbonneux, eut la première phalange de l'indicateur droit prise entre les dents de l'animal, qui lui firent deux plaies intéressant les parties molles, dans lesquelles le sang dont la bouche de ce dernier était remplie put pénétrer librement. Vingt-quatre heures après, engourdissement du bras correspondant, malaise général, nausées, anorexie, obtusions de l'esprit, céphalalgie, vertiges, frissons, fièvre. Trente-quatre heures après fièvre élevée. (Température 39° C. = F. 124 = R. 29). A la face palmaire de la première phalange de l'index droit, les deux petites plaies paraissent ecchymosées, bleuâtres; le bras correspondant engourdi présente de légères stries lymphatiques; les glandes axillaires sont légèrement tuméfiées et sensibles au toucher. Du sang extrait par piqûre dans le voisinage de la plaie renfermait des bactéridies en grand nombre, de même que celui pris de la bouche du porc qui avait été l'agent inoculateur.

*Diagnostic :* Fièvre charbonneuse sans localisation ou, en d'autres termes, *intoxication charbonneuse par absorption du sang d'animal charbonneux*. Le malade guérit en six jours, pendant qu'il subissait un traitement interne et externe par l'iode. (Solution de teinture d'iode au deux-millième à prendre toutes les demi-heures par gorgée; application sur les plaies de charpie imbibée au un centième d'iode iodurée [1].

## IV

M. le docteur Rémy, agrégé de la Faculté de médecine de

[1] *Académie royale de médecine de Belgique*, séance du 30 mars 1878, et *Gazette hebdomadaire*, p. 231, 1878.

Paris a bien voulu me remettre la note suivante sur un cas de pustule maligne observé par lui :

Maury (Jules), dix-huit ans, mégissier, demeurant rue des Gobelins, n° 19, entré le 21 mai 1876, salle Saint-Gabriel, service de M. le Dr Léon Labbé, sorti le 20 juin 1876.

Ce jeune homme entra à l'hôpital dans la soirée ; il avait une pustule maligne très caractérisée : 1° une eschare noire, déprimée, ovale, de 1 centimètre de long, siégeait sur la moitié droite du front ; 2° autour de ce centre déprimé faisait saillie une couronne de petites phlyctènes ; 3° un gonflement énorme empâtait toute la face et s'étendait jusqu'au creux sus-claviculaire droit. Immédiatement, je circonscrivis la pustule par une incision et je la disséquai avec le bistouri. Après l'avoir enlevée, je mis dans l'excavation de la pâte caustique de Vienne que je laissai dix minutes ; puis je fis prendre au malade, pendant la nuit, une potion contenant un peu d'acide phénique.

J'ai examiné le produit du râclage de la pustule que j'avais enlevée, et j'y ai constaté, au microscope, des bactéridies tout à fait classiques.

Le lendemain matin, à la visite de M. le Dr Labbé, le gonflement ne parut pas modifié. L'état général n'était pas aggravé ; le malade avait un peu d'abattement. M. Labbé, craignant un insuccès, nous fit alors pratiquer des injections sous-cutanées suivant votre procédé dans les parties œdématiées. Il suffit d'une seule séance, et le gonflement diminua peu à peu, lentement cependant. Au moment où l'on se disposait à faire les injections, je recueillis du sang du malade pour y chercher les bactéridies ; il n'en contenait pas.

## V

Le 10 juillet dernier, le Dr Chipault, chirurgien en chef à l'Hôtel-Dieu d'Orléans, ancien interne des hôpitaux de Paris et correspondant de la Société de chirurgie, me communiqua un fait d'un grand intérêt au point de vue de la question qui nous occupe. Je ne puis mieux faire que de transcrire ici la lettre qu'il a bien voulu m'écrire à ce sujet.

Ayant eu à soigner, il y a deux mois, dans mon service à l'Hôtel-Dieu, une pustule maligne de l'avant-bras droit sur une femme enceinte de six mois, je pensai que c'était bien l'occasion d'avoir recours à la méthode antivirulente qui, d'après vos indications, a si bien réussi entre les mains de M. Cézard, de Varennes-en-Argonne, sur un de ses amis atteint d'œdème malin des paupières.

Dans le fait dont j'ai l'honneur de vous entretenir, les signes cliniques me disaient assez qu'il s'agissait du charbon ; mais avant d'instituer le traitement, et pour éviter toute objection, un cobaye fut inoculé avec de la sérosité sanguinolente extraite du foyer infectieux. L'animal mourut trente-six heures après l'inoculation, et, dans le sang de la rate, du foie et des poumons, les bactéridies se montrèrent sur le champ du microscope en quantité considérable. Votre solution fut donnée à l'intérieur par demi-tasse toutes les deux heures et matin et soir, et avec la même solution, je fis deux injections sous-cutanées de vingt gouttes chacune. En outre, j'avais appliqué dès le début sur la région malade un pansement maintenu humide en permanence avec la solution suivante :

Acide phénique 20 grammes, eau 1 litre.

Deux jours après l'institution du traitement par les injections l'amélioration fut notable, et un cobaye inoculé alors ne fut nullement influencé ; il vit encore. Quand à la malade, elle est guérie sans que la grossesse ait été troublée.

## VI

Ce matin même j'ai reçu une nouvelle lettre de M. le Dr Chipault, ainsi conçue :

Un nouveau fait de pustule maligne, siégeant encore à l'avant-bras droit, s'est présenté à mon observation chez un homme qui avait travaillé de la laine brute.

Le traitement fut celui déjà employé :

Injections sous-cutanées d'une solution d'iode iodurée matin et soir (30 centigrammes d'iode, 1 gramme d'iodure de potassium et un litre d'eau). — Même solution en boisson, deux litres en quarante-huit heures. Pansements avec des compresses imbibées de la même solution. La guérison fut rapide.

Au quatrième jour du traitement les injections étaient supprimées et la boisson seule était continuée pendant deux jours encore, ainsi que les pansements iodés.

M. le Dr Chipault se propose de communiquer prochainement à la Société de chirurgie ces deux faits, avec tous les détails qu'ils comportent.

Le sublimé corrosif est employé par les médecins de la

Beauce contre la pustule maligne, à l'exclusion presque de tout autre traitement. Après avoir incisé la pustule, on y applique le sublimé grossièrement pulvérisé; le lendemain une eschare profonde est formée, et l'amélioration de la maladie ne tarde ordinairement pas à se montrer.

Ce médicament inspire une grande confiance aux médecins qui l'emploient journellement; et son grand avantage sur les autres caustiques paraît être de donner de bons résultats à une période très avancée de la maladie.

J'ai donc cherché si les propriétés antiseptiques de ce médicament étaient très développées, et j'ai procédé dans cette recherche comme pour l'iode. Sans m'étendre davantage sur ce sujet, je vais donner l'indication pure et simple de mes expériences. Les animaux inoculés ont été des cobayes, et la durée du contact du sang charbonneux avec la solution de bichlorure a été généralement d'une heure environ.

Du 4 août au 8 septembre 1878, il a été pratiqué deux inoculations au un quatre-millième; une au un huit-millième; une au un seize-millième; une au un trente-deux-millième; une au un soixante-millième; une au un soixante-quatre-millième; une au un soixante-dix-millième; une au un quatre-vingt-millième; une au un cent-vingt-millième; une au un cent-quarante-millième. Tous les animaux ont survécu. Une au un cent-cinquante-millième, l'animal meurt. Deux au un cent soixante-millième, l'un meurt et l'autre survit. Deux au un cent-soixante dix-millième meurent.

La limite de l'action antiseptique du sublimé corrosif est donc très voisine de celle de l'iode; on peut la fixer entre le un cent-cinquante-millième et le un cent-soixante-millième.

Cette propriété antiseptique si remarquable du sublimé corrosif est sans doute la cause de ses effets salutaires à une période très avancée de la pustule maligne, lorsque l'œdème s'est déjà étendu au loin. En effet, on doit croire que ce corps n'agit pas seulement comme caustique; mais qu'il agit encore en se répandant par diffusion dans les parties voisines. Ce qui le prouve ce sont les phénomènes d'intoxication qui ont été quelquefois observés pendant son application et la salivation qui l'a quelquefois suivie. La crainte de ces phénomènes d'intoxication a restreint l'usage de ce médicament tant préconisé par les médecins de la Beauce; on n'y voyait d'ailleurs qu'un caustique plus ou moins semblable aux autres.

Pour nous, qui savons maintenant que 1 centigramme de sublimé dans 1500 grammes d'eau détruit le virus charbonneux, nous pouvons nous expliquer ses bons effets à une période très avancée de la maladie, ainsi que la préférence qui lui a été accordée par les médecins qui ont à traiter journellement la pustule maligne.

Parmi tous les antiseptiques dont j'ai cherché jusque aujourd'hui la limite d'action sur le virus charbonneux et sur celui de la septicémie, aucun n'approche, même de très loin, l'iode et le sublimé corrosif. L'acide salycilique, le plus puissant de tous, ne dépasse pas le un douze millième. Or, si l'on considère que l'iode et le mercure sont les deux médicaments les plus puissants contre la syphilis, ne sera-t-on point disposé à croire qu'ils doivent leur action spécifique à leurs propriétés antiseptiques?

Mes recherches relatives au traitement des maladies charbonneuses ont encore porté sur l'action des feuilles de noyer. On sait qu'un médecin de Perpignan, le Dr Pomayrol, a dit les avoir appliquées avec succès au traitement de la pustule maligne. On n'a accordé aucune attention à cette affirmation qui paraissait fort singulière; néanmoins, le Dr Raphaël, médecin à Provins, fut amené par circonstance à essayer ce traitement. La première application fut heureuse, et d'autres ont donné des résultats aussi favorables.

Nélaton, dont nous honorons tous ici la mémoire, n'a pas dédaigné d'en entretenir cette Académie. Dans la séance du 29 septembre 1857, il a fait connaître quatre observations du Dr Raphaël qui semblaient prouver, en effet, l'efficacité des feuilles de noyer dans le traitement de la pustule maligne.

Nélaton, sans affirmer cette efficacité, vit dans ces faits des raisons suffisantes pour appeler l'attention sur ce traitement.

L'appel de Nélaton n'a guère été entendu, et le traitement par les feuilles de noyer n'a pas été appliqué d'une manière sérieuse par les médecins qui se sont occupés des maladies charbonneuses. Ce n'est point par des faits, mais c'est par des raisonnements qu'ils y ont généralement répondu. Comment peut-on croire, disait-on, que de simples feuilles de noyer appliquées sur une pustule charbonneuse puissent la guérir, quand les caustiques les plus violents n'atteignent pas toujours ce résultat?

Nous pouvons remarquer avec satisfaction quels progrès se sont accomplis dans nos esprits par les connaissances nouvellement acquises sur les causes des maladies contagieuses. Chez nos maîtres et nos contemporains, le mal apparaissait comme une bête fauve qu'on devait attaquer par le fer et le feu; aujourd'hui, il s'agit tout simplement d'empêcher le développement dans l'organisme animal de petits végétaux microscopiques.

Les faits rapportés par Nélaton et par le Dr Raphaël[1] m'ont paru dignes d'attention. L'un de ces faits même concerne une malade atteinte de pustule maligne à l'avant-bras. La nature de cette pustule fut déterminée d'une manière certaine par l'inoculation à un mouton qui mourut quatre jours après. La malade guérit néanmoins par l'application des feuilles de noyer.

Pour reconnaître si, en effet, le suc des feuilles du noyer pouvait avoir quelque action sur le charbon, je fis (août 1878), les expériences suivantes :

1° Des feuilles fraîches de noyer furent triturées dans un mortier avec du sang charbonneux étendu d'une certaine quantité d'eau. Au bout de vingt six heures, quelques gouttes du suc extraites par compression de ce magma, ayant été injectées à un cobaye à l'aide de la seringue de Pravaz, l'animal ne devint nullement malade.

1 Raphaël, *Traité de la pustule maligne*, Provins, 1872.

2° La même expérience fut répétée après cinq heures seulement de contact. Le cobaye inoculé n'en ressentit aucun effet apparent.

3° Une troisième expérience semblable avec seulement deux heures de contact donna le même résultat.

4° L'expérience ayant été répétée avec une heure seulement de contact, le cobaye ne fut point atteint du charbon.

5°, 6°, 7° Enfin trois autres expériences furent faites dans les mêmes conditions ; la durée du contact ayant été de quatorze heures, d'une heure et d'une demi-heure. Les trois animaux inoculés ne contractèrent point le charbon.

Il me semble que l'on peut conclure des sept expériences qui viennent d'être rapportées, que le suc des feuilles de noyer est doué de propriétés antiseptiques suffisantes pour détruire le virus charbonneux.

Nos expériences relatives aux propriétés antiseptiques de l'iode, et les faits cliniques qui les confirment, ne peuvent laisser de doute sur l'efficacité du traitement iodé dans les affections charbonneuses. L'iode peut être employé à l'exclusion de tout autre moyen de traitement dans la première et dans la seconde période de l'œdème malin et de la pustule maligne. Je puis répéter avec confiance, aujourd'hui, ce que j'ai dit déjà, il y a cinq ans, à ce sujet : « Ce traitement est exempt de douleurs vives, il n'altère point les tissus envahis, il ne laisse point dans les parties atteintes de désordres consécutifs graves ; il est facile dans son application et prompt dans ses résultats ; il peut donc sans inconvénient être mis en pratique dès le début du mal, alors même que le diagnostic laisserait quelque incertitude. »

Mais bien des recherches pourront encore être faites utilement sur le meilleur mode d'emploi de l'iode. Quelle est la valeur des applications externes? Quelle peut être celle des boissons ou des lavements iodés? Assurément, c'est l'action des injections sous-cutanées qui paraît la plus manifeste, si l'on considère que dix gouttes d'une solution au un cinq-centième représentent un milligramme d'iode, quantité beaucoup plus que suffisante pour neutraliser 100 grammes d'un liquide virulent. Vaut-il mieux injecter des solutions au un cinq-centième, au un millième, au un deux-millième? Vaut-il mieux les répéter souvent, comme j'incline à le croire, ou ne les faire que deux fois par jour, ainsi qu'on l'a fait dans plusieurs des cas rapportés ci-dessus? Ce sont toutes questions auxquelles les faits cliniques seuls pourront répondre.

Quand au sublimé corrosif, il pourrait recevoir des applications semblables, si l'on n'avait pas à craindre ses effets toxiques. Peut-être que sa fixité plus grande que celle de l'iode trouvera, dans certains cas, des applications particulières.

Le traitement par les feuilles de noyer ne doit pas être rejeté de la thérapeutique des maladies charbonneuses. Combien de fois ne voit-on pas, à la lecture des faits rapportés par divers auteurs, que le traitement n'a pu être mis en pratique immédiatement, parce que le malade était éloigné de tout secours médical, parce que le médecin n'avait pas sous la main les médicaments ou les instruments nécessaires! Dans ces cas, à la campagne, on trouve partout des feuilles de noyer; il pourra quelquefois être utile d'en couvrir la partie malade en suivant les prescriptions du Dr Raphaël.

Il me resterait à parler du traitement de la troisième période des maladies charbonneuses de l'homme; mais je dois terminer cette communication déjà trop longue.

---

## XXXI

### EXPÉRIENCES SUR LA RAPIDITÉ DE L'ABSORPTION DES VIRUS A LA SURFACE DES PLAIES [1]

— 1881 —

Il n'existe aujourd'hui aucun doute relativement à l'utilité,

[1] *Comptes rendus de l'Académie des sciences*, 12 décembre 1881. p. 991.

pour prévenir l'invasion d'une maladie virulente, d'appliquer la cautérisation ou quelque autre traitement analogue, dans un très bref délai; mais il est extrêmement rare qu'on puisse, dans la pratique de la médecine, appliquer immédiatement ces moyens de préservation. Il serait donc d'un grand intérêt de savoir après combien de temps la cautérisation d'une plaie virulente peut encore être appliquée avec succès. Les médecins n'ont pu résoudre cette question par la simple observation des malades, car, dans la plupart des cas, il est impossible de connaître le moment précis où le virus a été inoculé, ou bien de savoir s'il l'a été en effet.

Or, il semble que l'expérimentation peut donner facilement la solution de cette question; c'est pourquoi, en 1849, le savant directeur de l'École d'Alfort, Renault, fit sur les animaux de nombreuses et fort intéressantes expériences, avec la collaboration de M. H. Bouley, aujourd'hui membre de cette Académie.

La question que je me proposais de résoudre, dit M. Renault, est celle-ci : une parcelle de virus morveux ou claveleux étant déposée sous l'épiderme, constater le plus ou moins de rapidité avec laquelle ce virus est absorbé, à partir du moment de son inoculation.

Pour savoir à quel moment le virus s'était déjà propagé au loin dans l'économie de l'animal, il suffisait de détruire la partie inoculée à des intervalles de temps plus ou moins rapprochés. Les expériences avec le virus de la morve furent faites sur treize chevaux, celles de la clavelée sur vingt-deux moutons. Dans les deux séries d'expériences, on introduisit le virus, comme on le faisait généralement alors, en soulevant l'épiderme avec la pointe d'un instrument tranchant.

Pour les premiers des treize chevaux inoculés avec la morve, l'intervalle de temps entre l'insertion du virus et la destruction de la plaie qui l'avait reçu a été de plusieurs jours; il ne fut plus, chez le douzième, que de deux heures, et, chez le treizième, il fut d'une heure seulement. Tous ces animaux, sans exception, furent atteints de la morve.

Les expériences avec le virus de la clavelée ont été pratiquées de la même manière, sur les vingt-deux moutons, et l'intervalle entre l'inoculation et la cautérisation a été successivement de moins en moins grand; de sorte que cet intervalle a été, pour les trois derniers moutons, de dix, huit et cinq minutes. Tous ces animaux contractèrent la clavelée.

D'après ces résultats, en jugeant des autres virus par analogie, on devrait conclure que, dans presque tous les cas, il serait inutile, pour prévenir une maladie virulente, de cautériser les plaies, et qu'il vaut mieux épargner au malade les douleurs de l'opération.

Des expériences du même genre furent faites ensuite, avec le virus charbonneux, par M. Colin, professeur à l'École d'Alfort. Ces expériences, pratiquées sur les lapins en insérant le virus charbonneux dans la peau de l'oreille, puis enlevant cette partie par une section nette, ont donné des résultats identiques à celles de Renault. M. Colin les résume en ces termes :

> Si l'inoculation étant faite à la pointe de l'oreille, on vient à couper cette partie au bout de trois, quatre, cinq minutes, l'inoculation n'en produit pas moins ses effets, quant à la rapidité et à la gravité [1].

Dans tous ces faits, la matière virulente a été insérée dans une plaie très petite, faite par un instrument tranchant : ne doit-on pas croire que, sur une plaie plus grande, l'absorption du virus sera plus certaine et plus rapide encore? Cependant, si l'on considère que les plaies qui reçoivent parfois des virus ne sont point faites par une lame étroite et acérée, à moins qu'un expérimentateur ne se blesse lui-même par accident, on pourra douter que l'on doive conclure exactement des unes aux autres. En effet, on sait que les blessures les plus étendues, produites par arrachement, ne sont point toujours accompagnées d'hémorragie. Or, si les artères déchirées ne donnent point de sang, il est probable que les veines, dans les mêmes conditions, ne permettent point aux

[1] *Bull. de l'Acad. de Méd.*, t. CLXXXVII, p. 849.

liquides déposés à leur surface de s'introduire dans leur cavité.

D'après ces considérations, j'ai cherché si les résultats des inoculations ne varieraient pas en plaçant le virus sur des plaies produites par des moyens divers, soit par l'application de substances vésicantes, soit par des frottements avec des corps rudes, soit enfin par la simple excision des téguments.

Je parlerai aujourd'hui des résultats que j'ai obtenus avec des plaies produites par l'excision des téguments. Toutes les expériences ont été faites sur des lapins. La peau d'une région quelconque du corps, ayant été soulevée avec une pince, fut excisée avec des ciseaux, dans une étendue variable; puis, aussitôt après, la plaie fut recouverte d'une couche épaisse de sang charbonneux frais et reconnu très virulent; au bout d'une ou de plusieurs heures, la plaie fut profondément cautérisée.

La première expérience fut faite le 19 juillet dernier. La peau ayant été enlevée sur la cuisse droite d'un lapin, dans l'étendue d'une pièce de 1 franc, la plaie fut recouverte immédiatement de sang charbonneux frais ; une heure après, elle fut cautérisée avec l'acide sulfurique concentré. La même opération fut pratiquée à un autre lapin sur la région frontale. Le premier mourut du charbon en quarante-huit heures ; le second mourut un jour plus tard, probablement par les effets de la cautérisation, qui avait dénudé les os du crâne, car on ne put constater les lésions caractéristiques du charbon.

Le 23 juillet, une plaie, grande comme une pièce de 50 centimes, fut faite sur la cuisse gauche d'un lapin et recouverte de sang charbonneux ; trois quarts d'heure après, elle fut cautérisée avec le caustique de Vienne, et l'animal ne fut point malade.

La même opération fut faite à un autre lapin, le 6 août ; la plaie avait l'étendue d'une pièce de 1 fr. ; la cautérisation fut pratiquée une heure après, et l'animal survécut.

Le 9 août, la plaie faite à un autre lapin avait la dimension d'une pièce de 50 centimes ; la cautérisation fut pratiquée deux heures après, et l'animal survécut.

Le 14 août, deux lapins furent opérés en même temps : la plaie de l'un, située à la partie interne de la cuisse, avait la dimension d'une pièce de 1 franc ; celle de l'autre, située sur la partie externe de l'oreille, avait la dimension d'une pièce de 50 centimes. La cautérisation avec le caustique de Vienne fut pratiquée deux heures après l'application du sang charbonneux. Le premier survécut ; le second mourut du charbon.

Le 25 août, une plaie, de la grandeur d'une pièce de 50 centimes ayant été faite à deux lapins, fut cautérisée une heure après. L'un de ces lapins mourut, l'autre survécut.

Le 30 août, sur un dixième lapin, la peau ayant été enlevée à la face externe de l'oreille dans l'étendue d'une pièce de 1 franc, la cautérisation fut pratiquée au fer rouge trois heures après l'application du sang charbonneux, et l'animal survécut.

Les résultats de ces expériences sont bien différents de ceux qu'ont obtenus Renault et M. Colin. Dans leurs inoculations, pratiquées au moyen d'une petite incision sous-épidermique, tous les animaux ont été atteints par le virus ; dans les miennes, la peau ayant été incisée dans toute son épaisseur, les deux tiers des animaux environ ont été préservés.

La raison de ces différences tient sans doute aux modifications que la circulation éprouve à la surface de plaies différentes. Dans la plaie sous-épidermique, un petit nombre de vaisseaux sont incisés, et la circulation est entretenue encore par les branches collatérales qui s'insèrent immédiatement au-dessous du vaisseau incisé; il se fait donc, dans ce vaisseau, un appel par l'effet duquel le virus, ayant pénétré dans sa cavité, est emporté ensuite dans la circulation générale. Le même effet ne se produit pas, sans doute, aussi facilement ou aussi généralement lorsque, dans une plaie plus étendue, la plupart des troncs vasculaires sont coupés.

Quoi qu'il en soit de cette explication, l'expérience montre que l'absorption du virus n'est pas également rapide à la surface de toutes les plaies, et que la substance virulente reste parfois pendant plusieurs heures sur la blessure où elle a été déposée, sans pénétrer plus avant. Par conséquent, toute plaie réputée virulente peut être cautérisée, avec quelque chance de succès, plusieurs heures même après qu'elle a été faite.

# II

# PARASITISME, MICROBISME

## RECHERCHES SUR L'ANGUILLULE DU BLÉ NIELLÉ CONSIDÉRÉE AU POINT DE VUE DE L'HISTOIRE NATURELLE ET DE L'AGRICULTURE [1]

— 1856 —

La maladie du blé, que les naturalistes connaissent sous le nom de *nielle*, est causée par des animaux d'une organisation semblable à celle des vers cylindriques qui vivent en parasites chez l'homme et chez les animaux vertébrés[2]. Le séjour de ces helminthes à l'intérieur de la graine du blé, la propriété singulière qu'ils possèdent de revenir à la vie par l'humidité après être restés longtemps, plusieurs années même, en état de dessiccation complète, ont attiré souvent l'attention des savants.

Si l'on examine, après la maturité du blé, un épi atteint de nielle, on trouve un certain nombre de grains, et souvent tous les grains, complètement déformés; ils sont petits, arrondis, noirâtres, et consistent en une coque épaisse et dure dont la cavité est remplie d'une poudre blanche. Cette poudre ne contient aucune trace de fécule ; elle est exclusivement formée de particules filiformes et microscopiques, qui sont des anguillules sèches et roides. Plongées dans l'eau, ces anguillules sont agitées d'abord de mouvements hygroscopiques qui cessent bientôt. Si le blé est récent, toutes ces anguillules

1 *Mémoires de la Société de biologie*, 1856, et vol. in-8, chez J.-B. Baillière, 1857.

2 Les *vers nématoides* ou *helminthes nématoides*, auxquels appartient l'anguilluel de la nielle, sont des animaux fililormes, cylindriques, semblables au ver de terre quant à l'apparence, mais non quant à l'organisation. Ces vers constituent un ordre extrêmement nombreux en espèces. La plupart de ces espèces vivent en parasites chez les animaux. Presque tous les vertébrés, sinon tous, donnent asile à quelques-uns de ces helminthes. Il en existe chez beaucoup d'invertébrés. Plusieurs vivent chez l'homme; ils sont surtout communs chez les enfants. Plusieurs espèces existent à l'état libre : telles sont celles que l'on connaît sous le nom d'anguilles du vinaigre, anguilles de la colle de pâte, et d'autres que l'on trouve dans la terre végétale, dans les mousses, dans les rivières, etc.

ne tardent pas à offrir des mouvements d'un autre genre, variés et énergiques, véritables manifestations vitales; si le blé est ancien, ce n'est qu'après plusieurs heures ou même après plusieurs jours, qu'elles reprennent le mouvement et la vie. Le nombre de ces vers, qui existent dans un grain de blé malade, est ordinairement de plusieurs milliers. On ne leur trouve aucun organe de génération qui permette de croire qu'ils se sont engendrés les uns les autres ; ils sont tous semblables pour la forme, pour la grandeur et pour l'organisation, qui est très simple et tout à fait analogue à celle des embryons que l'on voit dans l'œuf des nématoïdes vivipares.

C'est dans cette condition que les anguillules de la *nielle* ont fixé l'attention de la plupart des observateurs.

Mais si, quelque temps avant la maturité du blé, l'on examine un épi malade, on rencontre dans les grains niellés, avec ces anguillules, alors douées des manifestations de la vie, d'autres vers plus gros, en nombre variable, depuis deux jusqu'à douze environ, pourvus, les uns d'organes génitaux mâles, les autres d'organes génitaux femelles; ce sont les parents des anguillules dont nous avons parlé d'abord. D'où proviennent ces anguillules adultes qui donnent naissance aux autres? Elles ne peuvent être arrivées dans le blé comme ces larves d'insecte dont la mère a déposé l'œuf dans le parenchyme d'une plante qu'elle a percée de sa tarière; on ne peut admettre non plus, comme l'ont supposé plusieurs naturalistes, qu'elles sont arrivées dans le grain du blé par les vaisseaux avec la sève, ni qu'elles y sont nées spontanément.

C'est pour répondre aux diverses questions que soulève l'isolement de ces animaux au centre d'un grain de blé, et pour étudier les intéressantes propriétés dont ils sont doués, autant que dans l'espoir de trouver un remède aux maux qu'ils causent à l'agriculture que j'ai entrepris les recherches dont je vais exposer les résultats.

Ces recherches ont été faites sous les auspices de M. Rayer, dont les conseils et la bienveillance m'ont servi de guide et d'appui.

Dans la première partie de ce mémoire, je considérerai l'anguillule de la nielle, au point de vue de l'anatomie, de la physiologie, etc., en un mot, au point de vue de l'histoire naturelle.

Dans la seconde partie, j'envisagerai la *nielle* comme maladie du blé; j'exposerai ses caractères, ses effets, sa fréquence et les moyens de la combattre.

## I. — *Historique.*

En 1743, Tuberville Needham fit la découverte des anguillules de la nielle[1]. Cet observateur célèbre, examinant au microscope des grains de blé qui avaient subi des altérations diverses, vit avec surprise que les fibres de la substance renfermée dans le blé niellé étaient douées de mouvements propres. Il rapporte le fait dans les termes suivants :

« La substance du blé niellé est toute composée de longues fibres empaquetées ensemble, et qui ne donnent aucun signe de vie ni de mouvement si on les expose au microscope telles qu'on les tire du grain, sans leur appliquer de l'eau.

« La première fois que je les découvris, je n'avais d'autre dessein en leur appliquant de l'eau que de développer ces paquets, afin que je pusse examiner les fibres plus commodément; je fus, par conséquent, bien surpris de les voir en un instant prendre vie et se mouvoir régulièrement, non d'un mouvement progressif, mais en tortillant chacune de leurs extrémités, et persévérer dans cette agitation jusqu'au lendemain.

« Comment ces anguilles, car je puis leur donner ce nom, parce que ce sont des animalcules aquatiques qui ressemblent assez aux anguilles d'eau douce, avec cette différence cependant que leurs deux extrémités sont tout à fait semblables,

[1] H. Baker donne la date précise de cette découverte, qui a été faite dans l'été de l'année 1743 (*Employment for the microscope*, chap. IV, p. 250, 1753.)

sans qu'on y remarque aucune apparence de bouche ou de tête, comment ces anguilles, dis-je, subsistent-elles? d'où viennent-elles? Si elles subissent quelque changement, en quoi se convertissent-elles? ou comment multiplient-elles? Je n'ai rien pu découvrir là-dessus. Tout ce que je sais, c'est que j'en ai observé pendant sept ou huit semaines de suite que j'ai conservées en vie uniquement en leur fournissant de la nouvelle eau. Souvent aussi j'en ai laissé sécher pendant quelques jours après que l'eau s'était évaporée, et ensuite elles ont repris vie dès que je leur ai redonné de l'eau fraîche. Mais, ce qui m'a surpris le plus, c'est que j'ai actuellement des grains de blé gâtés par la nielle, qui ont été cueillis, il y a plus de deux ans, ici en Angleterre, où je les ai conservés secs pendant un été dans une boîte, et ensuite je les ai portés avec moi dans un climat beaucoup plus chaud, je veux dire en Portugal, où ils ont passé un second été, et cependant ils m'offrent encore les mêmes phénomènes, sans que j'y puisse remarquer aucun changement[1]. »

Les faits annoncés par Needham furent constatés par Baker[2], Trembley[3], Allamand[4], auxquels le naturaliste anglais avait envoyé de son blé. Ils le furent en France par Buffon[5], en Italie par le comte Ginanni[6]; mais plusieurs de ces savants contestèrent l'animalité des anguillules de la nielle, et cherchèrent à expliquer de diverses manières les mouvements qu'on leur observe. Allamand les considéra comme des espèces d'étuis mis en mouvement par des animalcules qui s'y trou-

1 *New microscopical discoveries*, London, 1745. — *Nouv. observ. microscopiques, avec des découvertes intéressantes sur la composition et la décomposition des corps organisés*, par Needham; trad. Paris, 1750, p. 104.

2 Henry Baker, *Employment for the microscope*, chap. IV, p. 250. London, 1753.

3 Cité dans *Nouv. recherches* de Spallanzani, annotées par Needham, p. 162-note. Paris, 1769.

4 Traducteur anonyme des *Nouv. observ. microscop.*, par Needham; note dans cet ouvrage, p. 108.

5 *Histoire des animaux*, chap. IX et addit. au chap. IX, édit. Richard, t. VIII, p. 243 et 247, 1833.

6 Francesco Ginanni, *Delle malattie del grano in erbe*, part. II, chap. VIII. Pesaro, 1759.

vent renfermés. « Ces petits corps seront si l'on veut, dit Buffon, des espèces de machines qui se mettent en mouvement dès qu'elles sont plongées dans un fluide. »

Spallanzani partagea d'abord l'erreur de ces savants : « Des expériences réitérées m'ont appris, dit cet observateur célèbre, qu'il ne faut point confondre nos petits animaux (il s'agit des infusoires) avec ces anguilles; celles-ci ne sont vraiment que des filets allongés et mis en mouvement par le fluide qui les pénètre; mais ce mouvement est aveugle et irrégulier, et, en conséquence, il n'a rien de commun avec celui de nos animaux[1]. »

Ces remarques de Spallanzani modifièrent l'opinion de Needham sur l'animalité des anguillules de la nielle : « L'auteur veut parler, dit l'observateur anglais à propos de ces remarques, de certains filets ou fibres allongées en forme d'anguilles qui se trouvent dans une espèce de blé niellé dont j'ai donné la description au long avec la figure; c'est une sorte d'être purement vital, qui ne donne aucune marque même de spontanéité dans ses mouvements... Cette espèce d'être microscopique demande une attention toute particulière, puisqu'elle montre évidemment une puissance vitale organique qui n'est pas sensitive[2]. »

On s'expliquera facilement les contradictions que ces animaux ont soulevées, si l'on considère qu'à l'époque de leur découverte, la propriété si étrange qu'on leur avait reconnue de survivre à une longue et complète dessiccation, était un fait en quelque sorte sans précédent, car l'unique exemple d'un phénomène semblable observé par Leeuwenhoek chez le rotifère des toits n'était point encore généralement connu.

Spallanzani revint aussi de sa première opinion, et à l'inverse de Needham, il regarda ces anguillules comme des animaux. Ce sont sans doute ses travaux sur le rotifère[3] qui

[1] *Nouv. recherches sur les découvertes microscopiques*, etc., annotées par Needham, part. I, p. 25. Paris, 1769.

[2] Même ouvrage, p. 163.

[3] *Des animaux qu'on peut tuer et ressusciter a son gré*, dans *Opusc de physique animale et végétale*, trad., t. II, p. 259, 1787.

déterminèrent ce changement dans sa manière de voir. Il rechercha chez les anguillules de la nielle les phénomènes de vitalité qu'il venait d'observer chez les rotateurs; il étudia la *réviviscence*[1] de ces vers, leur résistance à une température basse ou élevée et l'action de quelques substances (vinaigre, urine, eau salée). Les travaux de cet illustre observateur, relatifs aux propriétés physiologiques des vers de la nielle sont les plus complets qui aient été faits jusqu'aujourd'hui sur se sujet; toutefois, ils ne sont point exempts d'erreurs. Spallanzani ne s'occupa point de la manière dont les anguillules s'engendrent dans le blé, il ne les vit qu'à l'état de larve.

A la même époque (1775), dom Roffredi[2] reconnut le mode de génération de ces animaux; ses recherches, publiées un an ou deux avant celles de Spallanzani, ne sont pas assez généralement connues. Sous le rapport des propriétés de ces anguillules, Roffredi n'établit rien que ce que l'on savait déjà; mais cet observateur patient et exact reconnut que la nielle se transmet, lors des semailles, par le rapprochement des grains de blé sains avec des grains malades; il constata l'existence des anguillules adultes dans le grain niellé frais, la formation de l'œuf et de l'embryon.

Dom Roffredi commit néanmoins des erreurs relativement au mode de pénétration des anguillules dans le grain, laquelle

[1] Le traducteur des œuvres de Spallanzani, J. Sennebier, pour exprimer en français le phénomène du retour des manifestations de la vie après la dessiccation, se servit du mot *animation*. Cette expression ne vaut guère mieux que celle de *résurrection*, qui avait été employée d'abord. Le terme de révivification qu'on leur a substitué est sans doute préférable, mais, par sa désinence, il exprime le fait du retour des manifestations vitales plutôt que la faculté de reprendre ces manifestations. J'emploierai avec cette dernière signification le mot *réviviscence*, qui sera facilement compris, et qui est usité en anglais.

[2] *Mémoire sur l'origine des petits vers ou anguilles du blé rachitique*, par D. Maurice Roffredi, abbé régulier de l'abbaye de Casanova, ordre de Citeaux, en Piémont, dans *Observ. sur la phys., l'hist. nat.*, etc., par l'abbé Rozier, t. V, p. 1, 1775.

— *Seconde lettre ou suite d'observations sur le rachitisme du blé*, etc., même recueil, même volume, p. 197.

— *Mémoire pour servir de supplément et d'éclaircissement aux deux mémoires*, etc., même recueil, t. VII, p. 369, 1776.

se ferait, suivant lui, par les vaisseaux de la plante et dans des temps successifs. Nous aurons l'occasion dans la suite d'en rectifier encore quelques autres; néanmoins personne n'a fait sur la génération des anguillules de la nielle des études plus complètes et plus exactes.

Les observateurs qui suivirent n'ajoutèrent rien aux faits annoncés par Needham, Spallanzani et Roffredi.

En même temps que ces deux derniers, Fontana[1] fit aussi des recherches sur les anguillules de la nielle, et souleva contre Roffredi l'inculpation de plagiat. Il réclama l'antériorité des découvertes; mais les faits publiés par Roffredi ont généralement une précision que cet auteur n'a pu emprunter aux observations de Fontana, lesquelles n'ont point la même précision et surtout la même exactitude.

Depuis lors, jusqu'en 1823, époque à laquelle F. Bauer publia de nouvelles recherches sur les anguillules de la nielle, l'existence de ces animaux ne trouva que des contradicteurs.

La confusion que l'on fit, dès le temps même de Needham, entre le blé niellé et le blé carié ou le blé ergoté contribua beaucoup au discrédit dans lequel tombèrent les faits annoncés par les observateurs célèbres que nous avons cités. C'est ainsi que Aymen (1763), cherchant à tort dans les fibres de l'ergot du seigle les aiguilles de Needham, voit dans le mouvement de ces fibres plongées dans l'eau un effet hygroscopique, et conséquemment il s'écrie : « Cet auteur (Needham), d'ailleurs célèbre, mais trop ami du merveilleux, prit ces fibres mouvantes pour des animaux qu'il nomma anguilles[2]. »

Guettard, qui raisonne de ces animaux sans les avoir vus, les regarde comme des vésicules allongées formées dans la poussière noire du blé carié[3].

[1] Fontana, *Lettre à un de ses amis sur l'ergot et la tremelle.* (*Journ. de physique* de l'abbé Rozier, t. VII, p. 42, 1776. Reprod. dans *Soc. méd. d'émulation*, t. V, p. 515, 1803.)

— *Lettre au sujet du mémoire de Fontana sur l'ergot et la tremelle.* (*Journ. de physique* de l'abbé Rozier, t. VII, p. 329, 1776.)

[2] Aymen, *Mém. présenté à l'Académie des sciences par div. sav.*, t. X, p. 374, 1763.

[3] *Mém. sur différentes parties des ss.*, t. II, mém. XIV, p. 483, 1770.

Suivant Valmont de Bomare, ces anguilles sont des animalcules qui existent dans l'infusion de la poussière du blé niellé, c'est-à-dire carié[1].

Fr. Rainville chercha vainement en Hollande, ces vers du blé, et déclara par cela seul que les observations de Needham et de Roffredi ne sont point exactes[2].

Enfin, la confusion que Buffon et Fontana firent aussi de la nielle avec l'ergot contribua encore à faire méconnaître l'anguillule de la nielle et ses intéressantes propriétés.

Les travaux que Bauer publia en 1823[3] rappelèrent l'attention sur les vers du blé. Ce savant s'occupa avec soin de la réviviscence de ces anguillules, mais, quoique sous ce rapport ses observations soient exactes, il n'établit rien de plus que ne l'avait fait Spallanzani. Sous le rapport de leur génération, il fut moins exact et moins judicieux que Roffredi; il crut inoculer au blé les anguillules en les introduisant dans la rainure de la semence. Il crut encore que les anguillules ou leurs œufs étaient transportés dans la tige par la circulation de la sève, qu'elles y accomplissaient deux générations, et que, transportées ensuite avec la sève dans le grain nouveau, elles y formaient une troisième génération. Il regarda ces animaux comme hermaphrodites, fait qui eût été exceptionnel chez les vers nématoïdes, enfin, il donna de l'anguillule adulte une description fort inexacte et une figure monstrueuse. Toutes les assertions erronées de Bauer placent ses travaux bien au-dessous de ceux de Roffredi, cependant ils eurent un meilleur sort, car ce sont presque les seuls dont les auteurs fassent mention aujourd'hui.

On pourrait facilement méconnaître un ver nématoïde dans l'animal pourvu d'une trompe articulée, hermaphrodite en outre, que décrit l'observateur anglais; d'un autre côté, le transport des anguillules dans la graine avec la sève n'est pas

[1] *Dictionnaire d'histoire naturelle*, art. ANGUILLE, 1775.

[2] *Journal de physique* de l'abbé Rozier, t. VI, 1775.

[3] Francis Bauer, *Observations microscopiques des mouvements musculaires du vibrio tritici* (*Annales des sc. nat.*, t. II, 1824. (Ext. *des Mém. de la Soc. de Londres.*)

admissible ; aussi les faits sur lesquels Bauer appela de nouveau l'attention n'ont-ils point été acceptés par tous les naturalistes : Bory de Saint-Vincent[1] et Dugès[2] nient la vie latente et la réviviscence de l'anguillule de la nielle ; et de nos jours, un savant helminthologiste, M. Diesing, en porte le jugement suivant : *Animalcula exsiccata, iterum humectata post annos reviviscere narrant cel. Bauer et Henslow, phænomenon rectiùs forsan motu moleculari explicandum*[3].

## II. — *De la transmission et de la propagation des anguillules de la nielle.*

Nous avons dit que les anguillules, qui se trouvent en nombre considérable dans le grain niellé arrivé à l'état de maturité, n'ont point d'organes sexuels et ne peuvent se reproduire. Les recherches de Roffredi, de Fontana et de Bauer ont montré que ces anguillules dépourvues de sexe proviennent d'œufs déposés par d'autres anguillules pourvues d'organes génitaux, lesquelles existaient dans le grain avant sa maturité ; mais aucun de ces observateurs n'a reconnu

1 *Encycloped. méthod.*, art. VIBRION, p. 775, 1824.

2 *Physiolog. comparée*, t. I, p. 37 et 460, 1838.

3 *Syst helmint.*, t II, p. 132, 1851. Plusieurs savants, dont nous n'avons pas fait mention, se sont encore occupés de l'anguillule du blé niellé ; mais, soit qu'ils aient parlé de cet animal d'après leurs propres observations, soit qu'ils n'en aient parlé que d'après celles des autres, ces savants n'ont rien ajouté aux faits que nous avons exposés ci-dessus. Voici l'indication de leurs écrits : Gleditsch, *Collect, acad.*, partie étrang., t. IX, 220, et App. 10. — Charles Bonnet, *Mém. d'hist. nat.*, dans *Œuvres compl.* Neuchâtel, 1779, p. 448. — *Idem. Contempl. de la nat.*, part. IX, chap. II, note 13, dans *Œuvres compl.*, t. IV, part. II, p. 16. — Eichorn, *Micr.*, 72, tab. VII, A. — Gleichen, *Micr.* 61, tab. XVIII, 6. — Schrank, *Beitr.* 19, Spuhlwürmerälchen. Würtemb., Wochenbl., 1782, 354. — Müller, *P. p. anim. infus.*, 65, tab. IX, 5-8. — J. H. Henslow, *On the occurrence of the animalcule of vibrio tritici in blighted grains of the ears of wheat, constituting what is termed ear-cockle, purples, or peppercorn*, in *Journal of the roy. agricult., soc. of England*, part. I, vol. II, p. 19. et *Microsc. journ.*, p. 36. London, 1841. —Dujardin, *Hist. des helminth.*, p. 242, 1845.

comment les anguillules mères étaient parvenues dans le grain qui les renferme. Pour expliquer leur présence dans le blé niellé, ces observateurs et plusieurs naturalistes ont émis deux conjectures également invraisemblables : l'une, c'est leur génération spontanée ; l'autre, c'est leur arrivée avec la sève par les vaisseaux de la plante. Mes recherches m'ont montré que les choses se passent d'une manière plus simple, comme je vais l'exposer rapidement.

Lorsque l'on sème un grain de blé sain à côté d'un grain de blé niellé, le premier germe et se développe, tandis que le second se gonfle, se ramollit et se pourrit. Les anguillules (larves), qui dans le grain niellé étaient sèches et en état de mort apparente, reprennent la vie après quelques semaines, lorsqu'elles ont été suffisamment humectées par l'humidité qui a pénétré jusqu'à elles. Alors elles percent la paroi ramollie qui les renferme et s'éloignent ; celles qui rencontrent la jeune plante développée par la germination du grain sain, pénètrent entre les gaînes des feuilles, qui forment alors la tige, se portent de l'une à l'autre, et de l'extérieur à l'intérieur[1]. Elles séjournent pendant un long espace de temps entre ces feuilles engaînées (pl. I, fig. 13, 14), sans qu'il se produise dans leur organisation ou dans leur taille de changement notable. Si la saison est humide, ces vers montent à mesure que la tige croît et s'élève ; si le temps est sec, ils peuvent rester entre les gaînes des feuilles, sans mouvements et en apparence sans vie, jusqu'à ce qu'une pluie, en leur rendant l'humidité, leur rende les manifestations de leur vitalité.

1 Les anguillules, libres dans la terre, s'introduisent dans la jeune tige du blé dès qu'elles la rencontrent, et en quelque saison que ce soit. Si quelques observateurs, avec Roffredi, ont pensé que les anguillules attendent, pour pénétrer dans la plante du blé, que l'hiver soit passé, c'est qu'ils n'ont pas cherché ces anguillules dans le point de la tige où elles se logent. Les anguillules se portent toujours entre les feuilles les plus internes ; on les chercherait vainement entre les feuilles extérieures : or, comme la tige est très courte jusqu'au moment de la formation de l'épi, c'est presque au niveau du collet de la racine qu'on les trouvera avant cette époque. Le meilleur moyen pour cela est de pratiquer des coupes transversales minces qu'on soumet au microscope, à un faible grossissement. (Voir pl. I, fig. 13.)

L'épi du blé, avant de paraître au dehors, se forme et reste longtemps renfermé dans les gaînes des dernières feuilles (fig. 17). Les anguillules, libres dans ces gaînes, le rencontrent et peuvent s'introduire entre les parties qui le composent. Pour que l'invasion des anguillules soit suivie de la production de la nielle, il faut que la rencontre ait lieu à une époque très rapprochée de la formation de l'épi. Lorsque celui-ci n'a encore que quelques millimètres de longueur, que les paléoles, les étamines et l'ovaire, ayant la forme d'écailles, ne sont point distincts les uns des autres (fig. 1), ces écailles sont constituées par des cellules naissantes très molles, pulpeuses, qui se laissent pénétrer facilement, et c'est à cette époque que les anguillules, en contact avec l'épi, déterminent la production de la nielle, en s'introduisant dans leur parenchyme. Mais, lorsque ces écailles acquièrent la forme des diverses parties qui constituent la fleur du blé, lorsque le pistil bifide devient distinct (fig. 2), les anguillules ne pénètrent plus dans leur parenchyme, trop consistant sans doute, et la nielle ne peut plus être produite ; c'est un fait que j'ai constaté par plusieurs expériences[1].

Avant de pénétrer dans le parenchyme de la fleur rudimentaire du blé, les anguillules n'avaient pris aucun développement; après s'être introduites dans ce parenchyme, elles arrivent promptement à l'état adulte. La femelle pond un grand nombre d'œufs dans lesquels on aperçoit bientôt un embryon ; celui-ci perce la membrane de l'œuf, et, sans subir

[1] J'ai constaté ce fait, tantôt en arrosant le pied de la plante du blé avec de l'eau chargée d'anguillules de la nielle, tantôt en injectant cette eau dans la tige, soit par son sommet, soit par de petites incisions longitudinales qui n'étaient nullement nuisibles, et, dans l'un et l'autre cas, à une époque où l'épi était déjà formé. Par le premier procédé, il m'a paru que les anguillules ne peuvent arriver jusqu'à l'épi; au moins je n'en ai jamais vu en contact avec lui : par le second, j'ai retrouvé dans des épis examinés au bout de quelques jours des anguillules en grand nombre entre les valves des glumes et des glumelles; j'en ai vu qui circulaient entre les étamines et le pistil. Aucune des tiges qui ont été traitées de cette manière, puis abandonnées à elles-mêmes, ne m'a cependant fourni de grains niellés, quoique, dans certains cas, les injections eussent été pratiquées à une époque où le pistil devait à peine être distinct des autres parties de la fleur. (Voir pl. I, fig. 2.)

aucun changement ultérieur, il vit, à l'état de larve, dans la cavité qui renferme ses parents.

Pendant que les anguillules prennent de l'accroissement, le parenchyme qui les renferme se développe en une tumeur arrondie qui s'accroît proportionnellement; mais l'accroissement de cette tumeur, qui constitue le grain niellé, s'arrête avant d'atteindre au volume d'un grain normal.

A l'époque de la maturité du blé, les anguillules adultes ont achevé leur ponte, les œufs se sont développés et les embryons sont éclos; alors les parents périssent, leurs téguments et leurs organes se réduisent à des lambeaux méconnaissables, les coques des œufs se dissolvent, et les anguillules de la nouvelle génération ne tardent pas à se dessécher avec le grain qui les renferme. Si donc on examine le blé niellé à l'état de maturité, on n'y trouve plus qu'une poudre blanche, inerte, qui semble s'être produite spontanément, toute trace de son origine ayant disparu. Les myriades d'anguillules qui forment cette poudre sont des larves qui, de même que l'œuf de certains animaux, ou comme la graine de plantes, attendent, dans un état de mort apparente, les conditions nécessaires aux manifestations de leur vitalité, conditions qui peuvent se faire attendre plusieurs mois ou plusieurs années.

### III. — *Nature de l'altération que les anguillules de la nielle occasionnent au blé.*

Le blé niellé n'est point une graine qui, primitivement normale, a subi plus tard quelque altération. Par l'examen microscopique, on constate que son tissu est composé de cellules hypertrophiées et déformées, semblables à celles qui constituent les galles produites par des larves d'insectes sur divers végétaux (pl. 1, fig. 12 et 13). Le grain n'existe point, même à l'état rudimentaire, lorsque l'anguillule pénètre dans l'écaille qui doit devenir l'ovaire, l'étamine ou la paléole (fig. 1, 4, 17). La présence de l'anguillule produit dans les parties une action qui change leur développement normal et leur structure; elles se transforment en une excroissance arrondie au centre de laquelle se trouvent les anguillules (fig. 5, 10). Ordinairement, toutes les parties de la fleur participent à la transformation, et l'on ne trouve qu'une seule excroissance uni ou multiloculaire; quelquefois plusieurs parties se sont développées séparément, et l'excroissance est multiple[1]; quelquefois encore une parties de la fleur échappe à la transformation, et l'on retrouve intact soit une paléole, soit une étamine (fig. 4 B), soit l'ovaire lui-même, toutefois atrophié (fig. 7). Quoi qu'il en soit, les parties dans lesquelles les anguillules ont pénétré s'accroissent rapidement, et lorsque l'épi se montre hors de sa gaîne, avant la formation du grain normal, avant la floraison, une galle ronde et déjà grosse existe entre les valves de la glume, et sera prise plus tard pour le grain de blé dont elle tient la place (fig. 1 et 17).

1 Il est rare que le nombre de grains niellés dépasse trois dans une glumelle; je ne l'ai jamais vu dépasser quatre. La multiplication des grains malades dans la même balle, fait que le nombre des grains que l'on trouve dans un épi niellé peut dépasser celui que cet épi eût offert s'il fût resté normal. Lorsque l'on examine des grains niellés en voie de développement, l'on trouve encore assez fréquemment dans la même glumelle un grain malade et un ovaire normal parfaitement distinct et surmonté de deux pistils. Mais le développement plus rapide du grain niellé comprime et fait constamment avorter l'ovaire normal que l'on retrouve, après la maturité, à la base du grain malade, sous la forme d'une petite écaille plumeuse. L'excroissance qui constitue le grain niellé est bien une galle; outre qu'elle est formée par des cellules particulières et qu'elle se développe quelquefois en dehors de l'ovaire, sa nature est encore prouvée par la possibilité de son existence sur la feuille même du blé En effet, j'ai trouvé une fois sur une feuille de blé une excroissance arrondie, de la grosseur d'un petit pois, en tout semblable à une galle commune, et dont la cavité était remplie d'anguillules de la nielle (larves et adultes). Toutes les écailles qui doivent former les différentes parties de la fleur du blé sont susceptibles de concourir à la formation de la galle (nielle); mais celles qui doivent former la glume et la glumelle restent constamment intactes, car autour des grains niellés les valves de ces deux involucres sont toujours en nombre normal.

### IV. — *Classification, dénomination, caractères spécifiques.*

L'anguillule du blé niellé *(anguilla tritici)* est un ver qui appartient à l'ordre des nématoïdes. Son organisation imparfaitement connue, sa petitesse et son séjour l'ont fait ranger par les helminthologistes dans un groupe commun avec plusieurs autres petits vers nématoïdes, qui ne vivent point en parasites chez les animaux.

Müller l'a réuni au genre *vibrion* [1].

Dujardin au genre *rhabditis* [2].

Diesing au genre *anguillule* [3].

Ce ver a donc porté un nom différent, suivant le genre auquel on le réunissait. Désigné sous celui d'anguille par Needham et les premiers observateurs qui s'occupèrent de cet animal, il a été nommé successivement vibrion, rhabditis et anguillule [4]. Je l'appellerai de ce dernier nom, d'une part, parce qu'il se rapproche plus de son nom primitif, et de l'autre, parce que l'anguillule du blé niellé ne peut être réunie aux animaux que nous appelons aujourd'hui vibrions, ni à ceux qui composent le genre rhabditis de M. Dujardin, ainsi que nous allons le voir par l'exposé de ses caractères.

La larve de l'anguillule de la nielle a les caractères suivants :

*Corps filiforme, cylindrique, élastique, très long relativement à son épaisseur (long de* 0mm,8, *large de* 0mm,012

1 *Anim. infus.*, p. 65, tab. IV.

2 *Hist. nat. des helminthes*, p. 242.

3 *Systema helminthum*, t. II, p. 132.

4 Noms donnés aux anguillules par divers observateurs : *Anguille du blé niellé* par Needham, Baker. — *Anguille du blé rachitique*, par Roffredi, Spallanzani. — *Anguille de l'ergot*, par Buffon. — *Anguille du faux ergot*, par Fontana. — *Vibrio anguillula*, par Müller. — *Vibrio tritici*, *vibrion du blé*, par Gleichen, Bauer, Dugès, Bory, Henslow. — *Rhabditis du blé niellé*, par Dujardin. — *Anguillula graminearum*, par Diesing.

*à* $0^{mm},015$), *un peu atténué aux deux extrémités; tégument lisse, non plissé ou strié d'une manière visible; tête continue avec le corps; bouche ronde; une baguette pharyngienne; intestin non distinct, masqué par une substance grenue; espace vide formant une lunule au milieu de la longueur du corps; point d'anus visible; queue plus amincie que la tête, et terminée en pointe courte. Aucun indice de sexe. Mouvements ondulatoires.*

L'anguillule adulte a les caractères suivants :

*Mâle, semblable à la larve pour la forme générale du corps; les deux extrémités relativement un peu plus atténuées que chez celle-ci; long de* $2^{mm},3$, *large de* $0^{mm},1$. *Tégument très finement strié*; *bouche ronde; une baguette pharyngienne (stylet); bulbe œsophagien très près de la bouche, suivi d'un renflement stomacal; intestin flexueux dans un mésentère tubuleux droit : anus presque terminal, imperforé; vaisseau longitudinal flexueux; testicule et canal déférent tubuleux, simples; pénis presque terminal, simple, court, formé de deux pièces latérales et d'une moyenne plus petite, exsertile entre deux ailes membraneuses, longitudinales, minces.*

*Femelle beaucoup plus volumineuse que le mâle, ordinairement tournée en spirale, longue de* 3 *millimètres à* $4^{mm},50$, *large de* $0^{mm},25$. *Ovaire tubuleux, continu avec la trompe; matrice distincte, courte; vagin assez long; vulve située près de l'extrémité caudale, à* $0^{mm},3$ *ou* $0^{mm},4$ *de cette extrémité. Ovipare; œufs oblongs, à coque membraneuse, longs de* $0^{mm},08$.

D'après ces caractères, le ver nématoïde de la nielle n'appartient à aucun des genres créés par M. Dujardin pour les petits nematoïdes qui vivent à l'état libre, et c'est à tort que ce savant helminthologiste l'a classé parmi les *rhabditis*. Il rentre, au contraire, parfaitement dans le genre *anguillula* d'Ehrenberg et de Diesing, qui doit être maintenu [1].

[1] L'anguillule de la nielle diffère des *rhabditis* par le nombre des baguettes pha-

### V. — *Anatomie de l'anguillule da la nielle adulte.*

*a)* TÉGUMENTS. — La peau, chez l'anguillule de la nielle, est mince, transparente, blanchâtre, homogène; on n'y distingue aucune apparence de fibres. Elle est striée transversalement ; les stries, extrêmement fines, ne deviennent appréciables au grossissement de 350, qu'après un traitement par la potasse caustique. Elles sont distantes d'environ $0^{mm},001$.

*b)* MUSCLES. — La couche musculaire sous-jacente à la peau forme deux bandes longitudinales larges, l'une ventrale, l'autre dorsale. Chacune de ces bandes est probablement séparée sur la ligne médiane par un raphé. Sur les côtés du corps, elles paraissent séparées par un assez large espace, disposition analogue à celle que l'on remarque chez le filaire de Médine. Les fibres primitives sont filiformes, droites, ondulées ou plissées régulièrement (pl. II, fig. 10)[1].

*c)* ORGANES DE LA DIGESTION. — Le canal intestinal n'a point la disposition que l'on rencontre ordinairement chez les

ryngiennes, par la forme de l'œsophage, par la situation de la vulve, par l'utérus simple. Ses caractères se rapportent plus exactement à ceux du genre *anguillule (anguillula)* d'Ehrenberg, dont M. Dujardin donne la caractéristique sans y placer aucune espèce : « Vers à corps filiforme, cylindrique, élastique; bouche orbiculaire tronquée, nue; queue aiguë ou obtuse, sans papille terminale; spicule du mâle simple, rétractile et sans gaine. » (Dujardin, *ouvr. cité*, p. 243.) Le genre *anguillula* a été conservé par M. Diesing *(ouvr. cité*, t. II, p. 123); mais M. Diesing range dans le genre *anguillula* plusieurs espèces qui, évidemment, n'appartiennent pas au même groupe, et pour quelques-unes desquelles le genre *rhabditis* a été créé avec raison par M. Dujardin. L'anguillule de la nielle se rapportant parfaitement par ses caractères au genre *anguillula* d'Ehremberg et de Diesing, pourrait être prise pour type de ce genre.

1 Chez les anguillules adultes, plongées pendant quelques heures dans de l'eau acidulée (avec l'acide sulfurique au un deux-centième, ces fibres paraissent striées en ravers (fig. **11**).

vers nématoïdes ; beaucoup plus long que le corps, il est contenu dans l'intérieur d'un sac ou mésentère tubuleux, dans lequel il forme un assez grand nombre de circonvolutions (fig. 13, 14). Dans la première partie de sa longueur, le tube digestif offre plusieurs dilatations ou renflements constants (fig. 5 A) : une première dilatation très courte constitue la cavité buccale ou pharyngienne; elle est suivie d'un renflement fusiforme, après lequel vient une seconde dilatation arrondie (bulbe œsophagien). Enfin un nouveau renflement pyriforme, plus considérable que le premier, constitue l'estomac, à la suite duquel le tube digestif pénètre dans le sac mésentérique; là, cet organe devient très irrégulier, élargi en certains points, fortement rétréci en d'autres points; il se termine près de l'anus en cul-de-sac par l'atrophie de ses parois.

L'orifice de la bouche est très petit, arrondi, nu. La cavité buccale offre dans sa paroi un stylet court, conique, protractile et rétractile, dont la pointe peut faire une légère saillie en dehors du limbe buccal[1]. Ce stylet est continu en arrière avec un filament simple, très distinct, semblable à une fibre de tissu élastique qui se renfle au centre du bulbe œsophagien en une petite tête bilobée, et qui, en arrière de cette sorte de tête, se prolonge sur le tube intestinal, mais alors considérablement aminci (fig. 5 A. B). Ce filament constitue sur l'œsophage une tige élastique qui s'infléchit lorsque cet organe se contracte, et qui reprend ensuite sa rectitude. Il se recourbe à la base du stylet buccal pour embrasser le renflement œsophagien, qui paraît être constitué non par une dilatation du conduit, mais par un muscle superposé et destiné à mouvoir le sylet. Tout cet appareil a évidemment pour objet de donner de la force et de la résistance à l'extrémité antérieure de l'animal.

Le bulbe œsophagien, formé par une membrane mince et transparente, est agité de mouvements rhythmiques incessants,

[1] C'est à ce stylet que M. Dujardin donne le nom de *baguette pharyngienne.*

qui persistent encore pendant quelque temps après la mort de l'anguillule. Le renflement stomacal a des parois épaises qui sont constituées par des fibres pourvues d'un noyau de cellule. Les parois de l'intestin paraissent d'une structure homogène; on ne distingue point de fibres dans leur épaisseur, et la surface interne ne paraît pas revêtue d'une couche de cellules (fig. 17).

L'anus, presque terminal, est imperforé; sa situation, qu'il est très difficile de reconnaître, est indiquée par la direction du cordon qui termine l'intestin, et par un muscle rétracteur qui y aboutit (fig. 6 *a).*

Le sac ou mésentère dans lequel est contenu l'intestin (fig. 13-18), s'étend d'un bout à l'autre du corps en ligne droite. Il commence en arrière du renflement stomacal, occupant d'abord toute l'épaisseur du corps (fig. 5 *f);* il se rétrécit bientôt et forme un tube plus ou moins bosselé qui se termine près de l'anus. Repoussé par les organes génitaux internes, il se trouve dans la partie dorsale du corps, où la lumière transmise le fait paraître comme une bande noirâtre, irrégulière (fig. 3). Le mésentère est constitué par une membrane mince, à peine perceptible aux plus forts grossissements; il renferme une substance albumino-graisseuse abondante, qui se disperse sous le microscope avec l'apparence de granulations moléculaires agitées du mouvement brownien. Parmi ces granulations sont répandus un grand nombre de noyaux de cellule pourvus d'un nucléole. Jamais je n'y ai reconnu de cellules distinctes. Cette substance albumino-graisseuse est interposée aux circonvolutions de l'intestin et lui adhère plus ou moins. Chez les anguillules vieillies et en partie vidées par la ponte, il se développe dans cette matière des vésicules qui offrent à leur intérieur quelques-unes des granulations élémentaires; ces vésicules, quelquefois très abondantes, paraissent n'avoir d'autre fonction que de remplir l'espace laissé vide par la déplétion des organes génitaux.

*d)* ORGANE DE CIRCULATION. — Chez les anguillules adultes,

il existe un vaisseau longitudinal légèrement rougeâtre qui occupe presque toute la longueur du corps. Il est situé en dehors du mésentère et se termine de part et d'autre en s'amincissant régulièrement. En avant, il ne peut que très difficilement être suivi en deçà du bulbe œsophagien, et en arrière il ne peut l'être au delà de la vulve ou du pénis. Dans tout son trajet il est plus ou moins flexueux, et ne donne aucune branche collatérale. Il n'a point de battements, mais il paraît susceptible de contractions et d'expansions alternatives et lentes[1]. Quoique ses parois soient d'une minceur extrême, je l'ai vu isolé en partie : il a $0^{mm},003$ à $0^{mm},004$ de diamètre (fig. 5 *gg*, fig. 7, fig. 8 B).

*e)* Organe d'excrétion. — Un cordon, paraissant avoir son origine dans le sac annexé à l'intestin, se dirige obliquement d'arrière en avant et se rend à la peau au niveau du renflement stomacal ; ce cordon, vu par un fort grossissement, paraît avoir un orifice à son point d'insertion à la peau ; en outre, je l'ai quelquefois vu variqueux, ce qui tendrait à prouver que c'est un canal qui s'ouvre à l'extérieur et qui fait l'office de conduit excréteur (fig. 5 *h. h*, fig. 8 B, fig. 9)[2].

*f)* Système nerveux. — Le filament longitudinal qui se termine en avant par la baguette pharyngienne est le seul filament qui, par sa situation, puisse être comparé à un cordon nerveux ; mais l'on ne découvre dans ce filament aucune fibre nerveuse primitive. Ce n'est probablement qu'une fibre de tissu élastique. Il existe sur l'estomac une grande cellule ronde, munie d'un gros noyau sans nucléole, qui a dans son

[1] J'ai vu dans le trichosome de la poule un vaisseau longitudinal droit, qui, dans la partie antérieure de l'animal, est doué de contractions et d'expansions alternatives lentes. La portion contractée du vaisseau disparait parfois complètement et reparait 30 à 50 secondes après.

[2] J'ai observé, chez un strongle qui se trouve dans l'estomac du lièvre, un organe analogue, très distinct. Il s'ouvre au dehors, en avant de la dilatation stomacale, et se prolonge en arrière sur la première portion de l'intestin.

apparence quelque rapport avec une cellule nerveuse (fig. 5 A *c*, 5 C). Elle est constante et toujours facilement visible chez les adultes encore incomplètement développés; elle ne paraît émettre aucun filet, aucun tube semblable à un tube nerveux primitif; sa situation et son apparence portent néanmoins à penser qu'elle appartient au système nerveux.

*g)* ORGANES GÉNITAUX. — Les organes génitaux mâle et femelle, très dévoloppés relativement aux autres organes, sont faits sur le même type.

*Mâle.* — Ils consistent chez le mâle en un tube très long plusieurs fois replié, suivant la longueur du corps. Ce tube (testicule, canal déférent) unique et simple, n'offre sur aucun de ses points de dilatation qu'on puisse comparer à une vésicule séminale (fig. 12 *b*, *b'*, *b''*). Le pénis est situé près de l'extrémité caudale; il est constitué par deux pièces cornées, un peu arquées, réunies vers leur extrémité libre, et d'une petite pièce interposée. Ordinairement caché dans l'épaisseur du corps, il peut en sortir presque complètement. Il fait alors saillie entre les deux ailes longitudinales minces, placées latéralement sous la queue de l'anguillule (pl. III, fig. 8, 9.).

*Femelle.* — Chez la femelle, les organes génitaux consistent également en un tube (ovaire et trompe) unique, simple, très long, replié plusieurs fois sur lui-même (fig. 1). Ce tube s'élargit en arrière progressivement jusqu'à une autre dilatation arrondie, oblongue (matrice), qui se termine par un canal long et droit (vagin); celui-ci se prolonge, en arrière de la vulve, en un diverticulum ou cul-de-sac, qui, au moment de la ponte, reçoit quelquefois un œuf. La vulve s'ouvre entre deux lèvres saillantes; elle est située près de l'extrémité caudale.

Le tube génital mâle ou femelle commence en doigt de gant (fig. 2, 10). Les parois sont formées extérieurement par une membrane très mince et sans structure appréciable. Elles sont revêtues intérieurement d'une couche épaisse de cellules pourvues d'un noyau et d'un nucléole. Cette couche offre la disposition d'un épithélium pavimenteux, disposition que l'on observe surtout bien dans le vagin (fig. 4). Dans la partie la plus renflée de la trompe les cellules sont plus nombreuses, et superposées (fig. 3, 5); plusieurs de ces cellules ont de deux à cinq noyaux; d'autres renferment dans leur intérieur de véritables cellules secondaires. On les prendrait, lorsqu'elles sont isolées, pour des ovules fractionnés, si elles n'en différaient par l'absence du vitellus (fig. 5). Ces cellules ne sont par toutes globuleuses, beaucoup sont fusiformes plus ou moins allongées et sont de véritables fibres cellules. Ces caractères deviennent très apparents lorsqu'on laisse les anguillules un certain temps dans de l'acide sulfurique très étendu (1/200 d'acide). La matrice et la trompe paraissent alors en grande partie constituées par ces fibres cellules (fig. 6).

### VI. — *Développement.*

*a)* Ovule femelle et embryon. — L'extrémité postérieure de l'ovaire terminée en cul-de-sac, contient une masse de matière incolore qui paraît formée de noyaux de cellule très rapprochés les uns des autres et plongés dans une substance sarcodique (cytoblastème) peu abondante. Ces noyaux de cellule ont un nucléole très apparent, et ne diffèrent point de ceux qui se trouvent dans les parois du tube génital, en quelque point qu'on l'examine. Il est donc évident que beaucoup de ces noyaux de cellule appartiennent à la paroi de l'ovaire; mais la substance contenue dans l'axe de l'ovaire ne diffère point de celle qui existe à la périphérie, et celle-là peut être considérée comme renfermant les ovules primitifs.

Lorsque l'on examine cette substance de l'extrémité du cul-de-sac de l'ovaire, qu'on a préalablement dilacéré dans une goutte d'eau, l'on voit, au bout de quelques minutes, que chacun des noyaux est entouré d'une mince pellicule qui s'écarte de plus en plus, et l'on reconnaît que cette mince pellicule, d'abord très rapprochée du noyau ou en contact avec lui, s'en sépare par un effet d'endosmose (fig. 7 A). Dans cette condition, la substance renfermée dans l'extrémité de l'ovaire paraît entièrement composée de cellules qui offrent un noyau avec son nucléole, une paroi d'une minceur extrême et point de contenu. Si l'on examine de la même manière la substance qui se trouve dans l'ovaire à une petite distance de son extrémité, en un point où l'on aperçoit déjà dans la masse quelques granulations moléculaires, le même effet d'endosmose montre encore un amas de noyaux entourés d'une mince paroi de cellule; mais cette fois l'on reconnaît entre la paroi et le noyau quelques granulations moléculaires, premiers éléments du vitellus (fig. 7 B). Plus loin encore, vers le milieu de la longueur du tube qui constitue l'ovaire et la trompe, chacune de ces parois de cellule est assez remplie de granulations moléculaires, ou de vitellus, pour que le noyau soit difficilement visible (fig. 7 B'); là, l'ovule est reconnaissable et distinct des cellules de la paroi de la trompe, lesquelles ne sont point remplies de substance vitelline.

L'ovule, en cheminant jusqu'à l'extrémité de la trompe, acquiert plus de volume et une plus grande masse de vitellus [1].

[1] L'étude du développement de l'œuf chez l'anguillule de la nielle est rendue très difficile par la constitution de la paroi de l'ovaire et de la trompe, qui est revêtue d'une couche épaisse de cellules. Ces cellules dans l'ovaire ne peuvent être distinguées des ovules pour l'apparence. Dans la trompe, elles s'en distinguent par l'absence de vitellus. Dans la partie la plus renflée de cet organe, beaucoup de ces cellules sont parfaitement sphériques et contiennent plusieurs noyaux. Il en est même qui paraissent renfermer deux, trois et même quatre cellules complètes. Elles contiennent une matière grenue, pâle, demi-transparente, bien distincte du vitellus. Lorsque l'on déchire la trompe, beaucoup de ces cellules s'échappent pêle-mêle avec les ovules, et comme ceux-ci s'écrasent le plus souvent, il semble que ces cellules demi transparentes, qui ont un ou plusieurs noyaux, une ou plusieurs cellules incluses, soient sorties des ovules eux-mêmes. L'illusion est d'autant plus complète que le noyau et le nucléole des cellules pariétales ne diffèrent point de la vésicule et de la tache germinatives de l'œuf. D'après Koelliker *(Archiv für Anat.*, etc., Von Müller, 1843, p. 68), il se forme dans l'œuf de l'*ascaris dentata* une cellule embryonnaire, puis deux, trois, etc., au centre du vitellus, qui ne se fractionne pas. Une formation assez analogue de cellules aurait lieu, d'après Van Beneden, dans l'œuf des cestoïdes (les vers cestoïdes ou acolytes, p. 67 et pl. III, fig. 15, 1850). La connaissance de ces faits me portait naturellement à penser que les cellules qui paraissaient sortir des ovules de l'anguillule de la nielle en sortaient en effet, et qu'il y a chez cette anguillule un mode de développement analogue à celui de l'*ascaris dentata*. Mais en considérant que ces phénomènes se passaient dans la trompe, où sans doute la fécondation n'a pas

On reconnaît, en l'écrasant, le noyau ou vésicule germinative, et des vésicules ou gouttelettes graisseuses interposées aux granulations du vitellus. Cet ovule est parfaitement sphérique et pourvu d'une membrane extrêmement mince et fragile (fig. 7 C). Parvenu dans la matrice, il y séjourne peu de temps, mais il y éprouve des modifications très importantes : de sphérique qu'il était, il devient oblong; le noyau ou vésicule germinative disparaît probablement, car il cesse d'être distinct; la membrane vitelline acquiert de l'épaisseur et de la solidité. Dans le vagin, cette enveloppe paraît encore acquérir plus d'épaisseur.

Le vitellus, aussitôt après la ponte, se fractionne; mais ce fractionnement n'est point aussi complet que chez beaucoup d'autres animaux; c'est plutôt un sillonnement qui partage le vitellus en plusieurs masses encore en partie confondues; ce sillonnement ne paraît point non plus se faire avec régularité. Après les premières phases du fractionnement, il est impossible de reconnaître la succession des suivantes. Un premier sillon, probablement constant, est transversal et divise le vitellus en deux hémisphères; l'un de ces deux hémisphères se partage de nouveau en deux segments par un sillon également transversal, et l'un de ces segments se partage par un sillon longitudinal en deux nouveaux segments latéraux; dès lors les sillons se multiplient sans ordre appréciable, et bientôt le vitellus constitue une masse lobulée.

lieu, et que, de plus, l'œuf se fractionne d'une manière évidente après la ponte, j'ai dû croire qu'il y avait ici quelque illusion; j'ai donc isolé avec beaucoup de soin et de peine (car ils s'écrasent avec une extrême facilité) les ovules de la trompe, puis les ayant écrasés sans les quitter de l'œil, je n'en ai jamais vu sortir de cellules multiples ou pourvues de plusieurs noyaux. Cette recherche, que j'ai répétée un assez grand nombre de fois avec le même résultat, m'a permis de conclure que les cellules qui s'échappent de la trompe avec les ovules, et qui paraissent sortir de ceux-ci, viennent des parois. Le même fait a lieu lorsqu'on examine les produits de l'organe sexuel chez le mâle. J'ai constaté dans le tube génital de plusieurs nématoïdes l'existence de cellules pariétales, et probablement la constitution de cet organe est la même chez tous les animaux appartenant à cet ordre. L'on rencontrera donc sans doute, dans la recherche du développement de l'œuf et des zoospermes chez les vers nématoïdes, les mêmes difficultés et les mêmes causes d'erreur que chez l'anguillule de la nielle. Les anatomistes qui, depuis quelques années, ont publié des travaux sur ce sujet, n'ont peut être pas tenu assez de compte de la constitution des organes sexuels.

Quelques-uns des lobules acquièrent la forme d'un cylindre replié sur lui-même et dont les extrémités se perdent dans la masse commune, ce sont les premiers vestiges de l'embryon qui devient de plus en plus distinct, et prend, dès son apparition, la forme d'un ver nématoïde. Toute la masse du vitellus concourt à le former, à ce qu'il semble, par un simple changement dans la forme de ses lobules (fig. 7 $E^1$—$E^6$).

L'embryon remplit exactement la coque de l'œuf, et il y est replié de neuf à dix fois sur lui-même. Il se meut et change constamment de position, jusqu'à ce qu'il parvienne à percer la coque qui le renferme.

Si l'on considère l'œuf depuis sa première apparition jusqu'à la formation de l'embryon, on le voit formé d'abord d'une simple cellule. La vésicule, la tache germinatives de cette cellule, ou œuf primitif, et la membrane vitelline ne diffèrent nullement, par leurs caractères physiques d'un noyau, d'un nucléole et d'une paroi de cellule ordinaire. Dans quel ordre ces diverses parties se sont elles formées? Le noyau a-t-il préexisté à la paroi? C'est ce que l'on ne peut reconnaître; mais ce que l'on reconnaît avec évidence, c'est que la paroi, c'est-à-dire la membrane vitelline, préexiste au vitellus. En suivant dans son trajet à travers le tube génital cette cellule sans contenu (l'ovule primitif), on ne tardera pas à reconnaître dans son intérieur un petit nombre de granulations élémentaires semblables à celles que l'on voit dans une cellule quelconque devenue graisseuse, et sans doute la pénétration ou la formation des granulations vitellines dans l'ovule s'opère par le même procédé que celle des granulations élémentaires dans les cellules qui deviennent graisseuses. Ces granulations, en s'accumulant sous la paroi de la cellule ou de l'ovule, changent complètement son aspect primitif, et il arrive un moment où ce n'est plus que par une vue de l'esprit que l'ovule peut être considéré comme une cellule. Est-ce à sa nature spéciale que la cellule primitive doit ses changements et sa transformation en un œuf complet; car nous avons vu que, à l'extrémité de l'ovaire, elle ne se distingue par aucun caractère d'autres cellules contenues dans la paroi du tube génital, et qui sont bien différentes cependant par leur destination? L'examen de son développement pendant son trajet à travers le tube génital disposerait à répondre négativement, et porterait à penser que l'ovule est primitivement une cellule ordinaire, qui doit ses modifications ultérieures à l'appareil spécial qu'elle traverse; les parois de cet appareil sont revêtues, en effet, dans toute leur longueur, mais surtout dans la trompe et dans la matrice, d'une couche épithéliale épaisse, qui sécrète évidemment les matériaux de la nutrition de la cellule-ovule. Il ne serait donc pas irrationnel d'attribuer les changements que subit la cellule primitive à la rencontre qu'elle fait dans tout son trajet des éléments de son accroissement progressif, ainsi que des produits qui consolident sa membrane d'enveloppe, et qui font d'une paroi cellulaire une coque épaisse et résistante; cette cellule ne montre une vitalité et une individualité particulières qu'après l'acte de la fécondation.

*b)* Ovule male et zoospermes. — L'analogie qui existe entre le tube génital femelle et le tube génital mâle se retrouve dans les produits de ces deux appareils. L'extrémité du tube testiculaire contient, comme celle de l'ovaire, une substance formée de cellules à noyau très distinct et à parois minces. Ces cellules, en cheminant dans le canal déférent, se remplissent aussi peu à peu d'une substance grenue, véritable vitellus, qui finit par masquer le noyau (fig. 11 B). Elles ne diffèrent des ovules que l'on trouve dans la trompe chez la femelle, que par une masse vitelline moins épaisse et par un accroissement moindre. Des changements analogues à ceux que l'ovule femelle éprouve dans la matrice et au delà ne s'observent point chez l'ovule mâle. Celui ci reste constamment sphérique, et sa membrane d'enveloppe n'acquiert point une plus grande épaisseur.

Après avoir séjourné un certain temps dans le tube génital, il perd son noyau et subit d'importantes modifications; mais malgré des tentatives souvent répétées, il m'a été impossible de suivre la série de ces modifications [1]. La difficulté extrême d'isoler le tube génital dans toute sa longueur, le mélange des éléments contenus dans diverses parties que l'on crève presque inévitablement, et surtout le développement d'organismes étrangers parmi les éléments séminaux chez des anguillules déjà un peu anciennes (fig. 12), ont opposé à mes recherches un obstacle insurmontable. Le vitellus, après la disparition du noyau, paraît se transformer en une masse compacte, homogène (fig. 11 C), dans laquelle on ne reconnaît plus les granulations vitellines primitives. Cette masse paraît ensuite se résoudre complètement en vésicules très petites qui contiennent un ou plusieurs corpuscules arrondis ou en forme de virgule, agités d'un mouvement *(brownien?)* (fig. 11 E F).

Ces corpuscules sont sans doute les zoospermes ; ils n'ont point de filament visible. Leur grosseur est variable entre un et deux millièmes de millimètre.

### VII. — *Fonctions, instinct, mœurs des anguillules de la nielle.*

Il résulte de l'exposé anatomique qui précède, que les organes de l'anguillule de la nielle, à part de légères modifications, sont semblables à ceux des vers nématoïdes qui vivent en parasites. Chez cette anguillule, comme chez les autres nématoïdes, l'appareil reproducteur est prédominant, et l'on constate aussi chez elle l'absence d'un appareil spécial pour la respiration, fonction qui s'accomplit probablement

[1] A l'époque où j'ai fait ces recherches (juillet 1855, juin et première moitié de juillet 1856), M. Serres n'avait pas encore publié son important travail sur le *Développement spontané de l'œuf mâle (Comptes rendus*, 14 juillet, 1856). La connaissance des faits signalés par l'éminent professeur m'aurait sans doute permis de reconnaître la série des modifications dont l'ordre m'est resté caché, mais la saison trop avancée ne m'a pas permis de reprendre ces recherches.

par la peau, dont la faculté d'absorption est très développée[1].

La respiration, chez les anguillules de la nielle, est peu active. J'ai maintenu dans le vide, pendant vingt-sept heures, des épis verts dont les grains contenaient des anguillules à l'état de la larve et à l'état d'adulte; ces grains ayant été ouverts aussitôt après avoir été retirés du vide, toutes les anguillules, larves ou adultes, étaient encore vivantes; seulement elles n'avaient point dans leurs mouvements la vivacité ordinaire[2].

Des larves vivantes dans l'eau, qui étaient placées sous le même récipient, et qui en furent retirées aussi après vingt-sept heures, étaient dans un état de mort apparente dont elles sortirent promptement après avoir été exposées au contact de l'air.

Chez les anguillules de la nielle, il n'existe pour la circulation qu'un organe rudimentaire. Le système nerveux paraît encore moins développé.

Les organes de la digestion, au moins pour ce qui est du canal intestinal, n'offrent point non plus un grand développement. Ce canal est très long, il est vrai, mais il est en partie atrophié sur plusieurs points de sa longueur. Il se termine en cul-de-sac; il ne paraît pas recouvert à sa surface interne, comme chez d'autres vers nématoïdes, par une couche de cellules à laquelle on pourrait attribuer des fonctions qui seraient en rapport avec les actes de la digestion; enfin il ne paraît admettre dans sa cavité que des substances liquides,

1 La faculté d'absorptio de la peau, chez les anguillules de la nielle, est rendue évidente : 1° par les mouvements hygroscopiques d'assez longue durée qui agitent les larves sèches, lorsqu'on les place dans de l'eau; 2° par l'effet rapide, sur leurs mouvements, de certaines substances dissoutes dans le liquide ambiant; 3° par la rupture des téguments pendant la congélation intense chez les anguillules qui ont préalablement séjourné dans l'eau, rupture qui ne se produit point chez celles qu'on soumet à la même température à l'état sec, ou bien vivantes dans la tige ou le grain frais.

2 Le chaume des épis placés sous le récipient de la machine pneumatique avait été maintenu dans un vase plein d'eau, afin de prévenir la dessiccation des grains niellés.

car jamais je n'y ai découvert d'aliments solides, et la teinture d'iode ne m'a permis d'y constater aucune parcelle de fécule. Il se pourrait donc que la nutrition, comme la respiration, s'accomplît en partie par la peau.

Quant aux fonctions de transformation et d'élimination des substances introduites dans l'économie, fonctions qui sont dévolues au foie et au rein, elles ne s'accomplissent point par des organes localisés et distincts.

Il est probable que le parenchyme qui est contenu dans le tube mésentérique, et qui entoure l'intestin, remplit ces fonctions. Les nombreux noyaux de cellule disséminés parmi les granulations élémentaires qui constituent ce parenchyme, ne permettent pas de le considérer comme un simple amas de matière graisseuse étrangère, en quelque sorte, à l'économie. C'est une substance évidemment organisée, à laquelle il est rationnel d'attribuer la fonction d'un organe essentiel, comme le foie qui manque à ces animaux.

L'existence d'un conduit (excréteur?) qui paraît mettre le tube mésentérique en communication avec l'extérieur, peut aussi faire présumer que la substance contenue dans ce tube renferme encore les éléments d'un organe excréteur qui représenterait le système urinaire.

La fécondation des œufs s'opère à l'intérieur du tube génital par un accouplement. Quoique je n'aie point constaté directement l'accomplissement de cet acte, il doit être inféré d'un fait que j'ai souvent observé. Lorsqu'une femelle périt avant d'avoir achevé la ponte, les œufs mûrs, encore renfermés dans les organes internes, se développent, les embryons éclosent et restent emprisonnés dans les téguments de leur mère, auxquels, en cherchant une issue, ils communiquent les mouvements les plus variés.

Les anguillules de la nielle sont ovipares : ce n'est que dans le cas dont je viens de parler que les embryons éclosent à l'intérieur du corps de leur mère.

Le nombre d'œufs que peut produire une femelle est considérable; l'on en peut juger par celui des larves que l'on rencontre dans le grain niellé après la maturité du blé. J'ai calculé qu'il y a huit à dix mille de ces larves dans un grain d'une grosseur moyenne [1]; c'est donc de douze à quinze cents œufs que pond une femelle.

Les œufs ne se développent que dans le grain niellé où vivent les parents. Ils périssent lorsqu'on les en retire, à moins qu'ils ne contiennent déjà un embryon tout formé. J'en ai placé inutilement dans de l'eau sucrée, salée, gommée, albumineuse, dans la colle d'amidon, etc. Les œufs périssent aussi lorsqu'ils ont été soumis pendant quelques heures à un froid de 15° au-dessous de zéro, quoiqu'on les conserve ensuite dans le grain niellé pendant un espace de temps qui puisse suffire à leur développement. Enfin ils périssent encore nécessairement lorsqu'on les laisse se déssécher avec le grain qui les contient.

Au sortir de l'œuf, les anguillules ont acquis leur taille définitive comme larves; elles sont très agiles, et, dans un milieu convenable, elles ont une progression rapide.

Les anguillules qui, récemment immergées dans l'eau, passent de la vie latente à la vie active, ont des mouvements d'abord partiels et lents; c'est l'extrémité antérieure ou postérieure seule qui se meut, qui se courbe ou s'enroule en spirale; c'est le corps qui se plie dans un point, ou qui prend diverses inflexions. Ces mouvements ne sont point continus; ils se manifestent, puis se suspendent pour quelque temps;

1 Pour trouver le nombre de larves que contient un grain niellé, j'ai employé le procédé suivant :

Les anguillules d'un seul grain furent mises dans mille centimètres cubes d'eau, et le vase fut agité très vivement. Les anguillules n'étant guère plus pesantes que l'eau, se distribuèrent également dans toute la masse. Avant que le liquide ne cessât d'être agité, j'en retirai un centimètre cube, au moyen d'une pipette plongée au milieu de la masse. Alors je recherchai au microscope, dans ce centimètre cube d'eau placé dans un verre de montre, les anguillules qui s'y trouvaient. Leur nombre, multiplié par mille, doit donner celui des anguillules contenues dans la totalité du liquide, et par conséquent dans le grain de blé. Pour ne pas être contrarié par les mouvements des anguillules, le grain avait été préalablement laissé pendant vingt-quatre heures dans de l'eau acidulée, qui tue ces animaux. Quatre grains de grosseur moyenne, examinés par ce procédé, ont donné, par centimètre cube d'eau, cinq, huit, dix et onze larves, ce qui porte le nombre des anguillules, pour chaque grain niellé, à cinq, huit, dix et onze mille.

rares et faibles d'abord, ils acquièrent, après quelques jours, de la continuité et de l'énergie. Alors, tant qu'une cause extérieure ne vient pas les interrompre, tant que la vie persiste, on ne les voit plus se suspendre un seul instant. Malgré leur agitation incessante, les anguillules n'ont cependant point de progression dans l'eau. C'est cette observation qui a fait dire à Needham que ces êtres ne donnent aucune marque de spontanéité dans leurs mouvements, et à Buffon que ce sont des espèces de machines. Elle a suggéré aussi à Spallanzani les réflexions suivantes :

« Cette étonnante variété de mouvements continue dans l'eau pendant toute la vie des anguillules, d'où il paraît qu'elles n'ont aucun mouvement qu'on puisse proprement appeler progressif, ce qui met une différence entre elles et les autres espèces ressuscitantes... si l'eau vient peu à peu à leur manquer... Les trois autres espèces d'animaux ressuscitants (rotifères, tartigrades, anguillules des tuiles) ont la prudence de fuir dans les places où l'eau se retire ; mais celles-ci restent dans leur place sans la quitter [1]. »

Si le ver de la nielle n'a point de mouvements progressifs dans l'eau, c'est que ce liquide n'offre point à ses mouvements une résistance suffisante, et comme il ne peut avancer dans l'eau, malgré les efforts qu'il fait, il ne peut non plus se retirer quand elle va lui manquer. C'est dans la condition où vit la larve de l'anguillule de la nielle qu'il faut observer sa progression, par exemple dans la terre humide, ou mieux dans une substance qui, ayant une consistance égale, est en même temps transparente, comme la colle de farine. Dans ces substances, les anguillules ont une progression rapide qui s'accomplit par des mouvements alternatifs d'inflexion et de redressement; on les y voit s'avancer en serpentant, reculer, se détourner des obstacles, et revenir sur elles-mêmes avec beaucoup de facilité et d'aisance ; elles savent se retirer devant la dessiccation qui menace de les envahir.

[1] *Ouvr. cité*, t. II, p. 263.

Les anguillules récemment immergées et disséminées dans l'eau ne tardent pas, lorsqu'elles commencent à se mouvoir, à s'accrocher les unes les autres, à s'enchevêtrer et à se rassembler au centre du vase qui les contient; elles y forment bientôt une sorte de feutrage assez compact, et à cela l'on peut reconnaître, sans le secours du microscope, qu'elles vivent et s'agitent [1]. Dans la terre, où leurs mouvements sont efficaces, les anguillules s'éloignent et se disséminent.

Étant douées de spontanéité, de progression, et par conséquent de la possibilité d'aller à la recherche de la jeune plante du blé dans laquelle leur instinct les porte à s'insinuer, ce n'est sans doute point au hasard qu'elles doivent de rencontrer cette plante; mais elles la cherchent, et lorsqu'elles se sont introduites entre les feuilles enroulées qui constituent la jeune tige, elles gagnent celles qui en forment le centre, car là seulement elles rencontreront l'épi dans lequel elles doivent se développer [2].

Tant que les larves restent renfermées entre les gaînes des feuilles, elles n'acquièrent aucun accroissement, aucun développement, et l'on ne reconnaît point entre elles de différence qui puisse faire distinguer leur sexe. Mais dès qu'elles se sont introduites dans le parenchyme de l'épi naissant, elles prennent un accroissement rapide, et la distinction s'établit entre les sexes. L'on ne tarde pas à reconnaître les mâles des femelles à la différence de leur taille, les mâles restant plus petits que celles-ci. Les organes génitaux internes devien-

[1] Cette réunion, en quelque sorte passive, des anguillules de la nielle, et dont le mécanisme est facile à comprendre, a été pour Bauer le sujet de plusieurs erreurs singulières. Cet observateur a cru que les anguillules se rassemblaient pendant la nuit seulement; qu'elles cherchaient alors à reprendre la position qu'elles avaient primitivement dans le grain niellé. Dans cet état, elles se recouvraient d'une substance glutineuse, substance tellement nécessaire à leur conservation, que ces vers périssent en moins de douze heures lorsqu'on l'enlève.

[2] Les larves n'acquièrent aucun développement entre les feuilles où elles séjournent; cependant elles y subissent quelques modifications : elles prennent une apparence plus délicate, elles deviennent jaunâtres; la substance grenue qui entoure l'intestin paraît diminuer de quantité; la partie antérieure du corps devient plus transparente, et la lunule augmente beaucoup d'étendue.

nent apparents d'abord; plus tard, les organes génitaux externes (pénis, vulve) le deviennent aussi, et c'est alors seulement que les deux sexes ont des caractères distinctifs précis.

Les anguillules pénètrent plusieurs ensemble dans le même point de l'épi, et en même temps[1] ; aussi les trouve-t-on toutes, dans un grain niellé, au même degré de développement. Le nombre des adultes est ordinairement de deux à douze, et rarement plus considérable ; celui des mâles est généralement en rapport avec celui des femelles.

La vie de l'anguillule adulte est toute concentrée dans la galle qu'elle a produite, et dont elle ne doit plus sortir ; aussi ses fonctions paraissent-elles réduites à celles de la nutrition et de la reproduction. La femelle, enroulée en spirale, ne peut exécuter que des mouvements très bornés, insuffisants pour la locomotion ; sa tête seule est susceptible de mouvements variés. Le mâle est plus agile que la femelle ; ordinairement redressé ou arqué, il prend des attitudes diverses et se porte plus facilement d'un endroit à un autre. Il est aussi plus vivace. Retiré des grains niellés et placé dans l'eau, le mâle vit plus longtemps que la femelle, et, dans leur séjour naturel, celle-ci périt avant lui.

Les anguillules de la nielle n'ont pas un an de vie active. Chez les larves nouvelles, cette vie active cesse avec la maturité du grain, ce qui constitue en moyenne une durée d'un mois au plus. Elles retrouvent leurs manifestations vitales lorsque le grain, confié à la terre à l'époque des semailles, s'humecte, se ramollit et leur donne issue ; elles vivent alors dans la terre, puis dans la plante du blé, jusqu'à la formation de l'épi nouveau, c'est-à-dire depuis le mois d'octobre jusqu'au mois d'avril. La vie active de la larve dure donc environ sept mois. Dans le courant du mois d'avril, l'épi se forme et l'an-

[1] Roffredi et Bauer ont dit que les anguillules pénètrent dans le grain niellé à des époques différentes. Cette erreur provient de ce que ces observateurs n'ont point distingué les mâles des femelles. Ils ont pris ces dernières pour des individus plus avancés dans leur développement, et qui avaient dû, par conséquent, arriver dans le grain avant les autres.

guillule passe à l'état adulte. Vers la fin de juillet, la ponte est finie et l'adulte périt. Cette seconde période de la vie de l'anguillule de la nielle dure environ trois mois. En somme, la vie active des vers de la nielle est de neuf à dix mois ; mais elle varie dans les diverses contrées, suivant le temps nécessaire au développement et à la maturité du blé.

## VIII. — *Propriétés physiologiques des anguillules de la nielle.*

Les propriétés vitales dont les anguillules de la nielle sont douées, remarquables en elles-mêmes et variant suivant les différentes périodes de la vie de ces vers, sont intéressantes surtout au point de vue de la physiologie générale. Dans l'étude, nouvelle sous beaucoup de rapports, que nous allons faire de ces propriétés, nous les envisagerons d'abord chez la larve, puis dans les différences qu'elles offrent chez celle-ci et chez l'adulte.

### SECTION I.
### Propriétés vitales étudiées chez la larve.

#### a. VIE LATENTE ET RÉVIVISCENCE CHEZ LES ANGUILLULES DE LA NIELLE

Aucun animal ne montre à un plus haut degré que l'anguillule de la nielle la faculté de mourir en apparence et de ressusciter, lorsque, alternativement, on le fait dessécher ou lorsqu'on l'humecte avec de l'eau. Dans le grain niellé récolté après la maturité du blé, les larves des anguillules conservées en état de dessiccation et de mort apparente, gardent, pendant un nombre d'années encore indéterminé, la faculté de revenir à la vie par l'humidité. Je possède des grains qui ont été récoltés il y a quatre ans, et dont les anguillules retrouvent toutes le mouvement et la vie, lorsqu'on les laisse une journée dans l'eau.

Baker, ayant examiné en 1771 du blé niellé que Needham lui avait donné en 1744, trouva que ces anguillules, après vingt-sept ans, possédaient encore la faculté de revenir à la vie[1]. Bauer ayant recherché la réviviscence des vers de la nielle pendant cinq ans et huit mois sur du blé d'une même année, trouva que, pendant tout ce temps, les anguillules avaient la propriété de revenir à la vie; mais, après cinq ans et huit mois, elles perdirent toutes cette propriété. Sur du blé d'une autre année, le même observateur constata que les anguillules conservèrent la réviviscence pendant six ans et un mois, faculté qu'elles perdirent passé cette époque[2].

Les différences que l'on remarque entre le fait observé par Baker et ceux observés par Bauer, peuvent tenir, jusqu'à un certain point, aux conditions dans lesquelles le grain niellé a été conservé, car, pour le blé sain, l'on sait que lorsqu'il est préservé du contact de l'air et de l'humidité, il garde quelquefois sa faculté germinative pendant des siècles. Généralement et dans les conditions ordinaires, le blé ne conserve cette faculté que pendant six ans et huit mois au plus[3]. Les observations de Bauer établiraient donc, si elles se généralisaient, un rapport entre la durée de la vie latente chez l'anguillule de la nielle et chez la plante qui lui est associée, rapport d'autant plus remarquable qu'il n'est pas le seul que nous ayons à signaler entre les propriétés vitales de la semence du blé et celles de son hôte.

La dessiccation la plus complète ne détruit pas la réviviscence des anguillules de la nielle.

Première expérience. — Des larves récoltées il y a trois ans et qui avaient été revivifiées une fois, ayant été desséchées de nouveau, furent mises dans un verre de montre sous le récipient de la machine pneumatique; sous le même récipient fut placée, pour absorber toute la vapeur d'eau, une large capsule contenant de l'acide sulfurique concentré. Le vide

1 Lettre de Needham en réponse au *Mémoire* de Roffredi, dans *Journ. de physiq.* de l'abbé Rozier, t. V, p. 227, 1775.

2 *Mém. cit.*

3 L'abbé Poncelet, *Hist. nat. du froment*, p. 46, 1779.

ayant été maintenu avec soin pendant cinq jours, la dessiccation a dû être aussi complète que possible. Les anguillules ayant été retirées du vide furent placées dans de l'eau pure ; examinées trois heures après, la plupart de ces anguillules avaient repris le mouvement et la vie [1]. Cette expérience, répétée plusieurs fois avec quelques variations, a toujours donné un résultat analogue.

La durée du séjour dans l'eau nécessaire au retour des manifestations vitales, est très variable, mais généralement la revivification est plus prompte chez les anguillules les plus nouvelles [2]. J'ai vu constamment les larves des grains récoltés depuis quinze ou vingt jours reprendre leurs mouvements en moins d'une heure. Pour arriver au même résultat avec du blé niellé que je conserve depuis quatre ans, il faut que les anguillules soient plongées dans l'eau pendant dix, quinze et vingt heures (la température étant de + 20°).

L'on pourrait croire que la différence dans le temps nécessaire à la revivification des anguillules nouvelles ou anciennes, tient à l'état plus ou moins complet de leur dessiccation. Les expériences suivantes prouvent que telle n'est pas la raison de cette différence [3].

Deuxième expérience. — Des grains verts et renfermant des larves vivantes furent placés sous le récipient de la machine pneumatique. Une capsule contenant de l'acide sulfurique concentré étant disposée comme nous l'avons dit dans l'expérience précédente, le vide fut maintenu pendant quatre jours. D'autres grains du même épi furent conservés à l'air libre. Au bout de quatre jours, les anguillules extraites des grains complètement desséchés qui avaient séjourné dans le vide, furent mises dans de l'eau ordinaire. On fit de même de celles qui avaient été conservées à l'air libre. Après une heure et demie d'immersion, toutes les anguillules des deux catégories avaient repris des mouvements, et je ne pus constater aucune différence entre les unes et les autres.

1 J'ai fait cette expérience d'après les conseils de M. Milne-Edwards, qui a bien voulu m'en signaler tout l'intérêt.

2 La durée de l'immersion nécessaire au retour des manifestations vitales, n'est pas proportionnelle au temps que les anguillules ont passé en état de dessiccation ; il y a, sous ce rapport, moins de différence entre les larves d'un an et celles de quatre ans, qu'entre les larves d'un mois et celles d'un an.

3 Ces expériences ont été faites dans le laboratoire de mon ami, M. Claude Bernard, par les soins de son habile préparateur M. Leconte.

TROISIÈME EXPÉRIENCE. — Une seconde expérience semblable fut faite avec du blé niellé récolté depuis un mois. Après une heure et demie d'immersion dans l'eau, les anguillules des grains qui avaient été soumis au vide paraissaient un peu moins agiles que celles des grains conservés à l'air libre. Le nombre des revivifiées était aussi un peu moindre parmi les premières ; mais après trois heures, l'on ne reconnut plus de différence entre elles.

QUATRIÈME EXPÉRIENCE. — Une troisième expérience fut faite avec du blé de trois ans, et je ne constatai aucune différence dans le temps nécessaire à la revivification entre les anguillules qui avaient été desséchées dans le vide et celles qui ne l'avaient pas été.

L'influence de la dessiccation sur la promptitude ou la lenteur du retour des manifestations vitales est donc à peu près nulle.

Si nous considérons que les anguillules soumises au vide dans les deux premières expériences étaient plus complètement desséchées que celles que je conserve à l'air libre depuis quatre ans, et qui ne retrouvent le mouvement qu'après quinze ou vingt heures, nous devrons conclure que la revivification prompte chez les larves récentes et tardive chez les anciennes est tout à fait indépendante de la dessiccation.

La température de l'eau dans laquelle les anguillules sont immergées, n'est pas sans influence sur le temps nécessaire au retour des manifestations vitales : la chaleur l'accélère, le froid le retarde. Lorsque l'eau est à une température voisine de 0, les anguillules ne retrouvent le mouvement qu'après plusieurs jours d'immersion ; il en est même qui persistent beaucoup plus longtemps dans leur immobilité.

D'après Spallanzani, « le vide ne nuit pas à la résurrection des vers de la nielle, soit qu'ils sortent pour la première fois du grain, soit qu'ils en soient déjà sortis ; seulement elle n'a pas lieu aussi promptement qu'à l'air[1] ». J'ai vérifié la première partie de cette observation avec des anguillules qui pouvaient être revivifiées au bout d'une heure et demie d'im-

[1] *Ouv. cité*, p. 267.

mersion, mais elles ont perdu de nouveau le mouvement, le vide ayant été prolongé pendant vingt-sept heures.

Un fait qui a échappé à tous les observateurs et qui les a induits en erreur, empêche fréquemment le retour des manifestations vitales chez les vers de la nielle, c'est la présence de matières organiques en voie de décomposition dans l'eau qui baigne les anguillules. Nous reviendrons sur ce sujet à propos de l'action de diverses substances sur la vie de ces animaux.

Toutes les anguillules d'un même grain ne retrouvent pas en même temps les manifestations de la vie ; il y a entre elles, sous ce rapport, de notables différences.

Les anguillules qui ont retrouvé les manifestations de la vie, peuvent les perdre et les retrouver de nouveau un grand nombre de fois par des alternatives de sécheresse et d'humidité. J'ai déterminé la revivification jusqu'à dix ou douze fois. Spallanzani l'a fait seize fois et au-delà [1]. Dans ces expériences, à chaque nouvelle épreuve le nombre des anguillules qui se revivifient diminue ; celles qui périssent sont relativement bien plus nombreuses à la cinquième ou à la sixième épreuve qu'à la seconde ou à la troisième.

Un résultat analogue s'obtient lorsque l'on compare la reviviscence d'anguillules qui ont passé dans l'eau, en état de vie active, un long espace de temps, comme six semaines, deux mois avec la reviviscence d'anguillules qui n'ont vécu dans l'eau que quelques jours seulement. Si, dans ces deux cas, on les fait dessécher, et si, ensuite, on les humecte, le nombre des premières qui se revivifient est, comparativement à celui des secondes, extrêmement petit. Il y a donc un rapport entre la reviviscence et la durée de la vie active ; aussi, le nombre des revivifications que l'on peut obtenir des anguillules dépend en partie de la durée de chaque alternative de sécheresse et d'humidité [2].

1 *Ouv. cité*, p. 265.

2 Après un mois de séjour dans l'eau, la plupart des anguillules desséchées ont encore la faculté de revenir à la vie. Passé ce temps, elles perdent assez prompte

Ces résultats sont ceux de l'observation des anguillules immergées dans l'eau. Mais la reviviscence ne varie point avec les conditions dans lesquelles ont vécu les anguillules de la nielle. Celles qui ont pénétré dans la tige se revivifient comme celles que l'on observe dans l'eau, et, comme chez celles-ci, la reviviscence s'épuise à la longue[1].

### b. INFLUENCE DE DIVERS AGENTS SUR LES MOUVEMENTS ET LA VIE DES ANGUILLULES

L'étude de la vitalité chez les anguillules de la nielle est longue et sujette à beaucoup d'erreurs. La principale cause d'erreur est l'incertitude de leur mort. Il arrive fréquemment que les anguillules, quoique vivantes, restent pendant plusieurs jours droites, raides et sans mouvement, même dans de l'eau pure. La décomposition ou l'altération profonde de leur corps est le seul signe certain qu'elles soient mortes ; néanmoins, par une température de 15 à 25° au-dessus de zéro, si les anguillules ne sont pas en très grand nombre dans une certaine quantité d'eau, si cette eau est renouvelée chaque jour, elles pourront être jugées mortes lorsqu'elles n'auront pas repris le mouvement dans l'espace de cinq jours, car dans

ment cette faculté. Aussi lorsque l'on met dix jours d'intervalle entre chaque dessiccation nouvelle, dès la quatrième revivification l'on voit le nombre de celles qui restent mortes augmenter rapidement. La durée du temps pendant lequel on garde ces animaux en état de dessiccation a peu d'influence sur ce résultat, qui dépend en grande partie de la durée de la vie active.

1 Dom Roffredi a pensé que les anguillules parvenues dans la tige ne se revivifient plus ; c'est une erreur due sans doute à ce que, dans ses recherches, il n'enlevait pas avec soin tous les fragments de la tige, qui, restant en macération, empêchaient, par leur décomposition, le retour des manifestations vitales. J'ai vu des larves déjà en contact avec l'épi rudimentaire revenir à la vie après avoir été desséchées pendant vingt-quatre heures à nu sur une lame de verre. Mais le nombre de larves qui se revivifient dans ces conditions est petit. Si la dessiccation des anguillules s'est opérée avec celle de la tige (même lorsque l'épi rudimentaire est déjà apparent), il en revient un beaucoup plus grand nombre, mais la plupart de celles-ci ne peuvent plus être revivifiées après une nouvelle dessiccation.

de nombreuses expériences, je ne les ai jamais vues revivre passé ce terme[1].

Les anguillules d'un même grain n'ont pas toutes une sensibilité égale à l'action de la même substance, il en est qui perdent le mouvement ou qui périssent dans un espace de temps trois ou quatre fois moindre que les autres[2].

*a)* Substances organiques. — Une action qu'il importe avant tout de signaler, parce qu'elle a été et qu'elle pourrait être encore la cause de nombreuses erreurs, c'est celle des matières organiques en voie de décomposition : lorsque la putréfaction s'empare de substances végétales ou animales qui se trouvent dans l'eau avec les anguillules, celles-ci ne retrouvent pas le mouvement, ou elles le perdent si elles l'avaient déjà. Il suffit d'introduire dans l'eau où vivent de ces anguillules, une petite parcelle de chair musculaire, de caséum, de pâte de farine aigrie, etc., pour que l'on trouve au bout de quelques heures, s'il fait chaud, toutes ces anguillules droites

1 L'attitude droite et roide des anguillules n'est pas un signe qu'elles soient mortes, mais l'attitude flexueuse et enroulée est généralement un signe qu'elles sont vivantes. Lorsque les anguillules meurent, elles se redressent ; il est très rare qu'elles restent plus ou moins enroulées après leur mort ; il y a donc lieu de présumer, malgré une longue suspension de leurs mouvements, que des anguillules enroulées sont vivantes, et l'on doit les laisser longtemps dans de l'eau pure avant de se prononcer sur leur mort. Ce n'est guère qu'après l'action prolongée de la nicotine concentrée, ou dans une solution d'arséniate de soude, ou dans des substances épaisses et visqueuses que j'ai vu les anguillules mortes rester infléchies. La lenteur du retour des mouvements chez des anguillules qui les ont perdus par l'influence de substances diverses, est ordinairement favorisée par une basse température. Après l'action de la nicotine, par exemple, ces larves, dans de l'eau pure à une température voisine de zéro, restent, pour ainsi dire, indéfiniment immobiles. De même, l'action plus ou moins rapide de diverses substances sur les mouvements ou sur la vie des anguillules est influencée d'une manière marquée par la température. Des larves plongées dans de l'ammoniaque étendu de mille parties d'eau avaient toutes perdu le mouvement en deux heures et demie à une température de + 25° à + 30° C., tandis que d'autres anguillules du même grain, dans la même solution maintenue à une température de + 1° C., avaient encore quelques mouvements vingt-quatre heures après.

2 Je n'ai pu savoir la raison de ces différences qui se manifestent sous plusieurs autres rapports encore entre les larves d'un même grain niellé. Ces différences ne permettent pas d'apprécier d'une manière absolue l'intensité d'action de certaines substances. La difficulté d'établir une moyenne m'a fait baser ordinairement mon appréciation sur les dernières qui perdent le mouvement ou la vie.

et raides. Dans cette condition de mort apparente, les fait-on sécher et les replace-t-on ensuite dans de l'au pure, elles ne tardent point à manifester leur vie par leurs mouvements. On obtient le même résultat en les débarrassant de la matière animale par des lavages successifs[1]. J'ai pu, de cette manière, faire mourir en apparence et revivre un grand nombre de fois les mêmes individus. La susceptibilité aux matières organiques qui se putréfient est telle, chez ces anguillules, qu'il suffit qu'on brise un certain nombre d'entre elles en ouvrant un grain niellé, pour empêcher que les autres ne reprennent le mouvement, lorsqu'elles sont placées dans une petite quantité d'eau.

Tous les observateurs qui se sont occupés de ces animaux : Needham, Baker, Spallanzani, Roffredi, Bauer, ont méconnu cette action des substances organiques en décomposition ; aussi, jugeant les anguillules mortes dans de telles conditions, ils ont rapporté sur leur vitalité des faits erronés, singuliers ou bizarres ; ainsi Needham et Baker disent que les anguillules ne ressuscitent point, si l'on ouvre le grain niellé sans l'avoir préalablement ramolli dans l'eau ; Spallanzani rapporte

[1] *Farine de blé.* — Expérience le 22 novembre 1855. Des anguillules (larves) revivifiées depuis deux jours sont placées dans un verre de montre rempli d'eau pure, à laquelle on ajoute une petite quantité de farine de blé. — Le 25, le mélange a acquis l'odeur de vieux fromage, toutes les anguillules sont droites et roides, mortes en apparence. Par des lavages, on enlève tout liquide et l'on ne laisse que les anguillules et la partie de la farine qui ne s'est pas liquéfiée ; on ajoute de l'eau pure. Au bout de cinq à six heures, toutes les anguillules avaient repris le mouvement. Le 28, le mélange offre de nouveau une odeur fétide, toutes les anguillules sont sans mouvement. Traitées comme ci-dessus, elles ont repris, pour la plupart, leurs mouvements après quelques heures. Le 30 et le 3 décembre la même opération est renouvelée avec le même résultat. La fécule expérimentée de la même manière n'a porté aucune atteinte aux mouvements des anguillules, le gluten, au contraire, agit comme la farine.

*Fromage de Roquefort.* — Expérience le 8 octobre 1855. Une parcelle de fromage de Roquefort, grosse comme une lentille, est mise dans un verre de montre avec de l'eau et des anguillules récemment revivifiées. Le 9, elles sont toutes mortes en apparence. Le liquide ayant été remplacé par de l'eau pure, au bout d'une heure la plupart des anguillules avaient repris des mouvements ; alors une nouvelle parcelle de fromage est mise dans l'eau. Le 10 toutes les anguillules étaient droites et roides. Le liquide ayant été de nouveau remplacé par de l'eau pure, toutes les anguillules, examinées le lendemain, avaient des mouvements ordinaires. Plusieurs expériences semblables faites avec quelques gouttes de sang de grenouille, avec une parcelle de chair musculaire, etc., ont donné les mêmes résultats.

que l'urine ressuscite les anguillules sèches, tandis qu'elle tue les anguillules humectées et vivantes; Roffredi, que les anguillules parvenues dans la tige perdent la faculté de ressusciter après la dessiccation, etc. J'ai reconnu que dans aucun de ces cas les anguillules ne périssent, mais qu'elles subissent simplement l'influence de la putréfaction des individus qu'on brise, dans le premier cas, en ouvrant leur coque épaisse et dure, de la décomposition de l'urine dans le second [1], et de celles des parties de la tige qui restent en macération dans le troisième. L'on voit, par ces exemples, qu'il importe de ne pas perdre de vue que les substances organiques en voie de décomposition viennent fréquemment troubler les résultats de l'expérimentation.

*b.)* SUBSTANCES GÉNÉRALEMENT TOXIQUES. — Les substances qui sont toxiques pour les animaux en général, peuvent se diviser en deux catégories : 1° celles qui n'ont pas d'action chimique sur les tissus des animaux ; 2° celles qui les décomposent ou les altèrent plus ou moins profondément.

De l'examen que j'ai fait d'un grand nombre de substances appartenant à l'une et à l'autre de ces catégories, on peut conclure, en général, que les premières ne portent point atteinte à la vie des anguillules, et que c'est le contraire pour les secondes [2].

1 *Urine.* — Première expérience. Le 14 février 1855, des larves revivifiées sont mises dans un vase contenant de l'urine fraîche et légèrement acide (la température de l'appartement étant de 20 à 22° C.). Le 15, toutes ces anguillules ont perdu le mouvement; alors un certain nombre est extrait avec une pipette et placé dans de l'*urine fraîche*, au bout d'une heure toutes celles-ci ont retrouvé le mouvement. Le 16, le 17, le 18 et le 19, une portion nouvelle de larves est chaque fois retirée de l'urine putréfiée et mise dans de l'urine nouvelle, maintenue à une température de + 5° à + 10° C. Le plus grand nombre des anguillules, dans chaque cas, a retrouvé, après quelques heures, les mouvements ordinaires.

Deuxième expérience. Le 5 juillet 1855, des larves revivifiées sont placées dans un verre de montre avec de l'urine légèrement acide et fraîche. Le 15 (dix jours après). l'urine très concentrée est en consistance sirupeuse, les anguillules sont toutes droites et roides. L'urine ayant été enlevée par plusieurs lavages successifs, la plupart des anguillules, placées dans de l'eau pure, avaient repris au bout de deux heures leurs mouvements ordinaires.

2 En disant que les substances toxiques qui n'altèrent point les tissus des animaux, ne portent point atteinte à la vie des anguillules, j'entends qu'elle n'y porteut point

1° *Substances sans action chimique sur les tissus.* — Parmi les substances toxiques qui ne portent point atteinte à la vie des anguillules, se trouvent l'opium, la belladone, l'atropine, la morphine, la strychnine et leurs composés, le curare. Des anguillules vivantes, plongées pendant plusieurs jours dans une solution concentrée ou dans un magma de ces poisons, n'ont pas moins continué à vivre et à se mouvoir comme dans de l'eau ordinaire. — Pour plusieurs de ces substances, l'expérience a été suivie pendant plus de quinze jours. Non seulement elles ne détruisent pas la vie des anguillules de la nielle, au moins dans l'espace de plusieurs jours, mais elles n'ont aucune action sur leurs mouvements. L'atropine ou la morphine ne les ralentissent point, la strychnine ne les excite point.

La nicotine, comme les autres narcotiques, ne porte point atteinte à la vie des anguillules, mais elle paralyse leurs mouvements. Une petite proportion de nicotine dans l'eau suffit pour produire cet effet. La nicotine pure le détermine instantanément. Les anguillules, après être restées un ou deux jours dans cette substance pure, retrouvent le mouvement, lorsqu'on les a débarrassées par plusieurs lavages.

L'action de la nicotine sur les mouvements des anguillules, prouve que ce n'est pas au défaut de pénétration de la substance toxique que ces animaux doivent leur immunité à l'égard des autres narcotiques. L'exception à cette immunité, qui paraît exister à l'égard de la nicotine, s'explique par l'action spéciale de cette substance sur le système musculaire[1]. L'on

atteinte par leur propriété toxique. La nicotine pure, par exemple, est un caustique qui les désorganise; mais, étendue d'une certaine quantité d'eau, la nicotine ne les tue pas. Les anguillules vivent plus longtemps dans de l'eau pure que dans de l'eau chargée d'une substance quelconque. Dans cette dernière condition, elles vivent généralement d'autant moins que les substances immergées sont plus putrescibles. Les substances toxiques sans action chimique sur les tissus, abrègent de même la durée de la vie des anguillules, mais leur action, qui ne se fait sentir qu'à la longue, ne diffère point de celle des substances les plus inoffensives, telles que le gluten, le caséum, la glycérine, le sucre, etc.

[1] Cl. Bernard, *Action du curare et de la nicotine sur le système nerveux et sur le système musculaire (Comptes rendus, Société de biologie*, t. II, p. 195, 1850).

sait que l'opium, la morphine, le curare[1], n'ont d'action sur les muscles que par l'intermédiaire du système nerveux ; c'est en abolissant les fonctions des nerfs, mais non celle des muscles, que ces poisons abolissent les mouvements. La strychnine aussi agit sur le système nerveux seul[2]. La nicotine, au contraire, agit directement sur le muscle dont elle suspend ou détruit l'irritabilité. La persistance de la vie et l'intégrité des fonctions chez les anguillules plongées dans les substances toxiques dont nous avons parlé d'abord, montrent que ces substances n'ont point d'action sur leur système nerveux; or, la nicotine ne se comporte pas autrement à l'égard de ce système, puisqu'elle ne nuit point à la vie des anguillules, mais elle agit directement sur les muscles en les paralysant[3].

1 Vulpian, *Sur quelques expériences faites avec le curare* (*Comptes rendus, Société de biologie*, t. I, 2e série, p. 73, 1850).

2 Brown-Sequard, *Recherches sur le mode d'action de la strychnine* (*Comptes rendus, Société de biologie*, t. I, p. 119, 1849).

3 *Expériences avec les narcotiques et la strychnine. Morphine.* — Le 5 juin 1856, des anguillules douées de la vie actives sont mises dans une solution concentrée de *sulfate de morphine.* Après quelques minutes leurs mouvements paraissent plus vifs. Le 6, le liquide s'étant un peu évaporé, des cristaux se sont déposés au fond du vase, les anguillules s'agitent parmi ces cristaux. Comparées avec d'autres anguillules du même grain conservées dans de l'eau pure, les premières ont des mouvements manifestement plus actifs. Les 7, 8, 12, mêmes remarques. Le 20, une moitié environ est sans mouvement, les autres ont des mouvements ordinaires. Le 26, elles sont à sec, l'eau s'étant complètement évaporée. Le 27, nouvelle eau. Le 30, un assez grand nombre ont des mouvements ordinaires.

Même expérience avec l'*acétate de morphine*, même résultat. Ces expériences ont été répétées plusieurs fois avec des doses variées de morphine. L'extrait gommeux d'opium plus ou moins étendu d'eau ou en magma épais n'agit pas autrement que la morphine.

*Belladone.* — Expérience. Le 26 août 1855, des anguillulés revivifiées sont placées dans de l'eau chargée d'extrait de belladone, jusqu'au point de rendre l'observation difficile à cause de l'opacité. Le 27 et le 28, elles ont toutes des mouvements ordinaires. Le 29, tout le liquide s'est évaporé; on restitue une petite quantité d'eau. Le 30, mouvements ordinaires. Examinées pendant plusieurs jours encore, on constate toujours les mêmes mouvements.

*Atropine.* — Expérience. Placées le 14 juin 1856 dans une solution concentrée d'atropine, des anguillules avaient encore, le 26 du même mois, des mouvements très actifs.

*Curare.* — Expérience. Le 24 août 1855 des anguillules douées de mouvement sont placées dans un magma de curare (expérimenté très actif) ; leurs mouvements persistent; le 25 et le 26, mêmes remarques. Le 27, le magma s'étant épaissi par évaporation, l'observation n'est plus possible, quelques gouttes d'eau ayant été ajoutées, l'on constate chez les anguillules des mouvements ordinaires. La même expérience répétée trois fois a toujours donné les mêmes résultats.

L'innocuité des narcotiques à l'égard des fonctions nerveuses serait-elle en relation avec l'état rudimentaire du système nerveux chez les anguillules de la nielle ?

*Strychnine.* — Expérience. Le 14 juin 1856 des anguillules revivifiées sont placées dans de l'eau avec du *sulfate de strychnine* en excès. Le 15 elles ont toutes des mouvements ordinaires. Le 16, un grand nombre sont fortement enroulées et leurs mouvements sont moins étendus. Les 17, 18, mêmes remarques, 19, même état. Les mouvements sont généralement plus lents que dans une solution de morphine. Le nombre de celles qui paraissent mortes ne dépasse pas ce que l'on observe dans de l'eau ordinaire. Le 26, le plus grand nombre a des mouvements ordinaires. Mêmes résultats avec l'hydrochlorate de strychnine.

*Nicotine pure.* — Premièré expérience. Séjour : une minute. Le 1er mars 1857, à trois heures et demie, des anguillules revivifiées depuis trois jours et douées de mouvements ordinaires, sont mises dans de la nicotine pure, elles perdent instantanément le mouvement. Après une ou deux minutes au plus, elles sont lavées à grande eau, et laissées ensuite dans de l'eau ordinaire ; à minuit elles n'ont aucun mouvement. Le 2 mars, à trois heures, quelques-unes ont des mouvements à peine appréciables par un fort grossissement ; 5 mars, elles ont toutes des mouvements, mais très lents, aucune n'a les mouvements ordinaires.

Deuxième expérience. Séjour : vingt-quatre heures. Des anguillules traitées de la même manière et ayant passé vingt-quatre heures dans la nicotine pure, ont repris des mouvements lents d'abord, puis plus actifs. Au bout de trois jours, la plupart étaient revenues à la vie.

Troisième expérience. Séjour : quarante-huit heures. Des anguillules revivifiées placées le 22 février, à trois heures, dans de la nicotine pure, en sont retirées, lavées avec soin et mises dans de l'eau fraiche ; le 24 février, à trois heures, elles sont toutes droites et roides. Le 25, quelques-unes ont des mouvement lents et rares, appréciables à un grossissement de 100 diamètres ; elles sont presque toutes enroulées ou infléchies ; elles paraissent généralement un peu altérées. Néanmoins, le 26, quelques-unes ont des mouvements interrompus et lents ; le 27, quelques-unes ont des mouvements continus ; d'autres avec de longues suspensions. On peut juger que le plus grand nombre est encore vivant.

Quatrième expérience. Séjour : cinq jours. Un très petit nombre, dans ce cas, ont retrouvé des mouvements lents, mais qui n'ont été appréciables que pendant deux ou trois jours ; elles sont restées ensuite manifestement mortes. Toutes ces anguillules étaient plus ou moins profondément altérées.

Cinquième expérience. Des anguillules extraites sèches du blé niellé et laissées pendant quatre jours dans la nicotine pure, sont revenues à la vie en beaucoup plus grande proportion que d'autres qui y avaient été mises humides et en état de vie active, et qui y avaient passé le même espace de temps.

*Nicotine étendue d'eau.* — Première expérience. Nicotine, une partie ; eau, cent parties. Le 1er mars, des anguillules récemment revivifiées sont placées dans la solution indiquée. Au bout de quarante minutes la plupart ont perdu le mouvement et se sont fortement enroulées ; quelques-unes çà et là offrent un mouvement brusque et saccadé, comme de brisement, ou un mouvement très lent. Après deux heures trois quarts, les mêmes mouvements sont devenus beaucoup plus rares. Après sept heures d'immersion, elles sont toutes sans mouvements. Placées alors dans de l'eau pure, elles avaient toutes des mouvements naturels trois jours après.

Deuxième expérience. Nicotine, une partie ; eau, dix parties. Le 23 février des anguillules récemment revivifiées sont mises dans la solution indiquée ci-dessus. Le

2° *Subtances qui altèrent les tissus.* — Toutes les substances qui agissent chimiquement sur les tissus, tuent les anguillules plus ou moins rapidement. Tels sont les acides et les alcalis, même très étendus d'eau, le deutochlorure de mercure, le sulfate de cuivre, les composés d'arsenic, l'alcool, l'éther, etc.

L'action des acides est très intense. L'acide sulfurique, par exemple, étendu de deux cents fois son volume d'eau, tue ces anguillules en peu d'heures. Les acides minéraux sont plus actifs que les acides organiques. A dilution égale, ils peuvent être rangés pour leur activité dans l'ordre suivant : *acides azotique, sulfurique, chlorhydrique, oxalique, acétique.*

Le vinaigre fait périr les vers de la nielle, quoique des animaux, très rapprochés de ceux-ci par leur organisation, vivent normalement et se reproduisent dans ce liquide.

2 mars elles en sont retirées et placées dans de l'eau pure; le 3 et le 4 aucun mouvement; le 5 quelques-unes ont des mouvements très rares et très lents; les 6, 7, 8, mêmes remarques; le 9, même remarque. La température qui avait varié de 8 à 13° C., est portée à + 25° C. Après deux heures, elles ont toutes des mouvements lents avec de longs repos. Le 11, mêmes remarques pour le plus grand nombre; quelques-unes ont des mouvements assez actifs.

Troisième expérience. La même expérience répétée avec des anguillules qui avaient séjourné neuf jours dans la solution de nicotine au dixième, a donné les mêmes résultats. Extraites de la nicotine le 4 mars, le 17, quelques-unes avaient des mouvements naturels; chez le plus grand nombre les mouvements étaient moins vifs; le nombre des anguillules mortes était peu considérable.

Quatrième expérience. Nicotine : une partie; eau : trois parties. Le 22 février des anguillules revivifiées depuis trois jours sont mises dans la solution indiquée. Le 2 mars, après huit jours d'immersion, elles sont lavées et mises en eau pure; le 4 et l 5, pas de mouvements; le 9 mars quelques-unes ont des mouvements très lents; la température qui a varié de + 8 à + 12° C, est portée à + 26° C. Une heure après, la moitié environ a des mouvements lents avec de longs repos; le 11, la moitié a des mouvements, l'autre moitié est immobile, quelques-unes sont altérées. Le 17 le plus grand nombre a des mouvements lents, quelques-unes ont des mouvements ordinaires, quelques-unes sont mortes et altérées. — De ces expériences, et d'un grand nombre d'autres qu'il est inutile de rapporter ici, il résulte que la nicotine pure ne tue pas les anguillules par une action toxique; elle ne les tue qu'après un séjour assez prolongé en altérant leur corps à la manière des caustiques. Étendue d'une proportion d'eau telle que son action caustique soit fort réduite et que son action toxique soit encore très énergique, elle ne porte point atteinte à leur vie, au moins pendant longtemps, mais elle suspend leurs mouvements. Un très court séjour dans la nicotine pure ou dans de la nicotine étendue d'eau, paralyse les mouvements pour longtemps. Cette suspension des mouvements est beaucoup plus longue et plus complète que par l'action d'aucun autre agent.

Les alcalis, tels que la potasse, la soude, la chaux, très étendus d'eau, font périr les anguillules, mais ces substances sont relativement moins actives que les acides ; la potasse caustique à l'alcool étendue de cent fois son poids d'eau, agit beaucoup moins rapidement que l'acide sulfurique étendu de la même proportion d'eau. L'ammoniaque liquide a une action incomparablement plus forte ; mêlée à cent fois son volume d'eau, elle tue instantanément les anguillules. Une partie d'ammoniaque sur deux mille parties d'eau a encore de l'influence sur ces animaux ; ils ne sont pas tués, mais leurs mouvements en sont ralentis, difficiles et saccadés. C'est probablement au développement de l'ammoniaque que les substances organiques en voie de décomposition doivent leur action sur les mouvements des vers de la nielle.

L'éther tue rapidement ces vers ; l'alcool à 36° les laisse vivre dix minutes ; étendu de trois fois son volume d'eau, il les laisse vivre huit heures. L'acide arsénieux, l'arséniate de soude, même en solution concentrée, n'ont qu'une action assez lente sur ces animaux. Le deutochlorure de mercure est l'une des substances les plus actives.

Si l'on excepte la nicotine (étendue d'eau), l'effet des substances qui n'altèrent point les tissus, telles que les matières animales putrides, la glycérine, etc., passe promptement lorsque les anguillules n'y sont plus soumises ; il n'en est pas de même pour celles qui agissent chimiquement ; lorsque la durée de l'immersion des anguillules a été insuffisante pour amener leur mort, elles restent quelquefois longtemps encore, plusieurs jours même après qu'elles en ont été retirées, dans un état de mort apparente, dont elles sortent lentement. Certaines substances, comme l'arséniate de soude, qui ne détruisent pas la vie seulement par une action chimique, mais aussi par une propriété vénéneuse, ne permettent pas de ces retours à la vie. Les anguillules immergées pendant un certain temps dans une solution de ces subtances, achèvent de mourir, quoiqu'on les en ait retirées un peu avant qu'elles n'aient toutes totalement perdu le mouvement.

c) ÉLECTRICITÉ. — J'ai fait passer un courant galvanique assez fort dans de l'eau qui contenait des anguillules, sans obtenir aucun effet sur leur vie ou sur leurs mouvements [1].

d) TEMPÉRATURE. — Les anguillules vivantes conservent leurs mouvements dans l'eau, même à 0°, lorsque ce liquide éprouve un refroidissement graduel ; mais après avoir subi un froid intense, si la glace dans laquelle elles étaient renfermées vient à se fondre, elles restent immobiles à la température voisine de 0°. Elles persistent pendant plusieurs jours dans cette immobilité, si la température reste inférieure à 10° au-dessus de zéro ; mais vers 20° au-dessus de zéro, elles sortent promptement de leur mort apparente. Des larves des anguillules de la nielle soumises pendant plusieurs heures à une température qui dépassait 20° au-dessous de zéro, ont retrouvé la vie lorsqu'elles ont été placées ensuite dans des conditions de chaleur et d'humidité convenables [2]. Mais ces larves ne jouissent pas d'un privilège semblable à l'égard d'une température élevée ; vers 70° au-dessus de zéro elles périssent ; bien différentes en cela des rotifères et des tardigrades qui supportent une chaleur supérieure à + 100°. Les anguillules de

[1] Spallanzani *(Mém. cité*, p. 266) rapporte dans les termes suivants les expériences qu'il a faites sur l'action de l'électricité : « J'ai voulu exposer ces anguillules comme les rotifères, à diverses épreuves, et premièrement à l'électricité, en employant le carreau de *Bevis*, celles qui étaient en vie mouraient sur-le-champ, et les autres perdaient la faculté de ressusciter ; je ne m'en étonnais pas, elles étaient presque toutes rompues, ou défigurées par l'étincelle électrique qui les avait enveloppées. »

[2] Plusieurs expériences sur l'influence d'une basse température ont été faites au mois de janvier 1855 avec un mélange de glace et de sel, la température extérieure était de 10° C. au-dessous de zéro. Ces expériences, dans lesquelles le thermomètre dépassa — 20° C., prolongées pendant huit et dix heures, ont été répétées tantôt sur des anguillules à sec, tantôt sur des anguillules vivantes dans l'eau. Dans le premier cas, les anguillules se sont toutes revivifiées après avoir été mises dans l'eau. Dans le second cas, un tiers ou la moitié des anguillules se sont trouvées crevées par l'effet sans doute de la congélation de l'eau qui les imbibait ; celles qui n'étaient pas crevées ont retrouvé leurs mouvements lorsque la température a été suffisamment élevée. Des larves vivantes dans la tige du blé, ou nouvellement écloses dans le grain niellé, ou sèches, ne se crèvent pas par la congélation ; ce qui prouve que, dans le cas contraire, c'est bien à l'eau qui les imbibe qu'il faut attribuer cet effet. J'ai maintenu plusieurs fois pendant plus de cinq heures dans une température artificielle de 18° au-dessous de zéro, des tiges et des grains frais contenant des larves vivantes, sans qu'elles se soient crevées et sans qu'elles aient perdu la vie.

la nielle, qui ne sont pas moins bien douées que ces animaux dans leur faculté de résister à une longue dessiccation, sembleraient devoir partager aussi leur résistance à l'élévation de la température, mais, vivant dans la même condition que le blé qui n'est point naturellement exposé à subir cette haute température, et qui perd sa faculté germinative vers 70°, les anguillules de la nielle ont encore en ceci participé des facultés de la plante qui leur est associée.

## SECTION II

### Propriétés vitales étudiées comparativement chez la larve et chez l'adulte.

Dans l'étude que nous venons de faire de l'action de divers agents sur les anguillules de la nielle, nous n'avons considéré ces animaux qu'à leur état de larve ; il importait de savoir si les mêmes agents produisent les mêmes effets aux différentes périodes de la vie de ces anguillules.

L'immunité à l'égard de plusieurs agents, tels que le froid, la dessiccation, l'immersion dans certaines substances qui n'altèrent point les tissus des animaux, immunité si remarquable chez la larve, n'existe pas chez l'adulte ; en outre, la sensibilité de la première à l'égard des substances qui agissent chimiquement sur les tissus, est considérablement accrue chez la seconde[1]. C'est ce qui ressortira clairement de l'exposé suivant :

1° Une température de 20° au-dessous de zéro, soutenue pendant cinq heures, ne porte point atteinte à la vie des larves ; une température de 16 à 17° au-dessous de zéro, soutenue pendant cinq heures, fait constamment périr les adultes ;

2° Les larves maintenues sèches pendant plusieurs années

[1] Les substances organiques en voie de décomposition et les narcotiques m'ont paru se comporter à l'égard des adultes comme à l'égard des larves. La courte durée de la vie de l'adulte plongé dans l'eau rend ces expériences incertaines.

reviennent à la vie, lorsqu'on les place dans de l'eau pure; les adultes qui ont subi la dessiccation pendant quelques heures, et même beaucoup moins, ne reviennent jamais à la vie;

3° Les larves plongées pendant un mois et plus dans la glycérine reprennent toutes la vie avec promptitude, lorsqu'on les met dans de l'eau pure; les adultes ne peuvent plus être ramenées à la vie après deux heures de séjour dans la même substance;

4° Les larves extraites du grain niellé vivent deux mois et plus dans l'eau ordinaire; les adultes extraites du grain niellé ne vivent en moyenne que trente-six heures, comme limite extrême cinq jours;

5° Les larves, dans l'acide sulfurique étendu de deux cents fois son poids d'eau, vivent deux heures au moins; les adultes, dans les mêmes conditions, vivent moins d'une heure;

6° Les larves, dans un mélange de trois parties d'eau pour une d'alcool, résistent pendant six heures, et quelques-unes beaucoup plus longtemps; les adultes n'y vivent que deux heures au plus.

En observant ces faits, j'ai pu croire d'abord que les anguillules adultes, qui se comportaient, par rapport à divers agents, autrement que les larves, étaient des individus épuisés par la ponte et déjà sur le point de mourir naturellement; mais je me suis assuré que telle n'était point la raison de la perte de leur résistance vitale; en effet, dans des expériences répétées un grand nombre de fois, j'ai vu constamment que des anguillules, chez lesquelles les organes génitaux n'avaient point encore atteint tout leur développement, ou que d'autres, qui n'avaient encore pondu aucun œuf, restaient, après avoir subi l'influence de ces agents, sans mouvement et sans vie aussi bien que de plus âgées.

Les expériences suivantes établissent les propositions avancées ci-dessus :

### 1° TEMPÉRATURE

*Larves et adultes.* — PREMIÈRE EXPÉRIENCE. Le 20 juin 1855, un épi récent, dont les grains niellés contenaient des anguillules adultes qui n'avaient encore pondu aucun œuf, et un épi récolté depuis trois ans, dont les grains niellés contenaient des larves desséchées, sont mis ensemble dans un mélange réfrigérant de glace et de sel marin. Le thermomètre plongé dans le mélange oscille entre 15 et 18° au-dessous de zéro. Au bout de cinq heures, les épis sont retirés du mélange et les grains sont ouverts. Les adultes du premier épi sont sans mouvement ; mis dans l'eau, ils ne le reprennent pas et ne tardent pas à entrer en décomposition. Les larves du second épi placées aussi dans l'eau avaient pour la plupart, dès le lendemain, leurs mouvements ordinaires.

DEUXIÈME EXPÉRIENCE. — Le 24 juin, un épi récent, dont les grains niellés contenaient des anguillules qui n'avaient point encore pondu, une tige herbacée de blé provenant de grains semés le 28 mai et renfermant des larves, une autre tige plus avancée, qui contenait aussi des larves et qui avait un épi rudimentaire dans lequel les larves n'avaient point encore pénétré, sont placés ensemble dans un mélange réfrigérant. Les autres circonstances de l'expérience ont été les mêmes que dans la précédente. Aucune des anguillules adultes retirées avec précaution des grains n'a recouvré les mouvements et la vie. Les deux tiges herbacées ayant été dilacérées séparément sous l'eau, toutes les larves de l'une et de l'autre tige qui n'avaient point été atteintes par les instruments reprirent promptement le mouvement.

TROISIÈME EXPÉRIENCE. — Le 8 juillet 1855, des grains niellés récemment cueillis et contenant des anguillules à l'état adulte très vivaces et des larves sont placés dans un mélange réfrigérant, comme dans les expériences précédentes. Cinq heures après, chacun de ces grains ayant été ouvert avec précaution dans de l'eau, les larves reprirent toutes le mouvement; tandis que les adultes ne donnèrent aucun signe de vie et ne tardèrent pas à se décomposer.

J'ai déjà rapporté d'autres expériences relatives à l'action d'une basse température sur les larves ; j'ai répété deux fois encore ces mêmes expériences sur des adultes avec des résultats semblables.

### 2° DESSICCATION

*Larves.* — La résistance des larves de l'anguillule de la nielle à la dessiccation a été exposée précédemment (p. 335), et n'est d'ailleurs plus contestée aujourd'hui.

*Adultes.* — PREMIÈRE EXPÉRIENCE. — Le 20 juin, des anguillules adultes (dix-huit à vingt), qui n'avaient encore pondu qu'un petit nombre d'œufs, sont extraites du grain niellé à neuf heures et demie, et placées dans un verre de montre, avec une goutte d'eau. L'on constate au microscope qu'elles sont intactes et douées de toute la vigueur que ces animaux peuvent posséder. Après une demi-heure, la goutte d'eau s'est spontanément évaporée à l'air libre (la température de l'appartement étant à 18° C.); on laisse les choses dans cet état pendant deux heures ; alors (à midi), de l'eau ordinaire est mise dans le verre de montre. Les anguillules, examinées ensuite d'heure en heure, n'ont point repris le mouvement ; elles sont très altérées; le surlendemain (22 juin), elles sont toutes plus ou moins décomposées.

DEUXIÈME EXPÉRIENCE. — Le 20 juin, des anguillules adultes (vingt environ) sont extraites de plusieurs grains. L'on constate qu'elles sont très vigoureuses et qu'elles n'ont encore pondu aucun œuf. Après avoir subi trois heures de dessication, elles ont été replongées dans l'eau. Un examen suivi comme dans l'expérience précédente a permis de constater qu'elles n'ont pas repris le mouvement; le troisième jour, elles étaient toutes profondément altérées.

Ces expériences ont été répétées plusieurs fois avec le même résultat. Dans l'une, la dessiccation n'a été maintenue que pendant une demi-heure; quoique le temps fût froid et humide et que les anguillules fussent très vigoureuses, deux seulement sur douze ont retrouvé la vie.

TROISIÈME EXPÉRIENCE. — Le 4 juillet, des grains niellés très petits, afin que la dessiccation pût s'opérer promptement, furent choisis dans un épi récent ; l'on avait constaté préalablement que les autres grains de cet épi contenaient des anguillules adultes très vivaces, et que quelques larves seulement étaient écloses. Ces grains, ayant été exposés au soleil sur un papier blanc depuis huit heures du matin jusqu'à trois heures après midi, étaient alors parfaitement secs. Après avoir été immergés pendant une heure dans l'eau, ils furent ouverts sous ce liquide avec beaucoup de précaution ; les anguillules qu'ils renfermaient furent examinées ensuite à plusieurs reprises le jour même, le lendemain et le surlendemain ; aucune des adultes ne reprit le mouvement, elles étaient toutes profondément altérées, tandis que les larves retrouvèrent promptement les manifestations de la vie.

Cette expérience a été répétée un grand nombre de fois avec un résultat analogue sur des grains plus ou moins avancés, et dans des condition de dessiccation plus ou moins prompte. Tous les grains expérimentés avaient été récemment cueillis, des anguillules prises en même temps dans d'autres grains des mêmes épis, et conservées comparativement dans l'eau sans avoir subi une dessiccation préalable, vivaient encore lorsque celles qui avaient été desséchées étaient en voie de décomposition.

### 3° GLYCÉRINE

*Larves.* — Le 25 mai 1855, des larves extraites de grains récoltés l'année précédente et revivifiées dans l'eau depuis quelques jours ont été mises dans la glycérine pure. Après quelques minutes, elles ont perdu le mouvement et sont devenues transparentes. Le 26, quelques-unes de ces larves, retirées avec une pipette et placées dans de l'eau pure, n'ont pas tardé à reprendre des mouvements naturels ; le 27, le 5 juin, le 17 et le 3 juillet, des anguillules retirées successivement du même liquide ont repris également leurs mouvements, après avoir été mises dans de l'eau pure. Ces dernières avaient donc passé trente-neuf jours dans la glycérine sans périr. Les mêmes anguillules extraites de la glycérine le 10 septembre (après trois mois et demi d'immersion), n'ont point retrouvé de mouvements.

Avant et depuis cette époque, j'ai souvent revivifié des larves de l'anguillule de la nielle qui avaient séjourné plusieurs jours dans la glycérine.

*Adultes.* — PREMIÈRE EXPÉRIENCE. — Le 28 juin 1855, des anguillules adultes très vivaces extraites du grain niellé sont mises dans de la glycérine pure ; au bout d'une demi-heure, elles ont perdu le mouvement et paraissent altérées. Après six heures d'immersion, elles sont débarrassées de la glycérine par plusieurs lavages, observées ensuite à des intervalles très rapprochés, aucune n'a repris de mouvements. Le lendemain, elles étaient toutes profondément altérées et manifestement mortes.

DEUXIÈME EXPÉRIENCE. — Le 2 juillet, des anguillules adultes très vigoureuses sont immergées dans de la glycérine pure pendant deux heures. Débarrassées de ce liquide et placées dans de l'eau ordinaire, elles n'ont donné aucun signe de vie et n'ont pas tardé à se décomposer.

TROISIÈME EXPÉRIENCE. — Le 3 juillet, des anguillules adultes et très vivaces, immergées pendant une heure et quart dans de la glycérine pure, sont restées sans mouvement et sans vie après avoir été débarrassées de cette substance et placées dans de l'eau ordinaire.

### 4° DURÉE DE LA VIE DANS L'EAU

*Larves.* — Tous les observateurs ont remarqué que les larves peuvent vivre longtemps dans de l'eau pure. J'en ai conservé en vie dans ce liquide pendant plus de deux mois.

*Adultes.* — Expérience. — Le 24 juin, à cinq heures, la température étant de 21° C., les anguillules adultes contenues dans plusieurs grains niellés sont mises dans de l'eau pure. Les femelles n'avaient encore pondu aucun œuf. Le 25, à cinq heures, elles ont encore toutes des mouvements. Le 26, à cinq heures, la plupart des femelles sont mortes ; tous les mâles sont encore vivants. Le 27, toutes les femelles sont mortes ; plusieurs mâles vivent encore. Le 28, un seul mâle est encore vivant.

Plusieurs expériences semblables, que je crois superflu de rapporter ici, m'ont permis de conclure que les femelles qui ne sont pas épuisées par la ponte, vivent hors du grain niellé de vingt-quatre à quarante-huit heures, et les mâles vingt-quatre heures de plus. Si le temps est frais, la durée de leur vie dans l'eau peut être un peu plus longue.

### 5° ACIDE SULFURIQUE ÉTENDU D'EAU

*Larves.* — Première expérience. — Le 19 juin, des larves revivifiées depuis plusieurs jours sont immergées dans de l'eau acidulée par l'acide sulfurique (une partie d'acide, deux cents parties d'eau). Après deux heures et demie d'immersion, elles n'avaient plus de mouvement, Placées alors dans de l'eau pure et examinées le lendemain, la plupart avaient retrouvé le mouvement et la vie.

Deuxième expérience. — Le 27 juin, des larves revivifiées depuis plusieurs jours sont mises dans l'eau acidulée (acide sulfurique et eau en même proportion que ci-dessus). Après deux heures d'immersion, beaucoup d'anguillules ont encore des mouvements, mais très ralentis. Placées dans de l'eau pure et examinées huit heures après, elles avaient toutes repris leurs mouvements ordinaires.

*Adultes.* — Première expérience. — Le 3 juillet, des anguillules adultes très vigoureuses (douze mâles et douze femelles) sont mises dans de l'eau acidulée (acide sulfurique et eau en même proportion que ci-dessus). Après une demi-heure d'immersion, elles avaient toutes perdu le mouvement. Placées immédiatement dans de l'eau pure, trois femelles seulement avaient repris le mouvement quatre heures après, et tous les mâles étaient immobiles. Examinées ensuite à plusieurs reprises le jour même et les jours suivants, aucune autre anguillule ne revint à la vie.

DEUXIÈME EXPÉRIENCE. — Le 3 juillet, vingt anguillules adultes, mâles et femelles, furent mises dans le mélange d'eau et d'acide sulfurique au deux-centième, et l'immersion ayant duré une heure, aucune ne revint à la vie.

TROISIÈME EXPÉRIENCE. — Le 4 juillet, le même nombre d'anguillules adultes ayant été mises dans le mélange d'eau et d'acide sulfurique au deux-centième, et l'immersion ayant duré trois quarts d'heure, elles étaient toutes sans mouvement ; placées immédiatement dans de l'eau pure, aucune de ces anguillules ne revint à la vie.

*Larves et adultes.* — EXPÉRIENCE. — Le 3 juillet, des anguillules adultes très vivantes et des larves revivifiées, sont mises dans le même verre de montre avec de l'acide sulfurique au deux-centième comme ci-dessus. Au bout d'une heure d'immersion, toutes les adultes sont immobiles ; les larves ont encore des mouvements, mais ralentis. L'acide ayant été enlevé par plusieurs lavages, les larves reprirent promptement toute l'énergie de leurs mouvements ; les adultes restèrent immobiles et se décomposèrent après quelques jours.

La même expérience fut répétée plusieurs fois avec le même résultat.

### 6° ALCOOL ÉTENDU D'EAU

*Larves et adultes.* — PREMIÈRE EXPÉRIENCE. — Le 3 juillet, vingt anguillules adultes (dix femelles et dix mâles), très vigoureuses, et des larves revivifiées, sont placées ensemble dans un mélange d'une partie d'alcool et trois parties d'eau ; après une heure un quart d'immersion, aucune adulte n'a de mouvements. On enlève l'alcool par des lavages successifs ; deux heures après, une femelle seulement a repris le mouvement ; tous les mâles sont immobiles. Les larves ont leurs mouvements naturels. Examinées le lendemain et le surlendemain, aucune autre anguillule adulte n'a repris le mouvement.

DEUXIÈME EXPÉRIENCE. — Le 2 juillet, des anguillules adultes, mâles et femelles, très vigoureuses, et des larves revivifiées, sont immergées pendant deux heures dans le mélange d'une partie d'alcool et trois parties d'eau. Les adultes et les larves sont sans mouvement. Plongées immédiatement dans de l'eau pure, et examinées cinq heures après, toutes les larves ont des mouvements ; les adultes sont toutes immobiles. Le lendemain et le surlendemain, aucune de celles-ci n'est revenue à la vie.

Cette expérience a été répétée plusieurs fois avec le même résultat, sur des anguillules adultes et sur des larves.

La larve offre donc aux agents destructeurs une résistance qui est bien amoindrie ou tout à fait abolie chez l'adulte.

L'étude de ces dissemblances chez l'anguillule dépourvue d'organes génitaux et chez celle qui les possède, nous montre, chez la première, l'existence de propriétés qui sont en rapport avec les besoins de la transmission et de la dissémination, propriétés qui cessent d'exister lorsque ces besoins sont satisfaits.

Chez l'anguillule de la nielle, l'œuf est incapable de satisfaire aux conditions de la propagation ; il périt par la dessiccation, par un froid intense, et dès qu'il est sorti du grain niellé. Il ne peut attendre dans le grain desséché, ou dans la terre humide, l'époque où se formera l'épi nouveau, qui seul offre à l'anguillule les conditions de son développement. C'est donc à la larve qu'ont été dévolues les facultés qui satisfont à la conservation et à la dissémination de l'espèce.

Les vers de la nielle sont-ils les seuls animaux dont la larve soit douée de facultés distinctes et nécessaires à la propagation de l'espèce? Nous ne sachions pas que les naturalistes aient envisagé aucun animal à ce point de vue; il est probable que l'on reconnaîtra des propriétés vitales particulières chez beaucoup d'autres larves, lorsqu'on les cherchera[1], et que les fonctions attribuées souvent à l'œuf de résister aux causes de destruction qu'apporte la succession des saisons, d'être l'agent de la transmission ou de la propagation de l'espèce, devront, dans bien des cas, revenir à la larve. Déjà nous ferons remar-

1 Depuis la communication que j'ai faite sur ce sujet à la *Société de biologie*, 1854, M. Robin a reconnu que la larve de la filaire de Médine peut être desséchée, puis revivifiée, propriété que ne possède probablement pas l'adulte (*Comptes rendus de la Société de biologie*, p. 35 ; 1855).

quer que, chez quelques-uns des animaux qui jouissent de la vie latente, les individus dépourvus d'organes sexuels paraissent seuls doués de cette faculté; telles sont l'anguillule des toits et la filaire de Médine.

Les progrès accomplis depuis quelques années dans la connaissance des conditions, naguère si obscures, par lesquelles se transmettent et se développent les entozoaires chez l'homme et chez les animaux, ces progrès ne concernent que les deux ordres de vers plats, les trématodes et les cestoïdes. Les faits que j'ai signalés viendront sans doute combler une grande lacune, en dévoilant l'une des conditions principales de la transmission des parasites nématoïdes. Les vers de ce grand ordre que l'on rencontre chez l'homme et chez la plupart des animaux, périssent généralement peu d'heures ou peu de jours après qu'ils ont été extraits des organes qui les renfermaient, et l'on ne peut comprendre comment, avec une existence aussi fragile et aussi courte en dehors des organes qu'ils habitent, ils se propagent d'un animal à l'autre. Mais il est bon de remarquer que ces entozoaires ne s'observent ordinairement qu'à l'état adulte; or, l'analogie d'organisation qui existe entre ces entozoaires et l'anguillule de la nielle, peut faire présumer qu'il existe aussi chez ces animaux une analogie dans les propriétés physiologiques, et que, chez un certain nombre au moins des nématoïdes parasites, la larve est douée d'une résistance vitale supérieure à celle de l'adulte. J'ai recueilli quelques faits et j'ai observé quelques cas d'après lesquels il m'est dès aujourd'hui permis de penser que la larve de plusieurs espèces de vers nématoïdes est douée de propriétés vitales que ne possède point l'adulte.

Si les faits étudiés par MM. Steenstrup, de Siebold et Van Beneden ont permis de conclure que c'est à la faveur des transformations et des métamorphoses de la génération alternante que les cestoïdes et les trématodes se transmettent et se propagent d'un animal à un autre, les faits signalés dans ce mémoire permettent sans doute d'entrevoir que, chez les entozoaires nématoïdes, c'est à la faveur de propriétés physiologiques dont la larve est douée, que s'opère la transmission des individus et la propagation de l'espèce.

### IX. — *L'anguillule de la nielle est une espèce particulière au blé. Ses caractères spécifiques sont invariables.*

Une question qui méritait d'être examinée, a encore attiré mon attention. L'anguillule de la nielle constitue-t-elle une espèce stable sous le rapport des caractères que l'on regarde comme spécifiques, et ne se développe-t-elle que dans le blé ou dans quelque graminée voisine, ou bien, au contraire, peut-elle se développer dans des milieux différents et subit-elle alors des modifications en rapport avec son habitat? Il existe, en effet, dans diverses substances, telles que le vinaigre, la colle de pâte, la terre végétale, dans les mousses, dans l'intestin de beaucoup d'animaux, de petits vers nématoïdes très analogues à ceux de la nielle pour les dimensions et l'organisation. Les différences que ces vers offrent dans leurs caractères zoologiques ne peuvent-elles tenir, chez un certain nombre au moins, à la différence des conditions de leur vie?

Un naturaliste célèbre, Bonnet (de Genève), a dit : « L'origine de certains vers du corps de l'homme et de celui des animaux est un problème que les naturalistes n'ont pas encore résolu.

« Le changement de demeure, de climat, de nourriture doivent produire peu à peu dans les individus et ensuite dans l'espèce des modifications très considérables, et qui déguisent à nos yeux les formes primitives. Un ver appelé à vivre dans les eaux, et qui, transporté dans un intestin n'y périrait point, y serait sans doute fort travesti, surtout s'il y était introduit fort jeune ou sous la forme d'œuf ou de semence, et si ce ver s'y propageait, les générations subséquentes seraient bien plus travesties encore[1]. »

[1] *Lettre à Spallanzani*, dans les *Opuscules de physique* de Spallanzani, t. II, p. 124, trad. franç., 1787.

Si les choses se passaient ainsi, les modifications de forme déterminées par le genre de vie et par l'habitat, quelque considérables qu'elles pussent être, n'autoriseraient point à regarder les animaux qui les auraient subies comme constituant des espèces nouvelles. Des considérations d'un ordre élevé et des arguments irrécusables nous paraissent avoir mis aujourd'hui hors de toute contestation le fait de l'invariabilité des espèces[1]; mais l'on devrait voir dans ces animaux modifiés des variétés ou des races. Quoi qu'il en soit, le sentiment de Bonnet a été partagé par plusieurs naturalistes, qui ont cherché à s'expliquer de cette manière le mode de transmission et les variétés innombrables des vers parasites. Pallas[2], Brera[3], Bory de Saint-Vincent[4], etc., ont cru à l'influence de l'habitat sur les caractères zoologiques des entozoaires; et dernièrement M. de Siebold a regardé comme formant seulement des races diverses, plusieurs vers cestoïdes qui ont été considérés jusqu'ici comme autant d'espèces distinctes. « Sous l'influence extérieure, dit ce savant helminthologiste, les mêmes formes se manisfestèrent toujours, et par conséquent on peut avec raison comparer ces variétés à formes bien arrêtées et constantes aux variétés appelées races chez les animaux domestiques[5]. »

De semblables variations donneraient une explication facile de l'existence de certains entozoaires, que l'on observe rarement, de la transmission et de la propagation de beaucoup d'autres, et modifieraient singulièrement nos connaissances relativement à ces innombrables espèces de parasites, dont chacune semble associée fatalement à son hôte.

Mais ces considérations ne sont encore aujourd'hui que des

1 P. Flourens, *De la longévité humaine et de la quantité de vie sur le globe*, p. 130. Paris, 1856.

2 Pallas, *Neue Nord. Beitr.*, Band. I, p. 47; 1771, considère le *ténia crassicollis* des chats comme le même que le *ténia solium*, et il attribue leur différence à la différence de nourriture.

3 Brera, *Traité des maladies vermineuses*, p. 125; 1804.

4 Bory de Saint-Vincent. Art. VIBRION, dans *Encyclop. méth.*, p. 774, 1824.

5 De Siebold, *Mém. sur la production des helminthes* (Ann. sc. nat., 4e série, t. IV, p. 202, 1855).

opinions. Aucune observation positive, aucun fait expérimental ne sont venus les confirmer.

L'anguillule de la nielle, si semblable aux vers du vinaigre, de la colle de pâte, des mousses, etc., appartenant, en outre, à un ordre d'animaux qui fournit aux autres le plus grand nombre de leurs parasites, m'a paru pouvoir servir à élucider, jusqu'à un certain point, la question posée par Bonnet. En conséquence, j'ai fait un grand nombre d'expériences, dans le but de rechercher comment se comportent les larves des anguillules du blé dans des conditions diverses ; mais ces expériences m'ont démontré que les variations de l'habitat n'apportent point dans les caractères de ces anguillules de modifications qui les rapprocheraient des autres anguillules ou des autres vers nématoïdes.

Nous avons dit déjà que les œufs de l'anguillule de la nielle ne se développent que dans leur séjour primitif ; nous avons constaté, en outre, que la larve ne prend ni accroissement ni développement dans de l'eau pure ou chargée de substances animales ou végétales, telles que le sucre, la gomme, l'amidon, l'albumine, la caséine, etc.

Dans les substances où vivent normalement des espèces analogues, les anguillules de la nielle ne se développent point davantage. Dans la terre végétale, elles peuvent vivre plusieurs mois, mais elles finissent toujours par périr sans avoir pris le moindre développement; dans le vinaigre, elles meurent promptement; dans la colle de pâte, elles perdent le mouvement lorsque cette substance s'aigrit, et la vie après un petit nombre de jours.

Introduites dans l'estomac d'animaux à sang chaud, tels que la poule, le pigeon, le moineau, elles ont été digérées. Il n'en a pas été de même chez des animaux à sang froid. L'expérience a été faite plusieurs fois chez la grenouille, le triton, la salamandre et le poisson rouge *(cyprinus auratus)*. Ingérées dans l'estomac de ces animaux, soit sèches, soit humides et vivantes, les anguillules de la nielle ont parcouru tout le tube digestif sans avoir subi d'altération; elles ont été évacuées ou retrouvées dans le rectum, privées de mouvements, mais non de la vie, dont elles n'ont pas tardé à reprendre les manifestations, après avoir été placées dans de l'eau pure. Introduites sèches sous la peau et dans la cavité abdominale de quelques salamandres, elles ont pu y séjourner plusieurs semaines sans avoir éprouvé d'altération et sans avoir retrouvé le mouvement.

Dans aucun cas, les vers de la nielle soumis à ces investigations, n'ont revêtu les caractères des vers nématoïdes, qui vivent naturellement dans les substances ou chez les animaux que nous venons de mentionner ; dans aucun cas même ils n'ont acquis le moindre développement.

Nous pouvons donc conclure du résultat de nos recherches que l'anguillule de la nielle est une espèce spéciale au blé[1].

Sans accorder à ce fait plus d'importance que n'en doit avoir un fait particulier, nous ne le croyons pas dénué d'intérêt au point de vue de la question des variations que pourraient imprimer à l'organisme les circonstances ou les milieux dans lesquels se rencontrent les animaux inférieurs et spécialement les parasites.

### X. — *La nielle considérée comme maladie du blé; sa dénomination, son histoire, ses caractères, ses effets, sa fréquence et les moyens de la prévenir.*

La maladie du blé, occasionnée par les vers dont nous venons de faire l'histoire anatomique et physiologique, a beaucoup plus occupé les naturalistes et les physiologistes que les agriculteurs ; car la plupart de ces derniers n'en font aucune mention dans leurs écrits ; ce n'est pas que cette maladie leur ait été tout à fait inconnue ni qu'elle soit rare.

[1] L'anguillule de la nielle peut aussi se développer dans le seigle ou l'orge, mais suivant des conditions identiques à celles où elle se développe dans le blé.

Avant que Duhamel[1] et Tillet[2] n'eussent donné des notions exactes touchant les diverses altérations des grains, et n'eussent appliqué à ces altérations diverses des dénominations distinctes, la plus grande confusion régnait autant dans la connaissance de leurs caractères particuliers que dans leur nomenclature. Alors la maladie du blé qui nous occupe était confondue, sous le nom de *nielle*, avec plusieurs autres qui en diffèrent beaucoup par leur nature. Ce nom de *nielle* est encore aujourd'hui le plus généralement employé par les gens de la campagne pour désigner la *carie* et le *charbon*. Anciennement, il était appliqué à des lésions, non-seulement des céréales, mais encore des autres végétaux. Ainsi de la Quintinie désigne par cette expression *la rouille jaune qui se met sur le blé et sur le pied et les feuilles des melons*[3]; Hales l'applique à certaines altérations du houblon et du chou-fleur[4], etc.

Ménage donne à ce mot l'étymologie suivante : « Nielle ou nuille, de *nebula*. Denis Godefroy, sur la loi XV, au *Digeste*, Locati, dit : *Galli nellam quasi nebulam vocant*. En Languedoc on dit que *le blé est neullat*, quand il est gâté par la nielle. *Neullat* c'est *nebulatus*. Budée, sur les *Pandectes*, fol. 148, verso : *Rubigo vel ærugo, nisi fallor, est quam nuillam nostrates agricolæ vocant*[5]. »

Ainsi, l'expression de nielle s'appliquait à des altérations plus ou moins bien définies et diverses quant à leur nature, à des altérations de plusieurs végétaux différents. Depuis Tillet, qui a abandonné complètement cette expression, elle n'a plus été reçue dans nos ouvrages d'agriculture[6]; cependant elle est encore donnée par plusieurs naturalistes à l'affection vermineuse du blé. En conservant le mot nielle pour

1 *Traité de la culture des terres*, 1751.

2 *Dissert. sur la cause qui corrompt et noircit les grains de blé dans les épis*, etc. Bordeaux, 1755.

3 Ménage, *Dictionnaire des origines*, art. NIELLE. Paris, 1694.

4 *La statique des végétaux*, etc., trad. par Buffon; p. 28, 29.

5 *Ouvr. cité.*

6 On désigne encore par le nom de nielle une lychnide *(agrostemma githago, Lin.)* qui croît dans les champs de blé et qui produit une graine noirâtre et arrondie.

désigner cette dernière maladie, nous n'aurons donc point à craindre de ramener la confusion dans les dénominations, et nous nous conformerons à un intérêt historique.

Le blé niellé se trouve désigné dans les différents auteurs par les noms suivants :

*Blé niellé*, Needham.

*Blé avorté (rachitisme)*, Tillet.

*Grano ghiottone*, Ginanni.

*Rachitisme, rachitismo*, Roffredi, Rozier[1], Bayle-Barelle[2], Matteo-Losana[3].

*Faux ergot*, Fontana.

*Ergot*, Buffon.

*Rachitide*, Filippo Re[4].

*Blé atrophié* ou *vibrioné*, M. André[5].

On lui applique encore les noms vulgaires suivants : *blé cabot*, dans les environs de Bayeux ; *ear cockle, purples, peppercorn*, en Angleterre, comté de Suffolk ; *fame bianca*, en Lombardie ; *cerrone*, à Ravenne ; *gran cosso, gran aris*, en Piémont.

Aucun agriculteur n'avait encore fait mention de la maladie causée par les vers de la nielle lorsque Needham, en 1743, fit la découverte des anguillules qui la déterminent ; mais quoiqu'il eût reconnu l'existence d'une poudre blanche dans l'intérieur des grains altérés par ces animaux, et celle d'une poudre noire dans d'autres grains atteints de la maladie que nous appelons aujourd'hui carie, ce célèbre observateur confondit les deux maladies et leur laissa le même nom de nielle[6].

En 1751, Tillet observa l'affection du blé qui nous occupe ; il remarqua les modifications qu'éprouvent les tiges et les feuilles encore vertes, et décrivit avec beaucoup d'exactitude

1 *Cours complet d'agriculture*, t. V. Paris, 1834. Art. FROMENT.

2 *Monogr. de cer.* p. 156.

3 *Delle malattie del grano in erba*, p. 153. Carmagnola, 1811.

4 *Saggio sulle malattie delle piante*, p. 394. Venezia, 1807.

5 *Ann. de l'agricult. franç.*; octobre 1855, p. 366. Paris.

6 *New microscopical discoveries*. London 1745. Trad., p. 103. Paris, 1750.

les altérations de la plante et du grain, auquel il donna le nom de *blé avorté*[1]. Toutefois, quoique cet éminent observateur connût les faits rapportés par Needham, il ne soupçonna pas dans ses grains avortés la présence des anguillules découvertes par le naturaliste anglais, anguillules qu'il chercha vainement dans le blé charbonné et carié, concluant, comme plusieurs autres savants, que les anguillules de Needham appartiennent au grain ergoté[2] et ne sont que des fibres végétales.

Ginanni reconnut que le blé niellé de Needham était distinct du blé appelé vulgairement niellé, c'est-à-dire du blé carié; il lui donna le nom de *ghiottone*, à cause de la ressemblance du grain malade avec la graine de la *lychnis* ou *agrostemma githago*, qu'on appelle vulgairement en Italie *gittone*. Le savant agronome de Ravenne ne vit pas dans son blé ghiottone ou dans le blé niellé de Needham la maladie décrite par Tillet et désignée sous le nom d'avortement[3].

Enfin, dom Roffredi reconnut que les caractères assignés au blé avorté appartiennent au blé altéré par les anguillules, et que l'avortement ou le rachitisme de Tillet et la nielle de Needham forment une seule et même maladie[4].

Quoique les anguillules ne prennent point de développement dans la tige herbacée du blé, leur invasion dans cette tige n'est pas inoffensive pour les parties qui la composent. La reptation, peut-être les piqûres de ces vers, occasionne aux feuilles naissantes et très tendres des froissements ou des lésions qui persistent ou même qui s'exagèrent lorsque ces feuilles se développent et se montrent au dehors (pl. I, fig. 15, 16). Ce sont les modifications des feuilles et de la tige du blé niellé qui ont d'abord attiré l'attention de Tillet. Je ne puis mieux faire que de transcrire ici la description qu'en a

[1] *Ouvrage cité*, p. 30.
[2] *Même ouvrage*, p. 62.
[3] *Delle malattie del grano in erba*, p. 35. Pesaro, 1759.
[4] *Journ. de physique de l'abbé Rozier*, t. V, p. 1, 1775.

donnée cet observateur exact : « La tige de ces sortes de blés, que je distinguerai des autres en les nommant blés avortés, est ordinairement plus basse que les tiges du même âge ; elle est tortue, nouée, rachitique. Ses feuilles sont communément d'un vert bleuâtre, recoquillées en différents sens, tantôt tournées en façon d'oublie, tantôt montrant une légère sinuosité en forme de spirale ou présentant assez bien la figure d'un tire-bourre.

« Quoique la perte du grain soit toujours la suite de cette maladie, cependant les circonstances qui l'accompagnent ne sont pas toujours les mêmes : les altérations, soit de la tige, soit des feuilles, soit de l'épi, sont inégalement marquées, et j'ai vu tel épi avorté dont la tige était droite et avait des feuilles peu recoquillées. L'épi dans les blés entièrement avortés, et où la maladie est à son comble, ne conserve que très peu de chose de sa figure naturelle ; il est maigre, desséché, et ne montre que des commencements très imparfaits, tant des petites pellicules qui doivent envelopper le grain que du grain même destiné à s'y former. Dans les blés où l'avortement s'annonce moins à l'extérieur, le tuyau est assez droit, l'épi est formé, les feuilles sont peu tortillées, les balles, quoique plus courtes que celles du blé sain, subsistent en entier ; mais au lieu de renfermer un petit embryon blanc et velouté à son sommet, si c'est vers le temps de la fleur, elles ne contiennent qu'un grain vert, terminé brusquement en pointe et assez semblable à un petit pois qui commence à se former dans la cosse. Ces grains verts ont souvent deux pointes bien marquées, quelquefois ils en ont trois, et sont configurés de façon qu'il semble que ce soit deux ou trois grains qui d'abord aient été séparés, et qui se soient ensuite réunis en partant de la même base et en croissant dans les mêmes balles[1]. »

J'ajouterai que le rachitisme des tiges se montre de très bonne heure, bien avant la formation du chaume. Les premières feuilles sont jaunâtres, et quelques-unes portent des

[1] *Ouvrage cité*, p. 30.

impressions semblables à celle d'une étoffe froissée (fig. 16), Souvent ces premières feuilles se flètrissent ou se pourrissent, lorsque celles du blé sain sont encore très vertes et vigoureuses. Quelquefois les tiges malades sont plus avancées dans leur végétation, et elles produisent des épis plus tôt que les tiges saines. Les épis niellés sont irréguliers, leurs barbes sont éparpillées (fig. 18); les grains, verts d'abord, deviennent bruns, puis noirs à l'extérieur; leur nombre peut être plus considérable que n'eût été celui des grains sains. Après la dessiccation, ils surnagent dans l'eau.

Les altérations des tiges et des feuilles du blé dont il vient d'être question se rencontrent aussi quelquefois sur du blé carié ou sain; mais ces altérations sont rares dans ces cas, et en quelque sorte exceptionnelles, tandis qu'elles sont presque constantes dans la maladie qui nous occupe.

Les détails dans lesquels nous venons d'entrer suffiraient pour faire distinguer la nielle des autres maladies des céréales; cependant, en raison de la confusion qui a été si nuisible à la connaissance de l'affection vermineuse du blé, nous rappellerons en peu de mots les caractères qui la distinguent des maladies qui ont été l'objet de cette confusion. Ces maladies sont la carie et l'ergot.

Le grain carié conserve jusqu'à un certain point la forme du grain normal; il est toujours solitaire dans la glumelle; il contient une poudre noire et fétide, accumulation des spores d'un cryptogame qui a dévoré sa substance.

Le grain ergoté diffère complètement pour l'apparence du grain normal; l'ergot du blé est moins allongé que celui du seigle, il fait néanmoins une saillie en dehors des valves de la glume; il n'offre point une cavité intérieure qui contienne une substance pulvérulente; il est toujours solitaire dans la glumelle.

Le grain niellé est bien différent de ceux-là; il ne conserve pas, comme le blé carié, la forme du blé normal, et la substance qu'il renferme est une poudre fibreuse et blanche. Contrairement au blé ergoté, il est moins volumineux que le grain sain ; il ne fait point de saillie hors des valves de la glume ; il contient dans une cavité centrale une poudre blanche ; enfin, il est souvent multiple dans la glumelle (fig. 5, 6, 8, 9, 10).

Le plus simple examen suffit donc pour faire distinguer la nielle des autres maladies du blé, et pour cela il n'est besoin ni de loupe ni de microscope.

Ces maladies sont les seules qui attaquent directement, et en quelque sorte exclusivement le grain de blé ; mais il en est d'autres qui, en portant leur action sur quelque partie importante de la plante, nuisent à la perfection du grain, lequel reste petit, ridé, atrophié ; il est retrait, d'après l'expression de Duhamel ; néanmoins, dans sa forme, dans sa couleur et dans sa substance, l'on reconnaît un grain de blé, il n'est pas malade.

Une confusion plus facile est celle que l'on peut faire du blé niellé avec la graine de la lychnide (agrostemma githago, Lin.), vulgairement nommée nielle. Tillet dit à ce sujet : « Lorsque j'ai dit que la maladie des blés avortés est aussi funeste que les deux autres (carie, charbon), j'ai bien senti que certains laboureurs ne seraient point sur cela d'accord avec moi ; quelques-uns en effet, je le sais par expérience, ne connaissent point cette première maladie. Si, en jetant les yeux sur un monceau de froment, ils aperçoivent des grains noirs avortés, ils les confondent avec les grains de nielle, plante qui croît dans les blés, et dont les grains sont noirs et à peu près de la même figure que les grains avortés[1]. »

Nous avons déjà dit que, après être parvenues dans la jeune plante du blé, les anguillules ont besoin d'humidité pour s'élever dans la tige qui se développe et pour atteindre l'épi naissant. Lorsqu'il n'existe point d'humidité suffisante entre les feuilles qui forment la tige herbacée, ces vers ne peuvent se porter de l'une à l'autre et pénétrer jusqu'à l'épi ; en effet,

[1] *Ouvrage cité*, p. 32.

par un temps sec on les trouve immobiles à l'intérieur de la jeune plante, quoiqu'elle soit encore verte et qu'elle s'accroisse. Une saison sèche est donc très favorable pour empêcher l'invasion des anguillules dans l'épi et pour s'opposer au développement de la nielle.

D'un autre côté, les anguillules ne peuvent plus pénétrer dans le parenchyme de l'épi récent dès que les diverses parties qui doivent constituer la fleur du blé ont acquis un certain degré de développement. C'est dans le mois d'avril que l'épi, encore rudimentaire, offre ce développement et résiste à la pénétration des anguillules. L'humidité de la saison qui suit cette époque n'a plus d'influence sur la production de la nielle, mais c'est celle du printemps, et principalement celle des mois de mars et avril, qui la favorise.

Ce fait s'accorde avec l'observation suivante de dom Rofredi :

« Je puis assurer, dit-il, que, depuis l'année 1768, on a toujours eu dans nos cantons des blés plus ou moins infectés d'avortement ; or voilà que, en 1775, je n'ai pu réussir à trouver en pleine campagne un seul pied attaqué de cette maladie, pas même dans les endroits où j'avais mêlé tout exprès la bonne semence avec des grains avortés. Après la récolte faite, j'ai visité les ordures et les criblures des blés, et à peine ai-je pu démêler quelques grains avortés. Je ne saurais attribuer ce fait qu'à la longue sécheresse que nous avons eue au printemps de la même année. En effet, les blés que j'ai eus dans plusieurs pots, où j'avais semé de bons grains avec ceux qui étaient avortés, ces blés, dis-je, ayant été arrosés selon l'exigence de la végétation, portèrent beaucoup de ces derniers grains[1]. »

La qualité du terrain, d'après Tillet[2], paraît sans influence sur la production de cette maladie.

[1] *Mém. pour servir de supplém.*, etc., dans *Journ. de physique* de Rozier, t. VII, p. 379, 1776.

[2] *Ouvrage cité*, p. 70.

L'on peut inférer de tout ce qui précède que l'humidité du sol, au contraire, a sur elle une influence marquée.

Tous les épis d'une même souche ne sont pas affectés au même degré; il s'en trouve même qui échappent complètement à la nielle. Les premières pousses, qui sont les premières que rencontrent les anguillules après leur sortie du grain niellé, peuvent être envahies par un grand nombre de ces animaux, et leur épi peut être complètement infecté, tandis que les tiges du même pied qui se sont formées plus tard, ne reçoivent que quelques retardataires ou n'en reçoivent aucune, et l'épi qui en provient, sort parfaitement sain. J'ai obtenu des épis intacts de plantes envahies par un grand nombre d'anguillules, en coupant les premières tiges herbacées au collet de la racine.

Il est très ordinaire de voir attaqués par la nielle tous les grains d'un épi; dans le cas contraire, les grains épargnés sont souvent aussi sains et aussi remplis que ceux d'un épi intact.

Un grain n'est jamais niellé partiellement; l'invasion des anguillules en détermine toujours la perte totale.

Plusieurs des maladies du blé peuvent occuper en même temps le même épi.

Tillet dit avoir trouvé des grains avortés sur des épis dont la plupart des grains étaient cariés; Ginanni a fait la même observation; ces cas sont rares.

Quant à l'existence de ces deux maladies, la nielle et la carie, dans le même grain, Fontana est le seul observateur qui dise avoir vu ce fait.

L'existence de la rouille avec la nielle n'est pas rare; une fois j'ai vu les spores de la rouille jusque dans l'intérieur des grains niellés.

La nielle paraît être une maladie spéciale au blé. On ne la rencontre point sur le seigle, l'orge ou l'avoine de nos champs.

On a quelquefois réussi à la transmettre expérimentalement à d'autres céréales que le blé ; mais ces expériences mêmes ont prouvé que la nielle ne leur est point propre ; en effet, elle ne s'est développée que très imparfaitement chez ces végétaux.

Dom Roffredi a semé de l'orge et du seigle avec des grains de blé niellés, et n'a obtenu que quelques grains niellés très contrefaits et petits[1].

Fontana dit que le faux ergot (nielle) est une maladie du blé et du seigle ; mais les expériences qu'il rapporte à ce sujet sont loin d'être concluantes[2].

Pour moi, dans des expériences qui n'ont peut-être pas été suffisamment multipliées, je n'ai pu communiquer la nielle au seigle, à l'orge ni à l'avoine.

Une maladie analogue à la nielle, ou qui peut-être est la même, a été signalée sur deux autres graminées.

Steinbuch, en 1799, a publié l'observation d'un helminthe qu'il avait trouvé l'année précédente à Erlangen dans les graines de l'*agrostis capillaris*, Linné. Ces graines étaient devenues des sacs coniques, d'un violet foncé presque noir, remplis d'une pulpe blanche formée par un amas de petits vers[2].

Raspail, en parlant du *vibrion du froment*, dit qu'on le trouve en abondance dans les grains cariés des céréales et des autres graminées, entre autres de l'arundo phragmites. L'auteur ne dit point si cette dernière observation lui est propre[4].

La nielle du blé n'est pas aussi universellement répandue que la carie ; elle paraît totalement inconnue dans certaines contrées.

1 *Suite d'observations sur le rachitisme*. *Journ. de physique* de Rozier, t. V p. 197, 1775.

2 *Soc. médic. d'émulation*, t. V, p. 517 et 520, et *Journ. de physique* de Rozier, 1776.

3 *Naturf.* XXVIII, p. 233, pl. V ; *Analecten*, 97-135, pl. II, f. 1-6.

4 *Nouv. syst. de physiologie végétale*, § 1499, note.

Si l'on s'en rapporte aux recherches de Rainville, elle n'existe point en Hollande[1].

Je ne l'ai point rencontrée dans le nord de la France ; plusieurs agriculteurs du département du Nord, auxquels j'ai montré des épis niellés, n'en avaient jamais vu de semblables.

En consultant les écrits qui concernent cette maladie, l'on voit que la nielle est propre à des climats très différents. Elle existe, en effet, en Angleterre, en France, en Italie, etc.

En Angleterre elle a été observée par Needham, Bauer, Henslow.

Elle l'a été en France :

Dans les environs de Troyes, par Tillet[2] ;

Dans les environs de Rennes, par M. Dujardin ;

Dans les environs de Bayeux, par M. Rayer ;

Dans les environs de Metz, par MM. Watrin[3] et André[4].

En Italie, elle a été observée dans le territoire de Ravenne par Ginanni ;

Dans le Piémont, par dom Roffredi, qui l'a trouvée en abondance dans différents cantons de ce pays, dans le Montferrat, le Pavesan, le Milanais, etc. ;

De nouveau, aux environs de Pavie, par Spallanzani ;

En Toscane, par Fontana.

En Suisse, dans plusieurs cantons, par M. Piaget[5].

1 Dans *Observ. sur la physiologie, l'histoire naturelle*, etc., par l'abbé Rozier, t. VI, p. 380, 1775.

2 Tillet étant de Bordeaux, et son ouvrage ayant été publié dans cette ville, plusieurs auteurs ont pensé que ses observations devaient être rapportées aux environs de Bordeaux, car Tillet ne dit point dans quel pays il les a faites; mais le savant agriculteur était directeur de la Monnaie de Troyes. On retrouve, en outre, dans son ouvrage les phrases suivantes : « L'arpent de terre dans le pays où je suis contient 100 cordes, et la corde est de 20 pieds carrés... Le boisseau contient 20 pintes, qui équivalent à 24 de celles de Paris. » *(Ouvrage cité*, p. 101.) Or, ces mesures étaient usitées en Champagne dans le siècle dernier; les paysans de Troyes s'en servent encore aujourd'hui, comme a bien voulu me le confirmer M. Doyen, receveur général du département de l'Aube. C'est donc à la Champagne qu'il faut rapporter les observations de Tillet.

3 *Note communiquée.*

4 *Ann. d'agricult. cit.*

5 M. Piaget, agriculteur distingué, a recherché, l'été dernier en Suisse, le blé niellé, qu'il connaît parfaitement, et m'a dit en avoir vu très communément.

Les grains niellés sont tout à fait impropres à la nourriture de l'homme ou des animaux, et l'industrie n'en pourrait tirer aucun parti ; mais ils ne sont pas nuisibles pour la santé.

J'en ai donné assez longtemps à des oiseaux (moineaux, poules, pigeons), qui n'ont pas paru en souffrir.

Matteo Losana a obtenu le même résultat sur quelques animaux ; de plus, cet observateur ayant fait du pain dans lequel la substance du blé niellé entrait pour deux tiers, en donna pendant cinq jours à une famille, qui ne prit presque point d'autre nourriture ; aucun des membres de cette famille n'éprouva la moindre incommodité [1].

Tillet a regardé la nielle comme une des trois grandes maladies du froment, d'après cette considération qu'elle détruit souvent tous les grains d'un épi ; cet observateur dit qu'elle est beaucoup plus commune qu'on ne l'imagine [2].

Dom Roffredi a vu des grains niellés en profusion dans les criblures [3].

Henslow rapporte que dans certains échantillons les grains malades forment un huitième par rapport au blé sain [4].

M. André, ancien président du comice de Metz, dit qu'en 1848 cette maladie, qu'il a étudiée pendant trois années de suite, avait pris d'assez grandes proportions dans le département de la Moselle [5].

Enfin, j'ai reçu moi-même cette année (1856) de Normandie, par l'entremise de M. Rayer, un grand nombre d'épis complètement perdus par la nielle, mais je ne puis dire quelle a été dans les champs la proportion des épis malades avec les épis sains.

1 *Delle malattie del grano in erba*, etc., p. 304. Carmagnola, 1811.

2 *Ouvr. cité*, p. 115.

3 *Mém. cité*, p. 4.

4 « In the parish of Hitcham, Bildesten, Suffolk, however, it is well known, and my miller informs me that he often has samples of wheat much infected with it; and among what he calls the tari-corn (the last portions of a particular batch), he has found as much as half a peck in a bushel. » (J. Henslow, *Microsc. Journ.* London, 1841, p. 37.)

5 *Mém. cité*, p. 356.

On voit, d'après ces faits, que la nielle est une maladie qui peut devenir grave dans les cantons où elle existe. Si elle n'a pas été plus fréquemment signalée par les agriculteurst, c'est que, sans doute, elle est ordinairement méconnue, et très probablement, comme le fait remarquer Tillet, les grains niellés ont été confondus avec les graines de la lychnis, si commune dans les blés.

Il importe donc d'appeler de nouveau l'attention sur cette maladie du froment et de rechercher les moyens de la prévenir.

La connaissance du mode de propagation et de transmission des anguillules de la nielle et celle de leurs propriétés vitales, peuvent, suivant nous, donner les moyens de préserver le blé de la maladie que ces vers occasionnent.

C'est par le voisinage des grains niellés avec les grains sains, lorsque ceux-ci, après la germination, forment une plante nouvelle, que la nielle se propage.

Ce voisinage des bons et des mauvais grains peut avoir lieu de trois manières :

1° Par leur mélange dans la semence ;

2° Par l'abandon des épis niellés sur les champs après la moisson ;

3° Par le retour sur les champs des grains malades avec les fumiers sur lesquels ils ont été jetés.

1° Le mélange des grains malades dans la semence est sans doute la cause la plus ordinaire de la propagation de la nielle.

Il importe donc beaucoup de choisir, pour les semer, des blés exempts de grains niellés, ou de tuer préalablement dans ces grains les anguillules qu'ils contiennent.

Il ne serait peut-être pas difficile de se procurer partout du blé exempt de nielle, car cette maladie paraît, comme nous l'avons dit, localisée dans certains cantons où elle est très répandue, tandis qu'elle ne se rencontre pas dans d'autres cantons, souvent peu éloignés, d'où l'on pourrait tirer la semence à peu de frais, et ce moyen de préservation serait préférable à tout autre.

Pour détruire dans la semence les germes des maladies qui attaquent le blé, les agriculteurs emploient divers procédés de chaulage. Nos recherches concernant l'action de diverses substances sur les vers de la nielle, nous ont montré que toutes celles qui agissent chimiquement sur les tissus des animaux, tuent les anguillules de la nielle ; dans cette catégorie se trouvent la plupart de celles que les agriculteurs emploient actuellement dans le chaulage des blés. Les principales sont la chaux et le sulfate de cuivre, et il suffit que les anguillules fassent un assez court séjour dans de l'eau chargée d'une petite quantité de ces substances pour qu'elles périssent.

L'on pourrait donc conclure de ce fait que le chaulage ordinaire débarrassera le blé de ces animaux nuisibles. Il n'en est rien cependant : si la solution de chaux ou de sulfate de cuivre tue rapidement les anguillules extraites du grain niellé, ces substances, même en solution concentrée, n'ont qu'une action très lente et tout à fait insuffisante sur les anguillules renfermées dans la coque du grain niellé.

Dans des expériences répétées, j'ai vu le plus souvent des graines qui avaient séjourné vingt-quatre heures et même quarante-huit heures dans une solution concentrée de chaux ou de sulfate de cuivre, reprendre le mouvement et la vie quelque temps après qu'on les eût extraites de leur coque et placées dans de l'eau pure.

On ne doit donc attendre aucun effet préservatif du chaulage, tel qu'on le pratique généralement.

Il n'en serait pas de même si l'on se servait d'une eau acidulée. Il suffit d'une partie d'acide sulfurique sur cent cinquante parties d'eau et d'un séjour de vingt-quatre heures dans cette eau pour que les anguillules contenues dans le grain niellé périssent ; or, dans un acide aussi affaibli, le blé n'est point altéré ; il conserve sa faculté germinative, et la plante se développe comme d'une graine semée dans des conditions ordinaires. Ce procédé de préservation n'est pas coûteux, puisqu'il suffirait d'un kilogramme d'acide sulfurique, dont le prix est modique, pour un bain de cent cinquante litres d'eau.

Au mois de novembre 1855, j'ai ensemencé un petit carré de jardin avec du blé sain et du blé niellé qui avaient passé vingt-quatre heures dans un semblable mélange. La germination des grains sains se fit bien, et au mois de juillet suivant, j'obtins un grand nombre de beaux épis sans aucun grain niellé ; or, des grains sains et niellés qui n'avaient point subi la même préparation, m'ont toujours fourni, dans plusieurs expériences analogues, une grande proportion d'épis niellés.

2° Outre les précautions à prendre dans le choix ou dans le traitement de la semence, il en est d'autres qui ne sont pas moins utiles pour arriver à la préservation des récoltes.

Un épi malade contient souvent jusqu'à soixante grains niellés, soit en moyenne trente grains ; nous avons dit déjà que ces grains renferment souvent au-delà de dix mille larves, soit donc trois cent mille larves par épi malade ; or comme il n'en faut qu'un petit nombre pour infecter une plante nouvelle, l'on voit de quelle importance il serait d'enlever soigneusement tous les épis atteints de nielle, si l'on devait semer du blé deux années de suite sur la même pièce ;

Mais la pratique des assolements s'oppose à ce que les anguillules de la nielle se propagent de cette manière ; en effet, le grain niellé abandonné sur les champs, et bientôt enterré par la charrue, se pourrit promptement. Les anguillules revivifiées ne se reproduisent pas dans le sol et n'y restent pas vivantes au-delà de cinq à six mois.

L'alternation des récoltes s'oppose donc à la propagation de la nielle par les épis ou les grains abandonnés sur les champs après la moisson.

3° Il est une troisième précaution qu'il faut encore prendre dans les localités affectées de la nielle, c'est de ne pas jeter, comme on le fait ordinairement, les criblures aux fumiers qui rapportent sur les champs les grains niellés.

L'on s'imaginerait à tort que les poules se chargent de digérer et de détruire les grains malades ; je me suis assuré qu'elles ne touchent pas au grain niellé.

Il faudrait donc brûler les criblures des blés infectés, ou bien, si l'on ne voulait pas perdre les grains plus ou moins atrophiés et retraits qui se trouvent dans les résidus du criblage, l'on pourrait, avant de les jeter aux poules, les faire passer au four, après la cuisson du pain. Les anguillules, qui ne supportent pas une chaleur de 70°, seraient tuées.

D'après ces faits et ces considérations, les moyens de s'opposer à la propagation de la nielle du blé paraissent assez simples et faciles à mettre en pratique ; ce sont :

Le choix d'une semence saine ou le chaulage par l'acide sulfurique, la pratique des assolements,

L'incinération ou l'échaudage des criblures des récoltes malades.

---

# PLANCHES

RELATIVES

# A L'ANGUILLULE DU BLÉ NIELLE

# PL. I

Cette planche montre : 1° le mode d'ascension des anguillules dans la jeune tige du blé (fig. 13, 14); 2° les lésions que ces vers font subir aux feuilles (fig. 15, 16) et la déformation de l'épi niellé (fig. 18); 3° le développement du grain niellé (fig. I, A, 4, B, 17), par comparaison avec celui du grain normal (fig. 1, C, B, 2, 3, 4, A); 4° la conformation du grain niellé complètement développé (fig. 5, 6, 8, 9, 10); 5° la structure de ce grain semblable à celle des galles (fig. 11, 12).

FIG. 1. — A, Épi rudimentaire grossi 7 fois (grandeur naturelle, 5 millimètres). Les épillets normaux ne sont encore constitués que par des écailles; à l'extrémité supérieure de l'épi se trouve un épillet niellé dont le grand développement contraste avec celui des épillets sains, figure B, un épillet normal du même épi grossi 14 fois, figure C, le même épillet vu au même grossissement, mais comprimé pour montrer les parties qui le composent.

FIG. 2. — Parties déjà reconnaissables d'une fleur rudimentaire du blé grossie : *a*, paléole; *b*, étamine; *c*, ovaire.

A cet état de développement, les anguillules qui arrivent en contact avec la fleur rudimentaire ne pénètrent plus dans son parenchyme et la nielle ne se forme plus.

FIG. 3. — La fleur normale du blé, avant la floraison, grossie; figures destinées à faciliter l'intelligence du texte. A, Disposition des parties de la fleur; B, fleur dont les paléoles sont renversées, laissant voir l'ovaire et l'insertion d'une étamine; C, les paléoles en position normale. Dans les trois figures *a a*, paléoles; *b b b*, étamines; *c*, ovaire surmonté des deux pistils.

FIG. 4. — A, Fleur rudimentaire normale vue du côté opposé aux paléoles, grossie 5 fois; B, grain niellé appartenant au même épi et vu au même grossissement.

D'après ces deux figures l'on peut juger de la différence qu'il y a dans la rapidité du développement des parties saines et des parties malades.

FIG. 5. — Trois grains niellés de grandeur naturelle.

FIG. 6. — A, B, Deux grains niellés dans leur balle, grandeur naturelle.

FIG. 7. — Un grain niellé et un ovaire normal dans la même balle à l'époque de la floraison, grandeur naturelle.

FIG. 8. — Coupe en travers d'un grain niellé contenant des anguillules adultes, grossi 4 fois.

FIG. 9. — A, B, Coupe en travers de deux grains niellés, grossis 4 fois.

FIG. 10. — A, B, Coupe longitudinale de deux grains niellés, grossis 4 fois

FIG. 11. — Cellules déformées et hypertrophiées prises à l'intérieur de la paroi d'un grain niellé, grossies 200 fois.

FIG. 12. — Coupe de la paroi d'un grain niellé, grossi 200 fois : figure A, partie externe de la paroi : figure B, partie interne. Les cellules dont on voit la coupe sont moins allongées que celles de l'écorce du grain de blé sain; les cellules intérieures surtout (B), sont très irrégulières.

FIG. 13. — Coupe en travers d'une jeune tige de blé, grossie 100 fois. On n'a figuré que trois segments de la feuille intérieure enroulée sur elle-même; l'on voit deux anguillules entre les replis de cette feuille; c'est en rampant entre ces replis que ces vers montent et parviennent à l'épi, qui se développe primitivement dans l'axe de la feuille enroulée.

FIG. 14. — Coupe longitudinale d'une jeune tige de blé, grossie 100 fois. On n'a figuré qu'une portion de cette coupe, sur laquelle l'on voit des anguillules (larves). Leur attitude montre qu'elles ne sont ni dans les vaisseaux, ni dans le tissu de la feuille, mais à la surface, comme on l'a vu figure 13.

FIG. 15. — Portion d'une tige envahie par les anguillules et dont l'épi n'est pas encore apparent à l'extérieur; les feuilles offrent des déformations particulières déterminées par l'action des anguillules.

FIG. 16. — Portion d'une feuille gaufrée par l'action de ces mêmes anguillules

FIG. 17. — Épi encore renfermé dans la tige : les épillets supérieurs de *a* en *b* contiennent des grains niellés; les épillets inférieurs de *b* en *c* sont sains. On remarque une différence très grande entre le développement des parties malades et celui des partties saines; *d*, *d*, fragments de la feuille engainante qui renfermait immédiatement l'épi, *e*, gaine brisée de la feuille extérieure qui enveloppait la précédente.

FIG. 18. — Épi arrivé à maturité dont les grains sont niellés. Cet épi est très irrégulier; les valves des glumes sont courtes et écartées.

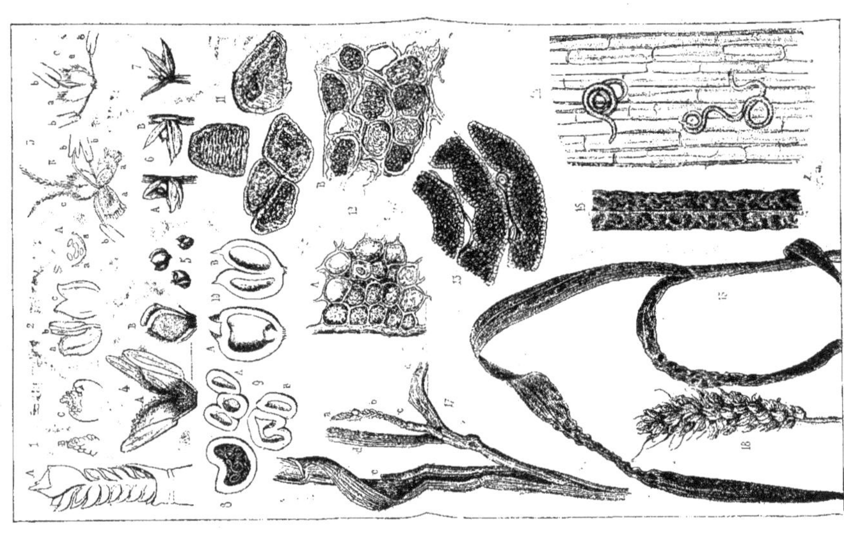

Dessiné par le Dr Davaine. Lith. par Levaillé.

PLANTE ET GRAIN NIELLÉS

PL. II

Caractères spécifiques et anatomie de l'anguillule de la nielle, adulte.

Fig. 1. — Larves de l'anguillule de la nielle, grossies 40 fois. Ces larves sont dans la position où elles se trouvent dans l'eau après avoir formé par leur enchevêtrement une masse commune.

Fig. 2. — Femelle : A, grandeur naturelle; B, grossie 40 fois : *a*, tête; *b*, queue; *c*, vulve; *d*, repli antérieur de la trompe; *e*, matrice; *f*, vagin, vus à travers les téguments dans leur position naturelle.

Fig. 3. — Mâle : A, grandeur naturelle; B, grossi 40 fois : *a*, tête; *b*, queue; *c*, pénis; *d d d*, mésentère tubuleux, renfermant l'intestin et une substance particulière, vu à travers les téguments.

Fig. 4. — Anguillules parvenues depuis peu dans l'épi. Elles sont vues au même grossissement que les larves de la figure 1 et les adultes des figures 2 et 3 : A, mâle; B, femelle. Ces deux anguillules sont du même grain. La différence des sexes n'est encore reconnaissable que par la différence de taille. Les organes génitaux externes (pénis et vulve) ne sont pas encore apparents. La trompe seule chez la femelle pouvait être reconnue.

Fig. 5. — A, Extrémité antérieure du mâle, grossie 340 fois : *a*, stylet apparent dans la paroi de la cavité buccale suivi de la fibre élastique courbée en arc (droite dans la fig. B), *b*, renflement fusiforme de l'œsophage; *c*, bulbe œsophagien; *d*, renflement stomacal; *e*, cellule constante située sur ce renflement; *f*, commencement du sac mésentérique; *g g*, vaisseau longitudinal sanguin (?); *h h*, canal excréteur (?); figure B, la bouche, le stylet et la fibre élastique qui se termine au centre du bulbe œsophagien par une tête bilobée, grossis 540 fois; figure C, la cellule située sur l'estomac telle qu'elle apparait à travers les téguments par un grossissement de 540 fois.

Fig. 6. — Extrémité caudale de la femelle, grossie 200 fois : *a*, anus imperforé; *a b*, muscle rétracteur de l'anus; *e*, ouverture de la vulve; *d*, portion du vagin contenant un œuf; *e*, diverticulum du vagin dans lequel un œuf est engagé.

Fig. 7. — Mâle crevé par compression, montrant le vaisseau longitudinal flexueux. Les organes génitaux et une portion de l'intestin se sont échappés par une déchirure qui s'est faite un peu en avant du pénis; la peau rétractée par suite de la déplétion forme des plis irréguliers. Le vaisseau longitudinal flexueux est apparent à travers les téguments. Les flexuosités naturelles sont un peu exagérées par suite du retrait général du corps.

Fig. 8. — Portion du vaisseau longitudinal et du canal excréteur (?) prise près du renflement stomacal, grossie 540 fois : A, canal excréteur (?), dont les parois sont comme variqueuses; B, vaisseau.

Fig. 9. — Portion de la peau à laquelle aboutit le canal excréteur (?) traitée par la potasse, grossie 540 fois.

Fig. 10. — Fibres musculaires longitudinales d'une anguillule femelle prises en regard et à l'opposé de la vulve, grossies 350 fois : *a a*, bord des téguments; *b b*, limite du vagin.

Fig. 11. — Fibres musculaires longitudinales paraissant striées prises chez une anguillule adulte, après un séjour de vingt-quatre heures dans l'eau acidulée par l'acide sulfurique au deux centième, grossies 540 fois.

Fig. 12. — Mâle grossi 40 fois. Une incision ayant été faite vers l'extrémité caudale *c*, les organes internes sont sortis et les téguments *c d* se sont rétractés et plissés; *a a a*, tube mésentérique renfermant l'intestin; *b b′ b″ b‴ b⁗*, tube génital se renflant graduellement d'avant en arrière.

Fig. 13. — *a a*, portion du tube mésentérique isolé; *b*, portion du tube génital; *c*, portion du corps.

Fig. 14. — *a a*, portion du tube mésentérique attenante à l'estomac; *b*, grossie 100 fois et comprimée; elle laisse voir l'intestin flexueux dans la substance grenue qui la remplit.

Fig. 15. — L'intestin d'une anguillule mâle isolé du tube mésentérique et plus ou moins couvert de granulations élementaires, grossi 200 fois.

Fig. 16. — A, Membrane du tube appliquée sur la substance qu'il contient, grossie 340 fois; B, portion de ce tube comprimé et laissant voir les noyaux de cellule disséminés dans la substance qui entoure l'intestin, même grossissement.

Fig. 17. — Portion de l'intestin isolé et grossi 340 fois.

Fig. 18. — Substance contenue dans le tube mésentérique; elle est composée de granulations élémentaires et de noyaux de cellule, qui dans cette partie étaient nombreux. Grossissement, 340 fois. (Le dessin donne au noyau la figure d'une petite cellule, ce qui est une erreur du lithographe.)

Pl. II

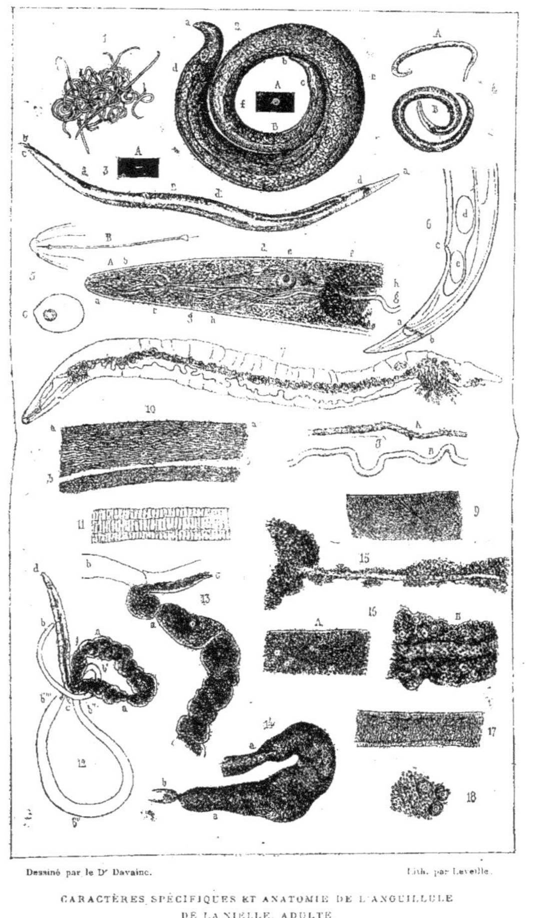

Dessiné par le Dr Davaine. Lith. par Leveillé.

CARACTÈRES SPÉCIFIQUES ET ANATOMIE DE L'ANGUILLULE DE LA NIELLE, ADULTE

# PL. III

Organes génitaux mâles et femelles. — Développement des ovules et des zoospermes.

**Fig. 1.** — **Tube génital de la femelle isolé et grossi 16 fois** : *a a*, portion **postérieure du corps intacte**; *b b' b'' b'''*, ovaire et trompe; *c*, matrice; *d d*, **vagin dans lequel on voit quelques œufs**; *e*, vulve.

**Fig. 2.** — **A, Extrémité de l'ovaire pris en** *b* de la figure 1, montrant l'apparence **d'une grosse** cellule terminale et les noyaux de cellule de la paroi, grossie 340 fois; B, même extrémité un peu comprimée.

**Fig. 3.** — Portion de la trompe prise en *b'''* de la figure 1, grossie 205 fois, **et dans laquelle** les ovules et les cellules qui forment la paroi sont distincts par l'accumulation du vitellus dans les premiers.

**Fig. 4.** — Portion du vagin contenant un œuf, grossie 205 fois.

Fig. 5. — Diverses figures représentant les détails de la structure des parois de la trompe, grossies 340 fois : *a*, portion de la trompe dont les parois ont été dilacérées. On voit une portion de quelques ovules et deux cellules des parois intactes et contenant deux noyaux. *b b b*, Autres cellules de la même paroi contenant plusieurs noyaux; ces noyaux ne sont pas égaux; *c c*, portion prise de la même paroi et constituant des fibres; *d e* (par erreur *a*), portion de la paroi du tube génital du mâle dont les noyaux sont très irréguliers; en *d* deux noyaux sont réunis.

Fig. 6. — Fibres de la paroi de la trompe prise en *b'''* de la figure 1, ayant passé plusieurs heures dans de l'eau acidulée par l'acide sulfurique (eau 200 parties, acide 1 partie), grossies 340 fois.

Fig. 7. — Développement de l'ovule : A, ovules primitifs pris entre *b* et *b'* dans la figure 1, endosmosés; l'on reconnait **la membrane vitelline, mais** il n'existe pas encore de vitellus; B B, ovules pris entre *b* et *b''* un peu endosmosés, contenant du vitellus et un noyau ou vésicule germinative; **C, ovule pris en** *b'''*; il est sphérique; D, ovule pris au sortir de la matrice; il est devenu ovoïde; $E^1$ à $E^6$, développement de l'œuf après la ponte (l'ordre des **chiffres** indique leur degré d'avancement); $E^6$, ovule contenant un **embryon** tout formé; toutes **ces figures** sont grossies 340 fois.

Fig. 8. — Extrémité **caudale** du mâle montrant le pénis et les ailes latérales : *a a*, l'une des deux ailes entre lesquelles est le pénis; *b*, pénis sorti et vu de profil; *c*, petite pièce **surajoutée aux pièces latérales** du pénis, grossie 340 fois.

Fig. 9 — Pénis isolé et vu en dessous, grossi 340 fois.

Fig. 10. — **Extrémité** du testicule prise en *b* (pl. II, fig. 10), grossie 340 fois. On remarque une analogie complète entre cette extrémité et celle de l'ovaire. (Fig. 2 A.)

Fig. 11. — Développement de l'ovule mâle. L'ordre des lettres indique la succession des phases de ce développement; toutefois, il reste quelque doute pour plusieurs de ces phases : A, ovule mâle primitif pris en *b* (de la fig. 10, pl. II) : B, ovule contenant du vitellus, pris de *b* en *b''* C, ovules; D, cellule spermatique prise près du pénis, grossie 340 fois; E, vésicules en lesquelles se résout la cellule spermatique, grossies 340 fois; F, zoospermes (?) dans leur vésicule de développement, grossis 540 fois.

Fig. 12. — A, Corps particuliers de nature inconnue, ayant quelque analogie avec des psorospermies, qui se trouvent quelquefois en grand nombre parmi les éléments séminaux chez l'anguillule de la nielle, grossis 340 fois; B, C, autres corps singuliers qui se rencontrent quelquefois en grand nombre avec les précédents; B, grossis 700 fois; C, grossi 540 fois.

Ces corps sont renfermés dans une vésicule transparente; ils ont une, deux, et quelquefois trois aiguilles, dont la longueur est généralement égale au diamètre de la vésicule qui les renferme. La paroi de la vésicule, très mince, n'est appréciable que par l'accumulation autour d'elle de la substance opaque que contient le tube génital. Le corps renfermé dans la vésicule ressemble, pour l'aspect et la constitution, à certaines amibes; mais je n'ai constaté dans leur substance aucun changement intérieur ou extérieur, aucun mouvement partiel ou plus ou moins étendu, et les aiguilles m'ont toujours paru immobiles.

Pl. III

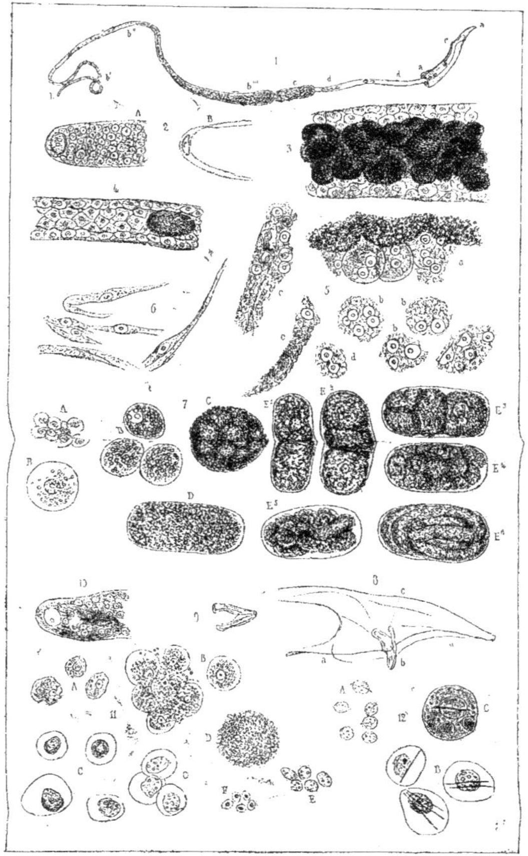

Dessiné par le Dr Davaine.

Lith. par Leveillé.

ORGANES GÉNITAUX MALES ET FEMELLES DES ANGUILLULES DE LA NIELLE
DÉVELOPPEMENT DES OVULES ET DES ZOOSPERMES

On sait que plusieurs espèces de tardigrades qui vivent parmi les mousses avec les rotifères se dessèchent et se revivifient comme ceux-ci; j'ai constaté l'absence complète de cette propriété chez une espèce de tardigrade dont j'ai trouvé un grand nombre d'individus à la surface de plantes constamment submergées.

Des recherches semblables entreprises sur plusieurs vers nématoïdes microscopiques m'ont donné des résultats identiques ; l'anguillule du vinaigre, celle des ruisseaux (*Anguillula fluviatilis*), périssent par une dessiccation d'une très courte durée ; celles qui se trouvent parmi les mousses, dans le sable des gouttières, celle du blé niellé résistent à une dessiccation prolongée ; cette dernière se revivifie même après plusieurs années ; en outre, maintenue pendant cinq jours sous le récipient de la machine pneumatique, dans le vide desséché par l'acide sulfurique concentré, je l'ai vue retrouver les manifestations vitales après trois heures de séjour dans l'eau [1].

Enfin, parmi les végétaux (mousses, lichens et conferves) qui croissent à la surface du sol, dans des lieux souvent desséchés, vivent plusieurs espèces d'infusoires ; j'ai soumis à une dessiccation lente ces infusoires placés sur une lame de verre; et sur la même lame de verre j'ai traité comparativement de la même manière des infusoires d'espèces très voisines pris dans l'eau d'un étang; les premiers se revivifient, même après plusieurs jours de dessiccation ; les seconds, au contraire, périssent rapidement et constamment.

Des expériences semblables ont été faites sur diverses plantes microscopiques, et particulièrement sur celles qui sont douées de mouvements spontanés ; des oscillaires prises à la surface du sol se sont révivifiées après plusieurs semaines de dessiccation ; des conferves d'espèces très voisines, douées aussi de mouvemements spontanés, mais recueillies dans un étang, n'ont point retrouvé le mouvement, même après une

[1] Davaine, *Recherches sur l'anguillule du blé niellé.*

dessiccation de quelques heures. Enfin, parmi les mousses se trouvent plusieurs espèces de diatomées chez lesquelles j'ai remarqué que le mouvement reparaît après une dessiccation de plusieurs semaines. Rien de semblable ne s'est offert à mon observation pour celles que j'ai recueillies à la surface des plantes constamment submergées.

D'après les expériences précédentes, je crois pouvoir conclure que les animaux et les végétaux appartenant aux familles dont j'ai parlé doivent être divisés en deux groupes sous le rapport de la reviviscence :

1° Les espèces qui vivent constamment submergées ne possèdent pas la propriété de reprendre les manifestations de la vie après avoir été desséchées, même pendant un court espace de temps.

2° Les espèces qui vivent dans des milieux exposés aux alternatives de sécheresse et d'humidité possèdent au contraire cette propriété, même lorsque la dessiccation a été prolongée pendant un espace de temps relativement très long.

## RECHERCHES SUR LES VIBRIONIENS[1]

— 1864 —

Les infusoires que l'on désigne sous le nom de *vibrioniens*, observés dès les premiers temps du microscope, ont été regardés comme des animaux en raison de leurs mouvements, puis classés, en raison de leur forme, dans un même genre avec des végétaux doués aussi de mouvement et avec des animaux de la classe des vers.

Depuis les travaux de M. Ehrenberg et de Dujardin, la famille des vibroniens a été constituée sur des bases plus naturelles; mais ces êtres, qui s'offrent aux plus forts grossissements sous l'aspect de simples filaments, ne peuvent fournir qu'un petit nombre de caractères génériques ou spécifiques, si l'on prend en considération pour les classer leur apparence extérieure seulement. Ainsi la famille des vibrioniens ne se compose que de trois genres : l'un comprenant les filaments roides et à mouvement vacillant (G. *bacterium*), un autre les filaments flexibles et à mouvement ondulatoire (G. *vibrio*) le troisième les filaments en hélice et à mouvement en rapport avec cette forme (G. *spirillum*). Chacun de ces genres compte trois ou quatre espèces. Ces espèces, suivant Dujardin, se trouvent indifféremment dans des milieux très-différents, par exemple : le *vibrio rugula* dans les selles de l'homme et dans diverses infusions; le *vibrio bacillus* et le *spirillum volutans* dans des infusions d'eau de mer aussi bien que dans des infusions d'eau douce.

Depuis la publication de l'ouvrage de Dujardin sur les infusoires (1841), les vibrioniens n'avaient plus guère attiré l'attention des observateurs, lorsque les travaux de M. Pasteur, en faisant connaître que ces êtres infiniment petits apportent

[1] *Comptes rendus de l'Académie des sciences*, 10 octobre 1864.

des modifications profondes dans les matières où ils se développent, vinrent donner à l'étude des vibrioniens une importance qu'elle n'avait pas eue jusqu'alors.

Il y a plusieurs années déjà l'observation de quelques faits nouveaux m'avait porté à penser que les vibrioniens ont plus de rapport avec les végétaux qu'avec les animaux, et, en outre, que leurs caractères physiques sont insuffisants pour faire distinguer toutes leurs espèces. J'ai déjà énoncé ces opinions en 1859 dans quelques passages de mon *Traité des entozoaires*.

1° Les vibrioniens ne sont point des protozoaires : ils n'ont point d'organe de digestion ni de locomotion ; ils sont homogènes dans toute leur étendue ; les deux extrémités, généralement semblables, n'ont aucun caractère particulier qui puisse y faire distinguer la tête ou la queue, et leur progression, qui se fait aussi bien et indifféremment par l'une ou par l'autre de ces extrémités, prouve qu'il n'y a point entre elles de distinction. En cela même, les vibrioniens se séparent nettement des animaux chez lesquels les segments isolés, des tronçons expérimentalement détachés suivent toujours, dans leur progression, la direction que leur eût donnée la tête. Par ces différents caractères, les vibrioniens se rapprochent des conferves filamenteuses ; ils s'en rapprochent encore par leur constitution chimique, car j'ai vainement cherché à trouver par l'action de divers réactifs (acides sulfurique, nitrique, potasse caustique, iode, etc.) quelque différence entre les vibroniens qui se produisent dans les organes des animaux ou dans les infusions d'eau douce et les conferves qui se développent dans les mêmes milieux. Reste donc, comme caractère distinctif des vibrioniens, la faculté de locomotion ; mais cette faculté se retrouve chez beaucoup de conferves : des diatomées possèdent, comme les bactéries, un mouvement oscillant ; des oscillaires, et en particulier des sulfuraires, ont, comme les vibrions, un mouvement ondulatoire ; et le mouvement circulaire si remarquable des spirillums, je l'ai observé chez une conferve d'une source sulfureuse de Saint-Amand, conferve disposée en une longue et élégante hélice (G. *spirulina* ? Kützing). Enfin chez toutes ces conferves comme chez les vibrioniens, la progression a lieu indifféremment et souvent alternativement par l'une ou par l'autre des extrémités.

Mais chez les vibrioniens les mouvements ne sont point aussi constants qu'on pourrait le croire; j'ai vu que beaucoup de ces êtres sont tout à fait immobiles dans la dernière période de leur développement, et que, de nouveau, ils restent immobiles dans la dernière période de leur vie, après qu'ils ont été précipités au fond d'une infusion avec la croûte où ils s'étaient formés. J'ai vu, en outre, que plusieurs espèces de ces infusoires sont toujours dénuées de mouvement. Quant aux vibrions qui tombent en état d'inertie, on pourrait dire qu'ils ont perdu le mouvement parce qu'ils ont perdu la vie; il n'en est rien, car j'ai observé que ces vibrioniens immobiles restent dans cet état quatre et cinq jours sans subir d'altération, tandis que, après la mort, ils s'altèrent et sont détruits souvent en moins d'un jour. J'ai constaté ce dernier fait par plusieurs expériences parmi lesquelles je citerai les suivantes : elles ont consisté à changer le liquide d'une infusion tout en respectant la pellicule formée de vibrioniens qui surnageait. Ainsi, de l'eau pure fut substituée à l'eau fétide, de l'eau de mer à de l'eau douce, et réciproquement. Dans ces cas, les vibrioniens sont profondément altérés ou tout à fait détruits en moins d'un jour.

Quant aux vibrioniens qui n'ont de mouvements spontanés à aucune période de leur vie, j'en ai vu, et les espèces n'en sont pas rares, dans l'intestin des animaux supérieurs; j'en ai vu encore dans diverses infusions d'eau de mer. On chercherait vainement chez ces infusoires, parmi des myriades, un seul individu doué de mouvements spontanés. Ces espèces immobiles se développent dans les mêmes milieux dans les mêmes conditions que les vibrioniens doués de mouvement; elles ne se distinguent par aucun caractère de forme, de longueur, de constitution, etc. Evidemment, tous les infusoires filiformes sont de la même famille; le mouvement, chez ceux qui en sont doués, n'est le plus souvent qu'un phénomène transitoire et, de plus, automatique comme chez les conferves, avec lesquelles un peu plus de longueur les eût fait depuis longtemps classer.

2° Des recherches que j'ai faites, en 1853, sur les infusoires dans le choléra, m'ont fait reconnaître dès cette époque l'insuffisance des caractères extérieurs pour distinguer certaines espèces de vibrioniens.

Chez les cholériques, il existe dans les matières intestinales des infusoires filiformes que M. Pouchet, qui les a observés le premier, a rapportés au *vibrio rugula*. L'étude que j'en ai faite en 1853 m'a montré que ces vibrioniens perdaient le mouvement dès que les matières étaient refroidies et qu'ils périssaient. Cependant de nouveaux individus apparaissaient deux ou trois jours après dans ces mêmes matières, et l'on ne pouvait, d'après leur aspect, les distinguer des premiers.

J'ai fait les mêmes remarques pour les vibrions qui se développent dans la diarrhée et dans la dysenterie.

Dans l'intestin d'un grand nombre de mammifères et d'oiseaux, j'ai observé des infusoires qui appartiennent aux trois genres des vibrioniens. Beaucoup de leurs espèces sont semblables, en apparence, à celles des infusions; cependant elles ne peuvent vivre hors de l'intestin; elles perdent le mouvement et périssent plus ou moins vite, suivant que la température atmosphérique est plus ou moins basse. Les vibrioniens que le refroidissement tue ne peuvent être spécifiquement les mêmes que ceux qui naissent dans ces matières refroidies ou dans des infusions froides; toutefois, ils ne se distinguent les uns des autres par aucun caractère extérieur, et, suivant la classification de Dujardin, ils appartiendraient aux mêmes espèces.

Mais ce n'est pas seulement le refroidissement qui tue les vibrioniens de l'intestin que l'on examine : j'ai observé, chez des courtilières, des vibrioniens remarquables par la vivacité de leurs mouvements et que j'eusse rapportés au *vibrio bacillus* des infusions; ils périssaient en dix minutes au plus dans l'eau ordinaire.

L'influence du milieu sur la variabilité des espèces n'est pas moins remarquable dans l'expérience suivante. J'ai préparé diverses infusions comparativement avec de l'eau douce et avec de l'eau de mer. Dans un certain nombre j'obtins des vibrioniens en apparence de même espèce. Ayant substitué, avec des soins convenables, l'eau douce d'une infusion à l'eau de mer d'une autre, et réciproquement, tous les vibrioniens, d'un côté comme de l'autre, perdirent bientôt les mouvements, et dès le soir même ou le lendemain ils étaient complètement détruits.

Ces faits, qui ne sont pas les seuls que j'eusse pu citer, montrent que, dans des milieux différents et suivant des conditions différentes, les espèces de vibrioniens sont différentes, bien qu'elles puissent manquer à nos yeux de caractères distinctifs, ce qui, au reste, tient sans doute à l'insuffisance de nos moyens actuels d'observation.

Il ressort encore de ces faits que les espèces ne peuvent se substituer les unes aux autres; aussi les expérimentateurs qui veulent éclairer certaines questions de pathologie ne doivent point espérer de déterminer des phénomènes identiques en introduisant dans l'organisme des vibrions pris à diverses sources. Pour obtenir de ces petits êtres quelque modification dans un milieu, modification qui, dans l'économie animale, se traduit par une maladie, il faut que l'espèce introduite puisse s'y développer; il faut, si je puis m'exprimer ainsi, qu'elle soit normale à ce milieu.

## RECHERCHES SUR LA POURRITURE DES FRUITS ET AUTRES PARTIES DES VÉGÉTAUX VIVANTS[1]

— 1866 —

### I. — *Pourriture des fruits*

La pourriture des fruits a été regardée comme une simple altération chimique, comme une exagération de la maturation ; cependant des fruits parfaitement mûrs, conservés avec des soins convenables, ne pourrissent point, mais ils arrivent peu à peu à une dessiccation complète, et, d'un autre côté, les fruits se pourrissent quelquefois lorsqu'ils sont encore loin de la maturité.

La pourriture, qui doit être distinguée de l'altération produite par une contusion, par la chaleur ou par la congélation, est déterminée par le développement du mycélium d'un champignon ; en effet, dans toute partie pourrie l'on trouve un mycélium, c'est-à-dire les filaments de la tige souterraine ou de la racine d'un champignon, accompagné des spores d'un mycoderme. En outre, la pourriture peut être produite expérimentalement en déterminant le développement d'un champignon dans le parenchyme du fruit, comme je vais l'exposer.

La pourriture que l'on voit le plus ordinairement sur les fruits dont nous faisons usage, est déterminée par deux des mucédinées les plus communes et les plus connues ; l'une est le *mucor mucedo* (L. Persoon), qui recouvre d'une efflorescence noire la surface des substances qu'elle envahit ; l'autre est le *penicillium glaucum* (Link), qui la recouvre d'une efflorescence verdâtre. Le mycélium de ces deux mucédinées se distingue par des caractères non moins précis ; l'un étant formé de tubes non cloisonnés et l'autre de tubes cloisonnés.

[1] *Comptes rendus de l'Académie des sciences*, 1866, t. LXIII, p. 276 et 344.

La pourriture occasionnée par le développement de ces myceliums est contagieuse pour les fruits sains, mais dans des conditions particulières ; la peau revêtue d'un épiderme intact protége le fruit contre cette contagion. Je me suis assuré de la réalité de ce fait par des expériences dont je crois inutile de donner ici le détail ; une pomme, une poire, une orange, revêtues de leur épiderme, restent impunément en contact pendant des semaines avec un parenchyme complètement pourri ; mais il n'en est plus de même lorsque leur épiderme est altéré ou détruit ; alors la pourriture se communique rapidement au parenchyme sain. J'ai mis ce fait en évidence par des expériences variées, dont l'une a consisté à enfermer dans des pommes complètement pourries d'autres pommes saines ; à quelques-unes de ces pommes saines j'avais laissé l'épiderme intact, aux autres j'avais enlevé un petit segment de peau ; les premières furent préservées de la pourriture, mais les secondes furent envahies promptement et toujours par la partie privée de son épiderme.

La protection des fruits est en rapport avec l'épaisseur et la consistance de l'épiderme qui les recouvre ; aussi l'orange, la pomme, la poire, la prune, etc., se préservent beaucoup plus facilement que la figue, la fraise, la framboise, etc., dont l'épiderme est mince et délicat.

L'introduction des spores du *mucor* ou du *penicillium* sous l'épiderme des fruits produit le même résultat que le contact du mycélium, c'est-à-dire que le contact de la partie pourrie ; la pourriture ne tarde pas à s'emparer du point où les spores ont été déposées, et cette pourriture s'étend rapidement à tout le fruit. Sur une orange, une poire, une pomme, etc., après vingt-quatre ou trente-six heures, le point inoculé montre déjà des traces de pourriture ; après quatre ou cinq jours, le fruit est tout entier envahi. La pourriture causée par ces champignons n'a pas une marche identique ; elle est infiniment plus rapide par le *mucor* que par le *penicillium*. Cette rapidité est en rapport parfait avec celle de la germination des séminules de ces deux végétaux ; les spores du *mucor* germent, en effet, en cinq à six heures, tandis que celles du *penicillium* dans le même milieu et par la même température, ne germent qu'en douze ou quinze heures. L'inégale rapidité du développement de ces mucédinées m'a donné quelquefois, après leur inoculation expérimentale, des résultats inattendus et dont l'explication eût été fort difficile, si l'examen microscopique ne fût venu en dévoiler la cause. La pourriture qui survient après l'inoculation du *penicillium* se trouve parfois être celle d'un *mucor* ; c'est qu'alors des spores de cette dernière mucédinée, qui se mêle fort souvent avec la première, ont été inoculées en même temps et ont pris les devants dans leur développement.

La pourriture produite par ces deux champignons offre encore d'autres différences ; celle qui est déterminée par le *mucor* a une couleur plus foncée, une mollesse plus grande : il se fait en outre un dégagement abondant d'acide carbonique, qui donne aux tissus, lorsque ce gaz est retenu, une sorte de turgescence, une apparence emphysémateuse que le *penicillium* ne produit pas.

Le mycélium de ces mucédinées ne donne sa fructification qu'au contact de l'air, de sorte que chez les fruits dont la peau est épaisse et résistante, la pourriture s'empare de tout le parenchyme sans se montrer au dehors sous forme de moisissure, à l'exception toutefois des points par où se sont introduites les spores. L'épiderme empêche donc le passage de la mucédinée du dedans au dehors, comme elle l'empêche du dehors au dedans ; aussi, lorsque la peau est très mince, comme sur la figue, la fraise, etc., le mycélium se fait jour partout et recouvre bientôt tout le fruit de son efflorescence verte ou noirâtre. L'orange, quoique son épiderme soit très consistant, se recouvre de même de la fructification du champignon qui s'est emparé de son parenchyme, parce que le mycélium, ayant détruit les glandules qui produisent l'huile essentielle de l'écorce, arrive, par leurs conduits alors ouverts, au contact de l'air atmosphérique.

Beaucoup de champignons autres que le *mucor* et le *peni-*

*cillium* peuvent produire la pourriture des fruits ; j'en ai étudié jusqu'aujourd'hui sept espèces appartenant à sept genres différents. Les phénomènes qu'ils produisent sont très analogues à ceux dont nous venons de parler.

La pourriture étant causée uniquement par l'introduction du mycélium ou des spores d'un champignon, se produit généralement par les parties qui peuvent donner accès à ces agents de la contagion ; elle est donc toujours extérieure chez les fruits qui sont partout recouverts d'un épiderme, tels que le citron, l'orange et les fruits à noyau ; mais chez ceux qui, tels que la pomme, la poire, les nèfles, ont un calice ouvert, elle naît aussi à l'intérieur. En effet, le tube calicinal peut conduire les spores ou leurs filaments jusqu'au centre du fruit. C'est ainsi que se produit le blettissement, qui n'est autre chose qu'une pourriture. Je l'ai déterminé expérimentalement en introduisant dans le calice de pommes et de poires des spores maintenues humides pendant quelques jours.

En résumé, la pourriture des fruits est produite par le développement d'un champignon, bien loin qu'elle soit la cause du développement de ces végétaux comme on le croit généralement. La pourriture est contagieuse par le mycélium qui existe dans toute la partie atteinte, et par les spores qui se produisent à sa surface. Les dimensions des tubes mycéliens et des spores nous permettent de suivre pas à pas l'envahissement de cette contagion.

•Si les filaments ou les séminules avaient des dimensions moindres, s'ils étaient invisibles au microscope, on attribuerait à un virus les phénomènes qui surviennent au contact de la pourriture. Le mycélium serait un virus fixe, les spores un virus volatil, la durée de la germination serait l'incubation du virus, et lorsque, dans des recherches expérimentales, des spores d'un développement rapide seraient mêlées accidentellement avec d'autres d'un développement lent, on verrait se produire une pourriture, c'est-à-dire une maladie qu'on croirait n'avoir point inoculée. Le microscope nous met ici à même de rectifier les erreurs et de suivre tous les accidents de l'expérimentation.

A ce point de vue, au point de vue de l'analogie de la pourriture avec les maladies virulentes, l'étude de cette altération des fruits peut offrir de l'intérêt.

Je vais maintenant montrer qu'elle peut en offrir un autre encore, car la pourriture n'est pas spéciale aux fruits ; les mêmes mucédinées produisent dans d'autres organes des végétaux vivants des altérations analogues à celles des fruits, et ce ne sont pas tant des conditions intérieures que des conditions extérieures qui favorisent la propagation de ces plantes destructives.

## II. — *Sur la pourriture des parties des végétaux vivants autres que les fruits*

Les champignons qui envahissent les fruits et qui en déterminent la pourriture peuvent se développer et produire des altérations analogues dans le tissu des racines, des feuilles ou des tiges de certains végétaux. Les sept espèces de mucédinées que j'ai étudiées jusqu'aujourd'hui n'ont pas une égale aptitude à se propager sur tous les fruits. Ces espèces se développent avec plus ou moins de rapidité et de vigueur suivant que le parenchyme est plus ou moins consistant ou ramolli, plus ou moins sucré ou acide ; aussi arrive-t-il fréquemment que pendant l'envahissement de la pourriture, d'après les conditions nouvelles dans lesquelles se trouve le fruit, une mucédinée se substitue à une autre. Une moisissure rosée, le *trichothecium domesticum* (Fries), qui s'empare des fruits desséchés, se propage très facilement par inoculation sur ceux qui sont encore verts et compacts, alors que le *mucor* n'y végète que très lentement. Les spores de ce *trichothecium*, qui se plaît mieux, si je puis dire ainsi, sur les tissus résistants que sur les tissus mous, insérées sous l'épiderme des feuilles des plantes grasses, s'y développent rapidement. Ces feuilles deviennent demi-transparentes; elles se ramollissent, se rident, puis se dessèchent. L'altération s'arrête au point d'insertion de la feuille sur la tige. En trois ou quatre jours tout le parenchyme est envahi par le mycélium, et les spores ne se montrent qu'au point de l'inoculation. J'ai répété ces expériences plusieurs fois, avec le même succès, sur des feuilles de divers *mesembrianthemum pachyphytum*, et sur celles de la joubarbe (*sempervivum tectorum*, L.). Les spores du *mucor mucedo* se développent de même dans le parenchyme de ces feuilles ; mais les inoculations réussissent moins constamment qu'avec le *trichothecium*.

J'ai obtenu des résultats analogues sur les tiges de plusieurs plantes grasses, et principalement sur le *stapelia europæa*. Des spores de *mucor* insérées sur cette plante, à l'extrémité de tiges longues de 6 centimètres, les ont complètement envahies en cinq jours. Ces tiges ramollies et réduites à l'état de putrilage, s'affaissent sur elles-mêmes, se crevassent et donnent issue à une abondante sérosité.

Certains fruits, tels que le concombre et certaines plantes grasses, le *stapelia* entre autres, opposent à l'inoculation un obstacle dont je dois parler : un suc gommeux très abondant sort de la petite plaie de l'inoculation et entraîne les spores au dehors ; j'ai pu obvier à cet inconvénient en chauffant fortement le point que je voulais inoculer ; les spores y restent alors, germent, et le mycélium se propage de là dans toutes les parties saines.

L'envahissement de la pourriture causée par les mucédinées est subordonné à l'introduction dans les tissus des spores ou filaments qui en proviennent. Comme on vient de le voir, l'expérimentation, pour arriver à ce résultat, peut avoir recours quelquefois à des procédés particuliers ; dans la nature, la condition la plus générale de cet envahissement est l'humidité. Cette condition de la production de la pourriture peut être mise expérimentalement en évidence ; c'est ce que j'ai fait en opérant sur des fruits à parenchyme peu humide. Après avoir enlevé à plusieurs pommes un segment de la peau, j'ai recouvert la plaie avec des spores d'une mucédinée *(mucor* ou *penicilium)*, puis j'ai placé ces pommes, les unes dans une atmosphère sèche, les autres dans une atmosphère humide. Celles-ci n'ont pas tardé à pourrir dans les parties en contact avec les spores qui avaient germé, tandis que les autres sont restées intactes. On conçoit que sur des fruits très humides, cette expérience ne puisse donner le même résultat.

D'après ces observations, j'ai pu conserver longtemps, dans une atmosphère sèche, des fruits de plusieurs espèces et très mûrs qui ont fini par se dessécher sans avoir subi la pourriture. De nombreuses expériences faites depuis l'hiver dernier m'avaient fait penser que les poires, par ce procédé et en fermant le tube de leur calice avec de l'huile, peuvent échapper à la pourriture et au blettissement, mais j'ai reconnu récemment qu'il n'en est pas toujours ainsi, et que cette altération peut se produire en l'absence d'un mycélium.

J'ai dit déjà que la pourriture déterminée par un *mucor* ou par un *penicillium* offre quelques différences dans sa consistance et sa coloration comme dans la rapidité de son développement ; les autres mucédinées donnent aussi à la pourriture qu'elles déterminent des caractères particuliers : un *helminthosporium*, qui se développe sur la carotte, la réduit en un putrilage noirâtre ; un *selenosporium?* (Corda), que j'ai observé sur le concombre et que j'ai propagé sur ce fruit et sur d'autres, donne une belle couleur rouge à la chair du concombre, tandis que la pourriture déterminée sur ce fruit par un *penicillium* ou par un *mucor* n'a point de coloration particulière.

De ces faits et de ceux que j'ai exposés dans une précédente communication, je crois pouvoir tirer les conclusions suivantes :

Les mucédinées vulgaires qui se développent sur les substances organiques inertes peuvent se développer aussi sur un organisme vivant. Il n'est point nécessaire que cet organisme soit primitivement altéré ou malade pour que l'envahisssement ait lieu ; il suffit que des conditions extérieures amènent dans son tissu des spores ou des filaments de mycélium de ces mucédinées.

Les conséquences du développement de ces champignons sont l'altération profonde des tissus envahis, altération désignée communément sous le nom de *pourriture*. La pouriture est variable dans ses caractères, suivant la mucédinée qui la détermine ; enfin, la condition la plus générale du développement de la pourriture est l'humidité atmosphérique.

# BACTÉRIES[1]

— 1866 —

On a donné le nom de *bactéries* à des infusoires filiformes dont le corps n'est point flexueux et dont les mouvements ne sont point ondulatoires.

Les bactéries sont les premiers êtres qui apparaissent dans les matières organiques en voie de décomposition. La petitesse extrême de leurs dimensions et la simplicité apparente de leur organisation non seulement ne permettent point de distinguer d'une manière certaine, les unes des autres, leurs diverses espèces, mais ces conditions jettent souvent aussi de l'incertitude sur la distinction de ces petits êtres d'avec des espèces appartenant à d'autres genres voisins par leur organisation. Les bactéries sont classées parmi les vibrioniens ; elles se produisent dans les mêmes circonstances et sous les mêmes influences que ces infusoires filiformes ; leur existence suit les mêmes lois ; leurs propriétés vitales, leurs effets sur les milieux dans lesquels elles se développent ou l'action des changements de ces milieux sur elles-mêmes, celle des réactifs, enfin tout ce que nous pouvons constater relativement à ces êtres est analogue ou identique avec ce que nous connaissons des autres êtres de la même famille.

Ainsi la séparation des bactéries d'avec les autres vibrioniens ne peut être nettement tracée, et l'histoire naturelle, physiologique ou pathologique, du genre *bacterium* n'est point distincte de celle de la famille dont ce genre fait partie.

Nous donnerons donc ici l'histoire générale des vibrioniens.

[1] *Dictionnaire encyclopédique des sciences médicales* (G. Masson, Asselin et Cie, éditeurs). En raison du caractère particulier et du but non commercial de la publication, MM. les Éditeurs ont autorisé la reproduction de cet article.

### § I. — Histoire naturelle.

Les vibrioniens, suivant la définition classique, sont des animaux filiformes, extrêmement minces, sans organisation appréciable, sans organes locomoteurs visibles, et se mouvant par l'effet de leur contractilité générale. Ce sont, de tous les infusoires, ceux qui apparaissent les premiers dans les matières organiques privées de vie. Ils sont toujours simples, c'est-à-dire non rameux, et libres, c'est-à-dire non fixés à quelque corps solide; ils s'offrent à notre œil, aidé du plus puissant microscope, comme des lignes très minces, droites ou sinueuses, articulées ou non.

Malgré leur extrême minceur, les vibrioniens ont été vus par les plus anciens micrographes; Leeuvenhoek reconnut leur présence dans les matières intestinales et dans le tartre dentaire. Mais des êtres si simples et si uniformes ne pouvaient offrir beaucoup d'attraits à la curiosité des observateurs, aussi les travaux relatifs à ces infusoires ne concernent-ils guère que leur classification. Depuis longtemps l'étude des vibrioniens était complètement délaissée, lorsque, dans ses recherches sur les fermentations, M. Pasteur découvrit que ces petits êtres apportent des modifications profondes dans la constitution chimique des milieux où ils se développent. La connaissance de ces infusoires acquit donc dès lors une importance réelle.

*Classifications, rapports.* — Fr. Müller, le premier, chercha à déterminer les caractères génériques ou spécifiques des vibrioniens et à les classer (1773). Il créa le genre *vibrio*, dans lequel il réunit de vrais vibrioniens avec des êtres appartenant à d'autres classes des règnes végétal et animal, et, d'un autre côté, il reporta des vibrioniens aux monadiens.

Bory de Saint-Vincent (1824-1830) entreprit de réformer cette classification : il créa la famille des *vibrionides* dans laquelle il réunit des êtres très différents par leur organisation et rapprocha, dans un genre qu'il désigna sous le nom de *melanella*, des vibrioniens fort dissemblables et que les observateurs modernes ont rapportés à deux genres *(bacterium, spirillum)*.

Enfin, M. Ehrenberg (1838) établit, sur des caractères homogènes, la famille des vibrioniens, à laquelle Dujardin n'apporta que de légères modifications. Elle fut divisée en trois genres :

Les filaments rigides et à mouvement vacillant formèrent le genre *bacterium ;*

Les filaments flexibles et à mouvements ondulatoires formèrent le genre *vibrio;*

Les filaments en hélice et à mouvements rotatoires formèrent le genre *spirillum ;*

Dans cette classification, le mouvement est pris comme caractère principal; d'une part il fait ranger les vibrioniens parmi les animaux, de l'autre, il sert à la distinction des genres. Quant à des *vibrioniens immobiles*, il ne paraîtrait pas qu'il en existe, car la classification ne leur donne aucune place. Toutefois cela peut s'expliquer par le fait que les infusoires animaux ont eu, presque seuls, le privilège d'attirer l'attention des observateurs au microscope, et que le caractère de l'animalité n'étant point apparent chez les filaments immobiles, ces observateurs ne les considéraient point comme de leur domaine.

Or, si l'on examine les infusions artificielles ou les liquides organiques dans lesquels se développent ordinairement les vibrioniens, on découvre parfois, soit mêlés aves ces infusoires actifs et mouvants, soit sans mélange, des myriades de filaments très minces, droits ou flexueux, articulés ou non, toujours simples et libres, identiques, en un mot, par tous leurs caractères avec les vibrioniens, sauf par un seul : ils n'ont point de mouvement. Ces infusoires immobiles appartiennent donc, avec évidence, à la même catégorie que ceux qui sont doués de mouvement; cependant ceux-ci étant considérés comme des animaux, la motilité des uns, l'immobilité des autres devraient les rejeter nécessairement dans deux familles appartenant à des règnes différents.

Mais la motilité n'est pas un caractère absolu d'animalité, comme on le croyait autrefois. Les vibrioniens, malgré leurs mouvements, sont des végétaux, aussi bien que les filaments immobiles, et tous ces êtres appartiennent à la même famille. Cette opinion, que j'ai émise dès 1859, est basée sur les considérations suivantes : « Les vibrioniens n'ont point d'organes de digestion ni d'organes de locomotion; ils sont homogènes dans toute leur étendue; les deux extrémités, généralement semblables, n'ont aucun caractère particulier qui puisse y faire distinguer la tête ou la queue, et leur progression, qui se fait aussi bien et indifféremment par l'une ou par l'autre de ces extrémités, prouve qu'il n'y a point entre elles de distinction. En cela même, les vibrioniens se séparent nettement des animaux chez lesquels des segments isolés, des tronçons expérimentalement détachés, suivent toujours, dans leur progression, la direction que leur eût donnée la tête. Par ces différents caractères, les vibrioniens se rapprochent des conferves filamenteuses; ils s'en rapprochent encore par leur constitution chimique. Reste donc, comme caractère distinctif des vibrioniens, la faculté de locomotion; mais cette faculté se retrouve chez beaucoup de conferves : des diatomées possèdent, comme les bactéries, un mouvement oscillant; des oscillaires, et en particulier des sulfuraires, ont, comme les vibrions, un mouvement ondulatoire; et le mouvement circulaire si remarquable des *spirillum* se retrouve chez des conferves du genre *spirulina* (Kützing) qui constituent de longues hélices. Enfin, chez toutes ces conferves, comme chez les vibrioniens, la progression a lieu indifféremment et souvent alternativement par l'une ou par l'autre des extrémités.[1]

Cette manière de voir n'a point rencontré de contradicteurs; elle est partagée par un savant botaniste, M. Rabenhorst[2], qui classe les vibrioniens parmi les oscillariées (1865).

Par leur petitesse et leur simplicité, les vibrioniens com-

1 Davaine, *Comptes rendus de l'Académie des sciences*, 10 octobre 1864.

2 *Flora Europæa algarum*.

mencent la série des végétaux ; les genres *bacterium* et *vibrio* sont voisins des *leptothrix* auxquels ils ressemblent par leur forme et leur organisation ; ils en diffèrent en ce que les *leptothrix* sont fixés par l'une de leurs extrémités et qu'ils acquièrent ordinairement une plus grande longueur. Le genre *spirillum* est très voisin des oscillariées en hélice qui forment le genre *spirulina* (Kützing), car les *spirochætes*, regardés par les uns comme *spirillum* et par les autres comme *spirulina*, forment, en quelque sorte, un trait d'union entre les deux genres. Il existe enfin des vibrioniens qui ne peuvent être facilement distingués de certaines clostéries ou de certaines navicules dont les dimensions ne surpassent point celles de ces infusoires filifornes.

*Organisation.* — Les vibrioniens les plus petits échappent, sans doute, à tous nos moyens d'observation ; ceux qui ne peuvent être aperçus qu'aux plus forts grossissements du microscope, nous apparaissent comme des points mouvants ou immobiles. Les plus longs atteignent jusqu'à $0^{mm},20$.

L'organisation des vibrioniens, vu l'insuffisance de nos moyens d'observation, paraît très simple ; un filament réduit à une paroi sans contenu, tel est l'aspect des vibrions les plus minces ; chez les plus volumineux, dont l'épaisseur va jusqu'à $0^{mm},001$, une substance uniformément répartie, analogue sans doute à l'endochrome des algues tubuleuses, peut être plus ou moins distinctement reconnue. Dans certaines espèces, cette substance est assez visiblement disposée en amas réguliers, rappelant la disposition de l'endochrome nucléaire des algues tubuleuses, et ce caractère doit sans doute faire considérer les filaments ou les articles qui le possèdent comme des conferves se rapprochant soit des hygrocrocis, soit des clostéries, etc. Après la mort des vibrioniens, la substance contenue s'altère et occupe des espaces variables, laissant des intervalles vides, qui permettent de la reconnaître facilement. Ces vibrioniens en voie de décomposition, mêlés à d'autres encore vivants, pourraient donner lieu à une méprise et faire croire à deux espèces distinctes.

De l'aspect qu'ils prennent en se desséchant sur une plaque de verre, M. Ehrenberg a conclu que chaque filament est formé d'une série d'animalcules à peine plus longs que larges et retenus par une division spontanée imparfaite. La manière dont ces filaments se désagrègent après leur mort montre, en effet, que la segmentation se prépare longtemps avant qu'elle ne devienne apparente chez l'individu vivant. Toutefois, d'après mes observations, je ne puis admettre que la pluart des vibrions et des spirillum soient formés d'un certain nombre de corpuscules subglobuleux. Les caractères spécifiques donnés par M. Ehrenberg, d'après cette constitution des filaments, me paraissent tout à fait fictifs. C'était aussi l'opinion de Dujardin.

*Motilité.* — Les vibrioniens sont plus ou moins agiles et leurs mouvements peuvent être très variés. Les bactéries avancent, reculent, oscillent, ou pirouettent autour de leur centre ou de leurs extrémités, comme des tiges rigides ; les vibrioniens se redressent ou s'infléchissent en ondulant comme le serpent ; les spirillum vont en tournant autour de leur grand axe et leur progression dans un sens, puis dans l'autre, se fait par une rotation inverse, comme une hélice qui avance ou recule selon le sens de la rotation.

La locomotion des vibrioniens rigides (*bacterium* ou *spirillum*) ne peut s'expliquer. M. Ehrenberg a cru voir un cil vibratil à son *bacterium triloculare*. Dujardin reste à ce sujet dans le doute ; il faut attendre de nouveaux moyens d'observation pour résoudre cette question.

Les mouvements chez les vibrioniens ne sont pas constants : il est facile de reconnaître que ces infusoires sont généralement immobiles dans la première période de leur développement et que cette période d'immobilité dure quelquefois plusieurs jours. Dans une infusion artificielle, on peut alors désagréger la pellicule où ils sont enfermés sans les voir acquérir de mouvements spontanés, tandis que plus tard ils se désagrègent d'eux-mêmes et fourmillent dans le liquide ambiant. Alors même, leurs mouvements ne sont pas constants et l'on en voit qui entrent en repos par intervalles. Les vibrioniens cessent enfin de se mouvoir ; ils tombent dans un état d'inertie qui n'est pas toujours leur mort ; je m'en suis assuré expérimentalement ; ils restent en effet plusieurs jours dans cet état de repos, sans qu'aucune altération se manifeste dans leur constitution ; c'est donc à tort que des observateurs parlent des vibrions morts sur le seul caractère de l'absence de leurs mouvements. Bien plus, tout un genre de vibrioniens ainsi que je l'ai déjà dit, est constamment dépourvu de motilité.

*Respiration.* — Les vibrioniens, certaines espèces au moins, respirent le gaz oxygène libre, comme les êtres organisés en général ; mais il en est d'autres qui s'emparent de l'oxygène qui entre dans des combinaisons peu stables, telles que le sucre, l'acide tartrique, etc. Non seulement ces derniers ne respirent point l'oxygène libre, mais encore ils ne peuvent se développer en présence de ce gaz. La faculté de s'approprier l'oxygène qui entre dans certaines combinaisons, n'appartient point en propre aux vibrioniens : M. Pasteur. qui l'a découverte, a proposé de désigner les êtres, qui respirent l'oxygène libre sous le nom d'*aérobies*, et ceux qui respirent l'oxygène combiné sous celui d'*anaérobies*. D'après les recherches de cet illustre observateur, la plupart des vibrioniens seraient anaérobies ; toutefois on ne sait pas encore si plusieurs de leurs espèces ne pourraient être, suivant les circonstances. tantôt aérobies, tantôt anaérobies. Nous verrons dans la suite de cet article l'importance que peut avoir cette question.

*Rapport avec le milieu.* — Les vibrioniens, pas plus que les autres êtres organisés, n'ont la faculté de se développer dans des milieux différents et dans des conditions diverses. J'ai mis ce fait en évidence par des expériences très simples ; il suffit, en effet, de changer l'une des conditions du milieu pour voir périr aussitôt ou en très peu de temps les vibrioniens qui s'y trouvent. Un abaissement dans la température d'un liquide organique, la substitution d'une eau pure à une eau corrompue, d'eau de mer à de l'eau douce ou réciproquement font disparaître promptement les infusoires filiformes qui s'étaient développés dans ces divers liquides.

La subordination de tel vibrionien à tel milieu est quelquefois plus étroite qu'on ne peut le présumer d'après ces faits ; ainsi les bactéridies qui déterminent la maladie charbonneuse se développent dans le sang chez l'homme, chez le mouton, le lapin, le cobaye, le rat, etc. ; mais elles ne se développent point dans ce liquide chez les oiseaux ni même chez le chien, quoique l'analyse chimique et l'inspection microscopique ne puissent faire reconnaître de différence essentielle entre le sang de ce dernier animal et celui des autres mammifères.

Le choix que semblent faire certains êtres organisés, en se développant dans telle condition et non dans telle autre qui nous paraît identique, se montre sur une grande échelle dans le parasitisme. Cette question inexplicable n'est pas moins intéressante au point de vue de la pathologie qu'à celui de la physiologie. Un exemple pris dans le sujet qui nous occupe peut nous faire pénétrer plus avant dans ce mystère, en nous montrant que des différences presque insaisissables pour nous, sont néanmoins sensibles pour certains êtres vivants.

Cet exemple nous est offert par le ferment de l'acide tartrique ordinaire qui est un vibrionien.

On sait que cet acide a la propriété de dévier à droite la lumière polarisée ; c'est pourquoi on l'a désigné sous le nom d'*acide tartrique droit*. Or, il existe un autre acide tartrique, l'*acide tartrique gauche*, qui ne diffère du précédent que par l'impossibilité de superposer leurs formes, d'ailleurs indentiques, et par le pouvoir rotatoire sur le rayon de lumière polarisée qui, s'exerçant à droite dans le premier s'exerce à gauche dans celui-ci, exactement de la même quantité en valeur absolue. Du reste, il y a entre les propriétés chimiques de ces deux acides une identité telle qu'il est matériellement impossible de les distinguer. Ces différences sont donc exactement de même ordre que celles qui distinguent la main droite de la main gauche. Eh bien! le vibrion-ferment qui détruit l'acide tartrique droit n'a aucune action sur l'acide tartrique gauche; c'est-à-dire qu'il ne se développe point dans un milieu où ce dernier acide existe à l'exclusion de l'autre. L'acide racémique offre la combinaison singulière d'une molécule d'acide tartrique droit avec une molécule d'acide tartrique gauche; or, si le racémate d'ammoniaque, par exemple, est soumis à la fermentation du vibrion tartrique droit, la fermentation se continue jusqu'à ce que le premier de ces acides ait complètement disparu, mais l'acide tartrique gauche reste tout entier intact.

Je n'ai point à signaler l'intérêt philosophique ou physiologique du fait que M. Pasteur a mis en lumière; ce fait ne doit figurer ici que comme un exemple de l'étroite union de certains vibrioniens avec une condition déterminée des milieux où vivent ces infusoires.

*Propriétés vitales.* — Les vibrioniens ont des propriétés vitales variables suivant leurs espèces; ces propriétés varient peut-être aussi suivant que les vibrioniens sont développés ou à l'état de germe ; mais quelle est l'organisation de ces germes? C'est ce que nous ignorons[1].

Parmi les vibrioniens, il en est qui subissent une dessiccation complète sans perdre leur vitalité : tels sont ceux de la maladie charbonneuse. Ils peuvent même, dans cet état, conserver leur vitalité pendant un an; d'un autre côté, ces mêmes infusoires perdent la faculté de s'inoculer, c'est-à-dire qu'ils périssent dès qu'ils sont placés dans une certaine quantité d'eau. Je me suis assuré par plusieurs expériences que d'autres vibrioniens ne peuvent nullement supporter la dessiccation.

Les vibrioniens ou leurs germes supportent des températures plus ou moins élevées suivant leurs espèces, mais cette faculté peut être influencée par la nature ou par la qualité du

1 V. *Bactéries de la pourriture.*

milieu dans lequel se trouvent ces petits êtres. Les bactéridies charbonneuses supportent sans périr, lorsqu'elles sont desséchées, une température de + 100°, température qui les tue constamment lorsqu'elles sont humides. Les bactéries qui déterminent la pourriture de certains végétaux périssent à + 52° (Davaine). Les vibrioniens qui se développent dans le vin (vin tourné) et qui l'altèrent sont tués par une température de + 60° à 70° (Pasteur). Ceux qui se développent dans le lait et dans l'urine supportent une température voisine de + 100°; toutefois, il y a sous ce rapport quelques différences, suivant que le liquide est acide ou alcalin : dans le lait acide il suffit pour tuer tous les vibrioniens ou leurs germes d'une température de + 100°; s'il est neutre ou alcalin, il faut porter la température jusqu'à + 110° (Pasteur). Il en est de même pour ceux qui se développent dans de l'eau sucrée albumineuse; ils sont tués à + 100°, lorsque ce liquide acquiert de l'acidité, mais en présence de la craïe qui enlève cette acidité, ils ne le sont qu'à + 110° (Pasteur).

Ces faits sont importants à connaître, si l'on veut rechercher les conditions du développement ou de la transmission des vibrioniens dans certains cas.

*Génération.* — On ne connait aux vibrioniens qu'un seul mode de génération, c'est la fissiparité. Elle se montre avant que ces infusoires aient atteint une longueur déterminée, et, pour ainsi dire dès leur apparition, ce qui augmente singulièrement leur faculté de propagation. Lorsque le milieu dans lequel les vibrioniens se forment est liquide, ils se développent en plus grand nombre dans une couche plus ou moins épaisse qui surnage; lorsque ce milieu est d'une certaine consistance, comme le lait, ils se développent aussi bien dans la profondeur qu'à la superficie; mais, à vrai dire, ces variations me paraissent en rapport plutôt avec l'espèce des vibrioniens qu'avec la consistance du liquide. Souvent ces infusoires se produisent par groupes disséminés et dans une substance visqueuse ou mucilagineuse. Cette substance est-elle le produit d'une fermentation (fermentation visqueuse) déterminée par les vibrioniens ou bien une sorte d'atmosphère organique inhérente à leur constitution comme on le voit à certaines algues, cocco-chlorées, nostocs, etc. ? Quoi qu'il en soit, cette substance mucilagineuse paraît être corrélative à la formation des vibrioniens et ne précède point leur apparition. Le plus souvent sans forme déterminée, elle revêt parfois celle d'arborisations ou celle des éponges, et les vibrioniens s'y trouvent rangés dans un certain ordre. La potasse dissout le mucilage et laisse libres les corpuscules contenus. Ces différents aspects des groupes de vibrioniens que j'ai vus dans des infusions végétales, dans de l'urine albumineuse et dans du jaune d'œuf, répondent probablement à des espèces particulières.

Dans la nature comme dans les infusions artificielles faites en vue de l'étude, il se passe un certain temps avant que les vibrioniens se montrent ; mais dès lors qu'ils le font, leur multiplication a lieu avec une prodigieuse rapidité ; il y a là une sorte d'incubation, pour employer le langage médical, incubation qui est souvent, sans doute, plus apparente que réelle. Elle peut tenir à des conditions de milieu, mais elle tient souvent aussi probablement à l'imperfection de notre examen. Dans un milieu qui est apte au développement des vibrioniens, ce développement s'accomplit immédiatement. Si l'on place le vibrion-ferment de l'acide tartrique droit dans une solution aqueuse de tartrate d'ammoniaque, après quelques heures de contact, on peut prouver qu'il y a du tartrate transformé (Pasteur). Ici nous ne voyons pas d'incubation parce que nous possédons un procédé pour reconnaître immédiatement le développement du vibrion tartrique ; mais pour beaucoup d'autres vibrioniens nous n'avons pas de procédé analogue. Dans ces cas, la période d'incubation n'est aussi, sans doute, qu'apparente et la génération par fissiparité peut nous en donner la raison, comme elle peut rendre compte ensuite de l'apparition rapide et presque soudaine des vibrioniens.

Examinons ce qui se passerait pour l'un de ces infusoires qui se développerait dans le sang d'un animal, et prenons pour exemple les bactéridies charbonneuses. On sait qu'après l'inoculation, il se passe un certain temps, variable avec le volume de l'animal inoculé, avant que les bactéridies deviennent apparentes et que les phénomènes morbides se déclarent; or, un animal qui meurt de leur influence offre ordinairement dans son sang un nombre de ces filaments qui surpasse de beaucoup celui des corpuscules sanguins. Supposons qu'il y ait égalité chez un homme qui meurt du charbon : c'est, d'après le nombre approximativement connu des corpuscules du sang de l'homme, un nombre de soixante milliards (60.000.000.000) de bactéridies produites dans un temps donné. Ce temps est variable, sans doute, mais on pourra rester dans les limites du vrai en disant trois jours (72 heures). Une bactéridie charbonneuse a de 4 à 12 millièmes de millimètre de longueur en moyenne, il suffit donc, pour qu'elle reproduise par scission une autre bactéridie semblable, qu'elle s'accroisse au plus de 12 millièmes de millimètre. Admettons qu'elle le fasse en deux heures; cette supposition n'a rien d'exagéré, car j'ai vu des filaments de *mucor mucedo* s'accroître de 25 millièmes de millimètre par heure, et des filaments de l'*oïdium fructigenum* s'accroître de 14 centièmes de millimètre dans le même temps. D'après cette supposition, une bactéridie introduite dans le sang se multipliera dans la progression suivante : après deux heures, deux bactéridies; après quatre heures, quatre bactéridies; après six heures, huit bactéridies; après vingt-quatre heures, leur nombre sera de quatre mille quatre-vingt-seize, nombre tout à fait insignifiant relativement à celui des corpuscules du sang; après quarante-huit heures, il sera de seize millions sept cent soixante dix-sept mille deux cent seize, une bactéridie environ sur trois mille cinq cents corpuscules sanguins. A cette époque, les recherches les plus minutieuses ne pourraient faire reconnaître d'une manière certaine l'existence de ces vibrioniens, et l'on peut croire qu'il n'y aurait encore aucun phénomène morbide apparent. Cette période de quarante-huit heures recevra donc le nom de *période d'incubation*. Mais bientôt la progression marchera d'une manière prodigieusement rapide : entre la soixantième et la soixante-douzième heure, les bactéridies monteront de un milliard à soixante et onze milliards, c'est-à-dire qu'étant avec les corpuscules sanguins dans le rapport de un à soixante, elles arriveront en douze heures à dépasser le nombre de ces corpuscules ; à la soixante-quatorzième heure, elles l'auront plus que doublé.

Ainsi que le montre ce calcul basé sur le mode de génération des vibrioniens, la période que nous regardons comme une incubation ne nous offre ce caractère que par l'insuffisance de notre examen, et l'apparition rapide, soudaine de ces petits êtres qui constituerait la période d'activité, n'est que le résultat de leur multiplication régulière et normale.

Dans un liquide naturel, dans une infusion artificielle aptes à la reproduction des vibrioniens, il semble aussi qu'il y ait une période d'incubation suivie d'une génération presque instantanée; mais si l'on examine au microscope, à de courts intervalles, la surface de ces liquides, on reconnaît que les vibrioniens s'y produisent longtemps avant que la simple vue puisse en faire soupçonner l'existence. Les vibrioniens primitifs, les germes, si l'on veut, sont répartis irrégulièrement à la surface et isolés les uns des autres. Chacun d'eux devenant un centre de propagation, les groupes s'étendent, se rejoignent bientôt et recouvrent uniformément toute la surface. Lorsque la pellicule qu'ils constituent devient appréciable aux yeux, leur nombre est déjà prodigieux et la fissiparité les multiplie alors pour ainsi dire à vue d'œil.

L'universalité des vibrioniens et la rapidité avec laquelle ils apparaissent dans une foule de milieux divers a pu faire croire à leur génération spontanée. Quelques expériences ont même été faites récemment à l'appui de cette manière de voir. Telles sont celles de M. Donné avec l'œuf de la poule et celles de M. Onimus avec du sang renfermé dans des sacs de baudruche. Quant à l'œuf de la poule, ses éléments viennent du sang; mais, en outre, on sait que des parasites, remontant de l'intestin dans l'oviducte, peuvent se trouver renfermés dans la coquille; ou bien, ce qui est beaucoup plus commun, du sang versé par les vaisseaux du calice, au moment de sa rupture, se trouve à la surface du vitellus [1]. La question, pour les expériences de M. Donné, comme pour celles de M. Onimus, en supposant des procédés opératoires irréprochables, se réduit donc à savoir si des germes de vibrioniens peuvent se trouver dans le sang. Or, dans les vaisseaux d'animaux morts depuis fort peu de temps et dont le corps est ouvert au moment de l'examen, il n'est pas rare de trouver des vibrioniens doués de mouvements très actifs. J'en ai vu dans le sang des veines mésaraïques du lapin moins de douze heures après la mort.

Ajoutons que les bactéridies charbonneuses, introduites dans les voies digestives, passent assez rapidement dans le sang chez certains animaux et déterminent le charbon. Les vibrioniens de la putréfaction peuvent évidemment pénétrer dans ce liquide de la même manière; s'ils ne s'y développent pas, c'est qu'ils ne trouvent pas pendant la vie les conditions favorables à leur développement. Les modifications du sang, après la mort, font naître ces conditions. L'apparition des vibrioniens, dans les expériences de M. Donné et de M. Onimus ne peuvent-elles s'expliquer de cette manière?

*Caractères distinctifs.* — Les vibrioniens, étant de simples filaments, assez souvent immobiles ou quelquefois doués de mouvements browniens, il importe de ne pas les confondre avec d'autres corps filamenteux et notamment avec des cristaux en aiguilles. Il suffit, pour éviter cette erreur, de les soumettre à l'action de quelques réactifs ou de les examiner dans certaines conditions : l'acide sulfurique et la potasse caustique ne détruisent point immédiatement les vibrioniens: ces filaments pâlissent, mais ils résistent longtemps, quelquefois indéfiniment, à leur action. L'iode les jaunit et les rend plus apparents. Leur mort, déterminée par un changement de milieu, par une température élevée, etc., amène en peu de temps leur destruction, sans qu'il en reste de traces. Des

1 Davaine, *Mémoire sur les anomalies de l'œuf.* Paris, 1860.

espèces qui se développent dans des liquides naturels disparaissent par la putréfaction.

*Caractères génériques ou spécifiques.* — Une question importante à résoudre est celle de la détermination spécifique des vibrioniens. A quels caractères reconnaît-on qu'un vibrionien constitue une espèce particulière? Jusqu'ici on a pris pour base de cette détermination la forme du corps et le mouvement; mais le plus simple examen montre souvent, d'une espèce ainsi déterminée à une autre et même d'un genre à l'autre, des transitions tellement graduées et insensibles que l'insuffisance de ces caractères ne peut être un instant douteuse. Ces transitions ont été remarquées par les classificateurs eux-mêmes, qui ont hésité quelquefois à rapporter des individus à telle ou telle espèce ou qui n'ont pu s'accorder sur la caractéristique de ces espèces.

Pour apprécier l'importance des caractères extérieurs dans cette détermination, il eût fallu posséder des espèces bien déterminées. On se trouvait donc là dans un cercle vicieux.

Il est, d'ailleurs, facile de prouver expérimentalement que l'apparence extérieure de ces infusoires est loin de suffire pour les caractériser, et que, sous la même forme, se cachent des êtres différents. Cette preuve, nous l'avons déjà donnée en montrant que des vibrioniens de tout point semblables entre eux, mais vivant dans des milieux différents, périssent par leur transposition d'un milieu dans l'autre. D'après cela, nous devons admettre que le *vibrio rugula* qui, suivant Dujardin, se trouve dans les matières intestinales de l'homme, et dans les infusions de chenevis, ne constitue point une espèce unique et qu'il en est de même pour le *vibrio bacillus* et pour le *spirillum volutans*, lesquels, suivant le même observateur, se développent dans des infusions d'eau douce et d'eau de mer.

Les conditions apparentes, qui, dans ces simples filaments, pourraient offrir des différences caractéristiques, sont la longueur, l'épaisseur, les formes droite ou recourbée, la continuité ou l'interruption en articles distincts, c'est enfin la variété des mouvements. Or, les découvertes modernes nous ayant fait connaître quelques espèces bien déterminées par les conditions spéciales dans lesquelles elles se développent, nous avons des données pour apprécier la valeur de ces caractères; quant à la longueur et à l'épaisseur, on voit quelquefois, chez les animaux morts du charbon, des bactéridies très courtes et très minces dans les gros vaisseaux, très longues et épaisses dans la rate, variations qui se montrent aussi d'un animal à un autre; les bactéries de la pourriture nous offrent des différences non moins grandes. Quant à la forme et à la constitution, on voit le vibrion de l'acide lactique constitué par des filaments souvent de un ou deux articles, et d'autres fois de huit et dix filaments droits ou diversement recourbés. Dans d'autres vibrioniens dont on suit le développement, on remarque l'absence de mouvement ou des mouvements variés suivant les circonstances. Toutes ces différences de longueur, de constitution, de mouvements sont souvent en rapport avec l'âge des individus d'une même espèce.

Les caractères extérieurs des vibrioniens ne sont point inutiles, sans doute, dans la classification, car on peut admettre rationnellement qu'un vibrionien droit et un vibrionien roulé en hélice ne sont point spécifiquement les mêmes; mais, considérés seuls, ils sont insuffisants pour déterminer les espèces. Celles qui sont décrites aujourd'hui par les classificateurs doivent être considérées comme l'expression de types sous lesquels se cachent un certain nombre d'espèces distinctes. Le vrai caractère spécifique est le milieu spécial dans lequel se développe le vibrionien, ou mieux sa fonction physiologique; mais on conçoit que plus le milieu est complexe, plus la détermination devient incertaine; de là la nécessité de prendre en considération tous les caractères.

*Classification.* — Nous conserverons donc les espèces décrites jusqu'aujourd'hui comme des types auxquels peuvent être rapportées un certain nombre d'espèces réelles, tout en donnant, pour leur détermination, une valeur beaucoup plus grande à la condition dans laquelle vivent les vibrioniens. Nous nous bornerons à ajouter à la classification d'Ehrenberg et de Dujardin un genre nouveau, celui des vibrioniens sans mouvement que nous nommerons *bactéridies*, à cause de leur ressemblance avec les bactéries, et, dans les genres, nous ajouterons quelques espèces nouvellement acquises à la science.

Nous classerons les vibrioniens dans l'ordre suivant :

| | | | |
|---|---|---|---|
| Filaments droits ou infléchis, mais non tournés en hélice. | Se mouvant spontanément. | Rigides. | BACTERIUM. |
| | | Flexueux. | VIBRIO. |
| | Immobiles | | BACTERIDIUM. |
| Filaments tournés en hélice. | | | SPIRILLUM. |

I. — GENRE BACTÉRIE. *Bacterium* (Ehrenberg, Dujardin). *Corps filiforme, roide, devenant plus ou moins distinctement articulé par suite d'une division spontanée imparfaite ; mouvement vacillant, non ondulatoire* (Dujardin).

1. BACTERIUM TERMO (Dujardin). Corps filiformes, cylindriques, un peu renflés au milieu, deux à cinq fois aussi longs que larges ; quelquefois assemblés deux à deux par l'effet de la division spontanée, animés d'un mouvement vacillant ; longueur, $0^{mm},003$ à $0^{mm},002$ ; épaisseur, $0^{mm},0018$ à $0^{mm},0006$ (Dujardin).

Dans la variole chez l'homme et dans cette maladie, communiquée au lapin se trouve un *bacterium termo*, épais de $0^{mm},0008$ à $0^{mm},001$ ; long de $0^{mm},007$ à $0^{mm},01$ (L. Coze et V. Feltz).

Le *bacterium termo* est le plus petit des êtres organisés visibles ; il apparaît au bout de très peu de temps, même de quelques heures, dans les matières végétales (?) ou animales qui se décomposent. Il commence par être immobile et bientôt il se multiplie par myriades. Il se montre d'abord seul, c'est-à-dire à l'exclusion de tout autre infusoire, toutefois il est si facile de confondre le premier âge des autres vibrioniens avec le *bacterium termo* qu'on ne peut affirmer qu'il en soit toujours ainsi.

D'après Dujardin, il disparaît des infusions animales ou végétales, à mesure que d'autres espèces auxquelles il sert de nourriture viennent à se multiplier ; et lorsque l'infusion devient plus concentrée par suite de l'évaporation ou devient trop fétide pour que les autres espèces y puissent vivre, le *bacterium termo* s'y montre de nouveau aussi abondamment.

Il est facile de reconnaître que le *bacterium termo* disparaît en général, non parce qu'il est avalé par d'autres infusoires, mais par suite des changements qui s'opèrent dans les liquides de l'infusion ; il disparaît souvent aussi, sans doute, parce que, confondu avec le premier âge d'une autre espèce, il en revêt les caractères en se développant. Quant à sa réapparition dans le même liquide devenu plus fétide, il se pourrait que les bactéries nouvelles ne fussent point toujours de la même espèce que le bacterium primitif. Sous le nom de *bacterium termo* (?) nous confondons plusieurs espèces diverses. Dans les infusions très fétides, j'en ai vu d'une telle petitesse que leurs essaims se perdaient aux limites de la vision comme des tourbillons d'une très fine poussière. Malgré l'imperfection de nos moyens d'observation, l'œil suffit quelquefois à reconnaître à ces bactéries une physionomie particulière, mais qui n'est susceptible d'aucune description.

D'après M. Pasteur ce *bacterium* respire le gaz oxygène libre; dans les liquides qui contiennent des matières organiques, il s'empare de tout ce gaz et périt ensuite ou bien il continue de vivre à la surface, formant une pellicule qui protège le liquide contre l'action de l'air atmosphérique. Il possède aussi la faculté de fixer l'oxygène de l'air sur certains produits organiques et de contribuer ainsi à leur destruction complète.

2. Bacterium chainette. *Bacterium catenula* (Dujardin). Corps filiformes, cylindriques, souvent assemblés par trois, quatre ou cinq, par suite de la division spontanée; articles longs de $0^{mm},003$ à $0^{mm},004$; épais de $0^{mm},0004$ à $0^{mm},0005$; longueur totale 0,02. (Dujardin). Dans la fièvre

typhoïde chez l'homme et dans cette maladie communiquée au lapin se trouve un *bacterium catenula* épais de $0^{mm},0004$ à $0^{mm},0008$; long de $0^{mm},004$ à $0^{mm},001$ (L. Coze et V. Feltz).

Ce bacterium a un grand rapport de forme avec le *vibrion-ferment* de l'acide lactique; et en effet, Dujardin le confondant avec le *bacterium termo*, l'indique comme s'étant développé dans une infusion de sucre et de phosphate d'ammoniaque. Suivant cet observateur, ce *bacterium* serait peut-être le premier degré du développement du *vibrio bacillus*. Il se trouve dans des infusions fétides.

3. Bacterium point. *Bacterium punctum* (Ehrenberg). Corps de forme ovoïde, allongé, incolore, à mouvement lent, vacillant, souvent assemblés par deux, long de $0^{mm},0052$; épais $0^{mm},0017$ (Dujardin).

Il se développe dans diverses infusions de substances animales. Dans les animaux morts à la suite de l'inoculation de substances putréfiées se trouve un *bacterium punctum* large de $0^{mm},0016$; long de $0^{mm},004$ à $0^{mm},02$ (L. Coze et Feltz).

4. Bacterium triloculaire ou articulatum (Ehrenberg). Corps formé d'un certain nombre d'articles, pourvu à la partie antérieure d'une trompe vibratile ayant le tiers de la longueur du corps, long de $0^{mm},0112$ à $0^{mm},0056$; épais de $0^{mm},002$ à $0^{mm},0025$. Ce bacterium est regardé comme douteux par Dujardin; c'est un des premiers êtres qui apparaissent dans les infusions.

5. Bacterium de la pourriture. *Bacterium putredinis* (Davaine). Ce vibrionien paraît différer spécifiquement des bactéries qui se produisent dans les matières animales en décomposition. Il se présente sous trois formes; 1° en corpuscules amorphes, infiniment petits et innombrables, constituant un tourbillon mouvant dont la plupart des individus se perdent aux limites de la vision; 2° en filaments minces, courts, droits, quelquefois divisés en deux, atteignant au plus $0^{mm},005$ de longueur, doués de mouvements semblables à ceux du *bacterium termo*; 3° en filaments généralement plus longs

et dont quelques-uns atteignent jusqu'à 0mm,03 de longueur, semblables pour le reste aux précédents qui les accompagnent toujours plus ou moins.

Les bactéries de la pourriture peuvent être desséchées sans périr ; elles gardent alors leur vitalité pendant plusieurs mois. Chauffées à 50° C., elles perdent leurs mouvements ; elles meurent à 52° C. Les filaments longs périssent avant les courts ; ces derniers jouissent, à l'égard de divers agents, d'une vitalité plus grande que les premiers.

Ces bactéries déterminent dans les plantes une pourriture ordinairement plus humide que celle qui est causée par le mycélium des champignons ; quelquefois ce sont des ulcérations sèches. La pourriture débute généralement par la racine et envahit ensuite toute la plante. Je l'ai observée dans des végétaux à parenchyme très tendre, comme la balsamine et dans les plantes grasses trop fortement arrosées. Elle peut se transmettre par inoculation aux tiges et aux feuilles d'un grand nombre de ces plantes. Cette pourriture est arrêtée par l'exposition du végétal envahi à une température de 52° C. à 55° C. (beaucoup de plantes grasses supportent cette chaleur sans en être altérées).

L'inoculation nous donne le moyen d'étudier les propriétés du bactérium de la pourriture et de reconnaître la variabilité de ses formes qui changent suivant diverses conditions, parmi lesquelles il faut compter l'espèce du végétal qu'il envahit : on observe généralement la première forme à la surface des ulcérations sèches, et dans le *stapelia grandiflora*, l'*aloe spiralis*, la seconde dans le *stapelia europæa*, l'*echinopsis cristata*, l'*opuntia cylindrica*, etc., la troisième dans l'*aloe variegata*, etc. Ainsi, l'étude de cette bactérie, outre l'intérêt physiologique et pathologique, nous fait apprécier la valeur de plusieurs caractères que l'on a regardés jusqu'aujourd'hui comme spécifiques chez les vibrioniens.

Il est remarquable que les corpuscules les plus petits qui échappent presque à notre vue et qui n'ont point de forme caractéristique, aient une vitalité supérieure à celle des bactéries bien développées. Ce sont, sans doute, ces corpuscules qui doivent être considérés comme des germes.

6. Bacterium capitatum (Davaine). Corps filiforme, rigide, terminé par une extrémité renflée, à mouvements vifs, non ondulatoires ; long de $0^{mm},01$ à $0^{mm},015$. Ils perdent leurs mouvements à une température de 55° C.

J'ai observé ces filaments en nombre considérable dans de l'eau où macérait depuis quatre jours une tumeur fibroplastique. Ils étaient tous immobiles ; trois jours après ils avaient des mouvements variés de balancement ou de giration et s'avançaient par l'une ou l'autre de leurs extrémités indifféremment. La tête, demi-transparente, bleuâtre, avait la forme de celle des zoospermes de l'homme. J'en ai vu de tout semblables dans des infusions de jambon et de fromage.

J'ai observé encore dens l'intestin de la courtilière, et plusieurs fois dans l'eau de vases où poussaient des jacinthes, des filaments très analogues, mais dont le renflement paraissait dû à une sorte d'endochrome nucléaire et l'on pouvait, dans une série d'individus, reconnaître jusqu'à un certain point le passage d'un vibrionien à une clostérie.

II. — Genre VIBRION. *Vibrio* (Müller et Ehrenberg). *Corps filiforme plus ou moins distinctement articulé, par suite d'une division spontanée imparfaite, susceptible d'un mouvement ondulatoire comme un serpent.* (Dujardin).

1. Vibrion linéole. *Vibrio lineola* (Müller). Corps diaphanes, cylindriques, un peu renflés au milieu, deux ou trois fois plus longs que larges, assemblés par deux ou trois en une ligne très mince, un peu flexueuse et présentant seulement deux ou trois inflexions, articles longs de $0^{mm},0035$ ; épais de $0^{mm},0013$ à $0^{mm},0003$ ; longueur totale de $0^{mm},007$ à $0^{mm},001$ (Dujardin).

Ce vibrion ressemble beaucoup au *bacterium termo*. On le trouve souvent avec ce bacterium dans la même infusion. Il est alors difficile de savoir si l'un n'est pas le premier âge de l'autre. Il existe dans des infusions diverses végétales ou animales d'eau douce ou d'eau de mer. M. Donné l'indique comme se trouvant dans le pus virulent des chancres du gland et de la vulve.

2. Le VIBRIO TREMULANS d'Ehrenberg diffère trop peu du *vibrio lineola* pour qu'on puisse le regarder comme formant un autre type spécifique.

3. VIBRION RUGULE. *Vibrio rugula* (Müller). Corps diaphanes, en fils alternativement droits ou flexueux, de cinq à huit inflexions, se mouvant avec vivacité en ondulant ou en serpentant; longueur (non déployé), $0^{mm},008$ à $0^{mm},013$; épaisseur, $0^{mm},0007$ à $0^{mm},008$ (Dujardin); longueur, $0^{mm},0468$; épaisseur, $0^{mm},00225$ (Ehrenberg).

Ce vibrion a une manière d'être toute particulière qui le caractérise : tantôt il s'allonge, se redresse et se meut lentement; tantôt il se raccourcit, s'enroule en hélice et part avec une extrême rapidité. La faculté qu'il possède de s'allonger et de rester droit le distingue des *spirillum*, qui sont toujours plus ou moins enroulés. Ces vibrioniens vivent souvent par groupes qui se reforment incessamment comme des essaims d'abeilles. Ils se trouvent aussi quelquefois dans les matières intestinales de l'homme (Leeuwenhoek), et dans les déjections des cholériques (Pouchet). J'en ai vu dans l'intestin des cobayes et dans l'appendice cœcal de plusieurs perdrix et de plusieurs poulets; leurs mouvements se conservaient plusieurs heures après la mort de ces animaux.

4. Le VIBRION PROLIFER d'Ehrenberg serait plus épais, à articulations plus visibles, à mouvements plus lents.

5. VIBRION SERPENT. *Vibrio serpens* (Müller, Dujardin). Corps très allongé, filiforme, ondulé, suivant une direction le plus souvent rectiligne, dix à quinze inflexions à angles obtus; longueur, $0^{mm},023$; épaisseur, $0^{mm},0007$. (Dujardin).

Il ressemble à une ligne très longue relativement à son épaisseur, serpentante, à inflexions égales et lâches. Il se trouve dans de l'eau de rivière (Müller), dans des infusions animales (Dujardin).

6. VIBRION BAGUETTE. *Vibrio bacillus* (Müller). Corps transparent, filiforme, rectiligne, égal, à articulations fort longues, n'ayant que des mouvements d'inflexion peu sensibles pendant qu'il s'avance lentement dans le liquide, et indifféremment en avant ou en arrière, paraissant souvent brisé à chaque articulation : longueur d'un seul article, $0^{mm},005$ à $0^{mm},008$; longueur totale jusqu'à $0^{mm},033$; épaisseur, $0^{mm},0007$ à $0^{mm},001$ (Dujardin) ; longueur totale, $0^{mm},05$ ; épaisseur, $0^{mm},0016$ (Ehrenberg).

Il se reconnaît facilement à ses longs articles, formant des angles nets qui lui donnent l'aspect d'une ligne brisée. Il se développe dans des infusions diverses d'eau de mer ou d'eau douce, dans la matière blanche qui s'amasse autour des dents (Leeuwenhoek), dans l'intestin des courtilières et de plusieurs mammifères (Davaine).

7. LE VIBRIO SUBTILIS d'Ehrenberg et AMBIGUUS de Dujardin sont probablement des conferves.

8. VIBRION LACTIQUE (Pasteur). Articles presque globuleux. très courts, un peu renflés aux extrémités; longueur d'un seul article, $0^{mm},0016$ ; d'une série, $0^{mm},05$ environ.

Le vibrion lactique pourrait être rapproché pour la forme du *bacterium termo* ou du *bacterium catenula*. Ses mouvements ressemblent aux mouvements browniens ; je les ai vus continuer après le contact d'une solution aqueuse d'iode, ce qui indiquerait qu'ils ne sont point spontanés.

Le vibrion lactique se forme dans des liquides sucrés, déterminant la formation de l'acide lactique, et dans le lait dont il coagule le caséum. Il apparaît d'abord par amas dispersés dans toute la hauteur du liquide; son apparition précède la coagulation. Du lait porté pendant vingt jours de suite pendant une minute à une température voisine de + 100° C. avait conservé ces qualités physiques ordinaires ; le vibrion lactique ne s'y était point développé. L'ayant laissé cinq jours sans le chauffer, j'y vis apparaître des amas de ce vibrion, et le lendemain le caséum fut coagulé.

9. VIBRIO SYNXANTHUS (Ehrenberg). Corps cylindrique,

peu flexueux, formé de corpuscules dépassant rarement le nombre de cinq; longueur de chaque corpuscule, $0^{mm},00073$ à $0^{mm},00109$.

Dans le lait de vache altéré, auquel il donne une coloration jaune *(aureum)*; observé par Fuschs.

10. VIBRIO SYNCYANUS (Ehrenberg). Corps cylindrique. peu flexueux, formé de corpuscules dépassant rarement le nombre de cinq; longueur de chaque corpuscule, $0^{mm},00073$ à $0^{mm},00109$.

Dans le lait vache aigri, auquel il donne une coloration bleue; observé par Fuschs.

Le vibrion *synxanthus*, comme le vibrion *syncyanus*, a les caractères du vibrion lactique; il se pourrait que l'un et l'autre ne fussent que ce vibrionien et qu'ils ne fussent pour rien dans la coloration du lait. Le lait bleu, dit M. Robin [1], est une altération de ce liquide qui se produit à sa surface et dans sa profondeur sous forme de taches d'un bleu foncé ou violacé, à contours diffus, se réunissant bientôt les unes aux autres. Elle se montre avec persistance dans les mêmes vases où elle est apparue une fois. Un peu de ce lait placé dans une laiterie saine y propage cette altération. Il existe dans ce lait, qui est acide, des vibrions courts, très nombreux, incolores; mais en même temps des filaments ou des spores d'une algue voisine des *leptomitus*, algue colorée en bleu violet, à laquelle M. Robin attribue, avec toute apparence de raison, la coloration anormale du lait.

11. VIBRION BUTYRIQUE (Pasteur). Baguettes cylindriques, arrondies à leurs extrémités, ordinairement droites, isolées ou réunies par chaînes de deux, de trois, de quatre articles, et quelquefois même davantage. Leur épaisseur est de $0^{mm},002$ en moyenne; la longueur des articles isolés varie de $0^{mm},002$ jusqu'a $0^{mm},015$ ou $0^{mm},02$.

Ces infusoires s'avancent en glissant. Pendant ce mouve-

1 Robin, *Leçons sur les humeurs normales et morbides du corps de l'homme*. p. 415. Paris, 1867.

ment, leur corps reste rigide ou éprouve de légères ondulations. Ils pirouettent, se balancent ou font trembler vivement la partie antérieure et postérieure de leur corps. Les ondulations de leurs mouvements deviennent très évidentes dès que leur longueur atteint $0^{mm}$,015; souvent ils sont recourbés à une de leurs extrémités, quelquefois à toutes deux. Cette particularité est rare au commencement de leur vie. Ils se reproduisent par fissiparité. C'est évidemment à ce mode de génération qu'est due la disposition en chaîne d'articles qu'affecte le corps de quelques-uns. L'article qui en traîne d'autres après lui s'agite quelquefois vivement comme pour s'en détacher (Pasteur).

12. Vibrion tartrique droit (Pasteur). Tiges en granulations semblables au vibrion lactique, réunies en amas ou en lambeaux irréguliers; longueur d'un seul article, $0^{mm}$,001, d'une série, $0^{mm}$,05 environ. Le diamètre des petites granulations ou globules est sensiblement le même que dans la levûre lactique, et l'aspect général, au microscope, de ces deux productions, offre de grandes analogies. Dans la fermentation, le tartrate fait place à un dépôt qui est sensiblement composé de cadavres de vibrions. Ils se reproduisent par fissiparité, et, pendant la durée de la fermentation, la plus petite quantité du dépôt en offre une foule à mouvements plus ou moins rapides et flexueux (Pasteur).

III. — Genre BACTÉRIDIE. *Bactéridium* (Davaine). *Corps filiforme, droit ou infléchi, plus ou moins distinctement articulé par suite d'une division spontanée imparfaite, toujours immobile.*

1. Bactéridie charbonneuse (Davaine). Filaments droits, roides, cylindriques, quelquefois composés de deux, trois et très rarement quatre segments, offrant alors des inflexions à angle obtus en rapport avec les articles; très minces relativement à la longueur, qui va jusqu'à $0^{mm}$,01, ou $0^{mm}$,012 pour un seul article, et jusqu'à $0^{mm}$,05 pour un filament composé.

Dans la pustule maligne, les filaments simples ont jusqu'à $0^{mm},01$ de longueur ; dans le sang des gros vaisseaux, ils sont ordinairement courts ; ils atteignent leurs plus grandes dimensions dans la rate. Leur longueur est en rapport avec leur âge, comme on peut s'en assurer en suivant leur développement dans le sang ; mais elle est soumise encore à d'autres influences, car chez certains individus, toutes les bactéridies sont excessivement courtes relativement aux dimensions qu'elles atteignent chez d'autres animaux.

On peut distinguer les bactéridies des cristaux en aiguilles par leur résistance à l'action de la potasse caustique et de l'acide sulfurique ; on les distingue des vibrioniens qui se forment dans le sang putrifié à ce que ceux-ci sont doués de mouvements spontanés; en outre les bactéridies charbonneuses se détruisent par la putréfaction.

Les bactéridies charbonneuses se développent chez l'homme, le mouton, le bœuf, le cheval, le lapin, le cobaye, le rat, la souris, etc. Elles ne se développent point chez le chien, le chat, chez les oiseaux ni chez les animaux à sang froid. Les bactéridies existent principalement dans les vaisseaux capillaires, surtout dans ceux du foie et de la rate. Elles semblent quelquefois rares dans le sang du cœur, mais on les trouve alors en grande quantité dans des concrétions fibrineuses, blanchâtres ou demi-transparentes placées, le plus souvent, entre les colonnes charnues ou dans les oreillettes. Elles se développent aussi dans le corps muqueux de la peau de l'homme, constituant la pustule maligne.

2. BACTÉRIDIES INTESTINALES (Davaine). — Filaments généralement droits, épais, offrant souvent au milieu un espace clair, indice d'une segmentation binaire; quelquefois coudés en ce point.

Ces filaments existent ordinairement dans l'intestin des canards, des faisans, perdrix, cailles, poulets et pigeons. Chez tous ces oiseaux, ils offrent le même aspect et ne diffèrent que par la longueur. Voici les dimensions des filaments les plus longs : canards. $0^{mm},02$ rarement $0^{mm},03$; perdrix,

$0^{mm},02$, rarement $0^{mm},04$; faisans, $0^{mm},015$, rarement $0^{mm},025$; poulets, $0^{mm},01$, rarement $0^{mm},015$, généralement minces; cailles, $0^{mm},01$; pigeons, $0^{mm},01$. Je n'en ai point vu chez des moineaux, des pinsons et des verdiers.

Ces filaments se trouvent dans toute l'étendue de l'intestin; mais très rares, minces et courts dans le duodenum, ils deviennent plus communs et plus longs en avançant vers le gros intestin. Ils existent par myriades et quelquefois réunis par amas dans les appendices cœcaux. Ils n'ont point de mouvements, même chez l'animal vivant; le régime n'a pas d'influence marquée sur leur production, comme je m'en suis assuré sur des canards nourris exclusivement avec des végétaux ou avec de la viande.

3. BACTÉRIDIE DU LEVAIN. *B. fermenti* (Davaine). — Filaments ordinairement minces et courts, atteignant au plus $0^{mm},01$ de longueur, quelquefois divisés en deux articles, droits ou coudés, immobiles ou doués d'un léger mouvement brownien (qu'ils conservent dans une solution aqueuse d'iode). Dans certains cas, les filaments atteignent jusqu'à $0^{mm},02$; ils sont alors divisés en deux, trois ou quatre articles formant des angles plus ou moins obtus.

Ces vibrioniens existent en grand nombre dans le levain de froment et d'orge. On les trouve aussi dans la colle de farine aigrie. Ils se développent souvent par groupes disséminés. La longueur des filaments paraît dépendre de leur situation superficielle ou profonde et du plus ou moins d'humidité de la pâte.

Ces bactéridies sont identiques par leurs caractères physiques avec celles du charbon; rapprochées de ces dernières, elles offrent un exemple intéressant de la diversité de l'espèce dans l'identité des formes.

4. BACTÉRIDIE GLAIREUSE (Davaine). — Filaments d'une minceur extrême, droits ou coudés, hyalins, atteignant $0^{mm},01$ de longueur.

J'ai observé deux fois ces filaments, d'une minceur telle qu'ils étaient à peine visibles aux plus forts grossissements.

Ils se trouvaient dans une substance visqueuse, ressemblant à une glaire d'œufs qui s'était formée dans de l'eau ordinaire sucrée et conservée pendant plusieurs mois. On peut attribuer la formation de la substance visqueuse à une fermentation déterminée par ces vibrioniens, mais cette propriété ne leur appartient pas exclusivement; beaucoup de végétaux, sans doute, en jouissent.

5. Bactéridie du vin tourné (Pasteur). — Je crois pouvoir attribuer aux bactéridies les filaments qui occasionnent la maladie du vin tourné : ce sont, dit M. Pasteur, des filaments d'une extrême ténuité, qui ont souvent moins de 1 millième de millimètre, et des longueurs très variables ; ils sont cylindriques, flexibles, sans articulations ou étranglements bien apparents; ils se trouvent enchevêtrés les uns dans les autres en amas glutineux.

Peut-être le ferment qui occassionne la maladie de la graisse doit il être rapporté aussi aux vibrioniens.

6. Bactéridies des infusions (Davaine). — On observe fréquemment des vibrioniens immobiles dans les infusions artificielles; pour qu'on les rapportât aux bactéridies, il faudrait que leur immobilité fût constante. J'en ai vu avec ce caractère dans des infusions de varech, d'ulve, etc., et d'eau de mer qui étaient remarquables par l'uniformité de tous les filaments; ils constituaient une couche épaisse, quelquefois d'un beau blanc à la surface de l'infusion. Tous ces filaments épais et droits, portant au milieu l'indice d'une segmentation binaire, avaient de longueur 0$^{mm}$,015 avec le varech vésiculeux ; 0$^{mm}$,01 avec l'*ulva lactuca ;* 0$^{mm}$,02 avec la farine de blé.

IV. Genre SPIRILLUM (Ehrenberg). — *Corps filiforme contourné en hélice, non extensible, quoique contractile* (Dujardin).

1. Spirillum ondulé, *Spirillum undula*. (Ehrenberg). — Corps filiforme, contourné en hélice lâche à un tour et demi ou deux tours, déprimé dans le sens de l'axe de l'hélice et

plus mince vers le contour; longueur totale, $0^{mm},008$ à $0^{mm},01$, ou même $0^{mm},012$; largeur, $0^{mm},005$; épaisseur du filament, $0^{mm},0011$ à $0^{mm},0013$ (Dujardin).

Ce *spirillum* ne s'étend jamais en ligne droite; il se distingue par là du *vibrio rugula*. En repos, il représente un V majuscule; en mouvement, la lettre M. Il se meut avec une rapiditételle que l'œil peut à peine le suivre. Il se développe dans les ruisseaux (Müller) et très communément dans les infusions végétales et animales fétides.

2. Le Spirillum tenue d'Ehrenberg ne diffère du précédent que par son filament plus épais, $0^{mm},0022$, moins fortement contourné et moins distinctement articulé.

3. Le Spirillum rufum de Perty ne diffère du *siprillum undula* que par sa couleur rougeâtre. Il a été observé dans l'eau d'un marais, à Berne.

4. Spirillum tournoyant. *Spirillum volutans* (Ehrenberg. — Corps filiforme, contourné en hélice à trois, quatre ou plusieurs tours serrés; paraissant noirâtre, longueur totale, $0^{mm},01$ à $0^{mm},04$; largeur, $0^{mm},007$; épaisseur du filament, $0^{mm},0014$ (Dujardin).

On le voit alternativement en mouvement et en repos, conservant toujours sa forme en tire-bouchon, sans qu'on puisse reconnaître quels sont ses moyens de locomotion. Il se développe dans des infusions végétales ou animales d'eau de mer ou d'eau douce (Dujardin); dans l'intestin de la courtilière (Davaine).

5. Spirillum leucomœenum (Perty). — Articles larges, noirâtres, à deux ou trois tours; mouvements très rapides.

Observé dans des infusions, dans les eaux marécageuses parmi des algues altérées; très commun.

6. Spirillum plicatile. *Spirillum plicatile* (Dujardin). — Corps filiforme, non extensible, contourné en une hélice très longue, flexible et susceptible de se contourner sur elle-même et de se mouvoir en ondulant; longueur totale, $0^{mm},13$ à $0^{mm},20$ (Dujardin).

Il existe dans des infusions animales, dans des infusions

diverses d'eau de mer et dans l'intestin des cobayes (Davaine).

### § II. — Physiologie et pathologie.

1. Vibrioniens dans la fermentation. La vie s'entretient par l'acte de la respiration et par l'acte de la nutrition. L'un consiste dans l'assimilation de l'oxygène libre, l'autre dans l'assimilation d'un certain nombre de principes fournis par le milieu ambiant (ou par les aliments). Ces conditions que l'on croyait générales pour tous les corps doués de vie, offrent une remarquable exception que M. Pasteur a fait connaître. Il existe, en effet, un grand nombre d'êtres qui, vivant sous certains rapports comme les précédents, assimilent comme eux, le carbone, l'azote, les phosphates, mais qui pour respirer s'emparent, à défaut de gaz oxygène libre, de celui qui se trouve dans certaines combinaisons peu stables, d'où résulte pour celles-ci une décomposition progressive. Ces corps, privés de leur oxygène, forment de nouvelles combinaisons qui modifient profondément la nature du milieu ambiant. Les organismes doués de ces propriétés sont des ferments. Ces organismes qui ne constituent point une famille distincte ont, suivant leurs espèces, une action particulière sur telle ou telle substance et déterminent une combinaison chimique spéciale. Les ferments organisés ne se produisent donc point indifféremment dans des milieux divers ; à chaque espèce probablement correspond son terrain et sa fonction.

La famille des vibrioniens fournit un grand nombre de ferments; peut-être même tous les vibrioniens peuvent-ils vivre dans cette condition. Ce sont des vibrioniens qui occasionnent les fermentations lactique, butyrique et celle de l'acide tartrique droit. Ces fermentations ont lieu corrélativement à la production du *vibrion-ferment*. Elles apparaissent avec lui et aussi longtemps que dure la vie de cet infusoire, aussi longtemps dure la transformation de la matière fermentescible.

2. Vibrioniens dans la putréfaction. Les fermentations

provoquées par le développement des vibrioniens sont loin d'être bornées aux corps que nous venons de mentionner. Les matières animales et végétales qui ont cessé de vivre disparaissent à la suite de transformations auxquelles président la combustion directe et la putréfaction. Le premier de ces phénomènes n'agit qu'avec une certaine lenteur ; c'est à la putréfaction qu'est due principalement la destruction des substances organiques. Or, les recherches de M. Pasteur nous ont encore appris que la putréfaction n'est autre chose qu'un acte ou une série d'actes successifs de l'ordre des fermentations accompli par des êtres de la famille des vibrioniens.

Les *vibrio lineola*, *tremulans*, *sublilis*, *rugula*, *prolifer* et *bacillus* décrits par les auteurs, sont tous des ferments de la putréfaction. Les conditions d'action de ces vibrions-ferments peuvent varier suivant que la substance putrescible est liquide ou solide, soumise ou soustraite au contact de l'air atmosphérique ; mais, quoi qu'il en soit, la disparition du gaz oxygène libre est due d'abord au développement du *bacterium termo* et de quelques autres infusoires. Lorsque tout l'oxygène libre a été absorbé, ces premiers infusoires périssent, ou bien ils continuent de vivre à la surface de la matière putrescible, préservant la masse du contact de l'oxygène atmosphérique. Alors se montrent les vibrioniens qui n'ont pas besoin de ce gaz pour respirer et la putréfaction se déclare. Ces vibrioniens, comme des ferments, s'emparent de l'oxygène combiné et transforment les matières azotées en produits plus simples, mais encore complexes. Hors du contact de l'air, ces produits se conservent inaltérés, mais au contact de l'air apparaissent de nouveau le *bacterium termo* et d'autres espèces d'infusoires qui comburent ces produits, achèvent de les détruire et les rendent à l'atmosphère et au règne minéral.

L'action des vibrioniens sur les milieux dans lesquels ils se développent n'est pas toujours aussi profonde, soit que les corps sur lesquels ils agissent comme ferments n'existent dans ces milieux qu'en petite quantité, soit que leur rôle se borne à l'emprunt d'un aliment.

3. Vibrioniens dans l'organisme des animaux. Les transformations profondes ou légères que provoque le développement des vibrioniens dans les substances organiques inertes, ne peuvent-elles être produites dans celles qui sont encore soumises à l'empire de la vie? On ne peut douter que de telles transformations ne se produisent partout où les infusoires se développent et que l'importance de leurs effets sur l'économie animale ne soit en rapport avec l'importance de l'altération et avec celle du milieu. La question se réduit donc à savoir si des vibrioniens peuvent se développer dans les liquides ou les solides de l'économie vivante. Or, les liquides et les solides qui constituent le corps des animaux ne sont point tellement à l'abri du contact extérieur que les vibrioniens ne puissent les envahir; ils sont incessamment en rapport avec l'oxygène de l'atmosphère qui les pénètre plus profondément qu'il ne le ferait dans un vase inerte; ils sont soumis enfin souvent à une température élevée, constante, et la plus favorable aux actes fermentatifs.

Outre les substances qui constituent l'organisme des animaux, il en est qui lui sont étrangères et qui sont rejetées; telles sont les matières intestinales, le mucus, le pus, etc. Les matières intestinales contiennent normalement, chez beaucoup d'animaux et chez l'homme même, des vibrioniens de diverses espèces; mais on conçoit que les changements produits dans la constitution de ces matières puissent n'avoir sur l'économie aucune action, au moins dans les conditions ordinaires. Il n'en saurait être tout à fait de même des changements qui surviennent dans des liquides qui, sortis déjà de l'organisme, ont encore cependant un contact immédiat avec des surfaces dont l'absorption est très active; tels sont les cas où les vibrioniens se développent dans le pus de certaines ulcérations, de plaies fistuleuses ou dans des liquides renfermés dans une cavité naturelle comme la vessie, l'utérus, etc. Toutefois si l'induction fait présumer que ces petits êtres n'y sont point complètement inoffensifs, la science n'a rien déterminé de positif à leur égard.

Passons maintenant aux faits :

*Matières intestinales.* — Dans les matières de l'intestin chez l'homme, il existe des vibrioniens ; mais à l'état normal ils y sont généralement peu nombreux. Ils augmentent au contraire considérablement de nombre dans la diarrhée; Leeuwenhoek, le premier, en signala l'existence dans cette maladie.

M. Lebert les observa dans la dysenterie (1845) et ne leur attribua aucune importance au point de vue étiologique et symptômatique [1].

J'en trouvai moi-même en nombre prodigieux et pendant plusieurs semaines de suite dans les selles diarrhéiques d'un phtisique.

J'ai déjà appelé l'attention sur ce fait, que ces petits êtres perdent leurs mouvements peu de temps après que les matières qui les contiennent se sont refroidies, et qu'ils diffèrent par conséquent spécifiquement de ceux qui réapparaissent quelques jours plus tard dans ces mêmes matières, bien que leurs caractères soient identiques à nos yeux [2].

*Déjections cholériques.* — Le *vibrio rugula* a été signalé par M. Pouchet (1849) et ensuite par MM. Rainey et Hassall (1854) comme existant très communément dans les déjections alvines des cholériques. M. Rainey trouva ces infusoires dans les matières aussitôt après leur évacuation, ou dans celles des diverses parties de l'intestin jusqu'au duodenum, peu de temps après la mort ; mais ayant examiné ensuite les matières intestinales chez des individus qui avaient succombé à d'autres maladies, il y trouva également des vibrioniens, d'où il conclut que ces infusoires ne sont point en relation avec le choléra.

Le Dr Hassall fit des recherches semblables dans les selles

[1] Lebert, *Anat. path.*, t. I, p. 220.
[2] Davaine, *Traité des entozoaires*, p. 65, 1859.

des cholériques et dans les matières contenues dans l'intestin, douze heures après la mort. Il en tira la conclusion que les vibrions se forment pendant la vie et qu'ils existent constamment en grand nombre dans les matières ayant l'apparence d'eau de riz. Il distilla ces matières et reconnut que les vibrioniens ne se dispersent point dans l'atmosphère avec les vapeurs. D'après cette observation et d'après la considération que ces infusoires sont extrêmement répandus dans la nature, il pensa que ces petits êtres ne sont point la cause du choléra, mais que toutefois leur nombre considérable dans les matières intestinales pourrait bien avoir une influence sur l'apparition et l'aggravation des symptômes.

Aucun fait positif ne nous permet d'attribuer à ces vibrioniens la propagation du choléra; cependant nous ferons observer que les vibrioniens des matières riziformes sont probablement d'une autre espèce que ceux qui sont répandus partout dans la nature, quoiqu'ils aient la même forme; que, s'ils ne se trouvent point dans l'atmosphère enlevés par la vapeur d'eau, ils peuvent s'y trouver à l'état de poussière, et que des recherches récentes tendent à établir que le virus du choléra existe dans les matières intestinales.

*Urine.* — Des vibrioniens peuvent se former dans l'urine encore contenue dans la vessie. Ayant trouvé, pendant plusieurs jours de suite, un grand nombre de ces infusoires dans l'urine d'un homme atteint de cystite chronique, je fis sonder cet homme et l'examen immédiat de l'urine me montra des vibrioniens en grand nombre[1]. M. Ordonez a constaté aussi la présence de bactéries dans l'urine au moment de l'émission, chez trois malades atteints d'un catarrhe vésical consécutif à un rétrécissement[2].

*Matières purulentes.* — Plusieurs observateurs, qui ont reconnu la présence de ces petits êtres dans les matières purulentes, ont pu croire qu'ils y jouent un certain rôle ou qu'ils sont la cause de maladies contagieuses.

1 Davaine, *Traité des entozoaires*, p. 289.
2 Robin, *ouv. cit.*, p. 745.

M. F.-A. Pouchet a vu des bactéries ou des vibrions d'espèces indéterminées dans les crachats d'un homme affecté d'un catarrhe pulmonaire, dans les mucosités d'un autre atteint de coryza, enfin dans le pus d'une otite chronique. Chez les trois individus, des démangeaisons, un sentiment de formication ont paru coïncider avec la présence de ces infusoires.

M. Tigri a signalé la présence de bactéries dans l'inflammation du sac lacrymal et du conduit nasal.

M. Lebert dit à propos de l'action pathologique des infusoires : « Il m'a semblé que dans les ulcères putrides et dans la pourriture d'hôpital surtout, leur quantité était ordinairement très considérable; j'ai vu de plus dans mes expériences sur les grenouilles, qu'un certain nombre d'entre elles périssaient, n'offrant d'autre altération qu'un mauvais état des plaies pratiquées pour les expériences et qui étaient couvertes d'une innombrable quantité d'infusoires soit de très grands vibrions, soit d'amibes [1]. »

Enfin, M. Onimus, ayant fait des expériences sur la génération spontanée des leucocytes, a vu que dans le liquide mis en expérimentation, l'apparition des vibrioniens empêchait le développement de ces corpuscules : « Ce fait, ajoute l'auteur explique bien pourquoi dans les suppurations de mauvaise nature on trouve fort peu de leucocytes. » Cette conséquence n'est point bien rigoureuse; le fait nous paraît néanmoins digne d'attirer l'attention des observateurs.

*Pus syphilitique.* — La virulence de certains liquides pathologiques a été attribuée quelquefois à la présence des vibrioniens. M. Donné commmuniqua en 1836 et en 1837, à l'Institut, des recherches qui semblaient venir à l'appui de cette opinion : « Le pus sécrété autour du gland affecté de chancres ou de simples balanites, dit ce savant, est le seul qui m'ait présenté au microscope des animalcules vivants; ces animalcules ne sont autres que le *vibrio lineola* de

[1] Lebert, *Traité d'anatomie pathologique générale et spéciale*, in-fol. Paris, 1857 t. I, p. 396.

Müller, qui se produit dans beaucoup d'infusions. Le pus sécrété en tout autre point du corps, quelque altéré qu'il fût, ne m'a jamais rien offert de semblable jusqu'à présent.

Du pus pris sur un chancre du gland et qui contenait des vibrions, ayant été inoculé, produisit une pustule; cette pustule fut ouverte et le liquide qui s'en échappa fut recueilli avant d'avoir subi l'influence de l'air : examiné au microscope, il présenta une grande quantité de ces mêmes vibrions. Le pus des bubons syphilitiques, celui des chancres secondaires situés ailleurs que sur le gland, ne contiennent pas d'animalcules, celui de la blennorragie n'en renferme pas non plus; il n'existe pas chez la femme dans le mucus vaginal à l'état normal; mais dans les vaginites, la matière de l'écoulement présente non seulement des vibrions, mais des animalcules particuliers (*trichomonas*).

Dans une seconde communication, M. Donné ajoute : « Le pus des chancres du gland et de la vulve est le seul dans lequel on trouve des vibrions; c'est aussi le seul capable de produire d'une manière certaine par inoculation la pustule caractéristique. »

Suivant le même observateur, le pus de la blennorragie urétrale ne contient jamais d'animalcules d'aucune espèce; mais M. Tigri (de Sienne), dans une communication à l'Académie des sciences (1866) dont nous n'avons qu'un résumé sommaire, dit « avoir signalé la présence des bactéries avec modifications morphologiques et vitales dans la gonorrhée virulente. »

L'espérance de M. Donné d'avoir découvert l'agent virulent des chancres syphilitiques n'a point été confirmée par de nouvelles recherches; et quant à la découverte de M. Tigri, nous ne sommes pas à même de la juger aujourd'hui.

4. Vibrioniens dans le sang. *Matières putrides; expérimentation.* Si l'action nuisible des vibrioniens qui se développent dans des liquides rejetés par l'économie est encore incertaine, il n'en est pas de même pour ceux qui se développent dans les organes ou dans les liquides nécessaires à la vie.

Mais les vibrioniens qui se trouvent dans un organisme vivant (je parle des animaux à sang chaud) ne sont pas ceux qui se produisent dans des infusions quelconques de substances végétales ou animales. Ils forment des espèces spéciales, comme l'histoire naturelle de ces végétaux peut le faire prévoir. C'est pour avoir oublié cette loi que des expériences, dont le but était de déterminer l'action des infusoires introduits dans l'économie des animaux, ont donné des résultats en apparence contradictoires. Les expériences faites avec des vibrioniens développés dans des substances animales putréfiées exposent à une autre cause d'erreur, c'est l'introduction des matières putrides ou septiques qui occasionnent par elles-mêmes des altérations indépendantes des vibrioniens qu'elles contiennent. Aussi voyons nous, dans des recherches de MM. Leplat et Jaillard, huit expériences faites avec des liquides provenant d'infusions diverses n'être suivies d'aucun accident, tandis que la neuvième faite avec du sang altéré occasionne la mort de l'animal. Ces expérimentateurs ont résumé les résultats de leurs recherches dans les propositions suivantes :

« 1° Les vibrioniens provenant d'un milieu quelconque ne produisent aucun accident chez les animaux dans le sang desquels on les a introduits, à moins toutefois qu'ils ne soient accompagnés d'agents virulents qui, eux seuls, sont responsables des effets fâcheux qui peuvent survenir ;

« 2° Si le véhicule injecté qui les contient est putride et en trop grande quantité il y a empoisonnement scepticémique, mais il ne se développe pas de maladie virulente puisque les mêmes phénomènes ne se reproduisent pas par l'injection du sang contaminé. » (12 août 1864.)

Des expériences assez nombreuses que j'ai faites dans le but de rechercher quels rapports pourraient exister entre les vibrioniens de la maladie charbonneuse et ceux de la putréfaction, m'ont donné des résultats conformes à ces conclusions Ils sont résumés dans la proposition suivante : « Les effets des substanches putréfiées ne vont pas au delà de l'animal chez lequel on ingère ces substances; l'agent toxique des matières putrides ne se régénère pas comme celui du sang charbonneux; en un mot, la putréfaction agit sur l'économie animale comme un poison, le charbon agit comme un virus.» (22 août 1864.)

Deux professeurs à la Faculté de médecine de Strasbourg. MM. L. Coze et V. Feltz, ont fait sur les vibrions de la putréfaction des expériences qui paraissent contradictoires à ces conclusions (1866). La mort étant la conséquence ordinaire de l'introduction des liquides putrides dans l'économie, des vibrioniens apparaissaient dans le sang pendant la vie, et l'inoculation de ce sang à d'autres animaux (lapins) reproduisait des vibrioniens et déterminait la mort encore plus sûrement et plus rapidement que par la première inoculation. En créant ainsi quelques générations infectieuses, disent ces expérimentateurs, on arrive à se convaincre que les éléments infectieux des dernières sont plus actifs que les matières putrides elles-mêmes.

Avant d'aller plus loin, voyons quels sont les caractères de ces générations infectieuses : « Quel que soit le mode d'introduction des liquides putrides, toutes les fois que ces liquides déterminent la fièvre et une altération du sang, on constate dans le sang la présence d'éléments étrangers que l'on ne retrouve point dans le sang normal. Ces éléments se montrent sous la forme de corpuscules simples, doubles ou multiples, c'est-à-dire qu'à un fort grossissement et observés avec la plus grande attention, ils ont la forme d'une chaînette tout en conservant l'apparence de petits vers. Tantôt c'est un élément complet, dont la longueur est notable et l'aspect d'un gris transparent et brillanté, tranchant avec la couleur légèrement jaunâtre de la masse liquide observée; tantôt c'est un point pâle ou noirâtre, selon l'éclairage, paraissant et disparaissant dans le liquide. Ce point est ou un élément simple ou l'extrémité d'un élément complet vu de champ; ce qui le prouve, c'est que ce point, s'étend, s'allonge et présente à l'œil un corpuscule d'une certaine longueur dont l'extrémité opposée apparaît aussi sous forme de point, lorsque la partie vue d'abord plonge à son tour dans le liquide. D'autres fois ce sont deux éléments simples accolés l'un à l'autre; c'est dans le sang du foie que nous avons rencontré les plus longs de ces éléments... Ces infusoires, eu égard à leur peu d'activité, nous paraissent appartenir plutôt au genre *bacterium*, qu'au genre *vibrio*. »

Ces résultats ne répondent point à la question du développement dans le sang vivant des infusoires spéciaux de la putréfaction. Quelles espèces de vibrioniens renfermaient les liquides putrides inoculés et quels étaient ces liquides? C'est ce que les auteurs ne disent pas. Sans attacher une importance absolue aux formes des vibrioniens dans la détermination des espèces, il est permis de croire que les *bacterium punctum* du sang du lapin n'étaient point les descendants des *vibrio lineola*, *rugula*, *bacillus* ou des *spirillum* qui existaient probablement dans les liquides inoculés. Ces liquides putrides, indépendamment des vibrions, ont pu produire des altérations du sang, altérations qui ont fait apparaître le *bacterium punctum* ou *catenula*, d'autant que les bactéries se forment, suivant la remarque des expérimentateurs, toutes les fois que ces liquides déterminent la fièvre et une altération du sang.

Mais si ces expériences ne résolvent pas la question que nous examinons ici, elles ont un grand intérêt à un autre point de vue : elles nous font assister à la genèse d'une altération putride et infectieuse ; elles nous montrent des éléments de nouvelle formation, vraisemblablement doués de vie et agents probables de la transmission de la maladie.

Quant à la contradiction qui existe entre les résultats de ces expériences et des nôtres, contradictions relatives à un virus putride transmissible, elle tient sans doute aux voies d'introduction des matières putréfiées qui, dans le plus grand nombre de cas, n'ont point été les mêmes et surtout à la dose de la substance ingérée.

*Maladies charbonneuses.* — La plus haute expression

de la maladie charbonneuse est celle qui se voit chez le mouton et que l'on connait sous le nom de *sang de rate*. Le sang des moutons atteints du *sang de rate* offre toujours au microscope un grand nombre de corpuscules filamenteux sans mouvements, corpuscules que j'ai désignés sous le nom de *bactéridies* et dont les caractères ont été décrits ci-dessus, Ces filaments se trouvent constamment aussi chez les animaux qui deviennent malades à la suite de l'inoculation du sang de rate, et dans le sang de l'homme qui succombe à la pustule maligne ou bien à l'œdème malin, affections dont les relations avec le charbon sont depuis longtemps bien établies.

Quel rôle jouent les bactéridies chez les individus atteints du charbon ? Leur présence constante dans le sang ou dans les organes montre qu'elles ont avec cette affection une relation très étroite et, ce qui achève la démonstration, c'est que chez les animaux réfractaires à la transmission du charbon chez le chien et les oiseaux, le sang inoculé, quoique renfermant des bactéridies, n'en reproduit jamais dans leur sang,

Les bactéridies ne sont point autre chose que des vibrioniens, et personne ne nie aujourd'hui les transformations que ces petits êtres font subir aux milieux dans lesquels ils se développent. L'analogie nous porte donc à admettre que les bactéridies sont la cause de l'altération du sang qu'elles envahissent et de la maladie charbonneuse consécutive. Mais cette manière simple et claire de concevoir la transmission et le développement du charbon n'a point été adoptée par tout le monde : on aime mieux croire qu'il existe, à côté des bactéridies, un agent de la contagion, mystérieux, insaisissable, qui détermine l'altération du sang et consécutivement le développement des vibrioniens. Il importe donc de donner ici les raisons qui nous font admettre que les bactéridies seules sont les agents de la transmission et du développement de la maladie charbonneuse :

1° Les bactéridies ne se produisent point après l'apparition des phénomènes de la maladie; elles les précédent au contraire. Des recherches faites à de courts intervalles chez des animaux inoculés, en dissolvant les globules du sang sous le microscope soit par l'eau, soit par une solution de potasse, m'ont mis plusieurs fois à même de constater l'existence des bactéridies lorsque les animaux paraissaient encore très-bien portants. Des animaux tués longtemps avant l'époque probable de l'apparition des phénomènes morbides, m'ont offert dans la rate et le foie des bactéridies nombreuses et parfaitement caractérisées.

2° Si le charbon a pour élément essentiel les bactéridies, ces infusoires doivent être aussi un élément constitutif de la pustule maligne. Leur absence dans cette pustule serait la négation du rôle qui leur est attribué dans la production du charbon, comme leur présence en serait la confirmation. Or, six pustules malignes que j'ai examinées m'ont offert des bactéridies par myriades.

3° Le sang charbonneux est apte à transmettre la maladie tant qu'il contient des bactéridies; il perd cette faculté lorsque, par suite de la putréfaction, ces corpuscules en ont disparu.

4° Enfin, il est une condition naturelle qui oppose un obstacle à la transmission des bactéridies, mais qui n'en opposerait pas à celle d'un virus subtil et insaisissable. Chez des animaux en gestation, j'ai vu, en effet, que les bactéridies ne passent point de la mère au fœtus. Si donc les bactéridies sont l'agent de la transmission du charbon, le sang du fœtus doit être incapable de propager cette maladie L'expérience suivante a donné un résultat conforme à ces prévisions :

Le 29 juin 1865, un cobaye en état de gestation très avancée fut inoculé avec du sang provenant d'un cobaye inoculé lui-même avec le sang d'un homme mort de pustule maligne. Le cobaye en gestation mourut deux jours après l'inoculation. La matrice renfermait un seul fœtus. Le sang des organes de la mère et celui du placenta contenaient des myriades de bactéridies, mais le sang des organes du fœtus n'en contenait point.

Immédiatement après l'examen, un cobaye fut inoculé avec

le sang du placenta, puis trois autres cobayes furent inoculés avec le sang du cœur, de la rate et du foie du fœtus.

Le cobaye inoculé avec le sang du placenta (qui contenait des bactéridies) mourut avec de nombreuses bactéridies. Les trois autres cobayes inoculés avec le sang du fœtus (qui ne contenait pas de bactéridies) n'ont offert aucun phénomène morbide et vivaient encore plusieurs mois après.

L'histoire des bactéridies charbonneuses, au point de vue de la pathologie, étant étroitement liée à celle du charbon, c'est à l'article de cette maladie que l'on trouvera les développements que nous ne pouvons donner ici.

*Variole.* — Les Drs Coze et Feltz ont constaté l'existence de bactéries dans la variole directement soit chez l'homme, soit chez des animaux inoculés.

Chez l'homme, ces observateurs ont vu des bactéries :

1° Dans le sang d'un jeune homme non vacciné, au début de la période de pustulation et dans le liquide transparent d'une pustule au début de son développement; 2° dans le foie d'un enfant de deux semaines qui avait succombé à la variole, et dans les pustules de la peau de cet enfant. (Chez deux autres individus qui ont servi à leurs expériences, les auteurs ne font point mention de la recherche ou de l'existence de ces vibrioniens.)

Suivant ces expérimentateurs, chez le lapin inoculé avec le sang de l'homme par introduction de ce liquide dans les veines, sous la peau, dans le rectum, l'estomac ou les bronches, la mort arrive ordinairement en peu de temps et le sang de cet animal, devenu infectieux, tue les lapins auquels on l'inocule, dans un espace de temps encore plus court. Chez tous ces animaux on trouve des bactéries semblables à celles de la variole de l'homme.

« Les bactéries se présentent en grand nombre, disent ces observateurs, et c'est là un caractère spécial à l'infection variolique. Le sérum du sang nous montre un nombre incalculable de bâtonnets qui, par leur aspect, rappellent le *bacterium bacillus* de Pasteur et le *bacterium termo* de Müller.

Tantôt ce sont des éléments isolés, non striés, ni disposés en chaînettes, parfaitement lisses, plus ou moins fins, ressemblant à de petits rectangles, d'une épaisseur de $0^{mm},007$ ; ces éléments ne sont pas complètement rigides, ils peuvent se courber par un mouvement vermiculaire et glissent avec lenteur sur le champ de l'instrument; tantôt ils sont accolés et comme articulés deux à deux.

« Le plus grand nombre de ces bactéries se rencontre dans la rate; on en trouve en grand nombre dans le sérum des petites vésicules de la périphérie. »

Après l'inoculation du sang de l'homme aux lapins, le premier phénomène appréciable est l'augmentation de la température. Plus la température s'élève rapidement, plus, dans un moment donné, on retrouve de bactéries dans le sang.

L'analyse chimique démontre, dans le sang artériel et veineux une perte graduelle de l'oxygène libre. « Il nous semble, disent à ce propos MM. les Drs Coze et Feltz, que les bactéries qui sont dans le sang varioleux en nombre incommensurable et qui n'y sont pas facilement détruites, récoltent dans le poumon l'oxygène de l'air, ne se comburent pas dans cet organe et, jouant le rôle des globules, vont porter partout cet oxygène et produire ainsi dans l'organisme ces actes d'oxydation exagérée. »

*Fièvre typhoïde.* — Un médecin de Sienne qui s'est occupé de l'étude des infusoires dans les maladies, M. le Dr Tigri, a fait à l'Académie des sciences, plusieurs communications sur ce sujet. Dans l'une, il annonce que dans le sang de l'homme et dans des conditions spéciales de maladie, peuvent se développer durant la vie des infusoires du genre *bacterium*. Dans une autre, il donne l'observation d'un nouveau cas de bactéries dans le sang d'un homme mort d'une fièvre typhoïde. Enfin, il signale une forme particulière de bactéries dans le sang humain, puis dans les intestins chez des malades atteints d'affections à type typhoïde.

Ces observations, dont le titre seul se trouve aux *Comptes rendus de l'Académie des sciences*, n'ayant point été publiées, au moins en France, nous ne pouvons en donner que l'indication.

MM. Coze et Feltz ont aussi recherché les vibrioniens dans la fièvre typhoïde chez l'homme et sur des lapins inoculés avec le sang de l'homme atteint de cette maladie (1866). Nous ne pouvons entrer ici dans tous les détails de leurs expériences ; nous devons nous borner à ce qui concerne particulièrement les vibrioniens. Ces observateurs n'établissent pas bien clairement qu'ils aient toujours observé des bactéries dans le sang chez l'homme. C'est chez les lapins inoculés que les résultats qui suivent ont été obtenus : 1° Le sang humain typhoïde, non putréfié, pris sur le vivant, détermine sur l'organisme du lapin des effets très appréciables ; 2° Le sang du lapin infecté de cette manière peut infecter à son tour le sang d'animaux de même espèce ; on reproduit ainsi des générations successives de bactéries, et plus ces générations sont répétées, plus ces bactéries sont actives et les accidents rapides ; 3° La zone immobile observée permet de diagnostiquer un sang malade[1] ; 4° L'espèce de bactérie spéciale au sang typhoïde rappelle le *bacterium catenula ;* ses dimensions en largeur et en longueur sont très petites ; 5° De l'eau distillée mise en contact avec le sang typhoïde desséché et conservé, revivifie les bactéries et reproduit l'infection.

Ces recherches tendent donc à prouver que la variole et la fièvre typhoïde sont déterminées par des vibrioniens du genre *bacterium*. Ces petits êtres développés dans le sang expliqueraient la contagion de l'une des maladies et affirmeraient celle de l'autre ; leur rôle serait analogue à celui des ferments. Mais si l'on considère qu'il s'agit ici des vibrioniens les plus petits qui se réduisent quelquefois à un corpuscule punctiforme, corpuscule dont les caractères sont

[1] Les auteurs du mémoire ont donné le nom de *zone immobile* à une couche de bâtonnets et de points situés dans un même plan et qui apparaissent à l'œil de l'observateur lorsque le liquide examiné n'est pas exactement au point. Ils pensent qu'elle est formée par des vibrioniens devenus inactifs. Pour moi, je pense que ce sont des vibrioniens agglutinés à la lame de verre. Certaines espèces sont beaucoup plus susceptibles que d'autres de s'agglutiner ainsi.

souvent difficiles à apprécier, on sentira la nécessité de donner ces faits, ceux qui concernent la fièvre typhoïde surtout, avec une certaine réserve et d'attendre qu'ils soient confirmés par de nouveaux travaux.

*Fièvre typhoïde du cheval.* — La présence des bactéridies a été reconnue dans certains cas de maladie chez le cheval. Des faits de ce genre ont été signalés par MM. Signol et Mégnin. J'ai eu l'occasion d'en observer aussi un cas.

C'est dans la maladie désignée sous le nom de fièvre typhoïde que les bactéridies ont été observées. Cette maladie est mal définie, aussi porte-t-elle des noms divers et entre autres celui de *maladie encore peu connue*. Très grave ou très légère, elle est tantôt de longue durée, tantôt elle est rapidement mortelle.

M. Signol, dans une communication à l'Académie des sciences (1863), dit avoir rencontré maintes fois des bactéries dans la maladie du cheval qualifiée de diathèse typhoïde, influenza, et dont les modes de manifestation sont très différents, et aussi dans un cas de gangrène traumatique. Ces observations microscopiques ont été faites après la mort. Une seule fois la présence des infusoires a été constatée pendant la vie ; dans deux cas la maladie a pu être inoculée au mouton. Ces faits sont exposés d'une manière un peu confuse; mais ils ne peuvent laisser de doute sur l'existence des bactéridies dans certains cas de maladie chez le cheval et sur leur inoculabilité.

Un autre vétérinaire fort instruit, M. Mégnin, a fait à l'Académie des sciences, une communication sur la fièvre typhoïde du cheval (1866). La présence des bactéridies a été reconnue dans les cas graves de cette maladie, l'inoculation du sang aux lapins et aux cobayes a déterminé leur mort avec des bactéridies. On peut regretter aussi dans la communication de M. Mégnin l'absence de précision. Il eût été important de savoir si les bactéridies ne se trouvent jamais dans des cas légers ; à quelle époque de la maladie elles se montrent ; quelle est la proportion dans ces cas, etc.

Je dois à l'obligeance d'un vétérinaire distingué, M. Dupuis, qui a bien voulu s'associer à moi pour quelques recherches sur les maladies du cheval, d'avoir observé trois cas de maladie qui pouvaient se rapporter à la fièvre typhoïde, un cas léger et deux cas mortels. Dans le cas léger et dans l'un des cas mortels, le sang ne contenait point de bactéridies ; inoculé à des cobayes, il n'a amené aucun résultat. Dans l'autre cas qui fut suivi de mort, le sang contenait des bactéridies ; ce sang fut inoculé à un cobaye qui mourut le lendemain avec des bactéridies semblables à celles du charbon.

Je noterai ici en passant que, chez le cheval, les globules sanguins sont naturellement agglutinatifs et que cette propriété ne constitue point, chez cet animal, le caractère d'une maladie charbonneuse.

D'après tous ces faits, on peut juger que la maladie appelée fièvre typhoïde du cheval est tantôt inoculable, et tantôt ne l'est pas. Doit-on admettre, que dans ces deux conditions, la nature de la maladie soit la même ? Les cas inoculables contiennent des bactéridies, ceux qui ne le sont pas n'en contiennent pas. Les bactéridies sont semblables par tous leurs caractères à celles qui se trouvent dans les maladies charbonneuses, et les animaux inoculés meurent dans le même espace de temps que ceux qui ont été inoculés avec le sang de rate. Il me paraît donc présumable que les cas graves de fièvre typhoïde du cheval dans lesquels existent des bactéridies, ne sont point de la même nature que les autres cas et que l'on confond sous la même dénomination plusieurs maladies, dont l'une est le charbon. Ainsi les bactéridies de la fièvre typhoïde du cheval ne seraient autres que celles du charbon.

**Histoire naturelle.** — ANTONII A LEEUWENHOECK. *Op. omnia*, t. I : *Anat. et contempl.*, p. 37. Lugd. Bat, 1722. — MULLER (O. F.). *Vermium terrestrium et fluviatilium historia.* 1773. *Animalcula infusoria fluv. et marina*, 1786. — BORY DE SAINT-VINCENT. *Encyclop. métho-*

*dique*, 1824 et *Dict. classique d'histoire naturelle*, 1830. — EHRENBERG (C. G.). *Abhandl. d. Akad. ber Wissensch. zu* Berlin, 1829-1831. — *Infusionsth.* 1838. — DUJARDIN (F.). *Histoire naturelle des zoophytes : Infusoires.* Paris, 1841. — PERTY. *Z. Kenntniss kleinster Lebensform*, etc. Berne, 1852. — DAVAINE (C.). *Traité des entozoaires* partie V. p. 63-289. Paris, 1859. — DU MÊME. *Recherches sur les vibroniens. (Comptes rendus de l'Académie des sciences*, t. LIX, p. 629. Paris, 1864),

Physiologie. — PASTEUR, *Mémoire sur la fermentation appelée lactique. (Comptes rendus de l'Académie des sciences*, t, XLV, p. 913, 995; 1857). — DU MÊME. *Mémoire sur la fermentation de l'acide tartrique. (Ibid.*, t. XLVI p. 615; 29 mars 1858). — DU MÊME. *Nouveaux faits pour servir à l'histoire de la levûre lactique. (Ibid.*, t. XLVIII, p. 337; 1859). — DU MÊME. *De l'origine des ferments. (Ibid.*, t. L, p. 849; 7 mai 1860). — DU MÊME. *Animalcules infusoires vivant sans gaz oxygène libre et déterminant des fermentations (ferment butyrique). (Ibid.*, t. LII, p. 334; 25 février 1861). — DU MÊME. *Nouvel exemple de fermentation déterminée par des animalcules infusoires pouvant vivre sans gaz oxygène libre et en dehors de tout contact avec l'air atmosphérique. (Ibid.* t. LVI, p. 416; 9 mars 1863). — DU MÊME. *Examen du rôle attribué au gaz oxygène atmosphérique dans la destruction des matières animales et végétales après la mort. (Ibid.*, t. LVI, p. 734; 20 avril 1863). — DU MÊME. *Recherches sur la putréfaction. (Ibid.*, t. LVI, p. 1189; 29 juin 1863). — DU MÊME. *Mémoire sur les corpuscules organisés qui existent dans l'atmosphère.* Paris, 1862. — DU MÊME. *Études sur le vin.* Paris, 1866. — POUCHET et HOUZEAU. *Protoorganismes végétaux et animaux nés spontanément dans l'air artificiel. (Comptes rendus de l'Académie des sciences*, t. XLVII, p. 982; 1858. — JOLY ET MUSSET, *Expérience sur l'hétérogénie. (Comptes rendus de l'Académie des sciences*, t. LI, p. 627; 1860). — VAURÉAL (Ch. de). *Essai sur l'histoire des ferments.* Paris, 1864. — LEMAIRE (J.). *Recherches sur les microphytes, les microzoaires et les fermentations. (Comptes rendus de l'Académie des sciences* t. LVII, p. 625; LIX, p. 317-425; 1863-1864). — DONNÉ (Al.). *De la génération spontanée des moisissures végétales et des animalcules infusoires. (Comptes rendus de l'Académie des sciences*, t. LXIII, p. 301; 13 août 1866). — PASTEUR (L.). *Observations verbales présentées après la lecture de la note de M. Donné (Comptes rendus* t. LXIII, p. 305; 13 août 1866). — DONNÉ (Al.). *Sur la génération spontanée des animalcules infusoires. (Comptes rendus de l'Académie des sciences*, t. LXIII, p. 1072; 17 décembre 1866). — PASTEUR (L.). *Observations verbales présentées après la lecture de la note de M. Donné. (Comptes rendus de l'Académie des sciences*, t. LXIII, p. 1073; 17 décembre 1866). — DONNÉ (Al.), *Expérience relative aux générations spontanées des animalcules infusoires. (Comptes rendus de l'Académie des sciences*, t. LXIV, p. 47, 27 janvier 1867). — ONIMUS (Dr). *Expériences sur la genèse des leucocytes et sur la génération spontanée. (Journal de l'anatomie et de la physiologie de l'homme et des animaux* de M. Ch. Robin, 4e année, p. 47 ; janvier et février 1867).

Pathologie. — POUCHET. *Infusoires microscopiques dans les déjections alvines des cholériques. (Comptes rendus de l'Académie des sciences*, 23 avril 1849). — DU MÊME. *Production de bactéries et de vibrions dans les phlegmasies des bronches, des fosses nasales et du conduit auditif externe. (Comptes rendus de l'Académie des sciences*, 7 novembre 1864, t. LIX, p. 748). — RAINEY. *General Board of Health : Appendix to report of the Committee for scientific inquiries in relation to the cholera epidemic of* 1854, p. 137. London 1855. — ARTHUR HILL HASSALL. *Report on the examination of certain atmospherer during the epidemic of cholera*, by Dr THOMSOM. *Même recueil*, p. 119. — DU MÊME. *Report on the microscopical examination of the blood and excretion of cholera patients* (*même recueil* p. 289). — DONNÉ (A.), *Animalcules observés dans les matières purulentes et le produit des sécrétions des organes génitaux de l'homme et de la femme. (Comptes rendus de l'Académie des sciences*, t. III, p. 385 ; 1836). — DU MÊME. *Recherches sur la nature des mucus et des divers écoulements produits par les organes génito-urinaires de l'homme et de la femme. (Comptes rendus de l'Académie des sciences*, t. IV. p. 464 ; 1837). — DAVAINE (C.). *Recherches sur les infusoires du sang dans la maladie connue sous le nom de sang de rate. (Comptes rendus de l'Académie des scienecs*, t. LVII p. 220, 351, 386 ; Paris, 1863. *Comptes rendus de la Société de biologie*, 3e série, t. V, p. 149). *Ibid.*, Mémoires p. 193 ; Paris, 1863). DU MÊME. *Nouvelles recherches sur la nature de la maladie charbonneuse connue sous le nom de sang de rate. (Comptes rendus de l'Académie des sciences*, t. LIX, p. 393, Paris, 1864). — DU MÊME. *Sur la présence des bactéridies dans la pustule maligne chez l'homme* avec M. RAIMBERT *(Comptes rendus de l'Académie des sciences*, t. LIX p. 429, Paris, 1864). — DU MÊME. *Sur l'existence et la recherche des bactéridies dans la pustule maligne. (Comptes rendus de la Soicété de biologie*, 4e série, t. I, p. 93, Paris 1864). DU MÊME. *Recherches sur la nature et la constitution anatomique de la pustule maligne. (Comptes rendus de l'Académie des sciences*, t. LX, p. 1296, Paris, 1865). — DU MÊME. *Sur la présence constante des bactéridies dans les animaux affectés de la maladie charbonneuse. Ibid.*, t. LXI, p. 334). — DU MÊME. *Recherches sur une maladie septique de la vache regardée comme de nature charbonneuse. Ibid.*, t. LXI, p. 368). — DU MÊME. *Note en réponse à une communication de MM. Leplat et Jaillard sur la maladie charbon-*

neuse. *Ibid.*, t. LXI, p. 523). — SIGNOL. *Présence des bactéries dans le sang.* (*Comptes rendus de l'Académie des sciences*, 10 août 1863; t. LVII, p. 348). — MÉGNIN (J.-B.). *Sur l'affection typhoïde du cheval.* (*Comptes rendus de l'Académie des sciences*, t. LXII, p. 1005; 30 avril 1866). — LEPLAT et JAILLARD. *Note sur la non-existence des bactéridies chez les lapins morts à la suite de l'inoculation du charbon avec le phénomènes du sang de rate* (*Comptes rendus de l'Académie des sciences* t. LXI, p. 298; 1865). — DU MÊME. *Nouvelles expériences pour démontrer que les bactéridies ne sont pas la cause du sang de rate.* (*Comptes rendus de l'Académie des sciences*, t. LXI, p. 436; 1865). — TIGRI (M.) de Sienne). *Sur la présence d'infusoires du genre bactérium dans le sang humain* (*Comptes rendus de l'Académie des sciences*, 12 octobre 1863, t. LVII, p. 633). — DU MÊME. *Note sur un nouveau cas de bactéries dans le sang d'un homme mort d'une fièvre typhoïde.* (*Comptes rendus de l'Académie des sciences*, 16 novembre 1863, t. LVII, p. 833) — DU MÊME. *Considérations sur les infusoires du genre bacterium présentées à l'occasion des observations de MM. Leplat et Jaillard* (*Comptes rendus de l'Académie des sciences*, t. LIX, p. 525; 19 septembre 1864). — TIGRI. *Nouvelles recherches sur les maladies caractérisées par la présence des bactéridies* (*Comptes rendus de l'Académie des sciences*, t. LXII, p. 294; 5 février 1866). — LEPLAT et JAILLARD. *De l'action des bactéries sur l'économie animale* (*Comptes rendus de l'Académie des sciences*, 1er août 1864; t. LIX, p. 250). — COZE (L.) et FELTZ (V.). *Recherches expérimentales sur la présence des infusoires et l'état du sang dans les maladies infectieuses.* In-8°. Strasbourg, 1866.

## RECHERCHES PHYSIOLOGIQUES ET PATHOLOGIQUES SUR LES BACTÉRIES[1]

— 1868 —

Les êtres vivants offrent dans leur organisme des milieux variés, qui pourraient être envahis par les vibrioniens s'ils n'étaient préservés par un épiderme protecteur ou par d'autres moyens. On conçoit qu'une espèce de ces petits êtres introduite artificiellement dans l'un de ces milieux vivants, et qui s'y propagerait, serait accessible à nos investigations. Ainsi l'on pourrait étudier, soit les modifications qu'ils éprouveraient par leur transport d'un milieu dans un autre, soit celles que leur feraient subir divers agents avec lesquels ils seraient mis en rapport. C'est au moins ce qu'il est permis d'inférer de l'observation des bactéridies charbonneuses qui, à l'exclusion de toute autre espèce, se multiplient dans le sang des mammifères herbivores lorsque leurs germes ont été déposés dans ce liquide.

Suivant ces considérations, j'ai cherché à placer d'autres espèces de vibrioniens dans des conditions analogues à celles qui ont permis l'étude des bactéridies du charbon, et ces tentatives ne sont point toujours restées sans résultat.

Les plantes grasses, dont le parenchyme contient une grande quantité de liquide, m'avaient paru convenir au but que je m'étais proposé. En effet, j'ai vu qu'un certain nombre de ces plantes étaient susceptibles d'être envahies par des vibrioniens introduits artificiellement dans leurs tissus.

L'espèce de ces infusoires, qui fut l'objet des recherches dont je vais parler, appartiendrait, d'après ses caractères

1 *Comptes rendus de l'Académie des sciences*, 9 mars 1868.

les plus ordinaires, au *bacterium termo*. Elle fut prise dans des substances végétales réduites en putrilage par une altération semblable à celle que l'on connaît sous le nom de *pourriture*.

L'expérience consiste simplement à introduire sous l'épiderme d'un végétal, par inoculation, une petite quantité de liquide ou de substance contenant les infusoires ; toutefois en prenant quelques précautions pour que ces infusoires ne soient point entraînés avec la sève qui s'écoule, et pour que la petite plaie ne se dessèche pas. Si le végétal offre des conditions favorables, on voit, dès le lendemain, les premiers indices de l'envahissement de la plante, qui pourra être totalement détruite en peu de jours.

*Caractères des bactéries. Variabilité.* — Les bactéries dont il vient d'être question étaient agitées d'un mouvement rapide ; elles représentaient des corpuscules ou filaments très courts, qui atteignaient au plus $0^{mm},005$ de longueur. Transmises par inoculation à un certain nombre de plantes grasses, telles que l'*opuntia cylindrica*, l'*aloe translucens*, etc., elles se propagèrent en conservant leurs caractères primitifs ; mais dans d'autres plantes elles modifièrent leur forme d'une manière très notable. Chez l'*aloe variegata*, par exemple, elles donnèrent naissance à des filaments qui atteignaient jusqu'à $0^{mm},03$, et qui étaient divisés en deux, trois ou quatre segments. Ces longs filaments inoculés à l'*aloe spiralis* produisirent des corpuscules infiniment petits, qui s'offraient, aux plus forts grossissements, sous l'apparence d'une très fine poussière. Enfin, ces bactéries, longues ou courtes, inoculées aux plantes précédemment citées, reprirent leurs caractères primitifs, à savoir ceux du *bacterium termo*. Ces transports alternatifs sur des plantes diverses ont été opérés un grand nombre de fois avec des résultats semblables.

Si l'on considère cette espèce de bactérie dans les divers milieux où elle se propage, et si l'on veut lui donner sa place dans le genre auquel elle appartient, on verra qu'elle peut être rapportée indifféremment aux diverses espèces de ce genre, c'est-à-dire du genre *bacterium*, qu'elle pourrait même être classée dans le genre *vibrio*. On doit conclure de là que la division du genre *bacterium* admise aujourd'hui, et même celle du genre *vibrio*, sont purement arbitraires.

*Altérations pathologiques*. — Les lésions pathologiques que produisent ces bactéries se présentent sous deux apparences très distinctes : ordinairement les tissus se réduisent en une sorte de putrilage. Au point inoculé on observe, dès le lendemain ou le surlendemain, une tache comme huileuse qui s'agrandit rapidement. Les parties envahies paraissent plus humides et comme œdémateuses ; elles se ramollissent et s'affaissent sur elles-mêmes. Le liquide qui remplit les tissus fourmille de myriades de bactéries. Rarement l'altération s'arrête spontanément ; toute la plante périt si l'on ne s'oppose à l'envahissement progressif, par un moyen dont je parlerai plus loin. La seconde forme de la maladie causée par les bactéries est une ulcération dont la marche est lente et qui n'envahit pas toute la plante. Au point inoculé, l'épiderme prend une coloration brune et se dessèche ; il recouvre une cavité à surface noirâtre, qui acquiert quelquefois plusieurs centimètres d'étendue. La surface de cette cavité est revêtue d'une pellicule mince, ayant l'apparence d'un vernis. Or, cette pellicule se montre, au microscope, formée presque exclusivement par des myriades de corpuscules infiniment petits, sans forme régulière ou déterminée. Une parcelle de cette pellicule, placée dans l'eau, se résout en tourbillons de particules mouvantes dont le nombre semble s'accroître à mesure qu'on l'examine avec des grossissements successivement plus forts. Ces particules amorphes, dont l'aspect et l'irrégularité rappellent jusqu'à un certain point les granulations élémentaires, sont des bactéries ; en effet, reportées par inoculation sur d'autres plantes, elles donnent des bactéries filiformes et l'altération humide ordinaire.

Voilà donc deux lésions pathologiques d'apparences très

distinctes qui sont au fond de même nature et le produit de la même cause.

La première de ces altérations pathologiques s'observe sur presque toutes les plantes envahies par les bactéries, et entre autres, sur les jeunes tiges de *stapelia europœa*. La seconde, c'est-à-dire la forme ulcérative, est commune sur les tiges anciennes de ce même *stapelia*. Je l'ai fort rarement observée sur d'autres plantes.

*Physiologie.* — La propagation de ces bactéries par l'inoculation peut servir encore à l'étude de leurs propriétés physiologiques. J'ai reconnu, par ce moyen, que les bactéries gardent leur vitalité malgré la dessiccation la plus complète ; j'ai constaté, en outre, que leur vitalité n'était pas perdue après un an de conservation en cet état.

Les bactéries, dans le liquide extrait de la plante où elles se sont développées, perdent leur mouvement vers 50° C. ; elles périssent à 52° C. ; en effet, après avoir été maintenues à cette température pendant huit à dix minutes, elles ne reprennent plus le mouvement, et l'inoculation pratiquée aux plantes les plus susceptibles d'être envahies reste constamment sans résultat.

Les bactéries desséchées supportent, ainsi qu'on pouvait le prévoir, une température plus élevée que lorsqu'elles sont humides.

La température agit sur les bactéries renfermées encore dans les tissus du végétal comme lorsqu'elles en sont sorties ; si l'on expose une plante grasse, atteinte de ces bactéries, à une température un peu supérieure à 52° C., soit 55° C. (beaucoup de plantes grasses résistent bien à cette température), et si l'espace de temps est suffisant pour que la chaleur pénètre toute l'épaisseur de la partie malade, les bactéries perdent le mouvement, l'altération qu'elles déterminent cesse de faire des progrès, la partie désorganisée se dessèche, et la plante continue de végéter comme si elle n'avait point été atteinte.

Est-il nécessaire de faire remarquer la parfaite conformité

du résultat de ces dernières expériences avec les observations de M. Pasteur sur les maladies du vin ?

Nous avons vu que les bactéries dont il vient d'être question constituent tantôt de longs filaments, tantôt de simples corpuscules ou des particules sans forme déterminée et d'une petitesse extrême. Or, j'ai constaté expérimentalement, en les soumettant, soit à une température voisine de 50° C., soit au contact d'un acide ou d'un alcali très faible, j'ai constaté, dis-je, que les corpuscules les plus courts résistent mieux à ces divers agents que les corpuscules les plus longs, et qu'ils sont, par conséquent, doués d'une vitalité plus énergique.

Ce fait me paraît digne d'attention, autant sous le rapport de la question des générations spontanées que sous celui de la pathologie; en effet, les corpuscules plus petits, qui sont de simples granulations et n'ont pas les caractères morphologiques des bactéries, possèdent une vitalité qui n'est pas moindre que celle des filaments les plus longs. Les propriétés virulentes de ces corps persistent à l'état sec, et cela pendant un an, et peut-être beaucoup plus. Ces corpuscules, réduits à l'état de poussière ou de granulations, constituent donc des germes dépourvus de tout caractère morphologique qui puisse les faire reconnaître, à l'examen microscopique, pour des êtres organisés.

## MONADIENS[1]

Les monadiens sont des êtres microscopiques dont le corps paraît entièrement formé d'une substance homogène, le *sarcode*. On ne leur reconnaît aucun organe intérieur, et l'alimentation s'opère par absorption du milieu ambiant. Leur tégument n'est point distinct du sarcode qui constitue la masse du corps. Chez beaucoup de monadiens, il conserve assez de mollesse pour s'agglutiner aux corps environnants et pour s'étirer en filaments plus ou moins longs.

Les seuls organes particuliers que ces animalcules possèdent sont des appendices en forme de fouet qui se trouvent ordinairement à la partie antérieure du corps et qui servent à la locomotion, peut-être aussi à la respiration. Le nombre de ces filaments qu'on a nommés *flagelliformes* est le plus souvent petit.

Les monadiens appartiennent à la classe des *infusoires* et à l'ordre des *astomes*, c'est-à-dire sans bouche (Dujardin, Schmarda).

Ils forment une famille qui a pour caractères : *Animacules microscopiques, mous, à corps transparent, arrondi, ovoïde ou oblong, sans organisation distincte, pourvu d'un seul ou de plusieurs filaments flagelliformes qui servent à la locomotion, quelquefois colorés en rose, rouge ou vert.*

Les savants s'accordant généralement aujourd'hui pour attribuer les vibrioniens au règne végétal, il en résulte que les monadiens doivent être considérés comme les plus petits de tous les animaux.

L'infimité de leurs dimensions, qui rend la connaissance

[1] *Dictionnaire encyclopédique des sciences médicales* (G. Masson, Asselin et Cᵉ éditeurs). En raison du caractère particulier et du but non commercial de la publication, MM. les Éditeurs ont autorisé la reproduction de cet article.

de ces animalcules fort imparfaite, a laissé dans une grande obscurité non seulement les détails de leur organisation, mais encore la détermination des limites qui circonscrivent cette famille : en effet, un grand nombre de petits êtres plus ou moins semblables en apparence ou plus ou moins analogues aux monadiens n'en peuvent être distingués dans les cas où l'observation directe ne nous a pas mis sur la voie de leur origine. Telles sont les zoospores de certaines algues ou de certains champignons qui sont pourvues de deux, quatre ou six filaments flagelliformes au moyen desquels elles se meuvent rapidement dans le liquide ambiant, et, de même, les anthérozoïdes de certaines algues pourvus de deux filaments locomoteurs. Il est vrai que, dans un grand nombre de cas, la coloration verdâtre ou verte de ces petits êtres, l'apparence d'un tégument distinct peuvent empêcher la confusion dont nous parlons. Toutefois, dans les cas où ces corpuscules ne sont visibles qu'au moyen des plus forts grossissements, la confusion doit être à peu prés inévitable et l'on ne peut douter qu'elle ne se soit plus d'une fois produite : les *monas pulvisculus* de Müller, *bicolor*, *deses*, *grandis* d'Ehrenberg, le *cercomonas viridis* de Dujardin, etc., qui sont plus ou moins colorés en vert seraient à revoir, d'autant plus que la plupart de ces petits corps ont été rencontrés dans de l'eau où se trouvaient des conferves.

D'un autre côté, les corps reproducteurs de certaines algues ou de certains champignons qui sont doués de mouvement, n'ont aucune coloration particulière qui les distingue des monadiens en général et, vu leur petitesse, leur organisation échappe à l'analyse.

Les monadiens sont très répandus dans la nature et se trouvent dans des milieux divers. C'est dans des infusions de substances végétales ou animales préparées en vue de recherches microscopiques qu'ils ont été d'abord signalés.

Ils paraissent dans ces infusions plus ou moins rapidement suivant les substances contenues et surtout suivant la température atmosphérique. Ils suivent de près l'apparition des vibrioniens et précèdent ordinairement celle des infusoires ciliés.

Ils se trouvent en grand nombre dans les eaux stagnantes, douces ou salines, qui séjournent à la surface du sol, surtout dans celles qui contiennent des substances organiques en voie de décomposition; on les trouve encore dans les eaux légèrement sulfureuses. Il s'en développe dans des matières animales ou végétales qui ont acquis un certain degré de corruption. Il en existe dans l'humus à la surface du sol; pour constater leur présence, il suffit d'en humecter quelques parcelles avec de l'eau et d'exprimer une goutte de cette eau sur le porte-objet.

Enfin, il en existe encore quelquefois dans des liquides de l'économie ou dans les matières intestinales, chez les animaux à sang chaud ou à sang froid, dans l'état normal ou pathologique.

Goeze, le premier (1782), signala la présence de ces petits êtres, dans le mucus du rectum, chez des grenouilles, des crapauds et des salamandres *(lacerta palustri*, Linné*)*. Il reconnut que ces animalcules vivent en parasites comme les vers intestinaux; il reconnut encore qu'ils forment plusieurs espèces; mais l'imperfection de ses moyens d'observation ne lui permit pas de déterminer avec précision leurs caractères distinctifs et il les confondit sous le nom collectif de *chaos infusoire* ou *chaos de monades*.

Vers la même époque, Bloch observa aussi ces animaux et les désigna sous le nom de *chaos intestinal*.

Ehrenberg a fait de ces infusoires parasites une étude plus complète; il en distingua deux espèces qu'il désigna sous les noms de *bodo intestinalis* et *bodo ranarum*.

D'autres espèces furent ensuite observées par plusieurs savants, tels que Dujardin, Perty, Hammerschmidt, Leisy, etc., dans l'intestin des couleuvres, des tritons, des limaces, des hannetons, de la mouche domestique, etc. De tous ces faits; l'on peut conclure que les monadiens existent communément chez les animaux à sang froid ; c'est ce que j'ai pu vérifier souvent par mes propres observations chez des poissons et chez des insectes.

Les monadiens ne sont pas rares non plus dans l'intestin des animaux à sang chaud, principalement chez les herbivores ; mais leurs diverses espèces sont généralement restées indéterminées jusqu'aujourd'hui. La raison principale en est sans doute que ces infusoires, plongés dans les détritus des substances alimentaires et parmi les cellules plus ou moins altérées du mucus intestinal, ne peuvent être reconnus qu'autant qu'ils sont en mouvement. Or, dès que le refroidissement cadavérique les surprend, ils cessent de s'agiter et ne tardent pas à périr et à se détruire.

Gruby et Delafond ont signalé la présence d'un nombre considérable d'animalcules dans la panse des ruminants [1].

Parmi ces petits êtres, dont les formes sont très variées, il se trouve certainement des monadiens ; mais leur étude devrait être reprise avec des connaissances plus précises sur la matière.

J'ai constaté, chez le lapin et le cobaye, dans l'intestin grêle, dans le duodenum surtout, l'existence d'un grand nombre d'animalcules plus ou moins semblables aux monadiens et qui ne se retrouvent qu'autant que le cadavre est encore chaud. J'ai vu aussi, dans le gros intestin de ces mêmes animaux, des monadiens appartenant à des espèces différentes des précédents ; j'en ai rencontré encore chez divers oiseaux.

L'homme n'est point à l'abri de l'invasion de ces infusoires ; mais jusqu'à présent ce n'est que dans des conditions pathologiques qu'ils ont été observés. Le *trichomonas vaginalis* vit dans le mucus altéré du vagin. Le *cercomonas hominis* a été observé dans les matières riziformes évacuées

[1] Gruby et Delafond, *Recherches sur des animalcules se développant dans l'estomac et dans les intestins pendant la digestion des animaux herbivores et carnivores* (*Recueil de médecine vétérinaire*, t. XX, p. 859, Paris, 1843, et *Comptes rendus de l'Académie des sciences*, décembre 1843).

par les malades atteints du choléra; le *cercomonas urinarius* dans l'urine des individus atteints de cette même maladie. Le *monas crepusculum* et le *circomonas saltans* ont été rencontrés sur des ulcères sordides.

Bien que tous ces petits êtres aient été trouvés dans des conditions pathologiques, il ne paraît pas qu'ils aient une influence quelconque en tant que cause des maladies dans lesquelles on les observe.

Les monadiens nous intéressent à un autre point de vue, car c'est aux médecins généralement qu'il appartient de rechercher et d'expliquer les causes et la nature de certains phénomènes prétendus surnaturels qui impressionnent vivement le vulgaire. Un de ces phénomènes est l'apparition de taches d'apparence sanguinolente sur le pain, la viande et d'autres substances alimentaires, celle de productions semblables dans les eaux de pluie, des mares, des ruisseaux, etc., qui, dans les anciens temps, ont fait croire à la présence réelle du sang dans tous ces cas. On y voyait, avec terreur, l'effet de coupables maléfices, ou bien des prodiges d'un sinistre présage. Plus d'une fois des malheureux furent victimes de ces funestes erreurs.

On sait aujourd'hui que ces colorations rouges sont produites par le développement de corps organisés appartenant soit aux végétaux, soit aux animaux, parmi lesquels on compte, jusqu'à présent, cinq ou six espèces de monadiens.

Les procédés de la propagation chez la plupart des monadiens sont tout à fait inconnus. On ne leur voit aucun organe qui puisse faire croire à une génération sexuelle. Chez un certain nombre de ces animalcules, mais encore assez rarement, on observe une reproduction par scission longitudinale ou transversale. Une espèce, au dire d'Ehrenberg, est vivipare.

Dans les infusions faites en vue de leur étude, on voit ces petits êtres apparaître avec une rapidité et une constance telles que la croyance en leur génération spontanée a été universelle jusqu'à nos jours. Mais les expériences des physiologistes modernes prouvent que les monadiens proviennent de germes existant soit dans l'eau, soit dans l'air. Si quelques savants défendent encore la doctrine de l'hétérogénie, c'est dans la production d'êtres vivants plus infimes encore que les monadiens, c'est dans les derniers vibrioniens qu'ils vont chercher aujourd'hui leurs arguments.

Pour ma part, je n'ai jamais observé ces infusoires dans du sang conservé sans mélange d'eau ou dans des infusions diverses, lorsque ce dernier liquide avait été préalablement porté à l'ébullition; ce qui prouve que les germes des monades sont apportés dans les milieux où ils se développent.

Les monadiens ne nous représentent point, sans doute, des espèces réduites à une seule phase de développement; il est probable qu'ils constituent quelqu'une des phases du développement d'espèces plus élevées en organisation. Les transformations observées chez les acinètes, les kolpodes, les vorticelles, etc., celle du *vorticella microstoma* qui, d'après Stein, reproduirait des animalcules semblables au *monas kolpoda* et au *monas scintillans*, autorisent cette manière de voir. Ehrenberg, dès 1834, avait exprimé l'opinion que les monadiens ne constituent pas un genre distinct, mais qu'ils sont de jeunes kolpodes, des paramecies, etc., etc.[1].

Dujardin, en 1841, disait : « Je ne crois pas impossible que ces petits germes parcourent une série de développements plus ou moins variés avant d'arriver au degré le plus élevé, et qu'ils ne puissent aussi, suivant l'état de l'infusion, rester stationnaires dans un degré inférieur [2].»

On peut voir et étudier le développement des monadiens dans la pellicule qui recouvre les infusions artificielles. Celle qui m'a paru le plus favorable pour cette recherche se produit sur de l'eau ordinaire contenant une petite quantité de

1 C.-J. Ehrenberg, *Recherches sur les infusoires.* (*Ann. sc. nat.*, 2e série, t. I, p. 135. Paris, 1834).

2 *Infusoires*, p. 102.

jaune d'œuf. Après un ou plusieurs jours, suivant la température atmosphérique, on reconnaît, dans l'épaisseur de cette pellicule, des vésicules éparses, transparentes, qui se multiplient rapidement et qui, bientôt, envahissent toute son étendue. Ces vésicules acquièrent ensuite plus de consistance; elles revêtent, à s'y méprendre, l'aspect des leucocytes du sang ou du pus; toutefois, elles sont un peu moins volumineuses. En désagrégeant la pellicule, on constate que ces petits corps, devenus libres, constituent, en effet, des vésicules à parois distinctes, mais ils sont tout à fait privés de mouvements. Le lendemain ou le surlendemain, ces vésicules acquièrent des mouvements, se dégagent d'elles-mêmes de leur agrégat et se dispersent dans le liquide ambiant. Alors seulement on leur reconnaît un filament flagelliforme.

Il se peut que la ressemblance qu'ont primordialement ces petits êtres avec des leucocytes ait induit en erreur quelques expérimentateurs qui ont cru voir se développer des globules blancs dans des liquides albumineux sortis de l'économie. Par addition d'acide acétique ou d'un alcali, les vésicules primordiales des monades se détruisent en laissant en leur place une fine poussière et non des noyaux distincts.

Les monadiens autres que ceux des infusions artificielles se trouvent souvent aussi dans une pellicule particulière. C'est ce que Ehrenberg, Morren et d'autres observateurs ont signalé pour les *monas prodigiosa*, *vinosa*, *rosea*, *sulfuraria*, etc., qui sont renfermés dans des membranes plus ou moins semblables à des *palmella*. Quelle est la relation de ces monades avec leur *palmella*? Celle-ci est-elle formée, comme le pensent MM. Morren [1], par un mucilage que ces petits animaux produisent en mourant, ou bien par un mucus qu'ils sécréteraient, comme ces observateurs le disent de l'*hœmatococcus vesiculosus* [2]? Le développement des monades dans la pellicule primordiale des infusions artificielles ne

[1] Morren, *Mém. infra cit.*, p. 71.
[2] Morren, *Ibid.*, p. 108.

permet guère d'adopter l'une ou l'autre de ces manières de voir.

Les propriétés vitales des monadiens ne paraissent point différer de celles des autres infusoires. Ils ont une action évidente (si j'en juge au moins par mes recherches), sur les substances en putréfaction dont ils dissocient les parties constituantes et dont ils hâtent ainsi le destruction. Quant à quelque propriété fermentative ou pathogénique, leur présence dans les organismes qui se détruisent ou qui périssent pourrait la faire soupçonner, mais cela ne suffit pas pour qu'il soit rationnel de l'admettre.

Les monadiens colorés en vert ou en rouge partagent avec les conferves la faculté de dégager de l'oxygène sous l'influence des rayons solaires. MM. Morren ont constaté que cette propriété appartient non seulement à des animalcules très-rapprochés des conferves, tels que les *chlamidomonas*, les *disceræa*, etc., mais encore aux *monas bicolor* et *grandis* d'Ehrenberg. Ils ont vu que l'eau d'un vivier devenue verdâtre par la multiplication de ces deux derniers infusoires, arrivait à contenir, étant exposée au soleil, jusqu'à 61 pour 100 d'oxygène. Aussi, disent-ils, les bestiaux manifestaient pour cette eau une grande avidité.

J'ai constaté qu'une espèce de monade, et il y en a probablement beaucoup d'autres, est reviviscente, c'est-à-dire qu'ayant été désséchée, elle revient à la vie après avoir été humectée avec de l'eau. Cette monade, ainsi que je l'ai reconnu pour les autres animaux dits ressuscitants, vit dans un milieu exposé à des alternatives de sécheresse et d'humidité.

Les monadiens colorés en vert ou en rouge, se reproduisent et grossissent manifestement avec plus de vigueur, disent MM. Morren, lorsqu'ils sont exposés aux rayons solaires. Ils se dirigent vers la lumière et s'attachent, du côté où elle vient sur les parois du vase qui les renferme; ce qui prouve que ces animalcules sont sensibles à la lumière.

Les monadiens, si j'en juge par des expériences faites sur plusieurs espèces appartenant aux genres *monas* et *cerco monas*, résistent à une température inférieure à 0° C., tant que le liquide ne se congèle pas. Leurs mouvements alors sont seulement ralentis. La congélation les tue rapidement.

L'action d'une température élevée est très remarquable : des *monas* et des *cercomonas* d'une infusion de jaune d'œuf ou prises dans un aquarium, furent soumis à une température successivement décroissante à partir de + 55° C., limite à laquelle la plupart des vibrioniens périssent. Or jusqu'à + 44° C., tous les monadiens furent tués en quelques minutes. A + 43° C., en 2 ou 3 minutes leurs mouvements furent très ralentis, après 10 minutes ils étaient complètement suspendus et pour toujours, quoiqu'on laissât le liquide revenir à la température de l'atmosphère. A + 40° les monades conservent leurs mouvements; à + 41° la plupart restent immobiles, mais elles redeviennent agiles après le refroidissement; à + 42° un assez grand nombre périssent; aucune ne résiste à une température de + 43° prolongée pendant 15 minutes.

Nous ne connaissons point d'être vivant qui meure par une température aussi peu élevé. Les oiseaux, d'après M. Claude Bernard, périssent entre + 51 et 52° C.; les mammifères entre + 45 et 46°. La mort de ces animaux est due, d'après l'illustre physiologiste, à la coagulation d'une matière spéciale contenue dans les muscles et qui détermine leur rigidité. Les cellules qui composent les organes ne seraient-elles point tuées aussi, comme nos infusoires ?

Les acides, les alcalis très dilués, une solution très étendue de sucre fait périr instantanément les monadiens. Beaucoup d'autres substances, dont l'action toxique sur les infusoires est bien connue, agissent de même sur les monades.

Les plus anciens observateurs au microscope ont vu des monadiens, mais, même jusqu'à l'époque de Bory de Saint-Vincent, l'imperfection des instruments dont ils se servaient ne leur permit point de distinguer autre chose dans ces petits êtres qu'un corpuscule mouvant, sans organisation appréciable. En effet, en 1826, Bory classa les monadiens dans les gymnodés où l'on ne reconnaît aucun organe, ni cirrhes vibratiles, ni même la moindre apparence de poils ou de cils quelconques.

Ehrenberg et Dujardin, grâce au perfectionnement récent du microscope, réussirent à voir le filament ou les filaments qui servent à la locomotion des monadiens. Mais le microscope seul ne suffit point à faire apercevoir chez tous les monadiens l'organe de la locomotion ; d'autant que cet appendice, étant toujours agité, ne permet point à l'œil de le suivre et de le reconnaître. La solution aqueuse d'iode, en suspendant le mouvement et en donnant une certaine opacité aux filaments les plus ténus, les rend presque toujours visibles.

Cependant lorsqu'il s'agit de faire cette recherche chez les monadiens qui sont enfermés, comme c'est souvent le cas, dans des liquides albumineux, dans une croûte plus ou moins épaisse, ou parmi des débris de la membrane muqueuse de l'intestin, etc., il se forme par l'iode un *coagulum* ou des amas qui enveloppent et masquent les appendices cherchés. Dans ces cas, j'ai eu recours avec succès à une solution très-faible d'acide chromique. Au contact de cette solution, les infusoires perdent instantanément le mouvement ; leurs cils ne se dissolvent point comme lorsqu'ils ont le contact des alcalis ; ils ne se ratatinent point comme avec les acides ou avec les astringents ; ils restent étalés dans le liquide sans subir d'altération pendant un temps suffisant pour qu'on puisse les examiner à loisir. J'ajouterai que c'est encore un moyen très précieux pour l'étude de l'organisation interne des infusoires ciliés.

Ehrenberg ayant reconnu le filament flagelliforme chez plusieurs monadiens, se méprit complètement sur les fonctions de cet appendice qu'il regarda comme une trompe. Il crut voir encore chez ces infusoires, des estomacs dont aucun observateur n'admet plus aujourd'hui l'existence. Dujardin rectifia sur ces points les erreurs du célèbre micrographe prussien. Toutefois une observation que j'ai faite plusieurs fois et qu'il est facile de vérifier, porterait à croire que, en effet, les monadiens sont pourvus d'une bouche, et par conséquent, d'une cavité intestinale. En examinant un monadien fixe et immobile, on voit que le filament flagelliforme produit en avant un tourbillon rapide au moyen duquel toutes les particules environnantes sont ramenées vers le corps de l'infusoire. Les plus rapprochées se précipitent vers la base du filament et quelquefois s'y arrêtent. C'est la reproduction de ce qui se passe chez beaucoup d'animaux, dont les cils qui garnissent l'ouverture de la bouche précipitent dans cette cavité les particules alimentaires.

Avant Müller (1773), les monadiens avaient à peine attiré l'attention des naturalistes, et l'on n'avait point songé à leur faire une place dans les classifications. Confondus par Linné, sous le nom de *chaos* , avec la plupart des autres infusoires, les observateurs les désignaient sous les noms de *corpuscules sphériques*, *molécules, globules*, etc. Le savant naturaliste danois distingua ces animalcules des autres infusoires et leur donna le nom de *monades*.

Il caractérisa ses monades de la manière suivante : *Vermis inconspicuus*, *simplicissimus pellicudus*, *punctiformis*. Or, ces infusoires qui lui représentaient des points mouvants ne lui offraient pas de caractères suffisants pour qu'il pût les classer d'une manière tant soit peu naturelle : aussi n'en distingua t-il alors que trois espèces, dont l'une est probablement un vibrionien et dont les autres ne représentent point pour nous des groupes déterminés.

Ce sont : 1° le MONAS TERMO *(monas gelatinosa)*; 2° le MONAS LENS *(monas hyalina)*; 3° le MONAS MICA *(monas circulo notata)*.

Vingt ans plus tard, parut le grand ouvrage posthume du même auteur (1786), dans lequel ces animalcules forment dix espèces.

L'insuffisance des caractères spécifiques ne pouvait permettre une classification plus certaine. Ehrenberg, dès 1830, en proposa une nouvelle basée sur la disposition de l'appareil digestif qu'il croyait avoir découvert chez ces infusoires et sur quelques autres caractères plus réels : mais cette classification, qu'il perfectionna en 1838, étant fondée en partie sur des erreurs d'interprétation, a été assez généralement abandonnée.

Nous suivrons ici celle que Dujardin proposa en 1841, classification qui prend pour base principale de ses divisions la présence ou l'absence des appendices locomoteurs. Elle est encore aujourd'hui la plus généralement adoptée.

La famille des *monadiens* se partage en deux tribus : les *monadiens isolés* et les *monadiens agrégés*.

I. Les *monadiens isolés* forment neuf genres :

Trois de ces genres sont pourvus d'un seul filament.

*a)*. Les *monas* dont le filament, situé en avant, est flexible dans toute son étendue. Corps à forme variable ; mouvement plus ou moins rapide.

*b)*. Les *cyclidium* dont le filament, situé en avant, est épais et roide à la base et flexible seulement à son extrémité. Corps discoïde, peu variable ; mouvement de locomotion lent et régulier.

*c)*. Les *chilomonas* chez qui le filament flagelliforme part obliquement à côté d'un prolongement antérieur.

Quatre genres ont deux filaments soit flagelliformes, soit en simple prolongement du corps.

*d)*. Les *trepomonas* chez qui le corps, aplati et contourné en avant, porte un double filament d'où résulte un mouvement giratoire irrégulier.

*e)*. Les *heteromita* qui ont deux filaments flagelliformes dont l'un sert à la locomotion en avant et dont l'autre, traînant, rétracteur, adhère aux corps voisins à la volonté de l'animalcule et, se contractant subitement, change instantanément la direction primitive.

*f)*. Les *amphimonas* qui ont un prolongement latéral devenant quelquefois un second filament d'où résulte un mouvement saccadé.

*g)*. Les *cercomonas* qui ont en arrière un prolongement

susceptible de s'agglutiner aux corps voisins, d'où résulte alors un mouvement de balancement.

Deux genres ont plus de deux filaments :

*h.)* Les *hexamita* qui ont quatre filaments flagelliformes en avant et deux prolongements filiformes en arrière.

*i).* Les *trichomonas* qui ont, outre un filement flagelliforme, une rangée de cils vibratiles.

II. Les *monadiens agrégés* forment deux genres :

*j).* Les *uvella*, toujours libres et tournoyants.

*k).* Les *antophysa*, fixés d'abord à l'extrémité d'un polypier rameux.

*a).* Monas (Müller, Bory, Ehrenberg, Dujardin, etc.).

1. *Monas crepusculum*, Ehrenberg. — Corps subglobuleux, hyalins (formant, par leur agglomération, des amas blanchâtres qui surnagent); mouvements agiles; atteignant rarement 1/1000'''; filament?

Vu par Ehrenberg, à Berlin, pendant toute l'année, dans des infusions : par Czermack et Riess, à Vienne, en avril et mai ; par Schmarda, dans une infusion de chair, en hiver, et dans des eaux thermales très chaudes, près du mont Ortone ; par Eichwald, à Saint-Pétersbourg, en juillet, sur le corps de de la larve microscopique d'un acarus mort ; par Wedl, sur des ulcères sordides de l'homme.

Ces monades, d'après Wedl, avaient 0,$^{mm}$004, un mouvement régulier et point de filament caudal[1].

2. *Monas cholerica.* Voyez *cercomonas urinarius.*

3. *Monas caviæ*, C. Davaine. — Corps de grosseur un peu variable suivant les individus, de forme sphérique, irrégulière ; longueur, 0$^{mm}$,01 ; filament un peu épaissi à la base, presque deux fois aussi long que le corps ; locomotion rapide.

Trouvés en quantité considérable dans le gros intestin de plusieurs cobayes examinés aussitôt après leur mort. Par

1 Ehrenberg, *Abhandl. d. Akad. d. Wissensch.* Berlin, 1830, 47 et 1832, 57 *(Organisation d. Infusorien); Infusionsth.* 6, tab. I, 1. — Wedl, *Grundzüge d. pathol. Histol.* 796).

leur nombre et par leurs mouvements, ils donnaient au liquide soumis au microscope un bouillonnement singulier. Chez un cobaye, mort du charbon, le 22 août 1864, la température atmosphérique étant de 20° C., un grand nombre de ces monades avaient conservé des mouvements très appréciables, quoique bien ralentis, dix heures après le premier examen.

4. *Monas anatis*, C. Davaine. — Corps ovale, oblong, transparent; long de $0^{mm},008$, large de $0^{mm},004$ ; filament plus long que le corps.

Trouvés dans le cœcum d'un canard examiné aussitôt après la mort; quatre canards examinés de même n'en avaient point. Des monades très peu différentes ont été trouvées plusieurs fois dans le gros intestin de la poule. Toutes ces monades mouraient peu après le refroidissement des matières.

5. *Monas intestinalis*, Dujardin. — Corps très allongé, de forme incessamment variable ou arrondie à une extrémité; et s'amincissant peu à peu pour se terminer en un long filament à l'autre extrémité; mouvement d'ondulation sur tout le contour. Longueur, $0^{mm},017$.

Observé par Dujardin, dans les excréments d'un *triton palmipes*[1].

Dujardin ajoute les remarques suivantes : « Dans les excréments d'un *triton palmipes* que je nourrissais de lombrics depuis le 21 mars, j'ai trouvé abondamment, le 8 avril 1838, des monades allongées et très remarquables par les changements continuels de forme que présentait leur corps qui s'agitait tout entier d'un mouvement ondulatoire sur les bords ; le filament qui terminait l'amincissement d'une des extremités était bien visible, mais je ne puis le nommer filament antérieur, parce que le mouvement était très irrégulier et que j'ai cru avoir aperçu un filament beaucoùp plus délié à l'autre extrémité. Si cette observation était vérifiée, cet infusoire serait un *cercomonas ;* dans tous les cas, je crois que c'est une des espèces

1 *Ouv. cit.*, p. 284.

*bodo* indiquée par Ehrenberg comme se trouvant dans l'intestin des grenouilles. »

Cette espèce me paraîtrait plutôt devoir être rapportée au *trichomonas* observé par Perty, dans l'intestin de quelques batraciens[1].

6. *Monas prodigiosa*, Ehrenberg. — Corps subarrondi, hyalin, formant par leur agglomération des amas d'apparence sanguinolente; filament plus court que le corps. Longueur, 1/8000''' à 1/3000'''. Multiplication par division transversale. D'après Ehrenberg, on peut estimer de 46.656.000.000.000 à 884.736.000.000.000, le nombre qu'il en existe dans un pouce cube.

Cet infusoire se produit sur des substances alimentaires en quantité telle qu'elle forme des taches comme gélatineuses et de couleur de sang. Ces taches, réputées sanguinolentes, ont plusieurs fois occasionné de grandes émotions chez les observateurs et parmi le vulgaire. Le fait s'est présenté particulièrement à Padoue, en 1819. Un savant, Sette, qui nous en a donné la relation, a pu reconnaître heureusement la cause de ce phémomène. Il a été observé de nouveau à Berlin, en 1868, à Hales, en 1849, en Australie, en 1849, à Rouen, en 1852, à Bristol, en 1853. Plusieurs observateurs ont pu propager cette monade en la plaçant sur diverses substances humides. Montagne, à Rouen et à Paris, l'a vu successivement sur une volaille rôtie, sur un melon, sur des choux-fleurs, du riz, etc.

Diesing donne, de toutes les observations connues, la bibliographie suivante :

*Zaogalactina imetrofa* Sette : *Memoria sull' arrosimento straordinario di alcune sostanze alimentose osservato nella provincia di Padova l'anno* 1819. Venezia, 1824. — Uebers. Von Nees. v. Esenbek. in *Schweigger's. Jahrb. d. Chemie und Physik f.*, 1827, 396. — *Mucor-sanguineus* de Col. apud Sette, *l. c.* — *Seltene physikalische Erscheinung* : *Prager Zeitung* 20. August 1822 (*de ingenti hujus copia ad cibos varios et præsertim ad tubera Solani cocta per dies* 1-2 servata. 22 augusto). —

[1] *Vid. infra.*

24 septembre 1821, in *molina ad Mosellam; fusius* Noeggerath in *Schweigger's Jahrb, d. Chemie und Physik* XLV (1825), 311. — Mittchell. *On the cryptogamous origin of malarious and epidemic fevers* (of Ehrenberg, in *Monatsber.* 1850, 223). — Tekuphah à Landau. *Rabbinistisch-aramäisches Wörterbuch*, 1824 (*Notitiæ historicæ de guttulis sanguineis in cibis*). — *Monas prodigiosa* Ehrenberg in *Bericht Verhandl. Akad.* Berlin, 1848, 249-362. *(Descript. et notit. numerosæ historicæ et litterariæ)*. Idem in *Abhandl. d. Akad.* Berlin, 1849, 327-395 (partim) et 418. — Idem in Berlin, *loc. cit.*, 1849, 102-116 *(De propagatione a septembri usque ad finem januarii peracta, a januario frustra tentata et de corpusculis similibus ex regno vegetabili; continuatio notit. literar. et historic.)*. Cohn apud Ehrenberg, *l. s. c.* 1850, 5-7 *(cum. notit. historic.)*. — Ehrenberg, ibid. 7-9 (observ. cl. vir. Holland et Marchand), 215-246 *(cum multis notit. literar. et histor.)*. 364 *(experimenta nova de propagatione)*, 1851, 271 (observ. cl. Otto Schomburgk, Adelaidæ, 1849, institut.). Kollar, in *Sitzb. d. k. Akad. Wissensch.* Wien, 1850, II, 18. — *Palmella prodigiosa* Montagne, *Bull. Soc. d'Agricult.*, 2. ser. VII, 727 et *Compt. rend. Soc. biol.*, 1852, 119. — Stephens, *Ann. nat. hist.*, 2 ser. XII (1853), 409. tab. XVII (Diesing, *Revis*, p. 26).

7. *Monas vinosa,* Ehrenberg. — Corps ovoïde, arrondi également aux deux extrémités, rougeâtre vineux, mouvement lent, tremblotant. Longueur, $0^{mm},0025$; filament aussi long que le corps; multiplication par division transversale.

Signalée pour la première fois en 1832, par Ehrenberg, à Berlin, qui la trouva dans des eaux où séjournaient des matières végétales corrompues; de nouveau par M. Morren dans de l'eau conservée depuis deux mois avec des végétaux, en Belgique; puis, en 1844, par Schmarda, à Vienne, dans des eaux de macération conservées depuis longtemps et dans des eaux du Mississipi conservées et envoyées à l'auteur. Je l'ai observé moi-même, en 1864, dans de l'eau conservée depuis plusieurs mois avec des matières intestinales de l'homme où se trouvaient des œufs d'ascaride lombricoïde. J'ai vu distinctement leur filament flagelliforme qui n'avait été signalé par aucun des observateurs précédents[1].

[1] Ehrenberg, *Abhandl. cit.*, 1831 (1832), 58; id. *Infusionsthierken*, 1838, p. 11, pl. 1, fig. 9. — Aug. et Ch. Morren, *Recherches sur la rubéfaction des eaux*, p. 70, in-4°,

8. *Monas rosea*, Morren. — Corps ovoïde, atténué aux deux bouts, l'extrémité antérieure un peu plus rétrécie, souvent sinueux au milieu, une fois plus long que large, tournoyant sur son axe et vacillant, rose. Social; longueur, $0^{mm},005$; filament ?

Trouvé par Morren, dans des eaux sulfureuses de la province de Louvain, aux mois de juin, juillet, août, puis par Diesing, dans des eaux sulfureuses thermales de la Basse-Autriche, à diverses époques de l'année.

Ces monades sont agglomérées et forment des plaques muqueuses roses qui tapissent les bords de la source sulfureuse; ces plaques auraient pu être regardées comme des *palmella*[1].

9. *Monas sulphuraria*, Fontan et Joly. — Corps elliptique ou ovoïde oblong, souvent sinueux au milieu, tournoyant sur son axe en allant et vacillant, rose ou plus souvent rouge vineux; filament ?

Trouvé dans les eaux sulfureuses, à Salies (Haute-Garonne) et à Enghien, près de Paris. Cette espèce ne semble différer de la précédente que par une coloration plus foncée; elle ne forme probablement qu'une variété[2].

10. *Monas erubescens*, Ehrenberg. — Corps ovale, rose; mouvement lent, continu; longueur 1/144'''; filament ?

Dans un lac salé près d'Astrakan[3].

11. *Monas Okenii*, Ehrenberg. Corps cylindrique, égal, un peu courbé, trois ou quatre fois plus long que large, arrondi aux deux extrémités, rouge, long. 1/192'''; filament ayant la moitié de la longueur du corps. Social.

Se trouve dans les eaux douces dans des lieux divers, à Iéna

Bruxelles, 1841. — Riess, *Beitr., z. Fauna d. Infus.*, 28. — L. Schmarda, *Kleine Beiträge z. naturg. d. Infusorien*, p. 5 et 23, in-4°, Wien, 1846).

1 Morren, *Ouv. cit.*, p. 73, pl. V, fig. 25-27. — Diesing, *Syst. Helminthum*, t. I, p. 24, Vindobonæ, 1850.

2 Joly et Fontan, *Sur une nouvelle espèce d'infusoire qui colore les sources sulfureuses de Salies et d'Enghien (Mém. Acad. des sc. de Toulouse*, 1845, p. 116, fig.).

3 Ehrenberg, *Op. cit.*, 1830-1831

et à Berlin (Weisse et Ehrenberg), à Saint Pétersbourg, dans une eau bourbeuse en juillet (Eichwald)[1].

12. *Monas Dunalii*, Joly. Corps ovale ou oblong, incolore chez les très jeunes sujets, verdâtre plus tard et enfin d'un rouge ponceau chez les adultes. Deux trompes flagelliformes plus longues que le corps.

Se trouve dans les eaux des salines de la Méditerranée qu'elle colore en rouge.

Cet infusoire n'appartient point aux monadiens proprement dits; c'est un diselmis, comme le fait remarquer Dujardin[2].

D'autres monades colorées ont été observées et décrites par divers auteurs : telles sont : les *monas viridis, grandis, bicolor, deses, tingens* et *pulvisculus* d'Ehrenberg; *hilla. botulus* et *farcinem* de Perty qui sont plus ou moins vertes; les *monas violescens* et *Weissei* de Perty qui sont violettes ou brunes; la *monas ochracœa* d'Ehrenberg qui est jaunâtre.

13. *Monas rediviva*. C. Davaine, Corps sphérique, incolore, long. $0^{mm},005$, filament très-mince, environ six fois plus long que le corps, long de $0^{mm},027$; locomotion très rapide.

En faisant des recherches, en 1856, sur les conditions de l'existence ou de la non-existence de la reviviscence chez des espèces d'animaux appartenant au même genre[3], j'ai trouvé cette monade dans de la mousse qui poussait entre les pavés d'une cour à Paris; elle s'y trouvait en très grand nombre et ne semblait nullement différer du *monas lens*. Des parcelles de cette moussse ayant été placées sur une table dans un appartement bien sec, étaient, après huit jours, aussi desséchées qu'elles puissent l'être à l'air libre. De petits fragments furent alors placés sous le microscope dans de l'eau préalablement bouillie, puis refroidie. Après dix minutes

1 Ehrenberg, *Infusionsth.*, 15. — Eichwald, *Bulletin des naturalistes de Moscou*, XVII, 704, XX, 11, tab. VIII, fig. 1, a. f.

2 Joly, *Annales des sciences naturelles*, 2e série, t. XIII, p. 272, tab. VIII, fig. 5-8; (*Comptes rendus de l'Académie des sciences*, t. XI, p. 290). — Dujardin, *Ouv. cit.*, p. 344.

3 *Comptes rendus de l'Académie des sciences*, 1859.

quelques monades apparurent; après une demi-heure, on en voyait un grand nombre circulant dans le liquide.

*b)*. CYCLIDIUM...; *c)*. CHILOMONAS...; *d)*. TREPOMONAS...; *e)*. HÉTÉROMITA...; *f)*. AMPHIMONAS...; *g)*. CERCOMONAS. Dujardin; Bodo; Ehrenberg.

1. *Cercomonas hominis* Davaine. — *Cercomonas intestinalis*. Lambl. — *Cercomonas Davainei*. Moquin-Tandon. « Corps piriforme, variable, long de $0^{mm},01$ à $0^{mm},012$; extrémité amincie se terminant par un filament caudal épais, aussi long que le corps; filament flagelliforme antérieur, situé à l'extrémité obtuse, opposé au précédent, très long (deux fois aussi long que le corps) et mince, toujours agité, très-difficile à voir; trait longitudinal vers l'extrémité antérieure donnant l'apparence d'un *orifice buccal?* point de nucléus bien appréciable. Locomotion assez rapide, quelquefois suspendue par l'agglutination du filament caudal aux corps environnants; l'animalcule oscille alors, comme un pendule, autour du filament. »

Observé dans les évacuations intestinales des cholériques.

*Variété*. « Plus petite que la précédente; corps moins piriforme, à contours moins arrondis, long de $0^{mm},008$; deux filaments l'un antérieur, l'autre caudal situé un peu latéralement; locomotion très rapide. »

Observée dans les évacuations d'un malade atteint de fièvre thyphoïde.

J'observai ces infusoires en 1853-1854, chez les cholériques dont les évacuations étaient récentes et encore chaudes; après le refroidissement ces animalcules perdant le mouvement il devient impossible de les distinguer des cellules plus ou moins altérées qui se trouvent dans les matières intestinales.

Le docteur Lambl, médecin à Prague, a observé, en 1859, des monadiens qui appartenaient probablement à nos cercomonades; ils se trouvaient dans des excrétions muqueuses, semblables à de la gelée, rendues par des enfants. Le siège de ces animalcules était, suivant cet observateur, l'intestin grêle. Lambl n'a pas vu le filament, mais comme le fait observer Leuckart, c'est aux mouvements de ce filament qu'on doit attribuer les ondulations remarquées par l'auteur en avant du corps de l'infusoire. Longueur $0^{mm},018$ à $0^{mm},021$ dont $0^{mm},004$ à $0^{mm},005$ reviennent à la queue[1].

2. *Cercomonas saltans. Bodo. s.* Ehrenberg. — Corps ovalaire, élargi en dessus, hyalin ; filament caudal court. Long. 1/1000''', ou $0^{mm},006$.

Vu par Ehrenberg à Berlin ; par Schmarda, en août 1844, dans les lagunes maritimes, près de Murano ; par Weisse et Eichweld, dans des eaux stagnantes à Saint-Pétersbourg ; par Pruner, dans l'eau du Nil ; enfin, par Wedl, chez l'homme sur des ulcères sordides, assez fréquemment[2].

3. *Cercomonas urinarius. Bodo. u.* Hassall. — Corps ovale ou subglobuleux, granuleux ; filament flagelliforme 1, 2 ou 3 ; filament caudal (?). Long. 1/150''' ; multiplication par division spontanée.

Trouvé par Hassall, dans l'urine des cholériques, dans des urines alcalines ou albumineuses, souvent accompagnées par des vibrioniens[3].

Les caractères de ce cercomonas ne sont point suffisamment déterminés.

D'autres animalcules trouvés aussi dans les urines chez les malades atteints du choléra ont été regardés comme de simples monades. Voici l'indication des faits observés, en 1854, dans les hôpitaux de Londres, tels que les rapporte Hassall.

Sur vingt-neuf échantillons d'urine qui avaient été rendus

1 C. Davaine, *Sur des animalcules infusoires trouvés dans les selles de malades atteints du choléra et d'autres maladies (Comptes rendus de la Société de biologie,* 2e série, t. I, p. 129, 1854. — Id. *Traité des entozoaires*, p. 64 67, *et synopsis*, p. 6, fig. 1. — Lambl, *In Prager Vierteljahrschr*, 1859, 1-51 *Aus dem Franz Joseph Kinderspitale*, I, 361. — Leuckart, *Mensch. Parasit*, t. I, p. 143, fig. 18.

2 Ehrenberg, *Abhandl., cit.* 1831-65. — Id. *Infusionsth.*, 33, pl. II, 10. — Riess, *Beitr. z. Fauna d. Infus.*, 29. — Schmarda. — Weisse, *Bull. physico-math. de l'Acad. des sc. de Saint-Pétersbourg*, III, p. 335. — Eichwald, *Bull. des nat. de Moscou*, XVII, p. 483. — Pruner, *Krankh. d. Orients.*, p. 56, 1847. — Wedl., *Grundzüge der patholog. Histologie*, p. 796, cité par Leuckart, *Mensch. Parasit*, t. I, p. 144.

3 Hassall, *The Lancet*, novembre 1859. — Schmidt's *Jahrb.*, CIX, 157, 1861.

au plus tôt vingt-neuf heures après la suppression, Th. Richardson, à l'hôpital *Saint-Nicolas*, trouva dix fois des monades. Sur quinze échantillons d'urine, Wiliam Stevens, à l'hôpital *Saint-Thomas*, trouva sept fois un grand nombre de monades. Dans un échantillon d'urine, examiné par John Brandon, à l'hôpital *Saint-Thomas*, il y avait un grand nombre de monades. Dans deux échantillons d'urine, Patrick Reilly, à l'hôpital *Saint-Bartholomé*, trouva un grand nombre de monades[1].

4. *Cercomonas canis* (?) Gruby et Delafond. — Corps piriforme, terminé par une petite queue; surface supérieure du corps convexe, inférieure, aplatie. Mouvements très vifs. Longueur. $0^{mm},01$ ; largeur, $0^{mm},02$.

Dans l'estomac du chien. G. et D., mém. cit., p. 824.

5. *Cercomonas gallinarum*, C. Davaine. — Corps ovoïde très allongé; long de $0^{mm},051$ ; large de $0^{mm},005$. Filament flagelliforme, situé au gros bout, presque deux fois plus long que le corps; filament caudal plus court que le corps.

Trouvé en grand nombre dans le cæcum d'une perdrix adulte, nourrie depuis huit jours exclusivement de pain et d'avoine et tuée pour l'examen.

6. *Cercomonas intestinalis*, Ehrenberg. — Corps oblong, obconique, plus large au-dessus, hyalin, filaments flagelliforme et caudal plus courts que le corps. Longueur, 1/144'''.

Il existe à l'état parasitaire, dans le mucus du rectum des grenouilles, des crapauds et de la salamandre des marais où il a été observé par Gœze et par Bloch (1782), puis par Ehrenberg. Il a été trouvé aussi dans le rectum du *Bufo americanus*, à Philadelphie, par Leidy; dans l'intestin de la *rana temporaria* , au mois d'octobre, et du *triton cristatus*, au mois de mai, en Suisse, par Perty.

On doit peut-être rapporter à cette espèce le *Monas intestinalis* de Dujardin.

[1] Arthur-Hill Hassal, *Results of the microscopical and chemical examination of seventy-two samples of the urine of cholera patients. General Board of Health*: London. 1855, p. 293).

Cette cercomonade a été observée à l'état de liberté dans des eaux salines, par Schmarda, et dans des eaux stagnantes ou de puits, en été, à Saint-Pétersbourg, par Eichwald et Weisse[1].

7. *Cercomonas ranarum*, Ehrenberg. — Corps sub-ovoïde, atténué aux deux extrémités, hyalin ; filament caudal plus court que le corps, filament flagelliforme... ? Longueur, 1/120'''.

Observé à l'état parasitaire, d'abord par Gœze et par Bloch (1782), sans doute avec l'espèce précédente, puis par Ehrenberg, dans le mucus intestinal des grenouilles et des crapauds; en février, dans l'intestin de la *rana esculenta* par Schmarda; dans l'intestin de la *rana temporaria*, en octobre, par Perty, en Suisse; dans une grenouille, à Boston, par Burnett, et chez diverses espèces de grenouilles et de crapauds, à Philadelphie, par Leidy.

A l'état de liberté, par Weisse, dans l'eau d'un puits, à Saint-Pétersbourg, avec l'espèce précédente, et par Perty, en Suisse, dans de l'eau où vivaient des anodontes et des unios[2].

8. *Cercomonas colubrorum (Bodo. c.)*, Hammerschmidt. — Corps ovoïde, lancéolé, hyalin; filament caudal presque aussi long que le corps, filament flagelliforme plus long. Longueur, 1/288-1/240'''.

Trouvé par Hammerschmidt, dans le cloaque du *tropidonotus natrix*, en Europe, et par Leidy dans celui du *tropidonotus sirtalis*, en Amérique[3].

9. *Cercomonas helicis (Bodo. h.)*, Leidy. — Corps allongé, elliptique, fusiforme ou ovoïde, hyalin; filaments caudal et

1 J.-A. Gœze, *Versuch einer Naturgesch. d. Eingeweidewurm*, p. 429, 431. Blankenburg, 1782. — Bloch, *Générat. des vers des intestins*, 1782. Trad. Strasbourg, 1788, p. 79. — Ehrenberg, *Infusionsth.*, 34, pl. II, 13. — Leidy, *Proceed. Acad. Philad.*, 228, 1849. — Perty, *Kleinste Lebensf.*, 171, pl. XIV, 17. — Müller? *(cercaria gyrinus?) Animalc. infus.*, 119, p. XVIII, 1. — Schmarda, *loc. cit.*, p. 24. — Eichwald *loc. cit.*, XVII, 488. — Weisse, *loc. cit.*, V, 40.

2 Gœze, *loc. cit.*, p. 429. — Bloch, *loc. cit.* — Ehrenberg, *loc. cit.*, p. 34, pl. II, 4., — Schmarda, *loc. cit.*, p. 25. — Perty, *loc. cit.*, p. 172, pl. XIV, 13. — Burnett in Boston, *Journ. nat. hist.*, VI, n° III, 1852, 323. — Leidy, *loc. cit.*, VIII, 42, 1856. — Müller? *(cercaria gibba?) loc. cit.*, 120, pl. XVIII, 2. — Weisse, *loc. cit.*, V, 40.

3 Hammerschmidt (Heller's *Archiv f. Physiol. u. Pathol.*, *I Heft*, 83, pl. I, VII, VIII). — Leidy, *loc. cit.*, VIII, 42, 1856.

flagelliforme sensiblement égaux, plus courts que le corps. Longueur 1/125-1/100'''.

Trouvé par Leidy, dans les canaux séminaux de l'*helix albolabris*, *H. tridentata* et *H. alternata*, à Philadelphie, et de l'*helix nemoralis*, à Vienne[1].

10. *Cercomonas Limnæi*, Ecker. — Corps piriforme, hyalin; filament caudal très mince, aussi long que le corps; filament flagelliforme presque aussi long que le corps. Longueur, jusqu'à 1/100'''.

Trouvé par Stiebel et Karsch, dans les œufs altérés d'une lymnée et dans les œufs de la lymnée des étangs, près de Bâle[2].

11. *Cercomonas muscæ domesticæ (Bodo. m. d.)*, Burnett. — Corps allongé; filament caudal quatre à cinq fois plus long que le corps; filament flagelliforme..? Un nucléus a été quelquefois observé. Longueur, jusqu'à 1/180'''.

Trouvé dans l'intestin de la mouche domestique, par Burnett et Leidy, en Amérique[3].

12. *Cercomonas melolonthæ (Bodo. m.)*, Leidy. — Corps sphérique, filament caudal aussi long que le corps; filament flagelliforme...? Longueur, jusqu'à 1/18'''.

Trouvé dans l'intestin du hanneton *(melolontha quercina et brunnea)*, par Leidy, à Philadelphie[4].

13. *Cercomonas juli (Bodo. j.)*, Leidy. — Corps variable par sa mollesse, globuleux, ovale ou piriforme, granulé en vieillissant? *(obsolete granulatum)*, d'un vert pâle; filament caudal deux fois plus long que le corps, agile, quelquefois roulé en anneau au sommet; filament flagelliforme... ? Longueur, jusqu'à 1/250'''[5].

[1] Leidy, *Cryptobia et Cryptoicus helicis. Proceed. cit.*, 1846, III, 100 et 101, fig. — *Bodo. h.* — *Ibid.*, V, 1851, 284 et VIII, 1856, 42. — *Ann. and magaz. of nat. hist.*, 1847. 209, fig — *Journ. acad. Philad. new series*, I, 67.

[2] Stiebel, *Meckel's deutsch. Arch. f. Physiol.*, II, 520. — Karsch, *Erichson's Archiv.*, XII, I, 255, 256. — Ecker, *Zeitschr. f. vissensch. Zool.*, III, 412, 415, tab. XIII, 1-4 *(de Evolut.)*.

[3] Burnett, *loc. cit.*, VI, n° III, 323, 1852. — Leidy, *Proceed. cit.*, VIII, 42, 1856.

[4] Leidy, *Proceed. cit.*. VIII, 42, 1858.

[5] Leidy, *Transact. amer. phylos. Soc.*, 2° série, X, 244, pl. XI, 51, et *Proceed. cit.*, V, 100, 1850, VIII, 42, 1856.

H. Hexamita, Dujardin.

1. *Hexamita duodenalis*, C. Davaine. — Je place ici, avec beaucoup de doute, un animalcule très singulier que j'ai vu en nombre considérable dans le mucus du duodenum d'un lapin récemment tué et tout chaud (24 septembre 1864).

Le corps est transparent, arrondi ou piriforme (après la mort), terminé par un filament caudal épais à sa base que j'ai vu quelquefois double (?). La partie antérieure du corps, pendant les mouvements rapides, rentre, comme par invagination, plus ou moins dans la partie postérieure et alors l'animalcule prend la forme d'une coupe plus ou moins évasées, dont l'ouverture est toujours dirigée en avant. La grosseur de ces monadiens varie beaucoup ; ils ont depuis $0^{mm},01$ jusqu'à $0^{mm},02$ de diamètre; l'appendice caudal qui semble parfois articulé avec le corps et inséré un peu obliquement, est moins long que celui-ci.

Cet animalcule est doué d'une locomotion extrêmement rapide et décrit de nombreux circuits qui rendent l'examen fort difficile. Il meurt et s'altère aussitôt après le refroidissement.

Je pense que la locomotion rapide de cet animalcule est due à des cils vibratiles situés à la partie antérieure. Son corps prolongé en queue bifide (?) se rapproche de l'*hexamita intestinalis* de Dujardin. Il est possible que cette espèce soit une de celles qu'on a observées dans l'estomac des ruminants.

2. *Hexamita intestinalis*, Dujardin. — Corps fusiforme, prolongé en queue bifide. Longueur, $0^{mm},012$.

Cet infusoire se rencontre très fréquemment dans l'intestin et dans la cavité péritonéale des batraciens et des tritons. Les deux filaments de sa queue sont assez distincts: il se meut suivant une direction rectiligne, en vacillant de côté et d'autre[1].

Suivant Diesing, Dujardin aurait pris deux amphimonades

[1] Dujardin, *ouv. cit.*, p. 297.

agglutinées accidentellement pour un seul individu dont il aurait fait son *hexamita intestinalis*[1].

J. TRICHOMONAS, Dujardin.

1. *Trichomonas vaginalis*, Dujardin, Donné. — Corps glutineux, noduleux, inégal; filament caudal non constant variable; filament flagelliforme flexueux, trois fois plus long que le corps; sept ou huit cils vibratiles situés à la base, en série; mouvement vacillant. Longueur du corps, $0^{mm},01$; filament flagelliforme, $0^{mm},028$ à $0^{mm},033$.

Se trouve dans le mucus vaginal chez la femme. Souvent cinq ou six individus, plus ou moins, sont réunis par groupes dans lesquels on ne voit de distincts que quelques appendices flagelliformes en mouvement. Ils adhèrent quelquefois aussi à des cellules de mucus ou de pus ou bien au porte-objet, continuant à s'agiter, ils étirent en manière de queue une portion de leur subtance. Cet infusoire ne se rencontre jamais dans le mucus vaginal sain et normal. Toutes les fois qu'il existe, le mucus renferme des bulles d'air qui lui donnent un aspect écumeux. Ce caractère est constant (Donné). L'existence du du trichomonas vaginal n'a aucune relation avec celle de la syphilis.

J'ai observé cet animalcule (une fois en grand nombre), dans l'urine de femmes atteintes d'écoulement leucorrhéique abondant. Je l'ai vu vivre dans cette urine au moins pendant huit heures, en été, par une température de 28° C.

Le trichomonas vaginal a été découvert par M. Donné, en 1844, et déterminé par Dujardin. Plusieurs savants, tels que Gluge, Valentin, de Siebold, Vogel ont émis des doutes sur l'animalité de ce petit être. Ils ont pensé qu'on avait pris pour des animalcules des cellules d'épithélium vibratile; mais depuis lors, Kölliker et d'autres observateurs ont conrfimé l'exactitude des faits annoncés par MM. Donné et Dujardin[2].

[1] Diesing, *ouv. cit.*, p. 49.

[2] M. Donné, *Recherches microscopiques sur la nature du mucus et la matière des divers écoulements chez l'homme et chez la femme*, Paris, 1837, *Cours de micro-*

2. *Trichomonas Caviæ*, C. Davaine. — Corps variant pour la grosseur suivant les individus et de forme très variable, par sa mollesse, assez souvent ovoïde et s'amincissant peu à peu pour se terminer par un filament plus épais à sa base; mouvement ondulatoire plus rapide sur le contour, paraissant dû à des cils vibratiles sans cesse agités et dont la base, plus épaisse, se laisse seule apercevoir de temps en temps. Longueur des individus les plus gros, $0^{mm},02$, largeur $0^{mm},01$; filament au moins aussi long que le corps.

Trouvé en grand nombre, à Paris, dans le gros intestin d'un cobaye tué tout récemment et encore chaud.

3. *Trichomonas suis* (?), Gruby et Delafond. — Animalcule de forme ovale, aplatie, et la partie postérieure terminée par une queue conique; bord aplati du corps garni de cils vibratiles; mouvements très vifs. Longueur, $0^{mm},02$; largeur, $0^{mm},01$. Dans l'estomac du porc [1].

4. *Trichomonas batrachorum*, Perty. — Corps ovoïde, quelquefois élargi en avant; dos presque toujours en forme de carène; filament caudal court; filament flagelliforme plus long que le corps. Longueur, 1/200 à 1/110'''.

Trouvé dans le mucus intestinal du *bufo vulgaris* et de la *rana temporaria*, de juin en octobre, par Perty, en Suisse[2].

5. *Trichomonas limacis*, Dujardin. — Corps ovoïde, lisse, prolongé en pointe aux deux extrémités et terminé en avant par un filament flagelliforme, de la base duquel part une rangée de cils vibratiles dirigés en arrière. Mouvement

*scopie*, in-8°, Paris, 1844, p. 157, pl. IX, fig. 33 — Dujardin, *ouv. cit.*, p. 300, pl. IV fig. 13. — Leblond, *in* Bremser, *Traité des vers intestinaux*, Atlas, p. 59, pl. XIV, fig. 19-20. Paris, 1837. — J. Vogel, *Icon. hist. path.*, pl. XI, fig. 9 Id. *Anat. path génér*, trad. Paris, 1847, p. 395 *et Frorieps n. notiz.*, II-88, 1837. — Siebold, *Wagner's Handwörterb. d. Physiol.*, II, 66. — Kölliker, und Scanzoni, *Scanzoni's Beitrag Geburtskunde*, 1855, II, 131-137, pl. III, fig. 2. *L'Institut*, 1115, 1855, 167. *Comptes rendus de l'Académie des sciences*, t. XL, p 1076, 1855. *Gazette médicale*, n° 20, p. 315, 1855. — Kölliker, *Report assoc. at Glasgow*, 125, 1855. — Diesing, *Revision der Prothelminthen*, p. 61, Wien, 1866.

1 G. et D., *Mém. cit.*, p. 865.

2 Perty, *ouv. cit.*, p. 170, pl. XIV, f 14.

assez vif en avant et tournoyant sur son axe. Longueur, $0^{mm},015$.

Trouvé par Dujardin, dans l'intestin de la *limax agrestis*[1].

WRISBERG. *Observ. de animalc. infusoriis satura.* Gœttinguæ, 1764.— MULLER (Othon-Fréd.). *Verm. terrest. etc. hist.*, t. I, p. 25. in-4°, 1773 — GLEICHEN. *Dissertation sur la génération des anim. sperm. et ceux des infusions.* Trad. en français, an VII. *Passim.* — MULLER (O.-F.). *Animacula infusoria fluv. et marina*, in-4°; 1786. — BORY DE SAINT-VINCENT. *Essai d'une classification des animaux microscopiques*, in-8°. Paris, 1826. — HEMPRICH ET EHRENBERG. *Symb. phys. I, Phytozoa polygastr.*, 1830. — EHRENBERG. *Abhandl. der Akad. der Wissenschaft. in Berlin*, 1829-1832. (Organ. des infusoires). — DU MÊME. *Die Infusionsthierchen*, etc. *Les animaux infusoires considérés comme des êtres organisés parfaits.* Leipsick, 1838. — DUJARDIN (Félix). *Annales des sciences naturelles*, 2e série, t. V, 1836. — DU MÊME. *Sur les infusoires munis d'un double filament locomoteur. Annales des sciences naturelles*, 2e série, t. VIII, p. 305, 1838. — DU MÊME. *Histoire naturelle des zoophytes (Infusoires)*, in-8°, atlas. Paris, 1841. LORENT (J.-A.). *De animalculis infusoriis*, in-4°. Mannhemiis, 1837. — SCHMARDA (Ludw.-K.). *Zoologie*, Bd. I, p. 186. Wien, 1871. — DIESING (Car.-Maur.). *Revision der Prothelminthen.* Abth. *Mastigophoren*, in-8°, 1866. — DAVAINE (C.) *Traité des Entozoaires*, in-8°, Paris, 1860. — SCHOCH (Gust.). *Die mikrokopischen Thiere des Süsswasser-Aquariums*, in-8e. Leipzig, 1868.

[1] Dujardin, *ouv. cit.*, p. 300, pl. IV, fig. 14.

## PARASITES, PARASITISME[1]

— En collaboration avec le professeur A. Laboulbène[2]. —

Le parasitisme occupe dans la nature une place considérable ; il atteint, pour ainsi dire, l'universalité des êtres vivants. Mais par leur petitesse et leur infinité, par leur séjour le plus ordinaire dans la profondeur des organismes qu'ils envahissent, les parasites se dérobent à nos regards et cachent à notre appréciation l'importance du rôle qui leur appartient dans la nature animée. Toutefois, lorsque le parasitisme frappe l'homme, les animaux qui le servent, les plantes qu'il cultive, la puissance en est désastreuse et devient manifeste. C'est surtout alors par la nécessité de le combattre que nous avons appris à l'apprécier et à le reconnaître.

Cet article sera divisé de la manière suivante :

I. Parasites vrais et faux, ce qu'on doit entendre par parasites :

1. Définition ;
2. Caractères principaux des parasites ;
3. Limites du parasitisme, microbie, microbisme.

II. Aperçu historique.

III. Domicile ou habitat ; moyen d'union des parasites ; association des espèces :

1. Domicile externe et interne ;
2. Moyens d'union des parasites ;

1 *Dictionnaire encyclopédique des sciences médicales* (G. Masson, Asselin et C^e^, éditeurs). En raison du caractère particulier et du but non commercial de la publication, MM. les Éditeurs ont autorisé la reproduction de cet article.

2 « Les principaux matériaux de cet article étaient réunis par Davaine lorsqu'une mort prématurée est venue le frapper. Je les ai rédigés et disposés dans l'ordre qui m'a paru le plus convenable, m'estimant heureux d'avoir pu faire profiter les lecteurs du *Dictionnaire* des idées de mon regretté ami sur les PARASITES qu'il connaissait si parfaitement. » *(Note du professeur Laboulbène.)*

3. Association des espèces.

IV. Infériorité et dégradation organique du parasite; modifications morphologiques :

V. Action réciproque du pasasite sur l'hôte et de l'hôte sur le parasite:

1. Action du parasite sur son hôte;
2. Action de l'hôte sur l'organisme du parasite.

VI. Parasites sur parasites; parasites nouveaux :

1. Parasites sur parasites;
2. Parasites nouveaux.

VII. Périodes de la vie parasitaire.

VIII. Propagation, préservation :

1. Propagation des parasites;
2. Préservation de l'hôte;
3. Moyens de défense contre le parasite.

IX. Classification :

1. Parasites animaux;
2. Parasites végétaux.

### I. — *Parasites vrais et faux, ce qu'on doit entendre par parasites.*

*Définition.* — On désigne vulgairement sous le nom de *parasites* (παράσιτος, celui qui mange à côté d'un autre, de παρὰ, à côté, et de σῖτος, grain, aliment), les animaux et les plantes que l'on voit sur d'autres animaux ou sur d'autres plantes. Or, parmi les êtres qui vivent dans ces conditions, l'examen le plus superficiel fait reconnaître qu'il existe des différences profondes : les uns n'ont avec leur porteur ou leur support aucune relation physiologique, tandis que les autres lui sont complètement subordonnés. De telles différences sont assez importantes pour que, dans une classification méthodique, on ne puisse rapprocher ou réunir en une même catégorie tous les individus qui ont été regardés vulgairement comme des parasites.

Si le séjour ne suffit pas pour désigner les parasites, il est nécessaire, avant de procéder à l'étude particulière de ces êtres, de déterminer ce qu'est le parasitisme. Cette question, d'ailleurs, n'a point été posée ou résolue d'une manière catégorique.

L'examen d'un certain nombre d'êtres incontestablement parasites, la détermination de leurs attributs spéciaux, peuvent en donner la solution ; il me suffira pour cela d'en rapporter quelques exemples :

Chez les vers cestoïdes, si nombreux en espèces, la condition organique la plus apparente est une dégradation remarquable. Ces parasites sont privés, en effet, des organes les plus nécessaires à la vie des animaux en général, de sorte qu'ils ne pourraient exister s'il ne trouvaient dans les fonctions mêmes de leur hôte le complément de celles qu'ils sont impuissants à accomplir. Les autres parasites internes sont aussi plus ou moins imparfaits dans leur organisation. Les parasites externes, mieux doués, sont cependant inaptes à chercher au dehors de l'animal qui les porte les conditions indispensables à l'entretien de leur vie.

Parmi les végétaux dont le parasitisme n'est pas douteux, l'absence des organes les plus nécessaires n'est pas moins évidente et leurs relations avec leur porteur ne sont pas moins intimes : des plantes phanérogames, privées de feuilles, de stomates, de trachées, de racines puisent chez leur hôte les sucs alimentaires qu'elles ne peuvent élaborer elles-mêmes.

Et, d'un autre côté, les hôtes de ces parasites répondent parfois aux exigences de leur envahisseur en subissant dans leurs organes des modifications diverses. C'est ainsi que souvent les larves des entozoaires sont logées dans des kystes formés aux dépens des tissus de ces organes, et que des plantes cryptogames envahissant d'autres plantes font subir à celles-ci des déviations organiques au moyen desquelles la vie du parasite devient commune avec celle de l'hôte.

On constate, enfin, que l'existence des parasites animaux

ou végétaux est ordinairement étroitement liée à celle d'un hôte déterminé.

Ces faits suffisent pour mettre en lumière les conditions spéciales de la vie d'un certain nombre d'êtres dont l'existence est subordonnée à celle des autres et que nous devons considérer comme de vrais parasites. Incapables, par l'absence ou l'imperfection de leurs organes, d'accomplir toutes leurs fonctions vitales, ils trouvent dans l'organisme de leur porteur un complément indispensable, d'où la nécessité entre l'un et l'autre d'une adaptation spéciale, adaptation qui ne peut s'accomplir qu'entre des espèces déterminées. Ce genre de vie peut être défini : *Une association entre deux individus d'espèce différente, association telle que l'un des deux ne peut vivre qu'avec le secours de l'autre.*

Cette définition sera celle que je donnerai du *parasitisme.*

2. *Caractères principaux des parasites.* — Je puis affirmer que ce qui caractérise le parasitisme, ce n'est point une organisation particulière, car dans une même famille, dans un même genre, on observe parfois des espèces qui vivent indépendantes, et d'autres espèces qui vivent en parasites. D'autre part, ce n'est point l'habitat, car pour beaucoup d'espèces qui vivent sur d'autres, le séjour peut varier sans apporter aucun trouble dans l'existence des individus; c'est par cette raison que les botanistes ont généralement désigné par le nom de *faux parasites*, les végétaux qui ne demandent aux autres qu'un support, et que parmi les animaux, van Beneden a proposé le groupe des *commensaux.* Le parasitisme n'est point non plus une condition d'alimentation spéciale, car pour certains animaux ou végétaux que l'on voit vivre parfois sur les autres, la substance alimentaire peut provenir soit d'un individu bien vivant, soit d'une matière presque inerte.

Il y a dans le parasitisme une condition dominante, c'est la subordination de l'individu à un autre individu qui n'est point de sa famille. L'expression de *parasitisme* et de *parasites* ne désigne donc point une catégorie naturelleo u définie parmi les êtres organisés; elle a la même valeur que plusieurs autres expressions admises autrefois dans la science et devenues vulgaires aujourd'hui. Ainsi les mots *amphibies*, *cryptogames*, *phanérogames*, *carnivores*, *herbivores*, etc., s'appliquent à des animaux ou bien à des végétaux qui ont entre eux certains rapports et qu'il est parfois commode de réunir sous une appellation commune, mais qui ne constituent point des catégories naturelles.

Mais les animaux et les plantes qui vivent sur des animaux ainsi que les végétaux qui vivent sur d'autres végétaux, ne sont point les seuls êtres qui aient une existence parasitaire, car les animaux infimes ou dégradés dont la vie est associée à celle de certaines plantes, animaux qui naissent et meurent sur elles ou avec elles, sont aussi des parasites.

En effet, les conditions de la vie parasitaire sont si apparentes chez un un grand nombre de leurs espèces, que les auteurs qui en ont parlé à divers points de vue leur ont souvent donné la qualification de parasites. Cependant ces petits animaux, dont la vie est subordonnée à celle des plantes, n'ont point été admis au nombre des parasites, dans les ouvrages consacrés à l'étude de cette catégorie des êtres vivants.

Pour affirmer leur parasitisme, il suffit de mettre en regard les conditions de la vie de quelques-uns d'entre eux, avec celles de la vie de certains animaux incontestablement parasites :

L'œuf des Insectes gallicoles, introduit sous l'épiderme d'une plante, y produit une tumeur ou galle, logeant une larve qui s'y développe et qui ne quitte ce séjour qu'à l'époque où elle se transforme en un insecte parfait et indépendant. De même, l'œuf de certains insectes diptères, introduit sous la peau des bœufs, des chevaux, de l'homme même, donne naissance à une larve qui n'abandonne son séjour que pour subir sa dernière transformation et vivre libre. La vie parasitaire n'est-elle pas aussi évidente dans le premier que dans le second de ces cas ?

L'anguillule de la nielle, revivifiée dans la terre en même temps que le grain de blé avec lequel elle est semée, s'introduit dans les plantes nouvelles; parvenue dans l'épi qui se forme, elle se développe conjointement avec cet épi et, renfermée dans les tissus de cet épi, elle devient adulte, pond puis périt à l'époque où la plante nourrice produit sa semence et se dessèche. L'existence de l'une et de l'autre a la même durée et subit les mêmes propriétés, les mêmes influences. Voilà donc une association pour l'existence aussi parfaite que celle d'aucun vrai parasite végétal ou animal avec son hôte.

Les pucerons, les phylloxera, les cochenilles, nous offrent des exemples non moins certains d'un genre de vie dont les conditions sont semblables à celles que nous avons signalées chez les animaux parasites des animaux et chez les plantes parasites.

Un autre caractère rattache encore aux parasites ces animaux infimes qui vivent sur les végétaux : c'est une subordination complète à la plante hospitalière qui est presque toujours pour chacun d'eux d'une espèce déterminée.

La seule raison qu'on pourrait invoquer contre cette sorte de parasitisme, c'est que, la plante hospitalière appartenant à un règne inférieur à celui de son envahisseur, ce dernier ne peut être considéré comme le parasite de la plante qui le porte. Or, les deux grandes divisions, ou règnes, dans lesquels ont été classés autrefois les êtres organisés, ne sont point essentiellement différentes. On sait aujourd'hui que cette distinction n'est point absolue, et qu'il existe en réalité dans la nature non trois règnes; mais deux : l'un organique, l'autre minéral.

Il serait superflu d'insister sur les raisons de cette manière de voir. Les conditions anatomiques et physiologiques qui appartiennent au règne animal appartiennent de même au règne végétal. Les procédés de la reproduction, le développement primordial, les fonctions nutritives et des relations avec le monde extérieur, ne fournissent aucun caractère qui soit propre à l'un des deux règnes, et dans les grands groupes qui les composent on observe aussi bien dans l'un que dans l'autre des conditions organiques très simples ou très complexes qui ne permettent point de donner la prééminence aux uns sur les autres.

Les animaux associés à certaines plantes qui se nourrissent à leurs dépens et qui le plus souvent vivent et meurent avec elles, sont donc en réalité des parasites.

3. *Limites du parasitisme, microbie, microbisme.* Il n'est pas facile de dire où commence et où finit la condition parasitaire. Si l'on consulte sur ce sujet les écrits des naturalistes et des médecins, on trouve que les uns admettent dans la catégorie des parasites des êtres que les autres en écartent absolument.

A mon avis, je ne considère point comme appartenant aux parasites les espèces qui attaquent les animaux pour se repaître et qui les fuient aussitôt après, comme les moustiques, les punaises, les sangsues, etc. Ce sont de véritables animaux de proie, qui jouent jusqu'à un certain point le rôle du parasite lorsqu'ils s'attaquent à des mammifères beaucoup plus volumineux qu'eux-mêmes, mais qui tuent et dévorent les trop faibles ou trop petits pour se défendre. Je n'admets pas non plus au nombre des parasites tous ces individus, végétaux ou animaux, qui ne demandent aux autres qu'un support, un abri, un moyen de locomotion, etc. (faux-parasites, commensaux, mutualistes), et non plus tous ceux qui se nourrissent de produits excrétés par l'organisme, ou de certains produits morbides, que ces produits aient été évacués ou non. Tels sont, par exemple, les larves de muscides qui se développent sur les plaies suppurantes, dans des trajets fistuleux, dans le conduit auditif malpropre, etc. : tels sont les champignons qui envahissent les parties gangrenées, ainsi que les masses tuberculeuses encore contenues dans les voies respiratoires, etc. L'existence de tous ces êtres n'est nullement liée à celle de l'individu qui les porte actuellement.

J'en écarte également ceux qui ne se développent sur des organismes vivants qu'en les détruisant : tels sont les champignons que les botanistes ont appelés nécrogènes ou saprogènes (σαπρὸς, pourri), qui déterminent la pourriture dans les végétaux herbacés et les fruits, les vibrioniens de la putréfaction et ceux qui constituent des virus lorsqu'ils sont introduits dans l'économie animale. Bien que les maladies que ces derniers occasionnent soient généralement nommées aujourd'hui *maladies parasitaires*, je ne puis accepter cette dénomination, car aucun de ces petits êtres ne doit être placé dans la même catégorie que les individus qui trouvent dans un animal ou dans un végétal d'une autre espèce que la leur un secours qui n'est point sans quelque analogie avec celui que l'embryon, le fœtus, l'enfant, demande à sa mère ou à sa nourrice. Or, nous avons vu que cette condition spéciale constitue véritablement le parasitisme.

Pour mieux me faire comprendre, comparons un champignon essentiellement parasite avec un champignon saprophyte le *cystopus candidus*, par exemple, avec l'*oidiun fructigenum*, ou tel autre qui détermine la pourriture. Le premier envahit la plante vivante, exclusivement par les racines ou les cotylédons ; il se propage de là dans tous les organes à mesure que ceux-ci se développent. Si la mort de la plante qui le nourrit survient par son fait, elle arrive à l'époque où lui-même a parcouru toutes les phases de son développement et si, par accident, la nourrice meurt avant cette époque, le *cystopus* périt de même, prématurément.

L'*Oidium fructigenum* introduit expérimentalement ou naturellement dans un fruit en détermine immédiatement la destruction, c'est-à-dire la pourriture, qui progresse avec l'envahissement du mycélium. Si préalablement on réduit ce fruit en pulpe par trituration, l'*oidium* se propage dans cette pulpe sans vie et la réduit en pourriture tout aussi bien et d'autant plus promptement que le mycélium trouve dans le parenchyme sans cohésion un plus facile accès. Un autre exemple est fourni par le *peronospora* que la pourriture détruit.

Les vibrioniens, les bactéries qui, envahissant l'économie animale, constituent des virus, se propagent aussi dans des milieux inertes. La bactéridie charbonneuse se développe dans divers liquides et dans la terre végétale; la bactérie du choléra de la volaille vit dans le bouillon de poule, etc.

Tous ces êtres infiniment petits, ces microbes, suivant l'expression de Sédillot, n'ont donc pas besoin pour vivre du secours d'un individu vivant; ils le détruisent en l'envahissant. Ce ne sont point de véritables parasites; ceux-ci vivent d'un organisme vivant, ceux-là d'une matière organique.

Le genre de vie spécial des microbes n'a point encore reçu de dénomination particulière. Bien que par plus d'un point ils se rapprochent du parasitisme, ils s'en éloignent beaucoup par d'autres. La physiologie même des microbes a quelque chose de spécial, et la faculté qu'ont certains d'entre eux de vivre sans oxygène libre, les modifications organiques que d'autres subissent au contact de ce gaz, modifications avec lesquelles ils se perpétuent comme s'ils formaient des espèces distinctes, les séparent tout autant des vrais parasites que des animaux ou des végétaux indépendants.

Si le nom de *microbe* a paru le mieux approprié à la désignation des êtres infiniment petits qui constituent les ferments et les virus, l'expression de *microbisme*, *microbie* (de μικρός, et βίωσις, βιώσεως, vie, état de vie, action de vivre, manière dont on a vécu), pourrait sans doute, avec le même avantage, désigner leur genre de vie et leurs fonctions dans la nature.

## II. — *Aperçu historique.*

Les diverses conditions du parastisme et sa nature même n'ont été bien connues que dans ces derniers temps.

Dans les siècles qui ont précédé le nôtre, les parasites étaient regardés comme des produits organiques recevant la vie par des influences particulières, telles que la chaleur, la fermentation, la putréfaction, etc. L'absence de notions positives sur l'organisation et sur les moyens de reproduction de ces êtres donnaient à ces opinions une apparence de raison. Mais lorsque les recherches réitérées des savants de la fin du XVIIIe et du commencement du XIXe siècle eurent fait connaître la structure complexe et les organes reproducteurs d'un grand nombre de parasites, ces opinions ne purent être soutenues avec des arguments ; cependant elles conservaient des partisans parmi les helminthologistes les plus célèbres de l'époque, tels que Bremser et Rudolphi. En 1830, Burdach disait encore : « Les parasites se forment des liquides sécrétés en contact avec la surface organique... Le système cutané dont la faculté plastique est si active et qui, en même temps, constitue la limite organique, est leur principal siège... La cavité abdominale, comme foyer proprement dit de la vie matérielle et plastique, est aussi la région du corps qui recèle le plus grand nombre d'entozoaires.

« Les parasites ne peuvent point accomplir entièrement leur séparation. Ils s'élèvent bien à une vie propre, mais non à l'indépendance et demeurent soumis à l'organisme dont la substance les a engendrés[1]. »

Or, à l'époque où l'éminent physiologiste écrivait ces lignes qui sont si loin de la réalité des faits, on possédait des notions certaines sur la génération d'un grand nombre de parasites.

Depuis plus d'un siècle, Leeuwenhoek avait indiqué celle du *pediculus vestimenti* et les organes sexuels des entozoaires étaient bien connus. Mais les connaissances nouvelles qui froissent les idées reçues se font difficilement accepter, aussi les anciens préjugés de l'école trouvent longtemps des adeptes et des défenseurs.

La question de l'origine du parasitisme chez les animaux

[1] C.-F. Burdach, *Traité de physiologie*, traduit par Jourdan, t. VIII, p. 390, in-8°. Paris, 1837,

s'éclaire de vives lumières, lorsque Steenstrup (1842) conçut la théorie des générations alternantes[1], et que de Siebold, van Beneden et Küchenmeister eurent étudié à ce point de vue la génération des vers plats. A la même époque, plusieurs autres savants, parmi lesquels je dois me compter, firent connaître les conditions de celle des vers ronds.

Relativement au parasitisme des végétaux, nos connaissances ne furent pas moins tardives. Les botanistes et les agriculteurs anciens avaient vu des champignons parasites, mais ils les regardaient comme des produits pathologiques ; Persoon (1801) et quelques autres observateurs avaient depuis longtemps sans doute reconnu leur nature fongique, mais ils ignoraient comment ils se forment. Aussi l'opinion qui faisait de ces parasites le produit d'un organisme malade fût-elle défendue jusqu'à nos jours par des botanistes éminents tels que Turpin, Fries, Nægeli, et par Unger surtout, qui a cru trouver dans la végétation de *l'ustilago maidis* la preuve directe que ce champignon est un produit de la plante qui le porte. Pour arriver à la vérité dans cette question, on ne pouvait prendre un argument dans la certitude acquise, depuis les admirables travaux de Pasteur, qu'il n'existe point de génération spontanée, car, dans leur idée préconçue, il ne s'agit pas d'un être vivant particulier, il s'agissait de la transformation des cellules normales de l'hôte sous l'influence d'un état morbide spécial.

La vérité, toutefois, ne tarda pas à se faire jour : la nature des champignons parasites fut rendue évidente par les recherches expérimentales de quelques savants, nos comtemporains, parmi lesquels nous devons citer avant tout Tulasne (1847) et de Bary.

L'explication qu'on donnait de l'origine des parasites végétaux par une transformation des tissus de leur porteur ne compte plus aujourd'hui de partisans. Cependant on trouverait

1 J.-J.-S. Steenstrup, *Ueber den Generationswechsel, oder Fortpflanzung und Entwickelung durch abwechselnde Generationen*. Copenhagen, in-8°, 1842.

encore des traces de cette manière de voir dans celle des anatomo-pathologistes relativement à la nature des tumeurs hétérologues. Ces tumeurs seraient constituées par les tissus mêmes des organes qui se sont transformés en tissus nouveaux. Toutefois, il n'est pas téméraire de croire qu'un jour on découvrira que cette transformation des tissus est produite par l'action d'un microbe infiniment petit qui échappe aujourd'hui à l'inspection microscopique. J'ai montré [1], à propos des anomalies cellulaires, que chez les végétaux certaines tumeurs, certaines hypertrophies ont pour cause l'irritation des tisssus produite par des parasites. Des faits analogues, mais qui ont besoin d'une étude plus approfondie, n'ont-ils pas été signalés dernièrement, dans l'éléphantiasis, la lèpre et la tuberculose?

Le parasitisme qui a d'abord attiré l'attention des savants est celui des animaux sur des animaux. Rédi, dès 1684, en avait fait l'objet de ses études. Il nous les a transmises dans un livre célèbre [2]. Quant au parasitisme des animaux sur des végétaux, bien qu'il eût été observé depuis longtemps par les agriculteurs, nous venons de voir que les opinions des botanistes à cet égard ont été presque jusqu'à nos jours complètement erronées.

Olfers a parlé le premier (1815) du parasitisme des végétaux sur des animaux; mais, bien que son travail soit intitulé : *De vegetativis et animatis corporibus in corpore animato reperiundis* [3], l'auteur n'a fait mention des végétaux nulle autre part que dans le titre.

La connaissance des parasites végétaux vivant sur des animaux est due surtout à Charles Robin qui, dans un ouvrage devenu classique, a élevé un véritable monument à cette partie alors peu connue de la science [4]. Depuis cette

1 Article MONSTRES, MONSTRUOSITÉ, du *Dictionnaire*, p. 234-235.

2 Rédi, *Osservazioni intorna agli animali viventi, che si trovano negli animali viventi*, in-4°. Firenze, 1684.

3 Fr. M. Olfers, *Pars prima*. Gœttingæ, 1815, in-8°, 112 pages. Dissert. inaug. — Id. *Commentarius*, Pars prima *(unica)*, in-8°. Berolini, 1816.

4 Ch. Robin, *Des végétaux qui croissent sur l'homme et sur les animaux vivants*.

époque de nombreux travaux ont été faits suivant cette direction. J'en citerai plusieurs dans le courant de cet article.

### III. — *Domicile ou habitat; moyens d'union des parasites; association des espèces.*

1. *Domicile externe et interne.* — Les parasites ont leur domicile à l'extérieur ou à l'intérieur de leur hôte. Les animaux qui vivent sur les téguments et qu'on appelle des *épizoaires* ou des *ectozoaires* sont de classes différentes lorsque leurs hôtes habitent des milieux différents, l'air ou l'eau. Dans le premier cas, ils appartiennent généralement aux insectes et aux arachnides; dans le second, aux crustacés et aux vers.

Les parasites internes, appelés *entozoaires*, font partie pour la plupart de la classe des vers, quelques-uns sont des protozoaires, d'autres, des crustacés. Les entozoaires se divisent en deux catégories principales : chez les uns le corps est aplati et sans cavité générale (*parenchymateux* de Cuvier) ce sont les cestoïdes et les nématoïdes. Chez les autres le corps est allongé, cylindrique, avec une cavité générale qui contient les organes digestifs et génitaux (*cavitaires* de Cuvier) : ce sont les nématoïdes. On compte encore parmi les parasites internes un certain nombre de larves qui appartiennent aux insectes. A l'état adulte ces insectes vivent en liberté : tels sont diverses œstrides qui habitent les cavités nasales ou l'estomac des moutons, des chevaux, etc., d'autres les cutérèbres, dermatobies, qui se développent sous les téguments chez les grands animaux et parfois chez l'homme.

Enfin un nombre bien plus considérable encore, tels que des insectes hyménoptères, ichneumons, braconides, ptéromaliens les scolies, des insectes diptères comme les tachinaires, etc.,

Paris, 1847, in-8°, avec trois planches gravées, 2e édition, *Histoire naturelle des végétaux parasites qui croissent sur l'homme et sur les animaux vivants*. Paris, in-8°, 1853, avec atlas de 15 planches.

vivent à l'état de larve et de diverses manières aux dépens d'autres insectes. A côté de ces derniers on peut placer tous les animaux articulés ou les vers qui vivent en parasites sur un grand nombre de plantes.

Le parasitisme des végétaux, autant que la différence des organismes le permet, a de grands rapports avec celui des animaux. Les parasites végétaux vivent extérieurement ou intérieurement, sur la plante envahie; ils sont *ectophytes* ou *entophytes*. Les premiers appartiennent aux phanérogames et aux cryptogames, mais ces derniers sont presque exclusivement des champignons.

2. *Moyens d'union des parasites.* — L'union du parasite et de l'hôte ne consiste ordinairement chez les animaux que dans un simple rapprochement, qui se maintient soit par des crochets, des ventouses, des suçoirs appartenant au premier, soit par une enveloppe ou kyste fourni par le second. Il n'y a point entre eux de soudure ou de greffe.

Chez les végétaux, au contraire, l'union est ordinairement intime et indissoluble. Le gui est en rapport avec la plante nourrice par une véritable greffe, les champignons propagent leurs filaments mycéliens dans les espaces intercellulaires du parenchyme de l'hôte et parfois les prolongements pénètrent à l'intérieur même des cellules.

Toutefois ces différences entre les deux catégories de parasites ne sont pas absolues.

Certains végétaux, comme la cuscute, sont en communication avec leur hôte par des suçoirs; et d'un autre côté certains animaux contractent avec leur porteur des adhérences permanentes, qui ne cessent que par la rupture des liens occasionnant leur union. C'est ce qu'on remarque dans les achlysies, état larvaire et nymphal des hydrachnes parasites de certains insectes (Dugès). Un crustacé, décrit par de Lacaze-Duthiers, envoie des appendices filiformes dans les téguments de son hôte[1], et des relations plus étroites ont été observées dans les larves d'*ocyptera* et d'*hyalomyia* par Léon Dufour. Dans ce dernier cas, il y a un accaparement de la trachée d'un insecte hémiptère (*pentatoma)* ou d'un coléoptére *(brachyderes)* par une larve de mouche parasite [2].

Parmi les végétaux, l'identification de l'hôte et du parasite semble former un seul corps. Telle serait la structure des lichens, résultant du parasitisme de champignons sur les algues. Je reviendrai sur ces sujets que je ne fais actuellement qu'indiquer.

3. *Association des espèces.* — L'association parasitaire ne s'accomplit ordinairement qu'entre des espèces déterminées Lorsque le parasite ne fait point de son hôte un choix aussi particulier, il ne s'écarte pas néanmoins d'un genre ou d'une famille, et si, par exception, il en est autrement, ses hôtes divers se rapprochent par des conditions de vie commune. Une autre nécessité de la vie parasitaire est celle du séjour dans un organe ou dans un système organique spécial; cette condition est universelle chez les animaux et les végétaux, plus nécessaire même que celle du choix de l'hôte. Toutefois ceci doit s'entendre de chacune des phases de la vie des parents, car le même individu change de domicile avec ses diverses phases : la larve habite un endroit, l'adulte un autre; la larve habite un animal et l'adulte un autre. Mais relativement à cette condition du séjour, la larve se spécialise moins que l'adulte, car il ne fait point toujours un choix d'organe aussi rigoureux. La larve n'habite pas d'ordinaire les cavités ouvertes à l'extérieur; le choix de l'hôte est moins particulier que pour le parasite adulte. La larve s'introduit chez un

1 H. de Lacaze-Duthiers, *Mémoire sur un mode nouveau de parasitisme observé sur un animal non décrit.* (*Comptes rendus hebdomadaires de l'Académie des sciences.* Paris, novembre 1865, p. 838).

2 Léon Dufour, *Mémoire pour servir à l'histoire du genre* Ocyptera *(Annales des sciences naturelles*, 1re série, t. X, p. 249-250, pl. XI, fig. 2, *h.* 1827). — *Mélanges entomologiques (Annales de la Société entomologique de France*, 1851, p. 63-67 et 1852, p. 443-447, pl. VIII, n° 2).

mollusque, un insecte, un vertébré même. A l'état adulte, l'entozoaire se spécialise davantage; il n'habite généralement qu'un organe ouvert à l'extérieur, de plus, il a choisi son hôte.

Ces données s'appliquent aussi aux végétaux. Le parasite sous forme de mycélium occupe parfois tout ou partie d'une plante, mais la fructification qui représente l'état adulte ne se fait que dans certaines parties spéciales.

## IV. — *Infériorité, dégradation organique du parasite. Modifications morphologiques.*

Dans l'immense catégorie des animaux ou des végétaux qui vivent aux dépens des autres, une condition paraît tout d'abord à peu près universelle : c'est l'infériorité organique du parasite à l'égard de son hôte. La vie parasitaire, en effet, n'est l'attribut d'aucun animal ou d'aucun végétal d'un ordre élevé. Dans le règne animal, les parasites les mieux organisés sont des insectes, des arachnides et des crustacés, lesquels pour la plupart appartiennent à des genres inférieurs ou qui sont à l'état de larves, c'est-à dire aussi dans l'état le moins élevé; leurs hôtes sont généralement des animaux vertébrés. Dans le règne végétal, les parasites les plus élevés sont des phanérogames ordinairement dégradés, encore sont-ils en petit nombre La grande généralité appartient aux plantes cellulaires.

Outre son infériorité organique, le parasite présente parfois encore une dégradation qui dépend de son genre de vie, car, pouvant trouver dans les systèmes organiques de son hôte l'accomplissement d'un certain nombre de fonctions nécessaires, il peut se passer de certains organes. S'il vit extérieurement, il n'est point dépourvu des sens extérieurs et d'organes de la locomotion; mais, s'il vit à l'intérieur, il ne possède plus ces organes inutiles pour lui et sa dégradation est parfois portée aux dernières limites; c'est ainsi que les hydatides qui se développent au sein des parenchymes n'ont plus aucun organe déterminé. Elles vivent par intussusception, comme les tissus dans lesquels elles existent, et sont inférieures même au plus grand nombre des végétaux.

Toutefois, la dégradation du parasite ne porte point sur les organes de la reproduction auxquels l'individu peut paraître entièrement subordonné. A l'état de larve, un grand nombre de parasites se reproduisent par scissiparité ou par gemmiparité et tous, à l'état adulte, par d'innombrables œufs.

Les végétaux parasites offrent des dégradations analogues par l'absence d'organes importants, tels que les feuilles et les racines. Ils vivent alors aux dépens des sucs nutritifs élaborés par leur hôte ; au contraire, leurs organes de reproduction, par leur variété, ou par leur multiplicité, n'ont pas moins de prédominance que chez les animaux.

A la dégradation organique s'ajoutent, chez beaucoup de parasites, des modifications morphologiques ou physiologiques plus ou moins profondes et singulières. Ces modifications sont si étendues chez certains animaux, qu'on ne pourrait rapporter l'individu qui les présente à l'espèce à laquelle il appartient, si l'on n'avait pour témoin le parasite à son premier âge, ou l'individu de l'autre sexe qui reste indépendant.

Chez certains végétaux, ces modifications sont tout aussi grandes ; ainsi, l'appareil végétatif, considérablement réduit et presque inutile, revêt des formes fongiques. Les conditions physiologiques offrent des déviations remarquables, l'embryon du gui, en se développant, ne se tourne point, comme le font tous les végétaux de sa classe, vers le centre de la terre ; les tiges de la cuscute ne suivent point une direction déterminée.

### V. — *Action réciproque du parasite sur l'hôte et de l'hôte sur le parasite.*

1. *Action du parasite sur son hôte*[1]. — Le parasite ne

[1] J. de Seynes avait exprimé le regret *(Du parasitisme dans le règne animal et dans le règne végétal,* thèse d'agrégation. Montpellier, 1860, p. 13, note) de n'avoir

pouvant se soustraire à la dépendance d'un hôte déterminé lui impose, par réciprocité, un tribut nécessaire. Souvent ce tribut est léger et l'hôte n'en souffre nullement : aussi chez le plus grand nombre des animaux et des plantes l'envahissement parasitaire semble une condition normale. D'autres fois l'invasion du parasite détermine chez l'hôte soit localement, soit généralement, des changements qui le modifient sans le détruire, ou même en lui apportant des avantages réels.

Ces modifications dans la constitution de l'hôte peuvent être regardées parfois comme purement physiologiques. D'autres fois l'invasion parasitaire détermine des effets pathologiques plus ou moins sérieux ; ce sont des tumeurs, des hypertrophies des développements qui s'éloignent du type normal. Trop souvent chez les animaux et végétaux supérieurs, ces déviations, physiologiques d'abord, entraînent tôt ou tard la destruction des parties envahies.

Il n'en est pas de même de certaines associations parasitaires qui changent d'une manière permanente le type du parasite et de son hôte et en font en quelque sorte un être nouveau. Un lichen nous offrirait l'exemple d'une telle association entre une algue et un champignon. Voici comment le professeur Schwendener, promoteur de cette opinion (1868), considère cette sorte de parasitisme : « D'après le résultat de mes recherches, toutes ces productions ne sont pas de simples plantes, ce ne sont pas des individus dans le sens ordinaire du mot ; ce sont plutôt des colonies, qui consistent en centaines et en milliers d'individus, dont un seul cependant agit en maître, tandis que les autres, en captivité perpétuelle, pourvoient à leur nourriture et à celle de leur maître. Ce maître est un champignon de l'ordre des *ascomycètes*, un parasite accoutumé à vivre du travail d'autrui ; ses esclaves sont des algues vertes qu'il a cherchées autour de lui ou plutôt dont il s'est saisi et qu'il a forcées à le servir. Il les environne, comme

pas un mot français correspondant à celui de *parasite*, mot évitant des périphrases et permettant une plus grande clarté. Davaine a heureusement comblé cette lacune avec les expressions d'*hôte* et de *plante hospitalière*.

une araignée entoure sa proie, d'un réseau fibreux de mailles étroites qui se convertit bientôt en un tissu impénétrable. Cependant, tandis que l'araignée suce sa proie et ne la laisse que morte, le champignon donne aux algues prises dans son filet une activité plus grande; il leur fait prendre même un accroissement plus vigoureux [1]. »

Cette manière de voir a été très discutée par les botanistes; plusieurs l'ont admise ou tendent à l'admettre. Baillon, et surtout Nylander, ainsi que ses élèves, la repoussent absolument.

L'action du parasite pris individuellement est rarement nuisible. L'être qui vit d'un autre se l'associe et son intérêt est de le conserver, non de le détruire.

Il est bien rare qu'un parasite isolé s'empare de son hôte au point de le tuer. Chez les animaux, ceci n'arrive que dans les cas où le parasite attaque un organe nécessaire à la vie, comme le cerveau et le cœur. Ainsi les échinocoques, qui doivent être comptés parmi les plus dangereux, ne portent point ordinairement atteinte à l'existence de leur hôte, lorsqu'ils occupent des organes moins importants. L'ascaride lombricoïde, inoffensif pour ainsi dire dans l'intestin qui est son séjour normal ne devient dangereux que lorsqu'il s'introduit dans les canaux biliaires ou dans le larynx, mais c'est là un cas tout à fait rare.

C'est par des causes accidentelles ou par la répétition excessive de l'envahissement que le parasitisme, universel dans la nature, devient destructeur.

La destruction de l'hôte n'a lieu généralement que par la multiplication excessive des parasites, qui finissent par l'épuiser ou par la désorganiser. Pour s'opposer à cette destruction qui serait en quelque sorte inévitable, la propagation des parasites est limitée par une condition presque générale; c'est l'impossibilité de se reproduire immédiatement sur leur hôte.

Les œufs, les spores, ne se développent généralement

1 Schwendener, *Untersuchungen über den Flechtenthallus*, In Nægeli, *Beitr. z. Botanik*, Helft IV, 1868.

qu'après un certain espace de temps ou dans des conditions particulières. Dans l'intervalle ces corps reproducteurs sont évacués ou entraînés au loin. Pour d'autres germes encore, le développement primordial ne peut s'accomplir que dans un milieu différent de celui qui donnait asile à l'individu producteur. Sans ces conditions protectrices, le parasitisme amènerait bientôt la destruction totale des êtres qui y sont exposés ; c'est presque dire de l'universalité des êtres vivants.

La lutte du parasite est redoutable lorsqu'il a la faculté de se reproduire directement sur son hôte.

La répétition du parasitisme dans de grandes proportions est seule nuisible ou meurtrière. La ladrerie, le trichinose, la gale chez les animaux, la carie, le charbon, la rouille chez les végétaux, n'ont des effets pernicieux que par le nombre considérable des envahisseurs. Or la multiplicité n'est point inhérente à la condition parasitaire, elle en est seulement un cas particulier.

Lorsque les parasites occupent des organes importants, lorsqu'ils atteignent un volume considérable ou une grande longueur, lorsqu'ils sont très nombreux, ils déterminent des effets apparents et divers, suivant les fonctions des organes envahis. Ces effets parfois très fâcheux ou destructeurs peuvent constituer des maladies plus ou moins graves et meurtrières que les médecins ont observées et décrites avant d'en connaître la nature. La ladrerie du porc, le tournis et la cachexie aqueuse du mouton, la gale et la teigne, la trichinose chez l'homme, sont des affections produites par l'envahissement d'un nombre considérable, parfois immense ,de parasites, affections dont on doit la connaissance complète aux travaux scientifiques modernes.

Il en est de même pour les maladies des plantes, l'ergot, la carie, le charbon, la nielle, etc., que les agriculteurs ont observées de tout temps, mais dont la nature leur est restée cachée.

2. *Action de l'hôte sur l'organisme du parasite.* — On pourrait se demander si les déviations morphologiques en rapport avec la vie parasitaire ne donneraient point la raison du nombre considérable d'espèces qu'on attribue à certaines familles de parasites, espèces qui ne seraient qu'apparentes, car les caractères que nous regardons comme spécifiques seraient simplement des modifications acquises dans les *habitats* différents ?

La solution de cette question est une de celles qui paraissent pouvoir être données par l'expérimentation : or elle a été cherchée avec un certain succès chez les végétaux. Toutefois, chez les animaux de pareilles recherches sont entourées de trop d'incertitude pour qu'on puisse en attendre quelque résultat certain. En effet, si l'embryon du parasite, revivifié dans l'intestin d'un animal, s'y développe d'une manière plus ou moins anormale, comment pourra-t-on reconnaître avec quelque certitude que l'adulte qui en dérive, et dont les caractères ne sont plus ceux de son espèce, appartient réellement bien à cet embryon ?

Nous avons d'ailleurs des raisons suffisamment péremptoires pour croire que les espèces diverses admises aujourd'hui parmi les entozoaires ne sont point de simples variétés déterminées par la différence de l'habitat. Pour être caractéristiques de l'espèce, les modifications déterminées par l'habitat devraient atteindre non-seulement la forme extérieure, mais même l'organisme tout entier ; les caractères distinctifs des diverses espèces d'entozoaires connues sont généralement apparentes jusque dans l'œuf. Or, on ne peut admette que l'influence du séjour aille jusqu'à modifier aussi profondément l'individu égaré dans un animal qui n'est pas son hôte naturel.

Je crois donc que les modifications dépendantes du séjour sont généralement des avortements plus ou moins étendus, comme nous allons le voir relativement aux parasites des végétaux.

Nous savons par les travaux de de Bary que certains *cysto-*

*pus* et certains *peronospora*, transportés par l'ensemencement sur des espèces de végétaux autres que celles qui les produisent ordinairement, s'y développent jusqu'à un certain point, lorsque ces espèces sont voisines de celles qui constituent leur hôte naturel. Leurs séminules, ayant germé, envoient le filament primordial (tube-germe) sur l'épiderme de la plante qui leur est présentée, puis le développement s'arrête ou se continue dans des conditions diverses. Tantôt, après avoir pénétré dans un stomate ou dans une cellule épidermique, le filament s'atrophie et périt; tantôt il gagne les espaces intercellulaires et continue de croître, mais la croissance s'arrête plus ou moins promptement; dans tous les cas le mycélium fertile avorte et aucune spore ou aucune conidie ne se produit. Tantôt, et ce cas est le plus rare, le mycélium fertile se développe, il produit des conidies, mais jamais il ne donne naissance à des oospores, Le même ensemencement expérimental fait sur l'hôte naturel du champignon parasite donne naissance au mycélium fertile, aux conidies et aux oospores.

Or des résultats semblables à ceux de cet ensemencement expérimental se produisent spontanément sur les plantes dans la campagne. De Bary a vérifié le fait. Voici comment il s'exprime à ce sujet :

« Quant à la plante hospitalière, les *peronospora* en font un choix très rigoureux. Quelques-uns d'entre eux n'ont été trouvés jusqu'ici que sur une seule espèce phanérogame (par exemple, *P. radii*, *P. myosotis*). Pour la plupart, ils habitent plusieurs espèces, mais qui appartiennent au même genre ou à la même famille naturelle. Quand on sème une espèce de *peronospora* sur une plante phanérogame qu'elle n'habite pas spontanément ou qui n'a que peu d'affinité avec la plante hospitalière ordinaire, les germes se comportent généralement comme s'ils avaient été cultivés sur une lame de verre. J'ai fait une grande quantité d'expériences de cette sorte, dont il serait inutile de donner l'exposition détaillée. Quelquefois il arrive que les germes entrent dans une espèce qui ne peut pas les nourrir : alors les germes périssent après être entrés dans les cellules de l'épiderme. C'est un cas rare que j'ai observé chez les conidies du *P. macrocarpa* semées sur les feuilles du *ficaria ranunculoides*. Plus fréquemment, on trouve des espèces où le parasite peut entrer, mais ne peut pas prendre un développement tout à fait normal et complet. Ayant semé le *P. infestans* sur les feuilles du *solanum dulcamara* je vis le mycélium s'étendre dans le parenchyme, mais les rameaux conidifères ne vinrent que rarement et furent très ténus et très pauvres. Sur le *solanum nigrum*, je n'obtins pas de conidies du tout, quoique le mycélium du parasite eût pris possession du parenchyme des feuilles. Souvent on trouve une espèce de *peronospora* sur plusieurs espèces hospitalières, mais, comme pour les *cystopus*, il y en a parmi ces espèces dans lesquelles on ne rencontre jamais les organes sexuels du parasite. Le *P. calotheca*, par exemple, se trouve fréquemment dans *l'asperula odorata* et le *galium aparine*, et il y est presque toujours chargé d'oospores, mais de nombreux échantillons que j'ai recueillis dans le *galium mollugo* n'ont jamais porté que des conidies. Le *P. gangliformis*, quelque fréquent qu'il soit sur les espèces de *lactuca*, de *sonchus*, de *lampsana*, sur le *cirsium arvense*, ne m'y a jamais offert des oospores; je n'ai rencontré ces organes que quand le parasite habitait le *senecio vulgaris*. Ces exemples suffisent pour montrer l'influence favorable ou défavorable qu'exerce la nature de la plante hospitalière sur le développement de ces parasites[1]. »

On sait que les corps reproducteurs formés par l'acte de la fécondation sont d'un ordre plus élevé que ceux qui ont une autre origine. Les premiers produisent, en effet, une série continue et indéfinie de générations, tandis que les seconds ne possèdent qu'une fécondité limitée. La prééminence des corps qui dérivent d'un acte sexuel est en outre évidente chez les *cystopus* et les *peronospora*, dont nous nous occupons, par

1 A. de Bary, *Recherches sur le développement de quelques champignons parasites* (*Annales des Sciences naturelles*, *Botanique*, 4e série, t. XX, p. 48-50, 1863,

le fait de la conservation beaucoup plus longue de leur faculté germinative, c'est à dire de leur vitalité. Or, il est digne de remarquer que la plante parasite qui, égarée sur un hôte étranger, n'atteint point toute la plénitude de son développement, forme parfois des conidies, corps reproducteurs de second ordre et dont la vitalité est courte, mais jamais d'oospores, corps reproducteurs fécondés et jouissant d'une longue vitalité; comme si la roproduction par sexualité était l'acte le plus considérable que peut accomplir l'être vivant.

Quoi qu'il en soit de cette observation, l'interprétation des faits relatifs à l'avortement des organes de la reproduction sexuelle chez les *cystopus* et les *peronospora* égarés hors de leur séjour naturel me paraît pouvoir jeter quelque lumière sur la question obscure de l'apparition singulière de certains parasites inconnus, de ces parasites qui, se propageant par épidémies, causent de grands désastres parmi les êtres qu'ils envahissent. C'est un sujet sur lequel j'aurai à revenir en parlant de la classification. Je me borne à faire remarquer ici que l'influence exercée sur le parasite par un hôte étranger n'est point une déviation dans la forme et la structure, mais un avortement plus ou moins complet, avortement dont le degré est en rapport, sans doute, avec la distance qui sépare l'hôte naturel de l'hôte accidentel.

## VI. — *Parasites sur parasites; parasites nouveaux.*

1. *Parasites sur parasites.* — Les animaux ou les végétaux qui vivent aux dépens des autres donnent parfois eux-mêmes asile à des parasites. Mais il est clair que ceux-ci doivent être encore plus dégradés que leurs hôtes et que, par conséquent, ils appartiennent généralement aux espèces les plus infimes du règne organique; c'est parmi les psorospermies les grégarines ou les infusoires, qu'il faut généralement les chercher; on en cite néanmoins quelques-uns de classes plus élevées. Pagenstecher a trouvé sur le *nicothoe* du homard des

vers nématoïdes appartenant au genre *leptodera*. Chez les insectes, ce double parasitisme n'est point aussi rare, au moins dans la famille des pupivores (hyménoptères). Ainsi la larve de l'*ophion moderator* se nourrit de celle d'un autre ichneumon, la *pimpla strobilellœ* Fabricius, elle-même parasite d'un autre insecte. Dans tous ces cas, le parasite du parasite n'est pas inférieur à son hôte[1].

Parmi les végétaux, j'emprunte les deux exemples suivants à de Candolle : « Le gui a été observé, d'après Pollini, sur le *loranthus europœus*, qui est lui-même parasite...Une espèce de *loranthus (L. tetrandrus)* est désigné comme vivant au Pérou et au Chili sur le *loranthus buxifolius*, qui est parasite. *C'est le second exemple de ce double parasitisme*[2]. »

En dehors de ce double parasitisme évident, si l'on considère les insectes gallicoles ou tant d'autres qui mènent sur les plantes un genre de vie de tous points semblable au parasitisme vrai, nous étendrons considérablement le champ de ce double parasitisme, car une foule d'insectes qui vivent de cette manière sur des plantes sont attaqués par d'autres qui, à l'état de larve, s'en repaissent et finissent par les détruire.

J'ai décrit des corps particuliers, voisins des psorospermies, vivant en parasites chez l'anguillule de la nielle[3].

De même, un grand nombre de champignons qui peuvent être considérés comme des parasites sont atteints par d'autres champignons qui se nourrissent à leurs dépens[4].

Je dois mentionner ici, au point de vue historique, l'opinion relative au rôle des sporocystes et des cercaires qu'ils renferment, avant que l'on connût la succession des phases diverses de la génération des trématodes. Les premiers helminthologistes qui les observèrent, ayant reconnu dans les sporocystes les caractères de l'animalité, regardèrent, avec raison appa-

1 Article OPHION de l'*Encyclopédie méthodique*, et G. Cuvier, *Le règne animal, Insectes*, texte, p. 148, édition Fortin, Masson et C^e^.

2 A.-P. de Candolle, *Physiologie végétale*, t. III, p. 1412 et 1414, 1832.

3 *Mémoires de la Société de biologie*, 2^e^ série. t. III, pl. III. fig. 12, 1856.

4 Cooke et Berkeley, *Les Champignons*, in-8, p. 223. Paris, 1878.

rente, ces larves comme des parasites. Or, comme l'on constatait dans les sporocystes l'existence constante des cercaires, cette singularité attira l'attention des savants, qui considèrent le ver intérieur comme un parasite *nécessaire*. Mais chose bien inexplicable, chez le *monostomum mutabile*, par exemple, l'embryon encore renfermé dans l'œuf contient déjà son *parasite nécessaire*. Nous savons aujourd'hui, grâce aux travaux de Steenstrup, que ces divers parasites sont des larves qui représentent les phases successives du développement des trématodes.

Je mentionnerai encore, relativement à la question qui nous occupe, l'inclusion des individus d'un sexe dans ceux de l'autre sexe, inclusion qui a été regardée, par quelques helminthologistes, comme un fait de parasitisme. Ainsi, chez le *trichosomum crassicauda*, un ou plusieurs mâles se rencontrent dans l'utérus de la femelle (Leuckart, Butschl).

Enfin, si l'on considére, suivant la théorie de Schwendener, dite aussi théorie algo lichénique, les lichens comme des parasites des plantes qui les portent, on pourrait voir encore là un nouvel exemple d'un double parasitisme [1].

2. *Parasites nouveaux.* — L'apparition de parasites inconnus jusqu'alors, qui envahissent en grand nombre les animaux ou les plantes, et qui causent des ravages parfois désastreux, a été signalée plusieurs fois depuis moins d'un siècle. Ce n'est pas à dire que de semblables apparitions n'aient point été observées antérieurement, mais celles qui ont pu précéder notre époque, n'ayant point été étudiées avec des connaissances suffisantes, sont restées à peu près ignorées.

C'est comme maladies que ces invasions ont d'abord été signalées. Telle est celle qui attaqua les pommes de terre, et qui est causée par le *peronospora infestans;* celle qui parut sur la vigne, en 1845, et qui est due à l'invasion de l'*oidium Tuckeri*.

1 Voyez L.-F. Henneguy, *Les Lichens utiles*, thèse d'agrégation, p. 24-37. Paris, 1883.

Chose remarquable, à l'époque où toutes ces maladies apparurent, le parasite qui les détermine fut universellement regardé comme le produit et non comme la cause du mal. Il fallut de grands efforts de la part des savants pour faire abandonner ces opinions erronées qui avaient le fâcheux résultat en dirigeant les efforts de préservation contre une cause imaginaire, de laisser l'auteur du mal se développer en toute liberté. Aujourd'hui des idées plus vraies, relatives au parasitisme, sont universellement adoptées par les savants et même par le vulgaire.

On peut citer un assez grand nombre d'exemples de maladies épizootiques ou épiphytiques survenues tout à coup, et dont les parasites qui en sont la cause étaient restés inconnus jusqu'alors.

Dernièrement on a signalé, en Allemagne, chez les écrevisses, une maladie qui dépeuple les rivières et qui est causée par un distome (*D. cirrigerum*). On peut rencontrer jusqu'à deux cents individus de cet animal chez une seule écrevisse[1].

La cécidoymie destructive (*C. destructor* Wied. — *C. tritici* Latreille) a fait son apparition en Amérique pendant la guerre de l'Indépendance.

Le puceron lanigère qui a causé de grands ravages sur les pommiers, en Normandie, était inconnu au commencement de notre siècle.

Le *phylloxera*, comme chacun sait, est d'introduction toute récente ; il en est de même pour un coléoptère, la *leptinotarse* ou *doryphore*.

Dans l'Inde, en 1870, un *ustilago* inconnu a causé de grands dégâts sur le riz. En Angleterre, dans ces dernières années, une puccinie s'est emparée des roses trémières, au point que les amateurs de cette plante d'ornement commençaient à craindre qu'elle ne soit avant peu complètement exterminée.

Pour expliquer l'apparition nouvelle de ces parasites, on

1 Haitz, *Ueber die sogenannte Krebspest*, etc. (*Fischerei Zeitung*, Wienn, 1880-1881).

faisait intervenir autrefois la génération spontanée; cependant dans un certain nombre de cas, on peut reconnaître une importation étrangère. Ainsi la cécidoymie, qui causa de grands ravages en Amérique vers la fin du siècle dernier. avait été importée, à ce que l'on croyait, par les Hessois, qui faisaient alors partie de l'armée anglaise. On sait que l'*oidium Tuckeri* et le *phylloxera* sont venus d'Amérique. Le *puccinia malvacearum* qui détruit actuellement les roses trémières en Angleterre est originaire de l'Amérique du Sud; il apparut ensuite dans les colonies anglaises de l'Australie. Introduit du Chili en Espagne en 1869, il s'est répandu depuis 1873 sur le continent européen et, en dernier lieu, en Angleterre.

Mais l'origine d'autres parasites nous est restée inconnue; et comme on ne peut croire à une création récente, on doit se demander comment ces espèces ont-elles pu acquérir tout à coup une puissance de propagation désastreuse ?

Or, l'adaptation du parasite à un nouvel hôte est la seule explication qui me paraisse satisfaisante, soit que le parasite ait été importé d'une contrée où il existe, sur quelque espèce appartenant à la famille de l'hôte envahi, soit que l'animal ou la plante aient été transportés dans le pays où se trouve le parasite. L'explication de l'apparition de ces maladies parasitaires inconnues est due à l'adaptation d'un parasite sur un hôte d'espèce qui lui était étrangère. J'ai remarqué avec soin que le parasite envahissant un hôte qui lui est étranger n'atteint pas souvent toute la plénitude de son développement. Les *peronospora*, par exemple, produisent naturellement deux sortes de corps reproducteurs (conidies, oospores), dont l'un a la prédominance sur l'autre. Mais l'espèce parasite de la pomme de terre ne produit jamais que les corps reproducteurs de second ordre, montrant par ce fait que la pomme de terre n'est point la plante nourricière qui lui permet d'atteindre son développement complet.

L'*oidium Tuckeri*, qui se montre sur la vigne en Europe depuis 1845, est un *erisyphe* : or la fructification des *erisyphes* possède au moins cinq formes différentes. Celles qui ont été observées sur l'*oidium Tuckeri* sont des formes inférieures de telle sorte qu'il est permis de croire que la forme la plus élevée de l'*erisyphe* qui produit la maladie de la vigne se trouve sur une plante d'une autre espèce.

Les circonstances qui donnent à l'invasion de ces parasites une grande extension dans les pays où nous observons leurs ravages sont le rapprochement des plantes hospitalières par le fait de leur culture. On sait aussi que les plantes libres, qui sont transportées dans des contrées nouvelles, trouvent souvent des conditions de prospérité par lesquelles elles se substituent aux plantes autochthones : ne peut-il en être de même pour les plantes qui vivent sur les autres ?

Ce qui rend redoutable le *peronospora* de la pomme de terre, c'est que, introduit dans un point quelconque de la plante il l'envahit tout entière. Peut être ce parasite trouve-t-il dans l'organisation de son hôte naturel des obstacles à un envahissement total et des bornes à sa désastreuse influence.

### VII. — *Périodes de la vie parasitaire.*

Le parasitisme n'est point une condition nécessaire de toutes les périodes de la vie, je l'ai déjà dit plusieurs fois. Beaucoup d'animaux, parasites dans la jeunesse, deviennent libres à l'âge adulte ; d'autres, libres au sortir de l'œuf sont parasites dans leur vieillesse. Cependant chez un très grand nombre d'animaux le parasitisme existe pendant toute la durée de leur existence.

Les familles auxquelles ces derniers appartiennent se distinguent par une organisation tout à fait particulière. Tels sont les insectes épizoïques qui vivent sur les téguments, les vers cestoïdes qui habitent les profondeurs de l'organisme. Autant par leur genre de vie que par leur organisation, ils pourraient être appelés des *parasites parfaits*.

Bien qu'un grand nombre de ces parasites passent les diverses périodes de leur vie à l'intérieur des autres animaux, ils doivent cependant pour la plupart changer d'hôte et d'organe pour accomplir leur évolution totale. Chacune de leurs transmigrations est marquée par un progrès dans l'organisation et souvent même par une métamorphose. Or ce fait n'est point une particularité du parasitisme, comme quelques auteurs semblent le croire, car un grand nombre d'animaux non parasites qui accomplissent les diverses phases de leur évolution dans des milieux différents s'y montrent avec des attributs organiques, avec des mœurs tout autres, par exemple, les larves des libellules, du fourmilion, par rapport à leurs insectes à l'état parfait.

La transmigration chez les parasites coïncide donc avec une phase nouvelle du développement; ces phases le plus souvent au nombre de trois sont en général bien distinctes. La première est celle de l'embryon qui se termine avec l'éclosion, mais qui, chez certains parasites, peut se prolonger au-delà. Ainsi l'embryon du bothriocéphale de l'homme, par exemple, nage dans l'eau, sans éprouver aucune modification pendant plusieurs heures. Ceux des *tænia solium*, *T. echinococcus*, *T. cœnurus*, etc., accomplissent à travers les parois intestinales et les tissus organiques de leur hôte une pérégrination, ordinairement très longue pour un si petit être; il ne perd ses attributs embryonnaires, c'est-à-dire ses crochets et sa forme qu'après son arrivée dans l'organe où il se transformera en larve. Il en est de même de l'embryon de la trichine, qui conserve ses attributs primordiaux jusqu'à ce qu'il arrive dans une fibrille musculaire, où il prend une organisation nouvelle.

A la première transmigration correspond une métamorphose ou un changement dans l'organisation, qui persiste jusqu'à ce qu'une nouvelle transmigration amène la formation des organes sexuels et leurs produits.

Ces périodes de développement sont de la sorte : 1e la *phase embryonnaire*, qui, chez certains parasites, se prolonge au delà de l'éclosion; 2e la *phase de larve*, qui se passe ordinairement dans un organe parenchymateux; 3e enfin *celle de l'état adulte*, qui s'accomplit généralement dans une cavité communiquant avec l'extérieur.

J'ai la conviction que les différents domiciles du parasite sont pour lui d'une nécessité aussi absolue que pour le développement des têtards en grenouilles amphibies, de la larve des libellules, vivant dans l'eau, tandis que l'adulte vit dans l'air. Le milieu, sans que nous puissions le prévoir, est une condition nécessaire du développement de l'animal ainsi que du parasite. Nous constatons que la trichine embryonnaire quitte l'intestin où elle revient larve, que le tænia embryon quitte aussi l'intestin où il revient pareillement larve. La nécessité, pour l'évolution organique, d'un séjour en rapport avec les diverses phases de cette évolution, me paraît une loi universelle; les exceptions qu'on a citées chez les entozoaires seront reconnues pour des faits mal interprétés ou erronés.

Lorsque le parasite, dans son jeune âge, arrive chez un hôte ou dans un organe qui ne lui donne point les conditions nécessaires à son développement ultérieur, le plus ordinairement il est expulsé ou il périt; parfois cependant il y vit dans un état plus ou moins rudimentaire. Nous l'appellerons un *parasite égaré*. Il peut se faire aussi qu'un parasite adulte quitte l'organe qui est son séjour normal et qu'il pénètre dans un autre organe, comme l'ascaride lombricoïde (parasite de l'intestin), qui se porte accidentellement dans les canaux biliaires ou dans la trachée artère. Ce parasite peut parfois vivre quelque temps dans son nouveau séjour, mais il occasionne ordinairement des accidents en rapport avec les fonctions de l'organe envahi. Nous le désignerons sous le nom de *parasite erratique*.

Nous nommerons *hôte transitoire* celui dans lequel l'embryon se développe naturellement et acquiert la condition de larve, mais jamais son développement total: *hôte naturel* celui que le parasite habite à l'état de larve lorsque l'adulte vit indépendant. Enfin nous appellerons *hôte étranger* ou *accidentel* l'individu qui loge le parasite égaré.

## VIII. — *Propagation. Préservation.*

1. *Propagation des parasites.* — Depuis les temps les plus reculés et presque jusqu'à nos jours, deux théories relatives à la génération des parasites avaient paru suffire à expliquer leur origine. L'une regardait ces êtres (les vers intestinaux au moins) comme héréditaires et passant du père à l'enfant; on faisait ainsi remonter cette origine au père du genre humain pour ce qui est des parasites de l'homme L'autre théorie était celle de la génération spontanée.

Quant à l'hérédité des vers intestinaux, cette opinion fut surtout celle des médecins anciens qui, ne connaissant que trois sortes de vers chez l'homme et pour ainsi dire aucune chez les animaux, n'avaient en outre sur la nature de ces parasites que des idées fort erronées. Elle fut bientôt abandonnée par les naturalistes qui, comme Bremser, comptèrent chez l'homme douze espèces de vers intestinaux, huit chez le chien, neuf chez le cheval, onze chez le bœuf, etc.

La transmission de certains parasites peut cependant avoir lieu par hérédité. Chez les végétaux, elle pourrait sans doute s'accomplir par la graine; elle se fait au moins quelquefois par les boutures ou les tubercules. Chez les animaux, les corpuscules de la pébrine se transmettent par l'œuf.

Gruby et Delafond ont constaté que les larves de la filaire hématique du chien existent surtout chez des individus nés de parents atteints de cette filaire, mais ils n'ont apporté aucun éclaircissement sur la raison de ce fait.

Ces exemples suffisent pour montrer que certains parasites peuvent se transmettre héréditairement; mais on conçoit que cette transmission, quant à la manière dont elle s'accomplit, n'est pas en rapport avec l'idée que s'en faisaient les médecins anciens.

L'explication de l'origine des parasites par une génération

spontanée fut plus généralement acceptée, et même, lorsque l'on connut les organes génitaux, les œufs, les embryons de plusieurs entozoaires, cette théorie eut encore parmi les helminthologistes les plus éminents des défenseurs convaincus En effet, on ne pouvait expliquer comment les œufs des parasites qui vivent dans l'intestin arrivent dans cet organe chez un autre individu et surtout dans les cavités closes, dans des parties inaccessibles, comme le foie, le cerveau, l'œil ! D'ailleurs beaucoup d'entozoaires, tels que le cœnure, l'échinocoque, le cysticerque, ne possèdent ni organes génitaux, ni œufs. D'un autre côté, aussitôt retirés des viscères qu'ils habitent, ces vers périssent : comment donc se transporteraient-ils dans de nouveaux hôtes ? Tels sont les principaux arguments qui affirmaient pour ces naturalistes la génération spontanée d'un certain nombre de parasites.

Les travaux accomplis depuis un demi-siècle sur ces questions ont montré l'inexactitude de ces objections. Après avoir prouvé par l'observation et l'expérimentation que les parasites agames sont des larves, que ces larves deviennent adultes dans des conditions particulières, et que dans cette dernière phase de leur développement tous les parasites animaux ou végétaux produisent par myriades des œufs ou des semences qui se dérobent à notre vue par leur extrême petitesse, ces travaux ont mis en évidence les conditions nombreuses et diverses qui amènent les corps reproducteurs chez l'hôte, dans l'organe où se développe et où vit l'individu qui en provient. Or, c'est la découverte de ces conditions surtout qui a porté la lumière dans la question jusque-là si obscure de la propagation des êtres qui vivent aux dépens des autres.

Les conditions de la transmission parasitaire, comme nous allons le voir, sont extrêmement variées. Elles sont tout à fait différentes lorsque les parasites vivent extérieurement ou intérieurement et suivant que, à l'état adulte, ils peuvent se porter d'un lieu dans un autre ou que, au contraire, ils périssent immédiatement après avoir quitté leur habitat naturel.

C'est surtout chez ces derniers, qui pour la plupart sont des entozoaires, que les conditions de la propagation ont été couvertes jusqu'à nos jours d'une profonde obscurité. C'est donc de la propagation des entozoaires, ou parasites internes, que je vais d'abord m'occuper.

Le premier acte de la propagation chez les entozoaires est l'expulsion hors de l'organisme hospitalier des œufs ou de leurs embryons nouvellement éclos. Le second est la réintégration des œufs, des embryons ou des larves qui en proviennent.

Dans la plupart des cas, les fonctions mêmes des organes deviennent les agents de la dissémination. Les œufs des entozoaires abandonnés après la ponte dans l'intestin, dans les conduits biliaires ou urinaires, sont amenés au dehors avec les liquides excrétés ou bien avec le résidu des matières alimentaires. Relativement aux organes qui ne sont pas doués d'un mouvement propre ou qui ne sont pas balayés par un liquide, le mécanisme de cette expulsion n'est point aussi facile à concevoir. Telles sont les voies aériennes qui chez beaucoup d'animaux sont habitées par des parasites de divers ordres. Or, c'est encore par les fonctions propres de ces organes que les œufs des parasites qui s'y trouvent ne s'y accumulent point après la ponte et sont transportés au dehors. En effet, la membrane muqueuse des voies respiratoires est couverte de cils vibratiles qui ont pour fonction d'expulser les poussières qu'amène l'air inspiré; ces poussières conduites dans le pharynx par le mouvement des cils passent de là dans le tube digestif. J'ai montré que, de même, les œufs déposés dans les voies aériennes par les entozoaires qui les habitent sont amenés dans le pharynx par les mouvements des cils vibratiles, et de là ils arrivent dans les voies intestinales, puis au dehors.

J'ai fait connaître le mode de dissémination des œufs pour les entozoaires qui vivent dans le poumon de la grenouille [1], puis pour le *sclérostome syngame*, nématoïde remarquable qui

1 *Mémoires de la Société de biologie*, 3e série, t. IV, p. 267-271, 1862.

se propage par épizooties meurtrières chez un grand nombre de gallinacés et chez d'autres oiseaux. L'embryon du scléro-stome syngame, comme ceux des parasites du poumon de la grenouille *(ascaris nigrovenosa)*, se développant dans l'œuf après que celui-ci a parcouru tout le tube digestif de son hôte, ne peut dans aucun cas éclore dans les organes où séjournent ses parents.

Les entozoaires qui se trouvent dans les parenchymes, en dehors des cavités organiques, y sont ordinairement à l'état de larves et n'émettent point de corps reproducteurs; leur propagation m'occupera autre part. Ceux qui dans ces organes atteignent l'état adulte ne forment qu'un très petit nombre d'espèces. L'un de ces rares entozoaires est la filaire de Médine, bien décrite déjà par Rufus, et qui attaque l'homme dans les contrées intertropicales. Ce ver est vivipare et, lorsque ses ovules sont mûrs, il sort des tissus de son hôte par une petite ulcération qui s'est formée au devant de lui. Il laisse alors échapper au dehors ses myriades d'embryons.

Tels sont les divers modes de dissémination des œufs ou de leurs produits immédiats, les embryons, chez la plupart des entozoaires.

Suivant l'habitat et les mœurs de leur hôte, les œufs des entozooaires arrivent sur des terrains arides ou submergés, déserts ou habités, dans des eaux douces ou salées. Pour les vers de l'homme, par exemple, et ceux d'un grand nombre de mammifères et d'oiseaux, les œufs sont expulsés et transportés au loin avec les excréments, d'où il semble qu'ils ne puissent jamais revenir, car ni la nourriture ni les boissons de l'homme et de ces animaux ne sont compatibles avec un semblable retour.

Ils reviennent cependant, mais par des moyens fort divers et avec l'aide du temps qui se compte non-seulement par mois et par saisons, mais encore par années. Ce retour s'accomplit tantôt par l'œuf lui-même, tantôt par l'embryon qui en est éclos, et le plus souvent par une larve intermédiaire entre l'embryon et l'adulte. Parfois la réintégration s'opère par des individus d'une génération nouvelle qui reste plus ou moins longtemps indépendante.

Examinons d'abord le cas dans lequel l'œuf est l'agent exclusif du retour.

Ce cas est celui de l'ascaride lombricoïde et du trichocéphale de l'homme, dont la migration nous fera connaître celle de beaucoup d'autres entozoaires.

Les œufs abandonnés par la ponte dans l'intestin qu'habitent ces vers ne sont encore nullement développés, ils ne peuvent donc y éclore. Expulsés avec les matières intestinales, ils en subissent toutes les pérégrinations; ordinairement ces matières sont déposées sur le sol autour des habitations ou sont transportées dans les champs. L'œuf séjourne donc sur la terre, ou bien il est entraîné par les pluies dans les fossés, les mares, les ruisseaux, qui reçoivent l'excès des eaux pluviales.

Après plusieurs mois de cet abandon, l'œuf commence à se développer et l'embryon se forme, puis reste en état de vie latente dans la coque qui le protège. Un jour, s'il a été entraîné dans un puits, dans quelque ruisseau où l'homme vient puiser sa boisson, il entre avec cette boisson dans le tube digestif de l'individu qui est l'hôte naturel de son espèce. L'embryon est vivifié par la chaleur, il s'agite et perce la coque ramollie par les sucs intestinaux. Il se trouve ainsi tout porté dans l'intestin qui lui offre les conditions nécessaires à son développement complet.

Mais, entre le moment de l'expulsion de l'œuf et sa réintégration dans l'intestin, il faut évidemment un long espace de temps: aussi l'embryon des ascarides lombricoïdes, comme celui du trichocéphale de l'homme, comme beaucoup d'autres, peut-il attendre même pendant quatre ans le moment où le hasard le ramènera chez son hôte naturel.

Ce n'est point une loi générale que la longue durée du séjour de l'embryon dans la coque de l'œuf. Cette durée est très variable chez les diverses espèces d'entozoaires, et l'éclosion a lieu parfois immédiatement après la ponte, parfois avant; c'est dire qu'il existe des parasites ovovivipares ou vivipares. L'embryon de l'*ascaris nigrovenosa* de la grenouille par exemple sort de la coque aussitôt après qu'il a parcouru le tube digestif de ce batracien, celui de la *trichina spiralis* et celui de la filaire de l'homme éclosent avant la ponte dans l'organe génital de leur mère et sont ainsi expulsés vivants.

Or le séjour plus ou moins prolongé de l'embryon dans l'œuf est une condition qui, pour chaque espèce, a sa raison d'être, et qui répond à la migration plus ou moins facile de l'entozoaire qui en proviendra.

Les conditions dans lesquelles arrive l'œuf expulsé des organes de l'hôte sont généralement en rapport avec le genre de vie de cet hôte, car, dans le plus grand nombre des cas, l'œuf doit se développer ou achever de se développer en liberté. Si l'hôte vit dans l'eau, s'il vit sur un terrain plus ou moins aride, c'est dans l'une ou l'autre de ces conditions que cet œuf forme son embryon. Les œufs de certains entozoaires périssent sans se développer, s'ils se trouvent dans un milieu humide; d'autres au contraire périssent s'ils se trouvent dans un milieu desséché.

J'ai exposé le résumé de mes recherches[1] de la manière suivante : Cette propriété de se développer dans un milieu sec ou dans un milieu humide est elle dévolue à tel ou tel entozoaire ? Est-elle l'attribut d'une famille, d'un genre déterminé ? On peut reconnaître tout d'abord que cette faculté est propre à l'espèce et non à la famille ou au genre.... Les œufs des entozoaires dont l'hôte habite des parages constamment humides ne se développent que dans un milieu humide; c'est l'inverse pour ceux des animaux qui habitent, à l'état de nature, des terrains arides. Les œufs de leurs vers intestinaux, disséminés sur un sol desséché, trouveraient bien rarement les conditions de leur développement, s'il leur fallait aussi un milieu humide.

D'un autre côté, si l'on porte son examen sur la constitution des œufs de ces parasites, on les trouve à certains égards en harmonie avec les conditions qui les attendent. Chez certaines

1 *Mémoires de la Société de biologie.*

espèces, les œufs sont pourvus d'une coque simple, très mince ou à peine perceptible, chez d'autres ils ont une coque épaisse résistante et parfois double ou triple : or il est remarquable que ces différences dans la constitution de la coque sont en rapport avec la durée que doit avoir l'œuf après la ponte, durée qui est plus ou moins longue, suivant des conditions dépendantes, soit du parasite, soit de l'hôte[1].

Je ne m'arrêterai pas à faire ressortir les rapports que ces faits démontrent entre le genre de vie de l'hôte et la constitution ou les propriétés des œufs du parasite, à montrer que, si les conditions de la transmission sont difficiles et les occasions rares, la constitution de l'œuf l'assure contre les chances d'une destruction prochaine; que, si les circonstances extérieures ont quelque chose de spécial, l'œuf offre aussi dans les facultés de son développement quelque chose de spécial. Il serait superflu d'insister sur ces considérations, car il est évident que, si le parasitisme a lieu aussi universellement, c'est par l'harmonie qui existe entre les conditions de transmission du parasite et celles de la vie de l'hôte.

Lorsque l'embryon, mis en liberté dans le tube digestif d'un animal, trouve dans l'intestin son séjour normal, il s'y développe et devient adulte; si cet animal n'est point son hôte naturel, il est expulsé avec les matières intestinales et généralement il périt.

Cependant il arrive que, bien que l'intestin n'offre point à l'embryon les conditions nécessaires à son développement ultérieur, ces conditions se rencontrent dans quelque autre organe de l'individu qui a reçu cet embryon. Et ceci peut se présenter lorsque le parasite doit acquérir la période de larve dans un organe autre que celui où il deviendra adulte. Par exemple, le tænia armé de l'homme doit, avant d'acquérir l'état parfait, passer par une période de larve qui s'accomplit sous la forme de cysticerque, soit dans un organe parenchymateux, soit dans une cavité séreuse. On sait que c'est géné-

[1] *Mémoires de la Société de biologie*, 3e série, t. IV, p. 273, 1862.

ralement chez le porc que se développe le cysticerque du *tænia solium* (cysticerque ladrique); il peut néanmoins se développer aussi dans les muscles, le cerveau, l'œil, etc., chez l'homme.

Ainsi, lorsque l'embryon est mis à nu dans l'intestin d'un individu qui lui donne, en dehors de cet organe, les conditions de son développement larvaire, le petit être prend un rôle actif. Il s'attache aux parois intestinales, les traverse et, soit par ses propres efforts, soit à la faveur de la circulation, s'il a pénétré dans un vaisseau, il arrive dans l'organe nécessaire à l'accomplissement de la seconde phase de son développement.

Avant d'aller plus loin, nous nous demanderons pour quelle raison l'embryon du *tænia solium* chez l'homme se hâte-t-il de quitter cet organe où il doit nécessairement revenir un jour, car c'est là seulement qu'il pourra acquérir son développement complet. Cette raison, qui me paraît n'avoir pas été comprise par la plupart des helminthologistes, est cependant facile à trouver, si l'on examine comparativement l'organisation de l'embryon et celle de la larve qui revient dans le tube digestif.

La larve du tænia nous représente un scolex, c'est-à-dire une phase de développement intermédiaire à l'embryon et au proglottis (phase adulte). Or, l'organisation de l'embryon est bien différente de celle du scolex, et cette organisation du scolex ne peut être acquise que dans un organe parenchymateux. De là il résulte pour l'embryon la nécessité d'émigration hors du tube digestif, puis de subir une seconde émigration qui le ramène à l'état de larve dans cette cavité.

La *trichina spiralis*, qui appartient à un autre ordre d'entozoaires, offre des conditions tout à fait semblables. La trichine adulte vit dans le tube digestif; elle y dépose des embryons qui quittent immédiatement cette cavité pour se porter dans les muscles où ils acquièrent la constitution de larve. Or l'embryon représente un sac vitellin sans organisation appréciable, tandis que la larve qui se constitue dans les muscles est parfaitement organisée et ne diffère de la trichine adulte que par l'absence des organes génitaux. C'est donc pour acquérir une organisation plus complète que l'embryon émigre dans les muscles, et c'est pour achever le cycle total de son développement qu'il revient dans l'organe qu'il a primitivement quitté.

Je n'ai parlé jusqu'ici que des entozoaires qui arrivent dans le tube digestif de leur hôte futur à la période embryonnaire et renfermés encore dans la coque de l'œuf. Or, dans un grand nombre de cas, le régime de vie de l'hôte ne permet pas un semblable retour. Comment pourrait-il se faire, en effet, chez les animaux qui ne boivent pas, chez ceux qui ne se nourrissent que de proies vivantes, etc. ? Dans ces cas, le retour s'accomplit encore par l'embryon devenu libre plus ou moins promptement, mais ce retour est ordinairement moins direct.

Certains entozoaires sont vivipares ou ovovivipares. Or, chez ces entozoaires, la coque de l'œuf étant très-mince, l'embryon la perce facilement et devient libre tout de suite après la ponte. Dans cette condition, il ne tarderait pas à périr, s'il ne se trouvait dans un milieu favorable à son développement ou si, différent en cela de son parent adulte, il ne possédait des propriétés qui le défendent contre les offenses d'une vie extérieure.

Les deux cas se présentent, en effet, et j'en citerai deux exemples vulgairement connus. Les embryons de la trichine périraient quelques instants après avoir eu le contact de l'air, mais, comme je l'ai dit ci-dessus, ils traversent les parois intestinales aussitôt après l'éclosion et vont directement dans les muscles de leur hôte. L'*anguillule de la nielle* adulte périt dès qu'on la retire de l'épi de blé où elle vit en parasite, mais elle est douée dans son jeune âge de la faculté de résister à une dessiccation complète; grâce à cette faculté, les anguillules récoltées à l'époque de la moisson avec le blé se revivifient à l'époque des semailles dans la terre humide comme le grain de blé même. Les embryons de la filaire de l'homme, qui se répandent sur le sol dans les contrées tropicales, ont aussi la propriété de se dessécher et de revivre après être humectés avec de l'eau; d'autres résistent à la congélation et à l'action de divers agents qui tuent rapidement leurs parents adultes.

C'est grâce à ces propriétés spéciales pendant le jeune âge que les embryons d'un grand nombre d'entozoaires peuvent attendre ou chercher les occasions de s'introduire dans de nouveaux hôtes.

Chez les entozoaires qui ne sont pas vivipares ou ovovivipares l'embryon ne se développe dans l'œuf qu'après la ponte. Cet œuf, comme ceux dont j'ai parlé d'abord, peut être livré pendant plus ou moins longtemps aux hasards des circonstances extérieures avant que l'embryon s'y soit formé. Il est donc, comme ceux-là, pourvu d'une coque résistante que l'embryon ne pourrait percer, car elle n'est point destinée à subir l'action des sucs digestifs de l'individu qui deviendra son hôte naturel. Parfois, dans ces cas, la coque est pourvue à l'un de ses bouts d'une calotte ou opercule mobile. Lorsque, après plusieurs semaines ou plusieurs mois, l'embryon est arrivé à maturité, il soulève cet opercule et devient libre dans le milieu ambiant qui est ordinairement liquide. Il nage alors, au moyen de cils vibratiles, et va à la recherche d'un hôte dans lequel il pourra accomplir la période de larve. Il pénètre dans ses organes, quelquefois après avoir été avalé, mais le plus souvent à travers les téguments et en se servant d'instruments perforatifs dont il est armé.

L'embryon étant parvenu, de quelque manière que ce soit, dans un tissu, dans une cavité close ou dans un organe parenchymateux, prend la constitution de larve; mais ce n'est point dans ce premier séjour que la larve acquiert des organes génitaux et qu'elle devient adulte; elle ne peut le faire presque toujours que dans la cavité de l'intestin. La larve ne sort point spontanément de la prison vivante; pour accomplir cette dernière migration, il faut que son hôte soit dévoré par un hôte animal, il faut, en outre, que celui-ci soit de l'espèce à laquelle le parasite appartient naturellement.

Ces conditions, en apparence presque irréalisables, sont cependant remplies par cette circonstance que l'hôte qui loge la larve est souvent destiné par la nature à servir de proie à l'animal qui donne asile au parasite adulte.

Les entozoaires dont nous venons de parler n'ont aucun souci de leur progéniture. Tous abandonnent leurs œufs ou leurs embryons sans chercher à les placer dans des conditions favorables à leur développement. Il n'en est pas de même d'un grand nombre d'autres parasites, qui cherchent au contraire à donner à leur progéniture une existence assurée. C'est ainsi que les larves d'un grand nombre de diptères qui habitent le tube digestif, les cavités nasales, les tissus sous-épidermiques de certains animaux sont arrivées dans ces parties par la prévoyance de leur mère. C'est ainsi que les œstres déposent leurs œufs, soit dans les cavités ouvertes où ils doivent se développer, soit sur des parties accessibles à la langue de l'animal qui les avale en se léchant. Une autre mouche non moins fâcheuse et commune en Amérique, la *Cuterebra (Dermatobia noxialis)*, place ses œufs sur la peau des bœufs, des chiens, et de l'homme même ; les petites larves s'introduisent dans les tissus.

Un diptère qui ne diffère point beaucoup de nos mouches bleues et vertes de la viande, et qui se trouve aussi en Amérique *(lucilia hominivorax)*, pénètre rapidement dans les narines de l'homme, ordinairement pendant son sommeil, y dépose en un instant plusieurs œufs dont les larves bientôt écloses déterminent les accidents les plus douloureux, accidents mortels, si le médecin n'intervient pas assez à temps pour en débarrasser le malheureux malade. C'est surtout parmi les insectes hyménoptères que l'on voit en action l'instinct de la mère à la recherche de l'hôte qui convient à sa progéniture.

Je ne rappellerai pas ce que les naturalistes ont signalé souvent avec admiration dans les mœurs des divers ichneumoniens, braconides, ptéromaliens, etc. Qui n'a lu l'histoire de ces petits hyménoptères dont la larve est parasite des larves gallicoles ? A peine la mère de celle-ci a-t-elle déposé un œuf sous l'épiderme d'une plante où se formera une gale, que l'ichneumon qui le surveille y vient déposer le sien d'où sortira plus tard le parasite de l'insecte de la galle.

Parmi les innombrables espèces de parasites, les moyens de propagation sont nombreux et en rapport avec l'organisation de ces êtres, avec les milieux qu'habitent les hôtes, avec leur genre de vie et leurs mœurs : ils sont donc extrêmement variés. Je ne puis m'étendre sur cette question autant qu'elle le mériterait, mais je veux signaler encore un autre mode de propagation très universellement répandu : c'est celui qui s'accomplit par le parasite adulte qui émigre lui-même d'un individu sur un autre, ou par ses œufs qui attachés aux poils, aux plumes, à l'épiderme, sont transportés accidentellement avec ces supports. Ainsi s'accomplit la transmission de la gale et de la phthiriase chez l'homme, et celle de la plupart des ectozoaires chez les animaux.

En résumé, tels sont les principaux modes de propagation qui ont été observés dans le parasitisme des animaux. Les organes superficiels ou les organes profonds qui communiquent avec l'extérieur sont envahis par l'émigration du parasite ou par le transport de ses œufs. Les cavités closes, les parenchymes, les parties inaccessibles, sont atteints par les embryons ou bien par les larves qui accomplissent ou qui activent la transmigration, ou bien enfin par les œufs que l'instinct maternel a fait déposer dans l'endroit le plus approprié. Si l'on considère que pour la propagation du parasite le corps reproducteur doit atteindre le plus souvent un seul animal, et dans cet animal un seul organe, si l'on remarque, en outre, que ces corps reproducteurs sont pour la plupart abandonnés au hasard et même dans des conditions incompatibles avec leur retour prochain, on aura quelque peine à concevoir que certaines de ces espèces de parasites puissent ne pas périr nécessairement, car combien s'égarent et jamais ne reviennent au but !

Mais, pour parer à leur immense déperdition, les corps reproducteurs de la plupart des parasites sont produits en quantités innombrables et dépassent même notre conception. Le calcul seul peut en établir approximativement le nombre :

Dujardin a estimé à 25 millions le nombre d'œufs que contenait un *tænia serrata* du chien, espèce qui n'atteint point cependant une très grande longueur; suivant Eschricht, un bothriocéphale qu'il a examiné possédait approximativement 10 millions d'œufs ; et combien ces vers qui se régénèrent pendant plusieurs années peuvent-ils en produire !

L'*ascaride lombricoïde*, qui vit dans l'intestin de l'homme pond jusqu'à 50 millions d'œufs; on a peine à concevoir la quantité qui doit en sortir de l'intestin, quand un individu possède à la fois un grand nombre de ces parasites. Si l'on ajoute qu'un grand nombre d'entozoaires se multiplient à l'état de larve par une génération alternante, on verra que ces êtres ont une puissance de propagation telle, qu'il semble impossible que les animaux qui sont leur hôte puissent parfois leur échapper.

Les moyens de la propagation chez les végétaux parasites ne sont pas moins variés. Les corps reproducteurs, comme nous l'avons vu chez les champignons entophytes, sont constitués différemment, lorsqu'ils doivent se développer prochainement ou lorsqu'ils doivent attendre toute une saison. Il en est de même chez certains parasites phanérogames : les graines qui s'implantent aussitôt après la germination sur un végétal, qui fournit à la plante naissante toute la nourritnre dont elle a besoin, telles que celles des orobanches, ne possèdent que des cotylédons rudimentaires ou même en manquent tout à fait.

Les corps reproducteurs des parasites végétaux jouissent parfois aussi d'une vitalité particulière qui est en harmonie avec les conditions de la propagation. Leur nombre est généralement prodigieux et s'élève à des milliards chez certains champignons; en outre, ces végétaux se reproduisent encore de diverses manières aux périodes successives et multiples de leur développement.

2. *Préservation de l'hôte.* — Je viens de dire par quels moyens nombreux et variés les parasites atteignent leur hôte

et comment ils parviennent dans les organes les plus inaccessibles. J'espère avoir apporté quelque lumière dans ces questions de la propagation des parasites, questions naguère couvertes d'une obscurité impénétrable. Je suis amené à rechercher comment les individus indépendants peuvent échapper aux atteintes de leurs parasites, et comment ils ne sont pas ordinairement détruits par ceux-ci. Or, si les moyens d'attaque sont nombreux, ceux de la défense ne le sont pas moins.

Les moyens de préservation se trouvent tantôt dans les corps reproducteurs émis par le parasite, tantôt dans certaines conditions organiques de l'hôte, parfois dans des condittons indépendantes de l'un et de l'autre. Mais, avant de parler des moyens particuliers de la préservation des hôtes, je signale une condition considérable qui forme le plus grand obstacle à l'invasion indéfinie du parasitisme : c'est la subordination du parasite à un hôte déterminé, subordination à laquelle s'ajoute encore celle du parasite à un organe également déterminé.

De Bary a reconnu que la rouille blanche des crucifères ne s'introduit que par les cotylédons de ces plantes lorsqu'elles viennent de germer. Kuhn a constaté que le charbon *(ustilago segetum)* et la carie *(tilletia caries)* envahissent les céréales quand elles sont encore très jeunes en y pénétrant vers le collet.

Le principal obstacle opposé à l'envahissement parasitaire provenant du corps reproducteur est dû à l'absence au moment de la ponte d'un développement suffisant pour qu'il puisse parcourir les phases ultérieures de son évolution dans l'organe et sur l'individu même où son parent l'abandonne. Si les œufs des entozoaires de l'homme, par exemple, ceux de l'ascaride lombricoïde, du trichocéphale, du bothriocéphale, qui sont pondus par millions dans l'intestin, pouvaient éclore et se développer immédiatement, un seul de ces entozsoaires suffirait toujours pour tuer son hôte. Mais, les œufs de ces entozoaires n'étant pas encore fractionnés au moment de la ponte l'embryon ne s'y forme que plusieurs semaines ou plusieurs mois après, en sorte qu'il sont depuis longtemps expulsés du tube digestif où ils ont été d'abord déposés. Il en est de même du premier stade de la propagation des parasites entozoaires d'un grand nombre d'animaux,

Chez les entozoaires qui sont vivipares ou ovovivipares, l'embryon ne peut, le plus ordinairement, acquérir la condition de larve par laquelle il doit passer avant de devenir adulte, dans l'organe même où il éclôt. La période de larve doit s'accomplir dans un autre organe et presque toujours chez un animal d'une autre espèce que celui qui le recevra adulte, Ainsi s'impose pour certains œufs des entozoaires la nécessité d'une pérégrination plus ou moins longue avant qu'ils soient aptes à éclore. Pour certains embryons, la nécessité d'une émigration dans un organe autre que celui qui lui donnera asile pendant son état parfait n'est pas moins indispensable. De là en définitive, pour l'hôte, la préservation du danger d'être envahi et détruit par les myriades des corps reproducteurs de son parasite.

Quel que soit donc le nombre des œufs ou des embryons des entozoaires versés dans les organes de l'hôte, aucun ne peut l'atteindre avant d'avoir parcouru une migration aventureuse et de longue durée. Beaucoup d'autres parasites animaux ou végétaux sont soumis aux mêmes lois dans leur propagation. Les conditions de la préservation qui dépendent de l'hôte ne sont pas toujours faciles à expliquer, mais leur existence n'en est pas moins certaine. L'âge est un obstacle. Les médecins ont reconnu, en effet, que les parasites de l'homme sont plus ou moins communs aux différents âges et même suivant le sexe. Mais pour apporter ici plus de précision, nous citerons des exemples que les recherches expérimentales ont rendus plus manifestes : le cœnure cérébral, qui n'atteint que de jeunes animaux, la trichine qui, chez le chien, n'arrive dans les muscles que lorsque cet animal est très jeune. Dans l'un et l'autre cas, l'explication qu'on pourrait donner du fait est sans doute la même, c'est que les embryons de ces entozoaires ne peuvent accomplir leur pépégrination nécessaire lorsque les tissus sont devenus trop résistants. On a constaté que le porc ladre n'a pu être envahi par les cysticerques que dans son jeune âge. D'un autre côté, l'état de santé est aussi une condition d'invasion ou de préservation; on sait que les animaux misérables et malades se couvrent de vermine et que la bonne nourriture et l'engraissement sont, chez le mouton, un moyen de guérison de la gale.

Les champignons parasites pénètrent sur certains végétaux par un organe transitoire dans le jeune âge, c'est-à-dire existant aux premières périodes de l'accroissement de ces végétaux.

3. *Moyens de défense contre le parasite.* — En dehors des conditions provenant du parasite et de l'hôte, il en est d'autres qui ne sont pas moins importantes. Ne pouvant donner à cette question tous les développements qu'elle comporte, je vais montrer seulement par quelques exemples que ces conditions sont très variées et que de leur connaissance on pourrait tirer grand profit pour s'opposer à la propagation trop souvent pernicieuse de certains parasites.

Les saisons ont une action considérable sur l'apparition ou la disparition des parasites et leur action s'exerce de diverses manières. Les parasites sont, en général, rares au printemps et augmentent de nombre jusqu'aux approches de l'hiver. Beaucoup de corps reproducteurs, n'ayant qu'une existence limitée, périssent parce que leurs hôtes, ayant disparu pendant l'hiver, ces corps reproducteurs ne peuvent attendre la saison suivante pour se propager. D'autres, parmi ces corps, sont atteints dans leur vitalité par le froid ou par l'humidité trop persistante; d'autres encore qui doivent passer par plusieurs phases de développement périssent avant d'avoir atteint l'état parfait, parce que l'hôte provisoire qui les héberge périt lui-même par l'effet de la saison, etc.

Les conditions atmosphériques variables agissent sur les corps reproducteurs comme les saisons mêmes; si l'humidité exceptionnelle favorise la propagation de certains parasites, ce qui se voit surtout chez les végétaux, la sécheresse l'entrave ou l'empêche absolument.

La propagation peut encore être entravée par l'absence des moyens de transport des corps reproducteurs, des embryons ou des larves.

Les œufs d'un grand nombre d'entozoaires se développant en liberté sur la terre ou dans les eaux reviennent dans les organes de l'hôte par les boissons ou les aliments. C'est ce que j'ai déjà dit et prouvé pour les œufs de l'ascaride lombricoïde, du trichocéphale de l'homme, et pour beaucoup d'autres vers intestinaux des animaux. Or, comme je l'ai fait voir pour les parasites intestinaux de l'homme, leurs œufs sont arrêtés par un filtre, et c'est ce qui fait que ces parasites, si communs autrefois à Paris, sont devenus très rares. En effet, l'usage des filtres est devenu, depuis un demi-siècle, presque universel pour les établissements publics et même chez les particuliers. La filtration des eaux, qui arrête dans nos cuisines les œufs de nos parasites, s'accomplit en grand dans la nature à travers les sables ou les terrains d'où émergent les sources vives et des cours d'eau.

La coction des aliments est encore un moyen préservateur de la plus haute importance, et, pour n'en citer qu'un exemple, je rappellerai que c'est grâce à la cuisson de la viande du porc que la trichine est restée tout à fait inoffensive dans nos pays.

Chez les parasites qui, avant d'atteindre leur hôte naturel, doivent acquérir l'état de larve dans un hôte transitoire, l'absence dans une contrée de l'animal qui sert d'hôte transitoire fait que dans cette contrée certains animaux ne présentent jamais les parasites dont ils sont atteints autre part. C'est là une des limitations de certains parasites dans des contrées particulières.

Enfin, dans les pays où les habitants sont clairsemés, chez les nomades, chez les peuples où les castes ont un régime de vie particulier, etc., la propagation des parasites trouve des obstacles en rapport avec ces dernières conditions spéciales.

Je ne puis passer sous silence un des osbtacles les plus puissants à l'envahissement parasitaire, obstacle qui est partout en action autour de nous, mais que nous n'apercevons pas, parce que les auteurs se dérobent généralement à notre vue. Il s'agit de la guerre que se font incessamment de petits êtres, insectes ou arachnides pour la plupart, dont les uns vivent plus ou moins complètement en parasites sur les plantes, et les autres envahissent ces parasites dans leur condition de larves.

Le nombre des insectes qui détruisent les plantes est énorme et ceux qui causent les plus grands ravages se trouvent souvent parmi les plus petits. Ce sont des larves qui dévorent les feuilles, qui les minent ou qui les épuisent par la succion, qui s'attaquent aux organes floraux et aux fruits, qui envahissent les troncs, les racines, causent des tumeurs ou des galles, etc., et dont la propagation est telle que, si elle ne rencontrait pas d'obstacles, beaucoup de plantes disparaîtraient en peu d'années. Pour beaucoup d'espèces, cet obstacle est le parasitisme même. Il n'est peut-être pas d'insecte qui n'ait ses parasites dont la multiplication est tout au moins aussi rapide que celle de leurs hôtes. En voici des exemples :

Les chenilles des lépidoptères et les larves des diptères qui minent les feuilles sont toutes attaquées par des parasites qui, rares d'abord au printemps, sont tellement nombreux en automne, que presque toutes les larves hospitalières en sont atteintes et périssent. « Deux cents chenilles ayant été récoltées sur des choux, dit le professeur Émile Blanchard, ne donnèrent que trois papillons, les cent quatre-vingt-dix-sept autres étaient attaquées par des *microgasters*. Or, il ne faudrait pas voir là un cas exceptionnel, il en est presque toujours de même ; et, en admettant que le nombre des parasites soit dans certaines années un peu moins considérable, il est toujours énorme... Quand les insectes phytophages sont devenus très nombreux, ajoute Ém. Blanchard, les parasites se multiplient au delà des limites ordinaires. Ils anéantissent une quantité énorme d'individus ; mais l'année suivante, les femelles des ichneumoniens, des chalcidiens ou des proctotrupiens, ne trouvant plus assez abondamment l'espèce qui leur convient (chaque parasite a son hôte particulier) pour effectuer le dépôt de leurs œufs, meurent sans avoir pu assurer l'existence de leur progéniture. Les parasites alors sont devenus rares ; les phytophages se multiplient de nouveau outre mesure jusqu'à ce que le point d'arrêt de la nature vienne de nouveau se faire sentir[1].

Les considérations relatives au rôle du parasitisme comme modérateur dans la production excessive de certains êtres qui deviennent nuisibles aux autres s'appliquent, chez les insectes, au parasitisme même. En effet, un très grand nombre parmi les insectes qui détruisent les végétaux par leur multiplication excessive ont sur les plantes une existence parasitaire. Tels sont les aphides, qui ont pour ennemis les larves d'hémérobe, celles des syrphes, des coccinelles ; tels sont encore les gallinsectes et les larves des muscides qui minent les feuilles et qui sont attaqués par les braconiens et proctotrupiens surtout ; le *phylloxera* ne paraît pas avoir en France de parasites actifs.

Un autre insecte dont la propagation indéfinie aurait pour l'alimentation de l'homme des conséquences bien plus désastreuses que celle du *phylloxera vastatrix* est la *cécidomyie du froment (cecidomyia tritici* Latreille). Cet insecte vit lui-même en parasite sur le blé. A l'état adulte, il ressemble

[1] Ém. Blanchard, in *Dictionnaire d'histoire naturelle de d'Orbigny*, article ICHNEUMON, p. 11 et 13.

a une miniature du cousin vulgaire, la couleur est jaune, la taille d'environ 2 millimètres de longueur. La femelle est armée d'une sorte de tube qu'elle enfonce entre les glumes des épillets du blé et dépose plusieurs œufs à l'endroit même où le grain, qui n'est pas encore formé, doit prendre naissance. La ponte finit quand l'épi entre en fleur. Les larves qui ne tardent pas à éclore sucent le grain naissant qui se développe plus ou moins ou qui s'atrophie complètement. suivant le nombre de ses parasites qui est quelquefois de quinze à vingt pour un seul grain.

Ces insectes se multiplient d'année en année, de telle sorte qu'ils finiraient par détruire complètement la plante nourricière. Ils occasionnent ainsi aux agriculteurs des pertes considérables. Dans certains états de l'Amérique, en quelques années, ils anéantissent complètement toute la récolte du blé. Mais les effets de la cécidomyie sont arrêtés par la multiplication parallèle de parasites tout aussi petits qu'elle, et appartenant à l'ordre des hyménoptères. Ces parasites déposent leurs œufs dans les épillets où la cécidomyie a placé les siens et les larves qui en proviennent s'attaquent à celles qui sortent de ces derniers et les détruisent. « On a remarqué en Amérique qu'au bout de deux ou trois ans de ravages considérables causés par les cécidomyies, leurs parasites prenaient le dessus et que les récoltes revenaient à leur état normal de production. Les cécidomyies se multipliant alors dans d'autres régions, le parasite les suivait, et là encore, après quelques années de mauvaises récoltes, l'équilibre se rétablissait[1]. »

Les ravages des insectes des forêts limités par des parasites ont été très étudiés par Ratzeburg[2].

## IX. — *Classification.*

En donnant une définition du *parasitisme*, j'ai dit que les

1 C. Bazin, *Cécidomie du froment et quelques-uns de ses parasites*, grand in-8, p. 14. Paris, 1856.

2 Ratzeburg, *Forstinsekten (Die Ichneumon der Forstinsekten*, etc., in-4. Berlin, 1844-1852.

êtres qui vivent dans cette condition ne forment point une catégorie naturelle ou définie.

En effet, si parmi les végétaux ou les animaux les divisions établies en prenant pour base les caractères organiques manquent de précision et si, comme le dit Lamarck, c'est notre esprit qui crée ces distinctions que la nature n'a pas faites, comment pourrions-nous établir avec quelque certitude parmi les êtres qui vivent sur les autres des divisions en prenant pour base des attributs essentiellement vagues ou variables? Par exemple, il existe des plantes carnivores qui n'ont avec les animaux carnassiers aucun rapport autre que la faculté de digérer une proie vivante. Or, une classification qui rapprocherait les espèces d'après les genres de vie devrait réunir dans une catégorie de carnivores, non seulement des animaux vertébrés et invertébrés, mais des plantes mêmes.

En classant les parasites uniquement d'après leur genre de vie, on arriverait à former des groupes tout aussi hérétogènes et aussi peu naturels.

Van Beneden a rapproché, dans un certain nombre de groupes distincts, les animaux parasites en prenant précisément pour caractères la manière de vivre. Ces groupes, au nombre de cinq, comprennent : 1° les parasites libres à tout âge; 2° les parasites libres dans le jeune âge; 3° les parasites libres pendant la vieillesse; 4° les parasites à transmigration; 5° les parasites à toutes les époques de leur vie. Assurément le savant auteur n'a pas eu pour but d'établir un classement méthodique parmi les êtres dont il s'occupe; il a voulu simplement rendre plus facile l'exposé, tiré de son sujet, car bien des espèces peuvent figurer dans plusieurs de ses divisions [1].

Dans la catégorie des parasites à transmigration se rencontrent des animaux libres dans le jeune âge ou la vieillesse,

[1] Van Beneden, *Les Commensaux et les Parasites dans le règne animal*, 2e édit. avec figures dans le texte, p. 98, in-8. Paris, 1878.

ou des animaux parasites à toutes les périodes de leur vie. D'un autre côté, beaucoup de parasites libres à tout âge peuvent être considérés comme des animaux indépendants. On voit que cet essai de classification, d'après la manière de vivre ou d'après les mœurs, constitue des catégories mal définies, outre qu'il rapproche les uns des autres des êtres fort dissemblables par leur organisation. Cependant, pour l'étude de la question qui nous occupe, il est indispensable d'indiquer les rapports et les distinctions qui peuvent exister entre leurs diverses espèces ; c'est-à dire de les classer.

Nous savons, d'après tout ce qui précède, qu'une classification des parasites ne peut être basée sur des caractères précis, qu'elle n'est point naturelle et qu'elle ne peut avoir d'autre but que de faciliter l'étude des faits qui concernent le parasitisme.

A mesure que nos connaissances relatives aux parasites se sont multipliées, les divisions les plus vraies et les plus exactes que comporte leur immense catégorie se sont dégagées, indiquées successivement.

On a distingué d'abord deux groupes primordiaux différents : 1° celui des animaux, et 2° celui des végétaux. Les animaux peuvent être parasites sur des animaux ou parasites sur des végétaux. A leur tour, les végétaux sont parasites sur des végétaux ou parasites sur des animaux. Je vais donner une revue des principaux groupes de parasites animaux ou végétaux.

1. *Parasites animaux.* — Les parasites animaux laissent vivre leur hôte, à moins de cas exceptionnel, et ils sont généralement caractérisés par leur faiblesse ou leur petitesse. Tantôt ils s'attachent aux téguments des autres animaux et de l'homme, tantôt ils pénètrent dans leur organisme et se nourrissent de leur substance. Les parasites animaux constituent un groupe considérable dont les espèces ne sont guère moins nombreuses que celles de leurs victimes, car tous les

vertébrés et un grand nombre des invertébrés donnent asile à des individus qui vivent à leurs dépens. L'homme est atteint par beaucoup d'animaux parasites.

Loin de former une catégorie à part dans le règne animal, les parasites ont des espèces réparties un peu partout dans les diverses classes des crustacés, des insectes, des arachnides, des vers, etc. Par leur genre de vie, ces animaux ne constituent pas non plus une catégorie bien déterminée, car s'il en est qui naissent, vivent et meurent sur l'individu qui les nourrit, il en est beaucoup d'autres qui ne passent sur leur hôte qu'une partie de leur existence. D'autres encore ne lui demandent qu'un abri, un soutien, et ceux-ci, à proprement parler, ne sont point des parasites. On doit en dire autant d'un grand nombre de petits êtres qui se rencontrent dans les amas de matières intestinales, surtout chez les herbivores, et qui vivent des matières encore renfermées dans le tube digestif comme ils le feraient, ou comme ils le font dans l'état de liberté. J'ajouterai à ce que j'ai déjà dit plus haut qu'en Cochinchine, des vers nématoïdes (*Anguillula intestinalis* et *A. stercoralis*) se propagent dans l'intestin et déterminent une diarrhée grave : or, ces vers vivent aussi à l'état de liberté dans l'eau tiède de ces contrées, tandis que dans nos pays leur propagation ne s'accomplit qu'à la faveur de la température élevée du corps humain. Chez les animaux à sang froid, chez ceux surtout qui habitent les eaux, batraciens, poissons, mollusques, etc., on voit à l'état parasitaire des individus qui se retrouvent au dehors à l'état de liberté.

La faculté de vivre aux dépens des autres est propre à certains animaux dans toutes les périodes de leur existence. Un grand nombre d'entre eux, libres dans leur jeunesse, n'acquièrent les attributs de l'adulte que par le parasitisme; beaucoup d'autres, au contraire, ne deviennent adultes qu'en quittant l'hôte qui les a d'abord nourris. Aux premiers appartiennent le *pulex penetrans* et un grand nombre de crustacés parasites. On peut compter les *lernées*, des *gordius*, les *œstres*, etc., parmi les seconds. Il en est dont l'un des deux sexes, la femelle seule, vit en parasite : tels sont, avec la chique précitée, les *lernéens* à femelles difformes, qui s'implantent sur les poissons.

Certains parasites existent ordinairement chez leur hôte en petit nombre : tels sont les *tænias* de l'homme que, pour cette raison l'on appelait le *ver solitaire;* tel est le *strongle géant,* dont on ne trouve au plus que deux ou trois dans le rein chez divers animaux ; tel encore le *cœnure* qu'on rencontre dans le cerveau des ruminants, le plus souvent seul, etc. Mais d'autres envahissent leur hôte, presque toujours en nombre prodigieux : les cysticerques chez les porcs ladres, les trichines dans la trichinose, les poux dans la maladie pédiculaire, en sont des exemples vulgaires.

Les parasites ne s'excluent pas réciproquement ; la multiplication considérable des individus d'une espèce n'empêche nullement l'invasion ou la multiplication d'une ou de plusieurs autres espèces. Parmi beaucoup d'exemples remarquables sous ce rapport, on peut citer les suivants qui ont été l'objet d'une investigation patiente et suffisamment exacte. Krause (de Belgrade) a trouvé chez un jeune cheval 519 *ascaris megalocephala*, 190 *oxyuris curvula*, 214 *strongylus armatus*, plusieurs milliers de *strongylus tetrachantus*, 69 *tœnia perfoliata*, 287 *filaria papillosa*, 6 *cysticercus fistulaires* (*Wiegmann's Archiv*, 1840). Nathusius a compté chez une cigogne noire 24 *filaria labiata* dans le poumon, 16 *syngamus trachealis* dans la trachée-artère, 100 *spiroptera alata* et 5 *distoma* (?) dans l'estomac, plusieurs centaines de *holostomum excavatum* dans l'intestin grêle, 100 *distoma ferox* dans le gros intestin, 22 *distoma hians* dans l'œsophage, 1 *distoma echinatum* dans l'intestin grêle [1].

1 *Wiegmann's Archiv*, 1837.

Nous avons vu que les parasites animaux vivent sur leurs hôtes extérieurement ou intérieurement, d'où les plus anciennes divisions des parasites en externes ou internes. Plus tard, on a donné le nom d'*épizoaires* ou *d'ectozoaires* à ceux qui vivent sur les téguments, et le nom d'*entozoaires* à ceux qui vivent dans les organes. Toutefois, on ne désigne plus actuellement sous le nom d'entozoaires tous les animaux vivant dans les organes des autres, cette expression s'applique exclusivement aux vers ou helminthes intestinaux. Les œstres larvaires de l'estomac, par exemple, les pentastomes, les linguatules ne sont pas de véritables entozoaires. Les expressions données aux divisions des parasites ne peuvent pas être absolument justifiées.

Les divers groupes de parasites animaux soit ectozoaires, soit entozoaires, ne sont pas tous également bien connus; les périodes de leur développement ont besoin d'être constatées. Parmi les entozoaires surtout, il en est que l'on n'a pas suivis depuis l'état d'œuf jusqu'à l'état adulte.

Les parasites animaux autres que les entozoaires ou vers appartiennent à la classe des crustacés, des arachnides et des insectes.

D'après ce qui a été dit, les animaux plus élevés dans l'échelle animale, tels que les *fierasfer* qui appartiennent aux poissons, les diverses *hirudinées* ou sangsues, appartenant aux annélides, les mollusques coralligènes *(eulima)*, ceux qui se trouvent avec les astéries *(stylifer, stylina)*, ou avec les échinodermes *(entoconcha)*, ne sont point des parasites, mais des commensaux, et de plus, presque toutes les hirudinées sont des animaux sanguinivores anologues à d'autres carnassiers.

Les crustacés offrent des animaux réellement ectoparasites au moins pendant une partie de leur existence. Les plus remarquables sont les lernéens, à métamorphose régressive extraordinaire et dont les femelles déformées ont des mâles extrêmement petits. Les lernéens passent par les formes de nauplius et de zoe, puis deviennent méconnaissables pour celui qui n'aurait pas suivi leur étrange métamorphose. Un bopyre produit les tumeurs plates du flanc des crevettes. Les nicothoe, les argules, se tiennent sur le corps des poissons et autres animaux marins. Les pygnogonon, les cyames et les balanes, sont de faux parasites.

Les mammifères et l'homme ont à redouter les atteintes des *pentastomes* ou *linguatules*, qui sont réellement des crustacés helminthoïdes, vivant sous leur première forme, agame, dans les cavités closes de divers animaux, et devenant sexués dans des cavités ouvertes comme les fosses nasales. Les auteurs qui ont parlé de petits vers rendus par les narines ont observé probablement des linguatules.

Les arachnides montrent des hydrachnes parasites des insectes à l'état d'achylysie, mais elles présentent surtout beaucoup d'espèces ectoparasites des animaux mammifères, des oiseaux, des reptiles, etc., et de l'homme, comprises dans l'ordre des acariens.

Les gamases vivent sur les petits mammifères et les dermanysses sur des oiseaux de diverses espèces ; ces acariens causent parfois en passant sur l'homme un prurigo particulier. Les ixodes sont absolument ectoparasites avec des mâles beaucoup plus petits que les femelles; les argas dont on connaît plusieurs espèces, font de fortes piqûres, mais beaucoup moins dangereuses qu'on ne l'a dit.[1]

Les *sarcoptides* renferment des arachnides parasites occasionnant des maladies psoriques de l'homme et des animaux. Il s'en faut toutefois que tous les sarcoptides soient parasites et cuticoles; il en est de détriticoles, de plumicoles, d'autres cavicoles ou cysticoles, vivant dans les réservoirs aériens des oiseaux, etc. [2]. De petits acariens des genres

1 Laboulbène et Mégnin ont fait connaître avec l'*argas de Perse* une nouvelle espèce, *argas Tholozani (Journ. de l'anat. et de la physiol.* de Ch. Robin, t. XVIII, juillet-août 1882, avec 3 planches).

2 P. Mégnin, *Les parasites et les maladies parasitaires*, p. 137, 1880.

sarcopte, psoropte et choriopte, aujourd'hui bien caractérisés, causent les maladies galeuses ou psoriques parfaitement définies et décrites. L'homme n'a que la gale vulgaire et psorique (*sarcoptes scabiœi)*, dont la gale norvégienne n'est qu'une variété. Les dermatoses acariennes du cheval peuvent être sarcoptique, psoroptique ou chorioptique. Le bœuf et le mouton ont une gale psoroptique et chorioptique. Les animaux domestiques et sauvages ont des gales diverses, chien, loup, chat, mouton, lapin, porc, sanglier, lion, hyène, ours, renard, rat, souris, etc. [1]

Le *trombidium holosericum* est remarquable en ce que sa larve vit en parasite et sous les noms de *leptus autumnalis* bête d'août, rouget, aouta, etc., cause un prurigo ecchymotique des plus désagréables.

Une arachnide acarienne helminthoïde, le *demodex* ou *simonea folliculorum*, vit en parasite, sous ses divers états, dans les follicules pileux de la face et du front chez l'homme ainsi que dans la toison de plusieurs animaux. Il nous occasionne un acné démodectique; chez le chien, le *demodex* produit une gale folliculaire des plus tenaces et des plus dangereuses.

Les insectes dans tous les ordres qui les composent ont des petits animaux qui, soit à l'état de larve, soit à l'état parfait attaquent ou se nourissent d'autres animaux et des ptantes. Mais il faut bien savoir que, si une grande quantité d'insectes est nuisible, ils ne sont pas pour cela parasites dans le sens vrai de ma définition.

Parmi les coléoptères, on ne trouve de parasitisme vrai que parmi les méloïdes ou vésicants vivant dans les nids des hyménoptères et éprouvant une hypermétamorphose très remarquable. La larve d'un petit charansonite (*brachytarsus*) attaque une cochenille de l'orme et vit à ses dépens.

[1] P. Mégnin, *loc. cit.*, p. 327-438, 1880.

Le *platypsyllus*, insecte énigmatique dont Westwood a voulu faire un ordre à part, est épizoaire dans la fourrure du castor[1]. Certains staphylinides (*amblyopinus*) ont des habitudes pareilles, et Jelsky les a trouvés sur des petits rongeurs au Pérou.

Les rhipiptères ou strepsiptères ont tous des mœurs parasitaires sur d'autres insectes hyménoptères. Les femelles sont parasites pendant toute leur vie, les mâles ont des ailes et deviennent libres à l'état adulte.

L'ordre des hyménoptères offre des parasites vrais et un très grand nombre d'espèces qui dévorent les autres insectes et qui offrent même des faits de double parasitisme. Les tenthrédines ou mouches à scie (*nematus*, etc.), les cynipides, en déposant un œuf sur les végétaux, produisent des tumeurs ou galles végétales. L'habitant légitime ou producteur de la galle est souvent tué par un insecte bourreau et associé pour l'ordinaire à des commensaux nombreux. Les tribus populeuses des ichneumoniens, des braconides, des proctotrupiens, dévorent à l'état de larve presque tous les autres genres d'insectes. Les scolies attaquent les grosses larves des scarabéides.

Aucun orthoptère vrai, aucun névroptère n'est parasite, mais les ricins sont épizoïques et se trouvent sur un grand nombre de mammifères et d'oiseaux. P. Mégnin a regardé comme vivant sur le cheval le *podurhippus pityriasicus*; cet insecte me paraît se trouver là comme sur les murs humides des écuries ou sur des matières en décomposition[2].

Les hémiptères renferment les punaises, insectes nuisibles, et les poux, qui sont épizoïques, parasites vrais. Les diverses cochenilles, les pucerons, le phylloxera, sont parasites des plantes, fixés sur elles, vivant de leur suc.

Les lépidoptères ou papillons ont des chenilles vivant quel-

1 V. *Annales de la Société entomologique de France*, 18[illegible]4, p. 147, pl. VI.
2 P. Mégnin, *Les parasites*, etc., p. 104, fig. 42, 1880.

quefois en minant les feuilles, ne produisant que très exceptionnellement une galle [1].

Ils ne sont donc pas parasites.

L'ordre immense des diptères présente une certaine quantité d'insectes nuisibles, tels que les culicides, les taons, la mouche *ttsetse* (*glossina morsitans*). Beaucoup de larves de mouches attaquent les animaux et l'homme, vivant dans les plaies sordides (lucilies, calliphores et sarcophages). Des espèces américaines paraissent parasites pendant leur état de larve. Un grand nombre de petites larves minent les feuilles, gâtent les fruits, dévorent les semences, et sont très nuisibles (*chlorops*, *oscinis*).

Les tachinaires font une guerre continuelle aux chenilles et aux larves des autres insectes, en vivant de la substance de leur victime à la manière des ichneumons. La *sarcophaga* ou *sarcophila Wohlfahrti* est parasite, surtout en Russie, en Allemagne, et même en France. Elle dépose ses œufs dans les plaies des grands animaux et parfois dans les fosses nasales de l'homme [2].

Les œstrides, appelées communément œstres, sont toutes parasites pendant l'état larvaire. Elles habitent les cavités digestive, respiratoire, et les téguments de divers animaux, étant ainsi cavicoles ou cuticoles. On a beaucoup discuté sur un œstre humain. Nous savons aujourd'hui que les dermatobies se trouvent dans la peau humaine au Mexique et même en France.

Les diptères nymphipares ou pupipares ont des genres épizoïques : hippobosque, ornithomyie, mélophage. Les pulicides, qui se rapportent aux diptères, sont parasites, et les femelles de la chique ou *dermatophilus penetrans* des pays chauds, dont le développement est aujourd'hui bien connu, sont extrêmement remarquables.

[1] Guenée, *Annales de la Société entomologique de France*, p. 5-16, pl. I, fig. 9, 10, 11, 1870.

[2] A. Laboulbène, *Annales de la Société entomologique de France*, p. 28, pl. I, fig. 6, 1884.

Les entozoaires, ou vers, ou helminthes, comprennent une quantité considérable d'animaux parasites internes, répartis dans divers ordres. Ils forment des groupes secondaires souvent difficiles à caractériser, leur type variant suivant le développement embryonnaire et larvaire, ainsi que l'hôte qui les nourrit et les protège.

Les vers nématoïdes, allongés et plus ou moins filiformes, ont des genres essentiellement parasites, les ascarides, les oxyures, les trichocéphales, les sclérostomes et strongles, les dragonneaux, les filaires, les gordius, et les mermis, etc.

On trouve des nématoïdes dans tous les organes des animaux et dans les conditions les plus variées; souvent à l'état agame, ils s'enkystent et le plus communément dans le péritoine. Les petits mammifères rongeurs, les oiseaux granivores ou herbivores, les reptiles, les brataciens, en hébergent dans leur cavité abdominale. On les rencontre aussi dans les muscles, comme la trichine spirale, dans le sang (hématozoaires) dans le cerveau, etc., etc. Pour devenir sexués, ils parviennent dans les organes ouverts, dans l'estomac, les intestins, et aussi dans le poumon, les reins, la vessie urinaire, etc. Plusieurs nématoïdes vivent sur les végétaux : tels sont les anguillules et en particulier l'anguillule reviviscente de la nielle du blé, dont j'ai tracé l'histoire.

Les sclérostomes à bouche entourée d'un cercle corné offrent des espèces communes (*S. equinum* et *S. armatum*), qui à l'état larvaire peuvent occasionner des anévrysmes des artères mésentériques et cœliaques chez le cheval, l'âne, le mulet, l'hémione. Une très curieuse espèce, le *syngamus trachealis*, vit dans la trachée-artère des oiseaux. Le mâle et la femelle sont réunis, le mâle absolument soudé sur la femelle, ce qui l'avait fait prendre pour un distome par Rudolphi. L'*ankylostomum* (ou *dochmius*) *duodenale* occasionne une anémie remarquable constatée d'abord en Italie, puis au Caire, et récemment chez les ouvriers du tunnel du mont Saint-Gothard. Le strongle géant est le plus grand des nématoïdes, il est parasite dans les reins du loup, du chien, d'autres mammifères et de l'homme.

Les ascarides ont des mâles plus petits que les femelles. Leurs espèces sont communes chez l'homme et les animaux, ainsi que les oxyures et les trichocéphales. La filaire de Médine est vivipare et observée quelquefois dans nos climats sur des personnes revenant des pays chauds. La trichine, dont le développement est aujourd'hui bien connu, occasionne une *trichinose* redoutable, assez souvent constatée en Allemagne et en Amérique, une seule fois en France, et décrite par Laboulbène[1].

Les échinorhynques ou acanthocéphales ne sont représentés que par l'*echinorynchus gigas* du sanglier et du porc, ainsi que par d'autres espèces vivant sur les phoques, les oiseaux, les poissons.

Les trématodes, plutôt discoïdes qu'allongés, mous et inarticulés, munis de plusieurs ventouses ayant l'apparence de bouches, sont extrêmement nombreux. C'est parmi eux qu'on trouve les douves ou le *distome hépatique* du mouton, qui s'égare chez l'homme, et le curieux *bilharzia hæmatobium*, trouvé dans les veines et aussi dans la vessie, en Afrique, en Égypte et au Cap de Bonne-Espérance. Le mâle et la femelle sont étroitement unis et en quelque sorte engainés.

La majeure partie des trématodes vit dans les mollusques et d'autres animaux aquatiques, à l'état larvaire, mais plus tard dans les oiseaux et les poissons à l'état parfait ou ultime du développement. Les métamorphoses sont des plus extraordinaires, l'œuf donne naissance à des sporocystes remplis ou non de cercaires qui deviennent libres et se fixent ensuite dans un hôte définitif. Les mammifères ont moins de trématodes que de nématoïdes et de cestoïdes.

Les vers cestoïdes ou helminthes rubanés, dont le tænia est un des types les plus communs, sont reconnaissables au pre-

[1] *Bulletin de l'Académie de médecine*, 2e série, t. X, p. 206, 1881.

mier aspect par un corps extrêmement long, multiarticulé, précédé par une tête pourvue de ventouses et souvent de crochets.

Les métamorphoses si remarquables des cestoïdes ont fait disparaître les vers vésiculaires des classifications. On sait que les cysticerques et les hydatides, ainsi que le cœnure, ne sont que des états divers de transformation de plusieurs tænias.

Les caryophyllides des poissons et des oiseaux, les phyllobothries ou tétraphylles des raies, les tétrarhynques des poissons, les ligules des poissons, devenant sexuées dans les oiseaux, forment les premiers groupes des cestoïdes. Les bothriocéphales sont nombreux chez les mammifères, les oiseaux, les poissons. Une espèce surtout *(bothriocephalus latus* ou tænia large) est parasite de l'homme en Pologne, en Suisse et rarement en France; les autres espèces sont rares (*B. cordatus* et *B. cristatus*).

Les tænias ont toujours quatre ventouses sur la tête ; les anneaux mûrs sont désignés sous le nom de *cucurbitains*, l'ensemble des anneaux constitue le *scolex*. Les deux principales espèces de tænia de l'homme sont le *tænia solium* (ou tænia armé, vers solitaire), qui provient du cysticerque ladrique du porc, et le tænia inerme, *(tænia saginata*, appelé si improprement *T. mediocanellata*), qui provient du cysticerque du bœuf. Les autres tænias sont rares ou exceptionnels [1].

Les hydatides de l'homme donnent naissance à l'échinocoque, et ce dernier se développe chez le chien en un *tænia echinococcus* particulier. Le cœnure du mouton, causant le tournis de ces animaux, devient un *tænia cœnurus* chez le chien et le loup. De même, le *tænia crassicollis* des chats provient d'un scolex ou cysticerque du rat et de la souris. Plusieurs tænias ont des cysticerques connus, mais

[1] A. Laboulbène, *Mémoires de la Société médicale des hôpitaux de Paris*, 2e série t. XIII, p. 68-70, 1876.

il reste encore beaucoup à faire pour établir le développement des diverses espèces[1].

Enfin, les parasites animaux les moins compliqués (n'étant du reste que parasites incomplets), ceux qui sont aux degrés inférieurs de l'échelle animale, appartiennent aux protozoaires. Il suffit de signaler les grégarines et les psorospermies, ainsi que les monadiens comprenant les monas, cercomonas, trichomonas, plus les urcéolaires, les paraméciens, etc., qui se trouvent dans les matières intestinales, les mucosités recouvrant diverses membranes, ou dans certains tissus superficiels de l'homme et des animaux.

2. *Parasites végétaux.* — Le parasitisme n'est pas moins général chez les végétaux que chez les animaux, et les relations que j'ai signalées déjà ne sont pas moins intimes ni moins diverses entre le parasite et son hôte. Ce parasitisme végétal présente le caractère d'une lutte lente, mais continue, pour l'existence ; les faibles soumettent les forts et les utilisent sans les détruire, ou bien ne les détruisent qu'après en avoir extrait tout ce qui est nécessaire à leur propre et complet développement.

Les deux grandes catégories de végétaux, les phanérogames et les cryptogames, fournissent des parasites, mais c'est aux derniers surtout qu'appartiennent les espèces dont les individus, parfois innombrables, donnent au parasitisme des plantes une universalité et une gravité dépassant de beaucoup ce que l'on observe chez les animaux.

Comme pour les animaux, les végétaux qui vivent sur les autres ne sont point tous des parasites vrais ; un très grand nombre de ces végétaux ne demandent à leur porteur qu'un soutien, une attache, la facilité de s'élever vers la lumière ou de résister aux intempéries. Telles sont diverses épidendrées, aroïdées, fougères, lichens, hépatiques. Aussi les voit-on

1 Davaine, *Traité des entozoaires*, etc., 2e édition, p. 910 et suivantes, 1877.

souvent sur des plantes diverses, sur des troncs morts ou sur des écorces vivantes, sur des pierres, des vieux murs, des roches orientées d'une certaine manière ou plus ou moins abritées. Ces végétaux sont désignés par les botanistes sous le nom de *faux parasites*.

Les parasites vrais ont été divisés en plusieurs catégories, d'après leur habitat : les *radicicoles*, qui vivent sur les racines, les *caulicoles*, sur les tiges; les *folicoles*, sur les feuilles (de Candolle). Cette classification sommaire rapproche les uns des autres des végétaux qui n'ont entre eux aucun rapport organographique ou physiologique, elle ne peut être utile que dans des limites très restreintes.

On a nommé *biogènes* les plantes qui croissent sur les végétaux vivants, et *nécrogènes* celles qui croissent sur des végétaux mourants ou morts. Ces dernières, à vrai dire, n'appartiennent pas aux parasites; on les désigne le plus souvent aujourd'hui sous le nom de *saprophytes* (de Bary).

Les plantes vivant sur les autres se développent à la surface de leur porteur, étant de la sorte des parasites externes qu'on a nommés *ectophytes;* ou bien elles se développent dans les tissus plus ou moins profondément, étant des parasites internes désignés sous le nom d'*entophytes*. Les faux parasites sont simplement *épiphytes*. Toutes les plantes entophytes appartiennent aux cryptogames; celles qui constituent les parasites ectophytes sont ou phanérogames ou cryptogames. Toutefois, les végetaux cellulaires qui se montrent à la surface des autres végétaux envoient souvent dans les tissus de leur porteur des prolongements de leur mycélium qui en font de véritables parasites internes. On ne peut donc séparer les végétaux parasites d'après leur habitat extérieur ou intérieur en deux catégories naturelles et bien tranchées. Mais, si l'on examine les différents modes d'envahissement de ces végétaux, la manière dont ils se développent, les effets qu'ils produisent, on pourra, dès le premier abord, reconnaître entre tous ces êtres des différences qui suffisent à les répartir en deux grandes sections comprenant : 1° l'une, les *parasites végétaux vasculaires ;* 2° l'autre, les *parasites végétaux cellulaires.*

*Parasites vasculaires ou phanérogames.* — Les plantes phanérogames vivant en parasites sont extérieures ou ectophytes, elles ne forment point une ou plusieurs familles particulières. Leurs genres divers appartiennent à des familles composées, en majorité, de plantes non parasites ou renfermant, au moins, quelques espèces indépendantes. Ainsi la famille des convolvulacées contient le genre *cuscuta* parasite et les genres *convolvulus*, *ipomæa*, *calystegia*, etc., non parasites. Dans les familles végétales, les espèces parasites ont une physionomie à part, parfois étrange ; elles sont décolorées et manquent d'un certain nombre des organes essentiels à la vie des végétaux congénères, tels que les feuilles et parfois les racines *(cytisius)*. C'est par l'inflorescence qu'on peut rapporter ces espèces à la famille à laquelle elles appartiennent. Toutefois, les loranthées ne sont point fortement dégradées, elles ont des feuilles et sont colorées par la chlorophylle. En définitive, les plantes parasites vasculaires phanérogames se présentent sous deux aspects différents et peuvent être réparties dans deux divisions suivant de Candolle : 1° celles qui ont des feuilles vertes, des vaisseaux, des stomates, mais qui sont dépourvues de vraies racines, (parasites feuillés ou chlorophyllés) ; 2° celles qui sont décolorées, n'offrant pas de véritables feuilles, souvent même pas de trachées, de faisceaux ou de stomates (parasites aphylles)[1].

Dans les parasites feuillés, le gui de la famille des loranthacées est caulicole, et s'implante sur le corps ligneux de son hôte et non sur l'écorce, car elle est perforée en cet endroit. A mesure qu'il se forme chez le porteur de nouvelles couches ligneuses, celles-ci se superposent autour de la base du parasite qui se trouve ainsi chaque année implantée plus

[1] A.-P. de Candolle, *Physiologie végétale*, t. III, p. 1414 et suvantes, 1882.

profondément dans l'arbre et enchâssée de plus en plus fortement sous et dans l'écorce. La base adhérente au corps ligneux n'a pas un système radiculaire vrai. La communication entre le parasite et l'hôte s'établit comme une véritable greffe, et cette association n'est point momentanée, mais durable.

Parmi les plantes scrofulariées, les rhinanthées offrent des parasites temporaires, tels que les *melampyrum* de nos moissons.

Les phanérogames aphylles sont dépourvues de chlorophylle et décolorées; elles ressemblent à des plantes étiolées, bien que vivant en pleine lumière. Les feuilles sont remplacées par des sortes d'écailles ou sont absentes. Les écailles n'ont pas de stomates, les tiges de trachées; les cotylédons n'existent pas ou sont atrophiés.

La plupart des parasites aphylles sont radicicoles; un genre remarquable est caulicole, c'est celui des *cuscutes*, appartenant aux convolvulacées et se distinguant de ses congénères par sa couleur, l'absence de cotylédons et de feuilles. La graine se développe dans la terre, la jeune tige s'élève verticalement comme un fil à la surface du sol; dès qu'elle rencontre une plante, elle s'enroule autour d'elle, à la manière des liserons. Au point de contact se forment des mamelons papillaires, sortes de suçoirs qui s'implantent sur l'écorce. Bientôt la racine primitive de la cuscute s'atrophie et meurt; dès lors, la cuscute est parasite et vit par ses suçoirs aux dépens de la plante qui la porte. Ces suçoirs, qu'il ne faudrait pas confondre avec des ventouses, sont en réalité des radicelles dont ils ont la structure. J'ai vu des vaisseaux rayés dans la cuscute et je note ce fait.

Les aphylles radicicoles ne s'unissent pas à l'hôte d'une manière uniforme; il en est qui adhèrent à la racine de leur porteur par une base unique constituée soit par la partie inférieure de la tige, soit par une racine tronquée et non rameuse. De Candolle les a désignées sous le nom de *monobases;* telles sont les espèces appartenant au genre *cystinus*, *cynomorium*.

*rafflesia*, et quelques *orobanches*. D'autres adhèrent par une base ou pivot, comme les précédentes, mais elles émettent en outre, un certain nombre de racines qui restent libres et non parasites. Elles ont été désignées par de Candolle sous le nom de *polyrhizes*, par exemple, les *monotropa* et la plupart des *orobanches*. Plusieurs polyrhizes cesseraient à un certain âge de vivre aux dépens de la plante nourrice et les racines libres leur suffiraient dans le reste de leur vie; il pourrait en être de même de certaines orchidées sans feuilles. Enfin d'autres espèces diffèrent de ces dernières en ce que les racines sont rameuses et terminées par une sorte de tubercule ou suçoir qui s'implante sur la racine nourricière. Elles ont été appelées par de Candolle *polystomes*. Telle est la *lathræa squamaria*.

Les plantes parasites aphylles ont une dépendance plus absolue, un parasitisme plus complet que les parasites feuillées aussi sont-elles plus dégradées que celles-ci. De même que certains animaux parasites, elles s'éloignent parfois de leurs alliées par la bizarrerie de leurs formes, par les particularités de leur organisation et même par leurs attributs physiologiques. Les rafflésiées, par exemple, plantes des contrées intertropicales, vivant en parasites sur les racines de végétaux dicotylédonés, sont privées de tige et de feuilles; elles consistent presque uniquement en une fleur, parfois de grandeur colossale, enveloppées d'abord de grandes bractées qui acquièrent, dans certaines espèces (*rafflesia Arnoldi* R.-B.), jusqu'à un mètre de diamètre. Elles participent à la fois, par leur organisation, des végétaux vasculaires et cellulaires; leur graine paraît composée d'une matière grumeuse dans laquelle on ne peut reconnaitre la présence d'un embryon. Aussi la place des rafflésiées dans la série des familles naturelles a-t-elle soulevé parmi les botanistes de nombreuses contestations. Les cystinées offrent aussi des parasites singuliers dont la place n'est pas facile à déterminer dans la série naturelle.

*Parasites cellulaires.* — Le parasitisme des végétaux

cellulaires ou cryptogames est presque universel; à de rares exceptions, il est l'attribut de la vaste famille des champignons. Toutes les plantes terrestres et toutes les parties aériennes des plantes submergées sont exposées aux attaques de ces parasites. Ceux-ci tantôt se développent à l'extérieur et tantôt à l'intérieur de la plante envahie. Les espèces qui vivent dans l'une ou dans l'autre de ces conditions ordinairement distinctes, les *ectophytes*, appartiennent à des genres, parfois à des familles distinctes des *entophytes*. J'ai fait remarquer déjà que les champignons parasites que l'on voit à la surface des végétaux ont souvent leur mycélium dans les tissus de l'hôte, la fructification seule est extérieure; ils sont entophytes.

Les champignons ectophytes (*parasites superficiels* de de Candolle) se rapportent aux genres *erysiphe*, *erineum*, *rhizoctonia*, etc. Les champignons entophytes appartiennent pour la plupart aux familles des dyscomycètes, pyrénomycètes urédinées, ustilaginées. Quelques péronosporées importantes se placent avec les hyphomycètes (de Bary).

Un certain nombre de champignons et d'algues inférieurs qui sont surtout des vibrioniens et bactériens vivent en parasites chez des végétaux comme chez des animaux.

Avant d'énumérer les végétaux cellulaires parasites tant externes qu'internes, je tiens à donner une idée générale des recherches modernes et des faits observés sur les espèces de champignons parasites les plus universellement répandues ou les plus désastreuses, tels que les *urédinées*, *cystopus*, *peronospora*, en utilisant les travaux de Léveillé, Montagne, Berkeley, etc., surtout ceux de Tulasne et de de Bary. Je reviendrai ensuite sur les particularités relative aux parasites cellulaires ectophytes et entophytes.

Les urédinées sont toutes parasites. Les efflorescences rougeâtres de l'été et de l'automne sur le blé, le saule, le rosier, etc., désignées sous le nom vulgaire de *rouille*, sont des urédinées. Les poussières brunes, noirâtres ou d'apparence charbonneuse, qui se produisent sur les mêmes plantes, sur l'épine-vinette, sur la canne de Provence, le maïs, de même celles qui constituent la carie et le charbon du blé, sont aussi des urédinées. Enfin, les efflorescences blanchâtres, ou rouille blanche, qui envahissent la plupart des crucifères et beaucoup d'autres plantes, le pourpier, les chicoracées, les chénopodées, etc., sont constituées par des *cystopus*, genre que l'on a placé longtemps dans la famille des urédinées.

A l'exception des racines, les urédinées envahissent toutes les parties des plantes, les feuilles, les tiges, les ovaires. Les champignons réunis en grand nombre se développent sur l'épiderme ou dans la profondeur des organes, puis ils montrent leur fructification au dehors après avoir rompu l'épiderme ou désorganisé les tissus. Alors apparaissennt des amas, de spores très petites, rondes ou ovales, diversement colorées et formant une poussière ténue qui tombe et se disperse au loin par l'action du vent

La plupart des urédinées ne se développent que sur des organes de la plante hospitalière. Sur l'orge et le blé, l'*uredo rubigo* (de Candolle) se montre presque toujours à la face supérieure des feuilles; l'*uredo linearis* sur la gaîne de ces feuilles, sur la face externe et sur la tige. Le *podisoma* du génevrier n'atteint que l'écorce de cet arbuste; le *puccinia incarcerata* l'intérieur des pétioles du *cissus lyssioides;* le *tilletia caries* l'ovule du grain du froment. Le nombre des espèces qui se développent indifféremment sur toutes les parties aériennes de l'hôte est relativement petit; l'*ustilago maidis*, la puccinée des graminées, sont de ce nombre. Plusieurs espèces différentes d'urédinées peuvent se trouver sur la même plante et former des parasites sur parasites.

Un des points les plus importants dans l'étude évolutive des urédinées est leur hétérétæcie (de Bary) ou leur polymorphisme. La constatation de leurs formes diverses a été établie de nos jours, car les botanistes les avaient séparées en genres distincts, tandis que leurs caractères généraux, les particularités de leur fructification, les rapprochent et les réduisent (œcidiées, phragmidiées, urédinées, ustilaginées, etc., Léveillé). Parfois les spores sont libres et revêtues d'une épispore, ou enveloppe (dauern sporen, spores qui durent, spores d'hiver), cylindrique ou ovoïde, dure, coriace, roussâtre ou noirâtre, divisée par des cloisons transversales et portées par un pédicule blanchâtre : telles sont les phragmidiées (puccinées, uromyces, etc). Parfois les spores irrégulièrement globuleuses ou ovales, jaunes, blanches, orangées, pédiculées (stylospores), sont renfermées en séries linéaires dans un péridiole tubuleux, membraneux, dressé sur la partie qui le supporte et ouvert par son extrémité libre : telles sont les œcidinées. Outre les spores, le péridium des œcidinées contient de petits organes (spermogonies) qui jouent probablement le rôle d'organes mâles. D'autres fois, les spores répandues à la surface de l'organe envahi sont simples, globuleuses, jaunes ou orangées, sessiles, ou portées sur un stérigmate : c'est l'*uredo* proprement dit.

Le développement de ces champignons, classés dans des genres distincts, a montré à Tulasne, puis à de Bary, qu'il n'y avait pas entre eux les différences spécifiques supposées, mais seulement des différences morphologiques portant principalement sur leur fructification. Du reste, le dimorphisme ou le polymorphisme était déjà connu chez des champignons indépendants. Chez les urédinées, au polymorphisme de la fructification s'ajoutent d'une manière remarquable des conditions physiologiques ou particulières relatives aux diverses phases du développement, rappelant celles de diverses entozoaires cestoïdes. De Bary a placé dans des conditions semblables à celles qu'offre la nature l'*uromyces appendiculatus* Link (*puccinia fabæ* Grév.) : or l'*uromyces*, comme l'a fait remarquer de Candolle, et comme l'a prouvé Tulasne, est alliée aux puccinées et aux phragmidées. La spore recueillie en automne (*téleutospore*), dans quelque condition de milieu, d'humidité, de chaleur, de lumière qu'on la place, ne manifeste en ce moment aucun signe d'activité. Au printemps suivant seulement elle sort de son état d'inertie ; à cette époque, quand elle est humectée ou placée dans une atmosphère humide, la germination se montre au bout de quelques jours. La spore, conformément à ce qu'à observé Tulasne pour des espèces voisines, émet alors un filament épais, courbé et obtus (promycélium), qui reste assez court et produit bientôt trois ou quatres sporidies réniformes (hypospores). Cette phase du développemeut de l'*uromyces* se passe à l'état libre, jamais le promycélium ne pénètre dans la plante hospitalière. Quant aux sporidies réniformes qu'il produit, si elles sont placées dans un milieu humide, elles germent promptement et émettent un filament (*tube-germe*) qui s'introduit dans la plante hospitalière, lorsque celle-ci est à la portée du parasite. Le mode de pénétration et le développement ultérieur du filament tube-germe a été longuement étudié par de Bary, en se mettant à l'abri des causes d'erreurs qui paraissent inévitables dans de semblables recherches, tant le nombre des séminules diverses de champignons est prodigieux, tant il est difficile d'éviter une confusion avec les mucédinées vulgaires dont les spores se trouvent partout disséminées dans nos habitations, déplacées par le moindre courant d'air, transportées par les suçoirs ou les pattes des mouches et autres insectes.

De Bary s'est assuré que les hypospores des urédinées, bien que déposées sur la plante hospitalière, ne peuvent germer et par conséquent l'envahir sans l'intervention de l'eau : ainsi, en semant dans un local sec la graine qui doit produire l'hôte, la plante qui en proviendra ne pourra recevoir le parasite ni par ses tiges, ni par ses feuilles, ni par ses fleurs. D'un autre côté, les urédinées n'envahissent pas la plante hospitalière par la racine; on pourra sans danger d'erreur entretenir pour la plante la végétation en arrosant seulement la terre qui la porte. L'expérimentateur peut à volonté faire pénétrer le parasite dans une partie déterminée en l'humectant pendant un temps suffisant, il peut la préserver ensuite de l'invasion des spores étrangères ou de celles que produira le parasite lui-même en la maintenant constamment dans une atmosphère sèche. Les spores de l'*uromyces appendiculatus* mises en expérimentation avaient mûri en automne sur le *faba vulgaris*. Au printemps suivant, de Bary obtint les sporidies qui furent semées sur de jeunes pieds de fèves (*faba vulgaris*) provenant de graines parfaitement saines et placées dans les conditions précitées. Toutes ces petites plantes furent conservées pendant un ou deux jours dans une atmosphère humide, espace de temps suffisant à l'envahissement du germe du parasite; ensuite elles furent replacées dans une atmosphère sèche et ne reçurent de l'eau d'arrosement que par le terreau où elles étaient plantées. La sporidie ne tardant pas à germer, rigoureusement observée et suivie, émet un filament ou tube-germe qui se tourne vers la paroi d'une cellule épidermique voisine ; l'extrémité s'y applique, la perfore et pénètre dans la cavité cellulaire. Cette extrémité engagée dans la cellule augmente rapidement de volume, reçoit en peu de temps le protoplasma de la sporidie et prend la forme d'un tube épais et renflé au point qui touche la paroi perforée. L'enveloppe de la sporidie et le filament germe restés au dehors s'épuisent de leur protoplasma et disparaissent bientôt. La portion de la paroi épidermique se referme et la seule trace qui reste de l'origine du tube engagé dans la cellule consiste en une petite pointe par laquelle il reste fixé à cette paroi.

Le filament renfermé dans la cellule ne tarde pas à s'allonger, à se ramifier et à se cloisonner. Ses ramuscules perforent la paroi cellulaire par le côté opposé à leur entrée, ils pénètrent dans les espaces intercellulaires du parenchyme et forment les filaments du mycélium. Ceci s'accomplit en vingt-quatre heures, lorsqu'on maintient la plante ensemencée dans une atmosphère humide. Une semaine environ après l'ensemencement, la surface des points envahis prend une teinte blanchâtre et de petites protubérances apparaissent ; elles se montrent constituées au microscope par des spermogonies de la forme la plus ordinaire dans les urédinées et surtout dans les *œcidium*. Un peu plus tard se montrent de nouvelles protubérances globulaires, grosses et entremêlées aux précédentes. Ces protubérances offrent la structure des jeunes péridies des *œcidium*, elles percent bientôt l'épiderme, prennent la couleur orangée, la forme cylindrique, et s'ouvrent à leur sommet pour laisser s'échapper des chapelets de stylospores orangées. Ce sont de véritables œcidies, et l'on constate facilement qu'elles prennent leur origine, ainsi que les spermogonies, du mycelium intercellulaire produit par les germes de l'*uromyces*.

La plante envahie ne paraît nullement souffrir; elle se développe avec son apparence normale, excepté dans les points qui donnent issue aux fructifications du parasite.

Le mycélium de l'*uromyces*, après avoir produit les spermogonies et les péridioles de l'*œcidium*, ne cesse point de se développer. Les spores ou stylospores étant semées sur une jeune *faba vulgaris*, ne tardent pas à germer; les tubes-germes rampent à la surface de l'épiderme et, dès que leur extrémité rencontre l'orifice d'un stomate, elle y rentre, s'allonge dans la cavité aérifère et, après avoir reçu tout le protoplasma du filament et de la spore restée au dehors, elle s'en sépare par une cloison. Les tubes-germes extérieurs s'atrophient, tandis que le filament dans la cavité aérifère s'accroît, se ramifie et donne naissance à un mycélium qui se répand dans les espaces intercellulaires du parenchyme. Au bout de six à huit jours, les points de l'épiderme envahis deviennent blanchâtres, se soulèvent en forme de pustules, se rompent, et l'on voit apparaître des séminules globuleuses, d'un brun rougeâtre, munies de petites pointes et de trois spores équidistantes à leur équateur. Ce sont des spores ou stylospores d'*uredo* (urédospores); jamais le mycélium provenant de l'*œcidium* ne reproduit d'*œcidium*, son fruit est un *uredo*.

Les urédospores semées de la même manière que les précédentes germent immédiatement. Le tube-germe s'introduit comme celui de l'*œcidium* dans un stomate et s'y développe de même; après une semaine environ il reproduit des *uredo*, mais jamais d'*œcidium*.

Les spores ou stylospores de l'*œcidium* ont la faculté de germer dès qu'elles sont mûres et elles perdent cette faculté en quelques semaines. Au contraire, les spores des *uromyces* n'acquièrent la faculté de germer que longtemps après leur maturité, mais la conservent pendant plusieurs mois, et ce sont elles qui perpétuent la plante parasite d'une année à l'autre. Comment se produisent-elles? Elles proviennent du mycélium des trois formes successives de l'*uromyces*, mais elles constituent une fructification secondaire ou tardive comparable aux œufs ou germes d'hiver de certains insectes. Dans la première période, ces spores apparaissent après la formation des *œcidium*, dans la seconde et la troisième après celle des urédospores.

Le mycélium produit par les trois sortes de fructification de l'*uromyces* est toujours confiné dans un espace limité et peu étendu. Jamais il ne quitte une foliole pour se rendre dans d'autres parties. De sorte que, si la plante en expérimentation est maintenue dans une atmosphère sèche, arrosée seulement par le sol, le parasite n'envahit que les points où il a été semé. Si l'on arrose de temps en temps la plante entière, on voit bientôt le parasite l'envahir complètement et l'on constate facilement qu'il s'y est propagé par le moyen des stylospores ou des urédospores dont la dispersion ainsi que la germination sont favorisées par l'arrosement. Ces faits expliquent pourquoi et comment, dans la campagne, l'*uredo* occupe si souvent la plante hospitalière tout entière.

J'ai rapporté ces données si intéressantes et qui jettent un si grand jour sur les questions obscures du parasitisme pour montrer que : si la famille des urédinées a été divisée en quatre sections par Léveillé, l'*uromyces* rentrant dans l'une des sections, l'*œcidium* appartenant à une autre, le dimorphisme évident ne permet plus une telle classification. Tout est à revoir, et il y a plus encore : les expériences faites par de Bary sur un grand nombre d'espèces d'urédinées et sur des plantes hospitalières diverses montrent que généralement le développement successif et dimorphique s'accomplit sur la même plante; mais elles prouvent aussi qu'il n'en est pas toujours de même. Telle forme d'*uredo* recueillie sur une plante n'a pu par aucun moyen expérimental être semée sur une plante de la même espèce, par exemple, l'*uredo symphyti*, l'*œcidium asperifolii*, les sporidies du *coleosporium senecionis*, ensemencées sur les plantes qui les produisent, sont toujours restées stériles. Les *puccinia graminis*, parasites vulgaires des céréales, semées nombre de fois et dans les conditions les plus variées, sur les *triticum vulgare* et *T. repens*, n'ont jamais donné le moindre indice de leur développement. Ces résultats négatifs, rapprochés de la nécessité pour certains parasites animaux à génération alternante de changer de milieu pour l'accomplissement de chacune des phases de leur développement, portent à penser que la même nécessité doit exister pour les urédinées dont il vient d'être question.

D'après une croyance populaire fort ancienne, les baies ou les buissons d'épine-vinette qui servent de limites aux champs de blé produisent la rouille de cette dernière plante. Cette croyance qui, jusqu'à ces derniers jours, n'était pas appuyée de preuves, a été mise hors de doute. La *puccinia graminis* recueillie sur le *poa pratensis* et le *triticum repens* a germé sur les feuilles de l'épine-vinette (de Bary). Au bout de vingt-quatre à quarante huit heures, les tubes-germes percèrent l'épiderme et s'introduisirent dans les espaces intercellulaires des feuilles; dix jours après des spermogonies se montraient.

De nouvelles expériences faites avec les spores d'hiver recueillies depuis trois ans donnèrent des *œcidium* succédant aux spermogonies. Ces *œcidium* étant de tout point semblables à ceux qui se produisent sur l'épine-vinette dans la campagne. Toutefois ces expériences multipliées n'amenèrent aucune autre fructification que l'*œcidium*, mais démontrèrent que cette forme de l'urédinée de l'épine-vinette est produite par la *puccinia graminis*. Enfin, Bonninghausen a fait la contre-épreuve : ayant observé que le blé, le seigle et l'orge dans le voisinage d'un buisson d'épine-vinette envahi par l'*æcidium*, prenaient la rouille, il recueillit des spores et les plaça sur des pieds bien portants de seigle. Au bout de cinq à six jours, ces pieds furent infestés de rouille, tandis que les autres dans le même champ restèrent sains.

A. J'ai déjà dit que les parasites végétaux cellulaires qui attaquent les plantes par l'extérieur, ou les *ectophytes*, étendent leurs filaments végétatifs sur l'épiderme et s'y attachent au moyen de renflements latéraux qu'on a considérés comme des suçoirs. Parmi ces parasites ectophytes se trouvent l'*erysiphe Tuckeri* ou oïdium de la vigne et d'autres *erysiphe* connus vulgairement sous le nom de *blanc du rosier*, *du pêcher*, etc., les rizoctones qui détruisent le safran, les luzernes, divers arbres fruitiers. Je vais en donner une idée sommaire.

En 1845 et 1846, un jardinier anglais, Tucker, remarqua dans les serres de Margate que les jeunes pousses, les feuilles et les grappes des vignes se couvraient d'une poudre blanchâtre dans laquelle J. Berkeley reconnut un champignon parasite du genre *oidium*, d'une nouvelle espèce qu'il nomma *O. Tuckeri*. En avril 1850, Montagne découvrit le même parasite sur les vignes des serres de Versailles. De là ce champignon se répandit rapidement sur toutes les vignes de France et inspira de grandes craintes aux viticulteurs. Bientôt l'*oidium* fit son appariton en Italie (1851), dans le Tyrol, la Suisse, la Hongrie, l'Algérie.

La chaleur et l'humidité surtout favorisent le développement de la maladie qui se propage par des spores ou conidies formées aux extrémités des filaments mycéliaux. Les spores, dans des conditions favorables germent en quelques heures et portent la maladie partout où elles tombent. La fleur de soufre est le remède le meilleur contre les erysiphe; elle agit par dégagement d'acide sulfureux.

Les *rhizoctonia* causent la maladie appelée mort du safran

par Duhamel. Les végétaux les plus exposés aux atteintes de ces parasites sont le safran, la luzerne, la garance, l'échalotte, etc.

B. Les parasites végétaux cellulaires qui se propagent surtout dans l'intérieur des plantes, ou *entophytes*, développent leur mycélium dans les espaces intercellulaires et envahissent même les cellules. Ils vivent avec leur porteur pendant un temps plus ou moins long en communauté d'existence, mais la plupart finissent par détruire la partie qu'ils ont envahie et parfois leur hôte.

Les altérations que les entophytes déterminent sont connues pour la plupart depuis un temps immémorial. Elles ont été regardées comme des productions spéciales, des monstruosités et surtout des maladies, encore désignées sous les noms primitivement donnés. Quelques-unes de ces maladies sont apparues de nos jours, mais la connaissance des champignons qui les occasionnent est moderne. Le développement des champignons parasites internes cause des dégâts importants suivant les parties envahies des végétaux ; les anthères et les ovaires sont stérilisés, les feuilles atteintes au pétiole se dessèchent, etc. La végétation peut s'arrêter, parfois au contraire prendre une direction opposée à l'état normal ; les effets destructeurs ou fâcheux du parasite ont frappé le vulgaire et les observateurs.

Chez certains champignons parasites, le mycélium produit, comme chez des champignons libres, avec exubérance, s'enchevêtre, se serre, se tasse, puis se confond en une masse charnue dans laquelle l'élément histologique du champignon, la cellule filamenteuse devient méconnaissable. Il se forme ainsi des corps durs, noirâtres à l'extérieur, souvent fusiformes ou représentant une petite nacelle, une sorte de corne.

L'ergot de seigle est une de ces productions qui ont reçu le nom spécial de *sclérotie*. Ces ergots, à leur maturité, se détachent de la plante nourricière où ils ont pris naissance et tombent à terre. Ils restent plus ou moins longtemps sans donner signe de vie. Tulasne a démontre, en 1851[1], que le *sphœria purpurea* était la fructification de l'ergot; ce fait aurait peut-être été entrevu par Gendrot[2].

Le mycélium, dont l'étude est si importante, qui a lui-même des variations dans ses phases de développement, remplit un rôle physiologique considérable. La production de véritables galles végétales par le mycélium parasitaire est hors de doute. Ce mycélium détermine l'hypertrophie souvent énorme des cellules de l'hôte, à la manière de l'œuf et de la larve des hyménoptères et des diptères gallicoles. J'ai eu occasion de parler d'une galle de rhododendron des Alpes[3], formée par l'hypertrophie des cellules du parenchyme hospitalier sous l'action excitative d'un mycélium parasitaire, ainsi que je m'en suis assuré. Cette galle, signalée par Léon Dufour et par Laboulbène, n'avait jamais offert d'insecte pouvant la produire, malgré les investigations de ces deux observateurs.

Les parasites dont le mycélium est vivace et dure plusieurs années impriment à leur hôte des effets durables et parfois d'une physionomie étrange, ayant donné lieu à de singulières interprétations. Une maladie parasitaire des branches du sapin *(abies pectinata)* dans les Vosges est connue sous le nom de *balai des sorcières*. Une branche envahie par le *peridesmium elatinum* offre à la base un renflement particulier, son écorce et son corps ligneux sont hypertrophiés; ses rameaux, plus nombreux, sont épais et courts; ses feuilles plus petites, mais plus grosses, sont irrégulièrement disposées sur la tige et d'une couleur vert-jaunâtre; elles sont caduques et tombent chaque année. La branche, modifiée dans sa forme, offre un port tout particulier; elle s'élève droite, perpendiculaire sur la normale, et paraît d'une espèce étrangère qu'on y aurait greffée. Le balai le plus âgé qu'ait rencontré de Bary avait seize ans[4].

1 *Comptes rendus de l'Académie des sciences*, t. XXIII, décembre 1851.
2 *Bulletin de l'Académie de médecine*, 2e série, t. X, p. 235, 1881.
3 V. article MONSTRES, MONSTRUOSITÉ.
4 De Bary, *Mém. cit*, p. 95.

La maladie du pêcher appelée *la cloque* est produite par l'*ascomyces deformans* qui rend les feuilles ventrues et les jeune pousses d'un volume ordinairement très grand. Ces déformations résultent d'une hypertrophie des parties envahies sous l'influence d'un processus excitateur, par l'action du mycélium végétatif des cellules.

Les *cystopus* envahissent la plupart des crucifères, des légumineuses et autres plantes, à l'automne surtout, sous l'apparence d'une efflorescence blanchâtre, *rouille blanche*. Ils sont très nombreux en espèces Le *cystopus candidus*, *uredo candida* de Persoon, espèce typique, se manifeste par des élevures et des taches blanches occupées par le mycélium et bientôt par les séminules du parasite. Ils se reproduisent par : 1° des *conidies* à l'extrémité des filaments mycéliens qui perforent l'épiderme de la plante nourricière pour se disséminer dans l'atmosphère ; 2° des *oospores*, corps reproducteurs qui se forment dans des renflements interstitiels des tubes du mycélium et appelés *oogones* par Tulasne [1]. Les conidies du *cystopus candidus*, comme les stylospores de l'*œcidium* et de l'*uredo*, propagent le parasite parmi les plantes hospitalières dans la saison chaude ; les oospores comme les spores d'hiver propagent le parasite dans la saison suivante.

Les parties envahies par le *cystopus candidus* sont déformées, gonflées ou courbées, les fruits atteints peuvent devenir deux ou trois fois plus gros qu'à l'état normal. Dans toutes ces parties on constate dès le début la présence du mycélium.

Les *peronospora* ont de grands rapports avec les *cystopus* et possèdent deux sortes d'organes reproducteurs découverts par Tulasne, des conidies et des oogones. L'étude des variations dans le mode de reproduction du *peronospora* est d'un grand intérêt pour le physiologiste, surtout à cause du *peronospora* ou *botrytis infestans* (Montagne), *botrytis devastatrix* (Duchartre), qui détermine la maladie des pommes de terre sur le *solanum tuberosum*, et dont il est déjà parlé.

[1] *Comptes rendus de l'Académie des sciences*, 26 juin 1854.

Je me borne à mentionner que le mycélium est vivace dans cette espèce et qu'il passe l'hiver dans un tubercule infesté. Au printemps, il se revivifie et s'étend dans les organes de la plante qui commence à végéter. Le parasite forme des taches noirâtres qui s'agrandissent bientôt; il fructifie et il se propage alors par des conidies provenant dû mycélium vivace.

Les plantes les plus utiles pour l'alimentation humaine, les céréales diverses, peuvent souffrir considérablement de l'atteinte des végétaux parasites cellulaires[1]. En voici la preuve : La *carie du blé* connue depuis l'antiquité porte dans divers pays un grand nombre de noms différents et entre autres celui fort impropre de *nielle;* elle fait des ravages considérables dans la plupart des cantons où les céréales sont cultivées sur de grands espaces. Le grain carié conserve la forme normale, mais il est plus petit, ridé, grisâtre, et consiste en une enveloppe mince et friable, remplie d'une poudre noire, très fine et fétide. Dans l'épi, ce grain malade remplace le grain normal; au battage, il tombe et reste avec les autres. La poussière de la carie est constituée par les spores du *tilletia caries.* Ces spores sont sphériques, réticulées et noires. Ce sont les spores qui propagent la maladie d'une année à l'autre, portées sur les champs soit par les fumiers, soit par les grains malades, soit encore par le grain sain dont l'une des extrémités ayant des poils en brosse retient les spores des grains malades écrasés par le battage. Le *charbon* est dû à un champignon assez voisin de la carie *(ustilago carbo);* moins spécialisé, il attaque toutes les céréales, l'avoine surtout et la plupart des graminées sauvages. Le charbon n'atteint pas ordinairement l'intérieur des grains, il se montre plus superficiellement sur les chaumes, les feuilles, les glumes. Il consiste en une poudre noire formée de spores sphériques, très petites et inodores. Sa propagation est analogue à celle de la carie. La *rouille* du blé

1 V. Maurice Granel, l'*Ergot, la rouille et la carie des céréales.* Thèse d'agrégation, Paris, 1883, avec planche.

produite par la *puccinia graminis* se montre sous la forme d'un *uredo* rougeâtre et donne lieu sur l'épine-vinette à l'*œcidium berberidis*. Le blé d'hiver souffre plus que le blé d'été des atteintes de la rouille.

Le maïs atteint du charbon (*ustilago maidis*) a des épis acquérant une grosseur énorme ; la fructification avorte cependant et la tumeur tombe en pourriture. En suivant avec le microscope le développement de la maladie du maïs, on voit que le mycélium végétatif du parasite, ayant pénétré dans les espaces intercellulaires, détermine la multiplication des cellules touchées et une hypertrophie colossale des cellules voisines. Alors le mycélium fertile envahit ces cellules qui servent de nourrices aux spores du parasite. La tumeur épuisée se réduit en putrilage et laisse échapper la poussière noire constituée par les spores de l'*ustilago*. Avant la formation des spores, la tumeur préexistante était formée par les cellules de l'hôte. Outre le charbon, ou trouve sur le maïs un champignon cellulaire (verdet, verderame, *sporisorium maidis*), qui a été considéré comme produisant la maladie pellagreuse de l'homme.

Les houblonnières souffrent des ravages du *sphærotheca Castagnei* ; les arbres à fruits sont atteints dans leurs feuilles par les *ræstelia*, les *ascomyces*, les *capnodium*, etc. [1].

Les parasites végétaux cellulaires ectophytes deviennent nosophytes, atteignent l'homme [2] et se développent sur lui ainsi que sur les animaux. Charles Robin, dans son remarquable ouvrage précité, a décrit et figuré les espèces de *penicillium*, de *mucor*, d'*aspergillus*, *botrytis*, d'*achorion*, *tricophyton microsporum*, *oidium*, etc., etc., qui causent soit de simples accidents, soit des maladies parasitaires. Au dernier terme, on trouve des algues, *leptomitus*, *leptothrix*, *merismopedia*,

[1] Cooke et Berkeley, *Les Champignons*, 2e édition, p. 204, 211, 1878.

[2] Hallier a voulu admettre la transformation ou l'hétérogénie polymorphique de la plupart des cryptogames cellulaires qui se trouvent sur l'homme. De Seynes a montré l'exagération d'un pareil système (de Seynes, *Annales de dermatologie et de syphiligraphie*, t. I, p. 65-81, 1869).

*cryptococcus*, etc,, qui végètent dans les détritus buccaux, dans les cavités digestives ou génitales.

On a voulu trouver dans le *chionyphe Carteri*, la cause du mal connu sous le nom de *pied de madura*. L'*actinomycose* a récemment pris place dans le cadre nosologique [1].

C. Avant de résumer dans un tableau les principaux parasites animaux et végétaux, il convient de signaler en terminant les maladies microbiennes, non parasitaires dans le sens que Davaine attache à ce mot, causées par des vibrioniens, des bactéries, des végétaux analogues à ceux des diverses levûres. Il a insisté dans ses travaux relatifs aux maladies charbonneuses et septiques sur le rôle considérable des bactéridies [2] et des vibrions de la putréfaction. Le cadre des maladies microbiennes tend de plus en plus à s'élargir. Les travaux de Davaine et de Pasteur éclairent d'une vive lumière ces sujets de controverse passionnée et ces problèmes regardés naguère comme insolubles. La méthode des cultures montre que les virus sont des organismes microscopiques occasionnant, par leur développement, la transformation des humeurs et les maladies microbiennes chez les animaux ainsi que chez les végétaux. Mais, si nous arrivons à saisir le rôle de ces infiniments petits, nous ne pouvons encore les différencier sûrement, nous les caractérisons surtout par leur action physiologique. Davaine disait : « Nous sommes comme le voyageur qui aperçoit de trop loin une forêt où tous les grands végétaux se confondent et se ressemblent; l'avenir, je l'espère, nous laissera voir les choses de plus près et nous permettra de connaître les diverses espèces de microbes, de

1 La *tumeur indéterminée des os maxillaires du bœuf* décrite par Davaine dans les *Comptes rendus de la Société de biologie*, t. II, p. 119, 1850, doit se rapporter à l'actinomycose (voyez sur ce sujet : Ponfick, *Die Actinomycose des Menschen*. Berlin, 1882, in-8; Bricon, *De l'actinomycose (Progrès médical*, n° 7, 1884 ; Bang, *Die Strahlenpilzerkrankung (Actinomycosis)*. In *Deutsche Zeitschr. f. Thiermedicin und vergl. Pathologie*, Bd. X, p. 249, 1884), etc.

2 V. Bactérie. Bactéridie.

les distinguer entre elles, comme nous le faisons pour les chênes, les hêtres, les ormes et les autres arbres. »

PARASITES ANIMAUX. — Les vertébrés n'offrent point de vrais parasites, non plus que les mollusques ; ils sont bourreaux, commensaux ou mutualistes ; les hirudinées sont presque toutes sanguinivores, mais non parasites dans le sens précis de cette détermination.

CRUSTACÉS. — Lernéens, parasites à l'état adulte.

Bopyres, nicothoe, argules, pygnogonon, cyames, balanes ; ces derniers sont de faux parasites.

*Pentastomes* ou *linguatules*, vivant constamment à l'état parasitaire

ARACHNIDES. — Hydrachnes, parasites à l'état d'achlysie.

*Acariens*. — Gamases, dermanysses, ixodes, argas.

*Sarcoptides*. — Sarcoptes produisant les différentes espèces de gale chez l'homme et chez les animaux, ainsi que les psoroptes et les chorioptes.

*Trombidium holosericeum*. — Parasite à l'état de larve sous le nom de *leptus autumnalis*.

*Demodex*. — Parasite dans ses divers états, occasionne un acné chez l'homme, une gale folliculaire chez le chien.

INSECTES. — *Coléoptères*, cantharides, méloe, sitaris, cérocome, parasites dans leurs premiers états.

*Platypsyllus*, du castor ; *amblyopinus*, des petits mammifères rongeurs.

*Rhipiptères*, ayant les femelles parasites à tous les âges, les mâles adultes devenant ailés libres.

*Hyménoptères*. — Tendhrédines, cynipides, à larves gallicolles.

Figites, ichneumoniens, braconides, proctotrupiens, scolies à larves créophages.

*Orthoptères*. — Ricins, liothé, hæmatopinus, ectozoaires parasites.

*Hémiptères*. — Poux, épizoïques ; une espèce produit la phthiriase ou maladie pédiculaire.

Cochenilles, gallinsectes, pucerons, phylloxéra, vivant en parasites sur les végétaux.

*Diptères*, lucilies, sarcophages hominivores, produisant la myiasis ou myiase.

Tachinaires, à larves créophages des animaux.

Œstres, dont les larves sont cavicoles ou cuticoles. Dermatobie attaquant l'homme.

*Pulicides*, *pulex* ou *dermatophilus penetrans*, dont la femelle est absolument parasitaire.

VERS OU HELMINTHES. — *Nématoïdes*. Anguillules, occasionnant chez l'homme la diarrhée de Cochinchine, d'autres la nielle du blé.

Sclérostomes, produisant à l'état larvaire l'anévrysme des artères abdominales chez les solipèdes; syngamus, dans la trachée des oiseaux; anchylostome duodénal, amenant l'anémie tropicale et des mineurs du Saint Gothard.

Ascarides, oxyures, trichocéphales, filaires, tous parasites; *trichina spiralis* donnant, à l'état larvaire, la trichinose humaine.

*Echinorhynques* ou acanthocéphales, constamment parasites.

*Trématodes*. — Douves ou distomes. Une espèce cause la cachexie aqueuse du mouton et attaque l'homme. Le bilharzia hæmatobium est sanguicole.

*Cestoïdes*. — Ténias et bothriocéphales. Le cysticerque du *tænia solium* ou armé cause la ladrerie chez le porc et chez l'homme. Le cysticerque du *tænia saginata* est dans les muscles du bœuf et du veau. Les hydatides de l'homme deviennent chez le chien des *tænia echinococcus*; le cœnure du mouton, occasionnant le tournis, se transforme en *tænia cœnurus* chez le chien et chez le loup.

Grégarines, psorospermies causant la pébrine des vers à soie.

Monas, cercomonas, urcéolaires, paraméciens.

PARASITES VÉGÉTAUX. — Les parasites végétaux sont

phanérogames ou vasculaires et cryptogames ou cellulaires.

PHANÉROGAMES OU PARASITES VASCULAIRES.

*Convolvulacées.* — Cuscutes.

*Loranthacées.* — Gui *(viscum).*

Rhinanthées. — *Melampyrum.*

Orobanchées.

*Éricacées.* — Monotropa.

*Rafflesiacées.* — Rafflesia.

CRYPTOGAMES OU PARASITES CELLULAIRES.

*Érysiphées.* — Érysiphe de la vigne, oïdium Tuckeri; érysiphe des plantes potagères et d'ornement. Cordyceps, parasites des animaux et des végétaux (ergot de seigle).

*Urédinées.* — Parasites polymorphes.

*Puccinées.* — Puccinia diverses, parasites des plantes vivantes, alternant leur sporification avec les *urédinées.*

*Œcidiées.* — Parasites endophytes superficiels, puis arrivant à l'extérieur d'un grand nombre de végétaux, alternant avec les *urédinées.*

*Mucorinées.* — Saprophytes produisant les moisissures diverses.

*Péronosporées.* — Dont une espèce occasionne la maladie par botrytis des chenilles et des vers à soie, et d'autres la maladie des pommes de terre, le mildew de la vigne *(peronospora viticola).*

*Mucédinées.* — Formant avec les *mucor*, les *aspergillus*, les maladies à moisissures, le *bronchomycosis*, etc.

*Sporidesmiées* et *coniodées* épiphytes, renfermant la plupart des champignons des maladies de la peau.

*Ustilaginées.* — Dont les espèces produisent le charbon, la rouille et diverses altérations des céréales.

# III

# ANATOMIE, PHYSIOLOGIE

## RECHERCHES SUR LES GLOBULES BLANCS DU SANG [1]

— 1850 —

Les anatomistes et les physiologistes qui se sont occupés de l'étude des globules sanguins chez l'homme en ont distingué trois espèces :

Les globules rouges, les globulins et les globules blancs.

Je me propose aujourd'hui d'appeler l'attention des membres de la Société sur un phénomène très curieux et non indiqué, que présentent les globules blancs, lorsqu'on soumet à l'inspection microscopique une gouttelette de sang prise sur l'homme vivant.

On a déjà remarqué que, lorsqu'on place une gouttelette de sang frais entre deux lames de verre, le globule blanc ne tarde pas à se fixer ; il résiste au courant qui se manifeste en ce moment dans le liquide, et se reconnaît en général très facilement aux îlots de globules rouges qui se forment autour de lui. On peut le reconnaître, en outre, aux caractères suivants : il est incolore, sphéroïde, irrégulier, granuleux, sans noyau central, mais offrant un ou plusieurs points distincts par leur plus grande transparence ; enfin il est plus volumineux que le globule rouge. Après un certain temps, lorsque le sang contenu entre les lamelles de verre s'est répandu uniformément et que le mouvement du liquide s'est apaisé, commence le phénomène que je me suis proposé de décrire.

Le globule blanc perd sa forme arrondie; d'un point de sa circonférence s'avance très lentement une expansion plus

[1] *Mémoires de la Société de biologie*, 1850, t. II, p. 103.

transparente que la masse du globule, qui devient ainsi ovalaire, ou quadrilatère, ou irrégulier, suivant la forme de l'expansion produite. Bientôt après, il se montre sur un autre point une nouvelle expansion qui amène une nouvelle forme du globule, soit que l'expansion première rentre dans la masse primitive, soit qu'elle reste étalée au dehors. De nouvelles expansions continuant à se produire, en même temps que des retraits s'opèrent sur d'autres points de la circonférence du globule, donnent incessamment à ce corpuscule un aspect nouveau et différent des précédents. Ces expansions et ces retraits se produisent avec une grande lenteur ; il faut beaucoup d'attention pour en suivre le développement, mais les variations qu'elles déterminent dans la forme du globule blanc sont très faciles à constater, si on l'examine à de courts intervalles.

Pendant que l'on remarque ces changements dans la conformation extérieure du globule, on peut en constater aussi dans son intérieur : ainsi, certains points deviennent plus ou moins transparents ou cessent de l'être ; sur plusieurs corpuscules j'ai pu constater un, quelquefois deux points plus clairs, semblables, en apparence, à des vacuoles, qui ne disparaissent jamais complètement et qui, par les transformations successives de la masse, en occupaient tantôt un point central, tantôt un point quelconque de la circonférence.

J'ai pu suivre sur un globule, dans l'espace d'une demi-heure, une vingtaine de changements de forme. Toutes les fois qu'une forme a persisté pendant plus de cinq minutes, c'était la dernière.

De tous les micrographes, M. Donné me paraît être celui qui a étudié avec le plus de soin les globules blancs, et il en a donné dans son atlas plusieurs figures très exactes. Plusieurs de ces globules sont représentés avec des formes différentes, mais M. Donné ne dit nulle part que ces globules peuvent prendre un grand nombre de formes différentes et successives dans un court espace de temps, ainsi que je crois l'avoir constaté le premier.

Ces variations des globules blancs frappent d'autant plus

l'observateur que les globules rouges dont ils sont entourés conservent leur apparence primitive pendant longtemps, lorsqu'on ne les déforme point par la compression ou par l'addition de l'eau ou de quelque autre substance qui les altère ; les changements de forme des globules blancs sont, dis-je, si remarquables et se succèdent en nombre si considérable que l'idée de mouvements spontanés dans ces corpuscules se présente à l'esprit. D'abord, il est impossible de les attribuerà une dessiccation progressive de ces petits corps, puisque ces changements de forme ont lieu lorsque les globules blancs sont baignés par une légère couche de sérum, et pendant que les globules rouges nagent et circulent dans la gouttelette en observation ; on ne peut pas davantage regarder ces variations de forme comme des déchirures ou des éraillements, puisqu'on voit les petites expansions revenir sur elles-mêmes. A ces raisons j'ajouterai qu'on a plusieurs fois constaté, et je l'ai constaté moi-même en étudiant sur la grenouille le mouvement des globules sanguins dans les vaisseaux, que les globules blancs restent souvent immobiles et comme adhérents aux parois de ces vaisseaux pendant que les globules rouges, beaucoup plus nombreux, suivent le torrent de la circulation ; or je me suis assuré que ces globules blancs, ainsi fixés sur les parois des vaisseaux, présentent des changements de forme analogues à ceux qu'ils offrent dans une gouttelette de sang placée sur une lame de verre.

En définitive, il paraît donc prouvé que ces variations dans la forme des corpuscules blancs du sang ne peuvent être attribuées à un phénomène d'altération, et si l'on voulait leur donner une interprétation, on ne pourrait guère les comparer qu'à celles de certains animaux infusoires, protées ou amibes, par exemple. C'est, du reste, une question que je n'aborderai pas aujourd'hui ; pour le moment, je me bornerai seulement à signaler un fait digne de l'attention des physiologistes, à savoir : la propriété remarquable qu'ont les globules blancs du sang de prendre des formes très variées et successives.

Je dois ajouter que ce n'est pas seulement chez l'homme que les globules blancs présentent ces changements de forme; je les ai observés encore dans plusieurs individus appartenant à chacune des autres classes des vertébrés ; je ferai remarquer en outre qu'ayant étudié le sang d'un assez grand nombre d'animaux invertébrés et qu'ayant constaté dans les corpuscules qu'on y rencontre des caractères et des variations de forme analogues à ceux que j'ai signalés précédemment, je suis porté à conclure que les globules blancs de l'homme et des animaux vertébrés doivent être rapprochés des corpuscules du sang des animaux inférieurs [1].

1 Voir un autre mémoire du Dr Davaine, *Remarques sur les corpuscules du sang de la lamproie et sur ceux des animaux en général* (*Comptes rendus et Mémoires de la Société de biologie*, 2e série, t. II, p. 54. 1855.

## RECHERCHES SUR LA GÉNÉRATION DES HUITRES [1]

— 1852 —

Pendant l'été de l'année 1849, j'entrepris dans le laboratoire de M. Rayer, avec M. le Dr Chaussat, des recherches sur la génération des huîtres. Bien que dans ces dernières années, les travaux d'embryogénie sur les mollusques aient été très multipliés, et que des études plus ou moins complètes aient été faites sur des espèces voisines de l'huître, aucun travail, à notre connaissance, n'existait sur l'embryogénie de ce mollusque. On a d'autant plus lieu de s'étonner de cette lacune que les huîtres, par leur abondance dans nos mers, par l'usage que nous en faisons et par la facilité avec laquelle on se les procure à de grandes distances des régions qui les produisent, semblent plus qu'aucun autre mollusque avoir dû attirer l'attention des naturalistes.

Nous publiâmes, M. Chaussat et moi, dans les *Comptes rendus de la Société de biologie* (juillet 1849), les résultats de nos observations, parmi lesquels nous signalâmes surtout les transformations remarquables offertes par l'embryon de l'huître. Ces résultats, malgré nos longues et laborieuses recherches qui portèrent sur plus de trois cents huîtres, laissaient beaucoup à désirer sous plusieurs rapports. La question de sexualité, sur laquelle les naturalistes ont émis des opinions très diverses, n'avait nullement été éclaircie. Sur un grand nombre d'huîtres, nous avions constaté dans l'organe de la reproduction l'existence exclusive de l'élément mâle (les zoospermes) ; sur quelques autres, nous n'avions pu y découvrir que l'élément femelle (ovules); mais d'autres fois nous avons reconnu d'une manière non douteuse la présence simultanée dans l'organe sexuel d'ovules et de zoospermes bien caractérisés.

[1] *Mémoires de la Société de biologie*, 1852, et vol. in-8 chez J.-B. Baillière.

De ces faits, en apparence contradictoires, on ne pouvait conclure ni à l'hermaphrodisme ni à la séparation des sexes chez l'huître. Était-ce par exception, par anomalie, comme nous l'avons entendu dire, que plusieurs de ces mollusques nous avaient offert dans le même organe des ovules et des zoospermes? On eût été plus naturellement conduit à conclure que ces animaux peuvent être hermaphrodites ou avoir les sexes séparés indifféremment, suivant les individus. Mais cette manière de voir ne nous paraissait pas non plus admissible par la considération que cette indifférence sexuelle eût été sans analogue aujourd'hui connu dans le règne animal.

La solution de cette question difficile n'était pas seulement intéressante au point de vue zoologique, elle l'était encore au point de vue économique, car les succès obtenus dans ces derniers temps par la fécondation artificielle chez les poissons ont fait penser à appliquer ce moyen de reproduction à la propagation des huîtres.

Plusieurs savants qui se sont occupés de ce sujet, ont admis, sans l'avoir démontrée, la séparation des sexes chez les huîtres. Les résultats exposés ci-dessus ne me permettaient pas d'adopter cette opinion. Malgré l'insuccès de nos travaux sous ce rapport, je ne désespérai pas de trouver la raison de l'apparente contradiction qu'ils avaient signalée dans la sexualité des huîtres. De nouvelles recherches que j'ai entreprises à ce sujet au Havre et à Paris dans le courant de l'été dernier, m'ont permis de déterminer les conditions dans lesquelles l'huître présente tantôt l'élément mâle exclusivement, tantôt l'élément femelle ou tantôt l'un et l'autre à la fois. J'ai pu reconnaître ainsi que ce mollusque ne déroge point, sous le rapport de la sexualité, aux lois qui régissent les autres animaux.

M. Rayer, qui m'avait encouragé à entreprendre ces études, les a suivies avec un bienveillant intérêt. Les résultats auxquels je suis arrivé ont été constatés par plusieurs savants, parmi lesquels je citerai mon ami M. le Dr Claude Bernard et M. le Dr Desjardins, médecin distingué du Havre qui a mis à ma disposition, avec une obligeance extrême, tous les moyens dont il pouvait disposer pour faciliter mon travail.

## I. — *Aperçu historique.*

Avant que l'on eût appliqué le microscope à la détermination des éléments des organes reproducteurs chez les mollusques, les zoologistes les plus éminents de notre siècle croyaient ces organes formés sur un même type chez tous les acéphales. Les uns considéraient ces animaux comme doués d'un hermaphrodisme complet ; d'autres pensaient qu'ils n'étaient pourvus que d'un appareil femelle, et que leurs œufs n'avaient pas besoin d'être fécondés pour se développer. Mais les observations de Prévost (de Genève) sur la mulette des peintres (1825), de Wagner (1835), de Siebold (1837), de M. Milne-Edwards, etc., sur divers autres mollusques, démontrèrent que le type des organes de la génération chez les mollusques acéphales est loin d'être uniforme, les uns ayant des organes mâles et des organes femelles portés par des individus différents, les autres ayant les deux appareils réunis sur un même individu. La sexualité d'un grand nombre de ces mollusques est aujourd'hui bien déterminée ; mais sur les organes de la reproduction de l'huître en particulier, on ne possède encore rien de certain. Néanmoins, dans divers recueils, on trouve sur ces organes, ou sur leurs produits, des assertions plus ou moins exactes, des faits plus ou moins bien observés, dont il ne sera pas sans intérêt de donner un court aperçu.

L'auteur de l'*Histoire de la Société royale de Londres*, Th. Sprat, y rapporte quelques faits relatifs à la génération des huîtres[1]; il dit : « Au mois de mai les huîtres jettent leur frai (que les pêcheurs appellent *spat*), qui ressemble à une goutte de suif, et qui est de la grandeur d'un demi-penny

[1] *Histoire de la génération et du gouvernement des huîtres vertes, vulgairement appelées huîtres de Colchester (Hist. of the Royal Soc. of London ;* trad. franç., 1669.

d'argent. Le frai s'attache à des pierres, à de vieilles écailles d'huîtres, etc... On conjecture avec quelque apparence de raison que le frai ou *spat* commence d'avoir l'écaille dans le vingt quatre heures. » Dans le même article, Sprat indique comme caractère de l'huître *femelle* d'avoir une substance laiteuse dans son manteau, tandis qu'il y a une substance noire chez le *mâle*. L'époque indiquée pour le frai, sa ressemblance avec une goutte de suif ne sont point exactes. Quant aux caractères qui distingueraient le mâle de la femelle chez les huîtres, ils rappellent une erreur populaire relative à cette distinction, qui existe encore aujourd'hui dans quelques contrées.

Th. Willis[1], dans son anatomie de l'huître, très bonne d'ailleurs pour le temps, n'a point fait mention de l'appareil sexuel. A propos de la coquille, il dit qu'elle est déjà formée dans l'œuf, ce qui est vrai jusqu'à un certain point.

Lister[2], a donné l'anatomie de l'huître d'après Willis. Il a aussi rapporté en entier l'article cité de l'histoire de la Société royale, avec cette légère variante : « Mense maio fœturam ejiciunt ostrea, id quod a nostris piscatoribus spat vocatur, id a figura lenticulari est at ipsis lenticulis paulo majus. »

En 1689, Jac. Brach a donné[3] des indications très précises sur l'époque de la reproduction, sur l'apparence et la nature du frai chez les huîtres. « Vers la fin du printemps, dit-il, pendant l'été et jusqu'au commencement de l'automne, les huîtres possèdent et rejettent une sorte de lait..... Si, avec un bon microscope, l'on examine attentivement ce lait, on le trouve formé par une innombrable quantité d'œufs. » Pline avait déjà parlé du lait que quelques huîtres possèdent en été, et qu'il regardait comme un liquide fécondant[4]. Jac. Brach ne se borne pas à déterminer la nature de ce liquide, mais il

1 *De anima brutorum exercit. duæ*, 1672, p. 17.

2 *Historiæ animalium angliæ tres tractatus*, Lond., 1678.

3 *Éphémérides des curieux de la nature*. Dec. II, an VIII, obs. 203 *(De ovis ostreorum)*.

4 *Hist. nat.*, trad. par M. Littré, t. I, liv. IX, et t. II, liv. XXXII.

distingue dans les œufs qui le composent plusieurs apparences. Dans un premier état (qui correspond sans doute à la période du fractionnement) les œufs sont, dit-il, d'un blanc éclatant, irrégulièrement arrondis, comme *une pilule mal faite*. Dans un second état, ils sont blanchâtres, arrondis, mais plus comprimés que les premiers, et se rapprochent déjà de la forme d'une huître; en outre, ils se meuvent et parcourent dans diverses directions le liquide dans lequel on les observe. Enfin, en dernier lieu, le lait est devenu plus épais, noirâtre, semblable à de la purée, les œufs ont acquis une organisation plus parfaite, n'ont plus de mouvements, et sont alors rejetés de la coquille maternelle.

Six ans après (1695), Leeuwenhoek[1] examina aussi le frai de l'huître; il y constata la présence des ovules et il essaya de déterminer le nombre que peut en produire une seule huître. Il ne suivit pas avec le même soin que Brach leurs formes successives, mais il vit que les mouvements de l'embryon dépendaient d'un organe proéminent entre les valves, organe qu'il crut être l'appareil branchial que l'animal aurait pu, à volonté, faire saillir au dehors ou rentrer dans sa coquille.

Si les faits signalés par Brach et par Leeuwenhoek eussent attiré l'attention des naturalistes, il est probable qu'ils eussent eu une grande influence sur les progrès ultérieurs de l'embryologie.

Leeuwenhoek découvrit en outre dans l'organe sexuel les animalcules spermatiques dont il donne une bonne description[2]. Il constata que ces animalcules sont d'abord réunis en masses arrondies et qu'ils se désagrègent ensuite. Étonné de leur nombre prodigieux, il cherche à en donner l'idée en disant que trois huîtres qu'il avait examinées devaient contenir plus de ces animalcules que l'Europe entière ne contient d'habitants. Leeuwenhoek crut pouvoir conclure de ses observations que les huîtres ont les sexes séparés.

[1] *Arcana naturæ delecta*, 1722, t. III, p. 512.
[2] *Ouvr. cité*, *Epist.* 103, p. 143.

Méry [1], Adanson [2], considérant que les huîtres fixées au rocher ne peuvent se rapprocher pour l'acte de la fécondation les regardaient comme hermaphrodites.

Joh. Baster [3] adopta cette opinion; il constata aussi que le suc laiteux que renferment quelques huîtres en été est formé par des œufs.

Ces notions si précises données par Brach, Leeuwenhoek et Baster restèrent dans l'oubli. Cuvier semble avoir ignoré que l'agglomération des œufs de certains mollusques offre l'apparence d'une substance laiteuse; il dit [4] en parlant des acéphales testacés hermaphrodites : « Il s'y manifeste, à une certaine époque, une liqueur laiteuse qui peut être un vrai sperme propre à féconder les œufs. » Et l'on retrouve encore aujourd'hui, dans des ouvrages classiques d'histoire naturelle l'indication inexacte de l'époque du frai et celle de sa ressemblance avec une goutte de suif, données par Sprat dans les mémoires de la Société royale de Londres.

M. Deshayes [5] indique d'une manière très précise la position de l'organe de la reproduction de l'huître, qu'il regarde comme un ovaire; mais les notions qu'il donne ensuite sur l'œuf ou sur l'embryon manquent d'exactitude. Relativement aux compartiments dont on remarque les ouvertures à la base des branchies, M. Deshayes dit qu'ils servent à l'incubation des œufs, erreur commise déjà par Jos. Poli [6].

Enfin plusieurs savants zoologistes, jugeant sans doute par analogie, ou trompés par des observations trop peu suivies, pensent aujourd'hui que les huîtres ont les sexes séparés [7]. Les études que nous avions faites, M. Chaussat et moi, il y a quatre ans, rendaient pour moi cette proposition très contestable. Les

1 *Mém. de l'Acad. des sciences*, 1710.
2 *Histoire naturelle des coquillages.*
3 *Opuscula successiva de animalculis et plantis*, 1762, liv. II, p. 63.
4 *Anat. comp*, 2e édit., t. VIII, p. 496.
5 *Dict. hist. nat.*, par Ch. Dorbigny, t. VI, 1846, art. HUITRES.
6 *Testacea utriusque siciliæ eorumque historia et anatome tabulis æneis illustratæ*
7 *Comptes rendus de l'Acad. des sciences*, t. XXVIII, p. 291 et 380, 1849.

nouvelles recherches que j'ai entreprises à ce sujet m'ont mis à même de reconnaître que l'huître possède un appareil reproducteur doué de l'hermaphrodisme le plus complet.

Je diviserai ce travail en deux parties. Dans la première, je m'occuperai de l'organe reproducteur et de ses produits. Je consacrerai la seconde à l'étude de l'évolution de l'œuf et de l'embryon, que je ferai suivre de quelques remarques sur la propagation des huîtres.

## II. — *Appareil reproducteur et ses produits.*

### § I. — **Organe de la génération.**

L'organe de la reproduction, chez l'huître (pl. I, fig. 1, *a*), occupe la partie moyenne et supérieure de l'animal (la bouche étant en avant et en haut). Recouvert extérieurement par la membrane du manteau qui lui adhère, il entoure la masse formée par le foie, l'estomac et une grande partie de l'intestin. Ses limites, en haut, correspondent au bord inférieur des palpes labiaux (fig. 1, *c*), en bas à la cavité du péricarde (fig. 1 et 2, *d*), se prolongeant avec l'anse intestinale (fig. 2, *l*), au devant du muscle adducteur des valves (fig. 1 et 2, *e*). Pendant l'époque de la reproduction, cet organe forme, chez l'huître adulte, une masse blanchâtre plus ou moins épaisse, et que l'on ne peut, à la simple vue, distinguer de la substance graisseuse qui existe souvent dans les parties voisines. Hors le temps de la reproduction, toute trace de l'organe sexuel disparaît ordinairement, en sorte que, chez les huîtres très maigres, la portion du manteau qui lui sert d'enveloppe est appliquée sur la substance propre du foie.

La glande sexuelle de l'huître produit à la fois les ovules et les zoospermes, comme je l'établirai ci-après. Aucun organe ne lui est annexé pour servir à la fécondation ou à l'incubation des œufs. Ceux-ci, après la fécondation, passent dans la cavité extérieure ou branchiale du manteau (pl I, fig. 2, *g*) dans laquelle ils séjournent un certain temps, répandus entre ses lobes et les lames banchiales. Les œufs sortent de l'ovaire en suivant des canicules ramifiés sur lesquels je donnerai ailleurs de plus amples détails (v. § V). Ces canalicules aboutissent dans la partie de la glande sexuelle située en avant et en bas du muscle adducteur des valves ; leur extrémité s'ouvre pour donner issue aux œufs, par plusieurs petits pertuis (fig. 2, *k*) que je n'ai pu voir qu'au moment de la ponte. Au sortir de ces pertuis, les œufs se trouvent dans une cavité intérieure formée par la masse des viscères, la base des branchies et la membrane du manteau (fig. 2, *h*) ; mais ils n'y séjournent pas et passent aussitôt à l'extérieur dans la cavité branchiale.

Quelque soin que j'aie apporté à cet examen, et quelque multipliées qu'aient été mes recherches, je n'ai pu découvrir la route que les œufs prennent pour arriver de la première cavité dans la seconde, entre lesquelles on ne trouve aucune communication.

## § II. — Élément mâle.

Les zoospermes de l'huître ont un corps arrondi, légèrement ovalaire, avec un point ou noyau central assez distinct (pl. I, fig. 4, B). Le corps a de deux à trois millièmes de millimètre. Leur queue, très longue relativement (3 à 4 centièmes de millimètre), est excessivement grêle ; elle ne devient perceptible à un grossissement de sept cents fois, qu'après avoir été traitée par l'iode et avec un jour favorable, en sorte qu'il est souvent impossible de distinguer les animalcules lorsqu'ils sont isolés. Avant leur maturité, les zoospermes sont réunis par masses (fig. 4, A, fig. 5, *c*, *c*). Le nombre des animalcules ainsi aglomérés ne peut être évalué, même approximativement. Ces masses, variables quant à la dimension, sont arrondies ou ovalaires, aplaties, et paraissent exclusivement formées d'une multitude de corpuscules ronds juxtaposés (corps des zoospermes) ; chacune de ces masses est entourée d'une auréole que produisent les queues des zoospermes libres et incessamment agitées. Cette auréole permet de reconnaître, même à un faible grossissement, les zoospermes ainsi agrégés. Lorsqu'on examine ces agrégats pendant quelques instants, on ne tarde pas à voir les animalcules les plus rapprochés de la circonférence se séparer de la masse commune dont ils s'arrachent, pour ainsi dire, quelquefois par des mouvements très vifs. La désagrégation, se communiquant de proche en proche jusqu'au centre, le groupe entier finit par disparaître.

En général, les animalcules se désagrègent avec d'autant plus de rapidité qu'on les observe à une époque plus rapprochée de celle de la fécondation; mais il y a des exceptions sous ce rapport. Après la désagrégation, les mouvements des zoospermes ne tardent pas à diminuer, puis à disparaître; bientôt du moins il n'est plus possible de distinguer les animalcules spermatiques des corpuscules d'une autre nature agités par le mouvement brownien.

Parmi les masses de zoospermes, on trouve ordinairement des agrégats semblables pour la forme et la dimension, ou un peu plus grands, mais constitués par des cellules (pl. I, fig. 3, A). Ces agrégats ne possèdent point d'auréole, comme les masses de zoospermes; ils peuvent comme elles se désagréger avec plus ou moins de promptitude. Les cellules qui les composent ont, en moyenne, cinq millièmes de millimètre de diamètre (fig. 3, B). Elles apparaissent avant les zoospermes, et leur disparition arrive aussi avant celle de ces animalcules. Ce sont évidemment leurs cellules de développement, des cellules spermatogènes; mais l'observation directe ne m'a jamais permis de constater dans leur intérieur la présence de zoospermes, ce qui tient sans doute à la difficulté très grande de reconnaître ces animalcules chez l'huître lorsqu'ils sont isolés.

Ayant fait des recherches comparatives chez les moules *(mytilus edulis)*, qui ont les sexes séparés, j'ai constaté que, dans le testicule de ces mollusques, il existe avec les zoospermes des amas de cellules semblables à celles que l'on remarque chez les huîtres. Ces groupes de cellules ne se rencontrent jamais dans l'ovaire. Après leur désagrégation, j'ai plusieurs fois constaté dans ces cellules un ou deux zoospermes enroulés. Les zoospermes, chez la moule, étant mieux caractérisés et plus visibles que chez l'huître, rendent compte de cette différence dans les résultats de l'observation. Ces amas doivent donc être considérés, chez l'huître aussi bien que chez la moule, comme des agglomérations de cellules spermatogènes.

### § III. — Élément femelle.

L'ovule de l'huître, avant d'être fécondé, a la forme d'une petite sphère parfaitement ronde, forme que l'on voit presque toujours modifiée par la pression des corps voisins (pl. I, fig. 5, B et pl. II, fig. 1, A, B, C).

On peut reconnaître dans l'ovule une membrane enveloppante, un contenu granuleux et une vésicule transparente.

La membrane d'enveloppe (vitelline) est d'une ténuité telle que les plus forts grossissements ne peuvent la faire distinguer; aussi se rompt-elle avec une extrême facilité. L'existence de cette membrane devient cependant évidente, au moment de la rupture d'un ovule, par la manière dont la matière contenue s'écoule au dehors et souvent par le cercle que cette matière dessine en s'accumulant autour de la membrane affaissée et plus ou moins vide.

La substance propre de l'œuf (le vitellus) est composée de granulations moléculaires extrêmement ténues, d'une teinte plus grisâtre que celle des zoospermes, et qui, après leur sortie de l'œuf, se dispersent et sont agitées d'un mouvement brownien très prononcé.

La vésicule transparente (germinative) se montre dans l'ovule comme un espace plus clair (pl. I, fig. 5, B; pl. II, fig. 1, *c)*, assez souvent excentrique. Au moment de la rupture de l'ovule, elle s'échappe avec le flot du vitellus, s'allonge, s'élargit, prend des formes variées pour passer entre les divers obstacles qu'elle rencontre, jusqu'à ce que, pouvant se développer en liberté, elle reprenne sa forme normale. Cette vésicule est alors parfaitement ronde, transparente et limpide. Elle a 6 centièmes de millimètre de diamètre dans l'œuf mûr (pl. II, fig. 2). Je n'ai pu constater dans cette vésicule aucun nucléole ou tache germinative. Plusieurs fois, ayant cru reconnaître une tache germinative, je l'ai vue disparaître par un mouvement du liquide qui balayait la surface de la vésicule. La dimension de la vésicule germinative m'a toujours paru proportionnelle à celle de l'ovule.

Les ovules, dans une même huître, sont tous sensiblement égaux, lorsque leur développement n'a pas été troublé par des influences particulières; c'est le cas ordinaire des huîtres récemment pêchées en mer.

L'ovule non fécondé se sépare rarement intact de la capsule qui le contient; sa mollesse extrême fait que, lorsqu'il est isolé, il s'aplatit plus ou moins sur la lame de verre qui le supporte, et son volume en paraît augmenté; son diamètre apparent est encore exagéré par la compression de la lamelle de verre que l'on place ordinairement sur le stratum pour en faciliter l'examen. Dans ces conditions, l'ovule qui a acquis tout son développement et qui est apte à être fécondé, a deux dixièmes de millimètre de diamètre. Lorsqu'il flotte dans le liquide en observation, il ne peut être exactement mesuré, mais il paraît avoir alors 12 à 15 centièmes de millimètre. Dans la suite de ce travail, je prendrai, comme diamètre normal de l'œuf mûr, celui qu'il offre entre deux lames de verre, c'est-à-dire 2 dixièmes de millimètre.

### § IV. — Hermaphrodisme des huîtres.

*a)* En examinant au microscope l'organe de la génération chez plusieurs huîtres, on reconnaît qu'il peut offrir trois caractères différents : 1° Il peut présenter les caractères du testicule par la présence de zoospermes; 2° d'un ovaire par la présence d'ovules; 3° d'une glande hermaphrodite par la présence simultanée d'ovules et de zoospermes. Ces résultats, auxquels nous avaient conduit nos premiers travaux[1], ne pouvaient être la véritable expression de la condition sexuelle des huîtres. La séparation des sexes était-elle la loi? L'hermaphrodisme devait être une exception, une anomalie, ou réciproquement; or, de quelque côté qu'on eût cherché l'état normal, l'anomalie devenait par trop fréquente. Admettre que les huîtres sont indifféremment hermaphrodites ou à sexes séparés, c'était admettre une condition encore inconnue dans le règne animal. Ces considérations nous portèrent à penser que les diverses apparences qu'avait offertes à notre examen l'organe reproducteur des huîtres n'étaient que des phases de l'état le plus compliqué, de l'hermaphrodisme; mais quelles sont les conditions suivant lesquelles se produisent ces phases dans l'organe sexuel de ces mollusques?

*b)* Vivement désireux d'arriver à la solution de cette question, j'entrepris de nouvelles recherches sur un grand nombre d'huitres de l'espèce connue vulgairement sous le nom de *pied de cheval (ostrea hippopus)* qui, par le grand développement de leurs organes, m'offraient les meilleures conditions pour arriver à la détermination cherchée. En outre ces huîtres étant pêchées dans la rade du Havre au fur et à mesure de mes besoins, n'avaient subi aucune influence qui eût pu altérer le développement normal de leur appareil reproducteur.

Je reconnus chez ces mollusques, tantôt l'un, tantôt l'autre des trois états que nous avons signalés, et, comme dans nos précédentes recherches, ceux qui ne contenaient que des zoospermes furent un peu plus nombreux que ceux qui contenaient à la fois des zoospermes et des ovules; les huîtres qui ne contenaient que des ovules furent relativement très rares.

Après de longues et minutieuses études pour arriver à la connaissance des conditions de ces variations de l'organe sexuel, la question me parut plus obscure que jamais.

1 V. *Comptes rendus de la Société de biologie*, t. I, p. 98, 1849.

*c)* Enfin, cependant, ayant remarqué que dans les cas où les zoospermes étaient difficiles ou impossibles à constater les ovules étaient toujours au contraire très apparents et d'un volume considérable, je fus mis sur la voie de la découverte de ces conditions, car, s'il existe des huîtres femelles, on doit trouver chez elles des ovules aux divers degrés de développement. Conduit de la sorte à comparer entre eux les nombreux desseins que j'avais faits des éléments de l'organe reproducteur, je trouvai que les ovules, chez toutes les huîtres qui n'avaient offert que l'*élément femelle*, étaient de même volume que des ovules qui portaient les signes d'une fécondation récente. Il devenait donc probable que l'absence, dans ces cas, de l'un des éléments d'une glande hermaphrodite, des zoospermes, tenait, non à ce que ces animalcules n'avaient point existé avec les ovules, mais à ce que, la fécondation étant accomplie et leur rôle terminé, ils avaient disparu à l'époque où l'on en faisait la recherche. D'un autre côté, je reconnus encore que les ovules que j'avais rencontrés avec des masses de zoospermes avaient tous un volume moindre qu'un œuf fécondé ou arrivé à maturité.

Par là se trouvait établi ce fait que l'apparence femelle ou l'apparence hermaphrodite tient à la période du développement à laquelle on observe l'organe de la génération chez l'huître ; dès lors il ne pouvait exister de doute sur la signification de l'apparence mâle ; elle tenait évidemment à l'apparition précoce des zoospermes.

Quoique ces conclusions s'accordassent parfaitement avec toutes mes recherches antérieures et quoiqu'elles rendissent parfaitement raison des diverses apparences observées dans l'organe sexuel de l'huître, je voulus cependant la vérifier par de nouvelles études. J'examinai de nouveau l'organe sexuel d'un grand nombre d'huîtres et les résultats furent entièrement conformes à ceux que j'avais obtenus jusque là.

Toute les fois que je rencontrai des ovules sans zoospermes ou des ovules avec des zoospermes déjà plus ou moins désagrégés, ces ovules n'avaient jamais moins de 2 dixièmes de millimètre de diamètre, dimension de leur maturité.

Toutes les fois que je rencontrai des ovules qui avaient moins de 2 dixièmes de millimètre, il existait en même temps des zoospermes agrégés (pl. I, fig. 5, *c*, *c*).

Ainsi donc les conditions, en apparence contradictoires, que l'on retrouve dans l'organe sexuel de l'huître, tiennent aux diverses phases du développement des éléments d'un organe hermaphrodite. Ces conditions se manifestent dans l'ordre suivant :

1° Les zoospermes deviennent apparents avant les ovules dans la glande sexuelle (apparence mâle).

2° Les ovules paraissent ensuite, et jusqu'à leur maturité, ils s'y rencontrent toujours avec des zoospermes réunis par masses (apparence hermaphrodite).

3° Lorsque les ovules ont acquis tout leur développement, les zoospermes se désagrègent (opèrent la fécondation), puis disparaissent. A cette époque, on ne trouve plus que des ovules dans la glande sexuelle (apparence femelle).

*d)* Les zoospermes apparaisssent plus tôt que les ovules; mais on ne peut admettre que ceux-ci n'existaient pas dans tous les cas où l'on n'en a point reconnu ; car, bien que ces corps parvenus à un certain diamètre, deux centièmes de millimètre par exemple, soient faciles à reconnaître à leur vésicule transparente entourée d'un vitellus opaque, il n'en est pas de même lorsqu'ils n'ont que le tiers ou la moitié de ce diamètre. Alors le vitellus n'est pas apparent, la vésicule germinative ne forme point un caractère distinctif, et l'œuf, réduit à cette vésicule ou n'étant encore qu'une petite sphère transparente, ne se distingue point de la cellule qui le renferme. Les masses de zoospermes, au contraire, se décèlent de très bonne heure par l'auréole de leurs filaments agités et peuvent donner, dans ce cas, à l'appareil sexuel le caractère d'un organe mâle.

*e)* Avant l'époque de l'apparition des ovules et jusqu'à celle où ils atteignent deux dixièmes de millimètre de diamètre, les zoospermes sont toujours réunis par masses. Ces masses de zoospermes sont assez variables, quant à leur volume, dans une même huître ; néanmoins, il est facile de s'assurer qu'elles prennent un accroissement proportionnel à celui des ovules. Lorsque ceux-ci sont arrivés à leur maturité, les masses de zoospermes ont aussi acquis leur plus grand développement. A cette époque, on les trouve se désagrégeant ou complètement désagrégés; dans d'autres cas ils ont disparu, et l'on conçoit qu'il en doive être ainsi lorsque la fécondation étant opérée, le rôle de ces particules animées est fini.

*f)* Alors les œufs ne tardent pas à quitter la glande sexuelle ; car ceux qu'on examine immédiatement après la ponte ne présentent encore que les premiers phénomènes qui suivent la fécondation : le temps que passent les ovules dans l'organe sexuel après la fécondation étant sans doute très court, la période qui y correspond doit être rarement observée. En effet, dans les recherches que j'ai faites avec M. Chaussat, sur trois cents huîtres examinées, nous n'en trouvâmes que *deux femelles*, et dans mes dernières recherches, la proportion n'a pas été beaucoup plus forte.

Ainsi, l'apparition tardive des ovules donne à certaines huîtres l'apparence de mâles ; la disparition des zoospermes à une époque déterminée donne à d'autres l'apparence de femelles, ce qui explique les résultats contradictoires auxquels sont arrivés différents observateurs.

*g)* A ces causes d'erreur, il faut en ajouter d'autres inhérentes à la difficulté même de la constatation des éléments de la glande sexuelle. Pour les zoospermes, s'il est facile de les reconnaître, même à un faible grossissement, lorsqu'ils sont réunis en masses, il est très difficile, au contraire, de les distinguer lorsqu'ils sont isolés ; leurs mouvements ont trop de rapport avec le mouvement brownien qui agite de même les granules moléculaires du vitellus, pour qu'il puisse servir de caractère distinctif, et leur filament est d'une ténuité telle qu'il échappe souvent aux plus forts grossissements.

Pour les ovules, leur mollesse extrême, leur diffluence, ne les présente presque toujours au microscope que brisés et méconnaissables. Il faut ajouter à cela que les groupes de zoospermes s'échappant avec une extrême facilité des loges qui les contiennent et que le contraire arrivant aux œufs, si l'on place sur le porte-objet une parcelle de l'organe reproducteur, les ovules restés dans la masse opaque ne sont pas perceptibles, tandis que les agrégats de zoospermes, nageant dans le liquide plus transparent qui entoure cette masse, se reconnaissent tout d'abord à l'auréole qui les caractérise. Il est facile alors de croire que l'on a affaire à une huître mâle. Il est vrai que si la fragilité de la membrane propre de l'ovule rend souvent la recherche de ce corps très difficile, la résistance de celle de la vésicule transparente m'a souvent aussi donné la certitude de l'existence d'ovules qu'avec quelque persistance et des précautions convenables je finissais par constater. Cette résistance de la vésicule germinative fait que ces vésicules, en général arrondies ou plus ou moins déformées par la pression des corps voisins, se retrouvent nageant comme des globules graisseux dans le stratum en observation (pl. I, fig. 5, *d*, *d*.). Le peu de réfringence de leur circonférence, l'uniformité de leur volume, ne permettraient pas de les confondre avec des globules de graisse.

*h)* Dans la recherche des éléments de la glande reproductrice, je procède de la manière suivante : Je place sur le porte objet une parcelle de l'organe étendue d'eau de mer ou d'eau salée, et je cherche avec un grossissement de 350 fois à déterminer la présence des zoospermes; ceux-ci une fois constatés, je place de nouveau sur le porte-objet une couche assez épaisse de la même matière que j'ai préalablement étalée avec beaucoup de précautions, de manière à briser le moins possible les ovules qui pourraient y être contenus, et j'en fais la recherche avec un faible grossissement. Souvent alors, si je n'aperçois point d'ovules bien caractérisés, les vésicules germinatives intactes me donnent la certitude qu'il en existe, et j'en poursuis la recherche.

Cette manière de constater la présence des zoospermes ou des œufs est suffisante dans un grand nombre de cas. Lorsque les ovules sont très petits, il est, en général, plus facile de les reconnaître en plaçant sous le compresseur une petite portion du tissu de l'organe; si l'on pratique alors une compression lente et graduée, il arrive un moment où l'on voit les ovules se crever dans leur loge et laisser échapper leur vésicule germinative avec le vitellus. On retrouve ensuite dans le liquide sorti par la compression quelques ovules intacts parmi de nombreuses masses de zoospermes.

Lorsque les ovules sont arrivés à maturité, leur constatation n'offre plus de difficultés; mais celle des zoospermes est devenue difficile, car leurs masses se sont plus ou moins désagrégées.

Alors, en examinant successivement avec un faible grossissement (125 fois environ); afin d'avoir un champ plus étendu, des parcelles de substances prises dans différents points de l'organe sexuel et rendues moins opaques par l'addition d'eau salée, j'ai pu parfois reconnaître quelques masses de zoospermes non encore désagrégées dont je constatai ensuite mieux la nature en substituant à l'objectif faible un objectif plus fort. Lorsque je ne rencontrai plus aucun agrégat de zoospermes, en colorant la matière avec de la teinture aqueuse d'iode et en dirigeant le miroir réflecteur sur un nuage blanc, il m'a encore été quelquefois possible de déterminer la présence de ces animalcules parmi des ovules arrivés au terme de leur accroissement.

*i)* J'ajouterai que ces recherches ne peuvent être convenablement faites que sur les huîtres récemment pêchées en mer celles que l'on conserve dans des parcs n'offrant souvent à l'observateur que des éléments avortés.

*j)* L'étude de l'organe de la génération et de l'évolution de ses éléments ne peut laisser de doute sur sa nature; c'est évidement un organe hermaphrodite, une glande ovo-spermagène.

*k)* D'autres considérations, déduites de faits étrangers à cette glande, mènent aux mêmes conclusions. En effet, si l'huître avait les sexes séparés, la liqueur séminale devrait ne se manifester quelquefois au dehors de l'organe qui la produit ou bien les ovules devraient se trouver quelquefois après leur expulsion de l'ovaire, sans les signes d'une fécondation préalable; or quoique mes recherches se soient étendues sur au moins un millier d'huîtres, jamais je n'ai trouvé hors de la glande ovospermagène la semence fécondante ou les ovules non fécondés. Ce n'est que dans les cas où, l'huître ayant été ouverte sans précautions suffisantes, l'organe sexuel est déchiré, que l'on retrouve au dehors des zoospermes dont l'origine est facile à reconnaître.

Enfin, lorsque, après la ponte, il y a en incubation dans le manteau d'une huître des myriades d'œufs, qui assurément ont été produits par elle, en examinant au microscope l'organe sexuel de cette huître, on y constate fréquemment, comme nous le verrons ci-après (v. § VI), la présence de zoospermes réunis par masses reconnaissables à l'auréole de leurs filaments et aux mouvements qui les caractérisent.

### § V. — Disposition des éléments dans l'organe reproducteur.

L'organe de la génération chez l'huître fournissant à la fois les ovules et les zoospermes, il était intéressant de rechercher comment ces deux éléments s'y trouvent répartis. Les tissus ovarien et testiculaire sont-ils également disséminés dans toute sa masse ou en occupent-ils des portions distinctes? L'inspection extérieure ne peut faire reconnaître entre les diverses parties de l'organe aucune différence de conformation ou de couleur par lesquelles se manifesterait la séparation des éléments. La coloration de la glande sexuelle n'est cependant pas invariable; elle diffère suivant qu'on l'examine avant qu'on puisse y constater au microscope l'existence des ovules ou après leur apparition. Dans le premier cas elle a une couleur grisâtre, un aspect corné, tandis que dans le second elle est blanchâtre et d'un aspect grenu; mais cette différence dans l'apparence de l'organe, se manifestant dans toute sa masse également, peut faire présumer seulement que les éléments ovarien et testiculaire y sont partout également répartis.

Je cherchai à reconnaître leur disposition en soumettant au microscope des parcelles de tissu prises en un grand nombre de points différents dans la glande ovospermagène d'huîtres qui m'avaient offert des œufs et des zoospermes, et je constatai dans tous les points la présence des deux éléments. Je constatai en outre que les masses de zoospermes se trouvent rassemblées par petits groupes (pl. I, fig. 5, *c*, *c*). Mais ce procédé ne me fournit aucune autre indication sur la disposition respective des éléments sexuels. La facilité extrême avec laquelle les masses de zoospermes s'échappent de leurs loges et l'extrême diffluence des ovules opposent à ce genre de recherches des obstacles insurmontables; car quelque soin que l'on prenne pour placer sous l'objectif une parcelle intacte du tissu de la glande reproductrice, si cette parcelle est mince, les zoospermes se retrouvent dans le liquide ambiant et les ovules sont pour la plupart déchirés et méconnaissables; si cette parcelle est assez épaisse pour conserver intacts les éléments, l'opacité de la masse n'y laisse rien découvrir.

Pour obvier à ces inconvénients, je choisis des huîtres chez lesquelles j'avais constaté l'existence simultanée d'ovules et de zoospermes à divers degrés de développement, je séparai avec précaution des autres organes la glande ovospermagène que je soumis à une dessiccation assez rapide. J'espérais, en enlevant de l'organe desséché des tranches très minces, pouvoir distinguer au moins la distribution respective des ovules et des zoospermes. Ces tranches, placées entre deux lamelles de verre et humectées avec de l'eau, qui leur rendait jusqu'a un certain point leur volume et leur apparence primitive, permettaient de distinguer quelquefois les éléments qui les composaient, d'une manière assez satisfaisante. En variant ces préparations, en les traitant par divers réactifs, j'obtins souvent de très bons résultats : mais la teinture aqueuse d'iode, colorant les ovules plus fortement que les masses de zoospermes, m'a donné les résultats les plus nets. J'ai reconnu ainsi que la glande ovospermagène est formée d'aréoles ou loges irrégulières (pl. I, fig. 6), dont les unes restent vides et les autres renferment les œufs ou les zoospermes : je n'ai point reconnu de différence entre les tissus qui contiennent l'un ou l'autre de ces éléments. En général, les masses de zoospermes se trouvent réunies en nombre indéterminé, et les ovules sont disposés à l'entour d'une manière assez régulière (pl. I, fig. 7); quelquefois on les voit former des cercles très réguliers. Les groupes d'ovules et de zoospermes sont circonscrits par les aréoles vides qui les isolent et leur donnent l'aspect d'îlots plus ou moins bien limités, plus ou moins rapprochés. L'espace occupé par ces aréoles vides m'a paru d'autant plus considérable qu'on les observe à une époque plus éloignée de la maturité des ovules. Sur la surface d'une coupe de la glande ovospermagène, dans l'espace d'un millimètre carré (pl. I, fig. 7), j'ai compté de huit à douze de ces îlots et plus, ce qui dépend en partie du plus ou moins de développement des éléments.

En voyant sur une coupe les groupes de zoospermes et d'ovules séparés et bien circonscrits, on serait disposé à penser que ces groupes forment de petites masses entièrement isolées. L'étude de la glande ovospermagène m'a démontré qu'il n'en est point ainsi. Toutes les loges qui contiennent les éléments de la génération sont contiguës les unes aux autres en séries qui représentent des ramifications dans lesquelles ces éléments sont disposés concentriquement, les zoospermes formant la couche interne et les ovules la couche externe ou enveloppante. Une coupe qui divise ces ramifications donne des figures arrondies, ovalaires ou allongées, suivant que la coupe a rencontré ces ramifications, perpendiculairement, obliquement ou longitudinalement. Cette disposition des éléments de la glande ovospermagène est très apparente à la simple vue sur certaines huîtres, chez lesquelles l'organe sexuel commence à se développer (pl. I, fig. 1, *a*). La surface de cet organe offre alors des dessins semblables à ceux d'une agate arborisée. Dans un développement plus avancé, les ramifications, de plus en plus déliées, apparaissent comme les nervures de la face inférieure d'une feuille d'une plante dicotylédonée, nervures dont les dernières ramifications forment un réseau qui finit par se confondre avec le parenchyme. La glande ovospermagène, chez quelque huîtres, conserve cette apparence arborisée, même jusqu'au terme de la maturité des ovules. Les ramifications principales aboutissent à la partie inférieure de l'organe (pl. I, fig. 2, *k*) dans la portion qui se prolonge sur l'anse intestinale au devant du muscle adducteur des valves. Lorsque les ovules sont fécondés, il m'a paru qu'ils abandonnent la glande sexuelle en suivant les canaux que leur offrent ces ramifications successivement vidées.

### § VI. — Développement de l'organe reproducteur.

La glande reproductrice se développe de très bonne heure chez les huîtres. J'ai tout lieu de penser qu'elle paraît au bout de quelques mois, chez celles qui sont nées au printemps ; mais c'est l'élément mâle seul qui se manifeste alors. Ayant examiné souvent de très petites huîtres que je trouvais attachées sur d'autres, j'ai fréquemment rencontré des zoospermes, chez des individus dont la coquille avait moins de 2 centimètres dans son plus grand diamètre. Au mois de septembre dernier, ayant ouvert une de ces petites huîtres dont le corps avait 8 millimètres de diamètre, et qui était certainement née dans l'année même (je ne puis donner la dimension de la coquille dont la circonférence était brisée), je constatai dans une couche blanchâtre qui entourait le foie de nombreuses masses de zoospermes, reconnaissables à l'auréole de leurs filaments, à leurs mouvements et à leur mode de désagrégation. Aucun autre élément ne pouvait faire supposer l'existence d'ovules ou de vésicules germinatives. Je n'ai jamais trouvé d'ovules que chez des huîtres déjà parvenues à la dimension où elles deviennent marchandes. Cette observation s'accorde avec la remarque d'un écaillier du Havre, qui fait un grand commerce d'huîtres, et qui me dit que parmi les huîtres qu'il débite, les plus petites sont très rarement laiteuses (en état de frai).

Ces faits tendraient donc à prouver que l'élément mâle se forme avant l'élément femelle ; l'examen de la glande ovospermagène des huîtres après la ponte donne les mêmes résultats. Alors, en effet, les zoospermes ne tardent pas à se reproduire dans cet organe, et l'on peut s'assurer qu'ils se forment ou qu'ils sont reconnaissables bien avant les ovules ; or, comme on retrouve à cette époque, entre les lobes du manteau, des œufs ou des embryons à des degrés divers de développement, on peut suivre, pour ainsi dire pas à pas la marche du développement des zoospermes, en prenant pour échelle celui des œufs qui se trouvent en incubation dans le manteau de l'huître dont on examine l'organe sexuel. Immédiatement après la ponte, ou lorsque les œufs pondus n'ont encore subi que les premières phases du fractionnement, on ne rencontre dans la glande ovospermagène ni zoospermes ni ovules en voie de formation. En général, des cellules spermatogènes se montrent dans cette glande, lorsque les ovules contenus dans le manteau commencent à être pourvus de cils vibratiles. Ces cellules, petites d'abord et très pâles, apparaissent bientôt plus grandes et mieux caractérisées ; en même temps, on trouve quelques masses de zoospermes très pâles et à mouvements très lents. Lorsque les embryons contenus dans la cavité incubatrice ont un appareil de natation distinct, la glande ovospermagène contient toujours des cellules spermatogènes et des masses de zoospermes bien caractérisés.

Enfin, à l'époque ou les embryons sont rejetés du manteau de l'huître mère, les masses de zoospermes sont nombreuses, bien développées, et ont acquis des mouvements très vifs. Une seule fois j'ai trouvé à cette époque dans la glande reproductrice des ovules déjà distincts.

Il résulte donc de tous ces faits que, soit lors de l'apparition de l'organe sexuel, soit dans ses développements ultérieurs, l'élément mâle se reconnaît avant l'élément femelle, et très probablement il se développe le premier. Ce résultat offre ceci de particulier, que, pour les animaux supérieurs au moins, l'ovule paraît bien avant les zoospermes.

## § VII. — Influences extérieures sur le développement de l'organe de la génération.

Les circonstances extérieures ont une influence remarquable sur le développement de l'organe reproducteur : une pratique suivie dans les parcs aux huîtres, rend ce fait très évident. L'huître laiteuse étant moins bonne et souvent tout à fait mauvaise, les propriétaires de parcs s'attachent à empêcher leurs huîtres de frayer; ils y parviennent par les moyens suivants ; chaque jour, après le coucher du soleil, on retire les huîtres sur les bords des bassins, et on les laisse exposées hors de l'eau pendant toute la nuit ; le matin, on les y repousse. Les parcs ainsi gouvernés donnent une proportion d'huîtres laiteuses infiniment moindre que ceux où elles ne reçoivent pas ces soins.

L'examen de la glande reproductrice de ces huîtres montre très souvent des différences notables entre leurs ovules et ceux d'huîtres récemment pêchées en mer. Dans celles ci, les ovules se trouvent tous, en général, au même degré de développement et offrent les caractères que nous avons exposés ailleurs (III); dans l'huître de parc, les œufs diffèrent des précédents sous le rapport de leur apparence et sous celui de leur volume respectif ; ils sont fréquemment plus opaques, de sorte que la vésicule germinative n'est pas apparente ; en outre, leur membrane d'enveloppe a plus de consistance, d'où résulte moins de tendance à se déformer et à se rompre ; mais c'est surtout par les variations de leur volume que ces œufs sont remarquables. On les trouve souvent à des degrés très divers de développement dans les mêmes points de la glande ovospermagène. Lorsque l'on a sous les yeux ces ovules d'un volume si variable, on les prendrait pour des fragments détachés d'œufs fractionnés. Il est évident que ces corps ont subi un arrêt plus ou moins complet dans leur développement, d'où est résulté quelque changement dans leur constitution.

L'élément testiculaire ne m'a pas paru participer de l'avortement qui est si apparent sur l'élément ovarien. Je n'ai rien remarqué dans les masses de zoospermes qui eût quelques rapports avec ces anomalies des ovules; il est vrai qu'il eût été sans doute plus difficile de les reconnaître.

Si l'on se demande quelle est l'influence particulière qui produit ces changements dans l'organe sexuel, on pourra la chercher soit dans le trouble produit dans l'économie de l'huître, soit dans la privation périodique de nourriture, soit dans les variations de température auxquelles se trouve exposé ce mollusque ; c'est cette dernière influence, croyons-nous, qui est ici agissante. En effet, la température de la mer (prise sur les côtes de Normandie, à quelque distance du rivage) dans les mois de juillet et d'août, varie entre 17,5 et 20° C. La chaleur de l'eau des parcs est souvent plus élevée ; c'est donc par une chaleur de 17 à 20° que les huîtres frayent ; or l'on sait que la température des objets exposés à la surface du sol pendant les belles nuits d'été descend souvent bien au-dessous de 10° C. On peut donc regarder les alternatives de froid et de chaleur auxquelles sont soumises les huîtres ainsi traitées comme la cause des variations que l'on remarque dans les produits de l'organe reproducteur.

Quoi qu'il en soit, c'est un fait digne de remarque que l'avortement plus ou moins complet des ovules de l'huître des parcs. Sans vouloir établir de comparaison, je rappellerai cependant que certains animaux, élevés en domesticité ou placés dans des conditions particulières, cessent de se reproduire. N'est-il pas à présumer que ce fait tient à des conditions organiques plus ou moins analogues à celles dont il vient d'être question?

### § VIII. — Hermaphrodisme de l'huître comparé avec celui d'autres animaux.

Je crois avoir établi que l'huître est hermaphrodite. Les contradictions des naturalistes sur cette question m'ont engagé à entrer dans des développements plus longs que ne semblerait devoir le comporter le sujet. En signalant les causes d'erreur et les difficultés que j'ai rencontrées dans cette étude, j'ai voulu rendre plus facile la vérification des faits que j'ai avancés. Peut-être quelques-unes des remarques consignées dans ce travail seront-elles applicables à l'étude des organes d'autres mollusques, dont la sexualité est encore aujourd'hui en discussion ou n'a point encore été recherchée.

L'hermaphrodisme est l'état normal d'un grand nombre de mollusques; mais chez aucun de ces animaux l'on n'a encore signalé une disposition organique analogue à celle que j'ai reconnue chez l'huître. Ici, les cellules qui sécrètent les ovules et les zoospermes sont réparties dans toute la masse de la glande sexuelle. Les zoospermes arrivés à leur maturité se désagrègent, se trouvent en contact avec les ovules et les fécondent. Cet acte s'accomplit sur place, dans l'intimité des tissus, et sans doute sans la participation de l'animal à qui appartient l'organe dans lequel se passent ces phénomènes.

Chez les autres mollusques hermaphrodites, la disposition des éléments sexuels peut être ramenée à deux modes particuliers :

1° L'ovaire et le testicule sont confondus dans le même organe : c'est le cas d'un grand nombre de gastéropodes. Ici, quoique les ovules et les zoospermes ne soient séparés, comme chez les huitres, que par des parois très minces, cependant ces éléments ne sont point destinés l'un pour l'autre; ils quittent séparément l'organe qui les a formés par des canaux distincts, et la fécondation ne s'opère que par la coopération d'un autre individu.

2° L'ovaire et le testicule existent dans le même individu ; mais ils forment deux organes séparés : c'est le cas de quelques acéphales. Chez le *pecten*, ces deux glandes sont juxtaposées et se distinguent l'une de l'autre par leur couleur différente. Une fois je trouvai sur un de ces mollusques, que j'examinais avec M. Rayer, une anomalie qui peut être regardée comme une transition à la fusion des éléments sexuels. La substance du testicule, outre sa masse principale, formait de petits îlots répandus en divers points de la masse de l'ovaire.

Pour les autres classes d'animaux chez lesquels l'hermaphrodisme a été constaté, les conditions des éléments sexuels sont plus ou moins analogues à celles que l'on connaît chez les mollusques. Un seul fait a été signalé que l'on puisse rapprocher de l'hermaphrodisme de l'huître M. de Quatrefages [1] a reconnu chez la synapte de Duvernoy un organe dans lequel se forment les ovules et les zoospermes. « Le développement des œufs et la sécrétion du sperme paraissent être combinés de manière que celui-ci est complètement élaboré au moment où les premiers commencent à se trouver à l'étroit dans les lacunes intertesticulaires ; les œufs continuant à grossir doivent nécessairement comprimer de plus en plus le testicule et en exprimer en quelque sorte sur eux la liqueur fécondante. » Quant à la disposition anatomique de l'organe, elle diffère beaucoup de celle de la glande ovospermagène de l'huître. J'observerai encore que chez ce mollusque l'œuf n'est fécondé que lorsqu'il a atteint son développement, tandis que dans la synapte l'ovule continuerait à s'accroître après la fécondation.

Ainsi, jusqu'aujourd'hui, l'on ne connaît point chez les mollusques de conditions organiques semblables à celles de l'appareil sexuel de l'huître, et dans tout le règne animal un seul exemple a été signalé qui puisse en être rapproché.

1 *Annales des sciences naturelles*, 2e série, t. XVII, 1842.

## III. — *Évolution des œufs.* — *Propagation des huîtres.*

### § I. — Incubation.

Lorsque l'huître effectue sa ponte, elle n'abandonne point ses œufs comme le font un grand nombre d'animaux marins ; elle les retient, au contraire, et les garde en incubation jusqu'à ce qu'ils aient acquis un certain degré d'organisation. Ce n'est point comme chez les moules, les anondontes, etc., dans des poches particulières, véritables matrices, que les ovules séjournent et se développent à l'insu de l'animal qui les porte, l'huître conserve instinctivement ses œufs entre les lobes de son manteau (pl. I, fig. 1 et 2, *b' b''*) que l'on trouve ordinairement étroitement appliqués sur leur masse. Maintenus par ces lobes, répandus entre les lames branchiales, dans leur région antérieure et supérieure (fig. 2, *g g*), les ovules y sont plongés dans une substance muqueuse, sécrétée par ces organes et qui est nécessaire à leur évolution et à leur accroissement. Après une incubation suffisante, l'huître mère les rejette transformés en embryons déjà pourvus de leur coquille et munis d'un appareil de natation qui leur permettra de s'éloigner et de se répandre sur les rochers voisins.

### § II. — Le frai; son époque.

Les ovules ou les embryons agglomérés dans le manteau de l'huître forment une sorte de bouillie blanchâtre, à laquelle on a donné le nom de lait ou de frai. Les huîtres en mer frayent depuis le commencement du mois de juin jusqu'à la fin de septembre. Au mois de juillet, j'ai trouvé le nombre d'huîtres laiteuses proportionnellement plus considérable. Dans les parcs, quelques uns de ces mollusques frayent dès le commencement de mai, ce qui m'a paru dépendre de la température plus élevée qu'acquiert l'eau conservée dans des bassins peu profonds. Le frai est assez variable pour la quantité dans des huîtres de même grandeur ; d'un blanc de lait pendant un certain temps, il prend une teinte légèrement violacée et même brunâtre, lorsque les ovules, dont il est presque entièrement composé, sont transformés en embryons pourvus d'une coquille plus ou moins colorée.

### § III. — Évolution de l'œuf.

Pour l'œuf de l'huître, le travail embryogénique commence lorsqu'il est encore renfermé dans la capsule qui l'a produit; aussi l'instant du départ de ce travail ne peut-il être précisé. La succession des phénomènes du développement ne peut être non plus observée régulièrement comme pour les ovules d'autres animaux qui ne se fécondent point eux-mêmes, ou qui abandonnent leurs œufs sur les pierres ou sur les plantes submergées. Ces œufs, fécondés artificiellement par l'observateur ou surpris au moment de la ponte, peuvent être suivis d'instant en instant dans leur évolution dont il est possible d'apprécier alors le départ et les phases successives. Chez l'huître, à la difficulté de l'étude des premiers phénomènes de l'évolution s'ajoute encore celle qui résulte, après la ponte, du séjour nécessaire des ovules dans la cavité incubatrice ; car, si on les en retire, leur développement cesse et ils périssent; si on les y laisse, il faut, pour les mettre en évidence, pratiquer la section du muscle adducteur des valves de l'animal qui les renferme, ce qui le fait périr en quelques heures, et par suite ces ovules eux-mêmes.

Dans l'exposition des phénomènes embryogéniques chez l'huître, je ne chercherai donc point à préciser la transition et la durée des phases successives du développement; j'indiquerai seulement les états divers que m'ont offerts les ovules ou les larves qui leur succèdent.

## § IV. — PREMIÈRE PÉRIODE

### Ovules avant le fractionnement.

Si l'on examine des ovules contenus dans l'organe de la génération après la disparition des zoospermes et avant le commencement de la ponte, l'on remarque dans leur constitution quelques modifications qui précèdent les premières transformations extérieures ; ces modifications portent principalement sur le vitellus qui n'est plus formé de granules moléculaires libres, se dispersant comme une fine poussière dès que la membrane de l'œuf est déchirée. Alors le vitellus semble avoir acquis un certain degré d'épaississement ; il se répand hors de la membrane viteline comme une substance finement caillebottée (pl. II, fig. 3, D, E), et laisse dans l'intérieur ou autour de cette membrane une sorte de trame granuleuse. En même temps on trouve la vésicule germinative, soit intacte, soit très peu apparente, soit entièrement disparue. L'ovule lui-même a acquis plus de consistance, il abandonne plus facilement sa capsule ovarienne et conserve mieux sa forme lorsqu'il en est sorti.

Chez plusieurs huîtres qui avaient commencé leur ponte, les ovules qui se trouvaient encore dans l'organe reproducteur ne présentaient pour la plupart, à leur surface, aucune trace de segmentation ; mais ils offraient dans leur vésicule germinative des phénomènes singuliers par leur variété ; ainsi, j'ai pu observer sur des ovules non fractionnés :

1° L'absence complète de la vésicule germinative ;

2° Une vésicule germinative de dimension normale avec une autre plus petite adhérente (pl. II, fig. 3, A);

3° Une seule vésicule germinative, mais d'un diamètre moitié moindre que le normal (fig. 3, B);

4° Deux vésicules germinatives égales et chacune d'un diamètre moitié moindre que le normal (fig. 3, C).

Les ovules sur lesquels j'ai observé ces variations de la vésicule germinative ne m'ont point paru altérés. L'huître qui les contenait était bien vivante, et les œufs répandus dans le manteau étaient fractionnés et tout à fait normaux. Je ne chercherai point à expliquer ces apparences diverses de la vésicule germinative ; je me bornerai à faire remarquer qu'elles ne doivent point être attribuées à des phénomènes d'altération.

## § V. — DEUXIÈME PÉRIODE

### Du commencement du fractionnement à l'apparition des cils vibratiles.

Après la ponte, les ovules parvenus dans la cavité incubatrice y sont toujours fractionnés ; ce n'est qu'exceptionnellement que j'ai quelquefois rencontré, parmi plusieurs centaines d'œufs qui présentaient à leur surface les premières phases de la segmentation, un ovule (probablement stérile) muni de sa vésicule germinative.

Je n'ai point observé d'ovules divisés en deux segments, cependant j'ai pu voir un grand nombre d'œufs qui ne présentaient encore d'autres traces de fractionnement que de simples traits fort difficiles à distinguer à la surface du vitellus, dont le partage était en outre indiqué par trois ou quatre vésicules transparentes. Avec ces ovules, j'en trouvais d'autres divisés en quatre segments ou plus, bien limités, sphériques ; chacun de ces segments ou sphères (pl. II, fig. 4) possédait ordinairement, mais non toujours, une vésicule analogue à la vésicule germinative, que la compression rendait manifeste ; on pouvait démontrer aussi à la surface de chacune de ces sphères une membrane propre ; elle devenait très apparente après un certain temps de séjour des ovules dans l'eau, qui, par endosmose, écartait cette membrane de son contenu. Les sphères n'étaient point renfermées dans une enveloppe commune, la membrane de l'ovule se fractionnant avec le vitellus, et formant une enveloppe propre à chacune des sphères secondaires. Ces sphères représentent ainsi, à la dimension près, l'ovule primitif. N'étant réunies le plus souvent que par une petite portion de leur périphérie, elles donnent l'idée de plusieurs ovules simplement accolés; lorsqu'elles se séparent, on ne trouve entre elles aucun moyen d'union. Les sphères de fractionnement offrent des dimensions et une position respectives variables. Dans la segmentation par quatre, j'ai trouvé très rarement les quatre sphères égales; souvent elles étaient toutes d'un volume inégal. Quelquefois disposées en croix (pl. II, fig. 5), on voyait d'autres fois trois sphères plus petites rangées sur un côté de la périphérie de la plus volumineuse (fig. 6). Lorsque les segments étaient en plus grand nombre, de huit par exemple, j'ai vu quatre sphères principales, d'un volume à peu près égal, juxtaposées en forme de croix avec quatre sphères plus petites au point d'union des sphères principales (fig. 10). D'autres fois, toutes les sphères étant très inégales, se trouvaient agglomérées sur un point de la périphérie d'une sphère plus volumineuse (fig. 9). Il serait inutile d'indiquer toutes les variétés du fractionnement que m'ont offertes ces ovules: les figures annexées à ce travail pourront en donner une idée (pl. II. fig. 4 à 16).

Les sphères se multipliant, diminuent proportionnellement de volume, mais elles gardent toujours leurs caractères primitifs, à savoir : irrégularité de leur volume respectif, existence d'une vésicule transparente presque constante et d'une enveloppe propre pour chaque segment (fig. 14, B). Il ne se forme point de sphères dont l'aspect, différent de celui des autres, indiquerait une différence de nature ou de destination. Par la diminution du volume et la multiplication progressive des segments, l'ovule se concentre davantage et reprend son aspect sphérique primitif (fig. 12, 13, 14). Plus tard, l'ovule s'allonge un peu et devient cordiforme (fig. 15, 16); alors sa surface paraît comme chagrinée; si on l'écrase, on remarque que ses éléments consistent en de très petites sphères, ou plutôt en des cellules (car la plupart ne sont plus sphériques), qui ont presque toutes, comme les sphères primitives, un noyau transparent et un volume variable.

Les premières phases du fractionnement de l'œuf de l'huître sont irrégulières. On ne voit point ici une division progressive par 2, 4, 8 etc., comme on l'a signalé pour l'ovule d'un grand nombre d'animaux ; on ne voit pas non plus, comme chez plusieurs autres chez lesquels le vitellus ne suit pas cette progression en se fractionnant, une formation des sphères secondaires, identiquement la même pour tous les ovules. Cette irrégularité dans le début du fractionnement a été signalée déjà chez quelques invertébrés. Les œufs de l'huître n'en arrivent pas moins à une phase qui paraît identique pour tous ; lorsqu'ils sont devenus cordiformes, on ne reconnaît plus, entre eux aucune différence, ainsi que dans les périodes qui suivent. Le vitellus, offrant plusieurs variétés dans la segmentation, qui n'en sont pas moins suivies de la formation d'un embryon identique pour chaque œuf, la vésicule germinative ne peut-elle offrir de même des phénomènes variables, sans compromettre le développement normal des phases ultérieures de l'évolution ? On pourrait se rendre compte ainsi des diverses apparences offertes par la vésicule germinative de l'œuf de l'huître après la fécondation.

Depuis l'instant de la ponte jusqu'au moment où les ovules sont devenus cordiformes, on les trouve dans le manteau d'une même huître à des degrés plus ou moins avancés du fractionnement ; parvenus à l'état cordiforme et dans les périodes ultérieures, tous les ovules ou les embryons contenus dans une huitre paraissent être au même point de leur développement. Cette différence tient sans doute à l'espace de temps nécessaire au passage d'une phase dans une autre. On sait que, dans la plupart des animaux, toutes les phases du fractionnement s'accomplissent en un ou deux jours. De l'œuf fractionné en 2 à l'œuf fractionné en 8, il n'y a qu'une différence de quelques heures ; rien de plus naturel alors que de les rencontrer ensemble dans la cavité incubatrice. Mais, pour les autres périodes, la lenteur de l'évolution, la longue durée de chaque phase n'apporte point de différence sensible entre des embryons plus jeunes ou plus âgés de quelques heures.

### § VI. — TROISIÈME PÉRIODE

#### Jusqu'à l'apparition de l'appareil ciliaire comme organe distinct.

L'échancrure qui donnait à l'ovule l'apparence cordiforme s'efface, et sur deux points distincts, qui mesurent le quart de la circonférence de l'ovule, apparaissent deux ou trois cils vibratiles que l'on ne reconnaît d'abord qu'à l'agitation du liquide ambiant (pl. II, fig. 17, A, *a*). A l'opposé de l'un de ces groupes de cils vibratiles, un trait transparent se dessine sur la circonférence de l'ovule (fig. 17, A, *b*) : c'est le premier indice de la charnière. En même temps les cellules paraissent s'être accumulées au centre de l'œuf, qui est plus opaque.

Dans un état plus avancé, les cils vibratiles deviennent plus apparents, plus longs, et la portion de la circonférence qui leur est interposée se couvre de cils nombreux et minces (fig. 18, *a*, *a.*) Cette portion de circonférence sera la partie antérieure de l'embryon. Le trait de la charnière *(b)* qui lui est opposé, et qui existe donc à la partie postérieure, sépare le reste de la circonférence en deux parties inégales, premier indice du défaut de symétrie qui se voit chez l'animal adulte. La masse centrale opaque *(c)* prend un contour plus distinct et s'isole mieux des cellules périphériques, qui représentent alors une bandelette circulaire et concentrique *(d)*. En regard de la charnière, un espace transparent se prononce entre la masse centrale et la bandelette périphérique *(e)*. Disons tout de suite que cet espace transparent, allongé transversalement, ne correspondra à aucun organe : c'est simplement un espace vide. A cette période, l'ovule peut déjà être regardé comme transformé en embryon.

Les changements que j'aurai encore à noter jusqu'à l'apparition de l'appareil ciliaire, comme organe distinct, ne consistent que dans un développement plus complet des parties que nous avons mentionnées (pl. II. fig. 19, A, B, C, D, E). Ainsi celle qui est couverte de cils vibratiles fait plus de saillie, et augmente par conséquent le diamètre antéro-postérieur (fig. 19, B, *a*); cependant elle se confond encore avec la masse commune. Les cils sont plus nombreux, plus forts, et leurs mouvements permettent déjà à l'embryon de nager dans le liquide environnant. La charnière n'est plus la seule partie appréciable de la coquille; on distingue deux valves occupant toute la partie postérieure de la circonférence (fig. 19, A. C, D. E), mais laissant encore à découvert le tiers ou la moitié antérieure de l'embryon (D). Ces valves sont plus ou moins écartées; quelquefois leur écartement est tel qu'elles se trouvent toutes deux dans le même plan (E). Une compression trop forte les brise en fragments très nets (E). La masse centrale se partage en deux portions (fig. 19, B), dont l'une, plus opaque correspond probablement au foie, tandis que l'autre, dans laquelle on ne tardera pas à reconnaître des mouvements très lents d'expansion et de resserrement, deviendra le tube digestif. Cette partie limite en avant l'espace vide *(e)*, qui de la sorte augmente ou diminue, suivant l'état de contraction de l'intestin. La bandelette périphérique prend une apparence membraneuse; sa circonférence extérieure offre de légères irrégularités. Elle est appliquée aux valves, qu'elle suit dans ses différents degrés d'ouverture (fig. 19, E). Enfin elle présente déjà quelques caractères des bords libres du manteau, qui deviendra de plus en plus distinct.

Chez ces embryons, la coquille est formée par une substance calcaire; lors même qu'elle n'est encore indiquée que par le trait de la charnière, elle contient déjà du carbonate de chaux. On le démontre en la traitant sous le microscope par l'acide acétique; il est vrai que si l'embryon placé sous le microscope entre deux lamelles de verre, est plongé dans une couche d'eau assez épaisse, l'addition de l'acide acétique pourra ne pas être suivie d'un dégagement de gaz apparent, l'acide carbonique dégagé se dissolvant à mesure qu'il se produit. J'ai obvié à cet inconvénient en plaçant dans une très petite quantité d'eau un grand nombre d'embryons. L'eau se sature tout de suite, et l'acide carbonique en excès se dégage en bulles nombreuses. Je suis arrivé au même résultat en laissant dessécher les embryons, et en les traitant ensuite par l'acide acétique concentré. Pour m'assurer que l'acide carbonique dégagé venait bien de la coquille, j'ai traité de la même manière des ovules qui ne présentaient pas encore le trait de la charnière, et je n'ai abtenu aucun dégagement de gaz.

Nous venons de voir l'œuf transformé en un embryon dont les organes sont déjà indiqués et dont la vie se manifeste par des mouvements, soit qu'il écarte ou rapproche ses valves, soit qu'il circule dans le liquide ambiant; cependant aucun organe ne se distingue encore par ses éléments propres; si l'on écrase l'embryon, à part les cils vibratiles qui semblent se dissoudre et les fragments de la coquillle, toutes ses parties constituantes sont encore homogènes. La masse centrale qui va donner naissance aux viscères, la couche périphérique aux lobes du manteau et aux branchies, présentent encore des éléments identiques; ce sont des cellules semblables à celles qui composaient l'ovule à l'état cordiforme, plus petites néanmoins et variables comme celles-ci quant à leurs dimensions respectives (pl. II, fig. 17. B, C).

Ainsi les sphères, puis les cellules vitellines se disposent d'une manière particulière; elles forment des groupes d'où naîtront ultérieurement et par des transitions insensibles, les divers appareils organiques. Il est évident que le vitellus en entier se transforme en embryon; on ne voit ici aucune formation analogue au blastoderme ou au sac vitellin. Des cellules vitellines seules et sans intermédiaire suffisent à la formation des organes et à la constitution de l'embryon.

### § VII. — QUATRIÈME PÉRIODE

#### Jusqu'à la chute de l'appareil ciliaire.

Dans cette période, l'embryon prend de l'accroissement et les organes deviennent plus distincts; l'appareil ciliaire est celui qui offre les phénomènes les plus intéressants. Cet appareil proémine davantage en avant, son bord se dégage de la circonférence de l'embryon avec lequel il ne semble plus former un seul corps; c'est un lobe séparé, qui se reconnaît enfin comme un organe particulier, distinct du manteau et des branchies (pl. II, fig. 20, A, B). Cet organe *(aa)*, dont la base est maintenant nettement limitée par le bord de la coquille, est susceptible de très légers mouvements d'expansion ou de contraction qui ne modifient pas sensiblement sa forme. L'embryon ne peut le retirer dans sa coquille. Au moyen de cet appareil, il nage dans le liquide avec une grande rapidité, il le traverse à son gré dans tous les sens, va, vient, tourne autour de lui même ou des obstacles qu'il rencontre. Rien n'est plus curieux et plus intéressant que de voir, sous le microscope, ces petits mollusques parcourir la goutelette d'eau qui les réunit en grand nombre, s'éviter mutuellement, se croiser en tous sens avec une merveilleuse rapidité, sans se heurter, sans se rencontrer jamais. La petite huître ne se sert de cet appareil que pour nager et jamais pour marcher ou ramper, jamais, non plus, les cils qui le recouvrent ne suspendent leurs mouvements vibratoires. La base de l'appareil locomoteur se rétrécissant graduellement, cet organe devient de plus en plus proéminent et n'est bientôt plus attaché que par un pédicule assez mince (pl. II, fig. 21); néanmoins, il entraîne encore l'embryon à sa remorque. Enfin, ce dernier lien se brise et la petite huître tombe et reste immobile, tandis que son appareil locomoteur, vivement agité par le mouvement de ses cils, continue à circuler dans le liquide ambiant; mais alors organe aveugle et sans volonté directrice, il se jette sur tout ce qu'il rencontre, il roule sur lui-même, sur la lame de verre, jusqu'à ce que, arrêté par quelque obstacle, il manifeste néanmoins longtemps encore sa vitalité par l'agitation de ses cils.

L'appareil locomoteur, ainsi détaché, a la forme d'un bourrelet circulaire, dont le centre est percé d'une ouverture oblongue (pl. II, fig. 22, A, B). Le bourrelet est disposé en entonnoir; sa concavité donne naissance à une rangée de cils gros et longs, et son rebord en est entièrement recouvert.

L'ouverture centrale de cet entonnoir, qui était placée en regard de la bouche (visible seulement lorsque cet appareil est tombé), s'y adaptait vraisemblablement, et les cils naissant dans le fond de l'entonnoir ont sans doute pour fonction de diriger dans la cavité buccale les particules alimentaires. On en acquiert la conviction dans le cas où, après la chute de l'appareil ciliaire, le fond de l'entonnoir est resté en plus ou moins grande partie adhérent à l'embryon.

Tant qu'il fait partie de l'embryon, l'organe ciliaire représente une couronne surmontant le bord antérieur de la coquille ouverte (fig. 21); lorsque les valves sont rapprochées, cette couronne, repliée sur elle-même (fig. 19, A), semble former deux lobes distincts.

Quant aux organes internes, la portion de la masse centrale qui correspond à l'intestin prend la forme d'une poire, ou mieux d'une cornue (fig. 20, B, *g*), qui embrasserait dans sa concavité la masse plus opaque *du foie*. La grosse extrémité, qui est l'estomac, est située dans le côté le plus rétréci de la coquille et correspond à la partie de la circonférence où nous verrons plus tard paraître l'ouverture de la bouche. La petite extrémité (le col de la cornue) forme l'intestin et se dirige vers le côté le plus large de la coquille; par les progrès du développement, cette partie du tube digestif s'allonge et se replie ordinairement en une anse *h* visible dans l'espace vide et douée de contractions appréciables. La bandelette périphérique, très rétrécie vers la charnière, forme manifestement de chaque côté des feuillets distincts sur quelques-uns desquels le mouvement vibratile se prononcera aussitôt après la chute de l'appareil ciliaire.

Je n'ai pu déterminer encore, à cette période, d'une manière certaine, la bouche, ni la fin de l'intestin, ni les autres organes, quoique j'aie cherché à les reconnaître par des observations très multipliées et très longues, et quoique j'aie essayé de colorer le tube intestinal par diverses matières végétales ou animales, comme on le fait pour l'étude des infusoires.

En voyant l'embryon de l'huître nager rapidement et avec

sûreté dans toutes les directions, on ne peut se refuser à croire qu'il ne possède le sens de la vue; car comment pourrait-il avoir la notion de tous les obstacles qu'il rencontre et qu'il évite avec tant de précision? Cependant on n'aperçoit dans ses organes aucun point coloré, aucune trace de pigment qui pourrait indiquer l'organe de la vue. Quant à l'organe auditif que l'on a signalé dans l'embryon de quelques mollusques acéphales, je n'en ai trouvé aucun indice dans celui de l'huître.

On n'a point encore déterminé, que je sache, ce que deviennent les appareils ciliaires des larves des divers mollusques gastéropodes ou acéphales, chez lesquels ces organes ont été reconnus. Les observateurs n'ont donné sur leur mode de disparition que des conjectures. Il est très probable que chez ces mollusques, comme chez les huîtres, l'appareil locomoteur tombe lorsque ses fonctions sont terminées.

Je n'ai pu savoir quel est le temps que l'embryon passe en incubation dans le manteau maternel; j'ai tout lieu de croire, cependant, qu'il est de plus d'un mois. L'huître rejette ses embryons avant le moment où ils perdent leur appareil de natation. Le raisonnement indique qu'il en doit être ainsi; le fait suivant en est la confirmation. Je n'ai observé d'embryons en train de perdre leur appareil que dans des huîtres conservées depuis plusieurs jours en bourriche, où leur valves étaient maintenues forcément fermées. Pour des larves parvenues à une période plus avancée, on comprend qu'il soit beaucoup plus rare d'en rencontrer dans le manteau de l'huître; j'en ai trouvé, cependant, deux fois sur des huîtres pêchées depuis une huitaine de jours; presque tous ces embryons étaient morts; néanmoins, j'ai pu en observer plusieurs encore vivants et sur lesquels je vais donner quelques détails.

### § VIII. — CINQUIÈME PÉRIODE

**Changements qui suivent la chute de l'appareil ciliaire.**

Après la chute de l'appareil de natation, les petites huîtres offrent dans leur circonférence un défaut de symétrie qui s'est manifesté dès l'apparition du trait de la charnière, et qui est l'un des caractères de l'animal adulte ; mais elles en diffèrent sous plusieurs rapports : ainsi les deux valves sont égales (pl. II, fig. 24, C), elles offrent toutes les deux une convexité semblable qui donne à la coquille une forme subglobuleuse ; la bouche, qui est devenue visible (fig. 24, A, B, *a*), n'est point encore située sous la charnière *c*, elle se voit à l'opposé, au point où était fixé l'appareil ciliaire. Enfin l'examen des diverses parties reconnaissables à travers les valves démontre que les organes diffèrent encore beaucoup de ceux de l'animal adulte, tant dans leur forme que dans leur situation respective.

La bouche *a* est pourvue de lobes plus ou moins aigus qui se rapprochent ou s'écartent, et dans lesquels on ne peut méconnaître les lèvres ; un pinceau de cirrhes *b* part de leur intervalle, naissant sur ces lèvres mêmes ou dans la cavité qu'elles circonscrivent. Ces cirrhes, très longs, proéminent hors de la coquille ; ils s'agitent vivement : leurs mouvements sont très rapides lorsque les lèvres s'entr'ouvrent (fig. 24, A) ; ils diminuent au contraire considérablement lorsqu'elles se rapprochent (fig. 24, B). L'agitation des cirrhes dirige vers l'ouverture de la bouche un courant (fig. 24, A) qui, évidemment, a pour effet de précipiter les particules nutritives dans cette cavité. Toutes les petites huîtres que j'ai observées à cette période n'étaient pas munies de ces cirrhes, et je n'ai pu déterminer s'ils appartiennent à l'appareil ciliaire, dont la base chez quelques-unes serait restée adhérente après la chute du bourrelet extérieur, ou s'ils sont de nouvelle formation. Le grand développement des larves chez lesquelles je les ai rencontrés me feraient pencher vers cette dernière opinion.

La vie, qui ne se manifeste que par des mouvements très obscurs dans les organes internes de l'embryon pendant l'existence de l'appareil ciliaire, semble s'éveiller avec énergie dès que cet organe a disparu. La partie rétrécie de la bandelette circulaire située entre la charnière et l'espace vide, celle qui circonscrit la masse de l'intestin et du foie, ne tardent pas à montrer à leur surface un mouvement vibratile très prononcé (pl. II, fig. 23). Ce mouvement vibratile annonce une fonction nouvelle ; il est évidemment en rapport avec la respiration et détermine l'existence des branchies.

En même temps ou un peu plus tard, on observe sous la *cavité buccale* un organe très petit, transparent, piriforme, qui, par ses battements accélérés, ne peut être méconnu (fig. 24, A, B, *d*) : c'est le cœur. Ses mouvements de systole et de diastole se succèdent rapidement et sans interruption. J'ai compté jusqu'à cent dix battements par minute, différence très remarquable si on les compare avec les mouvements du cœur de l'huître adulte dont les battements ne sont guère de plus dix dans le même espace de temps.

Ainsi, dès que se manifeste la respiration par les mouvements vibratiles des branchies, la circulation se manifeste par les mouvements du cœur ; cet organe est tellement apparent, tellement distinct dans la période qui nous occupe, qu'on ne peut supposer que son existence a été méconnue dans les périodes antérieures ; s'il existait, il est certain qu'il n'accomplissait point encore les fonctions qui lui sont dévolues. Certes, l'apparition si tardive dans l'huître d'un organe qui, dans les animaux vertébrés, précède presque tous les autres a lieu d'étonner ; mais ce fait, si singulier qu'il soit, ne peut être révoqué en doute. Il n'est d'ailleurs point particulier à l'huître ; les observateurs qui se sont occupés de l'embryogénie des mollusques ont signalé l'apparition tardive du cœur chez plusieurs genres de ces animaux. M. Vogt[1], à propos du développement de l'actéon, a porté son attention d'une manière toute particulière sur ce point, et il va même jusqu'à penser qu'avec l'absence du cœur, il y a absence de circulation chez l'embryon de ce mollusque.

Quant à la fonction de la respiration que M. Vogt dénie également aux appareils de natation des larves des mollusques, nous ne saurions être de son avis. Les phénomènes que nous avons observés dans l'embryon de l'huître prouvent bien clai-

1 *Annales des sciences naturelles*, 3e série, t. VI, 1846.

rement que les appareils de locomotion servent en même temps à la respiration : en effet, l'absence de mouvements ciliaires à la surface des branchies, avant la chute de l'appareil de natation, indique que ces organes ne respiraient pas encore; or, quel était à cette époque l'organe chargé de cette fonction ? Évidemment, celui dont la disparition coïncide avec le développement fonctionnel des branchies, c'est-à-dire l'appareil ciliaire. C'est ainsi que le poumon entre en fonction chez beaucoup de batraciens, au moment où se flétrissent les branchies du têtard, chez les oiseaux, au moment où l'allantoïde s'atrophie, etc.

L'examen des phénomènes que nous avons exposés démontre donc que l'appareil ciliaire est un organe beaucoup plus complexe qu'il ne le paraît au premier abord. Il dirige les particules alimentaires dans la cavité buccale, il absorbe l'oxygène dissout dans le liquide ambiant, il obéit à la volonté de l'embryon et l'entraîne rapidement à sa suite. Appareil de préhension, de respiration, de locomotion, sa chute détermine dans l'état de l'embryon des changements en rapport avec ces trois fonctions; on voit apparaître alors des lèvres et des cirrhes pour saisir les aliments, des branchies pour respirer, mais aucun organe ne vient accomplir la troisième fonction, et l'huître, privée de son appareil vibratile, est condamnée pour toujours à l'immobilité.

### § IX. — Développement ultérieur. — Accroissement.

Je n'ai point observé le développement ultérieur de l'embryon de l'huître. Pour arriver à l'état parfait, il doit évidemment subir encore dans son organisation quelques changements, dont l'étude ne tarderait pas sans doute à devenir fort difficile ou même impossible à cause de l'opacité de la coquille. M. Laurent[1] ayant examiné de petites huîtres qui avaient moins d'un millimètre de diamètre, fit la remarque que les

1 *Communication à la Société de biologie*, 1852.

valves différaient de celles de l'animal adulte, en ce qu'elles étaient toutes les deux semblables.

Sous le rapport de l'accroissement de l'huître, on n'a point de données bien positives. Il paraîtrait que la croissance de ce mollusque est très rapide dans les premiers jours qui suivent sa sortie de la cavité incubatrice; mais elle serait ensuite fort variable, suivant les circonstances dans lesquelles l'huître se trouverait placée. M. Dureau de la Malle[1] rapporte que des huîtres qui, sur le banc d'Yellette, acquièrent en cinq ans leur entière croissance, c'est-à-dire 9 centimètres de diamètre, ont acquis cette taille moyenne en un an et demi dans la baie de Cancale.

### § X. — Fécondité de uitres. — Causes de destruction.

A peine sorties de la coquille maternelle, les petites huîtres sont assaillies par de nombreux ennemis. Avant qu'elles n'aient touché le sol, alors que par leur agglomération, elles forment une bouillie laiteuse en suspension dans l'eau de la mer, elles deviennent la proie de myriades de poissons, de mollusques, de crustacés, etc., qui en détruisent des quantités innombrables; celles qui échappent à la poursuite de tous ces ennemis en rencontrent de nouveaux et plus nombreux encore sur les pierres, sur les coquilles, sur les plantes où elles doivent se fixer. Tous ces corps, en effet, la coquille maternelle même qui les protégeait, sont recouverts de serpules, de balanes, etc., de polypes sans nombre, superposés les uns aux autres et dont les cirrhes, toujours agités, dont les tentacules, toujours tendus, saisissent et engloutissent ces embryons lorsqu'ils arrivent à leur portée; enfin, lorsque les petites huîtres se sont fixées et que leurs valves ont acquis une consistance capable de les protéger contre ces ennemis, il en est d'autres, comme les astéries, les crabes, etc., qui les surprennent dans leur coquille entr'ouverte et les dévorent. Certes, toutes les causes

1 *Comptes rendus de l'Acad. des sciences*, t. XXXIV, p. 596, 1852.

de destruction auxquelles sont exposés ces mollusques ne tarderaient pas à faire disparaître l'espèce, si elle n'avait pour se défendre une merveilleuse fécondité.

Leeuwenhoek avait été frappé de l'immense quantité d'œufs que peut produire une huître, et il en parle en plusieurs endroits avec admiration. Les embryons d'une huître qu'il montra à ses amis[1], furent estimés à 100.000. « Dans une autre[2] qui était d'une taille relativement considérable, je trouvai, dit-il, une si grande quantité de petites huîtres, que je n'oserai dire le nombre auquel je les estimai, car peu de personnes me croiraient. » Pour donner une idée de leur petitesse et de leur nombre, Leeuwenhoek ajoute : « Une osbervation attentive m'a montré que 120 de ces huîtres, placées en ligne droite, font la longueur d'un pouce. Si nous supposons que ces huîtres soient des corps ronds, en prenant le cube du nombre 120, nous obtiendrons 1.728.000. Par conséquent, une sphère dont l'axe est d'un pouce seulement est 1.728.000 fois plus grosse qu'une de ces petites huîtres, ou bien ce nombre d'huîtres forme une sphère dont l'axe est d'un pouce. »

J'ai cherché à déterminer le nombre d'œufs ou d'embryons contenus dans quelques huîtres ; je procédai de la manière suivante : Je versai le frai dans une éprouvette graduée ; après l'avoir laissé reposer un temps suffisant, je notai le nombre de centimètres cubes auxquels il s'élevait et qui allait quelquefois jusqu'à 10. Ayant pris ensuite au microscope la dimension des œufs ou des embryons qui composaient le frai, dimension qui n'a jamais dépassé deux dixièmes de millimètre de diamètre, je pus facilement calculer le nombre d'œufs ou d'embryons contenus dans un centimètre cube, et par suite le nombre total. Je reconnus que les appréciations de Leeuwenhoek n'étaient point exagérées; car, quoique chez les huîtres que j'examinai, une certaine quantité du frai se fût perdue pendant qu'on les ouvrait, quoique j'eusse exagéré les dimensions des embryons, pour compenser toute chance d'er-

1 *Ouvr. cité*, lettre 103.
2 Lettre 92.

reur, je trouvai dans une huître 600.000 œufs, dans une autre 1.000.000 œufs, enfin, dans une autre 1.125.000 embryons. Les huîtres sur lesquelles je fis ces recherches étaient, il est vrai, des individus de grande taille, de l'espèce dite *pied-de-cheval*. Mais chez les huîtres ordinaires le frai n'est pas moins abondant proportionnellement, et le nombre de leurs œufs doit s'élever, chez beaucoup d'individus, à plusieurs centaines de mille. Il faut ajouter à cela que la réapparition des éléments de la reproduction dans la glande sexuelle, pendant que l'huître contient des embryons en incubation dans son manteau, prouve qu'elle exécute plusieurs pontes dans une saison, ce qui donne à la fécondité de ce mollusque des proportions extrêmement remarquables.

### § XI. — Propagation des huîtres.

*a).* Si l'on considère que les œufs de l'huître, fécondés dans l'ovaire, transformés en embryons dans une cavité incubatrice, ne sont point sujets à rester stériles ou à périr pendant leur évolution, mais qu'ils forment tout autant d'embryons qui n'abandonnent la coquille maternelle qu'après avoir traversé les phases les plus destructives pour un grand nombre d'animaux, et spécialement pour les poissons; si l'on considère encore l'immensité de leur production, l'on verra que la propagation des huîtres pourrait être, pour ainsi dire, indéfinie, s'il était possible de soustraire leurs embryons aux ennemis qui les détruisent avant qu'ils ne se soient fixés, et que c'est en dehors de l'huître elle-même qu'il faut chercher les causes du dépérissement de certains bancs et les moyens d'y remédier. Je sortirais des limites que je me suis imposées si j'examinais ici, comme elle le mérite, la question de la propagation à ces divers points de vue; je me bornerai à quelques remarques sur ce sujet.

*b).* Pour propager les huîtres dans les parages qui n'en produisent pas, si le sol est favorable, si les causes de destruction ne prédominent pas, il suffit d'y jeter un certain nombre de ces mollusques. Dans le siècle dernier, le marquis de Pombal (célèbre ministre du Portugal) ayant fait jeter quelques cargaisons d'huîtres sur les côtes de ce pays, qui n'en produisait pas, ces mollusques s'y sont tellement multipliés qu'ils y sont aujourd'hui très communs. Le même fait s'est reproduit en Angleterre, vers la même époque; un propriétaire de Caernarvon en ayant fait jeter une certaine quantité dans le détroit de Menay, elles s'y propagèrent rapidement et furent pour lui, pendant longtemps, une source considérable de revenus. Le gouvernement anglais, prenant exemple sur ce particulier, fit porter des chargements d'huîtres sur divers points des côtes d'Angleterre, où elles prospérèrent également.

*c).* Si certains bancs d'huîtres pêchés à fond par la drague s'épuisent rapidement, d'autres, traités de la même manière depuis un temps immémorial, fournissent néanmoins à une pêche considérable. D'un côté comme de l'autre, l'huître produit ses myriades d'embryons qui doivent suffire et au delà au repeuplement. Il y a donc dans le premier cas des causes particulières de dépérissement qu'il serait important de connaître pour les prévenir. C'est sans doute dans la dégradation du fond, dans l'accroissement consécutif des causes de destruction qu'il faut chercher la raison de ce dépérissement. Quelques-unes de ces causes ont été signalées anciennement en Angleterre, et l'on a cherché à les combattre par des règlements sévères : Spratt et Lister (ouvrages cités) rapportent que les pêcheurs, dans ce pays, doivent séparer les petites huîtres du *cultch* (tout corps solide auxquel elles s'attachent, comme pierres, vieilles écailles d'huîtres, etc.) et le rejeter dans la mer, *afin de conserver la fécondité du fond.* « La cour de l'amirauté met de fortes amendes sur ceux qui détruisent le *cultch*... La raison pour laquelle on condamne à une telle amende ceux qui détruisent le *cultch* provient de ce que l'on a remarqué que, si on l'enlève, la vase augmente, et alors les moules et les petits coquillages s'y engendrent et détruisent les huîtres, qui n'ont rien pour y attacher leur frai. »

C'est sans doute à la nature du sol que tient sa dégradation plus ou moins facile, et la différence que l'on observe dans l'état de conservation des divers bancs d'huîtres. On comprend qu'ici des règlements particuliers puissent intervenir avec succès.

*d).* En France, la propagation des huîtres ne reçoit point de soins spéciaux : ce sont les bancs naturels qui fournissent à la consommation du pays ; mais, dans quelques contrées, l'on en forme d'artificiels, ou du moins l'on y favorise la conservation du frai et la production de l'huître. C'est surtout en Angleterre, sur les côtes des comtés d'Essex, de Kent, etc., que cette industrie est pratiquée avec méthode. Dans le lac Fusaro (royaume de Naples), pour favoriser la propagation et le développement des huîtres, on plante des piquets sur lesquels elles s'attachent en abondance, et leur pêche consiste alors à retirer ces piquets et à les en détacher. En 1845, M. Carbonnel[1], a proposé de faire des bancs artificiels d'huîtres, mais il n'a point donné de publicité à ses moyens, et sa proposition est restée sans résultats.

*e).* La formation de bancs artificiels par le frai semble devoir être facile et avantageuse, lorsque l'on considère, d'une part l'immense production des œufs de l'huître, et de l'autre le nombre considérable d'ennemis qui les détruisent et dont on pourrait les préserver. La consommation annuelle de la France ne montant pas à 200 millions d'huîtres, il suffirait de quelques milliers de ces mollusques pour en reproduire un nombre égal, si leurs embryons étaient soustraits aux causes de destruction qui les attendent au sortir de la coquille maternelle. On atteindrait probablement en grande partie ce but,

1 *Comptes rendus de l'Acad. des sciences*, t. XXI.

en plaçant des huîtres laiteuses dans des bassins qui recevraient de l'eau de mer pure et dont le fond, revêtu de pierres, de claies ou de piquets récemment submergés, ne serait point recouvert d'une couche d'animaux destructeurs. On transporterait ensuite dans des lieux favorables à leur accroissement, dans des enclos, comme il en existe à Cancale pour la croissance et l'engraissement des huîtres pêchées en mer, les embryons devenus des huîtres et ayant acquis une grandeur convenable.

### § XII. — Fécondations artificielles. — Croisement des huîtres.

On a proposé, pour propager les huîtres, de pratiquer des fécondations artificielles, comme on le fait avec succès pour les poissons[1]. On a pensé même qu'on pourrait améliorer certaines races ou obtenir des hybrides par des croisements[2]. On n'arriverait à ces résultats que si l'huître avait les sexes séparés. Je crois avoir établi non seulement que l'huître est hermaphrodite, mais que les œufs ne sont pondus qu'après avoir été fécondés par un élément qui ne vient point du dehors. En outre les œufs ont besoin pour se développer de séjourner un certain temps dans le manteau de l'huître qui les a produits. Dans de nombreux essais que j'ai faits pour suivre l'évolution des œufs, je n'ai jamais réussi à les voir se développer, fût-ce pendant quelques jours, lorsqu'ils avaient été retirés de leur cavité incubatrice. Dans ce cas, les œufs ou les embryons périssent constamment et d'autant plus rapidement qu'ils sont moins avancés dans leur développement. On ne tarde pas à voir apparaître une multitude d'animaux infusoires qui hâtent leur décomposition. D'ailleurs, les huîtres eussent-elles les sexes séparés, comment appliquer ici la méthode des fécondations artificielles? Comment reconnaître, sans l'ouvrir, qu'une

1 *Comptes rendus de l'Acad. des sciences*, t. XXXIV, p. 291.
2 *Comptes rendus de l'Acad. des sciences*, t. XXXIV, p. 163.

huître possède des œufs ou de la semence à maturité, et comment l'ouvrir sans la faire périr aussi bien que les œufs qu'elle doit conserver en incubation pendant un temps assez long ? Au reste, il n'est nul besoin de soins pour obtenir des œufs en quantités innombrables et des embryons assez avancés dans leur organisation pour qu'ils puissent vivre hors de leur cavité incubatrice ; il suffit de laisser des huîtres en repos dans un parc pendant quelques jours pour les voir devenir laiteuses et produire des embryons qui, tant qu'ils sont protégés par la coquille maternelle, vivent et se développent régulièrement.

Si l'on a cru obtenir des métis de l'huître d'Ostende avec l'huître pied-de-cheval[1], est-on bien certain que ces huîtres diffèrent spécifiquement? Forment-elles, même, des races distinctes, et leurs différences ne tiennent-elles pas aux conditions spéciales dans lesquelles ces huîtres sont placées? On sait que les huîtres pêchées sur nos côtes et élevées dans des parcs en Angleterre offrent un tout autre aspect que les nôtres.

La connaissance de l'organisation de l'appareil reproducteur des huîtres et des conditions du développement de leurs œufs ne peut laisser de doute sur l'impossibilité d'obtenir de nouvelles races par le croisement et de les propager par des fécondations artificielles ; quant à ce dernier moyen en particulier, la fécondité propre aux huîtres le rendrait tout à fait superflu.

1 *Comptes rendus de l'Acad. des sciences*, t. XXXIX, p. 593.

## CONCLUSIONS

Les faits exposés dans ce mémoire conduisent aux conclusions suivantes :

L'huître est hermaphrodite.

L'apparence mâle ou l'apparence femelle que présente souvent l'organe reproducteur de ce mollusque, tiennent à l'apparition tardive des ovules et à la disparition des zoospermes à une époque déterminée.

Les éléments mâle et femelle sont répartis dans toute la masse de l'organe reproducteur.

La fécondation s'opère dans la glande sexuelle même, par la désagrégation des masses de zoospermes.

Jamais la semence ne se répand au dehors de l'organe qui la produit, et les œufs, au moment de la ponte, portent toujours des signes de fécondation.

Les éléments sexuels se re roduisent dans l'organe de la génération, pendant que les œufs en incubation sont contenus dans la cavité branchiale du manteau.

L'étude de l'organe de la génération ne peut être convenablement faite que sur des huîtres pêchées en mer, celles des parcs ne présentant ordinairement que des ovules avortés.

L'hermaphrodisme, tel qu'il existe chez les huîtres, n'a point encore été signalé chez les mollusques, et parmi les autres animaux on ne peut en rapprocher que celui de la synapte de Duvernoy.

L'huître garde ses œufs en incubation entre les lobes de son manteau.

Les huîtres frayent depuis la fin de mai jusqu'à la fin de septembre.

Après la fécondation et avant le fractionnement de l'œuf, le vitellus offre un changement notable dans sa constitution.

Les premières phases du fractionnement des ovules ne sont pas régulières.

Le vitellus en entier se transforme en embryon.

Les sphères, puis les cellules vitellines se disposent d'une manière particulière et forment des groupes d'où naissent ultérieurement et par des transitions insensibles les divers appareils organiques.

La coquille paraît de très bonne heure, et dès qu'elle devient apparente elle contient du carbonate de chaux.

L'embryon possède un appareil ciliaire au moyen duquel il nage et se dirige à volonté dans toutes les directions.

L'appareil ciliaire est en même temps un organe de respiration.

A une époque déterminée, cet appareil se sépare de l'embryon. Alors le cœur commence à battre, et un mouvement vibratile se manifeste sur les branchies.

A l'époque de la chute de l'appareil ciliaire, la coquille de l'embryon n'est point symétrique, mais ses deux valves sont semblables.

La fécondité des huîtres est immense.

C'est en dehors de l'huître elle-même qu'existent les causes du dépérissement de certains bancs, et qu'il faut chercher les moyens d'y remédier.

La formation de bancs artificiels d'huîtres paraît très praticable.

La propagation par des fécondations artificielles et l'amélioration des espèces ou des races par des croisements sont impossibles.

---

# PLANCHES

RELATIVES

# A LA GÉNÉRATION DES HUITRES

# PL. I

Fig. 1. — Cette figure représente une huitre dont la valve droite a été enlevée. Tous les organes sont dans leur position naturelle. La glande sexuelle est indiquée par les lettres *a*, *a*; *b*, capuchon du manteau sous lequel se trouve la bouche; *b'*, *b'*, lobe gauche du manteau; *b''*, *b''*, lobe droit du manteau fortement rétracté. L'espace compris entre ces lobes est occupé par les lames branchiales, et forme la cavité extérieure du manteau dans laquelle les œufs restent en incubation; *c*, palpes labiaux; *d*, cavité du péricarde; *e*, muscle adducteur des valves; *f*, *f*, branchies.

Fig. 2. — Cette figure représente la partie antérieure et supérieure d'une huitre. Un lambeau *i* de la membrane du manteau a été détaché et renversé pour mettre à découvert la cavité intérieure du manteau et la partie inférieure de l'organe sexuel. Dans la cavité extérieure ou branchiale, on a figuré le frai tel qu'il se trouve après la ponte, répandu entre les branchies et les lobes du manteau. Les lettres de la figure 1 indiquent les mêmes organes dans la figure 2 : *g*, *g*, le frai en incubation; *h*, *h*, base des branchies et ouvertures de leurs compartiments, que l'on aperçoit dans la cavité intérieure, mise à découvert par l'enlèvement du lambeau *i*; *k*, pertuis existant à la partie inférieure de la glande sexuelle et par lesquels sortent les ovules; *l*, extrémité inférieure de l'anse intestinale.

Fig. 3. — A, Agrégat de cellules spermatogènes grossies 340 fois; B, quelques-unes de ces cellules grossies 700 fois.

Fig. 4. — A, Masse de zoospermes grossis 340 fois. Les queues des zoospermes forment autour de la masse une auréole caractéristique; B, zoospermes isolés, grossis 700 fois.

Fig. 5. — A, Parcelle de la glande sexuelle grossie 100 fois. Les éléments étaient développés à un point qui permettait de reconnaître au même grossissement les ovules et les masses de zoospermes. La plupart des ovules écrasés ne sont plus reconnaissables qu'à leur vésicule germinative intacte; *d*, *d*, quelques-unes de ces vésicules; *c*, *c*, quelques-unes des masses de zoospermes; B, ovules extraits de la même parcelle et vus au même grossissement. Leur diamètre est d'environ la moitié de celui d'un œuf mûr.

Fig. 6. — Parcelle très mince de l'organe sexuel enlevée après dessiccation. Cette parcelle a été humectée avec de l'eau et grossie 340 fois. On n'avait constaté dans l'organe à l'état frais que des masses de zoospermes; *a*, *a*, ces masses; *b*, aréoles vides.

Fig. 7. — Parcelle d'un millimètre carré enlevée à l'organe sexuel desséché, dans lequel on avait constaté préalablement l'existence d'ovules et de masses de zoospermes (grossie 40 fois). Cette parcelle ayant été placée entre deux lamelles de verre et humectée avec de la teinture aqueuse d'iode, les ovules sont devenus plus apparents que les masses de zoospermes. Ils forment des cercles *a*, *a* qui entourent ces masses *b*, *b*. Ces éléments réunis sont disposés en groupes isolés les uns des autres par des aréoles vides *c*, *c*.

Pl. I

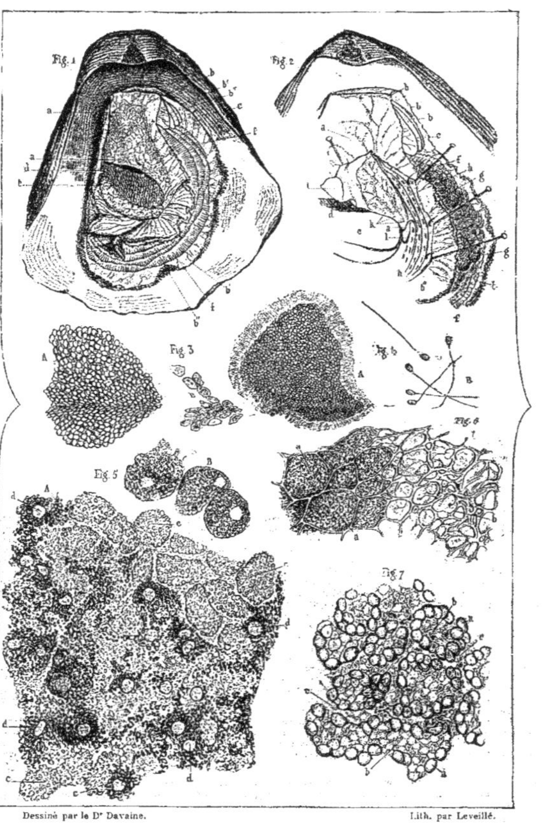


Dessiné par le Dr Davaine. Lith. par Leveillé.

ORGARNE SEXUEL DE L'HUITRE, ZOOSPERMES, OVULES

# PL. II

Cette planche représente l'œuf et son évolution. — Toutes les figures, excepté la figure 17 C, ont été dessinées à un grossissement de 100 fois. Les différences de volume que l'on remarque entre quelques-uns des ovules tiennent en grande partie à la compression plus ou moins forte qu'exerçait la lamelle de verre qui les maintenait.

Fig. 1. — Œufs mûrs non encore fécondés : *a*, membrane vitelline; *b*, vitellus; *c*, vésicule germinative; B et C, des ovules plus ou moins déformés et tels qu'ils se présentent ordinairement au microscope.

Fig. 2. — A, Vésicule transparente d'un œuf mûr et granules moléculaires du vitellus; B, la même vésicule isolée.

Fig. 3. — Divers œufs fécondés et encore contenus dans la glande sexuelle : A, B, C, différant par leur vésicule germinative; D, E, œufs écrasés. Le vitellus a pris une certaine consistance : dans l'un des ovules, la vésicule germinative paraît en partie dissoute; dans l'autre, elle n'était plus visible.

Fig. 4 à 8. — Œufs fractionnés à divers degrés.

Fig. 14. — Ovule plus avancé dans son fractionnement et très comprimé, pour rendre appréciables les éléments qui le composent : B, fragments isolés du même ovule.

Fig. 15, 16. — Ovules devenus cordiformes.

Fig. 17. — A, Œuf commençant à avoir des cils vibratiles, *a*, *a* ; *b*, charnière; B, portion du même œuf écrasé, pour faire voir les éléments dont il se compose; C, ces éléments grossis 340 fois.

Fig. 18. — Œuf ou embryon plus avancé : *a*, *a*, cils vibratiles; *b*, charnière; *c*, masse centrale; *d*, bandelette périphérique; *e*, espace vide.

Fig. 19. — Embryon pouvant déjà se mouvoir au moyen de ses cils vibratiles : A, B, C, D, E, le même vu dans divers sens; la coquille est très apparente. Dans la figure D, on voit qu'elle ne recouvre qu'une partie de l'embryon. Dans la figure E, les deux valves, dont l'une est brisée, sont étendues dans le même plan.

Fig. 20. — A, Embryon ayant un appareil ciliaire *(a, a)* bien limité, au moyen duquel il nage rapidement dans le liquide ambiant. Plusieurs organes sont devenus très distincts; *b*, charnière ; *c*, masse centrale formant le foie et l'estomac; *d*, *d*, bandelette périphérique représentant le manteau et les branchies ; *e*, espace vide. — Dans la figure B, *f*, le foie? *g*, l'estomac; *h*, une anse de l'intestin.

Fig. 21 — Embryon plus avancé, dont l'appareil ciliaire *(a, a)* est près de se séparer.

Fig. 22. — Appareil ciliaire après sa séparation du corps de l'embryon : A, vu de face ; B, vu de profil.

Fig. 23. — Embryon après la chute de l'appareil ciliaire; un mouvement vibratile se manifeste de *a* en *a* et de *b* en *b*.

Fig. 24. — Embryon ayant perdu l'appareil ciliaire depuis un certain temps (probablement plusieurs jours). La coquille, devenue moins transparente, laisse voir plusieurs organes d'une manière confuse. Dans la figure A, la coquille est entr'ouverte ; les lobes (lèvres) qui circonscrivent la cavité *a* (bouche) sont écartés. Des cirrhes *(bb)* qui en partent, déterminaient par leur agitation un courant vers la bouche : *d*, le cœur ; *c*, la charnière. — Dans la figure B, la coquille est fermée, les lèvres sont rapprochées, les cirrhes n'étaient agités que par des mouvements très lents. Le cœur *(d)* continuait à battre avec la même rapidité ; C, le même embryon vu par la charnière.

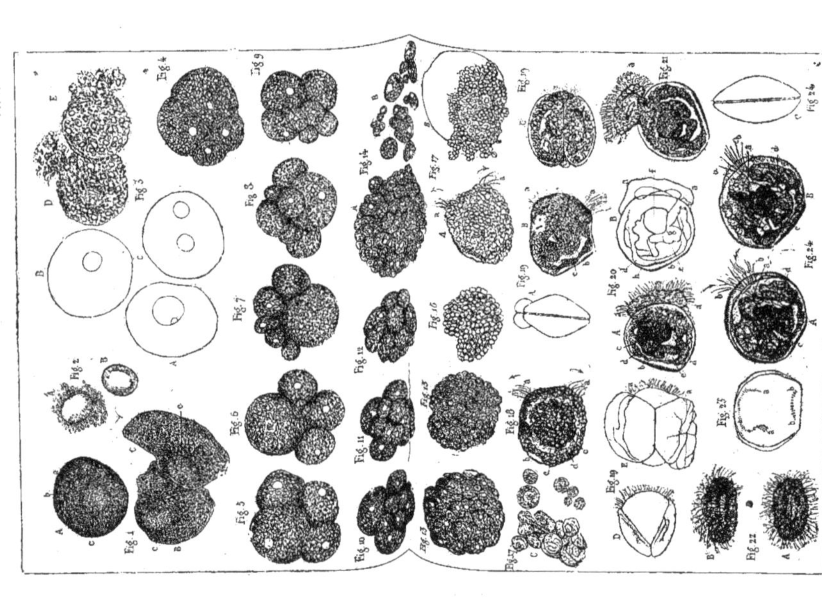
Pl. 11
Dessiné par le Dr Davaine.
Lith. par Leveillé.

# IV

# ANOMALIES, TÉRATOLOGIE

## MÉMOIRE SUR LES ANOMALIES DE L'ŒUF[1]

— 1860 —

> Je n'ai pas besoin d'insister beaucoup pour faire sentir de quel intérêt ces anomalies de l'œuf non fécondé peuvent être pour l'histoire de l'évolution du fœtus, des grossesses multiples, des monstruosités, etc.
>
> BISCHOFF.

L'œuf est sujet à des anomalies diverses : tantôt sa forme est plus ou moins modifiée, tantôt il manque de quelque partie essentielle, tantôt l'une ou plusieurs de ces parties s'y trouvent en excès, ou bien il s'y rencontre un corps d'origine inconnue.

Dans d'autres temps, ces anomalies ont été pour les savants, aussi bien que pour le peuple, l'objet d'opinions singulières, bizarres ou d'idées superstitieuses; aujourd'hui l'origine, la nature de ces anomalies, leurs effets sur le développement et sur l'organisation de l'embryon soulèvent des questions dont l'importance physiologique ne peut être méconnue.

Les faits rapportés dans ce mémoire concernent principalement l'œuf des oiseaux. L'énorme consommation domestique de celui de la poule, les recherches multipliées des savants sur son développement ont donné, en sa faveur, une proportion considérable de cas d'anomalie. L'œuf des animaux qui appartiennent à d'autres classes n'est pas moins sujet, sans doute, à des vices de conformation; nous en rapporterons des exemples observés chez des mammifères, chez des poissons et

[1] *Mémoires de la Société de biologie*, 1860, 1 vol. in-8, chez J.-B. Baillière.

chez des invertébrés; mais c'est chez l'oiseau seulement que nous pourrons étudier ces anomalies dans leurs diverses conditions.

L'œuf est essentiellement constitué par une vésicule primordiale, la *vésicule germinative* par un *vitellus* ou *jaune*, et par une membrane d'enveloppe ou *vitelline* (pl. I, fig. 2). Primitivement la vésicule germinative est située au centre du vitellus; plus tard elle devient excentrique, ou même, chez un grand nombre d'animaux, elle se place immédiatement sous la membrane vitelline, et le vitellus offre autour d'elle des modifications qui constituent ce qu'on appelle la *cicatricule* ou le *germe* (fig. 3, *c*), car c'est de ce point que procède le développement embryonnaire.

Tel est l'*œuf* ou plutôt l'*ovule* avant qu'il ne quitte l'ovaire.

Chez un grand nombre d'animaux, l'œuf, uniquement constitué par ces parties, ne reçoit point de complément avant le développement de l'embryon. Mais chez d'autres animaux, après avoir quitté l'ovaire, l'ovule parcourt un trajet plus ou moins long dans de nouveaux organes (pl. I, fig. 1) où il acquiert de nouvelles parties; celles-ci ne sont toujours qu'accessoires, et servent uniquement à la nutrition ou à la protection de l'embryon futur. Elles consistent en un liquide albumineux, souvent disposé par couches *(blanc, albumen)* ou sous forme de ligament qui maintient le jaune en place *(chalazes)*, en une membrane d'enveloppe revêtue ou non d'une substance calcaire ou d'apparence cornée *(membrane testacée, coquillère; test, coque, coquille)* (fig. 3).

Les anomalies de l'œuf peuvent donc être classées en deux groupes : les unes, que j'appellerai *primitives*, atteignent les parties qui constituent essentiellement l'ovule, c'est-à-dire la vésicule germinative ou la cicatricule, le vitellus, et la membrane vitelline; les autres, que j'appellerai *secondaires*, atteignent les parties annexes de l'ovule.

Les premières se forment dans l'ovaire, les secondes se forment généralement dans l'oviducte.

## I. — *Anomalies primitives.*

### SECTION I

### Anomalies relatives à la vésicule germinative.

La vésicule germinative est constituée par une *paroi*, par un *contenu* et par un noyau ou nucléole appelé *tache germinative* (pl. I, fig. 2 *a*).

L'importance de la vésicule germinative est aujourd'hui parfaitement connue, et si son rôle physiologique n'est peut-être pas encore bien déterminé, on sait au moins que c'est d'elle ou de la portion de l'ovule qu'elle occupe que procède le développement embryonnaire.

Lorsque l'œuf possède une cicatricule ou germe, la vésicule germinative est située dans la cicatricule; car ce dernier organe ne se forme jamais que de la portion de l'ovule occupée par la vésicule du germe. Si la vésicule germinative ne se retrouve pas toujours dans la cicatricule, c'est qu'elle peut disparaître à l'époque où celle-ci acquiert son développement complet; mais dans toute cicatricule la vésicule germinative a primordialement existé.

Chez tous les animaux, dans l'ovule normal, la vésicule germinative ou de même la cicatricule est unique.

Les anomalies qui concernent la vésicule du germe peuvent consister : 1° dans son absence; 2° dans quelque changement de sa constitution; 3° dans sa multiplicité.

1° Lorsque l'œuf a acquis sa maturité, ou bien après la fécondation, la vésicule germinative disparaît. Pour constituer une anomalie, l'absence de cette vésicule devrait donc avoir été primordiale, nous n'en connaissons point d'exemple, à moins qu'il n'y ait eu en même temps une anomalie beaucoup plus complexe, à savoir : l'absence même du vitellus.

2° Les anomalies signalées jusqu'aujourd'hui, et qui se rapportent à la constitution de la vésicule germinative, ne concernent que le nucléole, c'est-à-dire la tache germinative. On sait que chez les mammifères cette tache est toujours unique; or Wagner a signalé quelques faits qui dérogent à cette loi :

Dans l'œuf d'une lapine, Wagner a figuré deux taches germinatives, à côté l'une de l'autre, sur une vésicule d'ailleurs normale ; dans un autre œuf du même animal, il a représenté un amas de six taches contiguës, toutes sphériques, et dont chacune égale presque en grosseur la tache normale ; dans un œuf de surmulot, il a représenté la vésicule avec deux taches ; enfin, il a donné la figure de la vésicule germinative d'une brebis qui offre une tache entourée d'un anneau, et en outre plusieurs taches claires semblables à des anneaux [1].

Depuis Wagner, aucun physiologiste, n'a publié de cas semblables, et, d'un autre côté, le rôle de la tache germinative dans le développement ultérieur de l'ovule est tout à fait inconnu; en sorte que nous nous bornerons à une simple mention de ces faits.

3° L'anomalie la plus intéressante peut-être pour le physiologiste est celle qui consiste en la présence de plusieurs vésicules germinatives dans un vitellus unique.

L'existence de cette anomalie de l'œuf est établie par l'observation du fait même ou par l'observation de faits qui l'indiquent. Ceux-ci sont la présence sur un vitellus de deux embryons ou de deux cicatricules distinctes, car la vésicule germinative étant, en quelque sorte, le centre du développement embryonnaire, plusieurs embryons distincts impliquent nécessairement l'existence primordiale de plusieurs vésicules

[1] *Encyclopédie anatomique*, t. VIII, p. 15 et 544.

germinatives, et, d'un autre côté, la cicatricule se constituant toujours autour de la vésicule germinative, l'œuf qui possède plusieurs cicatricules possède, ou bien a possédé primordialement, plusieurs vésicules germinatives. D'après ces considérations, nous nous proposons donc de rapprocher et de confondre dans une même étude, au point de vue de l'anomalie qui nous occupe, les cas dans lesquels l'œuf, renfermant un vitellus unique, possède soit plusieurs vésicules germinatives, soit plusieurs cicatricules, soit plusieurs embryons distincts.

Du rapprochement, de la comparaison et de l'appréciation des divers cas, il ressortira, je pense, ce fait, encore contesté par plusieurs physiologistes, que la duplicité chez les animaux vertébrés, c'est-à-dire la monstruosité composée, doit souvent son origine au vice de conformation de l'œuf, qui consiste dans l'existence primordiale de deux vésicules germinatives en un même vitellus.

Afin de rendre plus complète l'étude de l'anomalie qui nous occupe, nous rapporterons en outre des faits dans lesquels, deux embryons situés sur un seul vitellus, mais étant partiellement unis, leur développement par deux germes primitivement distincts n'est pas de soi-même évident; toutefois la place que nous donnons ici à ces faits sera justifiée dans la suite; on verra qu'il n'y a pas lieu d'admettre pour les deux embryons partiellement unis, un mode de formation autre que pour les deux embryons libres sur le même vitellus, et qu'il n'y a entre ces deux cas qu'une différence de degrés.

A. — Deux vésicules germinatives distinctes.

*Premier fait.* — LAURENT, œuf de la limace grise.

I. — Dans ses recherches sur les monstruosités doubles, Laurent s'exprime ainsi : « En étudiant l'œuf pris dans l'ovaire de la *limax agrestis*, nous avons trouvé de temps en temps, mais rarement, quelques vitellus des œufs ovariens qui renfermaient deux germes, ou mieux deux vésicules du germe. Du moment où nous avons pu distinguer nettement deux vésicules du germe dans un même vitellus ou œuf ovarien, nous aurions voulu pouvoir suivre le sort de cet œuf ovarien, mais l'œuf et l'animal sur lequel on l'observe étant toujours sacrifiés, il devint évident pour nous que nous ne pourrions jamais parvenir, par l'observation directe, à l'origine première d'une monstruosité double provenant à nos yeux d'un œuf ovarien à double vésicule du germe ..[1]. »

*Deuxième fait.* — COSTE, œuf de lapin (pl. I, fig. 12).

II. — M. Coste a donné la figure d'un œuf de lapine qui renfermait deux vésicules germinatives. Par l'action du compresseur, ces deux vésicules étaient sorties intactes de l'ovule déchiré[2].

*Troisième fait.* — ALLEN THOMSON, œuf de chat.

III. — M. Allen Thomson rapporte un fait analogue en ces termes : « Personne, non plus que moi, n'a découvert deux vésicules germinatives dans un vitellus avant la fécondation. Une observation de ce genre serait du plus haut intérêt. Une fois j'ai pensé avoir rencontré un exemple de cette particularité dans l'œuf ovarien du chat ; mais je crains qu'il n'y ait eu quelque erreur dans l'observation, et que les vésicules germinatives de deux ovules rapprochés, qui étaient en même temps sur le champ du microscope, ne se soient accidentellement juxtaposés[3]. »

B. — Deux cicatricules distinctes.

*Premier fait.* — FABRICE D'ACQUAPENDENTE, œuf de poule.

IV. — Fabrice ab Acquapendente a vu deux germes sur le vitellus d'un œuf de poule; il mentionne le fait en ces termes : « Eam (cicatriculam) in magno vitello duplicem aliquando observavimus, alteram alteri satis propinquam, et alteram altera minorem...[4] »

*Deuxième fait.* — SERRES, œuf de poule.

V. — « Chez une poule qui avait pondu des œufs à double jaune, dit

1 Laurent, *Essai sur les monstruosités doubles (Annales françaises et étrangères d'anatomie et de physiologie*, t. III, p. 217. Paris, 1839.

2 Coste, *Études ovologiques pour servir à l'histoire de l'œuf dans l'ovaire, et de la vésicule germinative (Annales françaises et étrangères d'anatomie et de physiologie*, t. II, p. 225, pl. V, fig. 3, 3', 3''. Paris, 1838).

3 Allen Thomson, *Remarks upon the early condition and probable origin of double monsters (The London and Edinburgh monthly journal of medical science*, 1844, n° VII, p. 581).

4 Hieronymi Fabricii ab Acquapendente, *De formatione ovi*, p. 13. *(Opera omnia*; Lugduni Batavorum, 1737).

M. Serres, j'ai rencontré un ovule double dans le même calice, dont les deux vitellus s'étaient réunis quoique les deux cicatricules rapprochées fussent distinctes [1]. »

*Troisième fait.* — ALLEN THOMSON, œuf de poule.

VI. — « Deux cicatricules, dit M. Allen Thomson, ont été quelquefois observées sur un jaune unique, mais je crois qu'on doit conserver quelque doute de savoir si cette apparence, que j'ai moi-même quelquefois vue, n'est pas trompeuse. Je n'ai du moins jamais observé aucun indice de développement dans l'une et l'autre, et je ne sache pas qu'aucun expérimentateur ait vu dans ces cicatricules un changement qui permît de conclure qu'elles contenaient toutes les deux le germe d'un embryon [2]. »

C. — Deux embryons distincts.

*Premier fait.* — REICHERT, œuf d'écrevisse.

VII. — « L'autre cas (voyez ci-après n° XIII) concerne un œuf d'écrevisse avec une formation jumelle normale. Les deux embryons se trouvaient encore ici sur le même jaune, l'un derrière l'autre dans le diamètre transversal de l'ovule, de sorte que les extrémités caudales étaient opposées et séparées par un très petit intervalle [3]. »

*Deuxième fait.* — ALLEN THOMSON, œuf de poule (pl. I, fig. 15).

VIII. — Il s'agit d'un œuf de la poule commune examiné par M. Allen Thomson en 1840. L'incubation date de seize à dix-huit heures ; le jaune est unique, il existe un seul blastoderme. Cette membrane a acquis à peu près son développement ordinaire pour l'époque et n'offre point d'apparence anormale ; mais la forme de l'aire transparente a quelque chose de particulier ; elle paraît fendue partiellement sur un côté.

Il y a sur cette aire deux embryons distincts, dont le développement ne va pas au delà du premier état que caractérise l'existence de la trace primitive. La trace primitive de chaque embryon ne diffère pas matériellement de celle qui se forme d'un germe simple, excepté toutefois que chacune possède une légère courbure dans la portion où les embryons se trouvent le plus rapprochés. Les couches séreuses et muqueuses du blastoderme ne sont pas encore distinctement séparées l'une de l'autre. Chaque

[1] Serres, *Principes d'embryogénie, de zoogénie et de tératogénie (Mémoires de l'Académie des sciences*, t. XXV, p. 92. Paris, 1860).

[2] Allen Thomson, *Mém. cit.*, p. 579.

[3] Bischoff, art. ENTWICKELUNGSGESCHICHTE dans Wagner, *Handwörterbuch der Physiologie*, t. I, p. 912, 1843 ; et Froriep's, N. Notizen, n° 485. p. 10.

trace primitive consiste dans un épaississement formé par l'accumulation de petites cellules à la surface de la membrane qui aurait bientôt constitué la couche séreuse. La partie centrale, ou l'axe de chaque trace primitive, ne diffère pas de ce qu'elle est à la même époque dans le cas normal de l'œuf de l'oiseau, et telle que Bischoff l'a décrite dans l'œuf du chien, formant seulement le fond de la gouttière primitive, limitée de chaque côté par l'épaississement du blastoderme qui constitue les lames dorsales, lesquelles, après le dépôt des rudiments du système nerveux sur une partie de leur surface, se réunissent au-dessus de la gouttière primitive pour constituer le premier état de l'axe cérébro-spinal et de son canal [1].

*Troisième fait.* — WOLFF, œuf de poule (pl. I, fig. 18).

IX. — « Une année s'est écoulée depuis que j'ai montré à l'illustre Académie un œuf contenant un seul vitellus et deux embryons. L'incubation datait de six jours ; j'en donne aujourd'hui la description...

Notre œuf est d'un volume ordinaire ; l'albumen simple a sa situation habituelle, sa grandeur et sa consistance normales *(a)*. Le vitellus lui-même est simple et n'offre rien qui soit extraordinaire ou contre nature *(bb)*; sa situation, son volume, sa forme, sa consistance, sa structure sont tout à fait normaux ; sa membrane extérieure est mince, pellucide, l'interne est, comme d'ordinaire, plus molle et plus épaisse.

La première partie qui se présente (en procédant de dehors en dedans et vers l'embryon) est l'aire vasculaire *(e)*, dans laquelle on remarque quelques particularités qui sont les premiers indices de la duplicité embryonnaire, ou qui peuvent être considérées comme l'effet de cette duplicité. L'aire est tout à fait unique et simple comme le vitellus, car elle est circonscrite à sa périphérie par une veine terminale unique, simple, non interrompue *(cc)*. Elle n'offre nullement l'apparence d'une division en deux aires distinctes, mais les vaisseaux y forment un double système de ramifications qui ne sont, il est vrai, ni l'un ni l'autre tout à fait normaux ; c'est là le premier vestige de la duplicité embryonnaire, car chacun des embryons émet, comme d'habitude, ses deux troncs vasculaires latéraux, d'où résultent dans l'aire vasculaire quatre troncs au lieu de deux. Ainsi l'embryon supérieur *(f)* possède un tronc latéral gauche *(p)* et un droit ; l'embryon inférieur *(g)* est également pourvu d'un tronc droit *(u)* et d'un tronc gauche *(t)*. Chaque tronc de l'embryon supérieur se divise ensuite, comme dans l'état normal, en deux branches, l'une supérieure *(qr)*, l'autre inférieure *(s)*. Quant à l'embryon inférieur, les troncs ne se divisent point ultérieurement en branches supérieures et inférieures, mais ils se portent entiers vers le bas et représentent les branches inférieures seulement, les

[1] Allen Thomson, *Mém. cit.*, p. 489.

supérieures faisant complètement défaut. La cause de cette disposition paraît être le voisinage de l'autre embryon dont les ramifications vasculaires inférieures occupent l'espace dans lequel les vaisseaux supérieurs du précédent eussent dû se distribuer. Enfin la veine descendante est assez visible à l'embryon inférieur *(v)*, tandis qu'au supérieur, à cause du rapprochement de l'autre embryon, elle n'existe pas. La veine terminale, dont une partie seulement est visible dans la position donnée au vitellus *(cc)*, est unique et simple, circonscrivant l'aire vasculaire unique dans laquelle se distribuent les ramifications des vaisseaux décrits ci-dessus.

D'après ces considérations, il paraît que dans l'aire vasculaire unique il existe un double système de vaisseaux incomplet, à la vérité, puisque les rameaux supérieurs font défaut dans le système inférieur ; mais ces deux systèmes sont tellement disposés l'un à l'égard de l'autre que, pris ensemble, ils en constituent clairement un seul commun et plus grand, autant que l'on considère leurs rameaux inférieurs comme des subdivisions ou des rameaux secondaires des supérieurs. Les troncs vasculaires de l'embryon inférieur représentent d'autant plus les branches inférieures simples d'un système plus grand qu'ils ne donnent point de branches supérieures, lesquelles, cependant, doivent naître des vrais troncs latéraux. En outre, l'unique veine descendante qui existe répond tout à fait par sa situation et sa grandeur à un système plus grand, et lui suffit complètement. Ainsi, non seulement aucune partie ne manquerait à ce système commun, mais il n'existe dans l'aire vasculaire aucune artère qui n'appartiendrait point à quelque partie essentielle de ce système ou qui pourrait lui être rapportée.

Il offre une seule anomalie, à savoir : que les branches supérieures et inférieures qui proviennent naturellement d'un tronc latéral de chaque côté proviennent ici immédiatement de l'embryon même ; les supérieures et les inférieures de leur embryon respectif.

Si donc on adopte cette manière de voir touchant la distribution des vaisseaux, il n'y aura pas pour chaque embryon un système propre, mais un seul système commun à l'un et à l'autre, et divisé de telle sorte, que l'embryon supérieur en possède la portion supérieure, c'est-à-dire les branches supérieures qui, pour lui, tiennent lieu des troncs avec la veine ascendante qui s'y trouve, tandis que l'embryon inférieur en possède la portion inférieure, c'est-à-dire les branches inférieures avec la veine descendante. Tout considéré, la distribution des vaisseaux dans l'aire vasculaire laisse des doutes de savoir s'il n'y a qu'un seul système commun aux deux embryons ou deux systèmes propres à chacun des embryons.

J'ai trouvé une constitution semblable de l'aire vasculaire dans un œuf au troisième jour de l'incubation, et qui contenait un monstre double. Ici deux systèmes vasculaires étaient encore mieux marqués, et, pris ensemble, ils représentaient parfaitement un seul système commun.

Mais une singularité plus grande encore, et qui paraît moins une dépendance de la duplicité, est relative à la situation et aux enveloppes des embryons. Normalement l'embryon est renfermé dans l'amnios entre les deux membranes du vitellus, de manière que celle qui est extérieure passe au-dessus de l'amnios, et applique cette dernière enveloppe et le fœtus contre le vitellus. Non seulement nos embryons sont tout à fait dépourvus d'amnios, mais même ils sont situés en dehors de la membrane vitelline ; de sorte qu'ils sont mobiles sur la sphère du jaune, et n'adhèrent à sa surface que lâchement par l'office seul des ombilics : ce qui ne me paraît pas moins extraordinaire que si la semence d'un végétal existait en dehors du péricarpe et n'adhérait à sa surface externe que par un pédicule. Les deux embryons étaient vivants lorsque j'ouvris l'œuf, et leurs cœurs palpitaient vivement ; en outre ils avaient des mouvements volontaires qui cessèrent, il est vrai, bientôt. Découverte bien inattendue que celle de deux embryons libres, mobiles, nus, sur un seul vitellus !

Dans l'état naturel, la membrane de l'amnios naît de l'orifice abdominal, c'est-à-dire de l'ombilic ; elle est la continuation de la peau de l'abdomen qui se réfléchit immédiatement autour de l'embryon pour constituer l'amnios ; car dans les oiseaux il n'existe point de cordon ombilical. On trouverait difficilement l'exemple chez un animal d'une membrane ou d'une enveloppe qui se terminerait brusquement comme par une section nette ; toutes les membranes, en effet, se continuent dans d'autres membranes ou se réfléchissent sur elles-mêmes ; ainsi la peau, à la bouche et à l'anus, se continue sans interruption avec la membrane muqueuse de l'intestin. Si donc chez nos embryons l'amnios manque, la peau de l'abdomen à l'ombilic est continue avec la membrane extérieure du vitellus qui, par sa ténuité, sa pellucidité et par sa nature, est parfaitement semblable à celle de l'amnios. La membrane vitelline, comme l'amnios dans les autres cas, fournit donc une base à la peau de l'embryon. C'est au moins ce qu'il est permis de conclure.

Dans l'état naturel encore, l'embryon adhère au vitellus par un pédicule simple, court canal de communication qui, né des intestins, se continue dans la membrane interne du vitellus, tandis que la membrane extérieure, comme je l'ai déjà dit, passe sur l'amnios et ne se continue ni avec cette dernière enveloppe ni avec aucune partie de l'embryon. Nos embryons, au contraire, ont des pédicules formés d'une double membrane, ou plutôt ils ont deux pédicules, dont les uns extérieurs naissent normalement de l'intestin et se continuent avec la membrane interne du vitellus, et dont les autres extérieurs fournissent aux précédents une gaine lâche qui, née à l'ombilic de la peau de l'abdomen, se continue avec la membrane extérieure du vitellus et forme une espèce de cordon ombilical très court, bien que chez les oiseaux il n'en existe point du tout.

Les embryons sont tellement rapprochés qu'un troisième ne pourrait rouver place entre eux, principalement à cause des têtes qui se touchent. L'un est placé supérieurement par rapport à l'autre (l'aire vasculaire et la distribution de ses vaisseaux déterminent les régions du vitellus). Lorsque j'ouvris l'œuf, les embryons étaient placés un peu différemment d'aujourd'hui ; ils sont maintenant situés transversalement sur le vitellus ; ils étaient alors plus obliques, presque perpendiculaires à l'aire et plus rapprochés l'un de l'autre, tellement que la tête de l'inférieur occupait la région du pubis de l'autre et touchait son pied droit. Du reste, la position des embryons est telle qu'ils se regardent mutuellement par la face antérieure de leur corps, d'où il résulte que le supérieur repose à la manière ordinaire sur son côté gauche, et l'inférieur est couché anormalement sur son côté droit.

Dans cette situation des embryons, la peau de l'abdomen est d'abord resserrée à l'ombilic, puis elle s'élargit et se porte à la surface du vitellus où elle se confond avec la membrane externe de cette sphère, et produit çà et là des plis courts dont l'un surtout mérite d'être noté. Celui-ci se porte directement de l'ombilic de l'un des embryons à l'ombilic de l'autre, et constitue une sorte de ligament qui réunit les deux corps *(n)*. Un autre pli, semblable et parallèle au précédent *(o)*, occupe la région pectorale des embryons. L'espace compris entre ces plis est couvert de petites bulles formées par la membrane vitelline.

La *vésicule ombilicale* (aujourd'hui *allantoïde)* de chaque embryon est comme ordinairement, située entre les tuniques extérieure et intérieure du vitellus, et elle est visible à la surface de cette sphère à travers la membrane extérieure. Le col de cette vésicule pénètre dans la cavité abdominale à l'endroit où s'unissent la peau de l'abdomen et la tunique extérieure ; du reste, elle contient une quantité de liquide moindre que d'habitude, ce qui la fait paraître plus aplatie ; elle est aussi plus fermement unie avec la tunique extérieure adjacente.

Le vitellus étant disséqué jusqu'à sa surface interne (c'est-à-dire jusqu'à la face interne de la membrane intérieure du vitellus) dans cette partie qui correspond extérieurement aux ombilics des embryons, on trouve l'ouverture qui conduit aux intestins, comme dans l'état normal, ouverture qui est celle du conduit par lequel la membrane interne du vitellus se continue avec la membrane de l'intestin ; avec elle sortent de l'abdomen les vaisseaux de l'aire vasculaire que j'ai décrits ; les plis de la membrane extérieure qui existaient entre les deux embryons existent aussi sur la membrane intérieure et répondent parfaitement aux premiers ; de telle sorte que ces plis n'appartiennent point seulement à la membrane extérieure, mais aux deux ensemble.

J'ai séparé aussi la membrane intérieure de l'extérieure pour mettre à découvert l'orifice abdominal dont la première est la continuation, et j'ai trouvé une disposition presque normale en observant que, au lieu de la membrane vitelline, c'est la membrane de l'amnios qui se continue avec la peau de l'abdomen.

Dans les embryons mêmes, je n'ai rien trouvé qui ne fût normal. L'apparence extérieure comme la disposition des viscères sont conformées suivant les lois ordinaires de la nature [1].

*Quatrième fait.* — Flourens, œuf de poule.

X. — M. Flourens présente à l'Académie un œuf de poule qui contient deux petits parfaitement séparés, parfaitement distincts ; chacun de ces petits est bien développé, chacun est complet, et néanmoins ils sont contenus tous les deux dans un *seul amnios*.

Cet *amnios* unique va d'abord de l'ombilic de l'un de ces petits à l'ombilic de l'autre, et de ces deux points il se replie et se porte sur les deux petits pour les envelopper. On sait que les cas semblables, de deux fœtus contenus dans un *seul amnios*, sont fort rares dans la science. Dans l'œuf dont il s'agit, il n'y a, selon M. Flourens, qu'un *seul amnios*, qu'une *seule allantoïde*, qu'un *seul blanc*, qu'un *seul jaune* ; mais il y a deux *cordons*, c'est-à-dire deux pédicules du jaune, deux pédicules de l'allantoïde et deux systèmes de vaisseaux omphalo-mésentériques et ombilicaux [2].

*Cinquième fait.* — Simpson, œuf de canard.

XI. — « Le professeur Simpson m'a permis d'examiner, dit M. Allen Thomson, un spécimen de ce genre qui est dans sa collection. Il consiste en deux embryons de canard arrivés presque à maturité et unis, non directement par les téguments de l'abdomen autour de l'ouverture ombilicale, mais plutôt par ce qui paraît être un grand jaune commun qui avait été jusque-là renfermé en partie seulement dans chaque cavité abdominale ; l'état de cette pièce, qui avait été conservée longtemps dans l'alcool, m'empêcha de déterminer si le jaune était vraiment simple ou s'il l'était en apparence seulement [3]. »

D. — Deux embryons partiellement unis.

*Premier fait.* — Baer, œuf de poule (pl. I, fig. 16).

XII. — Au mois d'août 1827, Baer examina un œuf de poule qui avait subi une incubation de cinquante-deux à cinquante-quatre heures et qui,

1 C.-F. Wolff, *Ovum simplex gemelliferum* (exhibit. d. 22 feb. 1770) (*Novi commentarii Academiæ scientiarum imperialis petropolitanæ*, t. XIV, pro anno 1769 ; pars prior, p. 456. Petropoli, 1770).

2 Flourens, *Œufs de poule qui présentent quelques circonstances singulières* *Comptes rendus de l'Académie des sciences*. 1835, t. I, p. 182)

3 Allen Thomson, *Mém. cit.*, p. 579

n'ayant qu'un seul vitellus, offrait les particularités suivantes : l'aire transparente n'avait pas une forme ordinaire, elle avait celle d'une croix, offrant deux branches plus longues et deux plus courtes ; les premières étaient situées suivant l'axe transversal de l'œuf ; les secondes suivant son axe longitudinal. Dans les branches les plus longues se trouvaient deux petits embryons dont les extrémités postérieures, divergentes, se dirigeaient vers les pointes de ces branches et dont les extrémités antérieures étaient réunies en une seule masse, formant une tête commune. Cette tête s'élevait très remarquablement au-dessus du plan de la membrane proligère ; elle était dirigée vers la pointe de l'œuf et inclinée vers l'une des petites branches de la croix. Les deux corps étaient également développés ; les lames dorsales (*plicæ primitivæ*, Bander) étaient closes dans toute leur longueur et entouraient déjà d'une manière évidente la moelle épinière ; les indices des vertèbres s'y montraient clairement. Les lames abdominales étaient encore écartées et presque horizontalement placées ; ainsi les corps étaient ouverts. Si l'on suivait les lames dorsales, on les voyait se continuer dans la tête commune sans interruption et de même les deux moelles épinières pouvaient être suivies sans interruption depuis leurs extrémités inférieures jusque dans la tête où elles se réunissaient à un cerveau unique et commun. Dans ce cerveau se trouvait de chaque côté une moelle allongée, parfaitement semblable à sa congénère et conformée comme elle l'est normalement au commencement du troisième jour de l'incubation ; il y avait ensuite d'un côté deux petites vésicules dont on devait prendre l'une pour la cellule des corps quadrijumeaux et l'autre pour la cellule du troisième ventricule. De l'autre côté, il y avait seulement une vésicule commune plus volumineuse. Les deux moitiés latérales de ces parties étaient directement unies entre elles.

Dans les deux corps, les lames abdominales étaient normalement conformées jusqu'au col ; mais elles ne se prolongeaient pas au delà, de sorte que les cols et la tête commune étaient constitués seulement par les lames dorsales et les parties qui forment la colonne vertébrale. Une lame abdominale de l'un des embryons passait de chaque côté, sans interruption, dans une lame abdominale de l'autre embryon ; elles étaient situées dans le plan de la membrane germinative et dirigées vers le petit bout de l'œuf. La même lame, sans aucune interruption, formait la paroi gauche du ventre de l'un des corps et la paroi droite de l'autre, et de même, une autre lame formait sans interruption l'autre côté des parois abdominales.

Ainsi, de chaque côté, il y avait une lame ventrale non interrompue qui appartenait à chacun des deux corps ; et dans la partie moyenne, où la tête commune avait la direction du petit bout de l'œuf, chaque lame ventrale formait avec l'autre un angle dont le sommet était dirigé vers la tête et dont les côtés, au voisinage de cet angle, était rapprochés comme s'ils devaient se réunir plus tard. Cela serait arrivé d'autant plus vraisemblablement que les deux cœurs étaient placés dans les deux angles formés par es lames abdominales et que l'on pouvait reconnaître sur chaque angle la place de la bouche qui n'était pas encore ouverte [1].

*Deuxième fait.* — REICHERT, œuf de poule.

XIII. — « Nous avons reçu, dit Bischoff [2], récemment de Reichert une notice sur deux formations de *jumeaux*, dont une description plus complète est encore à venir. Une de ces formations doubles se trouva dans un œuf de poule au milieu du troisième jour de l'incubation. Il y avait aussi là deux embryons sur un seul et même globe vitellin. Ces embryons s'étaient accrus avec leurs extrémités céphaliques réunies et allaient en arrière en divergeant. Ils avaient tous deux un cœur commun en fer à cheval et une *area vasculosa* commune. »

L'autre cas concerne un œuf d'écrevisse... (Voyez ce cas ci-dessus, nº VII).

*Troisième fait.* — WOLFF, œuf de poule.

XIV. — A propos d'un fait rapporté ci-dessus (voyez nº IX), Wolff dit avoir vu un second cas analogue sur un œuf de poule couvé depuis trois jours. Dans ce cas, il y avait un monstre double à deux corps. L'aire vasculaire unique était aussi entourée par une seule veine terminale et elle était également pourvue d'un double système vasculaire dont l'ensemble représentait parfaitement un seul système commun [3].

*Quatrième fait.* — ALLEN THOMSON, œuf d'oie (pl. I, fig. 17).

XV. — Il s'agit d'un œuf d'oie observé par M. Allen Thomson, en 1830; l'incubation date de cinq jours. (Cette période de l'incubation chez l'oie correspond à la moitié du troisième jour chez la poule).

Le jaune est unique et plus volumineux que d'ordinaire. Sur ce jaune existe une membrane germinative unique et qui s'étend sur une portion considérable de sa surface. Au centre de l'aire transparente se trouvent deux embryons disposés l'un par rapport à l'autre en forme de croix et réunis par la poitrine L'aire transparente offre aussi une forme cruciale comme si elle était le résultat de la coalescence de deux aires appartenant chacune à un embryon distinct.

L'aire vasculaire commune était circonscrite par un sinus terminal unique, et ses veines, qui se portaient vers le cœur des deux embryons,

1 *Ueber einen Doppel-Embryo vom Huhne aus dem Anfange des dritten Tages der Bebrütung*, von Prof. Baer (*Archiv für Anat. und Physiol.*, von J.-F. Meckel, 1827, vol. II, p. 576).

2 V. Bischoff, *art. cit.*

3 Wolff, *observ. cit.*, p. 463 et 480.

paraissaient également être uniques ; mais, sous ce rapport, il n'y a point de certitude complète, car, au moment où l'on en fit l'examen, les embryons étaient morts depuis quelque temps et la circulation avait entièrement cessé.

Les têtes sont complètes, non réunies et disposées, l'une par rapport à l'autre, comme les branches d'une croix. Au-dessous de la portion croisée, les parties dorsales et abdominales des colonnes vertébrales vont en divergeant par une courbure brusque. Dans cette portion croisée, par laquelle les embryons sont réunis, existe un cœur unique et commun aux deux individus, et chacun possède sa paire d'artères et de veines omphalo-mésentériques qui se ramifient sur l'aire vasculaire.

La plus grande portion des colonnes vertébrales et des parties adjacentes sont à plat dans la membrane germinative. Dans cette portion de chaque embryon les lames abdominales sont apparentes, mais elles ne renferment point encore l'intestin. Enfin, dans les deux individus, les rudiments des extrémités supérieures et inférieures sont déjà apparents.

Les têtes adjacentes des embryons étaient recouvertes par le capuchon céphalique de l'amnios, et les extrémités inférieures par le repli du capuchon caudal qui avait commencé à se lever de la couche séreuse de la membrane germinative.

La direction des deux embryons, par rapport à l'axe de l'œuf, est contraire à celle que l'on observe presque invariablement dans l'état ordinaire [1].

*Cinquième fait.* — Lebert, œuf de poule.

XVI. — M. Lebert a observé un cas de ce genre (monstruosité double) sur un œuf de poule incubé depuis six jours. Les deux embryons étaient réunis par la partie antérieure de la poitrine. L'œuf n'offrait du reste rien d'extraordinaire et n'avait qu'un seul jaune, en sorte que les deux poulets s'étaient développés dans la *même cicatricule* [2].

*Sixième fait.* — Dareste, œuf de poule.

XVII. — Plusieurs œufs qui avaient été soumis à l'incubation dans ces conditions (température trop basse ; mort de l'embryon avant la formation de l'allantoïde), m'ont présenté certaines particularités qui doivent être notées.

Un de ces embryons était double. Il s'était formé sur *une cicatricule unique* appartenant à un vitellus unique. Il ne présentait qu'une seule tête et qu'un seul cœur ; mais les troncs étaient doubles et s'écartaient l'un de l'autre sur une ligne droite [3].

[1] Allen Thomson, *mém. cit.*, p. 487.

[2] Lebert, *Comptes rendus de la Société de biologie*, t. I, p. 10, 1849. Paris. 1850.

[3] Camille Dareste, *Note sur quelques faits relatifs au développement du poulet Comptes rendus de la Société de biologie*, janvier 1860, t. II, 3e série).

*Septième fait.* — Réaumur, œuf de poule.

XVIII. — « Le hasard a voulu que le premier poulet que j'ai été bien sûr d'avoir vu dans un œuf déverni était un poulet monstrueux ; il n'avait qu'une tête, un corps, deux ailes, mais il avait quatre jambes et quatre cuisses. Les physiciens n'ont pas besoin que je m'arrête à prouver que le vernis n'avait en rien contribué à cette production monstrueuse ; qu'il n'était pas cause qu'il y avait eu un germe de plus dans cet œuf que dans le commun des œufs ; de ce que les deux germes s'y étaient réunis et qu'il n'était resté à l'extérieur que les deux cuisses et les deux jambes de l'animal d'un de ces germes [1]. »

*Huitième fait.* — Ét. Geoffroy-Saint-Hilaire, œuf de poule.

XIX. — A propos de l'œuf à vitellus multiples, nous rapporterons un cas de poulet double observé par Étienne Geoffroy Saint-Hilaire, et qui devrait peut-être trouver ici sa place (Voyez part. II, sect. I, § 8).

*Neuvième fait.* — Valentin, œuf de poule.

XX. — Un autre fait, qui doit probablement aussi trouver sa place parmi les cas d'œufs à deux germes, a été observé par M. Valentin. Le savant physiologiste s'était proposé de pratiquer quelques lésions sur le blastoderme ou sur l'embryon de la poule, à une époque fort peu avancée du développement, et de continuer l'incubation afin de voir ce qu'il en adviendrait.

Un des œufs offrit un résultat digne de remarque : l'embryon, auquel on avait pratiqué une lésion à l'extrémité caudale, au second jour de l'incubation, offrit, au cinquième jour, les rudiments d'un double bassin et quatre extrémités postérieures [2].

Une expérience de ce genre est environnée de trop de difficultés pour qu'elle soit concluante d'après un seul cas. On pourrait croire que le hasard a placé sous l'œil de l'observateur un œuf qui eût donné naturellement un monstre double.

Jacobi, Rathke, Baer, Valentin, de Quatrefages, Coste, Lereboullet, œufs de poissons.

Chez les poissons, l'existence de deux embryons (séparés ou plus ou moins unis) sur un vitellus unique, n'est pas très rare. La fécondation artificielle et la conservation des œufs fécondés dans un but de propagation, en offrent chaque jour des exemples aux observateurs. Nous nous bornerons donc à une simple mention des faits qui ont été publiés.

1. De Réaumur, *Mémoire pour servir à l'histoire des insectes*, t. II, p. 42, 1736.
2. Bischoff, *art. cit.*, et Valentin, *Repertorium*, vol. II, p. 168.

XXI. — Jacobi, à qui l'on doit les premières expériences de pisciculture, est aussi le premier qui ait observé la duplicité embryonnaire chez les poissons. « En faisant éclore des truites, j'ai quelquefois remarqué, dit ce savant, quantité d'avortons ou de monstres, certaines années plus, d'autres moins ; quelques-uns avaient deux têtes.

« De tous ces avortons jamais aucun n'a vécu jusqu'à six semaines, c'est-à-dire au delà du terme où la matière contenue dans la membrane ou le sac de l'œuf et qui leur sert d'estomac peut suffire à la nourriture [1]. »

XXII. — Rathke, au rapport de Baer, a vu des monstres doubles chez la blennie.

XXIII. — Baer, en 1835, a observé deux œufs de perche pris dans la Néva, qui portaient tous les deux un embryon à deux têtes ; l'un avait en outre un double corps. Chacun de ces œufs était du reste simple, mais plus grand que d'ordinaire [2].

XXIV. — Parmi neuf cent dix sept œufs de brochet éclos qui furent examinés par M. Valentin, six possédaient un embryon plus ou moins double ; ces œufs provenaient du lac de Biel ; ils avaient été fécondés artificiellement [3].

XXV. — En 1855, M. de Quatrefages a donné dans les *Comptes rendus de l'Académie des sciences* la description d'un embryon double de poisson dont il a suivi pendant un certain temps le développement [4].

XXVI. — A l'occasion de la communication de M. de Quatrefages, M. Coste a mis sous les yeux de l'Académie douze embryons de poissons atteints de duplicité. « Dans l'espace de deux mois, dit ce savant, de décembre en janvier dernier, sur quatre cent mille embryons de truite des lacs, de saumon, d'ombre-chevalier éclos dans mes appareils, j'ai trouvé plus de cent monstres doubles [5]. »

XXVII. — M. Lereboullet a observé à la même époque des monstres doubles chez des embryons de brochet [6].

[1] *Mémoire du comte de Golstein*, traduit en partie dans les *Soirées helvétiennes*; complet dans Duhamel du Monceau, *Traité général des pêches*, 2e partie, section 2, art. 8, p. 211, in-fol. Paris, 1772.

[2] C.-E. Baer, *Ueber doppelleibige Missgeburten*, section 8, taf. I, fig. 1-5, cité par Dalton.

[3] Valentin, *Recherches sur le développement des monstres doubles* (*Comptes rendus de la Société de biologie*, t. IV, p. 99, 1852.

[4] De Quatrefages, *Comptes rendus des séances de l'Académie des sciences*, t. XL, p. 626, 19 mars 1855.

[5] Coste, *Comptes rendus des séances de l'Académie des sciences*, t. XL, p. 868, avril 1855.

[6] Lereboullet, *Comptes rendus de l'Académie des sciences*, t. XL, p. 916, avril 1855.

D'après les faits rapportés par ces divers observateurs, les poissons chez lesquels la duplicité embryonnaire a été observée sont : la perche *(Perca fluvialis)*, la blennie *(Blennius.....?)*, le brochet *(Esox lucius)*, le saumon *(Salmo salar)*, la truite *(Salmo fario)*, l'ombre-chevalier *(Salmo umbla)*.

La duplicité s'est montrée suivant les formes et suivant les degrés les plus variés. « Il s'en est trouvé, dit Jacobi, qui avaient deux têtes avec un seul corps, d'ailleurs régulier ; d'autres n'avaient qu'un ventre à deux, et parmi ces derniers on en voyait dont les ventres s'étaient tellement confondus qu'ils semblaient attachés l'un à l'autre dans toute leur longueur ; d'autres tenaient ensemble comme si l'on avait vu deux truites l'une à côté de l'autre dans l'eau. Quelques-uns présentaient deux corps qui allaient se confondre en une seule queue ; mais le plus extraordinaire de ces monstres était, sans contredit, celui qui était formé par deux petits poissons réunis en croix et n'ayant qu'un seul ventre commun [1]. »

Les deux sujets composant l'embryon double ne sont pas toujours également développés ; souvent l'un des deux est plus petit que l'autre, et même quelquefois tout à fait rudimentaire. On voit parfois aussi chez l'un ou chez les deux sujets les déformations ou les anomalies qui constituent les monstres unitaires.

Généralement les embryons doubles des poissons ne sont point viables, ainsi que l'avait observé Jacobi ; ils périssent à l'époque où se termine la vie embryonnaire ; toutefois, chez les poissons aussi bien que chez les mammifères et les reptiles, quelques-uns de ces monstres prolongent leur existence au-delà de ce terme.

## SECTION II

### Anomalies relatives au vitellus.

Les anomalies qui portent exclusivement sur le vitellus ont été rarement mentionnées. Celles que nous connaissons consistent dans un changement de la forme de ce corps ou dans la fusion de deux sphères vitellines.

§ I. — Fusion de deux vitellus.

I. — Harvey désigne probablement une fusion de deux vitellus dans la phrase suivante : *Alia quoque ova vidimus cum binis vitellis quasi connascentibus, quibus utrisque unicum albumen commune circumfundebatur* [2].

[1] *Mém. cit.*, et Fleditsch, *Collection académique*, t. IX, appendice, p. 45.

[2] G. Harvey, *Exerc. de generatione animalium*, exercit. 24, Lugduni Bat. 1737, p. 98.

II. — M. Dareste en a observé deux cas parmi trois œufs provenant d'une poule de la race *Bramah-Poutra*. Ces œufs avaient un volume plus considérable que d'ordinaire ; ils contenaient deux vitellus soudés entre eux, de telle sorte que la substance vitelline pouvait facilement passer de l'un à l'autre. La réunion n'avait lieu que dans un petit espace « Chacun de ces deux vitellus portait un embryon vivant et parfaitement séparé de son frère jumeau. Celui qui était le plus voisin de la chambre à air présentait un volume un peu plus considérable que l'autre ; mais toutefois sans grande différence. » Ces embryons étaient morts (accidentellement) au moment de la formation de l'allantoïde [1].

III. — M. Serres a vu dans l'œuf d'un pigeon une disposition toute différente : « Les deux cicatricules s'étaient pénétrées quoique les deux vitellus fussent inférieurement séparés [2]. »

§ II. — Variations de forme du vitellus.

« Parmi le grand nombre d'œufs ovariques de mammifères et de femmes que j'ai examinés, dit Bischoff, il s'en est trouvé plusieurs dont la configuration s'écartait de celle qui est ordinaire ; tels sont les cas dans lesquels le jaune ne remplit pas entièrement la zone, affecte une forme biconvexe ou biconcave, au lieu d'une forme sphérique, et se trouve divisé en deux ou plusieurs parties (pl. I, fig. 13). Quoique en général les ovules soient des sphères parfaites, il m'est arrivé quelquefois d'en trouver qui avaient la forme d'un œuf, d'une poire, d'un biscuit, tant parmi les œufs ovariques non fécondés que parmi les œufs tubaires fécondés [3]. »

## SECTION III

### Anomal es complexes ou indéterminées.

I. — M. Barry a observé deux œufs de lapin qui offraient, dans leurs parties internes, une disposition particulière et dont la nature est difficile à apprécier ; peut-être dans l'un de ces corps existait-il une duplicité de la vésicule germinative (pl. I, fig. 14).

1° « Le corps représenté dans la planche VIII, figure 144, dit M. Barry, a été trouvé avec quatre œufs dans l'utérus à trois quarts de pouce du tube de

[1] Dareste, *note citée*.
[2] Serres, *mém. cit.*, p. 92.
[3] T.-L.-G. Bischoff, *Traité du développement de l'homme et des mammifères*, trad., p. 18 et 557. Paris, 18 3.

Fallope. La période de l'imprégnation était la cent onzième heure et demie. Ces œufs avaient un tiers de ligne. Le corps en question avait un onzième de ligne ; il était constitué par les parties suivantes : une membrane externe *(a)*, épaisse et transparente *(zona pellucida* de l'œuf ovarien), une membrane intérieure piriforme *(b)* ayant un vingtième de ligne de longueur, et d'une grande épaisseur ; celle-ci contenait deux vésicules dont l'une avait un cinquantième de ligne et l'autre un trentième de ligne ; les membranes de ces deux vésicules avaient aussi une épaisseur considérable. Toutes ces membranes étaient transparentes et contenaient un liquide incolore et transparent. Les deux petites vésicules offraient à leur centre une masse d'apparence granulée. Je suis disposé à penser que ce corps était un œuf, mais il n'est pas facile de déterminer la nature de ses parties. »

2° « Une autre fois, j'ai trouvé dans l'utérus un corps de un seizième de ligne et semblable au précédent ; mais la seconde membrane *(b)* n'existait pas[1]. »

II. — Chez les huîtres conservées dans des parcs, j'ai observé des anomalies de l'ovule très fréquentes et assez notables.

Les ovules de ces huîtres diffèrent ordinairement de ceux des huîtres récemment pêchées en mer. Ils sont fréquemment plus opaques, de sorte que la vésicule germinative n'est pas apparente ; leur membrane vitelline a plus de consistance, d'où résulte moins de tendance à se déformer et à se rompre ; enfin, si l'on en examine un certain nombre à la fois, on observe que leur volume, au lieu d'être uniforme, est généralement très variable, et que la plupart semblent avoir subi un arrêt dans leur développement et quelque changement dans leur constitution[2].

## SECTION IV

### Causes des anomalies primitives de l'œuf.

I. — D'après les faits rapportés ci-dessus, on peut juger que les anomalies qui atteignent l'œuf à l'ovaire sont rares et très peu variées. La cause en est, d'une part, à ce que l'ovule est un organe très simple et, d'une autre part, à ce que l'ovaire, profondément situé, est généralement à l'abri des influences

1 Dr Martin Barry, *Researches in Embryology (Philos. transact. of the Royal Society of London for the year* 1839, part. 1, p. 364, § 308.

2 C. Davaine. *Recherches sur la génération des huîtres.*

extérieures. Si, chez certaines huîtres que l'on conserve dans des parcs, les anomalies de l'ovule sont très fréquentes, cela tient à ce que l'ovaire, placé immédiatement sous la coquille, subit les variations de température auxquelles on soumet chaque jour ces mollusques. En effet, on sait que, en été, pour empêcher les huîtres de frayer, ce qui les amaigrit, on les retire le soir sur les bords des parcs et qu'on les y laisse exposées hors de l'eau pendant toute la nuit. Elles subissent ainsi journellement des alternatives de chaleur et de froid qui peuvent donner jusqu'à 20° de différence[1].

II. — L'anomalie qui nous intéresse le plus, à savoir la duplicité de la vésicule germinative, ne peut dépendre d'une influence extérieure ou d'une cause étrangère à l'ovaire. Il est assez clair, d'après le mode de formation de l'ovule, que la duplicité de la vésicule germinative doit son origine à quelque vice de conformation de la vésicule ovarienne. En effet, quoique normalement une vésicule ovarienne ne produise qu'un seul ovule, il peut arriver cependant qu'elle en produise deux et même trois. « Je suis parfaitement certain, dit Bischoff, d'avoir vu deux fois, chez la lapine, deux œufs contenus dans une même vésicule de Graaf et nichés dans la même membrane granuleuse; ce qui prouvait qu'ils ne pouvaient point provenir de deux follicules différents. Baer a fait la même observation sur la chienne et peut-être aussi sur la truie. Bidder a également décrit avec beaucoup de soin deux ovules renfermés dans un même follicule chez une vache. » — « J'ai encore eu tout récemment l'occasion de répéter la même observation sur une lapine[2]. » M. Serres a vu chez la poule deux ovules dans une seule vésicule. Ce savant rapporte, à cette occasion, que Valentin en a observé trois, et Barry deux et quatre chez le chien, et que ce dernier, en outre, en a vu deux chez le saumon[3]. Enfin, M. C. Morel a

[1] C. Davaine, *mém. cit.*
[2] Bischoff, *ouvr. cit.*, p. 19 et 557.
[3] Serres, *mém. cit.*, p. 91.

donné l'observation et la figure de deux ovules qu'il a trouvés dans une vésicule de Graaf chez la femme[1].

Que deux ovules, formés dans la même vésicule, au contact l'un de l'autre, s'enveloppent d'une membrane vitelline commune, cela se conçoit, et les faits observés par M. Dareste prouvent surabondamment la réalité du fait; or l'existence de deux vésicules germinatives dans un seul vitellus peut n'être qu'un degré de plus dans la fusion de deux ovules. On est d'autant mieux autorisé à adopter cette manière de voir que, parmi les faits rapportés ci-dessus, plusieurs fois le vitellus avait un volume plus grand que d'ordinaire : tels sont les cas de Fabrice et de Simpson chez la poule, d'Allen Thomson chez l'oie, de Baer chez la perche. Mais quelle est la condition qui fait naître deux ovules dans un seul follicule? Probablement un vice de conformation fort simple, et que je crois assez commun dans les organes élémentaires de secrétion, une fusion de deux follicules en un seul. Telle serait donc, telle est donc probablement la condition qui donne deux vitellus plus ou moins complètement fusionnés ensemble, deux vésicules germinatives dans un seul vitellus. Une condition si peu importante que, dans quelque autre glandule, l'anatomiste dédaignerait de s'y arrêter, peut sans doute devenir, par la constitution qu'elle imprime à l'ovule et par la série des développements de celui-ci, la cause des anomalies les plus graves et les plus extraordinaires auxquelles l'homme et les animaux sont exposés. C'est ce que nous allons voir.

## SECTION V

### Effets des anomalies primitives de l'œuf.

I. — Une *malformation* aussi complète que celle qu'observa Barry, l'atrophie du vitellus sont évidemment incompatibles avec le développement embryonnaire. Quant aux variétés de la tache germinative observées par Wagner,

1 C. Morel, *Précis d'histologie humaine*, p. 89, pl. XXI, fig. 7, in-8. Paris, 1860.

quant à celles de la forme du vitellus observées par Bischoff, nous n'en pouvons rien préjuger. Il n'en est pas de même de l'existence de deux vésicules germinatives dans un seul vitellus ou peut-être de la coalescence de deux vitellus.

II. — D'après les relations qui existent manifestement entre les faits ci-dessus rapportés dans l'orde de leur complexité, on ne serait pas éloigné, au premier abord, de considérer la duplicité de la vésicule germinative comme la condition de la formation de deux embryons qui tôt ou tard s'unissent par quelque partie de leur corps. Cette manière de voir nous paraît, en effet, la théorie la plus rationnelle de toutes celles qui ont été données pour expliquer l'origine des monstres doubles.

La question du développement de l'œuf à deux vésicules germinatives va donc nous occuper.

Dans la classe des oiseaux, laquelle nous a offert les faits les plus nombreux et les mieux observés, la vésicule germinative est logée dans une partie spéciale qu'on appelle *cicatricule*. A l'époque de la maturité de l'œuf, la vésicule a déjà disparu et le développement embryonnaire procède de la cicatricule qui, constamment, est située à la surface du vitellus (pl. I, fig. 3 *c*).

Lorsqu'il existe sur un vitellus deux vésicules germinatives ou deux cicatricules, elles peuvent être fort éloignées ou même opposées l'une à l'autre, ou bien, au contraire, plus ou moins rapprochées, ainsi qu'on en peut juger par les faits connus. Dans l'un et l'autre cas, le développement de l'œuf peut déterminer, comme nous allons le voir, la formation de monstres doubles, toutefois par deux procédés différents.

Avant d'exposer ces procédés, il est nécessaire de rappeler quels sont et comment se succèdent les phénomènes initiaux de la formation embryonnaire normale.

A. — Aperçu sur le développement de l'œuf normal.

III. — Le premier effet du développement de la cicatricule est la formation d'une membrane plane, à contour arrondi et étalée à la surface du jaune (pl. I, fig. 4) : cette membrane, que l'on appelle le *blastoderme* ou la *membrane germinative*, s'agrandit et envahit d'heure en heure un plus grand espace sur le vitellus. Bientôt on y reconnaît deux zones concentriques, l'une centrale *(c)*, de forme ovale, claire (aire transparente), l'autre entourant complètement celle-ci *(b)*, beaucoup plus grande proportionnellement et opaque (aire vasculaire).

C'est dans la première que se constitue l'embryon. Dans la seconde se forment des vaisseaux dont l'un, central, est un organe de propulsion du sang, un cœur en un mot, quoiqu'il diffère alors beaucoup du cœur du fœtus qu'il doit constituer plus tard. Un vaisseau circulaire se forme autour de la zone vasculaire qu'il limite extérieurement *(e)* ; ce vaisseau rapporte le sang au cœur et fait l'office d'une veine (veine ou sinus terminal.)

Trois couches ou feuillets superposés composent le blastoderme :

La *couche profonde* (fig. 5 *e*, fig. 6 *d*) envahit de plus en plus la surface du vitellus qu'elle recouvre enfin tout entier ; elle forme alors la vésicule ombilicale destinée à nourrir l'embryon des matériaux du jaune qu'elle renferme ; de cette couche naîtront encore les intestins et une membrane qui, s'étalant au dehors servira temporairement à la respiration de l'embryon (allantoïde).

La *couche moyenne* (fig. 5 *d* ; fig. 6 *c*) est constituée par l'appareil vasculaire que nous avons décrit ; ses vaisssaux se propagent sur les vésicules ombilicale et allantoïde à mesure que ces organes se développent.

La *couche la plus superficielle* (fig. 5 et fig. 6 *b*) devient le siège des changements les plus importants pour l'objet qui nous occupe, changements par lesquels se constituent la tête et le tronc de l'embryon. C'est dans l'axe de l'aire transparente seulement qu'ils se passent (fig. 4 *d*, fig. 5 *c*) : de chaque côté de cet axe, qui apparaît comme un trait délié, le feuillet superficiel acquiert de l'épaisissement et forme deux bandelettes longitudinales appelées *lames dorsales* (fig. 6 A, *e*), qui, ultérieurement, envelopperont le système nerveux central; bientôt, en dehors de celles-ci, se forment deux nouvelles bandelettes longitudinales, les *lames abdominales* (fig. 6 B, *f*) qui ultérieurement formeront les parois latérales et antérieures de la poitrine et du ventre. Le centre du feuillet superficiel de la zone transparente constitue donc alors un écusson oblong, auquel on peut reconnaître :

1° Un axe qui se confondra avec l'axe embryonnaire;

2° Deux lames appelées dorsales, qui formeront la colonne vertébrale et la tête;

3° Deux lames externes à celles-ci qui formeront les parois de la poitrine et du ventre.

L'écusson est contenu primitivement dans le plan du blastoderme; puis, à mesure qu'il se développe, il s'élève par son centre et se recourbe suivant les extrémités de son axe, et latéralement vers le vitellus sur lequel il repose; il offre alors l'image d'une nacelle renversée sur l'eau (fig. 6 C). Les parties latérales de l'écusson (lames abdominales) se portent de plus en plus l'une vers l'autre en dessous; elles enveloppent enfin et enferment la partie sous-jacente des feuillets moyen et profond du blastoderme (fig. 6 C, *c d*), partie qui constituera par son développement les viscères thoraciques et abdominaux.

Ainsi se forment la tête et le tronc; les membres apparaissent lorsque l'embryon est déjà sorti du plan du blastoderme; à cette époque la plus grande partie de cette dernière membrane, étalée au dehors sur le vitellus, reste encore largement en communication avec le nouvel être et lui sert provisoirement d'appareil de respiration et de nutrition.

Il résulte de cet exposé :

1° Que l'individu revêt primordialement la forme d'une membrane pourvue d'un cœur, d'un réseau vasculaire, et limité par un vaisseau circulaire;

2° Que la partie centrale de cette membrane se soulève et s'isole progressivement du reste pour former l'embryon;

3° Que celui-ci procède d'une lame ou d'une sorte d'écusson dont les bords s'enroulent, se rapprochent et constituent finalement la tête et les parois du tronc.

B. — Examen théorique du développement de l'œuf à deux germes.

IV. — Avec ces données, voyons d'abord ce qu'il adviendrait si deux cicatricules sur un vitellus unique étaient très éloignées l'une de l'autre ou opposées.

Dans une première période, chacune des cicatricules se développera normalement, et le blastoderme correspondant s'étendra à la surface du vitellus sans aucun obstacle; mais il arrivera qu'aux limites de l'hémisphère qui lui appartient, le feuillet profond de l'un des deux blastodermes destiné à envelopper le vitellus pour former la vésicule ombilicale, il arrivera, dis-je, que ce feuillet rencontrera le feuillet correspondant de l'autre blastoderme, et de là obstacle réciproque à tout accroissement ultérieur. Pendant que ces phénomènes s'accompliront, au centre de chaque blastoderme l'embryon se constituera; il s'élèvera au-dessus du plan de cette membrane, et la rencontre des deux feuillets n'aura pour lui aucun inconvénient, car elle aura lieu lorsqu'il sera tout à fait isolé. Les deux feuillets profonds se joignant de toute part doivent nécessairement s'unir, comme nous l'établirons bientôt; ils formeront donc une vésicule ombilicale unique et commune au deux embryons. Or les vaisseaux de cette vésicule qui proviendront d'une double origine s'anastomoseront entre eux, et constitueront aussi un système unique et commun. A l'époque où elle se complète, la paroi abdominale tend à faire entrer le vitellus tout entier dans sa cavité, mais chacun des embryons prenant du jaune une part égale, les ombilics largement ouverts doivent venir au contact l'un de l'autre en embrassant la vésicule ombilicale commune. Celle-ci, par ses vaisseaux, établit alors des communications vasculaires entre les deux sujets; il paraît donc inévitable que les deux ombilics se fermant après l'incorporation du jaune commun, ne contractent de mutuelles adhérences, et qu'il n'en résulte un fœtus double uni par la région ombilicale, en un mot, un monstre xiphopage.

Nous en avons un exemple dans le cas de Simpson, car il est bien probable que le jaune commun aux deux embryons était en réalité simple; il est bien probable aussi, nous dirons même certain, que dans le cas de Wolff (pl. I, fig. 18), les deux embryons se seraient juxtaposés dans une période plus avancée de leur développement et se seraient réunis à l'ombilic.

Enfin dans les deux cas de vitellus partiellement fusionnés observés par M. Dareste, les embryons formés sur chacun de ces vitellus se seraient rencontrés aussi par l'ombilic au niveau du point de fusion des deux jaunes. Peut-être en serait-il résulté une union des deux embryons, union semblable à celle qu'Etienne Geoffroy-Saint-Hilaire a vue sur un œuf pourvu de deux vitellus que le mirage, avant l'incubation, avait fait juger distincts. (Voy. ci-après œufs à deux jaunes.)

V. — Le procédé par lequel se fait l'union ne serait plus le même si les deux cicatricules étaient très rapprochées.

A. — Comme dans le cas précédent, le premier effet de l'incubation sera la production des deux membranes blastodermiques distinctes, toutes les deux normales et ayant toutes les deux pour centre de développement leur cicatricule propre. Après avoir acquis un accroissement égal, parallèle, si l'on peut ainsi dire, les blatodermes se rencontreront par un point de leur circonférence, ils s'opposeront dans leur accroissement l'un vers l'autre un mutuel obstacle; dans tout le reste de la circonférence, ils se développeront librement et normalement Au point de rencontre, que surviendra-t-il? On peut faire à ce sujet trois hypothèses :

1° Les deux blastodermes continueront à s'accroître en regard l'un de l'autre en se repoussant mutuellement;

2° L'un des blastodermes se superposera à l'autre;

3° Le développement s'arrêtera suivant toute la ligne de contact.

Les deux premières hypothèses ne peuvent se réaliser ; il serait inutile d'en donner ici toutes les raisons ; il suffira de faire observer que la cicatricule est maintenue par la membrane vitelline qui la recouvre et par la constitution toute spéciale de la portion sous-jacente du vitellus (pl. I, fig. 3 *a c*), portion du vitellus que le blastoderme ne pourrait abandonner sans abandonner en même temps les éléments disposés pour satisfaire aux premières phases de son développement. Nous trouverons d'ailleurs dans plusieurs des faits rapportés ci-dessus la preuve que les choses se passent autrement que dans l'une ou l'autre de ces deux hypothèses.

Si les deux blastodermes ne peuvent se repousser mutuellement ni se superposer, la troisième hypothèse seule peut se réaliser. Ainsi donc, excepté dans l'intervalle des deux cicatricules, les deux blastodermes se développeront librement ; au centre de chacun, dans le feuillet superficiel, se formera l'écusson qui doit constituer la tête et le tronc de l'embryon ; dans le feuillet sous-jacent se formera un vaisseau pulsatile ou cœur, ainsi qu'un réseau de vaisseaux en rapport avec le cœur ; dans toutes les parties qui arriveront successivement au contact, le développement sera nul. Or, suivant toute la ligne de contact, les deux blastodermes ne pourront rester indépendants ; il s'opérera nécessairement entre eux une véritable fusion, car ces deux membranes sont constituées par des éléments simples et tout à fait identiques. Pourquoi ne s'uniraient-ils pas, lorsque des tissus beaucoup plus complexes, séparés des organes auxquels ils appartiennent et transportés sur d'autres organes, se réunissent avec les nouvelles parties qui se trouvent au contact et entrent avec elles en communauté de circulation et de vie, lorsque les vaisseaux dans les fausses membranes s'abouchent avec ceux des séreuses adjacentes ? Les vaisseaux de l'un et de l'autre blastoderme entreront en communication comme ceux de toute autre greffe animale, et les deux veines terminales s'abouchant, formeront un système vasculaire commun avec deux centres de circulation distincts.

Ce qui vient d'être exposé comme une hypothèse est très probablement l'expression des faits :

Dans la première observation d'Allen Thomson, le blastoderme unique résulte évidemment d'une fusion de deux blastodermes primordiaux; car, outre l'existence de deux embryons distincts, l'aire transparente conservait la trace d'une division primitive.

Dans l'observation de Wolff, deux embryons séparés témoignaient aussi de l'existence de deux cicatrices primitives; la portion du blastoderme interposée aux embryons était incomplète, et néanmoins, les deux veines terminales s'étaient abouchées aux deux extrémités de l'axe d'union.

B. — De ces faits et des considérations qui précèdent, il semble, au premier aperçu, qu'on ne peut déduire autre chose que la coalescence et la fusion vasculaire de deux blastodermes juxtaposés; mais dès l'instant que la coalescence des deux blastodermes juxtaposés a lieu, on doit en déduire, dans certaines conditions données, la coalescence et la fusion des deux embryons eux-mêmes. En effet, supposons que les deux cicatricules soient placées sur le vitellus à une distance telle que les deux blastodermes se rencontreront en laissant entre leurs axes un intervalle correspondant à l'épaisseur des lames dorsales (pl. I, fig. 8), les lames abdominales internes, par rapport à ces axes, ne pourront se former, faute d'espace; par conséquent, toutes les parties qui naissent de ces lames, c'est-à-dire les parois du tronc correspondantes ne se développeront point. Les deux blastodermes s'unissant dans toute la ligne de leur contact, les lames dorsales juxtaposées s'uniront aussi; alors, dans le plan des deux blastodermes fusionnés en un seul, se trouveront, en procédant de l'axe d'union :

1° Les lames dorsales internes en coalescence;

2° L'axe vertébral de chacun des embryons;

3° Les lames dorsales externes;

4° Les lames abdominales externes à celles-ci, formant les limites extérieures du double écusson embryonnaire.

Le rapprochement des bords de cet écusson aura pour effet le rapprochement et la réunion entre elles des deux lames abdominales extérieures, c'est à-dire de deux lames abdominales appartenant à deux embryons différents, car les lames abdominales internes (par rapport aux deux embryons) ne s'étant pas formées, les parois qui devraient être interposées manqueront nécessairement. Il en résultera donc une cavité pectorale et abdominale unique et commune à deux embryons unis primitivement en arrière par leur colonne vertébrale. Quant au réseau vasculaire du blastoderme commun, la ligne de fusion étant très voisine des axes embryonnaires, les deux vaisseaux pulsatiles ou cœurs rapprochés pourront, dans leurs métamorphoses ultérieures, éprouver une fusion plus ou moins complète et constituer pour les deux sujets un cœur unique et plus ou moins normal.

VI. — Ce que nous venons de dire s'appliquerait à des embryons dont les axes vertébraux seraient parallèles; les mêmes résultats se reproduiraient partiellement à l'une ou à l'autre des extrémités si les axes étaient obliques entre eux. Dans la première catégorie se placent les faits rapportés ci-dessus, de Wolff (deuxième cas), d'Allen Thomson (deuxième cas), et de Lebert; dans la seconde catégorie, ceux de Baer, de Reichert (deuxième cas), de Dareste et de Réaumur.

Dans plusieurs de ces cas, on peut trouver quelques indices d'une séparation primordiale du blastoderme en deux membranes distinctes; dans le cas de Baer, l'aire transparente avait une forme cruciale; sur l'œuf d'oie observé par Allen Thomson, la même disposition était encore plus prononcée : il semblait que cette aire, en forme de croix, fût le résultat de deux aires fusionnées; en outre, il existait un double système vasculaire, qui se retrouve encore dans la seconde observation de Wolff.

VII. — L'œuf des oiseaux seul nous a occupé jusqu'ici ; la présence de deux vésicules germinatives dans un vitellus unique produirait chez les autres vertébrés des résultats semblables, car l'ovule est constitué chez tous d'une manière analogue. Si, dans les diverses classes des animaux vertébrés, les procédés du développement ne sont pas tout à fait les mêmes, ils ont cependant assez d'analogie pour déterminer finalement les anomalies du même genre. Nous laisons donc ici ce sujet nous réservant d'y revenir plus loin, s'il y a lieu.

### C. — Examen critique des théories de l'origine des monstres doubles.

VIII. — Dans une série de faits rapportés suivant l'ordre de leur complexité, nous avons pu remarquer une relation entre l'œuf pourvu de deux vésicules germinatives dans un seul vitellus et l'œuf pourvu de deux embryons réunis par quelque partie de leur corps. Nous avons confirmé ces relations par l'examen théorique du développement de l'œuf à deux vésicules germinatives, et nous pouvons conclure que la théorie qui a été donnée de l'origine des monstres doubles par la présence de deux germes distincts sur un seul vitellus est tout à fait rationnelle ; mais pour qu'une théorie puisse être regardée comme la véritable expression des faits, il faut qu'elle soit applicable à toutes les circonstances de ces fait ; si donc celle-ci remplit cette condition, elle réunira en sa faveur toutes les probabilités ; en outre, si les théories de la monstruosité composée qui ont été successivement données sont démontrées insuffisantes ou fausses, nous pourrons espérer de posséder enfin l'explication de l'un des phénomènes les plus singuliers, les plus bizarres de l'organisation des animaux.

C'est ce qu'il faut examiner maintenant.

IX. — L'origine des monstruosités a toujours vivement occupé l'esprit des observateurs. Avant que les connaissances anatomiques et physiologiques eussent acquis quelque précision, on donnait l'explication de ces faits extraordinaires d'après les croyances et les préjugés du temps. Lorsqu'on eut cessé d'invoquer l'influence des esprits, du démon, des accouplements impurs, etc., dans la naissance des monstres, on accusa la nature. La nature avait ses lois, mais elle avait aussi ses écarts; quelquefois même, peut-être pour montrer sa puissance, elle y prenait plaisir; les animaux nés sans leurs principaux organes ou doublés dans ces organes étaient des jeux de nature aussi bien que les coquilles marines de nos montagnes.

X. — A ces explications succéda, vers la fin du XIIIe siècle, la théorie des germes orginairement monstrueux. Le germe était, suivant les opinions de l'époque, la plante ou l'animal réduit aux plus petites dimensions: *un embryon ayant en infiniment petit tout ce qu'il aura un jour en grand avec les mêmes proportions et les mêmes connexions*. On sait aujourd'hui qu'il n'existe dans l'ovule primitif, végétal ou animal, rien qui ressemble à l'embryon futur, et que la formation des êtres vivants ne se fait point par un simple accroissement. Cette théorie, d'ailleurs, ne faisait que reculer la difficulté; car pourquoi et comment le germe serait-il originairement monstrueux?

XI. — Vivement soutenue par Winslow pendant la première moitié du XVIIIe siècle, cette théorie rencontra un adversaire redoutable dans Lémery. Le célèbre anatomiste s'efforça de montrer par l'examen des faits que les monstres sont le résultat non d'un germe anormal, mais d'un développement troublé. Cette thèse, en faveur de laquelle l'observation des monstres unitaires fournit de nombreux arguments, est moins heureuse lorsqu'il s'agit des monstres doubles. Voici comment Lémery concevait leur origine: « Lorsque deux vitellus normaux existent dans le même œuf, il se trouve sur chacun un germe normal; lorsque ces germes se développent, ils sont soumis à une pression réciproque qui peut les détruire; mais si la pression a été moins forte ou moins longue, il ne se fera de destruction mutuelle que dans un certain nombre de parties de l'un et de l'autre embryon; tout le reste subsistera, et pourvu qu'il soit conditionné de manière à vivre pour quelque temps, il naîtra un monstre composé de parties, les unes simples, les autres doubles, contre nature [1]. »

Telle est la théorie de Lémery; elle a survécu à celle de Régis, défendue par Winslow; elle n'est pas encore aujourd'hui tout à fait abandonnée. Nous ne l'examinerons point ici; nous y reviendrons à propos des œufs à vitellus multiples, et nous verrons qu'elle est insuffisante pour expliquer l'origine des monstres doubles.

XII. — Une autre théorie, qui date à peu près de la même époque, a été moins remarquée, quoique au point de vue des connaissances du temps, elle ne soit pas moins rationnelle. « On peut conjecturer, dit Jacobi à propos des poissons monstrueux qu'il avait observés, on peut conjecturer que tous ces monstres de poissons proviennent de ce qu'un œuf s'est trouvé fécondé par plus d'un animalcule de la laitance; et comme c'est la matière contenue dans l'œuf qui fournit au petit poisson le ventre, l'estomac ou les intestins, au lieu que les autres parties végètent ou poussent entre les membranes et la coque de l'œuf, tous ces monstres se trouvent avoir les intestins communs, et il est facile d'en inférer comment se produisent les monstres dans les poissons et les animaux ovipares [2]. »

Cette explication pourrait paraître fort séduisante, car on sait aujourd'hui, fait contesté à l'époque de Jacobi, que les animalcules de la semence sont les agents de la fécondation, et qu'ils pénètrent dans l'ovule même; toutefois on sait aussi que plusieurs de ces animalcules pénètrent ordinairement à la fois dans l'ovule, sans qu'il s'engendre de monstres doubles, et que l'évolution de l'œuf n'est pas exactement ce que l'avait cru notre auteur.

1 Fontenelle, *Sur les monstres* (résumé des discussions de Duverney, Winslow, Lémery); *Histoire de l'Académie des sciences*, 1740.

2 Jacobi, *mém. cit.*

XIII. — Nous arrivons à une théorie moderne et fondée sur une connaissance plus exacte des phénomènes du développement de l'œuf des animaux. Elle a été soutenue surtout par M. Valentin, qui a trouvé des arguments en sa faveur dans l'observation de quelques embryons doubles de poissons. Suivant le savant professeur de Berne, la monstruosité *duplicitaire* serait l'effet d'une segmentation morbide ou artificielle de l'œuf. Les éléments de l'ovule, doués en eux-mêmes d'une existence propre, se développeraient isolément par le fait de leur disjonction, et donneraient naissance à deux êtres plus ou moins distincts l'un de l'autre. Les causes de la disjonction des éléments pourraient être des secousses imprimées aux œufs par le transport à longue distance ou par des manipulations diverses, conditions dans lesquelles s'étaient trouvés ceux qu'il avait observés[1].

Plusieurs objections graves peuvent être adressées à cette théorie :

En premier lieu, si la disjonction des éléments du blastoderme était la cause des monstruosités composées, pourquoi ne verrait-on pas naître plus souvent des monstres triples, ou plus complexes encore? En second lieu, pourquoi la disjonction ne se ferait-elle généralement que dans l'axe longitudinal, de manière à former des individus unis suivant le sens de cet axe? En troisième lieu, comment expliquer ce fait, dont nous donnons ci-après quelques exemples, de monstres dont la partie commune aux deux corps ne forme point un tout complet, même pour un seul corps? Il semble que, dans une segmentation morbide ou artificielle, l'irrégularité des produits obtenus doit être la règle, et c'est le contraire qu'on observe; il semble que la partie restée intacte, et qui fait l'union des deux composants, doit toujours être complète, et la théorie n'explique nullement les cas contraires. (Voyez ci-après XVIII.)

Enfin, quant à la cause de la naissance des monstres de

1 Valentin, *mém. cit.*

poisson par les secousses d'un voyage, on eût pu faire la contre-épreuve sur des œufs provenant des mêmes individus et dont les uns eussent été transportés, les autres non ; cette contre-épreuve n'a pas été faite. Nous ajouterons que Jacobi a vu, comme M. Valentin, beaucoup d'œufs anormaux de poissons, quoique ces œufs n'eussent point été exposés aux causes d'anomalies invoquées par le savant professeur de Berne.

XIV. — Nous revenons à la théorie de la formation des monstres composés par la présence de plusieurs germes en un même vitellus.

*a)* On se demandera quel est l'auteur de cette théorie. L'observation des fait nouveaux, les progrès de nos connaissances sur le développement des animaux, y mènent naturellement ; aussi est-il probable que les premiers observateurs qui l'ont admise ne l'ont point empruntée à d'autres, mais qu'ils l'ont déduite des faits et de leurs méditations propres.

Wolff, dans le siècle dernier, et Baer, dans le nôtre, ont vu deux embryons libres ou en partie fusionnés sur un seul vitellus chez la poule, sans que ces faits aient rien changé aux diverses opinions admises alors sur la cause de l'origine des monstres doubles.

*b)* Laurent est le premier, à notre connaissance, qui se soit expliqué la formation de ces monstres par l'influence de deux germes situés dans un seul vitellus. Cette manière de voir est implicitement contenue dans la phrase suivante que nous avons déjà citée : « Nous aurions voulu pouvoir suivre le sort de cet œuf ovarien (à deux vésicules germinatives), mais l'œuf et l'animal sur lequel on l'observe étant toujours sacrifiés, il devient évident pour nous que nous ne pourrions jamais parvenir par l'observation directe à l'origine première d'une monstruosité double provenant à nos yeux d'un œuf ovarien à double vésicule du germe. »

Le mémoire de Laurent date de 1839.

*c)* A l'occasion des deux faits qu'il a publiés en 1840 (faits rapportés ci-dessus), M. Allen Thomson examine la question de l'origine des monstres doubles. Après avoir établi que les embryons de ces monstres naissent dans un seul vitellus et du même blastoderme, il conclut qu'il y a primitivement sur ce blastoderme deux centres de développement distincts ; il cherche alors à expliquer, par le rapprochement ou par l'éloignement supposés des axes embryonnaires, la fusion plus ou moins complète des deux embryons, et, par l'obliquité de ces axes, la fusion des extrémités supérieures ou inférieures : les axes situés en prolongation l'un de l'autre donnent des monstres unis par les troncs ; les axes obliques vers l'extrémité céphalique ou vers l'extrémité caudale donnent les monstres doubles supérieurement et simples inférieurement ou inversement (pl. I, fig. 7).

Les conditions connues du développement normal de l'œuf lui fournissent des raisons d'admettre comme vraies ces suppositions. Il conclut que, dans l'état actuel de nos connaissances, on ne peut, pour expliquer l'origine des monstres doubles, aller en fait au delà de l'existence d'une double ligne primitive sur un blastoderme unique ; mais ensuite, portant plus loin ses vues, il se demande quelle serait la raison de la formation de deux centres de développement sur un blastoderme unique : « Avons-nous en fait quelque raison de penser, dit le savant physiologiste, que deux germes peuvent exister dans un œuf ou qu'une vésicule germinative double ou qu'un double noyau dans une vésicule germinative peut être la source de la duplicité ? » Quant à la réponse, M. Allen Thomson croit devoir rester dans la réserve jusqu'à ce que de nouveaux faits viennent la donner ; toutefois, après l'exposition de son sujet, poser ces questions c'était achever de donner la théorie du développement des monstres doubles.

*d)* Dans un excellent mémoire, publié en 1849, M. Edouard Dalton pose en principe que l'origine des monstres doubles se trouve dans l'existence de deux vésicules germinatives sur un seul vitellus. L'auteur, qui ne cite à ce sujet ni Laurent ni Allen Thomson, ignorait sans doute que cette manière de voir n'était pas tout à fait nouvelle. Pour établir sa thèse, il se propose de démontrer les trois points suivants :

1° Il existe des œufs pourvus de deux germes en un même vitellus ;

2° Ces germes par les progrès de l'évolution, donnent deux embryons ;

3° Deux embryons sur un seul vitellus doivent tôt ou tard se rencontrer et se fusionner par quelque partie de leur corps.

Les faits sur lesquels s'appuie Édouard Dalton sont, d'une part, celui de Fabrice d'Acquapendente, et d'une autre, ceux de Reichert, de Wolff et de Baer. Il montre, d'après les phénomènes de l'évolution normale que, dans ces derniers cas, la fusion des embryons peut s'expliquer par l'évolution simultanée de deux germes primitivement distincts. Passant ensuite à l'étude de la monstruosité *duplicitaire*, il établit, d'après les cas connus, qu'elle se présente généralement dans l'une de ces trois conditions : les axes vertébraux des deux composants sont sur la même ligne en prolongation l'un de l'autre ; ils sont parallèles l'un à l'autre, ou bien enfin, obliques et convergents soit par l'extrémité céphalique, soit par l'extrémité caudale. Cela posé, il examine comment les deux cicatricules, suivant leur degré de rapprochement et suivant la situation respective de leurs axes, pourraient, par leur développement, constituer les trois genres de monstres doubles autositaires dont il a rappelé l'histoire, et vers quelle époque de l'incubation (chez la poule) l'union doit se faire[1].

L'auteur n'a pas touché la question des monstres parasitaires, ni celle de la loi qui unit ordinairement les monstres doubles par leurs parties similaires.

[1] Eduardi Dalton, *De monstrorum duplicium origine atque evolutione commentatio*, in 4. Halis Saxonum, 1849.

On voit que, dans l'exposition de sa théorie, Dalton se rencontre pleinement avec Allen Thomson, différant néanmoins en ceci qu'il pose en fait une proposition à laquelle ce dernier arrive comme à une déduction possible, peut-être probable.

*e)* En 1855, à l'Académie des sciences de Paris, une intéressante discussion sur l'origine des monstres doubles chez les poissons, a montré, d'une part, que la théorie de Laurent, d'Allen Thomson et de Dalton n'était pas encore admise par la généralité des savants, et d'une autre part, elle a montré que cette théorie est aussi satisfaisante pour expliquer la monstruosité *duplicitaire* chez les poissons et les reptiles nus, c'est-à-dire chez les animaux anallantoïdiens, que chez les autres vertébrés.

M. Coste, après avoir exposé les raisons qui militent en faveur de cette manière de voir, conclut en ces termes : « L'expérience démontre aussi que deux vésicules germinatives peuvent coexister dans un même œuf ; s'il en est ainsi, la présence, dans l'œuf des poissons osseux, de deux vésicules germinatives évanouies sur deux points distincts ou sur un point commun, constituerait un double foyer vers lequel les granules moléculaires, ordinairement consacrés à ne former qu'une seule cicatricule, se réuniraient soit en deux groupes séparés, soit en deux groupes confondus qui, se segmentant de concert, formeraient un blastoderme unique, blastoderme dans lequel le degré de conjugaison, selon *la loi d'affinité des parties similaires*, serait invariablement réglé par la position et la direction réciproque des axes virtuels, si je puis ainsi dire, des deux êtres en voie de formation[1]. »

D. — Conditions des monstres composés en rapport avec la théorie.

XV. — Il nous reste à examiner si la théorie dont nous

1 Coste, *Origine de la monstruosité double chez les poissons osseux (Comptes rendus de l'Académie des sciences*, 23 avril 1855, t. XL, p. 933).

venons de tracer l'histoire répond aux principales conditions des monstres composés.

Ces monstres peuvent être classés dans deux catégories dont les caractères distinctifs se résument en deux mots :

1° *Union par inclusion*, 2° *union par accollement.*

1° Dans aucune des anomalies de l'ovule nous n'avons vu de condition qui expliquât l'existence future d'un individu dans l'intérieur des organes d'un autre ; nous ne chercherons donc point à éclairer la question de l'origine des monstres par *inclusion.*

2° La théorie que nous développons s'applique exclusivement aux monstres doubles par *accollement.* Ceux-ci peuvent être répartis dans deux grandes sections, comprenant : 1° les monstres dont les deux composants sont sensiblement égaux (monstres autositaires, Is. Geoffroy-Saint-Hilaire) ; 2° les monstres dont l'un des composants est rudimentaire (monstres parasitaires *ex parte*, Is. Geoffroy Saint-Hilaire).

Une différence plus remarquable que l'égalité ou l'inégalité de volume existe généralement entre les monstres appartenant à ces deux sections, c'est la symétrie des deux composants et l'union par des parties similaires qui existent chez les premiers et non chez les seconds. Ce fait très remarquable de l'union des monstres composés par des parties similaires se retrouve dans le plus grand nombre des cas, ainsi que l'ont établi les travaux de notre grand naturaliste Étienne Geoffroy-Saint-Hilaire et ceux de M. Serres.

Avant d'examiner, au point de vue de l'origine des monstres autositaires et parasitaires (ceux par inclusion exceptés), la théorie que nous défendons, il nous importe d'établir qu'il n'y a pas de différence catégorique entre les uns et les autres. En effet, en dehors de l'atrophie de l'un des composants et de l'union asymétrique, les différences sont plus apparentes que réelles : Si le monstre parasitaire semble ordinairement un individu complet, mais rudimentaire, dont une partie plonge dans les organes d'un autre individu, il n'en est cependant rien ; il s'arrête à la superficie de celui-ci, comme les monstres autositaires s'arrêtent mutuellement au contact l'un de l'autre. Dans les deux conditions, il y a absence complète de tout organe de l'un ou de l'autre composant au delà des limites que l'œil aperçoit.

Les autositaires et les parasitaires se ressemblent donc sous le rapport de l'absence de toute pénétration de l'un dans l'autre et sous le rapport de la limitation des individus composants aux points d'union. Mais ce ne sont pas toujours là leurs seuls caractères communs, ou plutôt les dissemblances qui les séparent en deux catégories distinctes peuvent quelquefois disparaitre. On voit des monstres, réunis par des parties similaires, offrir un développement fort inégal (cas rare, il est vrai, chez les mammifères et les oiseaux, mais commun chez les poissons), et, d'un autre côté, on voit des monstres unis par des parties non similaires, des monstres qui, sous ce rapport, appartiendraient aux parasitaires, offrir quelquefois un développement égal dans chacun de leurs composants. J'en citerai les exemples suivants :

*a)* Dans un cas observé par Villeneuve, cas très remarquable et très connu de deux individus unis par l'extrémité céphalique, les deux têtes étaient réunies en sens inverse, de telle sorte que le frontal de l'un des composants était en rapport avec l'occipital de l'autre.

*b)* Dans un cas décrit par Baer, deux individus étaient réunis par le front, mais obliquement, de manière que les axes vertébraux de chacun n'étaient point correspondants et que la bouche de l'un des composants était située près de l'oreille de l'autre[1].

*c)* Enfin, dans trois autres cas d'union par le sommet observés par Sannie, Klein, Barkow, cas auxquels on pour-

[1] Baer, *Bulletin de l'Académie des sciences de Saint-Pétersbourg*, t. III, p. 114, pl. VII, fig. 1 et 2, 1845.

rait joindre l'épicome de Home, l'union des deux crânes n'avait pas lieu anatomiquement par les parties homologues.

Si les monstres doubles peuvent avoir quelquefois un développement inégal quoique réunis par leurs parties similaires; si, d'un autre côté, ils peuvent avoir quelquefois un développement égal quoique réunis par des parties non similaires, il n'y a point de différence très essentielle, catégorique, entre les monstres autositaires et les parasitaires.

Cela posé, en examinant les faits de plus près, nous remarquons que, chez les autositaires tout à fait symétriques, les deux composants sont doués d'une circulation complète et propre, ou tout au moins d'une circulation égale et régulière; or nous remarquons aussi que les monstres appartenant aux autositaires mais qui sont réunis, comme les parasitaires, par des parties non similaires, sont doués d'un système circulatoire complet, tandis que les parasitaires proprement dits n'ont point de circulation propre; sous ce rapport, ces derniers sont dans la dépendance du sujet principal qui leur fournit des vaisseaux d'un ordre secondaire.

La cause du développement parfait chez les uns, imparfait chez les autres, nous apparaît donc dans la présence d'une circulation parfaite chez les premiers, imparfaite et anormale chez les seconds. D'après cela, on peut présumer que, lorsque le mode d'union sera tel chez deux embryons qu'il n'en résultera aucun obstacle à la circulation régulière de l'un des composants, il se formera des monstres autositaires, quoique la symétrie puisse ne pas exister; l'un des composants sera parasitaire dans le cas contraire.

Appliquons ces vues à la théorie que nous avons exposée :

Lorsque deux blastodermes assez rapprochés sur un vitellus unique s'unissent symétriquement (pl. I, fig. 8, 9, 10) soit par l'extrémité de leur axe, soit latéralement, le cœur et l'appareil circulatoire de ces membranes peuvent être complets dans chacune d'elles, et les embryons qui s'unissent par leur sommet ou par leur région ombilicale auront également chacun une circulation complète. Si les deux blastodermes sont plus rapprochés, l'union latérale ou plus ou moins oblique aux extrémités de l'axe étant plus étroite, le cœur et l'appareil circulatoire de chacun pourront être plus ou moins fusionnés, mais toutes les parties des deux membranes blastodermiques recevront une part égale du liquide nourricier ; les embryons suivront une condition semblable et, dans tous ces cas, ils se développeront aussi *physiologiquement*, aussi complètement (à part dans les parties qui doivent nécessairement manquer) qu'un embryon unique sur un blastoderme normal.

Il n'en sera plus de même lorsque les deux blastodermes étant aussi rapprochés que dans le cas précédent, l'axe de l'un sera plus ou moins perpendiculaire à l'axe de l'autre (pl. I, fig. 11) ; en effet, si la circulation se développe normalement dans l'un, il pourra n'en pas être de même dans l'autre; car la portion du blastoderme qui donne naissance aux organes primordiaux de la circulation pourra bien, par la rencontre de l'autre blastoderme, être arrêtée dans son développement.

1° Si c'est par l'extrémité céphalique de l'axe que la rencontre a lieu, la portion du vaisseau qui doit constituer le cœur, et qui est primitivement située vers l'extrémité de cet axe, ne se formera pas; de là, point d'organe de propulsion du sang propre à l'embryon qui succédera.

2° Si c'est par l'extrémité caudale de l'axe que la rencontre a lieu, l'existence de plusieurs des vaisseaux principaux sera également compromise; mais, en outre, un organe qui se développe vers l'extrémité postérieure de l'axe embryonnaire, l'allantoïde, ne se formera pas, et l'une des fonctions les plus importantes ne s'accomplira que chez l'autre sujet.

On conçoit qu'il doive exister dans les deux cas pour l'un des embryons un trouble complet du développement et une atrophie consécutive. Ainsi, par la théorie que nous avons exposée, on se rend compte de la formation d'un monstre parasitaire aussi bien que de celle d'un autositaire, et l'on conçoit que dans certaines conditions, rares sans doute, deux embryons réunis d'une manière qui n'est pas symétrique, n'en jouissent pas moins, dès leur première formation, d'un système circulatoire complet et suffisant pour qu'ils acquièrent un accroissement égal et qu'ils donnent, en un mot, un monstre double autositaire.

XVI. — Nous avons dit que les monstres composés sont ordinairement réunis par leurs parties similaires. Les deux auteurs qui ont cherché dans la disposition des axes embryonnaires l'explication des rapports réciproques des monstres doubles, n'ont point donné la raison de la symétrie de ces rapports : Allen Thomson déclare qu'aucune explication ne le satisfait; Dalton, malgré tout l'intérêt qu'elle pouvait avoir pour sa théorie, Dalton ne la cherche pas et même il ne pose pas la question.

On sait que ce fait remarquable de l'union symétrique des monstres a été mis en lumière par Étienne Geoffroy Saint-Hilaire, et que le grand anatomiste en a cherché la raison dans une attraction mutuelle des parties similaires. En face d'un illustre maître, ce n'est pas sans hésitation que nous proposerons une interprétation nouvelle : chez les monstres composés, la réunion par les parties similaires pourrait s'expliquer, suivant nous, par une orientation virtuelle et primitive du germe. Dans l'œuf de la poule en incubation on voit, en effet, que l'axe du blastoderme a généralement une direction déterminée; l'embryon se forme transversalement au grand axe de l'œuf, la tête à gauche (l'œuf étant placé devant l'observateur, le petit bout en avant); or, il ne peut être douteux que cette direction ne tienne à ce que la cicatricule en reçoit une dans la vésicule ovarienne.

Si l'axe virtuel du germe possède une direction primordialement déterminée, deux germes distincts placés sur un même vitellus doivent avoir l'un et l'autre une direction semblable; par conséquent, les deux blastodermes qui se développeront se rencontreront par des parties similaires. Ainsi se produiront des monstres doubles sensiblement égaux dans leurs deux composants et symétriques (autositaires vrais), ce qui sera le cas en quelque sorte normal dans cette anomalie, et donc le plus commun.

Dans les êtres organisés il existe assez rarement des déviations au type normal; or, ces déviations devront être moins rares chez ceux qui offrent déjà, sous quelque rapport, un état anormal. La direction de l'axe virtuel des cicatricules dans l'œuf à deux germes pourra donc assez souvent n'être pas conforme à la loi ordinaire. Alors tantôt la déviation sera peu marquée, tantôt elle sera telle que les axes embryonnaires seront plus ou moins perpendiculaires entre eux (pl. I, fig. 11); d'où résultera dans l'union des deux blastodermes et des embryons consécutifs tantôt une légère irrégularité, compatible avec un développement du reste normal, comme il arrive dans les monstres unis par le sommet, tantôt une anomalie telle que le développement de l'un des embryons en sera gravement entravé.

Dans le premier cas se produiront des monstres réunis par des parties non similaires, toutefois sensiblement égaux (monstres autositaires non symétriques).

Dans le second, des monstres réunis par des parties non similaires et très dissemblables (monstres parasitaires, *ex parte*, Geoffroy Saint-Hilaire).

XVII. — La théorie du développement des monstres doubles par deux germes sur un seul vitellus donne encore raison de plusieurs autres conditions qui se rencontrent chez ces êtres anormaux.

Dans la remarquable famille des *monstres doubles cycéphaliens* d'Is. Geoffroy Saint-Hilaire, les deux têtes et les deux corps sont intimement confondus, de telle sorte que ceux de ces monstres qui sont complets dans les deux composants, offrent une cavité crânienne unique avec deux faces opposées, réalisant le type du *dieu Janus;* les deux poitrines et les deux ventres sont également confondus en une seule cavité ayant deux colonnes vertébrales opposées, et deux sternums opposés; mais ce qu'il y a de plus particulièrement remarquable, c'est que chacune des figures ou chacune des poitrines n'appartient pas au même individu; elles appartiennent pour moitié aux deux composants, ainsi la demi-face gauche de l'un est unie avec la demi-face droite de l'autre, et réciproquement. Deux livres entrouverts, juxtaposés par leur tranche et ayant les dos opposés peuvent donner l'idée de la disposition des deux poitrines, les dos représentant les deux colonnes vertébrales.

Pour concevoir l'origine de cette monstruosité (voy. pl. I, fig. 9), il faut se rappeler que, dans la formation normale de la tête et du tronc embryonnaires, le blastoderme se soulève suivant son axe, lequel se confond avec celui de l'embryon; or, lorsque le blastoderme résulte de deux blastodermes fusionnés, son axe ne coïncide pas avec celui de l'un ou de l'autre des embryons, mais c'est avec la ligne d'union qu'il coïncide. Si donc, les premiers vestiges embryonnaires placés dans le plan du blastoderme, se touchent, le soulèvement n'aura pas lieu dans l'axe vertébral de l'un ou de l'autre embryon, mais suivant l'axe d'union, c'est-à-dire suivant la marge des lames abdominales juxtaposées, lesquelles s'uniront, tandis que les lames abdominales externes (lames appartenant à deux embryons différents) se rapprocheront comme si elles appartenaient au même individu et constitueront plus tard, en s'unissant, une cavité thoracique et abdominale commune aux deux composants; la cavité du crâne et les deux faces se formeront de la même manière. Si, par un rapprochement plus grand des axes embryonnaires, les lames ventrales internes ou quelques parties des lames dorsales manquaient, on comprend que l'une des faces et que l'une des poitrines resteraient incomplètes; l'une des faces pourrait être représentée par un œil cyclope, comme dans les *iniopes;* ou seulement par deux oreilles fusionnées comme dans les *synotes*.

XVIII. — Une autre condition singulière se rencontre lorsque la partie commune aux deux composants d'un monstre double ne forme point un tout complet, même pour un individu simple. Il n'est pas question ici de ces cas dans lesquels un accident ou bien une anomalie nouvelle a privé de quelque organe le monstre composé ; il s'agit de ces cas dans lesquels le défaut des organes fait partie intégrante du plan général de l'anomalie.

Tel était un fœtus double de mouton décrit par M. Rayer : deux corps complets, unis par les poitrines et le col, avaient une tête commune, mais rudimentaire, qui offrait deux faces opposées, dont l'une était représentée par un seul œil (cyclope) et deux oreilles; l'autre, plus réduite encore, par un rudiment d'orbite et deux oreilles fusionnées à leur base. Les fosses nasales, les bouches faisaient défaut; un œil unique existait donc pour les deux individus [1].

Notre collègue, M. Houel, a présenté à la Société de biologie un fœtus de mouton semblable.

Le défaut des organes peut exister également à l'autre extrémité. M. Serres a donné, dans son grand ouvrage sur la tératogénie, la description et la figure d'un fœtus humain double dans lequel deux corps complets étaient terminés inférieurement par un membre unique contenant les rudiments des deux membres [2].

Ces faits, dont nous pourrions citer d'autres exemples, ne s'expliqueraient nullement par la disjonction accidentelle des éléments du blastoderme (théorie de Valentin), car les parties non disjointes devraient toujours donner l'état normal. Dans l'union de deux blastodermes primordialement distincts, la condition qui produirait une semblable anomalie pourrait exister lorsque les axes des blastodermes, très obliques l'un à l'autre, se croiseraient en deçà de l'extrémité céphalique ou de l'extrémité caudale (voy. pl. I, fig. 10).

[1] P. Rayer, *Sur deux cas rares de monstruosité (Mémoires de la Société de biologie*, t. IV, p. 341, pl. III, 1852).

[2] Serres, *mém. cit.*, p. 928, pl. XXIV.

XIX. — D'aprés la même théorie, les embryons ne pourraient jamais être unis que par les parties qui sont primitivement contenues dans le plan du blastoderme ; ainsi les membres qui se produisent par une sorte de bourgeonnement lorsque l'embryon, ayant revêtu sa forme, est sorti du plan du blastoderme, les membres ne pourraient point devenir le siège de l'union. C'est, en effet, ce que l'on observe : les monstres doubles sont toujours réunis par la tête ou par le tronc ; si des membres de l'un ou de l'autre individu sont quelquefois fusionnés, c'est que l'union procède de la portion des troncs qui constitue la base des membres fusionnés. On n'a jamais vu deux individus unis par quelque partie de leurs extrémités supérieures ou inférieures, sans que cette union ne comprît l'épaule ou le bassin. Il en est de même pour ces êtres parasitaires qui sont réduits à quelques rudiments des extrémités, et dont l'indépendance ou l'individualité se manifeste par leur insensibilité, leurs rapports avec le sujet qui les porte ont toujours lieu par quelque partie de la tête ou du tronc de celui-ci.

En résumé, si nous envisageons dans leur ensemble les observations rapportées ci-dessus, ainsi que les conséquences qui en découlent, nous constatons d'abord comme un fait acquis l'existence de l'anomalie qui consiste dans la présence de deux vésicules germinatives en un vitellus unique.

*a)* Laurent en a vu plusieurs chez la limace grise, M. Coste un cas chez le lapin, M. Allen Thomson un cas chez le chat ; car si ce dernier auteur, croyant son fait unique, l'a donné avec hésitation, nous n'avons pas les mêmes motifs de douter de l'exactitude de son observation. La duplicité de la cicatricule dans l'œuf de la poule observée par Fabrice d'Acquapendente, par M. Serres et par M. Allen Thomson, sont encore des cas de duplicité de la vésicule germinative.

*b)* D'après l'examen que nous avons fait de la question du développement simultané de deux germes placés sur le même vitellus, on doit conclure que ces germes donneront, suivant leur degré de rapprochement :

1° Deux blastodermes fusionnés avec deux embryons plus ou moins indépendants l'un de l'autre, comme dans les cas de Reichert (écrevisse), d'Allen Thomson, de Wolff, de Flourens et de Simpson ;

2° Deux blastodermes fusionnés avec deux embryons également fusionnés dans une étendue plus ou moins considérable, comme dans les cas de Baer, de Reichert, de Wolff (deuxième), d'Allen Thomson (deuxième), de Lebert et de Dareste.

Ces derniers observateurs, il est vrai, disent que les embryons s'étaient développés dans la même cicatricule; mais il est évident que, pour rester dans la vérité du fait, c'est dans le même blastoderme qu'ils eussent dû dire.

*c)* De quelque manière qu'on envisage tous ces faits, un autre point reste acquis ; c'est que les embryons doubles, et par conséquent les monstres doubles, naissent d'un vitellus unique et non de deux vitellus distincts, comme on l'a longtemps admis.

*d)* Si la duplicité embryonnaire doit son origine à l'existence de deux vésicules germinatives sur un seul vitellus, ce phénomène remarquable de l'union ordinaire des monstres doubles par leurs parties similaires trouve une explication rationnelle dans l'orientation primordiale des germes.

*e)* Aucun fait ne nous donne l'explication de l'origine des monstres doubles par inclusion.

*f)* En dehors de la duplicité de la vésicule germinative, aucune condition anormale et primitive de l'œuf ovarien ne paraît devoir déterminer, par le développement embryonnaire, une anomalie que nous puissions rapporter à cette condition.

*Anomalies secondaires.*

## SECTION I

### Œuf à vitellus multiples.

I. — Chez les animaux vertébrés l'œuf normal n'est jamais constitué que par un seul vitellus ; mais, chez quelques invertébrés, la même coque renferme quelquefois plusieurs de ces corps. C'est surtout chez les hirudinées et chez des mollusques que ce fait a été observé. Il ne sera question ici que des animaux chez lesquels les vitellus multiples dans une même coque constituent un état anormal.

II. — Chez la poule, l'existence de l'œuf à deux vitellus a été très anciennement connue : Aristote fait la remarque que les œufs qui donnent deux poulets sont pourvus de deux jaunes et que certaines poules produisent toujours des œufs de cette sorte[1]. Quant à des œufs à trois jaunes, nous croyons que c'est de nos jours seulement que leur existence a été signalée : M. Valenciennes rapporte qu'il en a observé trois ; ces œufs provenaient de la halle de Paris où tous ceux qu'on y vend sont comptés et mirés par des employés spécialement chargés de cette fonction. Ces employés estiment qu'ils trouvent, dans l'année, cinq ou six œufs contenant trois jaunes ; or, il arrive à la halle plus de cent quarante millions d'œufs par an, c'est donc environ un œuf à triple jaune sur vingt-trois millions.

Les œufs à deux vitellus sont proportionnellement beaucoup plus communs ; on en compte sur la même halle deux ou trois cents par an, c'est-à-dire sur cent quarante millions d'œufs. On a remarqué que ces œufs à double jaune sont plus communs dans les arrivages du Mans et de la Nor-

[1] Aristotelis, *Hist. de animalibus ;* Ed. Scaliger, lib. VI, § 60, p. 659. Tolosæ, 1619.

mandie[1]. Certaines races de poules sont plus fécondes en œufs de cette sorte, telle est celle dite de *brahma-poutra*.

III. — Les œufs à deux jaunes sont généralement plus volumineux que des œufs ordinaires ; Hagendorn en a vu de la grosseur d'un œuf d'oie[2]; Dugès parle d'une poule qui, dans sa vieillesse, se mit à pondre tous le trois jours des œufs énormes à deux jaunes ; elle mourut après trois semaines, son dernier œuf n'ayant pu être expulsé[3].

Trois œufs à double vitellus, pondus successivement par la même poule, m'ont donné les mesures suivantes :

| | | | | | |
|---|---|---|---|---|---|
| Premier, grand axe. | 75 | millimètres, | petit axe, | 47 | millimètres. |
| Deuxième, — | 77 | — | — | 48 | — |
| Troisième, — | 73 | — | — | 50 | — |

Ces dimensions, malgré leurs variations, donnent pour chaque œuf un volume à peu près égal et bien supérieur à celui d'un œuf ordinaire qui, en moyenne, a 60 millimètres suivant le grand axe et 40 millimètres suivant le petit.

Les deux jaunes sont quelquefois contigus : d'autres fois, ils sont séparés par une couche plus ou moins épaisse d'albumine, ainsi que l'avaient reconnu Aristote et Harvey[4].

D'après M. Valenciennes, ces œufs sont ordinairement anormaux dans leur constitution ; leurs sphères vitellines sont déformées et privées de chalazes.

Huit œufs que j'ai examinés dernièrement avaient une coque régulière, une chambre à air unique, placée au gros bout, deux jaunes sensiblement égaux en volume, sphériques ou légèrement aplatis par pression mutuelle, pourvus l'un et l'autre de leur cicatricule. Ils différaient de l'état normal quant à la position des deux cicatricules relativement à l'axe de l'œuf et

1 Valenciennes, *Note sur des œufs à plusieurs jaunes contenus dans la même coque (Comptes rendus de l'Académie des sciences*, t. XLII, p. 3, 1856).

2 D. Ehrenf. Hagendorn, *Ova duplici vitello prædita*, *Misc. nat. cur.*, déc. 1, année 2, observation 241, p. 342.

3 Ant. Dugès, *Traité de physiologie comparée*, t. III, p. 318. Paris, 1839.

4 Harvey, *ouv. cit.*, p. 98.

quant au nombre et à la situation des chalazes: sur l'un des œufs, la cicatricule d'un vitellus étant située normalement, la cicatricule de l'autre était placée entre les deux jaunes ; sur un autre œuf, les deux cicatricules étaient tournées vers les deux pôles opposés ; sur un autre, elles étaient placées en dedans des deux sphères vitellines; chez tous, enfin, l'une au moins des cicatricules avait une situation qui n'était pas tout à fait régulière. Quant aux chalazes, leur nombre n'a point dépassé deux ; tantôt elles étaient adhérentes au même jaune, celui du petit bout, et occupaient une position transversale par rapport au grand axe de l'œuf; tantôt elles appartenaient chacune à l'un des jaunes ou l'une était commune aux deux jaunes.

Il peut se faire toutefois que les deux vitellus aient des chalazes disposées normalement comme l'a observé Harvey. « Ovum nuper in utero gallinæ perfectum testaque obtectum reperi, cum vitellis, cicatriculis atque albuminibus crassioribus, omnibus geminis ; aderant etiam quatuor chalazæ ; albumen autem unicum duntaxat prædicta omnia circumambibat [1] ».

J'ai vu moi-même, il y a quelques années, un œuf à deux jaunes dont chaque sphère vitelline avait sa cicatricule propre et ses deux chalazes, mais les deux internes (par rapport aux deux jaunes) étaient fusionnées en une seule.

IV. — Quant aux œufs à trois vitellus observés par M. Valenciennes, leur grosseur était celle d'un œuf de poule ordinaire; « leurs jaunes sont petits et sont loin d'avoir atteint leur grosseur normale. La sphère vitelline n'est pas régulière; ces jaunes sont déformés, ils ne se touchent pas entre eux; des couches plus ou moins épaisses d'albumine les séparent les uns des autres; chaque vitellus est enveloppé de sa membrane vitelline propre ». Soumis à l'incubation pendant huit jours, ils n'ont offert aucun indice du développement embryonnaire [2].

V. — Les œufs a deux vitellus ont encore été observés chez d'autres oiseaux que la poule : M. Valenciennes en a vu chez

1 Harvey, *ouv. cit.*, p. 54

2 Valenciennes, *mém. cit.*, p. 3.

le moineau commun, l'alouette des champs, le pigeon ramier, la tourterelle des bois, le canard musqué et le cygne.

VI. — Chez des invertébrés, l'on a vu aussi des œufs à deux vitellus : j'en ai observé chez le planorbe et chez la paludine vivipare (pl. II, fig. 2, 3, 4)[1]; M. Jaquemin en a vu également chez la paludine[2]; M. de Quatrefages, chez quelques mollusques d'eau douce; M. Valenciennes, chez des gastéropodes pectinibranches, enfin M. Robin m'a dit en avoir vu un chez l'*ancylus fluviatilis*.

L'anomalie dont nous nous occupons a été signalée par Dujardin chez l'*ascaris acus* du brochet[3], et par Dugès chez l'oxyure du crapaud[4]; mais, dans ces deux cas, il n'était probablement question que d'un fractionnement normal du vitellus en voie de développement.

VII. — Quel est le mode de formation des œufs à deux et à trois jaunes ?

D'après les faits connus et d'après la manière dont se constitue l'œuf des oiseaux, on peut juger que la cause d'une telle anomalie se trouve tantôt à l'ovaire, tantôt à l'oviducte; en effet, deux vitellus complets se forment quelquefois dans une seule vésicule ovarienne; nous avons mentionné, en parlant des causes des anomalies primitives, un assez grand nombre d'observations de ce fait. Au sortir de la vésicule, ces vitellus saisis par la trompe en même temps, doivent nécessairement être enveloppés ensemble par les produits que l'oviducte fournit à l'ovule; en outre, l'anomalie dans laquelle deux jaunes sont en partie fusionnés ne peut avoir son origine qu'à l'ovaire. Mais, d'un autre côté, l'anomalie pourrait avoir son origine à l'oviducte si deux vésicules ovariennes donnaient leur ovule presque simultanément; les vitellus, engagés dans

1 C. Davaine, *Comptes rendus des séances de la Société de biologie*, t. I, p. 88, 1849.

2 Jacquemin, *Histoire du développement du planorbis cornea*, 1835.

3 F. Dujardin, *Histoire naturelle des helminthes*, p. 213. Paris, 1845.

4 A. Dugès, *Recherches sur l'organisation de quelques espèces d'oxyures* (*Annales des sciences naturelles*, t. IX, p. 231. Paris, 1826).

le pavillon de la trompe, seraient trop rapprochés pour s'envelopper séparément de leurs membranes complémentaires ; c'est ainsi que, nécessairement, devait se produire cette anomalie dans le cas suivant : une poule qui était en ma possession, donnait constamment des œufs à deux jaunes ; elle fut tuée, et j'en fis l'autopsie afin de constater l'état des organes génitaux. L'ovaire formait une grappe très considérable dont chaque calice ne contenait qu'un seul vitellus. Un fait observé par mon ami le docteur Laboulbène, prouve d'ailleurs que l'inclusion de deux jaunes dans un seul œuf peut reconnaître ce mode de formation, car dans ce cas, l'un des jaunes étant enveloppé de sa vésicule ovarienne, l'autre avait dû être fourni par un autre vésicule.

VIII. — Trois opinions différentes ont été admises relativement au résultat de l'incubation des œufs à deux jaunes ; ce sont : *leur infécondité, la production de deux embryons, celle d'un monstre double.*

Plusieurs observateurs professent aujourd'hui la première de ces opinions.

La seconde a été celle d'Aristote, d'Harvey, de Wolff, etc. Toutefois, Harvey fait à ce sujet quelques réserves, et dit que l'un des poulets, si ce n'est tous les deux, périt le plus souvent dans l'œuf[1]. On voit dans Pline que les anciens étaient, comme les modernes, partagés d'opinion sur cette question: « Quelques poules, dit ce naturaliste, pondent toujours des œufs à deux jaunes, et parfois deux petits éclosent à la fois, l'un plus grand que l'autre, d'après Celse. D'autres auteurs nient la naissance de ces poussins jumeaux[2]. »

Il existe des observations authentiques de deux poulets éclos d'un seul œuf, un cas de ce genre très remarquable a été vu par mon ami M. Claude Bernard : sur dix œufs à deux jaunes pondus et couvés par une poule, neuf donnèrent chacun deux poulets vivants[3].

1 Harvey, *Exercit.*, XIII. p. 55.
2 Pline, *Histoire naturelle*, traduit par Littré, liv. X, ch. LXIV.
3 Cl. Bernard, *Comptes rendus de la Société de biologie*, t. I, p. 9. Paris, 1849.

M. Dareste a constaté sur quelques œufs à deux jaunes couvés depuis six jours environ, l'existence de deux embryons; celui qui était placé vers le gros bout de l'œuf, c'est-à-dire vers la chambre à air, était plus volumineux que l'autre [1]. M. Panum (de Kiel), a dernièrement donné l'observation de deux embryons développés sur les deux vitellus d'un seul œuf; l'un des embryons avait une anomalie du cœur [2].

Les œufs à deux vitellus peuvent donc se développer; ce qu'indique d'ailleurs l'existence de deux cicatricules; mais assez souvent, sans doute, la situation de l'une ou celle des deux cicatricules étant peu favorables au développement, l'un des embryons périt ou tous les deux périssent à l'époque où la respiration prend une activité plus grande; car alors les organes respiratoires éloigné de la chambre à air remplissent leur fonction d'une manière insuffisante.

Dans les œufs à double vitellus de la paludine et du planorbe, j'ai pu suivre le développement complet et normal de deux embryons (pl. II, fig. 3, 4) [3].

Quant à la troisième opinion, elle appartient à Fabrice d'Acquapendente [4]. Suivant le grand anatomiste, des œufs de poule à deux vitellus donnent des poulets pourvus de quatre jambes ou de quatre ailes, et de deux têtes sur un seul corps. Depuis le temps de Fabrice jusqu'à nos jours, un grand nombre de physiologistes ont regardé l'existence de deux jaunes dans l'œuf comme la raison de la monstruosité *duplicitaire*; la compression que devaient éprouver, suivant eux, deux embryons renfermés dans la même coque, déterminait la coalescence des parties en contact, et la formation d'un monstre double.

Deux observations semblent venir à l'appui de cette opinion :

1 Dareste, *mém. cit.*

2 Panum, *Archives de Virchow*, 1859, et *Comptes rendus de l'Académie des sciences*, t. XLVIII, p. 922, 1859.

3 C. Davaine, *Comptes rendus de la Société de biologie*, p. 88, 1849.

4 Fab. d'Acquapendente, *ouv. cit.*, part. II, cap. 1 p. 11.

1° L'une est consignée dans le *Magasin de Hambourg* :

« Quelqu'un qui examinait des œufs en les regardant au soleil, en trouva un à deux jaunes. Il le fit couver et acquit un monstre composé de deux poulets réunis ensemble, à deux têtes, et dans lequel quelques parties paraissaient manquer, et d'autres étaient mêlées de façon à n'en faire qu'une seule [1]. »

2° L'autre observation appartient à l'illustre Étienne Geoffroy Saint-Hilaire :

Il s'agit d'un poulet double qui fut mis sous les yeux de l'Académie des sciences, en mai 1826. Il provenait d'un œuf remarquable par son volume, lequel, à cause de cette dernière circonstance, avait été examiné avant l'incubation au moyen du *mirage ;* on avait alors constaté qu'il existait deux jaunes, non seulement distincts, mais placés à distance. Les deux sujets qui en provinrent, d'ailleurs bien conformés, étaient réunis ventre à ventre par une portion commune allant d'un vitellus à l'autre [2].

Ces exemples ne peuvent être pris comme des preuves absolues de la réunion de deux embryons nés de deux vitellus complètement distincts, car le mirage ne donne jamais qu'une apparence un peu confuse des sphères vitellines. Dans le cas observé par Geoffroy Saint-Hilaire, il se peut qu'il y ait eu une fusion partielle des deux jaunes semblables à celle que M. Dareste a observée deux fois. Dans cette condition on comprend l'union des deux embryons par l'ombilic ; or, qu'elle serait la raison d'une semblable union dans le cas de deux vitellus complètement distincts? Serait-ce la compression réciproque? Mais dans les premiers jours de leur existence, les deux embryons sont séparés par les membranes vitellines, et ils n'augmentent nullement la masse des vitellus sur lesquels ils sont couchés. Par la suite, à mesure qu'ils se développent, l'espace libre, loin de diminuer, s'accroît autour d'eux de jour en jour ; l'œuf, en effet, perd de son

[1] Cité par Ch. Bonnet, *Œuvre*, t. III, p. 501, note d'après le *Magasin de Hambourg* t. II, p. 649.

[2] Isidore Geoffroy Saint-Hilaire, *Compte rendu de l'Académie des sciences*, t. p. 873, 1855.

poids, comme l'a établi Étienne Geoffroy Saint-Hilaire [1], et la chambre à air s'agrandit proportionnellement. L'union ordinaire des monstres doubles par des parties similaires ne trouve point non plus sa raison dans la coalescence des germes de deux vitellus, car les cicatricules ont généralement sur les deux jaunes une situation respective fort variable, et de telle sorte que la loi de conjugaison devrait être l'union par les parties non similaires.

La formation d'un monstre double sur un un seul vitellus pourvu de deux germes nous paraît établie par les faits, et sous ce rapport, celle qui aurait son origine de deux jaunes distincts, manque de preuves certaines ; celle-ci ne s'explique point par la compression réciproque des deux germes, ni par la manière dont se fait le développement embryonnaire, ni par la situation respective et trop variable des embryons. Il y a donc lieu de croire que dans les deux cas rapportés ci-dessus, il existait une fusion primitive et partielle des deux vitellus que l'examen par le mirage ne pouvait faire reconnaître.

## SECTION II

### Œuf inclus dans un autre.

I. — De toutes les anomalies de l'œuf, la plus singulière, celle qui a généralement paru le moins susceptible d'explication, est l'inclusion d'un œuf dans un autre. Cette anomalie a été signalée il y a bientôt deux siècles, et, depuis lors, d'assez nombreux exemples en ont été observés.

II. — L'œuf qui renferme l'autre est quelquefois plus volumineux, quelquefois de même volume qu'un œuf ordinaire ; il possède une coquille et un blanc normaux et généralement

1 Étienne Geoffroy Saint-Hilaire, *Des différents états de pesanteur des œufs au commencement et à la fin de l'incubation* (*Journal complémentaire des sciences médicales*, t. VII, p. 271, 1820.

aussi un jaune intact ou seulement déformé par la pression de l'œuf inclus qui est toujours situé en dehors de ce jaune.

L'œuf contenant n'est quelquefois formé que d'une coquille et d'un blanc, le vitellus faisant défaut. Ce cas est rare: M. Flourens en a observé un exemple qui offrait encore cela de remarquable que l'œuf inclus était volumineux et pourvu d'un blanc et d'un jaune normaux. L'œuf contenant était énorme[1].

L'œuf inclus est très rarement d'un volume ordinaire; presque toujours il est fort petit et constitué seulement par une coquille et un blanc, sans jaune. Tels sont la plupart des cas rapportés par les observateurs. Il en est cependant quelques-uns dans lesquels le jaune existait. Nous venons de mentionner un fait de ce genre observé par l'illustre secrétaire perpétuel de l'Académie des sciences; nous en citerons un autre de M. Rayer (pl. II, fig. 5) : il s'agit d'un œuf d'oie très volumineux qui en contenait un autre; celui-ci possédait un vitellus bien développé, un blanc et une coque calcaire. L'œuf extérieur était complet, toutefois son vitellus était fortement aplati et comme écrasé par la coquille de l'œuf intérieur[2]. Dans un cas anciennement observé par un chirurgien aux Indes, l'œuf inclus était complet, mais fort petit[3]. Jung avait vu un cas semblable : le vitellus de l'œuf interne, très petit, avait ses deux chalazes[4].

Il arrive aussi que l'œuf inclus n'est constitué que par un blanc et la membrane coquillière, le jaune et la coquille faisant défaut.

III. — Cas d'un petit œuf sans jaune et quelquefois sans coquille, inclus dans un autre du reste normal :

1 Flourens, *Communication à l'Académie des sciences*, *cit.*

2 Rayer, *Œuf complet inclus dans un autre œuf complet (Comptes rendus de la Société de biologie*, t. I, p. 123, 1849.

3 Cité par Cleyer, *Misc. nat. cur.*, dec. 2, année 1, observation 17, 1862.

4 Georg. Sébast. Jung, *Ovum ovo praegnam*, misc. nat. cur., decur. 1, ann. 2, observ. CCL. p. 348, 1671.

1° ŒUFS DE POULE

THOMAS BARTHOLIN.. Ovum gallinæ prægnans, deux cas (*Epist. medicin.*, cent. III, epist. 42, 29 juillet 1861. — *Misc. nat. cur.*, dec. I, ann. I, obs. XXXVI, p. 104).

PERRAULT. . . . . . Petit œuf sans jaune ni coquille dans un œuf ordinaire. (*Académie royale des sciences*, t. X, p. 559, 1666 à 1699; et *Collect. acad.*, part. franç., t. I, p. 388).

GEORG. HIER. VELSCHII. « De ovis in ovis, » deux cas. (*Misc. nat. cur.*, dec. I, ann. III, obs. 32, 1672).

JOH. SIG. ELSHOLTII. « Ovum prægnans. » (*Misc. nat. cur.*, dec. I, ann. VI et VII, obs. 80, p. 115, 1675-1676).

J. H. BLANCAARD. . (*Actes de Copenhague*, 1677-1679, obs. 17, et *Jaarregist*, cent. VI, n° 45, cité par Haller et Is. Geoffroy Saint-Hilaire).

J. H. RIVALIEZ. . . . « Ovum ovo prœgnans » petit œuf à coque imparfaite entre le jaune et le blanc d'un œuf ordinaire. (*Acta erudit.*, anno 1683, p. 221.)

VALLEMONT. . . . . . Petit œuf avec une coquille sans jaune dans un œuf ordinaire. (*Journ. des sav.*, ann. 1697, p. 6.)

HARVEY.. . . . . . . Petit œuf sans jaune et pourvu d'une coquille, renfermé dans un autre (*Ouv. cit.*, p. 38.)

RUYSCH.. . . . . . . Plusieurs cas mentionnés ou figurés. (*Thès. anat.*, III, tab. 3, fig. 5. — Ibid., IV, p. 12, n° 48. — Ibid., VII, p. 13, n° 47. — Ibid., X, n° 139. — *Thès. max.*, p. 14, n° 95.)

VAN DER WIEL . . . Petit œuf avec une coquille sans jaune dans un œuf ordinaire (*Observ. rares de méd.*, *d'anat.*, etc., t. II, p, 465. Paris, 1758.)

MÉRY.. . . . . . . . Petit œuf avec une coquille, sans jaune, dans un œuf ordinaire. (*Hist. acad. roy. des sc.*, ann. 1706. p. 23, IV).

BURKMANN. . . . . . (*Epist.* 58, cité par Haller.)

GEORG. H. BEHR. . . « Ovum gemellum. » (*Act. médic. phys.*, vol. VI, obs. 82, p. 295, tab. fig. IV.)

P. G. RZACZYNSKI . . Un petit œuf avec sa coquille dans un autre. (*Hist. nat. cur. regni Poloniæ*, p. 303, Sandomiriæ, 1721.)

SCHURIGT.. . . . . . (*Obs. medicinæ*, fasc. I, p. 56, 1764.)

JOH. CH. KUNDMANN. « Ovum in ovo gallinaceo. » (*Act. Breslaw*, 1722, sect. 21, p. 173, art. 6, cité par Guettard.)

GEORG. WILH. BEYER. « Ovulum in ovo » (*Act.* Breslau, 1722, sect. 22, p. 414, art. 5, cité par Guettard.)

HALLER. . . . . . . « Ovum gravidum. » Petit œuf sans jaune et sans coquille. (*Op. minora anat.*, t. III, p. 121. Lausannæ, 1768.)

GUETTARD . . . . . . Petit œuf dans un œuf ordinaire. (*Mém. sur différentes parties des sciences et des arts*, t. II, p. XV et préface p. LXXXII. Paris, 1770.)

ANONYME. . . . . . . Petit œuf à coquille incomplète dans un œuf ordinaire. (*Acad. roy. des sc.*, p. 24, II, ann. 1775).

LICHTENBERG. . . . . Deux cas. (*Magazin für das Neueste.* Gotha, 1781, t. I, p. 83, 84,)

HOUSSET. . . . . . . Deux cas observés à l'Hôtel-Dieu de Paris en 1778 et 1780 : premier, œuf sans jaune, mais avec une coquille située dans le blanc d'un autre œuf; deuxième, œuf inclus sans jaune et sans coquille. (*Observations historiques sur quelques écarts ou jeux de la nature*, p. 72, Neuchâtel, 1785.)

P. MÉNIÈRE. . . . . Œuf de poule de grosseur ordinaire, sans jaune, contenant un petit œuf à coquille irrégulière. (Lachèse, *De la duplicité monstrueuse par inclusion*, thèse. Paris, 1823, in-4°, p. 17.)

ISIDORE GEOFFROY SAINT-HILAIRE. (*Hist. des anomalies*, t. III, part. III, liv. 2, chap. 11.)

W. F. MONTGOMERY. Œuf gros comme une groseille trouvé dans un autre. (*Cyclopædia of anat. and physiol.*, t. II, p. 317. Londres, 1839.)

C. DAVAINE. . . . . Un petit œuf avec une coquille, sans jaune, dans un œuf ordinaire, pondu à Passy, près Paris, 1860.

### 2° ŒUFS DE DINDON

FRANK DE FRANKENAU. (*Satiræ medicæ*, p. 78, cité par Haller et Geoffroy Saint-Hilaire.)

BROWN OF NORWICH. Œuf de dindon et de poule contenant un autre œuf; pas de détails. (Robert Hooke, *Philos. experim. and obs.*, p. 32. London, 1726.)

AMELOT . . . . . . . Petit œuf avec une coquille dans un œuf ordinaire; pas de détails. (*Hist. acad. roy. des sciences*, 1745, p. 28, III; et *Collect. acad.*, t. IV, p. 337.)

### 3° ŒUF DE CYGNE

BROWN OF NORWICH. Œuf de cygne donné au musée de Gresham. Plus gros que d'ordinaire, il avait 5 pouces dans son grand axe et 10 de circonférence. Il en contenait un autre long de 4 pouces et plus gros qu'un œuf ordinaire de poule, adhérent au gros bout de l'œuf extérieur ; sa coquille est aussi épaisse et aussi dure que celle de l'autre. On ne sait si l'un ou l'autre avait un blanc et un jaune. *(Musæum regalis societatis or a Catalogue of nat. and artif. rareties of Gresham college;* by Nehemjah Grew. London, 1681, p. 78.)

4° ŒUFS D'OIE

Jo. JAC. STOLTERFOHT. « Ovum prægnans. » Œuf d'oie très volumineux en contenant un autre de la grosseur d'un œuf de poule. (*Nova litteraria maris Balthici*, ann. 1699, p. 29.)

BROWN OF NORWICH. Œuf d'oie en contenant un autre ; l'œuf extérieur n'avait pas de jaune. (Robert Hooke, *loc. cit.*).

MORAAZ. . . . . . . Œuf d'oie très volumineux contenant deux jaunes et en outre un œuf avec sa coquille. (*Algem. Geneeskund jaarboeken*, t. III, p. 44.)

RAYER. . . . . . . . Cas cité.

IV. — Trois œufs peuvent encore être renfermés l'un dans l'autre. Cette anomalie a été observée une fois chez une poule. Dans ce cas, l'œuf extérieur était régulièrement conformé; celui-ci en renfermait un autre sans coquille, mais pourvu d'une membrane coquillière très forte, et cet autre en renfermait aussi un sans coquille et dont la membrane coquillière était fort mince[1].

V. — Les premiers observateurs des faits que nous venons de mentionner leur ont donné diverses interprétations : tantôt ils ont cru que ces œufs étaient engendrés l'un par l'autre *(ovum ovo prægnans)*, tantôt ils ont vu dans cette inclusion un état primordial et un argument en faveur de la théorie de

[1] *Eggs within an egg (Charleston medical journal and review*, vol. XI, n° 3, p. 422, mai 1856).

l'emboîtement primitif des germes; pour d'autres, c'était un jeu de nature.

Nos connaissances touchant le mode de formation de l'œuf expliquent d'une manière satisfaisante l'inclusion dont nous nous occupons, et même elles donnent la raison de toutes les variétés qui en ont été observées. (Voy. pour l'explication qui suit : pl. I, fig. 1, 2, 3.)

Nous avons dit que l'œuf, dans l'ovaire, est une sphère constituée par la vésicule germinative ou la cicatricule, le vitellus et sa membrane d'enveloppe; que, chez les oiseaux, au sortir de la vésicule ovarienne, cette sphère pénètre dans l'oviducte et reçoit successivement, dans son trajet à travers ce conduit, les chalazes et leur membrane, le blanc, la membrane coquillière, enfin la coquille. La sphère vitelline et les parties qui s'y adjoignent s'avancent dans le canal de l'oviducte de la même manière que le bol alimentaire dans le tube digestif, c'est-à-dire par des contractions péristaltiques des parois de l'organe qui les renferme, contractions qui se succèdent d'avant en arrière. La membrane des chalazes et les couches du blanc s'appliquent au vitellus pendant le séjour de ce corps dans la première partie de l'oviducte; la membrane testacée ou coquillière se forme et enveloppe le blanc dans la partie moyenne; enfin, dans la dernière partie, il se dépose à la surface de la membrane testacée des grains calcaires qui, s'agglomérant, constituent la coquille. D'après ces données, on se rendra compte facilement des anomalies dont il est ici question et de plusieurs autres dont il sera aussi question dans la suite de ce mémoire. Il suffit, en effet, qu'une cause quelconque vienne retarder, accélérer ou rendre inverses les contractions péristaltiques qui font parcourir à l'œuf, suivant un ordre réglé, tout le conduit de l'oviducte, pour qu'il se produise dans la disposition des éléments qui s'accumulent autour de la sphère vitelline et qui la complètent, des anomalies plus ou moins grandes, plus ou moins complexes. Un séjour trop ou trop peu prolongé dans une partie déterminée de l'oviducte augmentera ou diminuera la masse des éléments que cette partie fournit à l'œuf; ainsi ce corps pourra être pourvu d'un blanc surabondant, d'une coquille trop épaisse et surchargée de matières calcaires, ou bien, au contraire, il n'aura qu'un blanc insuffisant, une coquille trop mince, ou bien il n'aura pas de coquille. Lorsque les contractions péristaltiques qui le font cheminer d'avant en arrière se produiront en sens inverse, l'œuf rétrogradera vers des parties qu'il aura déjà parcourues, et, soit en remontant, soit en descendant, il s'adjoindra extérieurement des couches qui, dans les conditions ordinaires, sont intérieures aux autres; par exemple, que l'œuf qui a parcouru tout l'oviducte, c'est-à-dire que l'œuf déjà complet remonte jusqu'au pavillon de la trompe, il y rencontrera un vitellus récemment sorti de l'ovaire, et dans sa descente accompagné par ce vitellus, ils recevront l'un et l'autre un blanc commun, une membrane coquillière et une coquille communes; que ce même œuf ne rétrograde point aussi haut ou qu'il n'y ait point de jaune nouvellement engagé dans l'oviducte, il s'adjoindra simplement un second blanc et une seconde coquille; il ne revêtirait même qu'une membrane coquillière et une coquille nouvelle, s'il ne remontait point au-dessus de la partie moyenne de l'oviducte; d'un autre côté, s'il rétrograde avant d'avoir franchi la partie moyenne de l'oviducte, l'œuf inclus n'aura qu'une membrane coquillière sans coquille.

Le volume ordinaire d'un œuf bien conformé met obstacle à son cheminement en sens inverse de la route qu'il à déjà suivie, car le calibre de l'oviducte s'accroît d'avant en arrière proportionnellement au volume que l'œuf doit acquérir dans chaque partie de son trajet à travers cet organe; c'est pourquoi généralement les œufs inclus sont d'une petitesse exceptionnelle et le plus souvent incomplets. Nous verrons plus loin comment se forment les œufs incomplets; nous verrons qu'ils sont ordinairement petits, circonstance qui favorise leur retour dans des parties de l'oviducte qu'ils ont déjà parcourues.

VI. — Des anomalies qui, au premier abord, ne paraissent

pas de même nature que celles dont nous nous occupons dans ce chapitre, à savoir : l'existence de deux blancs ou de deux coques superposés, ou bien celle d'une membrane coquillière extérieure à la coque, reconnaissent un mode de formation identique et n'en diffèrent que par le degré. Plusieurs exemples de ces anomalies ont été rapportés par les observateurs; l'un des plus remarquables, consistant dans la superposition d'une membrane coquillière à la surface d'une coquille, d'ailleurs normale, a été observé par Harvey [1]. Un fait analogue produit artificiellement par le séjour forcé d'un œuf dans l'oviducte, a été rapporté par Étienne Geoffroy Saint-Hilaire [2].

VII. — D'après les faits mentionnés ci-dessus, on voit que l'inclusion d'un œuf dans un autre n'est pas extrêmement rare chez la poule, et qu'elle se présente aussi chez le dindon, chez le cygne et l'oie.

VIII. — Chez des animaux invertébrés dont l'ovule reçoit des parties complémentaires en parcourant un oviducte, on rencontre aussi des œufs inclus dans d'autres œufs. J'ai observé un certain nombre d'œufs complets réunis deux à deux ou trois à trois par une coquille commune, chez un distomide qui se développe et qui forme des tumeurs volumineuses dans la région pectorale de l'aigle-bar (pl. II, fig. 1); quelquefois, comme chez la poule, les œufs inclus étaient incomplets [3].

IX. — L'inclusion dont l'origine est à l'oviducte, ne fait que rapprocher dans une coque deux ovules qui restent toujours indépendants l'un de l'autre et extérieurs l'un à l'autre. Si ces deux ovules se développaient, ce que j'ai vu chez le distomide cité ci-dessus, ils formeraient deux individus complètement dis-

1 Harvey, *ouv. cit.*, p. 37, exercit. XI,

2 Ét. Geoffroy Saint-Hilaire, *Sur les organes sexuels et sur les produits de génération des poules dont on a suspendu la ponte en fermant l'oviductus (Mémoire du Muséum d'histoire naturelle*, t. IX, p. 1, 1822.

3 C. Davaine, *Comptes rendus de la Société de biologie*, 1854.

tincts et séparés. Pour qu'il en fût autrement, il faudrait que l'une des sphères vitellines fût renfermée dans l'autre, ce qui n'est jamais le cas dans l'inclusion qui se forme à l'oviducte. C'est donc dans une autre condition de l'œuf, dans une anomalie primitive ou ovarienne qu'il faudra chercher la raison de la monstruosité qui consiste dans l'inclusion d'un fœtus ou d'un individu dans un autre; monstruosité qui, à tort, a été rapportée par quelques auteurs aux anomalies de l'œuf dont nous venons de nous occuper.

### SECTION III. — Œuf entravé.

I.— Nous parlerons ici de quelques corps composés par les éléments de l'œuf, et qui ont été qualifiés à cause de leur grosseur extraordinaire du nom d'*œufs monstrueux*. Ces corps ne sont points produits par un désordre fonctionnel de l'oviducte comme les œufs inclus ou à deux jaunes, mais ils le sont par une lésion pathologique de cet organe; à proprement parler, ce ne sont point des œufs.

1° Un corps de ce genre a été trouvé par Malpighi dans la trompe? *(extremo ovario)* d'une poule : sa forme était ovoïde, sa longueur de 11 centimètres, sa largeur de 7; il était composé de vitellus plus ou moins déformés et séparés par des couches de blanc concret. Sa coque était épaisse comme du cuir de bœuf, et résistante comme du parchemin ; il n'y avait point de coquille calcaire [1].

2° Vallisneri possédait un œuf gros comme celui d'une oie, qu'il avait trouvé dans la cavité abdominale d'une poule. Cet œuf était formé d'une douzaine de jaunes environ avec très peu de blanc. Une sorte de coque fibreuse dépourvue de substance calcaire l'enveloppait [2].

3° Morand fils a donné la description d'un œuf qui pesait sept fois plus qu'un œuf ordinaire (trois quarterons et demi), et qu'il avait extrait du ventre d'une poule. Cet œuf avait un blanc et son jaune ; le blanc fort endurci était composé de trente-six couches assez distinctes ; le jaune, au contraire, fondu et dissous, était plus pâle qu'à l'ordinaire. On ne dit point qu'il y eût une coque calcaire [3].

1 Marc. Malpighi, *Opera posthuma*, p. 88, tabl. XII, fig. 1. London, 1797.

2 Vallisneri, *Opere fisico-mediche*, t. II, p. 77, § 13. Venezia, 1733.

3 Morand fils, *Sur un œuf monstrueux (Histoire académique royale des sciences*, 1718; et *Collection académique*, part. franç., t. IV, p. 252).

II. — Lorsque le pavillon de la trompe est obstrué chez la poule, ce qui n'est pas extrêmement rare, il s'accumule dans la cavité abdominale une quantité plus ou moins considérable de vitellus ; mais ces jaunes ne forment point une masse ovoïde et ne sont point entourés d'albumine. Si l'obstruction existe dans la longueur de l'oviducte, ce conduit peut quelquefois encore recevoir un ou plusieurs vitellus qui s'entourent de blanc; probablement dans les trois cas ci-dessus, les œufs composés s'étaient constitués dans l'oviducte encore en partie libre, car il avaient la forme d'un œuf et ils étaient entourés d'une ou de plusieurs couches d'albumine concrètes. Pourquoi, dira-t-on, si ces couches n'étaient que de l'albumine, pourquoi n'avaient-elles point conservé l'apparence du blanc d'œuf frais? Ne pourrait-on croire plutôt qu'elles étaient formées d'une exudation plastique analogue aux fausses membranes, ou bien à du pus concret? Les intéressantes expériences d'Étienne Geoffroy Saint-Hilaire sur la rétention forcée de l'œuf dans l'oviducte par une ligature placée sur ce conduit, donnent à ces questions une réponse péremptoire. L'illustre observateur, en effet, remarqua que l'œuf retenu s'entourait d'une couche d'albumine, non pas liquide, mais concrète, semblable au blanc d'œuf cuit, et qu'il s'amassait dans l'oviducte des corps arrondis formés d'une matière semblable au blanc d'œuf cuit. Un acide produit par l'inflammation vive des parties environnantes déterminait la coagulation, comme l'a constaté l'auteur avec la collaboration de M. Chevreul [1].

Une cause analogue, sans doute, a déterminé, dans les cas cités ci-dessus, la coagulation des couches albumineuses de ces œufs composés.

### SECTION IV. — Corps étrangers inclus.

On trouve quelquefois dans l'œuf des corps étrangers orga-

[1] Ét. Geoffroy Saint-Hilaire, *mém. cit.*

niques, soit inanimés, soit vivants, ou des corps inorganiques. Généralement les premiers doivent leur origine à quelque lésion des organes de la génération, et les derniers à leur introduction du dehors.

Des corps charnus trouvés dans l'œuf de la poule ont été comparés au parenchyme du foie; quelques-uns même ont été pris pour un organe développé isolément de tous les autres. C'est probablement à des concrétions semblables qu'il faut rapporter les histoires populaires d'insectes, de hannetons trouvés dans des œufs. Des stries de sang provenant de l'ovaire, des chalazes isolées du jaune, des vestiges d'une incubation interrompue ont été regardés comme des vers ou comme des embryons de serpent, de basilic, etc.

Aux corps étrangers appartiennent :

1° Des caillots sanguins récents;

2° Des concrétions fibrineuses ou sanguines anciennes;

3° Des portions mêmes de l'ovaire;

4° Des entozooaires réels ou fictifs.

A. — Caillots sanguins récents.

Il est assez commun de trouver à la surface du jaune d'un œuf récemment pondu des stries ou de petits amas sanguinolents. Leur forme et leur nombre sont très variables; leur volume dépasse rarement celui d'une lentille; leur couleur est rutilante comme celle du sang frais; ils forment des caillots mous; ils sont disséminés sur le vitellus dont ils n'occupent point une région déterminée, et n'ont aucun rapport avec la cicatricule. Jamais ces caillots ne se trouvent à l'intérieur même du vitellus, dans l'albumen ou sous la coquille. J'ai reconnu, par l'examen anatomique, que leur siège constant est l'intervalle qui existe entre la membrane vitelline et la membrane des chalazes qui enveloppe immédiatement la première. Une pression ménagée les déplace et les fait avancer entre ces deux membranes sans qu'ils pénètrent au dedans, et sans qu'ils se répandent au dehors. La constitution de ces amas sanguinolents est celle d'un caillot sanguin; l'examen microscopique me les a constamment montrés formés d'une grande proportion de corpuscules du sang identiques avec ceux de la poule, corpuscules pour la plupart tout à fait intacts, et accompagnés quelquefois d'un assez grand nombre de noyaux libres, restes de globules détruits.

Quelle est l'origine de ces caillots? Ils n'ont aucun rapport avec le développement embryonnaire, car ils sont situés au dehors de la membrane vitelline, et quelquefois à l'opposé même de la cicatricule qui, du reste, n'offre aucun indice de développement ; d'un autre côté, ils ont une analogie complète avec le sang de la poule. D'après ces considérations comme d'après leur siège en dedans de la membrane des chalazes, on peut conclure que ces caillots sont formés par du sang de la poule déposé à la surface du vitellus avant que ce corps n'ait revêtu la première membrane que lui fournit l'oviducte, c'est-à-dire dans l'intervalle de son passage de l'ovaire à la trompe. Il me paraît évident que le sang est fourni par les vaisseaux du calice ovarien, lorsque cet organe, embrassé par le pavillon de la trompe, se rompt pour livrer passage à l'ovule.

B. — Concrétions fibrineuses et sanguines anciennes.

*Premier fait.* — DAVAINE.

Quoique ce cas vienne le dernier en date, j'en parlerai tout d'abord à cause de l'étude histologique qui a été faite du corps contenu dans l'œuf et des indications précises que l'on a sur sa nature.

Un de mes amis, en mangeant un œuf de poule, aperçut à l'intérieur un corps particulier qu'il recueillit et qu'il m'envoya dans de l'alcool (pl. II, fig. 6).

Ce corps a la forme d'une calotte prolongée d'un côté en un filament épais à la base et aminci graduellement au sommet. Le diamètre de la calotte est de 11 millimètres, le filament est un peu moins long ; la circonférence est épaissie dans la partie qui donne naissance au filament, amincie à l'opposé. La plus grande épaisseur est de 3 millimètres ; la concavité de l'une des faces et la convexité de l'autre sont à peu près conformes à la surface du segment d'un petit jaune d'œuf de poule, de telle sorte que ce corps pouvait être situé entre un vitellus qu'il coiffait et le calice de l'ovaire. Il était évidemment libre de toute adhérence, d'une connexion quelconque avec une autre partie ; il forme un tout complet. Sa couleur est d'un brun grisâtre ; sa consistance est très ferme, semblable à celle d'un caillot fibrineux ancien ; il est formé de deux couches épaisses juxtaposées, qui ne laissent point de cavité entre elles. Examinée au microscope, sa substance n'offre pas une structure appréciable ; point de cellules, point de vaisseaux, aucun tissu distinct, aucun filament visible. Elle n'a de rapport évident qu'avec la fibrine du sang dont la cuisson et l'alcool avaient changé quelque peu l'apparence.

On ne peut rapporter l'origine de ce corps qu'à du sang épanché hors des vaisseaux de l'ovaire, toutefois à une époque bien antérieure à celle où le jaune, abandonnant le calice, pénètre dans l'oviducte, car sa consistance est de beaucoup plus considérable que celle des caillots formés lors de la rupture du calice. Une hémorragie à l'intérieur de la vésicule ovarienne, lorsque le vitellus est encore loin de sa maturité, satisfait à toutes les conditions de notre corps étranger. D'une part, le sang épanché s'est moulé sur la convexité du vitellus, et de l'autre, sur la concavité de la vésicule ovarienne : la partie liquide s'est résorbée et le caillot, pendant que le vitellus achevait de se former, a pu acquérir la consistance et la fermeté des concrétions fibrineuses anciennes ; enfin, lors de la maturité du jaune, le caillot a été reçu avec ce corps dans l'oviducte.

*Deuxième fait.* — Duhamel (de Lille).

« On trouve quelquefois des corps étrangers dans l'intérieur des œufs ; cela n'arrive sans doute que bien rarement, puisque ayant employé pour ma part (l'auteur était pharmacien) au moins vingt mille œufs frais, ce n'est que le mardi 8 avril 1823 que j'ai rencontré une semblable particularité...

« Celui que j'ai trouvé est réniforme ; il avait la couleur et la consistance d'un rein. *Placé du côté opposé à la cicatricule, il adhérait au jaune, mais n'entrait point dans sa substance*, car je l'en détachai sans le rompre. Cette concrétion est nécessairement recouverte d'une membrane, puisque je pus la laver à l'eau fraîche et la frotter sans qu'elle se divisât. L'ayant ainsi lavée, je l'ai mise dans de l'alcool rectifié pour la conserver. Elle a de longueur 4 lignes et de largeur au plus grand des lobes près de 2 lignes 1/2. Avant son immersion dans l'alcool elle avait une couleur partout homogène, mais sans doute quelques légères portions d'albumine n'auront pas été enlevées par le lavage ; leur coagulation, surtout entre les deux lobes, a donné à la concrétion une ressemblance plus grande avec le viscère dont elle a, comme je l'ai dit, la forme et la couleur... Vous pourrez en juger par le dépôt que j'en fais... [1] »

[1] *Concrétion trouvée dans l'intérieur d'un œuf de poule*, par M. Duhamel, mem-

*Troisième fait.* — LEBLOND.

Un œuf de poule fut ouvert pour les usages domestiques, or comme on aperçut dans les liquides un corps rougeâtre extraordinaire, M. Leblond fut prévenu... (Voy. pl. II, fig. 7.)

L'auteur n'a pu s'assurer sur laquelle des deux faces concave ou convexe de la membrane vitelline le corps était primitivement adhérent ; il croit qu'il était renfermé dans le sac. Il occupait sur le vitellus la place de la cicatricule et du germe... Isolé, ce corps était irrégulier en apparence, quoique ayant conservé l'empreinte en creux de la convexité du vitellus et présentait du côté opposé deux sortes de plans irrégulièrement convexes ; sur les bords de la jonction des plans se prolongeait d'un côté une sorte de col rétréci fixé à la chalaze ; le tout était recouvert d'une couche mince d'albumine plus concrète et d'une membrane diaphane inégalement épaisse, appliquée sur le germe paradoxal auquel elle adhérait par quelques points. Après avoir détaché avec soin cette enveloppe membraneuse, le corps problématique fut trouvé d'une teinte rouge passant au jaunâtre, d'apparence fibrineuse que l'auteur regarde comme un parenchyme musculaire.

Une incision longitudinale mit à découvert une cavité intérieure contenant un peu de mucosité... Une seconde incision, faite à l'opposite, ouvrit une seconde cavité moins vaste, mais à parois plus épaisses avec des faisceaux fibrineux irréguliers par la forme et la longueur ; il y avait donc une cloison entre les deux cavités, mais elle était percée... [1].

L'auteur, dans un mémoire publié sur ce fait, admet que le corps observé par lui est un cœur de poulet développé isolément de toutes les autres parties embryonnaires ; il se livre à ce sujet, à des considérations sur le développement et la constitution des organes, sur les lois de la formation normale et des anomalies qui le mènent à des conclusions nombreuses et fort inattendues. Une simple remarque réduit toutes ces considérations à néant, c'est que ce cœur s'est développé en l'absence d'un blastoderme.

S'il fallait adopter une opinion sur la nature et l'origine du corps en question, nous rapprocherions le fait des deux qui

bre résident (*Recueil des travaux de la Société des sciences de Lille*, 1823-1824, p. 273). Lille, 1826.

[1] Charles Leblond, *Recherches d'anatomie et de physiologie sur un embryon monstrueux de la poule domestique, circonscrit dans l'existence solitaire d'un cœur*. Paris, 1834 ; avec un rapport de l'Académie des sciences, du 29 septembre 1834.

précédent : comme celui que j'ai décrit, le corps étranger de Leblond avait la consistance et l'apparence d'un caillot fibrineux; sa forme était en rapport avec celle de l'intervalle compris entre un vitellus et la vésicule ovarienne. Quant aux fibres, quant à la membrane qui recouvrait sa face convexe, et dont la nature n'a point été déterminée par un examen suffisant, les uns étaient certainement des faisceaux de fibrine, l'autre peut-être une portion de la vésicule ovarienne adhérente au caillot et entraînée avec celui-ci. L'observation suivante nous montre un fait analogue sous ce rapport et qui rend notre explication très vraisemblable. Enfin, je ferai remarquer que, dans l'observation de Duhamel, le corps étranger dont la situation a pu être bien déterminée n'avait aucun rapport avec la cicatricule, et que, par conséquent, ces sortes de corps n'ont aucune relation avec le développement embryonnaire.

C. — Fragments de l'ovaire.

*Premier fait.* — LABOULBÈNE.

L'œuf provient d'une poule de la race de Houdan. Il est plus volumineux que les œufs ordinaires de cette poule ; sa forme est régulière, mais la coquille manque de carbonate calcaire en plusieurs points et principalement au gros bout d'où sort un corps allongé, une sorte de pédicule qui fait une saillie de 2 centimètres au dehors de la coque et qui a de 2 à 3 millimètres d'épaisseur ; la membrane coquillière est normale (pl. II, fig. 8).

Dans le petit bout de l'œuf existe un jaune ou vitellus très frais, ayant son apparence ordinaire, une cicatricule, un blanc muni de deux chalazes.

Dans le gros bout se trouve un autre corps, un peu plus volumineux que le précédent et qui possède un pédicule. Il est entouré d'un albumen différent, d'une teinte louche, rosée ou rougeâtre, un peu brune vers l'extrémité. Ce corps est d'une couleur blanc sale, roussâtre; sa surface est légèrement tomenteuse et l'on y distingue des nervures qui paraissent produites par le relief de vaisseaux sanguins. Le pédicule semble faire partie intégrante de la masse de ce corps; il se détache par une faible traction de la membrane coquillière qu'il traverse et avec laquelle il n'a point de continuité.

L'examen anatomique fait voir que le corps pédiculé est formé extérieurement d'une enveloppe mince, chiffonnée, et se séparant en totalité des parties sous-jacentes auxquelles elle n'adhère que très faiblement. Elle ne se continue pas sur le pédicule. Examinée au microscope, cette enveloppe se montre composée par un groupe de granulations moléculaires reliées entre elles par une matière amorphe unissante ; elle renferme aussi des globules graisseux. C'est évidemment une pseudo-membrane de formation récente et dépourvue de vaisseaux. Au-dessous d'elle existe une seconde membrane, qui renferme un vitellus ou jaune ordinaire. Cette seconde membrane contient dans l'épaisseur de ses parois de nombreux vaisseaux qui, aboutissant tous au pédicule, laissent à l'opposé un espace libre et non vasculaire. Cette disposition rappelle très exactement celle du stigmate des vésicules ovariennes qui possèdent encore leur vitellus. « Nous pouvons donc, nous devons admettre, dit avec toute raison l'observateur, que le corps sphérique pédiculé situé vers la grosse extrémité de l'œuf, présente tous les caractères d'une vésicule ovarienne entière, avec son pédicule, ses vaisseaux et son stigmate non vasculaire. Il n'est autre qu'une vésicule ou un calice de l'ovaire dont le pédicule s'est détaché, et cette vésicule non rompue s'est enveloppée d'albumine après s'être revêtue d'une fausse membrane [1]. »

Ce fait est d'un grand intérêt; il peut jeter du jour sur la nature de plusieurs autres dont l'interprétation avait été jusqu'aujourd'hui fort difficile. On ne trouve point ici, comme dans les cas précédents, une concrétion fibrineuse, mais les produits d'une inflammation de la vésicule ovarienne; inflammation qui a déterminé le ramollissement et la rupture du pédicule du calice et la formation d'une fausse membrane enveloppante. Cette fausse membrane, toutefois, a dû se former avant la rupture du pédicule, car, une fois séparé de l'ovaire, le calice cesse de vivre et ne peut produire un corps de cette nature.

Le vitellus étant parfait, c'est à l'époque de la maturité de l'ovule que la maladie est survenue; quelque lésion du même genre pourrait survenir aussi lorsque la vésicule ovarienne est encore peu développée ou bien après que le vitellus en a été expulsé, de là résulteraient des différences notables dans des cas cependant analogues; ceux qui suivent nous en offrent peut être des exemples.

[1] A. Laboulbène, *Œuf de poule monstrueux renfermant à la fois un jaune ordinaire et une vésicule ovarienne* (*Comptes rendus de la Société de biologie*, t. 1, 3ᵉ série, p. 161, 1859. Paris, 1860).

*Deuxième fait.* — Bailly (de Lille).

Madame ***, cassant un œuf pondu depuis quelques heures seulement, sentit, en le remuant avec une cuiller, de la résistance dans le fond; cherchant à la vaincre, elle amena au dehors un corps étranger de consistance assez ferme et ressemblant pour la forme et pour le volume à un cœur de poulet. Ce corps, que j'ai examiné attentivement, m'a paru n'être qu'une tumeur polypeuse qui a dû adhérer à la muqueuse de l'oviducte par le pédicule même qu'on y remarque. Sa couleur intérieure était rouge foncé; sa texture fibreuse et sa consistance égale à celle du cœur. Une membrane très mince, blanchâtre et composée de deux feuillets au moins, la recouvrait entièrement. Il est probable que cette tumeur se sera développée sur l'*oviductus*, aura été englobée par l'œuf pendant son développement dans cet organe et le pédicule arraché au moment de la formation de l'enveloppe calcaire ou de la ponte. Ce qui nous porte à admettre cette explication, c'est la cicatrice que l'on remarque à la coquille que je vous présente, qui constate que la tumeur y a adhéré [1]. »

Ce fait ressemble trop au précédent pour qu'on ne le range pas dans la même catégorie : toutefois, les restes d'une hémorragie déjà ancienne existaient dans la membrane enveloppante, et, à ce point de vue, il se rapproche du cas observé par Leblond. Je serai disposé à croire que ce corps était une vésicule ovarienne dans laquelle, consécutivement à la sortie du vitellus, il s'était fait un épanchement sanguin.

*Troisième fait.* — Vallisneri.

Notre auteur possède un œuf qui a été trouvé dans un autre œuf de poule, le 2 mars 1700. Il est gros comme un œuf de pigeon, et semblable à ceux que Acquapendente, avec le vulgaire, a appelé *centenins*. L'auteur l'ayant ouvert dans toute la longueur l'a trouvé rempli presque entièrement d'un petit morceau de chair arrondi. La coquille avait une certaine épaisseur, mais elle était plutôt tenace et fléxible que fragile. Elle renfermait une tunique ou membrane très dense et forte qui, étant soulevée, avait l'apparence d'une bourbe de couleur livide et de suie; cependant elle ne répandait aucune odeur désagréable. Sous cette membrane existait le petit morceau de chair ci-dessus mentionné, semblable au parenchyme du foie ou bien au placenta. L'auteur l''ayant renfermé dans une boîte pendant

1 *Corps étranger trouvé dans un œuf*, par M. Bailly, membre résidant. *Mémoires de la Société royale des sciences... de Lille*, 1838, 2e partie, p. 226. Lille, 1838.

toute la nuit et l'ayant examiné le matin suivant, remarqua que la couleur rougeâtre était plus prononcée quoique encore pâle et légèrement jaunâtre; au contact de l'air cette couleur devint d'un beau rouge; son odeur et sa saveur étaient celles de la chair. Divisé par le milieu, il n'offrit pas une organisation bien distincte, mais seulement un amas confus de fibres mêlées à du sang et à un peu de sérum.

Ce corps était plus gros vers le gros bout de l'œuf, et vers le petit bout, il formait une espèce de petite boule. Par un examen attentif on pouvait voir qu'il était formé de trois parties connexes avec la supérieure, laquelle paraissait être la tête. Ainsi, dit l'auteur, ce corps pourrait être comparé un peu grossièrement, si vous voulez, à une môle embryonnaire qui aurait quelque ressemblance avec un petit poulet muni de sa tête, de ses ailes et de son tronc [1].

*Quatrième fait.* — PETIT.

M. Petit a fait voir à l'Académie un petit corps oviforme d'environ 10 lignes de longueur et de 5 lignes de diamètre, qu'il avait trouvé dans le blanc d'un œuf. Ce corps, qui était lui-même une espèce de petit œuf, n'était attaché au grand que par un pédicule assez court et qui avait peu de consistance. On y voyait quatre enveloppes; l'extérieure était assez solide puisque, en étant séparée, elle conservait sa forme et se soutenait par elle-même, ce que ne faisaient point les autres A chaque séparation des trois premières enveloppes ainsi prises extérieurement, le petit corps conservait sa figure; mais on n'en eut pas plus tôt séparé la quatrième, que tout ce qui était renfermé s'échappa en forme de blanc d'œuf sans jaune.

« M. Winslow dit en avoir vu un semblable [2].

*Cinquième fait.* — CLEYER.

« On doit aussi ranger dans la classe des œufs monstrueux celui qui fut donné, le 19 juin 1664, à M. Georges-Frédéric Béhaimius, magistrat de Nuremberg (pl. II, fig. 9). Il avait deux jaunes, à l'intérieur desquels était attaché par un pédicule un appendice semblable au fruit de l'arbousier [3]. »

Ces trois derniers faits peuvent être interprétés assez exactement, je pense, si on les rapproche des deux précédents.

[1] Ant. Vallisneri, *Opere fisico-mediche*, t. II, p. 76, § 12. Venezia, 1733.

[2] Petit, *Corps oviforme trouvé dans un œuf (Histoire de l'Académie royale des sciences*, 1742, p. 42).

[3] André Cleyer, *Collection académique, part. étrangère*, t. III, p. 459. (Extrait des *Éphém. de l'Acad. des cur. de la nat.*, déc. 2, ann. 1, 1682. Observation 16, *in scholiis*.

Le cas de Vallisneri concerne, suivant moi, une concrétion fibrineuse formée dans un calice, lequel s'est séparé de l'ovaire. Dans l'oviducte, il s'est revêtu d'une coquille, formant ainsi une sorte de petit œuf qui, semblable à la plupart des œufs inclus, est remonté à la faveur de sa petitesse vers le pavillon de la trompe où il a été englobé dans un œuf normal.

L'œuf inclus de Petit peut être aussi un calice devenu malade à l'époque où le jaune encore peu développé est peu consistant. Ce calice, après s'être entouré d'une membrane coquillière, aura rétrogradé vers le pavillon de la trompe. Mais peut-être ce corps n'était-il composé que de couches de blanc concret semblables à celles qui, dans les expériences de Geoffroy Saint-Hilaire, s'amassaient dans l'oviducte entravé.

Enfin, si l'on veut juger le cas de Cleyer d'après la figure qu'il a donnée de son œuf monstrueux, on y trouve de tels rapports avec celui de Laboulbène, qu'il n'est pas permis de douter qu'il ne s'agisse d'un fait semblable. L'auteur représente, il est vrai, le fruit dont il parle ; mais on sait qu'à l'époque où vivait Cleyer, les figures annexées aux observations n'étaient généralement que des images approximatives des choses ou même n'étaient que des images *schématiques*, c'est-à-dire telles que l'immagination concevait les objets représentés. Or c'est dans la disposition générale des différentes parties qui composent l'œuf de Cleyer qu'existent des rapports remarquables avec celui de Laboulbène.

### D. — Entozoaires.

De véritables entozoaires ont été trouvés dans l'œuf de la poule, mais des corps d'une tout autre nature qui se trouvaient accidentellement sous la coquille, ont été regardés, surtout par d'anciens observateurs, comme des animaux parasites ou comme des êtres qui s'y étaient formés par quelque circonstance surnaturelle.

1° *Entozoaires vrais.* — Tous les entozoaires trouvés dans

l'œuf de la poule appartiennent à la même espèce, le *distome de la bourse de Fabricius*. Hanow, Purkinje, Eschholz, Schilling, en ont rapporté des exemples[1]. Le distome observé par ces savants vit chez la poule, dans la bourse de Fabricius, organe qui communique immédiatement avec l'oviducte dans lequel le parasite peut assez facilement s'introduire; on comprend qu'un ver, égaré dans l'oviducte, soit quelquefois enveloppé par la coquille d'un œuf comme un corps étranger quelconque.

Il ne faudrait pas confondre avec ce distome un caillot sanguin situé à la surface du vitellus; j'ai été témoin d'une méprise semblable faite par un anatomiste savant, mais étranger aux connaissances helminthologiques.

2° *Entozoaires fictifs.* — Un cas observé par Rodet, médecin vétérinaire dont les travaux sont justement appréciés, a été rapporté par cet observateur aux hydatides : mais je pense que cette manière de voir n'est pas exacte; voici le fait :

« Le 25 avril 1818, étant alors de service à Paris avec mon régiment, je trouvai, dans un œuf de poule qui venait d'être cassé, et qui même paraissait assez frais, une vésicule blanchâtre, ovoïde, membraneuse, renfermant une matière liquide, d'apparence séreuse, et très diaphane, ainsi que quelques globules flottants, d'un blanc opaque et demi-solides.

« Cette vésicule était placée sur le côté du germe, c'est-à-dire de la cicatricule, et se trouvait attachée par un pédoncule peu allongé, au milieu même de celle-ci; enfin, à quelque distance du point d'attache on remarquait, sur la membrane propre du jaune, un autre point vésiculaire, blanchâtre, de l'étendue et du volume d'une lentille ordinaire, et contenant aussi une liqueur blanchâtre, très limpide.

« Après avoir examiné avec soin l'une et l'autre vésicule, je perçai la plus petite; il en sortit seulement une sérosité limpide, inodore, diaphane et sans couleur particulière; mais je détachai et conservai dans son entier la plus grande vésicule. Elle était du volume d'un gros haricot, un peu affaissée sur elle-même, d'un blanc un peu mat, et conservait sa forme ovalaire; la vésicule, très transparente, était d'une texture homogène et d'une finesse égale dans toute son étendue, quoique assez forte, mais on

[1] V. Diesing, *Systema helminthum*. Vindobonæ, 1850. Vol. I, p. 335-333.

n'y reconnaissait aucune apparence de fibres bien distinctes. Son pédoncule, sa membrane extérieure, son organisation intérieure, qui résultait de la sérosité et des globules blancs et flottants qu'elle contenait, l'accroissement évident qu'elle devait avoir pris, sans doute par une véritable nutrition particulière, tout me porta à penser que cette production anormale, ainsi que celle bien moins développée qui l'accompagnait, ne pouvait être autre chose qu'une véritable hydatide, analogue en tout aux productions hydatiques de l'homme et des animaux et, par conséquent, du genre des acéphalocystes [1]. »

Je ne puis regarder ces vésicules comme des hydatides, non que j'admette qu'un ver vésiculaire ne puisse trouver à vivre dans un œuf ou que le germe d'un tel ver ne puisse y arriver, mais parce que, chez la poule, il n'existe point de vers semblables.

L'observation de Rodet, qui est la seule de ce genre que je connaisse, peut recevoir une autre interprétation : il est à croire qu'il s'agit ici d'un amnios développé indépendamment de l'embryon ; en effet, M. Dareste a vu que cette enveloppe fœtale continue quelquefois de s'accroître après la mort de l'être qu'elle devait enfermer et quoique les traces de l'existence antérieure de cet être ne soient plus appréciables qu'à la loupe [2]. Un observateur moins attentif ou moins savant que notre collègue de la Société de biologie, aurait pu, dans un cas semblable, prendre la vésicule amniotique pour un ver vésiculaire.

Les auteurs des XVIe et XVIIe siècles ont rapporté un grand nombre de cas d'animaux plus ou moins étranges trouvés dans des œufs d'oiseaux. C'étaient des vers, des scorpions, des lézards, des serpents ou des embryons de ces animaux, enfin un reptile imaginaire, le basilic.

Suivant ces auteurs, les animaux trouvés dans l'œuf devaient

1 J.-R.-C. Rodet, *Observations sur les hydatides*, *Journal complémentaire*, XVII, p. 125. Paris, 1823, et Hurtrel d'Arboval, *Dictionnaire de médecine et de chirurgie vétérinaires*, art. HYDATIDES.

2 V. Dareste, *Comptes rendus de la Société de biologie*, 2e série, t. V, p. 146, et 3e série, t. I, p. 33, 1859.

leur origine soit à un accouplement, soit à une incubation contre nature, soit à leur introduction accidentelle dans l'œuf après avoir été avalés par la poule, soit à la force de l'imagination de celle-ci vivement frappée de frayeur par quelque phénomène, soit à la putréfaction, soit enfin, comme beaucoup d'autres monstruosités, à un jeu de nature.

Tous ces cas sont évidemment le produit de l'imagination et de l'ignorance, ou bien le résultat d'une interprétation erronée relativement à quelque corps étranger renfermé dans la coquille ou même relativement à quelque partie de l'œuf comme la chalaze, ce dont nous verrons plus loin un exemple.

Aux faits dont nous parlons se rapportent :

1° Une espèce de ver ou de serpent trouvé par Licet dans un œuf de poule sans jaune [1].

2° Un grand ver trouvé, par Fabrice ab Acquapendente, dans un œuf qu'il mangeait [2].

3° Un ver à quatre pieds, ayant la forme d'un lézard, dans un œuf sans jaune; par Gründelius [3].

4° Des scorpions trouvés dans un œuf de poule [4].

5° Un animal semblable à un serpent trouvé dans un œuf [5].

6° Un serpent sorti d'un œuf, à Florence; cas communiqué à Sténon [6].

7° Serpent trouvé dans un œuf de poule, par Jérôme Santasofia et par Jacques Grandi [7].

8° Un basilic sorti de l'œuf d'un coq âgé de dix à douze ans [8].

9° Embryon de basilic trouvé dans un œuf de poule cuit, par Ludovic Keppler [9].

10° Monstre à face humaine ayant des serpents au lieu de cheveux et de barbe [10].

1 Ulyssis Aldovrandi, *Monstrorum hist.*, p. 389. Bononiæ, 1642.

2 Aldovrande, *cité*.

3 *Éphém. nat. cur.*, déc. 2, ann. 5, observation 212, 1686.

4 Lyncæus, *Expos. in nard. Rech.*, p. 773; cité par Vanderwiel.

5 Blancaard, *Collection médicale de physiologie*, cent. III, observation 90, cité par Vanderwiel.

6 Vanderwiel.

7 *Collection académique*, t. IV, p. 180.

8 Lemnius, *De natura miracul.*, lib. IV, c. XII, p. 402; cité par Vanderwiel.

9 Bartholin, *Epist. med.*, cent. II, epist. 92.

10 Amb. Paré, *Œuvres*, liv. XXV, p. 1008.

E. — Corps étrangers inorganiques.

Nous ne connaissons que deux cas de corps inorganiques trouvés dans l'œuf de la poule. L'un de ces corps était une épingle, dont la présence s'explique aussi bien dans un œuf chez la poule, que chez l'homme, au centre d'un calcul ou dans un organe qui ne communique point avec le dehors; l'autre n'eût trouvé son interprétation que dans une analyse chimique, mais la chimie n'existait point comme science à l'époque où le fait a été observé.

Le premier cas appartient à Perrault, l'illustre architecte qui fut aussi médecin éminent et l'un des plus savants naturalistes de son temps.

Il est question « d'un œuf dans lequel on a trouvé une épingle renfermée sans que l'on pût savoir par où elle était entrée. Cette épingle était couverte d'une croûte blanchâtre et épaisse d'un tiers de ligne, ce qui lui faisait avoir la forme d'un os d'une cuisse de grenouille; sous cette croûte, l'épingle était noire et un peu rouillée [1]. »

Le deuxième cas appartient à Panthot, médecin et professeur au collège de Lyon, observateur exact.

« Un religieux, en coupant un œuf de poule, trouva dans le milieu du jaune une pierre de la grosseur et de la figure d'un noyau de cerise. Cette pierre était dure, solide, et résonnait comme un caillou. Sa superficie était polie et roussâtre; la substance intérieure était blanche; elle pesait quinze grains (0$^{gr}$,75), et son poids n'a pas diminué depuis qu'elle est sortie de l'œuf. Elle n'était point composée de couches excentriques comme sont les pierres qui se forment dans les corps vivants; d'où M. Panthot conclut qu'elle ne s'était formée ni dans l'œuf ni dans l'ovaire de la poule [2].

## SECTION V. — Défaut de parties.

A. — Absence de vitellus.

Il arrive qu'une poule ponde des œufs sans jaune, œufs rdinairement fort petits et quelquefois sans coquille.

1 Perrault, *mém. cit.*

2 Extrait d'une lettre de M. Panthot, *Collection académique, part. étrangère*, t.VII, p. 8, et *Journal des savants*, 1690.

En Italie, au temps de Fabrice d'Acquapendente, un œuf de ce genre passait pour être le centième et le dernier de la poule qui cessait de pondre après l'avoir produit, d'où le nom de centenin *(ovum centeninum)* qui lui était vulgairement donné. En d'autres temps, ces œufs ont passé pour être le résultat de l'accouplement d'une poule avec un reptile ; mais ils ont été plus universellement regardés comme des œufs de coq. Cette dernière opinion est très ancienne ; longtemps elle a été admise par les savants, et aujourd'hui même on la retrouve dans les croyances populaires.

Les *œufs de coq* n'étaient pas seulement *extranaturels* par leur origine, ils l'étaient encore par leurs produits : on pensait que, ayant été couvés par le coq, ou, suivant d'autres, par un crapaud, il en sortait un serpent ou bien un basilic, reptile merveilleux, ayant des ailes et dont l'haleine ou le regard donnait la mort.

Après plusieurs siècles de doute et de discussions à cet égard, les savants reconnurent l'innocuité de l'œuf sans jaune ; mais pour son origine elle n'en resta pas moins couverte d'une obscurité profonde.

En 1654, dans la basse-cour du roi de Danemark, existait un vieux coq qui, disait-on, pondait. Thomas Bartholin ayant reconnu entre les œufs attribués à ce coq et les œufs ordinaires de poule de notables différences, obtint de faire l'examen anatomique de l'animal. On ne trouva point d'organe destiné à produire des œufs, et néanmoins l'illustre anatomiste n'en vint pas à conclure ou à penser que les œufs n'appartenaient point à ce coq, mais il se demanda s'ils ne s'étaient point formés dans l'intestin [1]. Scheffer, dans un coq qui passait aussi pour pondre, trouva vers le dos une poche renfermant un œuf (sans doute une concrétion tuberculeuse ou cancéreuse) ; Bartholin à qui la pièce sèche fut envoyée, inclina cette fois à penser que l'animal était hermaphrodite [2].

1 Th. Bartholini, *Historiarum variorum centuriæ*, cent. I ; hist. 99, Hagæ Comit., 1654, p. 143.

2 Th. Bartholini, *Epist. med. cent.* III, *Epist.* 52, 1662.

Enfin, un savant comtemporain, Grundelius, ouvrit à son tour un coq qui avait pondu, disait-on, quatre œufs petits et sans vitellus; l'absence d'un ovaire ne put faire renoncer l'observateur aux opinions erronées de son temps ; il rapporte que, dans une autre occasion, on tua en sa présence un coq qui avait pondu un œuf renfermant, au lieu de jaune, un ver à quatre pieds, de couleur noire, semblable à un lézard. Ce ver, jeté au feu, avait répandu une odeur très fétide [1].

Tel était sur ce point l'état de la science à la fin du XVII^e siècle; car si quelques hommes, comme Harvey, n'avaient pas admis de semblables erreurs, ils n'avaient cependant pas donné ou cherché l'explication des faits. L'esprit philosophique qui dirigea les investigations des savants au siècle dernier ne devait pas laisser subsister plus longtemps de pareilles opinions; bientôt un fait intéressant fournit à Lapeyronie l'occasion d'apporter la lumière dans ce sujet :

Un fermier montra à l'illustre chirurgien plusieurs *œufs de coq* qui contenaient, au dire de cet homme, un embryon de serpent, embryon qui se développerait par l'incubation ; mais l'incubation, à laquelle on soumit ces œufs, n'en fit éclore aucun, et l'inspection montra que le petit serpent n'était autre chose qu'un filament constitué par les chalazes. Pour reconnaître l'origine de ces œufs, Lapeyronie ayant fait l'autopsie du coq, ne trouva ni ovaire, ni oviducte. Des œufs sans jaune s'étant retrouvés chaque jour malgré l'absence du coq, le fermier découvrit enfin la poule qui les pondait. Cette poule, observée pendant plusieurs jours, rendait par le cloaque des matières semblables à du jaune d'œuf délayé, et parfois elle chantait avec violence, comme un coq enroué. L'autopsie, dont les pièces furent présentées à l'Académie des sciences, fit découvrir une tumeur aqueuse, de la grosseur du poing, adhérente d'une part au ligament du pavillon de l'oviducte, et d'une autre au centre du mésentère. Une portion de l'oviducte comprimée entre ces deux attaches était étranglée au point que sa cavité, fortement distendue par l'insufflation, n'avait cependant que cinq lignes de diamètre ; ainsi, dit Lapeyronie, le jaune sortant de l'ovaire n'eût pu franchir cette partie rétrécie sans la crever ou sans se crever lui-même.

Le vitellus, embrassé par le pavillon de la trompe, recevait la première

1 J.-B. Grundelius, *De gallo gallinaceo oviparo*, *Ephem. nat. cur.*, dec. II, ann. V, 1686, observations 211-212.

couche de blanc et les chalazes, mais arrivé dans la partie la plus rétrécie, les membranes vitellines et chalazifères se rompaient; la substance du jaune s'écoulait au dehors par l'oviducte ou refluait dans la cavité du ventre qui en était remplie. Quant aux chalazes et à leur membrane, débarrassées de la sphère vitelline, elles franchissaient le rétrécissement et s'enveloppaient, en parcourant le reste du canal, d'un blanc, d'une membrane testacée et d'une coquille [1].

Mon ami, M. Claude Bernard, a été témoin d'un fait non moins intéressant :

Une poule se présentait chaque matin sur le nid en chantant d'une manière qui n'était pas ordinaire. Généralement elle quittait le nid sans avoir pondu, mais quelquefois elle y laissait un petit œuf, ou bien elle perdait son œuf quelque temps après dans la basse-cour. Aucun de ces œufs n'avait de vitellus. La poule devint languissante et mourut. A l'autopsie, M. Bernard trouva une oblitération complète du pavillon de l'oviducte. La cavité du ventre était remplie des vitellus qui s'étaient successivement échappés de l'ovaire.

Le développement de l'ovule dans la vésicule ovarienne et la sécrétion des produits complémentaires qui se fait dans l'oviducte sont indépendants quoique corrélatifs. Qu'une cause quelconque s'oppose à la pénétration de l'ovule, c'est-à-dire de la sphère vitelline dans le pavillon de l'oviducte, cette sphère tombe nécessairement dans la cavité abdominale; l'albumen destiné à lui servir d'enveloppe n'en est pas moins sécrété; cet albumen chemine donc isolément dans le canal qui l'a produit et reçoit une membrane coquillière et une coquille.

On conçoit que d'autres causes encore, telles que l'avortement du vitellus, une sécrétion surabondante d'albumen, des contractions déréglées de l'oviducte, puissent faire arriver dans la partie postérieure de ce canal quelque portion isolée de blanc qui, s'enveloppant d'une coque, représente un œuf sans jaune.

De quelque manière qu'il se produise, l'œuf sans vitellus est

[1] Lapeyronie, *Observations sur les petits œufs de poule sans jaune, que l'on appelle vulgairement œufs de coq*, (*Académie royale des sciences de Paris*, 1710, et *Collection académique*, part. franç., t. III, p. 371.

moins volumineux qu'un œuf normal. La petitesse de son volume favorise sa progression dans le tube génital ; aussi son séjour dans la portion de l'oviducte qui sécrète la coquille est-il quelquefois très court, d'où vient qu'il est est expulsé au dehors avant d'avoir acquis cette enveloppe, ou bien que, remontant vers le pavillon de l'oviducte, il se retrouve privé de coquille dans un autre œuf.

B. — Absence d'albumen.

La quantité de blanc qui existe dans l'œuf des oiseaux est assez variable, mais on a rarement signalé l'absence complète de cette substance; un œuf de poule (pl. II, fig. 12) qui avait une coquille double, une forme très allongée avec la pointe recourbée, un jaune ordinaire, mais pas de blanc, fut montré par M. Liégeois à la Société de biologie[1].

C. — Absence de coque.

Les œufs sans coquille, appelés œufs *hardés*, sont très communs chez la poule. Ils sont souvent petits et souvent ils ont une forme qui n'est pas normale. Le Dr Paris dit qu'on les observe surtout chez les poules vigoureuses, à l'époque de la moisson, lorsque leur nourriture est abondante et forte[2]. En Amérique, dans la Colombie, « les poules qui mangent du maïs ergoté, dit M. Roulin, pondent assez fréquemment des œufs sans coquille. On ne comprend pas trop d'abord comment ce genre de nourriture peut influer sur la formation du carbonate de chaux dont l'œuf est habituellement revêtu; cependant, il me semble que le fait s'explique assez bien en concevant que l'ergot produit dans ce cas un véritable avortement[3].

Fordyce a supposé que l'insuffisance du carbonate de chaux dans la nourriture des oiseaux devait déterminer la ponte

1 Liégeois, *Comptes rendus de la Société de biologie*, 1859, p. 254.
2 Dr Paris, *Remarks on the physiology of the egg (Transact. of Linnean Soc. of London*, vol, X, p. 310, 1811).
3. Roulin, *De l'ergot du maïs et de ses effets sur l'homme et les animaux* (*Annales des sciences naturelles*, t. XIX, p. 283. Paris, 1830.

d'œufs sans coquille; j'ai vainement cherché à obtenir ce résultat chez des poules que j'ai soumises dans ce but à un régime particulier.

Le Dr Paris rapporte qu'une poule qu'il avait renfermée pour quelques expériences et qui s'était cassé la jambe, se mit à pondre, trois jours après, des œufs sans coquille. Il suppose que, dans ce cas, le carbonate de chaux destiné à consolider la coque de l'œuf a été employé à la réparation de l'os [1].

Les causes de l'absence de coquille sont sans doute très variées, et probablement la plus fréquente est un séjour insuffisant dans la dernière partie de l'oviducte.

D. — Absence de vitellus et d'albumen.

Des amas de substance calcaire, des fragments de coquille sont parfois rejetés, ou s'amassent dans l'oviducte, surtout à l'époque de la cessation de la ponte chez les oiseaux, ou bien lorsqu'il existe une oblitération d'une partie du tube génital; ce fait a été observé aussi chez des invertébrés. Dans le *distome lancéolé*, « on trouve assez souvent, dit M. Moulinié, une anomalie qui consiste en une production surabondante de la substance de la coque... Cette surabondance qui paraît provenir d'un manque d'équilibre dans la production des différents éléments de l'œuf, atteint quelquefois des proportions considérables, au point qu'on rencontre des individus chez lesquels l'oviducte est rempli dans toute sa longueur de ces amas de substance de la coque, dont l'excès ne trouvant pas assez de substance vitelline pour former des œufs, enveloppe tous les fragments ou corpuscules qui se trouvent sur son passage, ou, à défaut, prend la forme sphérique, comme toute substance liquide qui est suspendue dans un autre liquide [2]. »

1 Dr Paris, *mém. cit.*, p. 311.

2 J.-J. Moulinié, *De la reproduction chez les trématodes endo-parasites*. Genève, 1856, p. 41.

E. — Absence de parties indéterminées.

La petitesse excessive des œufs est particulièrement remarquable chez les oiseaux dont l'œuf est naturellement très volumineux; dans le musée de Gresham, on conservait un œuf d'autruche qui avait à peine le volume de celui d'une poule, sa coque était néanmoins très épaisse. Un autre œuf du même oiseau avait la grosseur d'une noix de muscade.

Trois œufs de casoar étaient aussi remarquables par leur petitesse : l'un avait le volume d'un œuf de pigeon, un autre était encore plus petit, et le troisième était gros comme une noix de muscade [1].

Il est probable que ces œufs manquaient de vitellus, et quelques-uns même de blanc.

### SECTION VI. — Anomalies de forme.

L'œuf offre rarement dans sa forme quelque déviation au type particulier à l'espèce d'animal qui le produit; c'est chez les oiseaux presque exclusivement que ces déviations ont été notées.

Tantôt l'anomalie porte sur la forme générale de l'œuf, tantôt sur une portion seulement de la coque.

I. La forme générale peut subir de nombreuses modifications : L'œuf est parfois très allongé, fusiforme; il se termine par un bout ou par les deux en un long appendice caudiforme, plus ou moins contourné ou comme articulé [2]; parfois il est aplati, comprimé, tordu, etc. [3]; d'autres fois, il a l'apparence

[1] Nehemjah Grew, *catalogue cité*, p. 76.

[2] *Cleyer* possédait trois œufs de poule dont l'un avait la coquille plissée, l'autre était presque piriforme et avait une sorte d'opercule au petit bout ; le troisième avait une queue. *Misc. nat. cur.*, dec. 2, ann. 1, observation 16, p. 36, 1682. — *Ruysch Ovum gall. caudatum*, *Thesaur. anat.*, III, p. 35. — *Id.*, *Thesaur. anat.*, X, p. 25.— D'autres cas cités par Haller *(op cit.)* se trouvent dans les recueils suivants : *Breslaw Samlung*, 1723, p. 352, ann. 1719, p. 587 ; 1721, m. mai, vers. XXIV, p. 524. — *Nov. litt. maris Baltici*, 1702, p. 152. — *Comm. lit. Nor.*, 1742, hebd. 28.

[3] *Balbi*, Œuf monstrueux consistant dans une coquille contournée en spirale *(Col-*

d'une gourde ou d'un sablier [1]; cette dernière forme peut être le résultat de l'union bout à bout de deux œufs complets, comme j'en ai vu un exemple chez la poule (pl. II, fig. 10). Plusieurs autres sont rapportés dans divers recueils [2].

Les œufs qui offrent ces anomalies sont assez fréquemment dépourvus de coquille, et, dans ce dernier cas, leur blanc est souvent surabondant.

J'ai observé un œuf de cette sorte, c'était un œuf de poule d'un volume extraordinaire; il couvrait toute la longueur du diamètre d'une assiette; il avait un seul jaune normal.

Dans le laboratoire de M. Rayer, j'ai vu deux œufs hardés très volumineux et terminés par deux appendices en forme de queue (voy. pl. II, fig. 13, 14). On trouve dans les recueils scientifiques d'autres exemples semblables [3].

II. — Lorsque l'anomalie ne porte que sur une portion de la coque, elle consiste dans des plis, des reliefs, des empreintes superficielles ou dans un dépôt calcaire formant des

*lection académique, part. étrang.*, t. X, p. 334, extrait de l'*Académie des sciences de Bologne*). D'autres cas sont cités par Haller *(op. cit.)*, *Figura serpentina*. Schmuk tabl. ultim., Bresl., Versuch. XXIV. — *Curva et adstricta*, Lachmond, divin, p. 15. — *Longa cum alternis intersectionibus*, Giorn. di Parma, 1689, p. 49.

1 M. Liégeois a montré à la Société de biologie *(obs. cit.)* un œuf de poule en forme de gourde; la partie rétrécie était courbée sur elle-même comme une anse; il n'y avait qu'un seul jaune (V. pl. II, fig. 11). — Catalogue du musée de Boston, n° 877. — A hen's egg, quite small, and contracted at one extremity, so as to resemble in form a certain kind of gourd. — J.-B. Jackson, *Descriptive catalogue of the anatomical museum of the Boston Society*, 1847.

2 Deux œufs non renfermés dans la même coque, mais adhérents bout à bout par leur coquille. — (G. Dethardingius, Acad. cæsar. Leopold., *Nat. cur. ephem.*, cent. 1 et 2, append., p. 198). — Cas semblable observé par Montgomery, *Cyclopædia of anat.*, etc., t. II, p. 317. — Deux œufs de poule ayant chacun leur blanc et leur jaune mais sans coquille, étaient réunis en sablier. (Georgii Hannæi. *De ovo gemello*, *Ephem. nat. cur.*, dec. 2, ann. 4, observation 115, p. 223). — Two henn's eggs, united by a short thick band; they are tolerably developed in regard to size, though there is only a trace of shell *(Catalogue de Boston cit.*, n° 871).

3 Polisius parle d'un œuf pourvu d'un blanc et d'un jaune ordinaire, mais sans coquille, qui se terminait par un long appendice très irrégulier (Gethof. Sam. Polisii, *De ovo monstroso*, *Ephem. nat. cur.*, dec. II, ann. 4, observation 44, p. 105). Voyez ci-dessus l'observation (de Hannæus) de deux œufs réunis en sablier, et les cas cités par Haller *(op. cit.)*, qui se trouvent dans *Comm. litt. nor.*, 1733, hebd. 39. — Vallisneri, Rilag., n° 12.

rugosités ou des concrétions plus ou moins volumineuses [1]. Reisel a donné la description et la figure d'un œuf de poule dont la grosse extrémité était chargée d'un amas calcaire d'une forme qui rappelait celle d'un turban [2], Réaumur en a vu un dont la coquille était couverte de petits corps blancs remplis d'un liquide albumineux [3].

III. — Ces déviations au type normal, les changements de forme, les empreintes de la coquille peuvent dépendre de quelque lésion permanente de l'oviducte ou de contractions spasmodiques de cet organe. Dans le premier cas, les œufs pondus successivement offrent tous des déformations analogues; dans le second cas, les déformations ne sont pas constantes ; tel était celui d'une poule que j'enfermai dans une cage et qui pondit d'abord un œuf à coquille fortement plissée ; les suivants n'offrirent rien de semblable.

IV. — Au temps où l'esprit d'observation était le privilège de quelques rares génies, où les scrutateurs de la nature, dominés par une profonde crédulité, par l'amour du merveilleux, n'envisageaient point d'un autre œil que le vulgaire les déviations au type normal dans les corps organisés, les anomalies graves observées chez les animaux étaient considérées comme l'effet d'une cause surnaturelle, comme un signe de la colère divine, comme un présage funeste, etc. On ne cherchait nullement dans ces anomalies, dans une monstruosité, leurs rapports avec le type normal altéré, on y cherchait, au contraire, ceux qu'une apparence superficielle donnait avec des êtres d'un tout autre type. L'anomalie se caractérisait par une comparaison absurde ou grossière : un monstre humain devenait un animal quelconque, un porc, un

1 Dans le musée de Gresham, on conservait un œuf de poule qui avait au gros bout une excroissance volumineuse. V. Nehemiah Grew, *ouv. cit.*, p. 78.

2 Salomonis Reiselii, *De ovo monstroso*, 1683. *Misc. nat. cur.*, dec. 2, ann. 2, observation 119, p. 278.

3 Réaumur, *Histoire de l'Académie royale des sciences*, II, p. 105, 1749.

chien, un poisson, suivant le caprice ou la sottise des assistants; par contre, un animal monstrueux devenait une bête à face humaine, etc. Les œufs anormaux ne devaient point être envisagés d'un autre esprit[1]; une empreinte, un sillon, un relief plus ou moins contourné, devenaient l'image d'un reptile[2], d'une partie du corps humain[3], d'un astre[4], etc., dont l'origine se rapportait à quelque événement naturel ou surnaturel; et, par exemple, à propos d'une comète ou d'une éclipse, on voyait des poules pondre des œufs qui portaient l'empreinte d'une étoile ou d'un soleil[5].

On pourrait croire qu'un tel phénomène ne se reproduit plus de nos jours, si l'on ne savait qu'à l'égard des sciences, en dehors du cercle restreint de leurs adeptes, l'ignorance et la crédulité sont de tous les temps. N'a-t-on pas écrit cette année même, à Paris : « Une poule cochinchinoise, noire, âgée d'un an, vivant isolée, et paraissant très sensible aux influences atmosphériques, aux influences électriques surtout, a pondu, le 18 juillet, pendant l'éclipse, à quatre heures moins un quart, un œuf de volume ordinaire, qui portait l'empreinte d'un soleil entouré de douze rayons![6] »

1 V. dans Aldrovande le cas su[illegible] : Monstrum figura genitalis viri est exclusum (ex ovo) uno testiculo et capite quasi canino et cristato insignitum. (Ulyssis Aldrovandi, *Monstr. hist.*, p. 389. Bononiæ, 1642.)

2 André Cleyeri, de ovo gallinaceo cum serpentis imagine in testâ, *mém. cit.* — Ovum gallinæ serpentis imagine effigiatum. (Aldrovandi, *op. cit.*, p. 387.)

3 Humana effigies monstrosa in ovo anserino (Aldrovandi, *op. cit.*, p. 390.) — Humana effigies in ovo cum serpentibus ex calvaria et mento germinantibus. *(Ibid.)*. — Haller, ovum cum figura humana. *(Zod. med. gall.*, t. III, p. 108.) — Fig. 4. Exhibet ovum gallinaceum... respræsentans intestinum cœcum cum processu vermiformi. — Fig. 6. Adumbratur ovum gallinaceum pueri penem cum scroto repræsentans, ne præputio quidem excepto. (Ruysch, *Thes. anat*, III, p. 35. tab. 3.)

4 Ovum fructum dactyli referens. (Ruysch, *Thes. anat.*, IV, nº 32.) — Haller, cum figurâ patibuli. — Alberti, *Anim. admir. offic.*, p. 12.

5 Séb. Scheffer, œuf avec l'image d'une éclipse *(Collection académique*, t. III, p. 439 ) — Œuf de poule trouvé à Rome et portant l'image d'une comète. (Cleyer, *mém. cit.)* — Everard Gockel, observation sur des œufs qui portaient comme l'empreinte d'un soleil *(Collection académique*, t, IV, p. 174). — Haller, œuf avec l'image d'une comète *(Zod. méd. gall.*, t. III, p. 50.)

6 Voir le journal *La Patrie*, 4 août 1860.

## CONCLUSIONS

Il résulte des faits rapportés dans ce mémoire que certaines anomalies de l'œuf ont leur origine à l'ovaire et d'autres à l'oviducte.

Les premières sont rares, les secondes sont fréquentes et très variées.

Une seule anomalie de l'œuf ovarien est aujourd'hui bien connue; sa cause paraît se trouver dans la constitution même de la vésicule ovarienne.

Le développement de l'œuf atteint de cette anomalie détermine la formation d'un monstre double.

Les anomalies qui se forment dans l'oviducte doivent leur origine tantôt à la présence d'un corps étranger dans ce conduit, tantôt à une lésion pathologique, tantôt à un désordre fonctionnel des organes.

Plusieurs de ces anomalies sont incompatibles avec le développement de l'embryon; d'autres le font périr prématurément; aucune ne paraît devoir entraîner nécessairement la production d'une anomalie ou d'une monstruosité du fœtus.

L'étude des anomalies qui atteignent l'œuf avant le développement embryonnaire, nous conduit donc à ce résultat que la monstruosité composée est la conséquence de la constitution primitivement anormale de l'ovule; que la monstruosité simple doit provenir non d'une anomalie de l'œuf, mais d'un trouble dans le développement de l'embryon.

# PLANCHES

RELATIVES

# AUX ANOMALIES DE L'ŒUF

# PL. I

Les figures I à XI sont destinées à faciliter l'intelligence de plusieurs points de notre texte ; de I à VI, elles représentent les organes génitaux ou l'œuf à l'état normal ; de VII à XI, elles sont schématiques et concernent la manière dont se constituent, suivant nous, certains monstres doubles. Les figures XII à XVIII représentent des cas d'anomalie primitive de l'œuf d'après divers observateurs.

**Fig. I.** — Organes génitaux de la poule : *a b*, ovaire ; *a a*, vésicules ovariennes ou calices à divers degrés de développement et renfermant un vitellus (ovule) ; *b b*, vésicules ovariennes après l'expulsion du vitellus ; *c d e f*, oviducte ; *c*, le pavillon de l'oviducte qui s'applique à la vésicule ovarienne pour recevoir le vitellus lors de sa maturité ; de *c* en *d*, partie de l'oviducte qui fournit les chalazes et leur membrane ; *d* en *d'*, partie qui fournit le blanc (albumen) ; de *d'* en *f*, partie qui fournit la membrane coquillière et la coque ; *e*, oviducte ouvert pour montrer un œuf dont la coque est en voie de formation ; *g*, intestin ; *h*, cloaque qui reçoit l'oviducte, l'intestin et la bourse de Fabricius, non représentée ici.

**Fig. II.** — Œuf ovarien ou ovule de mammifère fortement grossi ; *a*, la vésicule et la tache germinatives ; *b*, le vitellus ; *c*, membrane vitelline.

**Fig. III** — Œuf de poule complet ; *a*, le vitellus ou jaune ; *b*, la membrane vitelline ; *c*, la cicatricule ou germe ; *d d*, les chalazes ; *e*, leur membrane ; *f*, la chambre à air ; *g*, la membrane coquillière ; *h*, la coque.

**Fig. IV.** — Vitellus d'un œuf de poule vers la vingtième heure de l'incubation (grandeur naturelle) ; *a*, vitellus ; *b*, aire vasculaire ; *c*, aire transparente ; *d*, ligne primitive ; *e*, bord de l'aire vasculaire qui sera limité par la veine ou sinus terminal.

**Fig. V.** — Coupe du blastoderme suivant l'axe, vingtième heure de l'incubation (fortement grossie) ; *a a*, la membrane vitelline ; *b b*, feuillet superficiel ; *c*, premier rudiment de l'embryon ; *d d*, feuillet moyen ou vasculaire ; *e e*, veine ou sinus terminal ; *f f*, feuillet profond, appliqué sur le vitellus non représenté ici.

**Fig. VI.** — Coupes du blastoderme en travers (fortement grossies) ; A, vingt-quatrième heure de l'incubation ; il n'existe encore que les rudiments des lames dorsales ; *e*, B, quarante-huitième heure de l'incubation ; les lames abdominales *f* existent et le blastoderme commence à se soulever sur son axe ; C, soixantième heure de l'incubation ; les lames abdominales sont très développées et se rapprochent par leur marge pour enfermer la partie sous-jacente du blastoderme : dans les trois figures, *a a*, membrane vitelline ; *b*, feuillet superficiel ; *c*, feuillet moyen ; *d*, feuillet profond, appliqué sur le vitellus non représenté ; *e*, lame dorsale ; *f*, lame abdominale ; les flèches indiquent le sens suivant lequel ces lames se rapprocheront pour constituer les parois du tronc.

**Fig. VII.** — *a b c d e f g*, figures données par M. Allen Thomson, pour montrer de quelle manière il conçoit la formation des diverses espèces de monstres doubles, d'après la situation respective des deux lignes primitives sur un blastoderme unique

**Fig. VIII.** — Figure schématique formée avec la figure VI, B, pour expliquer la formation d'un monstre double uni, dans une étendue plus ou moins considérable, par les colonnes vertébrales. Les deux blastodermes sont supposés tellement rapprochés que les lames abdominales internes n'ont pu se former.

**Fig. IX.** — Autre figure schématique formée avec la figure VI, B, pour [illegible] formation d'un monstre double janiceps ; les blastodermes

de l'incubation), pour expliquer comment, par le croisement des axes des blastodermes, il doit se former une tête unique et incomplète.

**Fig. XI.** — Figure schématique (œuf de poule, cinquantième heure de l'incubation), pour expliquer la formation d'un monstre parasitaire. Les axes étant perpendiculaires l'un à l'autre et très rapprochés, l'extrémité céphalique avec le cœur de l'un des embryons ne trouve point d'espace suffisant pour se développer.

**Fig. XII.** — A, B, C, anomalie de la vésicule germinative observée par M. Coste, pl. V, fig. 3 ; A, œuf de lapin soumis au compresseur ; il renferme deux vésicules germinatives. Par l'effet de la compression, le cumulus a subi des modifications qui ne permettent plus de le distinguer ; 3' B, même œuf un peu plus comprimé ; 3' C, même œuf beaucoup plus comprimé, dont les membranes déchirées laissent échapper les vésicules germinatives et le vitellus.

**Fig. XIII.** — Ovules de mammifères dont le vitellus offre une forme anormale, observés par Bischoff (ouv. cit., pl. I, fig. 6, 8, 9) ; A, œuf ovarique d'une jeune fille ; outre la sphère principale, il y en a encore cinq autres petites ; B, C, œufs ovariques d'une truie, dans lesquels le vitellus formait un disque biconcave ou biconvexe.

**Fig. XIV.** — Œuf anormal de lapin, observé par Barry (mém. cit., pl. VIII, fig. 144) ; *a*, membrane vitelline (*zona pellucida*, Barry) ; *b*, membrane intérieure piriforme, contenant deux vésicules, dans chacune desquelles existe une substance d'apparence granuleuse.

**Fig. XV.** — Œuf de poule à la sixième ou huitième heure d'incubation, observé par Allen Thomson (mém. cit., fig. I, II). A, le vitellus (grandeur naturelle) ; *a*, blastoderme ; *b*, aire transparente sur laquelle on voit les lignes primitives de deux embryons ; B, l'aire transparente isolée et grossie. Ces deux embryons ne sont encore représentés que par les lames dorsales.

**Fig. XVI.** — Œuf de poule à la cinquante-deuxième heure d'incubation, observé par Baer ; *a a*, les deux embryons unis par la tête ; *b*, le cœur.

**Fig. XVII.** — Œuf d'oie au cinquième jour d'incubation, observé par Allen Thomson. (Nous avons omis la coque et le vitellus.) A, le blastoderme isolé ; *a a*, aire vasculaire ; *b*, sinus terminal ; *c*, aire transparente de forme cruciale ; *d*, vaisseaux omphalo-mésentériques ; *e*, les embryons ; B, les embryons isolés et grossis de quatre diamètres ; *g*, le cœur commun ; *h h*, les premiers vestiges des extrémités supérieures ; *i i*, ceux des extrémités inférieures ; *k*, capuchon céphalique de l'amnios ; *l l*, capuchon caudal.

**Fig. XVIII.** — Œuf de poule au sixième jour d'incubation, observé par Wolff (mém. cit., pl. XI, fig. 1) ; *a a*, albumen ; *b b*, vitellus ; *c c*, portion de la veine terminale ; *d d*, partie du vitellus en dehors de l'aire vasculaire ; *e*, aire vasculaire ; *f*, embryon supérieur ; *g*, embryon inférieur ; *h*, portion de l'allantoïde de l'embryon supérieur ; *k*, allantoïde de l'embryon inférieur ; *l*, ombilic de l'embryon inférieur ; *m*, ombilic de l'embryon supérieur ; *n o*, plis de la membrane vitelline provenant de sa laxité ; *p*, tronc vasculaire latéral gauche de l'embryon supérieur ; *q*, rameau supérieur de ce tronc ; *r*, rameau supérieur du tronc vasculaire latéral

Pl. I

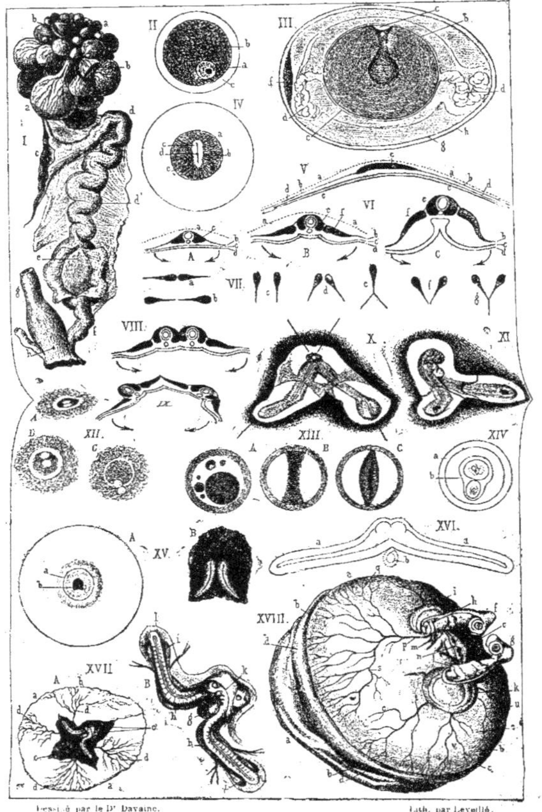


Dessiné par le Dr Davaine.

Lith. par Leveillé.



ANOMALIES PRIMITIVES DE L'ŒUF

# PL. II

## Anomalies secondaires de l'œuf, c'est-à-dire qui se forment à l'oviducte.

Fig. I. — ABC, œufs doubles et triples d'un distomide de l'aigle-bar, observé par C. Davaine.

Fig. II. — Œuf de planorbe à vitellus double, observé par C. Davaine.

Fig. III. — Autre œuf de planorbe à vitellus double; les deux vitellus étaient séparés par une cloison; ils ont donné l'un et l'autre un embryon; observé par C. Davaine.

Fig. IV. — A, œuf de paludine vivipare contenant deux embryons distincts, observé par C. Davaine; B, le même œuf plus grossi; les deux embryons n'ont plus ici la même situation respective.

Fig. V. — Œuf d'oie inclus dans un autre, observé par M. Rayer; *a a*, coquille extérieure; *b b*, jaune de l'œuf extérieur; *c c*, coquille de l'œuf intérieur, *d*, jaune intérieur (demi-nature).

Fig. VI. — Corps étranger provenant d'un œuf de poule, observé par C. Davaine; A, vu de face; B, vu de profil.

Fig. VII. — ABCD, corps étranger renfermé dans un œuf de poule et pris pour un cœur développé isolément de tout autre organe, observé par Leblond. Dans la figure A le corps étranger *b* est vu en place sur le vitellus *a*; *c*, chalaze; B, face concave du corps étranger; C et D le même corps ouvert et laissant voir les *cavités ventriculaires* et les *colonnes charnues*.

Fig. VIII. — Œuf de poule à deux vitellus, dont l'un est enveloppé par la vésicule ovarienne, observé par le docteur Laboulbène; A (figure demi-nature); *a*, vitellus normal; *b*, vitellus enveloppé de la vésicule ovarienne et d'une fausse membrane; *b*, pédicule de la vésicule ovarienne; *d*, gros bout de l'œuf qui était privé de carbonate calcaire; B, vitellus enveloppé de la vésicule ovarienne (grandeur naturelle); *b*, la vésicule ovarienne sur laquelle se dessinent les vaisseaux; *c*, pédicule; *e*, fausse membrane soulevée et rejetée sur le côté.

Fig. IX. — Œuf de poule à deux vitellus analogue aux deux précédents, observé par Cleyer (mém. cit., tab. XIII, fig. 5); il renfermait un appendice semblable au fruit de l'arbousier, dit Cleyer. En rapprochant la figure de cet œuf de la précédente, il est facile de déterminer la nature des deux corps qu'il contenait.

Fig. X. — Œuf de poule observé par C. Davaine; il était composé de deux œufs complets réunis par la coque (demi-nature).

Fig. XI. — Œuf observé par M. Liégeois (demi-nature).

Fig. XII. — Œuf contenant un jaune et pas de blanc; la coquille était double; observé par M. Liégeois.

Fig. XII. — Œuf hardé: ayant un appendice caudiforme à chaque pôle; observé par M. Rayer (demi-nature).

Fig. XIV. — Autre œuf hardé, n'ayant qu'un seul jaune malgré son grand volume; observé par M. Rayer (demi-nature).

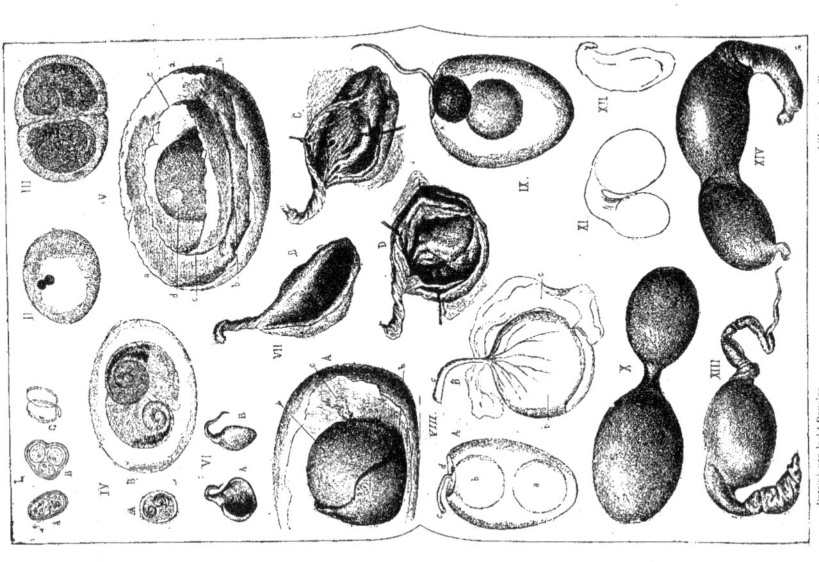


Dessiné par le Dr Davaine.

Lith. par Leveillé.

ANOMALIES SECONDAIRES DE L'ŒUF

## MONSTRES, MONSTRUOSITÉ [1]

Nous étudierons les monstres et la monstruosité dans l'ordre suivant : 1° Remarques préliminaires; 2° Étymologie et définition; 3° Classifications diverses; 4° Considérations générales sur le développement normal; 5° Considérations générales sur le développement anormal; 6° Le type normal et ses variations; 7° Variétés naturelles; 8° Variétés maladives; 9° Limites de déviations organiques; 10° Distinctions entre les déviations anormales; 11° Évolution des déviations; 12° Hérédité des déviations : 13° Déviations histologiques (caractères, causes, hérédité); 14° Hypothèses, théories, explications concernant l'origine des déviations organiques : (*Monstres unitaires :* arrêt de développement, balancement des organes, développement centripète, adhérences placentaires, hydropisie primitive. *Monstres composés :* union similaire, affinité de soi pour soi); 15° Causes de déviations organiques (*a*, antérieures à la fécondation, constitution anormale du spermatozoïde ou de l'ovule; *b*, agissant pendant la gestation et propres à l'embryon, troubles de circulation, altération des fonctions nerveuses); 16° De la classification des déviations organiques d'après leur nature et leurs rapports réciproques; 17° Essai d'une classification nouvelle.

[1] *Dictionnaire encyclopédique des sciences médicales* (G. Masson, Asselin et Cie, éditeurs).

En raison du caractère particulier et du but non commercial de la publication MM. les éditeurs ont autorisé la reproduction de cet article.

### I. — *Remarques préliminaires.*

Les êtres vivants qui s'éloignent des conditions organiques de leur espèce au point que le type particulier qu'ils représentent ne peut former, en se perpétuant, une race, une famille, une variété dans l'espèce, ces êtres sont des individus anormaux auxquels la qualification vulgaire de *monstres* est le plus souvent applicable. La connaissance des types *extra-naturels* qu'ils réalisent constitue la science des anomalies, des monstruosités, ou la *tératologie*.

Toute science parcourt nécessairement dans son évolution trois phases successives : une première, préparatoire en quelque sorte et empirique, dans laquelle sont consignés des faits bien ou mal observés, bien ou mal interprétés; une seconde dans laquelle ces faits incomplètement connus sont coordonnés et classés d'après des rapports réels ou fictifs; une troisième enfin dans laquelle les faits rapprochés et comparés, mieux étudiés et mieux connus permettent une appréciation exacte de leurs caractères accidentels ou essentiels, particuliers ou généraux. Alors les lois, ou quelques-unes des lois qui les régissent sont mises en lumière; alors seulement un système ou bien une théorie peut grouper tous les faits suivant leurs affinités et faire connaitre par des vues générales la nature et les rapports des cas particuliers.

C'est dans cette troisième période seulement que l'ensemble des connaissances acquises mérite le nom de science.

Toutes les sciences naturelles ont dû traverser ces trois périodes pour arriver à constituer la base invariable sur laquelle s'élève l'édifice des connaissances successivement acquises.

La tératologie est-elle parvenue à cette troisième période de son évolution et peut-elle dès maintenant être regardée comme une science?

Cette question doit tout d'abord être résolue, si nous voulons exposer avec quelque certitude les lois des anomalies, si nous voulons grouper tous les faits d'après leurs affinités réelles et d'une manière invariable. C'est au moins là le caractère d'une science constituée que tous les faits nouvellement acquis viennent l'étendre et la compléter, sans renverser jamais les bases sur lesquelles elle est assise.

Si nous consultons les nombreux écrits didactiques publiés jusqu' à nos jours sur la tératologie, nous constaterons que cette base définitive est sans cesse attaquée et que l'édifice est remanié de fond en comble par chaque auteur qui paraît successivement.

L'ouvrage le plus récent ne peut donc pas être considéré, par cela seul qu'il est le plus nouveau, comme le plus complet ou le meilleur ; il est différent des autres, et ce titre ne suffit point pour que nous le regardions comme représentant actuellement l'état le plus avancé de la science.

En faisant, après beaucoup d'autres, l'étude des monstruosités, nous ne pouvons donc adopter une classification, une théorie, un système plutôt qu'un autre en nous laissant guider par cette considération que l'auteur est un savant illustre, qu'il est Français, Anglais, Allemand ou parce qu'il est le plus moderne.

Nous devons chercher si les principes sur lesquels aujourd'hui s'appuie la tératologie sont certains, invariables, si les théories et les classifications donnent la raison des phénomènes et coordonnent les faits d'une manière satisfaisante. C'est à cette condition que nous pourrons nous diriger dans l'étude que nous allons entreprendre et signaler au moins les *desiderata* de la science, s'il est vrai qu'elle ne peut être constituée dès maintenant sur des bases solides.

### II. — *Étymologie. — Définition.*

Avant tout il importe de déterminer l'objet de la tératologie, c'est-à-dire la monstruosité, et dès l'abord nous nous trouverons arrêtés par la multiplicité et la variété des définitions :

Le mot monstruosité, qui exprime la condition de l'être monstrueux, « dérive du latin *monstrum*, qui vient directement de *monere*, avertir, par suite d'une idée superstitieuse des anciens : *quod moneat*, dit Festus, *voluntatem deorum. Monstrum* est pour *monestrum. Monstrare* est le dénominatif de *monstrum*. » (Littré.)

Les monstres auraient donc reçu cettte dénomination de l'idée superstitieuse que s'en faisaient les anciens, pour qui c'étaient des êtres qui révèlent aux hommes des malheurs futurs. Toutefois Weinrich[1], et d'autres ont attribué au mot *monstrum* une étymologie différente. Il viendrait de *a monstrando*, parce qu'il désigne des individus rares, objets de curiosité qu'on montre comme toute chose extraordinaire. Quoi qu'il en soit, l'expression de *monstre* s'appliquait anciennement à des êtres qui, par une conformation extérieure particulière, attiraient les regards et frappaient vivement l'esprit des spectateurs. C'est encore là le sens qu'on attribue vulgairement à ce mot, sens dont il n'est guère possible de le dépouiller tout à fait.

Les premiers auteurs qui se soient occupés des monstres ne les ont point définis. Pour Aristote les monstres sont des erreurs de nature ; et, suivant Pline : « L'ingénieuse nature a produit dans l'espèce humaine ces variétés et tant d'autres, jouets pour elle, merveilles pour nous[2]. » « Monstres, dit Ambroise Paré, sont choses qui apparaissent contre le cours de la nature (et sont le plus souvent signes de quelque malheur à advenir) comme un enfant qui naît avec un seul bras, un autre qui aura deux têtes[3]. »

On peut dire, en quelque sorte, que chaque savant qui s'est occupé de la monstruosité en a donné une définition nouvelle ; nous voyons par là combien ont varié les opinions rela-

1 M. Weinrichius, *De ortu monstrorum commentarius*, p. 18 verso, in 8°, Vratisl., 1595. — Liceti, *De monstrorum causis, naturâ et differentiis*, p. 7, in-4°. Patavii, 1634.

2 Pline, lib. VII, cap. II.

3 Ambroise Paré, *Des monstres tant terrestres que marins avec leurs portraits*, Paris, 1573. — *Œuvres complètes, Des monstres et prodiges*. liv. XXV, Paris, 1561.

tivement à cette question. Il ne sera pas inutile, à ce point de vue, de rappeler ici quelques-unes de ces définitions :

« Le monstre est un animal qui vient au monde avec une forme différente de celle de son espèce ou qui montre une énorme difformité soit dans tout son corps, soit dans l'une de ses parties[1]. »

« Animaux, principalement humains, qui offrent quelque particularité d'organisation inusitée, très différente de celle des parents : tels sont un homme à trois mains, un poulain à tête humaine, un enfant demi-chien[2]. »

« Un monstre est un animal qui naît avec une conformation contraire à l'ordre de la nature, très différente de celle qui caractérise l'espèce dont il sort. S'il n'y avait qu'une différence légère et superficielle on ne donnerait pas le nom de monstre à l'animal où elle se trouverait[3]. »

« On nomme monstre toute production organisée dans laquelle la conformation, l'arrangement ou le nombre de quelques-unes des parties ne suivent pas les règles ordinaires[4]. »

« *Monstri vox, ex ipsa linguæ natura videtur designare aberrationem animalis a consueta suæ speciei fabrica adeo evidentem, ut etiam ignarorum oculos feriat*[5]. »

Le savant et judicieux physiologiste ajoute : « *Nobis* vis vocis *perinde videtur indicare fabricam etiam grandium et conspicuarum partium, alienam a solita. Neque enim, quæ in nervis, in vasis, in musculis, in ossibus varietates dicuntur, eas vellem monstra dicere, et difficillimum foret, si omnino subtilitates sequi vellemus, limites definire, quibus consueta et naturalis fabrica definiretur*[6]. »

1 Weinrich, *Op. cit.*, p. 23, 1595.
2 Liceti, *Op. cit.*, p. 5, 1634.
3 Lémery, *Acad. des sciences*, p. 260, Paris, 1738.
4 Ch. Bonnet, *Cons. sur les corps organisés*, 1762. — *Œuvres complètes*, t. III, p. 12, 1779.
5 Haller, 1766.
6 Alb. Von Haller, *De monstris (Opera minora*, t. III, p. 3. Lausannæ, 1768).

Nous verrons que sous ce rapport la science n'est pas aujourd'hui plus avancée qu'au temps où ces lignes furent écrites.

« Les monstres sont les êtres chez lesquels le *nisus formativus* a suivi une direction non seulement étrangère à leur espèce, mais même entièrement contraire à la nature[1]. »

« On donne le nom de monstruosité à tous les vices de conformation, à toutes les défectuosités qui peuvent exister dans une ou dans plusieurs parties du corps de l'homme et des animaux[2]. »

« Une monstruosité est l'état permanent d'une formation qui n'aurait dû être que passagère[3]. »

« Un monstre n'est qu'un fœtus sous les communes conditions, mais chez lequel un ou plusieurs organes n'ont point participé aux transformations successives qui font le caractère de l'organisation[4]. »

« Les monstruosités sont les diverses aberrations congénitales de la nutrition, d'où résulte pour l'être qui les présente une conformation d'un ou plusieurs de ses organes, différente de la conformation qui appartient à son existence extra-utérine, à son espèce ou à son sexe[5]. »

Le plus simple examen montre les défauts de toutes ces définitions ; il serait inutile de les relever ici. La plupart excluent de la monstruosité un grand nombre de déviations graves soit parce qu'elles n'admettent que celles qui sont apparentes extérieurement, soit parce qu'elles ne donnent point de place aux monstres doubles, soit parce qu'elles écartent toutes les déviations postérieures à la naissance. Les autres préjugent la question de la formation des monstres en l'attribuant exclusivement à un arrêt de développement; d'autres

1 Fr. Blumenbach, *Ueber den Bildungstrub*. Gœttingen, 1789.

2 Chaussier et Adelon, *Dictionnaire des sciences médicales*, art. MONSTRES, Paris, 1819.

3 Béclard, *Leçons orales sur les monstruosités*. Paris, 1822.

4 Étienne Geoffroy-Saint-Hilaire, *Mémoires du Muséum d'histoire naturelle*, t. XII, p. 243, 1825.

5 G. Andral, *Précis d'anatomie pathologique*, t. I, p. 91. Paris, 1832, et *Dict. méd.* art. MONSTRES.

accordent à la monstruosité une extension en quelque sorte illimitée.

Isidore Geoffroy-Saint-Hilaire s'efforça de trouver une définition qui fût plus exacte; la voici : « Les monstruosités sont des déviations du type spécifique, complexes, très graves, vicieuses, apparentes à l'extérieur et congéniales[1]. »

Cette définition retombe dans les défauts que nous avons déjà signalés ; aussi l'illustre auteur du *Traité de Tératologie* en proposa-t-il une autre à laquelle il paraît accorder la préférence :

« La monstruosité est une anomalie très grave, rendant difficile ou impossible l'accomplissement d'une ou de plusieurs fonctions, ou produisant chez les individus qui en sont affectés, une conformation vicieuse, très différente de celle que présente ordinairement leur espèce[2]. »

La monstruosité étant une anomalie très grave, il importe de connaître le sens que l'auteur attache à cette dernière expression.

L'anomalie est toute déviation du type spécifique ou, en d'autres termes, toute particularité organique que présente un individu comparé à la grande majorité des individus de son espèce, de son âge, de son sexe[3].

Ceci revient à dire que toute anomalie très grave est une monstruosité, mais que toute monstruosité qui n'est pas très grave est une anomalie. Or, la gravité est une appréciation de sentiment et, de plus, telle anomalie pourra être très grave chez un animal et non chez un autre. La limite posée par Geoffroy-Saint-Hilaire est donc purement arbitraire. Au reste, sa définition même établit qu'il n'y a point une différence de nature entre l'anomalie et la monstruosité, et que la distinction en est tout artificielle.

On voit par ce qui précède que la première opinion qu'on

1 Isidore Geoffroy-Saint-Hilaire, *Histoire générale et particulière des anomalies de l'organisation*, t. I, part. 1, chap. IV. Paris, 1832.

2 Ouv. cit., part. 1, chap. I.

3 Ouv. cit., *Ibid.*

s'est faite de la monstruosité a été basée sur la conformation extérieure ; mais, plus tard, l'étude anatomique des êtres monstrueux ayant montré que des déviations organiques non moins grandes peuvent se rencontrer dans la conformation des organes internes, sans qu'elles soient apparentes à l'extérieur, il devint nécessaire de modifier les définitions premières. On reconnut encore qu'il existe entre les monstruosités les plus graves et des déviations organiques à peine notables des transitions insensibles, des liaisons certaines qui établissent une assimilation forcée des unes aux autres. D'où vient la nécessité de classer dans la même catégorie, et de désigner par la même expression, d'une part, un monstre hideux et difforme, d'une autre, un individu parfaitement et heureusement constitué à l'extérieur, mais dont l'organisation interne ne posséderait point une conformation régulière.

Par ces considérations, l'expression de monstruosité dut être appliquée aux déviations organiques les plus légères comme aux plus graves, et l'on put qualifier de monstre l'homme atteint d'un bec de lièvre qu'une opération chirurgicale fait disparaître, emportant du même coup la monstruosité et une qualification désobligeante. Si l'on a cherché comme l'on fait Lémery, puis Haller et Geoffroy-Saint-Hilaire, à restreindre l'étendue de cette expression en établissant des catégories parmi les déviations organiques les plus graves et les plus légères, réservant la qualification de monstruosité aux premières, il faut reconnaître que cette distinction est tout arbitraire. Aussi Bonnet était-il dans le vrai, lorsqu'il disait d'un sexdigitaire : « Gratio, monstre à vingt-quatre doigts, transmet donc ses monstruosités à la plupart de ses enfants... Voilà donc une famille de monstres qui se propagent[1]. » Et dernièrement encore, au congrès anthropologique de Vienne, un médecin a pu présenter sérieusement sous la qualification de monstre un homme qui portait cinq dents surnuméraires[2].

1 Bonnet, *Considérations s r les corps organisés. Œuvres complètes*, t. III, p. 522, 1779.

2 Nègre pourvu de cinq dents surnuméraires Fait présenté comme rapprochant

Il tombe sous le sens que l'expression de monstruosité appliquée à ces déviations organiques est exagérée et prête au ridicule.

Il ne serait pas bien difficile de prouver, croyons-nous, que les principales difficultés que l'on a trouvées à définir l'objet de la tératologie, viennent de l'impossibilité de faire concorder le sens bien déterminé et consacré d'un terme antique et vulgaire avec l'expression de notions nouvelles et d'un ordre tout différent. Les mots monstruosité et monstre manquent de précision scientifique, car on ne peut les dépouiller absolument d'un sens universellement consacré ; or, pourquoi n'en ferait-on pas le sacrifice? Bien d'autres expressions qui ont eu cours dans la science ont été délaissées lorsque leur signification a cessé d'être en rapport avec l'état des connaissances acquises. On ne se sert plus que dans le langage vulgaire du mot *amphibie*, *cryptogame*, *parasite*, etc. Ainsi, nous abandonnerons ceux de monstre et monstruosité en tant qu'expressions scientifiques, tout en les employant dans certains cas, avec leur sens vulgaire, pour la commodité du langage.

Au reste, nous rentrerons ainsi dans la vérité, car rien n'est monstrueux dans la nature; les êtres que nous regardons comme tels ne dérogent nullement à ses lois. C'est ce que nous verrons dans la suite de cet article.

### III. — *Classifications*

Les classifications des monstruosités données par les divers auteurs ne sont pas moins nombreuses et moins différentes les unes des autres que les définitions. Il serait intéressant et instructif à la fois de les passer toutes en revue; elles confirmeraient pleinement ce que nous avons dit du vague et de l'incertitude qui ont régné jusqu'à nos jours sur la

l'homme du singe. Congrès scientifique de Vienne, 1872, *Revue scientifique*, p. 996. Paris, 1872.

naissance des monstruosités, et nous trouverions dans les dernières venues la preuve que ce vague et cette incertitude sont loin encore d'être dissipés.

Liceti (1634) avait divisé les monstruosités en dix groupes, parmi lesquels l'un comprend les monstres composés de parties appartenant à divers animaux du même genre ; exemple : un enfant demi-chien ; un autre comprend des monstres composés de parties appartenant à des animaux de genres tout à fait différents : un homme demi-diable.

Vinrent ensuite les classifications de Wolfart et Waldschmidt (1724 ou 25) [1] ; celle de Huber de Bâle, élève de Haller (1748)[2] ; puis celle de Buffon, qui répartit tous les monstres dans trois classes : 1° par excès ; 2° par défaut ; 3° par renversement ou fausse position des parties [3].

Ch. Bonnet (1779), ensuite, divisa les monstres en quatre genres : 1° ceux qui présentent une conformation extraordinaire dans quelques-unes de leur parties ; 2° ceux qui ont quelques-uns de leurs organes ou de leur membres autrement distribués que dans l'état naturel ; 3° ceux auquels il manque quelques parties ; 4° ceux qui ont, au contraire, plus de parties que l'état naturel ne le comporte [4].

La classification de Blumenbach, (1780?) n'est pas essentiellement différente de celle de Bonnet [5].

Malacarne (1801), établit parmi les monstres un plus grand nombre de divisions et, le premier, il désigna chacun de ses groupes par un nom caractéristique tiré du grec : 1° microsomie ; 2° micromélie ; 3° macrosomie ; 4° macromélie ; 5° polyeschie ; 6° eschomélie ; 7° atélie ; 8° métathésie ; 9° polysomie ; 10° polymélie ; 11° androgynie ; 12° diandrie ; 13° digynie ; 14° andrologomélie (homme qui a des membres

1 Wolfart, *Diss. de fœtu monstroso duplici*, in-4°. Marbourg en Hesse, indiquée par Isodore Geoffroy-Saint-Hilaire.

2 Huber, *Programma sistens, Observationes atque cogitationes nonnullas de monstris, demonstrationibus suis præmissas.* Cassel, in-4°, 1748.

3 Buffon, *Histoire naturelle*, suppl. IV, p. 578.

4 Ch. Bonnet, *Ouv. cit.*, p. 12.

5 Blumenbach, *Handbuch der Naturgeschichte*, 1779-1780.

de brute); 15° alogandromélie (brute qui a des membres d'homme); 16° alogermaphroditie (brute qui a les deux sexes)[1].

La classification de Voigtel (1804) admet dix classes de monstruosités, parmi lesquelles deux mentionnent une distinction nouvelle et rationnelle : l'une comprend les êtres qui sont simplement pourvus de parties surnuméraires, et l'autre les êtres qui sont formés par la réunion de deux germes, établissant ainsi une division vraie parmi les monstres par excès[2].

Meckel (1815) ajoute aux trois classes établies par Buffon une quatrième classe : celle des hermaphrodites[3]. Plus tard[4], il donna la classification suivante : déviations : 1° de configuration *(fabrica aliena)*; 2° de rapports *(situs mutatus)*; 3° de nombre; 4° de volume; 5° de coloration[5].

Adelon et Chaussier (1819) adoptèrent en partie la classification de Buffon : 1° monstres par excès; 2° montres par défaut; mais leur troisième classe comprend toutes les déviations que les diverses parties du corps présentent sous le triple rapport de leurs dimensions (géants, nains, macrocéphales, etc.); de leur situation (transposition des viscères, hernies congéniales, exomphales, etc.), et de leur conformation particulière (bec de lièvre, extroversion de la vessie, imperforation, etc.[6].

Breschet (1823) divisa les déviations organiques ou cacogénèses en quatre ordres : les agénèses, les hypergénèses, les diplogénèses et les hétérogénèses. Comme Voigtel, Breschet

1 Vincent Malacarne, *De' mostri umani, de' caratteri fondamentali, su cui se ne potrebbe stabilire la classificazione*, etc., in-4°, 3 pl. Padoue, 1801, et *Mém. della Societa ital.*, t. IX.

2 F.-G. Voigtel, *Handbuch der pathologischen Anat.*, in-8°. Halle, 1804-1805.

3 J.-F. Meckel, *De duplicitate monstrosa commentatio*, p. 2, in-fol., 8 pl. Halle et Berlin, 1815.

4 Meckel, *Anatomie comparée*.

5 Meckel, *Anatomie comparée*, t. 1, p. 418, trad. franç. Paris, 1828. — *Manuel d'anatomie pathologique*. Halle, 1812, 1815. — *Manuel d'anatomie générale*, trad. franç., t. I, p. 76. Paris, 1825.

6 Adelon et Chaussier, *Dictionnaire des sciences médicales*, art. MONSTRUOSITÉ. Paris, 1819.

sépara les monstruosités doubles des autres déviations organiques, et de plus il établit la distinction des monstres par inclusion (intérieurs ou par pénétration) d'avec les autres montres doubles (extérieurs, par fusion ou par adhérence). Chacun de ses ordres est subdivisé en genres caractérisés par un nom particulier : *agénésie*, *diastématie*, *atrésie*, *symphysie*, etc., et ceux-ci sont divisés en *espèces*, qui sont aussi désignées par un nom spécial : anencéphalie, acéphalie, hémicéphalie, aprosopie, apleurie, asternie, acardie, etc. Le quatrième ordre réunit des états organiques qui n'ont aucun rapport entre eux, comme les grossesses extra-utérines, les ectopies, la polypédie,la leucopathie, etc. [1].

Nous ne mentionnerons que pour mémoire, afin d'abréger, la classification de Charvet (1827), qui eut quelque retentissement [2], celle de Gerdy (1831), de Bouvier (1831), celle d'Ollivier, d'Angers (1839), qui range les déviations organiques suivant leur degré de gravité, et enfin celle de Cruveilhier [3].

La diversité de toutes ces classifications montre leur insuffisance et leurs défauts réciproques ; Isidore Geoffroy-Saint-Hilaire en a fait une critique judicieuse à laquelle nous renvoyons le lecteur ; mais ce savant tératologiste n'a pas réussi à faire adopter universellement celle qu'il a lui-même proposée. Nous allons la donner avec quelque détail, parce qu'elle est, suivant nous, la moins imparfaite qui ait été proposée jusqu'aujourd'hui [4].

[1] Breschet. *Dictionnaire de médecine*, 1re édit., t. VI, p. 524, 1823, art. DÉVIATIONS ORGANIQUES.

[2] Charvet, *Recherches pour servir à l'histoire générale de la monstruosité*, p. 6. Thèse de la Faculté des sciences,

[3] Gerdy, *Thèse de concours à la Faculté de médecine de Paris*, 1831. — Bouvier, *Thèse de concours*, 1831. — Ollivier, *Dictionnaire de médecine*, 2e édit., art. MONSTRES, 1839. — Cruveilhier, *Anatomie pathologique*.

[4] Isodore Geoffroy-Saint-Hilaire, *Ouvr. cit.*, t. I et II. Paris, 1832-1837.

CLASSIFICATION DE ISIDORE GEOFFROY-SAINT-HILAIRE

Les déviations organiques forment quatre divisions primaires ou embranchements.

| | | |
|---|---|---|
| Anomalies. . . . . | simples. . . . . . . . . . | Hémitéries, |
| | complexes. . . . . . . . . | Hétérotaxies, Hermaphrodisme, Monstruosités. |

Les hémitéries sont les anomalies simples comprenant les variétés organiques et les vices de conformation.

Elles sont divisées en cinq classes, qui ne portent pas de noms particuliers et sont relatives : 1° au volume ; 2° à la forme; 3° à la structure ; 4° à la disposition ; 5° au nombre et à l'existence.

Les hétérotaxies ou inversions organiques ne comprennent qu'une classe divisée en deux ordres : 1° inversion splanchnique ; 2° inversion générale.

Les hermaphrodismes comprennent deux classes : 1° sans excès dans le nombre des parties ; 2° avec excès dans le nombre des parties.

Les monstruosités comprennent deux classes : dans la première sont les monstres unitaires ; dans la seconde les monstres composés.

Ces deux classes sont subdivisées en ordres, tribus, familles et genres.

1° Les monstres unitaires, comprenant trois ordres qui sont : les autosites, c'est-à-dire ceux qui sont capables de vivre et de se nourrir (au moins à l'état fœtal) par le jeu de leurs propres organes ; les omphalosites qui vivent d'une vie purement passive, laquelle ne se soutient que par leur communication avec la mère ; enfin les parasites qui sont des masses irrégulières composées d'os, de dents, de poils, de graisse, vivant d'une vie végétative et parasitaire ;

2° Les monstres composés comprenant deux ordres : 1° les autositaires, formés par l'union de deux individus sensiblement égaux et vivant chacun par ses propres organes; 2° les parasitaires, formés par l'union d'un individu normal et complet avec un individu plus ou moins rudimentaire, qui lui est adjoint et qui vit à ses dépens.

Le tableau suivant présente les subdivisions de ces différents ordres :

PREMIÈRE CLASSE. — MONSTRES UNITAIRES.

|  |  |  | GENRES. |
|---|---|---|---|
| ORDRE I. Monstres autosites. | Tribu I. . | Famille I. . Ectroméliens. . . . | Phocomèle. |
| | | | Hémimèle. |
| | | | Ectromèle. |
| | | Famille II. . Syméliens. . . . . | Symèle. |
| | | | Uromèle. |
| | | | Sirénomèle. |
| | Tribu II. | — unique. Célosomiens. . . . | Aspalasome. |
| | | | Agénosome. |
| | | | Cyllosome. |
| | | | Schistosome. |
| | | | Pleurosome. |
| | | | Célosome. |
| | Tribu III. | Famille I. . Exencéphaliens. . . | Notencéphale. |
| | | | Proencéphale. |
| | | | Podencéphale. |
| | | | Hyperencéphale. |
| | | | Iniencéphale. |
| | | | Exencéphale. |
| | | Famille II. . Pseudencéphaliens. | Nosencéphale. |
| | | | Thlipsencéphale. |
| | | | Pseudencéphale. |
| | | Famille III. Anencéphaliens. . | Dérencéphale. |
| | | | Anencéphale. |
| | Tribu IV. | Famille I. . Cyclocéphaliens. . | Etmocéphale. |
| | | | Cébocéphale. |
| | | | Rhinocéphale. |
| | | | Cyclocéphale. |
| | | | Stomocéphale. |
| | | Famille II. . Otocéphaliens. . . | Sphénocéphale. |
| | | | Otocéphale. |
| | | | Edocéphale. |
| | | | Opocéphale. |
| | | | Triocéphale. |

|  |  |  | GENRES. |
|---|---|---|---|
| Ordre II. Monst. omphalosites. | Tribu I. . | Famille I. . Paracéphaliens. . . | Paracéphale. |
| | | | Omacéphale. |
| | | | Hémiacéphale. |
| | | Famille II. . Acéphaliens.. . . . | Acéphale. |
| | | | Peracéphale. |
| | | | Mylacéphale. |
| | Tribu II. | — unique. Anidiens. . . . . . | Anide. |
| Ordre III. Monst. parasites. | . . . . . | — unique. Zoomyliens. . . . | Zoomyle. |

DEUXIÈME CLASSE. — MONSTRES COMPOSÉS.

I. — Monstres doubles.

|  |  |  |  |
|---|---|---|---|
| Ordre I. Monstres autositaires. | Tribu I. . | Famille I. . Eusomphaliens. . . | Pygopage. |
| | | | Métopage. |
| | | | Céphalopage. |
| | | Famille II. . Monomphaliens. . . | Ischiopage. |
| | | | Xiphopage. |
| | | | Sternopage. |
| | | | Ectopage. |
| | | | Hémipage. |
| | Tribu II. | Famille I. . Sycéphaliens. . . . | Janiceps. |
| | | | Iniope. |
| | | | Synote. |
| | | Famille II. . Monocéphaliens. . | Déradelphe. |
| | | | Thoradelphe. |
| | | | Iléadelphe. |
| | | | Synadelphe. |
| | Tribu III. | Famille I. . Sysomiens. . . . . | Psodyme. |
| | | | Xiphodyme. |
| | | | Dérodyme. |
| | | Famille II. . Monosomiens. . . . | Atlodyme. |
| | | | Iniodyme. |
| | | | Opodyme. |

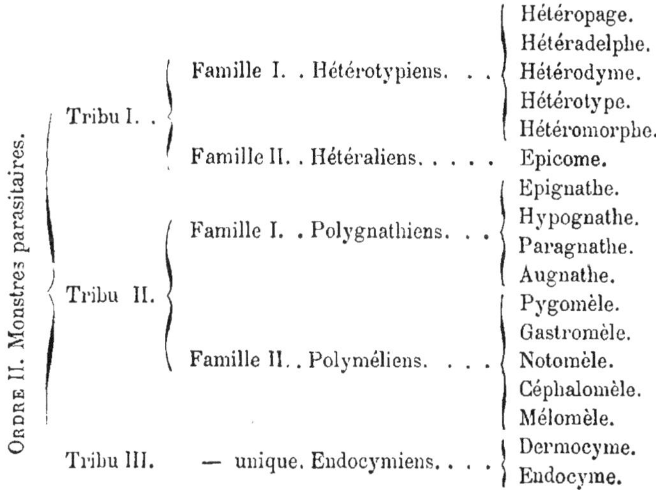

| Ordre II. Monstres parasitaires. | | | |
|---|---|---|---|
| Tribu I. | Famille I. . Hétérotypiens. . . | Hétéropage. Hétéradelphe. Hétérodyme. Hétérotype. Hétéromorphe. |
| | Famille II. . Hétéraliens. . . . . | Epicome. |
| Tribu II. | Famille I. . Polygnathiens. . . | Epignathe. Hypognathe. Paragnathe. Augnathe. |
| | Famille II. . Polyméliens. . . . | Pygomèle. Gastromèle. Notomèle. Céphalomèle. Mélomèle. |
| Tribu III. | — unique. Endocymiens. . . . | Dermocyme. Endocyme. |

II. — Monstres triples.

Les premières divisions de la classification de Geoffroy-Saint-Hilaire sont fondées sur un caractère qui n'a aucune précision, ainsi que nous l'avons dit à propos de la définition de l'anomalie et de la monstruosité donnée par l'auteur. Que des déviations organiques soient plus ou moins graves, cela n'implique point une différence de nature ; aussi par cette vue erronée des déviations de même ordre ont été rejetées dans des classes différentes ; par exemple : l'ectrodactylie et l'ectromélie sont certainement des degrés de déviations de même nature ; elles ont encore ce point de ressemblance que toutes deux peuvent être héréditaires ; eh bien, l'une appartient à l'embranchement des monstruosités, l'autre à celui des hémitéries. Il en est de même de l'exomphale, de l'éventration et de l'exstrophie de la vessie, qui sont des degrés inférieurs de la célosomie.

Le spina-bifida (hémitérie) arrive par des transitions souvent observées et, pour ainsi dire, insensibles, à l'anencéphalie (monstruosité). L'hypospadias (hémitérie) est un degré inférieur d'hermaphrodisme sans excès. La réunion des membres ou la symélie (monstruosité), considérée en elle-même, est très analogue aux hémitéries par jonction ou par fusion médianes.

D'un autre côté, la classification de Geoffroy-Saint-Hilaire basée uniquement sur la conformation extérieure et sur l'anatomie rassemble forcément dans les mêmes groupes des déviations dont l'origine et la nature sont complètement distinctes. Ainsi, l'absence d'un ou de plusieurs membres peut reconnaître pour cause le non développement de ces organes ou leur destruction à la période fœtale. Cependant la classification réunira les deux cas dans le même genre.

Des groupes de déviations qui ont pour origine des lésions pathologiques, embryonnaires ou fœtales, comme les anencéphalies et d'autres (cyclocéphalies), formées par une simple déviation de l'idée formatrice, qu'on nous permette l'expression, sont comprises dans un même ordre.

Mais le plus grand défaut de cette classification c'est que, rapprochant les faits tératologiques d'après leurs caractères extérieurs ou purement anatomiques, elle ne se prête point à recevoir dans des catégories distinctes des cas distincts quant à leur cause et à leur nature. Elle n'est point perfectible et les connaissances nouvellement acquises par les progrès de l'embryogénie et de la pathogénie ne peuvent la modifier.

Nous ne nous arrêterons point à critiquer les termes de *tribu*, *famille*, *genre* qui désignent les divisions de cette classification ; ils n'ont point d'importance en eux-mêmes et, du reste, il est aujourd'hui généralement admis que les groupes de faits accidentels et sans filiation qui appartiennent à la tératologie, ne sauraient être assimilés aux groupes naturels des êtres organisés.

Ces critiques portent uniquement sur les bases de la classification de Isidore Geoffroy-Saint-Hilaire ; car les catégories appelées *genres* sont généralement formées avec une exactitude et une précision remarquables ; les caractères sont tracés d'une manière lumineuse, les descriptions irréprochables, les cas particuliers rapprochés ordinairement sur des analogies rigoureusement exactes et les dénominations vraies; de sorte que la plupart de ces catégories n'auront plus à subir de nouvelles modifications. Leur détermination précise et naturelle est l'un des grands mérites du *Traité de tératologie* de Geoffroy-Saint-Hilaire, ouvrage classique que beaucoup d'autres qualités remarquables rendront longtemps encore indispensable aux savants qui s'occupent des déviations organiques.

Gurlt (1832) adopte la division suivante : 1° *Monstra simplicia seu unicorporea ;* a. *per defectum ;* b. *per parvitatem partium ;* c. *per fissionem corporis ;* d. *fissio partium deficiens ;* e. *coalitio partium ;* f. *per formam et situm alienum ;* g. *per excessum deformatio ;* h. *hermaphrodicia ;* 2° *monstra trigemina ;* 3° *monstra bigemina ;* 4° *irrégularité de parties isolées*[1].

Otto (1841), dans un ouvrage célèbre par le grand nombre des cas de monstruosités qu'il a fait connaître, paraît s'être peu préoccupé de les distribuer méthodiquement. Voici sa classification : I. *Monstra deficientia ;* 1° *perocephala ;* 2° *perocorma.* II. *Monstra abundantia ;* 1° *ex duobus coalita ;* 2° *luxuriantia.* III. *Monstra sensu strictiore deformia ;* 1° *fissione deformia ;* 2° *coalitu singularum partium deformia ;* 3° *atresia deformia ;* 4° *morbis manifeste deformia*[2].

Vogel (1845) divise les monstruosités en sept classes : 1° par défaut; 2° par coalition d'organes ; 3° par séparation de parties normalement unies ; 4° par occlusion des ouvertures naturelles ; 5° par excès ; 6° par situation anormale des organes ; 7° par vices de conformation des organes génitaux. L'auteur a réuni dans la cinquième classe le géantisme, la polysarcie et la monstruosité double ; dans la sixième l'inversion splanchnique et le pied bot[3].

1 Gurlt, *Handbuch der pathol. Anat. der Haussäugethiere.* Berlin, 1832.

2 A.-W. Otto, *Monstrorum sexcentorum descriptio anatomica,* in-fol., 30 pl. Breslau, 1841.

3 Julius Vogel, *Traité d'anatomie pathologique générale,* trad., p. 423, in-8°, Paris, 1847.

Vrolik, peu satisfait de toutes les classifications proposées jusqu'alors, dit que, dans sa conviction, on ne peut donner une bonne classification des monstruosités, et que tous les efforts faits pour atteindre ce but ont été vains ; il se bornera donc à grouper les faits en s'appuyant sur l'embryogénie, son objet étant simplement de rendre la doctrine des malformations utile à la physiologie et à la médecine [1].

Enfin dans une compilation récente et fort estimable d'un très grand nombre de cas de monstruosités, l'auteur, M. Förster, expose les faits en suivant une classification analogue à celle de Buffon [2].

D'après ce qui précède, nous voyons que la tératologie n'est point assise aujourd'hui sur une base solide : la monstruosité manque d'une définition précise, et, d'un autre côté, aucune classification n'a groupé les faits d'après leurs affinités et leur nature. La tératologie ne peut donc être considérée comme une science constituée.

## IV. — *Considérations générales sur le développement normal.*

Les êtres vivants n'existent point en miniature dans l'œuf. Le corps humain, comme celui des autres animaux acquiert la forme et l'organisation qui appartiennent au type de son espèce par une série variée de transformations et de développements, et par un accroissement ultérieur ou simultané. Consistant d'abord en une sphère destituée de tout organe déterminé (ovule), ses premiers rudiments apparaissent sous la forme d'une vésicule primordiale (germe), et ses premiers organes sont de simples membranes dont aucune n'est destinée à survivre à la vie embryonnaire ou fœtale. Les membranes qui composent le nouvel être remplissent provisoirement des fonctions dévolues à des appareils qui surgiront plus tard ;

1 W. Vrolik., art. TERATOLOGY, In *Todd*, *The Cyclopœdia of Anat. and Physiol.*, 1852.

2 Auguste Förster, *Die Missbildungen des Menschen*, in-4°, Atlas. Iéna, 1861.

l'embryon lui-même n'occupe d'abord qu'une portion très limitée du germe (blastoderme). Sous l'apparence de trois lames ou feuillets superposés qui se développent et s'organisent pour ainsi dire indépendamment les uns des autres, il n'a rien alors de la morphose humaine : le feuillet le plus superficiel, par une évolution rapide, donnera naissance aux organes de la vie de relation, le plus profond aux organes digestifs, et le moyen à ceux de la circulation.

En même temps qu'apparaissent les premiers linéaments des organes, le feuillet supérieur se soulève suivant son axe, ses bords se rapprochent en embrassant les feuillets sous-jacents et le petit être revêt une forme nouvelle dans laquelle on peut reconnaître un embryon.

Vers cette époque l'embryon parcourt dans son développement des phases analogues à celles qui constituent des formes permanentes chez les vertébrés inférieurs, tels que les poissons et les batraciens. Cette période de transition s'accomplit avec une extrême rapidité et dure à peine quelques jours. C'est principalement l'existence de fentes transversales au cou, et celle des languettes interposées dont l'analogie avec les fentes et les arcs branchiaux des poissons est manifeste, qui a donné l'idée de l'évolution progressive de l'embryon humain dans l'échelle animale. L'évolution du cœur et celle du cerveau suivent aussi sous ce rapport une progression remarquable. Mais il serait inexact de croire que, pendant ses phases transitoires, l'embryon devient poisson ou reptile; il n'en représente en réalité qu'une ébauche, et les analogies organiques consistent dans une forme plus ou moins approximative et nullement dans la fonction. Quant à son passage successif par toute l'échelle animale, c'est une opinion qui n'est plus soutenable depuis que les progrès de la zoologie et de l'embryogénie ont démontré dans les grands groupes naturels des animaux des types complètement distincts.

Les organes qui procèdent des trois feuillets du blastoderme et dont l'existence n'est point éphémère, n'apparaissent pas tout d'abord avec leur forme définitive : ils l'acquièrent par une évolution progressive ; mais dès l'origine, la forme, toute rudimentaire qu'elle soit, détermine l'organe avant même qu'il ait acquis sa structure propre. Les changements qui surviennent après que la forme est acquise, sont déterminés principalement par des actes nutritifs et consistent surtout dans les phénomènes de l'accroissement. Chez l'homme, ce n'est point avant le troisième ou le quatrième mois de l'existence embryonnaire que la plupart des organes sont morphologiquement constitués et que sous ce rapport ils n'ont plus guère à acquérir qu'un simple accroissement. Cependant il en est qui se développent beaucoup plus tardivement, tandis que d'autres s'atrophient et disparaissent.

Parmi les organes qui se développent tardivement on doit compter en première ligne ceux de la génération qui, chez beaucoup d'animaux, s'atrophient dans les intervalles du rut[1], puis les dents, les poils, les cornes, enfin des éléments histologiques qui se développent ou qui se renouvellent pendant toute la durée de la vie.

Les organes qui disparaissent sont, outre les membranes et les vaisseaux primitifs, les corps de Wolff (ou reins provisoires ?), qui chez l'homme, s'atrophient vers le deuxième mois de la vie intra-utérine, mais qui sont permanents chez les poissons. Ces corps, dont les vestiges se retrouvent chez l'adulte, constituent le *corps innominé* (?) de Giraldès et le *corps de Rosenmuller ;* enfin le thymus disparaît chez l'homme après la naissance.

Ainsi, la première formation qui procède de l'œuf humain est un être simplement vésiculeux et dont l'organisation ni la forme n'ont d'abord rien de ce qui constitue l'homme ; toutefois, cette vésicule est alors tout l'homme, comme la chenille est primitivement tout le papillon. Pour devenir papillon, la larve subit en une seule fois une transformation

[1] Cette atrophie n'est point générale pour toutes les espèces dans une classe ou dans un ordre d'animaux. Elle existe au plus haut degré chez le moineau, ainsi que chez le serin, la linotte, le pinson, mais non chez le coq qui est pubère en toute saison (Prévot et Dumas, *Ann. sciences naturelles*, t. I, p. 275).

totale qu'on appelle une métamorphose. Il n'en est pas de même de la vésicule humaine primordiale, chez qui la métamorphose s'accomplit partiellement et successivement, prenant un caractère évolutif et se confondant avec le développement des organes.

Il n'existe donc point un moment précis où l'être humain, en voie de développement, cesse d'être un embryon ; mais il parvient par des transitions plus rapides dans certains organes, plus lentes dans d'autres, au degré d'organisation qui doit se perpétuer ensuite jusqu'au terme de l'existence. Pendant cette période mal déterminée qui est intermédiaire entre l'état embryonnaire et celui d'enfant nouveau-né, le petit être prend le nom de *fœtus*.

Dans la période fœtale, le développement du plus grand nombre des organes de la vie individuelle devient morphologiquement complet. Mais les organes de la conservation de l'espèce restent plus ou moins rudimentaires et n'acquièrent leur perfection qu'à une époque plus avancée de la vie.

Chez l'homme et chez les mammifères, dans l'état fœtal, l'existence est en quelque sorte parasitaire, et les appareils organiques les plus essentiels demeurent provisoirement sans fonction, si bien que le fœtus peut vivre, se développer et s'accroître même en l'absence d'un ou de plusieurs de ses principaux organes.

Tous les animaux ne parcourent pas les phases embryonnaires, fœtales ou parfaites dans des espaces de temps relativement égaux ; il en est qui restent indéfiniment dans les phases primordiales et qui n'atteignent jamais à la période ultime et parfaite des animaux d'une classe plus élevée ; d'autres ne restent dans cette dernière période que pendant un temps relativement très court : un grand nombre d'insectes, par exemple, passent la plus grande partie de leur existence à l'état de larve, c'est-à-dire à l'état embryonnaire ou fœtal. Au contraire, chez les animaux les plus élevés dans l'organisation, ces phases fœtales, et surtout les phases embryonnaires, durent relativement très peu de temps et l'on peut affirmer comme une loi générale, que *les premiers degrés d'organisation sont parcourus d'autant plus vite que le degré de développement auquel l'animal doit atteindre est plus élevé* (Meckel).

### V. — *Considérations générales sur le développement anormal.*

L'organisme des animaux, dans son évolution, dévie quelquefois de sa progression naturelle. Il en résulte la réalisation d'un type irrégulier, aberrant, qui se manifeste plus tôt ou plus tard et qui s'écarte plus ou moins du type spécifique : c'est que depuis la première heure de son existence, l'animal est exposé à une foule de causes perturbatrices, de désordres morbides qui troublent le développement régulier des organes et lui impriment une direction nouvelle différente de celle que la nature avait déterminée. Il est même de ces causes perturbatrices qui préexistent à l'acte de la fécondation de l'œuf ; elles se trouvent soit dans quelque condition particulière de filiation, d'atavisme, de bâtardise ou de santé des procréateurs, soit dans la constitution de l'ovule, peut être dans celle du spermatozoïde fécondant.

Les causes perturbatrices de l'évolution atteignent l'embryon à telle ou telle époque de son développement, avant ou après l'apparition de certains organes, le modifient plus ou moins profondément dans son ensemble ou seulement dans ses parties. Sous ce rapport on conçoit que les effets de ces causes doivent être très variables suivant que, dans l'espèce atteinte, la période embryonnaire est courte ou longue, qu'elle se passe dans la condition parasitaire ou dans la condition indépendante, que les organes affectés sont permanents ou transitoires, que leurs fonctions sont ou ne sont pas actuellement en exercice, etc., et qu'il est donc impossible de rien établir de général à ce sujet.

Toutefois on peut dire avec vraisemblance que les causes perturbatrices antérieures à la fécondation impriment au développement des modifications dont le caractère est le plus souvent une *déviation simple* du type spécifique, et que la plupart de ces déviations restent dans les limites de la variété.

Les causes perturbatrices postérieures à la fécondation impriment ordinairement aux organes des modifications plus apparentes qui s'écartent davantage d'un développement régulier, et qui revêtent parfois les caractères d'une lésion pathologique. Ces résultats doivent différer évidemment suivant l'intensité de la cause perturbatrice, et suivant le degré auquel est arrivé le développement embryonnaire ou fœtal : si les organes atteints sont à peine en voie de développement, les parties respectées pourront encore dans leur évolution, se reconstituer avec une certaine régularité, ou même avec une symétrie parfaite ; mais si déjà ils sont en grande partie constitués quant à leur morphose définitive, les parties atteintes resteront plus ou moins profondément altérées, déformées, détruites ou déplacées, et comme dans la condition embryonnaire ou fœtale, chez l'homme et les mammifères, la vie se perpétue malgré leur absence, le développement et l'accroissement continueront de se produire dans les parties restantes. Des connexions nouvelles, variées, imprévues, s'établiront avec les organes voisins, qui, se développant et s'accroissant eux-mêmes dans de nouvelles conditions, se présenteront à un moment donné, avec une conformation différente de celle du type spécifique et plus ou moins dénuée de la régularité, de l'ordre et de la symétrie qui caractérisent l'organisme normal. Ainsi, l'homme, comme les animaux qui suivent les mêmes conditions évolutives, pourra apporter en naissant le stigmate plus ou moins profond d'une perturbation qui s'est produite à une époque indéterminée de son existence, et qui, dans l'ensemble de son être ou dans l'une de ses parties, le dévie du type organique de son espèce.

Mais la déviation, suivant la cause et l'époque où elle s'est produite, nous donnera l'image d'un type nouveau, toutefois régulier, ou celle d'un type plus ou moins difforme et sans aucune régularité.

Ces deux états ne sauraient être confondus l'un avec l'autre. Le premier résulte d'une impulsion étrangère donnée au développement primordial ou de rapports hétérogènes établis entre des parties qui ne devaient pas être associées, mais qui, après avoir subi une première déviation au type physiologique, se développent ensuite suivant les lois de l'organisme. Elles réalisent ainsi un type harmonique, mais extra-naturel.

Le second est l'effet d'une perturbation profonde, morbide ou violente, qui désorganise les parties atteintes, et ne permet leur reconstitution que dans des conditions de désordre, de déformation, d'irrégularité tout à fait incompatibles avec l'idée d'une évolution naturelle. Ces deux états distincts doivent évidemment être désignés par des dénominations distinctes aussi aux déviations du premier groupe nous donnerons le nom d'*anomalies ;* à celles du second groupe le nom d'*abnormités*.

Les anomalies et les abnormités ne sont pas les seules lésions organiques que l'homme puisse apporter en naissant. Les causes morbides qui atteignent l'enfant ou l'adulte n'épargnent pas le fœtus. Lorsque, chez celui-ci, les organes sont déjà constitués, les perturbations morbides n'occasionnent plus de trouble dans le développement qui est parfait ou sur le point de l'être ; elles se traduisent alors par des altérations pathologiques qui ne diffèrent point de celles qui surviennent après la naissance ; ce sont des inflammations, des éruptions cutanées, des ulcérations, des hydropisies, des tumeurs, etc , ou bien des déplacements, des difformités et des infirmités, qui n'ont rien de spécial, et que l'on distingue des lésions semblables survenant après la naissance en leur donnant l'épithète de *congéniales*.

### VI. — *Le type normal et ses variations.*

Avant de chercher à classer les déviations au type normal, il importe de connaître ce type et de déterminer ses caractères.

Or, dans la nature, il n'existe point pour chaque espèce d'êtres vivants, comme dans les produits de l'industrie de l'homme, un étalon, un prototype auquel on puisse rapporter les reproductions plus ou moins approximatives du modèle. Le type naturel est une création de notre esprit ; c'est la résultante de caractères plus ou moins divergents, plus ou moins semblables et jamais fixes.

Le type spécifique se déduit donc pour nous de la conception d'un ensemble de caractères présentés par les individus qui composent l'espèce, individus qui doivent eux-mêmes leur distinction particulière à des caractères propres à chacun d'eux.

Or, parmi les caractères que nous regardons comme les plus divergents dans le type dont nous avons la conception, qui nous prouvera que les uns s'écartent plus que les autres du type naturel ? Nous devons donc reconnaître que nous ne possédons point un *criterium* qui puisse nous affirmer que ce que nous sommes disposés à regarder comme une divergence, un écart de ce type, le soit en effet.

Toutefois, il paraît rationnel, et l'on est en quelque sorte convenu (mais c'est une convention) de regarder comme des écarts, comme des divergences les caractères que l'on observe le plus rarement. On les appelle des *variations*, si elles sont légères et individuelles ; des *variétés*, si elles sont plus profondes et plus stables [1], variétés qui pourront, en se transmettant par voie de génération, former des *races* ou des *familles distinctes*.

Les variétés de l'espèce humaine qui constituent des races particulières ne doivent point nous occuper, mais les variations individuelles peuvent avoir un rapport direct avec les déviations qui constituent des *anomalies*.

[1] En botanique on regarde comme *variétés* toutes les modifications générales des végétaux qui sont assez intenses pour se conserver dans la reproduction par division, c'est-à-dire par tubercules, marcottes, boutons ou greffes. Les *variations* ne durent qu'autant que les végétaux qui les présentent, sont soumis à des circonstances extérieures données ; elles sont donc moins fixes que les variétés.

Les variations ou les variétés sont produites par deux influences distinctes ; les unes ne paraissent avoir d'autre cause que la tendance naturelle de tous les êtres vivants à varier, au moins les conditions qui produisent les variations nous échappent le plus souvent. Elle constituent les *variétés naturelles*.

Les autres ont leur origine dans une altération de la santé des procréateurs ou de l'individu même, altération produite par des causes souvent faciles à apprécier. Elles constituent les *variétés maladives*.

## VII. — *Variétés naturelles*.

Les traits du visage, le volume du tronc, les proportions des membres varient d'un individu à un autre, et de même les détails organiques des os, des muscles, des viscères, etc., la distribution des vaisseaux et des nerfs offrent des variétés nombreuses ; c'est là ce qui constitue l'essence même de l'individualité. La plupart de ces dernières variations ne peuvent être reconnues que par l'inspection cadavérique. Elles sont signalées dans les ouvrages qui traitent de l'organisation des êtres vivants, sous la dénomination des *variétés anatomiques*.

Parmi les variations apparentes extérieurement, variations qui caractérisent plus particulièrement l'individu, il en est, comme les différences de hauteur, de grosseur, de coloration du corps tout entier ou de l'une de ses parties, qui, plus ou moins exagérées, semblent parfois sortir des conditions naturelles de l'espèce. Les individus qui les présentent se font remarquer et deviennent, pour le vulgaire, des êtres à part, qu'on a même qualifiés de nom de *monstres* ; cependant, ces individus ne s'écartent point du type spécifique, en ce sens qu'ils se perpétuent parfois dans l'espèce comme famille ou comme race, et qu'ils peuvent être ramenés par voie de génération aux conditions ordinaires du type primitif.

Tels sont, chez l'homme, les géants et les nains qu'on

retrouve comme variétés ou races fixées ; tels sont les albinos et, chez les animaux, les moutons à jambes courtes (M. Ancon), les bœufs aux narines atrophiées (B. Niata), et tant d'autres variétés ou races plus ou moins singulières ; telles sont des variations plus restreintes dans certains organes, variations qui ont une cause accidentelle ou héréditaire ; par exemple, la longueur exagérée des petites lèvres chez les femmes Houzouanas, la proéminence fessière chez les Hottentotes, l'*existence d'un rudiment caudal* chez certains hommes [1], celle d'une énorme queue dans une race de moutons, l'absence de cornes chez le bœuf, de queue chez le chien, le cheval, la

1 J. Otton Helbigius affirme avoir vu des hommes à queue : « Les habitants des montagnes de la province de Kélang ou Quélang, dans l'île de Formose, dit ce voyageur, ont presque tous, selon leur propre aveu, des queues au-dessus de l'anus. J'en ai vu deux dont les queues chauves étaient semblables à celles de cochon. Il y a aussi d'autres hommes dans les îles Orientales et Australes-Orientales, qui ont des queues. » (*Ephem. nat. cur. Dec.*, I, ann. IX et X, 1678-1679, obs. 194 et *Collect. acad.*, p. 447.)

On a prétendu que dans la tribu des *Niam-Niam*, en Afrique, les individus sont ordinairement pourvus d'un appendice caudal ; mais ce fait a été nié par plusieurs voyageurs qui ont visité l'Afrique centrale. Le docteur Hubsch, médecin des hôpitaux à Constantinople, a affirmé de nouveau ce fait : il dit avoir vu, à Constantinople, une esclave négresse de cette tribu, qui avait une queue lisse et sans poils, longue de deux pouces environ et terminée en pointe. Un homme de la même race, qu'il a vu également, avait une queue, longue de un pouce et demi et recouverte de quelques poils ; enfin un enfant de race caucasienne avait une queue longue de un pouce. Un de ses aïeux avait présenté la même anomalie (*Gazette hebdomadaire de médecine et de chirurgie*, 1854). Voyez sur ce sujet : Le Bret, *Notice sur l'existence d'une race d'hommes à queue* (*Archives générales de médecine*, févr. 1855).

Schenk a rapporté le cas d'un individu, d'ailleurs affecté d'anomalies beaucoup plus graves, qui avait une queue très distincte, assez longue et tout à fait comparable à celle d'un cochon (*Monst. hist. memorabilis*, n° 34). Dans l'article CAS RARES du *Dictionnaire des sciences médicales*, p. 152, il est fait mention, d'après le *Dictionnaire philosophique* de Voltaire, d'une femme, qui avait quatre mamelles et qu portait *au croupion* une excroissance revêtue de poils chevelus ; mais, comme le fait remarquer Isidore Geoffroy-Saint-Hilaire, l'appendice dont parle Voltaire était situé sur la poitrine.

D'après Serres, il existe un rapport constant entre l'évolution de la moelle épinière et celle de la queue. Le savant anatomiste dit avoir observé un cas chez le nouveau-né, dans lequel la moelle épinière occupant toute l'étendue du canal rachidien, la colonne vertébrale était terminée par une queue (Isidore Geoffroy-Saint-Hilaire, *Traité de Tératol.*, t. I, p. 521).

On peut donc croire qu'il se produit parfois chez l'homme des individus anormaux pourvus d'une queue ; mais quant à des races ou variétés de l'espèce humaine pourvues de cet appendice, leur existence est très improbable.

poule ; celle d'une portion de la voûte crânienne chez les poules huppées, etc.

Les variations anatomiques, qu'il serait trop long de mentionner ici, donneraient lieu aux mêmes remarques.

L'hérédité des caractères de l'un et de l'autre procréateur est une cause des variations individuelles, puisque chacun des parents transmet à sa progéniture, tantôt l'un, tantôt l'autre, des attributs qui lui sont propres.

Cependant, si cette cause était seule agissante, les variations individuelles seraient assez bornées, mais un nombre considérable d'autres conditions viennent y ajouter leur action : la latitude ou l'altitude des diverses contrées, les climats différents, la constitution géologique du sol, la diversité de l'alimentation, l'abondance ou les privations, la liberté ou la séquestration, la domestication chez les animaux, la culture chez les végétaux, etc., toutes ces conditions impriment à l'organisme des êtres qui y sont longtemps exposés, des modifications successives qui peuvent parfois se transmettre héréditairement, et qui déterminent ainsi la formation de races distinctes ou de variétés définies.

Le rapprochement et l'accouplement des individus appartenant à ces races ou à ces variétés diverses donnent encore naissance à de nouvelles modifications dans les caractères organiques des descendants. Ces modifications résultant du croisement sont elles-mêmes passagères ou plus ou moins persistantes. Il arrive aussi que des caractères particuliers aux ascendants disparaissent dans plusieurs générations, pour reparaître dans l'un ou dans quelques-uns des descendants, même quand les degrés intermédiaires sont absolument dénués de la ressemblance.

Ces faits de retour ou d'*atavisme* ne sont pas rares chez les animaux et les plantes qui naissent de races croisées ; mais ils existent aussi dans des races que leur ancienneté fait regarder comme pures. Maintes fois ils ont été observés chez les animaux domestiques qui, redevenus libres, reprennent plus ou moins la livrée de leurs ancêtres sauvages. De pareils exemples ont prouvé que dans l'organisme certains caractères peuvent rester en puissance ou à l'état latent, non seulement pendant quelques générations, mais même pendant un nombre incalculable de générations.

D'après les systèmes de Lamarck et de Darwin touchant l'origine des espèces, ces faits de retour tardif pourraient expliquer l'apparition de variations qui sont extraordinaires dans certaines espèces, mais qui sont des attributs naturels dans des espèces voisines ou même éloignées. Il serait permis, en effet, de croire à la réapparition d'une particularité appartenant à quelque ancêtre perdu dans la nuit des temps, ou bien à l'influence d'une filiation plus éloignée encore. Ainsi s'expliquerait l'existence des vertèbres coccygiennes supplémentaires chez les *hommes à queue*, si toutefois il en existe. Ainsi, dans les bandes ou raies colorées qui apparaissent quelquefois sur le dos ou sur les jambes du cheval, on verrait l'influence d'une parenté avec le zèbre ou l'âne ; dans l'existence d'un os trapèze et du rudiment d'un cinquième os métacarpien, on reconnaîtrait la réapparition dans le pied du même animal, d'une conformation normale chez l'hipparion (Gaudry), genre voisin, mais éteint. Enfin, dans des protubérances existant sur les os frontaux de cet animal, on trouverait un rapport plus éloigné encore avec les ruminants pourvus de cornes.

C'est peut-être par l'atavisme qu'il sera permis d'expliquer ces cas singuliers dans lesquels plusieurs enfants, appartenant à un père et à une mère bien conformés, apportent en naissant des anomalies semblables[1].

Une autre condition de variation naturelle qui mérite de fixer l'attention des observateurs, doit être rappelée ici. Dans les végétaux, l'élément mâle peut affecter directement la conformation, non seulement de la graine, ce qui est naturel, mais encore celle de la fleur ou du fruit qui contient cette

[1] Isidore Geoffroy-Saint-Hilaire. *Op. cit.*, *Monstres ectroméliens*. — Meckel, *Op. cit.*, t. I, p. 15 et 59 — Gurlt, *Op. cit.*, t. II, p. 5 et 172. — Henle, *Zeitschrift für rationnelle Medicin*, t. II, p. 7, cités par Vogel, *Anat. path.*, p. 426.

graine. Dans les animaux, on a vu, d'une manière indubitable, le produit d'une seconde portée, conserver plusieurs des caractères du père de la première portée, quoique celui de la seconde fût tout différent du premier[1].

## VIII. — *Variétés maladives.*

Bien que les conditions des variations que nous avons appelées naturelles échappent à l'analyse, nous reconnaissons cependant que ces variations ne sont pas un pur effet du hasard et qu'elles sont subordonnées à certaines influences dont nous pouvons parfois apprécier la nature. Il est d'autres conditions des variations qui nous paraissent plus prochaines et qui sont plus palpables, ce sont des conditions de santé des procréateurs dont les causes bien connues des médecins frappent les yeux même du vulgaire. Ces conditions amènent la dégradation physique et morale des êtres qui s'y trouvent longtemps exposés, dégradation qui se transmet à leur descendance avec des caractères particuliers. Ces caractères constituent des types nouveaux qui ont été appelés *variétés maladives* ou *variétés dégénérées*[2].

Les causes de ces variétés sont nombreuses et s'exercent souvent sur beaucoup d'hommes à la fois ; telles sont : l'abus des boissons fermentées et des narcotiques, l'usage des substances alimentaires altérées par l'ergot du seigle, par le verdet ou verdérame du maïs (?), l'action continue des émanations toxiques du plomb, du mercure, du phosphore, etc., celle des

1 Burdach, *Traité de physiologie*, trad., t. II, p. 242, 1838; *les faits cités chez le cheval et l'âne*, par Haller ; *chez le cheval et le couagga*, par Home et Giles; *chez le sanglier et la truie*, par Meckel; *chez le chien*, par Stark; *chez l'homme*, par Osiander. — Allen Thomson, art. GÉNÉRATION, p. 468, *Cyclopædia of Anat. and Phys.*, 1839. — Alexandre Harvey, *De l'influence exercée par le mâle sur la constitution et sur la reproductivité de la femelle (Gazette médicale de Paris*, 1850, p. 136). — Ch. Darwin. *De la variation des animaux et des plantes*, trad.. t. I, p. 420, 428. Paris, 1868.

2 B.-A. Morel, *Traité des dégénérescences physiques, intellectuelles et morales de l'espèce humaine*, in-8° et atlas in-4°. Paris, 1857. — Id. *De la formation du type dans les variétés dégénérées*, in-4°. Paris, 1864.

émanations paludéennes; la privation d'air et de lumière; certaines influences encore mal connues des vallées montagneuses (?); le travail excessif ou trop prolongé dans les manufactures, dans les mines, la misère et les excès de tous genres.

Toutes ces causes amènent, chez les individus qui y sont longtemps soumis une altération progressive de l'organisme, une véritable dégradation qui ne permet plus le retour aux conditions primitives de la santé. Et cette dégradation, bien qu'elle se manifeste avec des caractères généraux pour les êtres qui en sont atteints, cette dégradation, disons-nous, se montre avec des caractères particuliers suivant chacune des grandes causes qui l'ont amenée. Les descendants de ces individus misérables participent de la condition de leurs procréateurs; ils apportent en naissant le stigmate de la cause dégradante qui a frappé leurs parents et nous présentent les *types dégénérés des variations morbides* (Morel).

Chez ces êtres dégradés, la physionomie offre rarement la régularité et l'harmonie qui constituent la beauté physique. La tête est trop volumineuse ou trop petite, irrégulière dans la forme; le front est bas et fuyant; l'occiput est aplati: les pariétaux trop saillants; les oreilles mal implantées et difformes; les mâchoires supérieures grandes; le nez élargi; les lèvres grosses et saillantes; la face irrégulière; la physionomie ingrate; les membres supérieurs et inférieurs disproportionnés; l'attitude du corps mal équilibrée.

Les formes des organes internes sont souvent frappées aussi d'un défaut de symétrie et de régularité. En sorte que ces êtres dégénérés ne sont point toujours renfermés dans les limites de la variété. L'appareil de la génération est plus particulièrement affecté, et la reproduction est souvent bornée. Enfin ces individus sont fréquemment atteints par des infirmités diverses.

Les fonctions intellectuelles, dont nous n'avons point à nous occuper, ne sont pas épargnées, et ces malheureux fournissent un contingent considérable d'idiots, de crétins, d'épileptiques et d'aliénés.

On peut rapporter aux variétés par dégénérescence maladive, les crétins, les microcéphales idiots, les nains rachitiques, les dégradés alcoolisés, narcotisés, les dégénérés par intoxication saturnine, mercurielle, paludéenne auxquels on peut ajouter certains lépreux, certains pellagreux, etc.

## IX. — *Limites des déviations organiques.*

Nous savons que les caractères spécifiques transmis par génération sont permanents entre certaines limites, en outre qu'ils sont variables entre ces limites, et nous voyons, d'après ce qui précède, que les variations du type normal peuvent être nombreuses dans une même espèce ; mais pouvons-nous décider de l'écart qui sépare ces variations entre elles ou bien si elles sortent des limites des oscillations physiologiques ou spécifiques? Existe-t-il des caractères qui nous fassent reconnaître que ces limites ont été franchies ; en un mot, savons-nous où finit la déviation naturelle, où commence la déviation *extra-naturelle?*

Nous avons en partie, répondu à cette question lorsque nous avons dit qu'il n'existe pas un *criterium* qui fasse reconnaître le vrai type spécifique, ni les bornes de ses écarts ; ce n'est donc point par cette détermination que nous pourrons trouver la limite au delà de laquelle commence la déviation anormale

Mais bien que ce *criterium* nous fasse défaut nous pourrons cependant trouver dans des considérations de divers ordres des raisons suffisantes pour déterminer les caractères qui nous permettront de classer certaines déviations parmi les anomalies.

La variation physiologique implique la possibilité de vivre; elle indique aussi celle de se perpétuer par génération ; donc, toute déviation qui serait incompatible avec la vie de l'individu ou avec celle de l'espèce ne pourrait constituer une variété, elle formerait une anomalie.

Les attributs des êtres vivants sont généraux ou particuliers. Les premiers appartiennent à tout un embranchement, ou bien à toute une classe, à tout un ordre, se spécialisant de plus en plus ; il en est qui caractérisent le genre, d'autres appartiennent à l'espèce ; il en est enfin qui sont particuliers à la variété, en dernier lieu à l'individu. Evidemment les plus importants de ces attributs sont d'abord ceux qui caractérisent l'embranchement, puis la classe, puis l'ordre, puis le genre, etc.

Or, tout individu qui déroge, sous quelque rapport, aux caractères de la classe, de l'ordre, du genre dont son espèce fait partie, déroge nécessairement au type spécifique qui lui appartient, puisque ce type doit posséder tous les attributs qui caractérisent le genre, l'ordre et la classe. Cet individu sera donc un être anormal. Le même raisonnement nous conduirait à montrer que les attributs d'un sexe, ou ceux qui sont spéciaux à une période de la vie, constitueraient aussi des anomalies, s'ils n'existaient point ou s'ils existaient, au contraire, en dehors des lois qui régissent les conditions de la sexualité ou celles de cette période de la vie dans la classe, l'ordre ou le genre auxquels appartient le sujet affecté.

L'unité individuelle, la dualité dans les organes de la vie de relation, la séparation des sexes sur deux individus différents (sauf chez quelques poissons) appartiennent à tous les vertébrés ; aucun ne possède plus de quatre membres ; la disposition à droite ou à gauche de certains organes de la vie organique existe chez tous les mammifères. Donc la duplicité d'une portion plus ou moins considérable du tronc ou de la tête, l'existence d'un cinquième ou d'un sixième membre, la coalition des deux yeux en un seul, celle des membres postérieurs, la réunion des sexes dans le même individu, constitueront chez les vertébrés une anomalie évidente ; et de même l'inversion splanchnique chez tous les mammifères, de même la privation d'un ou de plusieurs membres, si elle n'était point accidentelle.

Un caractère également important chez les vertébrés, c'est la limitation du nombre des doigts ; aucun mammifère, en effet, aucun oiseau, aucun reptile n'a plus de cinq doigts. La polydactylie chez l'homme est donc une dérogation au type normal qui remonte plus haut que l'espèce, et qui ne peut être considérée comme une simple variété.

Les attributs qui appartiennent à un ordre, et même à un genre d'animaux, et non à un autre ordre ou à un autre genre, constitueront aussi des anomalies, lorsqu'ils se montreront chez un individu appartenant à l'ordre ou au genre qui ne les possèdent point : un cheval dont le front serait pourvu de deux appendices cornus, un porc dont les pieds seraient à sabots pleins comme ceux des solipèdes, une femme qui aurait des mamelles inguinales, ne nous offriraient point des variétés, ils nous montreraient des anomalies.

Mais une condition inverse, le retour de l'individu vers un type régulier dont l'espèce à laquelle il appartient paraît s'être écartée, doit constituer aussi une anomalie ; c'est ce que l'on voit dans la monstruosité de certaines fleurs, que l'on appelle la *pélorie*. Les corolles normalement irrégulières, comme celles des *linaria*, des *anthirrhinum*, des *pelargonium*, etc., deviennent parfois régulières ; or, ce changement a été considéré généralement par les botanistes comme un retour vers un état primitif, c'est-à dire vers le type de la classe dont fait partie l'espèce à laquelle appartient l'individu pélorié.

Des anomalies de même ordre se rencontrent chez les animaux. On sait que, chez les mollusques gastéropodes, le défaut de symétrie est un attribut presque général, et que la coquille spirée s'enroule sur elle-même presque toujours de gauche à droite ; mais dans quelques genres, chez les physes, par exemple, la coquille s'enroule inversement de droite à gauche ; or, des individus, dans les espèces de ces derniers genres, offrent parfois l'inversion de gauche à droite, comme dans la grande généralité des gastéropodes. Ces individus, anormaux par rapport au genre auquel ils appartiennent, se trouvent par conséquent dans les mêmes conditions que les fleurs pélorïées. Chez les solipèdes, le pied tout entier paraît composé d'un seul doigt, relativement large et volumineux, ce qui constitue une exception remarquable dans la grande classe des mammifères ; or, dans certains cas anormaux, le nombre des doigts s'est trouvé de deux ou d'un plus grand nombre. On voit donc là un retour vers le type naturel de la classe, et, par conséquent, une anomalie analogue à la pélorie.

Ce que nous disons de l'individu, nous pouvons le dire de l'organe. Lorsque celui-ci perd ses attributs et revêt ceux d'un autre organe par une sorte de *métamorphose*, il forme une anomalie. Tel est le cas, observé par M. Milne-Edwards, d'un crustacé dans lequel un des pédoncules oculaires portait au lieu d'un œil complet, une cornée imparfaite sur le centre de laquelle s'était développée une portion d'antenne [1]. Chez l'homme on a vu quelquefois une dent incisive revêtir la forme d'une molaire ; or les anomalies de ce genre, rares chez les animaux, sont très communes chez les végétaux. Elles ont été observées dans tous leurs organes.

La persistance d'un état embryonnaire qui devait être transitoire, constitue évidemment une anomalie pour le nouveau-né ou pour l'adulte. Telle est l'existence d'une cavité unique pour les ventricules du cœur, pour la bouche et le nez, celle d'un cloaque chez l'homme, etc. Tel serait le développement exagéré des corps de Wolff après la naissance (corps de Rosenmüller, corps innominé de l'homme, Giraldès).

Enfin, les attributs d'un sexe à l'autre, des mamelles développées chez l'homme, une conformation virile chez la femme, le plumage du coq chez la poule sont aussi des anomalies et non des variétés, par des raisons que nous avons indiquées déjà.

Parmi les exemples de déviations qui viennent d'être mentionnés, certains cas ont été regardés par les uns comme de

1 Darwin, *Ouv. cit.*, t. II, p. 416.

simples variations, par les autres comme des anomalies. Malgré les considérations qui peuvent faire ranger ces déviations dans une catégorie plutôt que dans une autre, on restera quelquefois dans l'incertitude, relativement à la place qu'il convient de leur donner. Un cheval cornu serait pour tout le monde un être anormal; mais pour beaucoup de gens qui ne voient jamais que des moutons sans cornes, le mouton pourvu de ces appendices serait aussi un être anormal L'appréciation dans ces cas est due à la rareté de l'attribut observé; nous avons dit, en effet, que l'on regarde généralement comme des écarts du type normal les attributs que l'on observe le plus rarement. Par la même raison, l'on est disposé à rapprocher du type normal les écarts que l'on observe souvent ou bien avec quelque suite, comme ceux qui sont fixes dans certaines races ou dans certaines familles. La polydactylie chez l'homme, l'absence de cornes chez le bœuf, le plumage soyeux chez la poule, etc., nous semblent former des variétés, bien que l'analyse physiologique doive nous conduire à considérer ces écarts comme des anomalies. Mais toutes ces distinctions, que nous ne pouvons établir d'une manière précise, n'ont point un intérêt bien grand pour la science, car elles n'existent point en réalité dans la nature : l'anomalie tient de la variation comme la variation tient de l'anomalie; entre les cas extrêmes de l'une et de l'autre catégorie, il existe des nuances qui établissent des uns aux autres une liaison certaine, une chaîne continue. Or, sous ce rapport, nous pouvons appliquer à la tératologie aussi bien qu'à l'histoire naturelle, les réflexions que Lamarck faisait relativement à la classification de cette dernière science : « Sans doute, il était indispensable de *classer* les productions de la nature, et d'établir parmi elles différentes sortes de divisions telles que des classes, des ordres, des familles et des genres. Les bornes de nos facultés l'exigent et il nous faut des moyens de cette sorte pour nous aider à fixer nos connaissances sur cette multitude prodigieuse de corps naturels que nous pouvons observer et qui sont infiniment diversifiés entre eux; mais ces classifications sont des moyens tout à fait artificiels. Rien de tout cela ne se trouve dans la nature[1]. »

### X. — *Distinctions entre les déviations anormales.*

Les déviations organiques qui sortent de la variation sont de deux ordres : les unes, que nous avons proposé d'appeler des *anomalies*, conservent la régularité et la symétrie qui sont l'attribut des organismes normaux; les autres, totalement dénuées de la régularité, de l'ordre et de la symétrie de ces organismes, et que nous avons proposé de nommer des *abnormités*.

L'*anomalie* est l'effet d'une cause perturbatrice, analogue sans doute à celle qui détermine la variété, mais qui produit sur le développement une action plus profonde et plus grave,

L'*abnormité* est une déviation dont le *mode de formation* s'éloigne plus encore de l'évolution naturelle, et dans aucun cas elle ne pourrait être rapprochée de la variété. Elle survient, avons-nous dit, lorsque la cause perturbatrice atteint plus ou moins gravement des organes avancés déjà dans leur développement, mais non totalement développés. Il en résulte des lésions pathologiques véritables, et non plus de simples déviations de l'évolution. Mais les lésions pathologiques primordiales se trouvent modifiées dans leur apparence ou dans leur constitution par le développement ultérieur des parties atteintes ou des parties voisines, de telle sorte qu'elles ne s'offrent point à nous avec les caractères purs et simples de l'anomalie, ni avec ceux d'une lésion pathologique survenue après la naissance.

Examinons à ce point de vue, pour nous faire mieux comprendre, deux fœtus dont l'un porterait une *anomalie*, et l'autre une *abnormité* des mêmes parties, soit un *cyclocéphale* et un *anencéphale* :

1 Lamarck, *Philosophie zoologique*, édit. Ch. Martins, t. I, p. 10, in-8°, Paris, 1873.

La face du premier semble réaliser le type fabuleux du cyclope : elle offre une orbite unique et point de nez, a moins que cet organe ne soit représenté par un court appendice placé au bas du front. Dans l'orbite existe un seul œil ou deux yeux plus ou moins fusionnés, quatre paupières réunies deux à deux sur la ligne médiane. La mâchoire supérieure est plus ou moins atrophiée ; la mâchoire inférieure et la langue diffèrent peu de la condition normale.

Ce monstre, tout étrange qu'il soit, n'est point difforme : les parties qui constituent la face, le crâne, ou celles qui représentent les organes de l'olfaction et de la vision, sont dans une symétrie parfaite. Cette symétrie apparente extérieurement, l'anatomie nous la montre dans toutes les parties internes qu'atteint la déviation. L'œil unique offre-t-il deux cornées juxtaposées ; il contient aussi deux iris, deux cristallins, deux rétines, plus ou moins confondus par leur bord, suivant le degré de rapprochement ou de fusion des deux cornées. Les muscles qui meuvent les globes oculaires sont placés à l'entour symétriquement, et reçoivent leurs nerfs respectifs. Les muscles internes manquent avec les portions correspondantes des globes oculaires.

Plus profondément, le cerveau nous offre des modifications non moins remarquables, non moins régulières, et ce sont évidemment les plus importantes.

Au lieu de deux hémisphères, cet organe offre un lobe unique, médian, symétrique et privé de toutes les parties qui existent normalement sur la ligne moyenne ; ainsi point de scissure longitudinale, ni de corps calleux, ni de voûte à trois piliers, ni de cloison transparente, quelquefois même point de couches optiques, ni de corps striés. Le cerveau manque, en un mot, de toutes les parties médianes dans une étendue plus ou moins grande d'avant en arrière et dans un rapport exact avec le rapprochement des orbites ou des yeux. Le cervelet, les quadrijumeaux et la protubérance annulaire sont normaux. Quant aux nerfs optiques, ils existent ordinairement, distincts ou fusionnés, mais dans leur rapprochement ou dans le degré de leur fusion, ils suivent les conditions de l'œil et celles du cerveau.

Dans toutes ces parties profondément modifiées, la symétrie est si parfaite que l'anomalie semblerait pouvoir être artificiellement reproduite par le rapprochement des parties latérales homologues avec l'ablation d'un segment médian.

Si l'on recherchait les termes extrêmes de ces déviations, on trouverait d'un côté des orbites presque normales, simplement rapprochées par l'*atrophie* des fosses nasales, d'un autre côté une seule orbite médiane, petite et ne renfermant qu'un œil *atrophié;* puis, entre ces extrêmes, on rencontrerait tous les degrés formant de l'un à l'autre une transition insensible, preuve certaine que l'évolution s'est accomplie dans des conditions harmoniques et presque normales. Mais, fait digne de remarque, des déviations de même ordre, c'est-à-dire avec conservation de la régularité des parties restantes, peuvent occuper la région inférieure de la face, sans intéresser particulièrement le crâne, et l'on a vu, avec l'absence de la mâchoire inférieure et de la langue, les muscles masticateurs d'un côté (temporal, masséter, ptérygoïdien) unis sous la voûte palatine, avec leurs homologues du côté opposé d'une manière régulière, et les deux oreilles rapprochées et fusionnées sous la base du crâne (otocéphalie *ex parte,* Isidore Geoffroy-Saint-Hilaire) bien que les parties supérieures de la face conservassent plus ou moins leur constitution normale. Le plus souvent, toutefois, les deux anomalies se trouvent réunies dans le même individu[1].

L'anencéphale *(ex parte)* nous offre aussi une altération de la tête et particulièrement du cerveau : la face renversée en arrière et tournée en haut, présente des narines complètes et situées normalement; des yeux intacts, gros et saillants, comme chez les batraciens; un front déprimé au-dessus des sourcils où la tête finit brusquement. La voûte du crâne est

1 C. Davaine, *Observations pour servir à l'histoire de quelques monstruosités de la face (Mém. soc. biol.*, 1849, p. 47).

affaissée sur la base ou étalée de chaque côté; le cuir chevelu, recouvert de longs cheveux et en partie détruit, est plus ou moins largement ouvert. Dans l'ouverture se montre une tumeur parfois volumineuse, *d'apparence fongueuse*, constituée par les méninges altérées, méconnaissables, et par le développement considérable et anormal des vaisseaux sanguins; quelquefois les méninges sont soudées à la peau par de véritables cicatrices (Lallemand).

La base du crâne est plus ou moins normale, mais les os qui forment la voûte peuvent manquer entièrement. Parfois séparés et déjetés sur les côtés, ils ont perdu leurs rapports réciproques. Déformés et rudimentaires, ils ne sont souvent reconnaissables que par l'analyse anatomique; mais, de plus, les diverses parties du même os qui se forment normalement par des points distincts d'ossification, se développent séparément et constituent des os nouveaux. Ces os deviennent épais, compacts et irréguliers.

Dans un grand nombre de cas, le rachis étant plus ou moins largement ouvert, les vertèbres offrent des modifications en rapport avec celles des os du crâne.

Tous les nerfs existent, et souvent leur portion intra-crânienne, considérablement allongée, est flottante parmi les débris des méninges. Le nerf olfactif se retrouve sur la lame criblée, et le nerf optique est intact dans son trajet intra-orbitaire ainsi que le nerf auditif dans le rocher.

Le cerveau est plus ou moins complètement absent; on en retrouve quelquefois des vestiges ou des débris sur la base du crâne ou parmi les membranes flottantes. Ces débris appartiennent tantôt à une, tantôt à une autre partie de l'encéphale; on constate sous ce rapport un désordre absolu.

Dans l'anencéphalie, chaque individu possède son autonomie, qu'on nous passe l'expression. La destruction des téguments, la tumeur des méninges, les restes du cerveau, l'état des os offrent de nombreuses variétés, qui ne peuvent être considérées comme les degrés d'une même anomalie. Partout on constate l'asymétrie, l'irrégularité, le désordre, et ce désordre n'est pas spécial aux monstres circonscrits dans le genre *anencéphale* d'Isidore Geoffroy-Saint-Hilaire, il s'étend aussi à des genres que l'illustre tératologiste a classés dans d'autres familles, telles que celles des exencéphaliens et des pseudencéphaliens.

Ainsi donc, bien que les lésions principales, chez les cyclocéphaliens et les anencéphaliens, se voient dans le cerveau, on ne peut établir de similitude dans les caractères de la déviation chez les uns et chez les autres.

Les divergences ne nous paraîtraient pas moins grandes si nous examinions les deux *monstruosités* au point de vue de leur mode de développement.

Dans l'évolution normale, l'embryon n'est pas encore sorti du plan du blastoderme, que déjà les premiers linéaments du système nerveux central apparaissent; ils possèdent d'abord la forme d'un tube qui, dans la région dorsale, se tranformera en moelle épinière, et qui, supérieurement, deviendra le cerveau. Ce tube ou canal médullaire, s'élargissant en haut, prend la forme de trois dilatations placées à la suite l'une de l'autre; ces dilatations ont été appelées les *cellules cérébrales*. La cellule supérieure ou antérieure apparaît la première. Cette cellule, dans sa partie antérieure et supérieure, s'accroît rapidement de chaque côté de la ligne médiane, mais elle n'acquiert point, suivant cette ligne, un développement semblable, en sorte qu'elle forme bientôt une vésicule déprimée en avant et en haut, sur la ligne médiane. Elle s'accroît de même avec plus de lenteur dans la partie postérieure et inférieure.

Le développement latéral se prononçant de plus en plus en avant, il en résulte que la cellule cérébrale antérieure se dédouble à droite et à gauche antérieurement et reste simple en arrière. Par des progrès ultérieurs et continus, la portion dédoublée forme les hémisphères cérébraux qui se replient et se prolongent au-dessus de la portion postérieure restée simple ; celle-ci constituera les couches optiques.

Vers le quatrième ou cinquième mois, la partie antérieure médiane déprimée de la première cellule cérébrale produit le corps calleux, la voûte à trois piliers et la cloison transparente qui sépare les ventricules latéraux. Mais cette *cellule cérébrale* ne forme pas seulement par son évolution les hémisphères et les couches optiques, elle donne encore naissance aux organes de la vision et de l'olfaction. Dès l'instant où paraît le premier indice de sa division en deux vésicules latérales, elle produit en avant et au-dessous, au niveau de la partie qui appartiendra plus tard aux couches optiques, un prolongement vésiculiforme qui constituera l'œil. Ce prolongement dédoublé s'isole peu à peu en se pédiculisant ; la portion antérieure dilatée deviendra le globe oculaire, et le pédicule, d'abord creux, formera le nerf optique. Le nerf olfactif se développe plus tard; il se constitue par un prolongement de la première cellule cérébrale dans la partie qui répond à la naissance des hémisphères cérébraux.

La *cellule cérébrale moyenne* répond à ce qui sera plus tard l'*aqueduc de Sylvius*.

La *cellule cérébrale postérieure* se développe en deux vésicules, placées l'une en avant de l'autre. La première formera le cervelet; la seconde constituera la moelle allongée. Mais elle donne encore naissance à l'organe de l'ouïe, dans la partie qui correspond à l'oreille interne; celle-ci prend la forme d'un prolongement tubulé et parcourt, dans son développement, des phases analogues à celles qui constituent l'œil.

Ainsi les diverses parties du cerveau et trois des organes des sens procèdent des cellules primordiales. Plusieurs de ces parties sont donc, jusqu'à certain point, indépendantes les unes des autres dans leur développement définitif, et par conséquent, certaines de leurs anomalies peuvent se former aussi d'une manière indépendante.

Mais avant d'aller plus loin, il importe que nous disions aussi quelques mots du développement des autres organes qui sont plus ou moins intéressés dans la cyclocéphalie. Le crâne se constitue en se moulant en quelque sorte sur l'encéphale en voie de formation; les os propres du nez, ceux des fosses nasales, une partie des maxillaires supérieurs appartiennent dans leur développement à la capsule osseuse du crâne; mais le reste de la face se développe d'une manière indépendante.

Après que les trois cellules cérébrales se sont constituées et qu'elles sont sorties du plan du blastoderme, on voit apparaître, dans la région du cou, les arcs branchiaux au nombre de quatre. Comme nous l'avons dit, ces arcs branchiaux n'arrivent point, chez les vertébrés supérieurs, à la plénitude de leur développement, car ils se métamorphosent bientôt en d'autres formations subséquentes. Il serait utile, sans doute, d'exposer ici la série de ces métamorphoses, mais nous ne pouvons en donner que l'indication sommaire.

Les parties embryonnaires qui procèdent de l'évolution et de la transformation des arcs branchiaux, sont la mâchoire inférieure, la langue, l'os hyoïde, la trompe d'Eustache, la caisse du tympan, les osselets de l'ouïe et le conduit auditif externe.

Ainsi les parties les plus importantes de la face, de la bouche, de l'oreille externe et moyenne, ont une origine complètement distincte de celle du cerveau, de l'oreille interne, de l'œil et des narines.

Avec ces données, cherchons à nous rendre compte de la formation des *monstruosités* dont nous venons d'esquisser les traits principaux, c'est-à-dire de la *cyclocéphalie* et de l'*anencéphalie*.

Dans la *cyclocéphalie*, les parties atteintes telles que les hémisphères cérébraux, l'œil, le nez, etc , se forment de la *cellule cérébrale antérieure*. Les parties respectées, telles que l'aqueduc de Sylvius, le cervelet, la moelle allongée, l'oreille interne, procèdent des *cellules cérébrales* moyenne et postérieure.

Non seulement la cyclocéphalie atteint les organes nés de la cellule cérébrale antérieure exclusivement, mais encore les parties plus particulièrement frappées, appartiennent à la portion médiane-longitudinale de cette cellule. Or, comme la première cellule se divise en deux vésicules latérales par le retardement du développement de la partie moyenne antérieure et supérieure, il suffit de concevoir que cette partie médiane mette un plus long retard encore dans son évolution pour que nous puissions concevoir parfaitement aussi la formation de la cyclocéphalie.

En effet, le développement de la cellule antérieure consiste en deux phénomènes qu'on peut considérer comme distincts : l'un est une évolution expansive qui fait que les parties qui seront interposées entre les hémisphères, c'est-à-dire les parties médianes, trouveront successivement leur place ; l'autre est un simple développement des parties apparues successivement.

Ainsi l'inertie évolutive de la partie moyenne de la cellule antérieure, laissera à cette cellule sa forme primitive, c'est-à-dire celle d'une vésicule unique laquelle par son développement ultérieur, acquerra la constitution histologique du cerveau. Il résultera donc de cette perturbation évolutive : 1° Un lobe cérébral unique, sans scissure longitudinale et dénué de corps calleux, de voûte à trois piliers, de cloison transparente, et 2° une seule vésicule oculaire, médiane comme le lobe cérébral, et cette vésicule unique acquerra, par son développement ultérieur, toutes les parties constitutives d'un œil normal.

Dans ce cas, l'orbite sera unique, et l'organe de l'olfaction manquera comme la partie du cerveau qui, normalement, lui donne naissance. La fusion des deux yeux en un seul, si toutefois on peut dire qu'il y a fusion, procède donc des premiers moments de la formation de la cellule cérébrale antérieure, car cette cellule, dans son évolution normale, se partage rapidement en deux vésicules latérales, d'où procèdent deux yeux distincts [1].

[1] Quelques auteurs ont pensé que dans la cyclocéphalie, l'œil est primitivement double, mais que plus tard les deux globes oculaires se fusionnent ; c'est ce qui arrive à certains crustacées, les cypris, les cyclopes, les daphnies, etc , qui ont primitivement deux yeux ; mais cet exemple, et je ne crois pas qu'il y en ait d'autres, est

Il est facile de concevoir comment se produisent les divers degrés de la cyclocéphalie ; ils sont en rapport avec l'époque plus ou moins tardive à laquelle l'anomalie prend naissance.

Il est également facile de comprendre l'existence, dans leur condition normale, de l'oreille moyenne, de la mâchoire inférieure et de la langue, chez un cyclocéphale, ou bien, inversement, l'absence plus ou moins complète de ces organes, bien que le cerveau, les yeux et les narines puissent exister dans des conditions presque normales. C'est qu'en effet l'oreille moyenne, la mâchoire inférieure et la langue ne procèdent point de l'une des cellules cérébrales ; elle se développent des arcs branchiaux qui sont indépendants de ces cellules.

En résumé : L'absence des parties dans la cyclocéphalie ou dans les *monstruosités similaires* n'empêche point une constitution régulière, symétrique et harmonique. La déviation suit, dans son développement et sa localisation, les conditions évolutives des organes embryonnaires qu'elle atteint ; nous ne pouvons donc voir dans son mode de production que l'effet d'un changement dans la direction de l'évolution, d'où résulte la réalisation d'un nouveau type organique, régulier bien que très éloigné du type spécifique et même du type de la classe ou de l'embranchement auquel appartient le sujet monstrueux.

En est-il de même de l'anencéphalie ?

Dans cette *monstruosité*, le cerveau est souvent complètement absent, mais toutes les parties constitutives de la face existent : le nerf olfactif et les narines occupent leur situation normale ; les nerfs optiques et les yeux sont intacts ; le nerf auditif et l'oreille interne existent aussi dans leurs conditions ordinaires ; c'est ce que remarque expressément Étienne Geoffroy-Saint-Hilaire[1] qui, ne connaissant pas la subordination évolutive de ces divers organes, tire de leur existence des conclusions directement contraires aux nôtres.

très mal choisi, car l'œil unique chez ces petits animaux n'est point simple ; c'est un œil composé et l'on conçoit facilement son mode de formation.

1 *Philosophie anatomique*, t. II, p. 152.

Or nous avons vu que les trois organes des sens supérieurs procèdent dans leur formation de la première et de la troisième cellule cérébrale. Donc le nerf olfactif, le nerf optique et la rétine, le nerf acoustique et l'oreille interne ne peuvent exister si les vésicules cérébrales dont ils procèdent n'ont jamais existé ; donc le cerveau, chez un anencéphale, s'est développé jusqu'au point de venir constituer les organes des sens supérieurs, et jusque-là il n'avait point dévié de son évolution normale. Donc, enfin, si l'on ne trouve plus de vestiges de cet organe chez le monstre qui vient de naître, ou si l'on n'en trouve que des débris peu reconnaissables, c'est que le cerveau a été détruit par une cause pathologique, à une époque postérieure à celle de la formation des organes de l'olfaction, de la vision et de l'audition.

En effet, cette destruction est attestée encore, dans divers cas, par des débris de substance cérébrale, par l'état des nerfs encéphaliques qui, à leur origine, flottent dans la cavité crânienne, par le développement des vaisseaux qui constituent la tumeur fongueuse, etc.

Dans l'anencéphale que nous observons, nous ne voyons pas la lésion pure et simple qui a déterminé la monstruosité, car la vie embryonnaire ou fœtale persistant en l'absence des principaux organes, les parties restantes après la destruction de la substance nerveuse, ont continué de vivre, de se développer et de croître, mais dans des conditions nouvelles qui ont amené des formations hétérogènes d'où est résultée, chez ce monstre, une physionomie à part. Le développement consécutif des parties épargnées est rendu évident par l'épaississement et la consistance qu'acquièrent les os du crâne, par des connexions nouvelles qui s'établissent entre eux, par la transformation des méninges ou des vaisseaux en une tumeur vasculaire toute particulière, par l'état des téguments du crâne couverts de longs cheveux, par les adhérences qu'ils contractent quelquefois avec d'autres points de la surface du fœtus, etc., toutes conditions qui prouvent une reconstitution des parties plus ou moins détruites.

Quant aux époques relatives où se forment l'anencéphalie et la cyclocéphalie, l'existence des narines, des yeux, des oreilles internes chez l'anencéphale, prouve que la lésion primordiale est survenue chez lui plus tardivement que chez le cyclocéphale. Toutefois, l'époque où s'est formée la déviation n'a pas dû être postérieure à la période embryonnaire. C'est ce qu'il est permis d'inférer de l'état rudimentaire des os de la voûte du crâne, du développement isolé des divers points d'ossification qui forment des os distincts; enfin de la disjonction des arcs vertébraux lorsqu'il existe un *spina-bifida*, etc.

En résumé, les parties atteintes dans l'anencéphalie sont totalement dénuées de symétrie, d'ordre et de régularité. L'altération première consiste dans une destruction et non dans une simple déviation du développement. La cause productrice est une lésion pathologique ; et la reconstitution des parties restantes a des caractères très variables, comme les conditions de nature, de siège, d'époque, de durée et d'étendue de la lésion primordiale.

Dans la cyclocéphalie, au contraire, les déviations ne procèdent point d'une lésion destructive ou désorganisatrice apparente, car l'œil unique, par exemple, se forme suivant les conditions de la normalité, et toutes les autres parties sont régulièrement et symétriquement disposées par rapport aux autres.

Aussi, dans l'anencéphalie, l'analyse anatomique seule peut faire apprécier toute l'étendue des désordres, tandis que, dans la cyclocéphalie, l'inspection extérieure seule suffit ordinairement pour déterminer quelles sont les parties internes qui manquent, et quelle est la disposition respective des parties restantes. Il n'y a point d'assimilation possible entre les deux *monstruosités;* c'est à tort que beaucoup de tératologistes les ont rapprochées dans une même catégorie.

Toutes ces considérations justifient une division des déviations organiques en deux classes, dont l'une comprend les déviations pures et simples du développement qui se produisent, comme nous l'avons exposé chez les cyclocéphaliens ; et l'autre comprend les déviations consécutives à une lésion pathologique évidente, comme chez les anencéphaliens ; nous désignerons les premières par le nom d'*anomalie*, c'est-à-dire *qui n'est pas suivant la règle*.

Les secondes, par le nom d'*abnormité*, c'est-à-dire *qui n'appartient pas à une règle, qui ne suit pas de système*.

### XI. — *Évolution des déviations.*

D'après ce qui précède, nous pouvons définir l'*anomalie*, *toute modification de l'organisme offrant des caractères différents de ceux du type spécifique ou naturel, et dont l'origine est antérieure à la métamorphose ou à l'évolution qui constitue l'individu ou bien l'organe.*

L'*abnormité est une anomalie qui survient plus tardivement dans l'évolution et qui porte le stigmate d'une lésion pathologique primordiale.*

L'anomalie ou l'abnormité ne peut plus se former lorsque le type de l'individu ou de l'organe est déterminé.

Dans leur évolution, les animaux se particularisent de plus en plus, à mesure que leur développement progresse, comme l'a fait remarquer de Baër. Dans l'œuf, ils ne possèdent que les caractères généraux de la classe à laquelle ils appartiennent. Dans l'embryon ils revêtent ceux de la famille et du genre ; ils acquièrent plus tard ceux de l'espèce et de la race. Après la naissance, l'individualité se prononce davantage, et les caractères sexuels, généralement, s'acquièrent plus tardivement encore.

Nous pouvons conclure de cette progression que les déviations organiques porteront atteinte au type naturel, d'autant plus profondément, que leur origine sera plus rapprochée de la première formation dans l'œuf. Non que des déviations légères ne puissent remonter très haut dans l'évolution, mais il faut entendre seulement par là qu'à mesure que celle-ci progresse, la déviation qui survient se particularise et s'atténue, selon chaque période successive du développement.

Le caractère le plus universel de l'organisme chez les animaux vertébrés, est l'unité individuelle. C'est chez des invertébrés seulement que se trouvent des individus composés, agrégés ou conjugués. La duplicité constituerait donc pour un vertébré l'anomalie la plus éloignée du type spécifique, comme cette condition ne se rencontrerait normalement ni dans la classe, ni même dans l'embranchement auquel appartient l'animal qui la présenterait ; aussi, chez le mammifère, chez l'oiseau, le reptile ou le poisson, l'origine de cette anomalie remonte-t-elle très haut dans l'évolution ; sa cause se trouve en effet dans la constitution même de l'ovule.

Chez ces mêmes animaux, la dualité dans les organes de la vie de relation constitue un caractère non moins important. La réduction à l'unité de ces organes, normalement doubles comme le cerveau, l'œil, les membres antérieurs ou postérieurs, constituerait donc aussi une anomalie fort éloignée du type spécifique. Or, dès les premiers temps du développement embryonnaire, dans le blastoderme même, la dualité organique se prononce, et c'est à cette première époque de l'évolution que remonte l'origine des anomalies qui ont pour caractère une fusion médiane des parties latérales, telle qu'elle apparaît dans la cyclocéphalie, l'otocéphalie, la sirénomélie, etc.

La disposition des organes de la vie végétative ou organique, par rapport à ceux de la vie animale ou de relation, est établie sur un plan uniforme chez les vertébrés ; c'est donc encore un caractère important de l'organisme des animaux supérieurs et qui apparaît dans les premières phases de l'évolution ; aussi la disposition à laquelle on a donné le nom d'*inversion splanchnique*, reconnaît-elle pour cause, au moins chez les mammifères et les oiseaux, un changement qui s'opère dans la situation respective des feuillets du blastoderme, premiers temps du développement embryonnaire,

De Baër a donné l'explication de cette anomalie d'après un fait qu'il a observé chez le poulet, à l'époque où le feuillet séreux se soulève hors du plan du blastoderme.

Plus tardivement se produisent la plupart des déviations organiques que nous avons désignées sous le nom de *abnormités*.

Bien que ces déviations paraissent non moins graves et plus graves même parfois que les premières par l'étendue et l'importance des désordres qui les accompagnent, elles sont en réalité beaucoup moins divergentes du type normal, et c'est ce que montre l'analyse anatomique. En effet, les abnormités sont des déviations complexes qui représentent à la fois une lésion pathologique et une anomalie. Pour nous faire une juste idée de cette distinction, examinons un cas simple et dont la liaison avec l'abnormité est prochaine : Un fœtus qui vient au jour privé de l'un de ses membres, semble au premier abord atteint d'une déviation organique des plus graves; mais si l'on reconnaît que cette absence de l'un des membres est due à l'amputation par le cordon ombilical, cette déviation ne sera plus, en réalité, pour nous, qu'une infirmité et nullement une anomalie. Or si, d'après cette manière de voir, on fait abstraction, dans les abnormités, de la lésion pathologique primordiale et de ses désordres consécutifs, la part afférente à la déviation anormale, c'est-à-dire à l'anomalie, sera considérablement réduite.

Nous ne nous étonnerons donc pas de voir des monstruosités étendues, hideuses, et très graves, telles que l'anencéphalie, l'exencéphalie, la célosomie, etc., classées suivant l'ordre de leur importance évolutive au-dessous de la cyclopie, de l'inversion générale des organes, même au-dessous de certains cas de polydactylie. Aussi dans l'évolution de l'organisme, elles prennent leur origine à une période plus tardive et correspondent, pour la plupart chez l'homme, aux derniers temps de la vie embryonnaire ou bien aux premiers de la vie fœtale.

Les anomalies congénitales suivent dans leur évolution, l'ordre du développement des organes; or, ce développement n'étant point simultané, les déviations apparaissent à des époques variables, mais qu'elles ne peuvent ni devancer ni retarder. Pour les anomalies du cœur, par exemple, organe dont la complexité progresse jusqu'à la naissance, leur origine est d'autant plus reculée que le cœur anormal paraît plus simple. Quant aux membres, on sait que la main et le pied précèdent, dans leur apparition, le bras et l'avant-bras, la cuisse et la jambe, aussi les exemples ne sont pas rares d'individus naissant avec des mains et des pieds plus ou moins bien conformés, quoiqu'ils n'aient des autres parties des membres supérieurs et inférieurs que des rudiments tout à fait anormaux.

Après la naissance, suivant les conditions dans lesquelles il se trouvera placé, l'individu se modifiera dans les proportions de son corps, dans ses traits, dans ses attitudes et sa physionomie ; il se distinguera des autres hommes suivant son éducation, ses habitudes, ses mœurs, suivant le pays qu'il habite, la profession qu'il exerce, les pensées qui l'occupent.

Les modifications produites par ces causes progressent et se diversifient pendant toute la durée de l'existence ; car chez le vieillard même, la physionomie traduit les conditions habituelles de l'esprit et du cœur, les passions, les maladies, les joies et les peines. Sous de telles influences, certaines parties acquièrent de la prédominance, l'organisme change insensiblement, la variation prend de la fixité et imprime à l'individu son stigmate particulier. Cependant, ces modifications ne peuvent arriver à changer le type morphologique des organes, elles restent toujours dans les limites de la variation.

D'autres conditions perturbatrices interviennent dans le cours de la vie à un moment déterminé et modifient l'organisme plus profondément encore que ces dernières, tantôt d'une manière permanente, tantôt d'une manière transitoire, ce sont les conditions sexuelles. La puberté, en développant de nouveaux organes, fait naître de nouveaux attributs, établit des différences remarquables, soit entre deux âges, soit entre les deux sexes chez les individus d'une même espèce. Les modifications que la puberté développe d'une manière permanente dans certaines classes d'animaux, le rut le produit d'une manière transitoire dans d'autres animaux. Mais les attributs de l'un ou de l'autre sexe ne deviennent permanents que par la conservation des organes qui les ont fait naître. Les modifications de l'organisme, déterminées par le développement sexuel, ne sont non plus telles qu'il en résulte des anomalies morphologiques ; ce sont surtout des variations histologiques.

Ainsi, dans l'évolution primordiale de l'œuf et de l'embryon chez les vertébrés, nous reconnaissons l'origine des anomalies les plus éloignées du type spécifique ; puis au commencement de la période fœtale apparaissent des abnormités qui représentent des anomalies moins éloignées du type normal ; enfin, après la naissance, les déviations n'arrivent plus à constituer de véritables anomalies morphologiques ; elles restent généralement dans les limites de la variété.

Les anomalies morphologiques chez l'homme et chez les animaux voisins sont toutes congéniales. C'est qu'en effet le type spécifique est entièrement constitué au moment de la naissance, et que l'anomalie ne se produit plus lorsque l'organe est déterminé. Cette constance du développement congénial des anomalies morphologiques chez l'homme, chez les mammifères et chez les animaux qui suivent les mêmes conditions évolutives, ne peut être universelle dans le règne animal, car beaucoup d'animaux n'accomplissent point dans l'œuf tout leur développement embryonnaire et fœtal ; quelques-uns parmi les vertébrés, un très grand nombre parmi les invertébrés, passent ces phases de leur existence à l'état de liberté, c'est-à-dire à l'état de larves et n'acquièrent la perfection de leur organisme qu'après une ou plusieurs métamorphoses. Les anomalies qui les atteignent dans leur évolution finale ne sont donc point toutes congéniales comme chez les mammifères et les oiseaux[1]; elles n'en sont pas moins des phénomènes de même nature. Cette condition de vie libre pendant la phase embryonnaire ou fœtale, c'est-à-dire à l'état de larve, doit nécessairement restreindre, chez les animaux qui y sont assujettis, le nombre des anomalies qui atteignent l'adulte. En effet, si nous voyons chez les mammifères et les oiseaux, le fœtus naître avec une anomalie grave que l'on peut qualifier du nom de monstruosité, et qui n'est pas compatible avec la vie indépendante, c'est que l'embryon chez lequel l'anomalie a commencé de se former, vivant en parasite, pouvait se passer de ses principaux organes. Il n'en est pas de même chez un insecte, par exemple, qui, à l'état de larve, doit trouver, dans l'intégrité de ses organes et de ses fonctions, les conditions qui permettent la vie indépendante.

Nous voyons dans ce fait la raison de la différence que l'on a observée par rapport à la fréquence ou à l'existence même de certaines monstruosités dans des classes différentes d'animaux, et dont l'explication n'a point été donnée.

Chez les batraciens anoures adultes, la monstruosité double n'existe point; on n'en connaît au moins aucun exemple, à part quelques cas de mélomélie chez la grenouille. La même remarque peut être faite pour les insectes. Or, la duplicité trouvant sa cause primordiale dans une anomalie de l'œuf, la larve, c'est-à-dire l'embryon libre, doit en être tout d'abord atteinte; mais comme la monstruosité composée s'oppose presque toujours au libre exercice de la vie, la larve ne peut arriver à cette période de l'évolution où elle transmettrait à l'individu parfait l'anomalie dont elle est frappée.

1 Un exemple très remarquable d'anomalie, qui s'est produite dans la période de chrysalide, a été observé par Muller, chez un papillon qui avait conservé la tête de la chenille. Le fait est rapporté en ces termes par Ch. Bonnet : « M. Muller a découvert en ce genre une grande nouveauté ; il a vu un papillon dont la tête était entièrement semblable à une tête de chenille et formée de tous les organes qui mettent la chenille en état de ronger les feuilles. Cet étrange papillon n'avait ni antennes, ni trompe. L'observateur n'a pu en savoir l'histoire ; il l'avait rencontré par hasard sur la tige d'une plante. Il était femelle et malheureusement les œufs qu'il pondit furent inféconds » Ch. Bonnet, *Ouv. cit.*, t. IV, part. 2, p. 29, note.

Ainsi, l'évolution différente donne la raison de la différence dans les anomalies, selon les diverses classes d'animaux.

### XII. — *Hérédité des déviations.*

Les êtres vivants, en se perpétuant par génération sexuelle, transmettent à leurs descendants, non seulement le type de leur espèce, mais encore des caractères individuels qu'ils ont reçus aussi par génération ou d'autres qu'ils ont acquis dans l'exercice de la vie. Toutefois, s'ils transmettent à leur descendance certains caractères organiques acquis en dehors de l'hérédité, il est un grand nombre de modifications accidentelles, même très graves ou très étendues qu'ils ne peuvent nullement transmettre héréditairement. Ce sont toutes celles qui, après la naissance, sont produites par une cause violente ou traumatique, comme l'absence d'un organe ou celle d'un membre, de larges cicatrices, des déformations mécaniques, des déplacements viscéraux, etc., tandis que des modifications légères ou graves apparues sans cause appréciable pendant le développement de l'individu, comme le bec de lièvre, la polydactylie, la palmydactylie, l'hypospadias, l'ectromélie, etc., se reproduisent quelquefois dans la génération suivante ou dans des générations successives.

Quelle est la raison de ces différences, en apparence inexplicables? Nous pourrons la trouver, sans doute, dans le mode de formation de l'anomalie ou de la variété. En effet, nous avons dit que le type individuel, comme le type spécifique, se constitue par l'évolution organique, et nullement par une perturbation plus ou moins violente, par une lésion qui résulterait d'une action mécanique quelconque. Ce sont donc seulement les modifications acquises *dans le cours* du développement morphologique ou histologique qui se transmettent héréditairement.

On croit cependant que l'homme crée à volonté, chez les animaux qu'il élève, des modifications organiques héréditaires; mais il n'en est rien. Dans la sélection qui a pour objet l'amélioration ou la transformation des races, l'homme ne fait que choisir des reproducteurs qui offrent naturellement les attributs qu'il veut propager.

Toutes les tentatives expérimentales faites pour créer artificiellement des variations ou des anomalies héréditaires sont restées et devaient rester sans résultat. Telle est une expérience remarquable de Numan, savant vétérinaire hollandais. Chez des veaux de sexes différents et au nombre de six, cet expérimentateur enleva par la trépanation une roudelle osseuse dans la partie qui sert de support aux cornes, ou bien il enleva seulement le périoste de cette partie. Chez aucun de ces animaux les cornes ne se développèrent. Lorsqu'ils eurent atteint l'âge adulte, ces animaux furent accouplés entre eux, mais tous les produits revêtirent des cornes semblables à celles qu'avaient eues les *grands-parents*[1].

Une expérience d'ablation d'un organe, faite dans plusieurs générations consécutives chez des rats, par un savant français, ne fut suivie, à ma connaissance, d'aucun résultat. On a cité, il est vrai, des cas dans lesquels des lésions accidentelles ont pris le caractère de l'hérédité; on a parlé de chiens ou de chats qui, ayant perdu accidentellement la queue engendrèrent des petits sans queue ou à courte queue; on a prétendu encore que, en Angleterre, où l'habitude de courtauder les chevaux était générale autrefois, on avait remarqué que des poulains naissaient avec un nombre moindre de vertèbres coccygiennes; mais tous ces exemples ne sont rapportés que comme des *on dit*. Nous pouvons leur opposer des faits sans nombre observés chez l'homme, et qui n'ont jamais donné lieu à quelque remarque semblable. Ainsi, l'opération de la circoncision, les mutilations de la face qui se pratiquent chez certains sauvages, la perforation de la cloison du nez ou de celle des oreilles pour y passer des anneaux, la déformation artificielle des pieds chez les Chinois, du crâne

1 Numan, *Considérations anatomo-physiologiques sur les cornes frontales de l'espèce bovine*. Amsterdam, 1847.

chez beaucoup de peuplades sauvages ou civilisées, ne donnent point lieu à une transmission héréditaire.

En effet, et nous l'avons dit déjà, pratiquer une mutilation, déterminer une difformité sur un organe tout formé, ce n'est produire ni une variation du type ni une anomalie. L'invalide de la guerre ne nous offre ni variété, ni monstruosité.

Ce ne sont pas seulement les modifications traumatiques ou violentes survenues après la naissance qui sont inaptes à se transmettre héréditairement, toutes celles qui surviennent avant la naissance, mais dans des conditions analogues à celles-ci, ne peuvent non plus se transmettre des parents aux descendants : ainsi, l'absence d'un membre due à l'amputation intra-utérine par le cordon ombilical, les difformités proprement dites ou les déplacements herniaires congéniaux, etc.; toutes les lésions, enfin, qui ne sont pas l'effet d'une évolution déviée, et qui, par conséquent, ne constituent ni une variété, ni une anomalie, toutes ces lésions, disons-nous, ne revêtent point le caractère de l'hérédité.

## XIII. — *Déviations histologiques.*

A. *Caractères.* — Jusqu'ici nous n'avons envisagé les déviations organiques qu'au point de vue morphologique; c'est la forme, en effet, et non la structure qui détermine primitivement l'organe, et c'est elle seule qui a été l'objet des études des tératologistes.

D'un autre côté, si, dans la vie embryonnaire ou fœtale, l'organe, avec sa forme, apparaît avant la fonction, celle-ci ne s'établit point avant que l'organe ait acquis sa composition et sa structure spéciales. L'évolution histologique n'est donc pas moins importante que le développement morphologique. Le cerveau de l'enfant nouveau-né, par exemple, est constitué en apparence comme celui de l'adulte; il offre à nos yeux tous les attributs du cerveau de l'homme fait, et le naturaliste ne se méprendrait point sur l'espèce de l'animal à laquelle cet organe appartient. Mais examinons la structure de ce cerveau : c'est à peine si la substance grise est distincte de la substance blanche ; la couche corticale des hémisphères commence seulement de devenir apparente ; la proportion des fibres et des cellules nerveuses avec celles de la substance conjonctive est bien inférieure à ce qu'elle sera chez l'adulte. Or, si la couche corticale ne continuait pas de se développer, et restait, chez un adulte, rudimentaire comme chez le fœtus à terme, si le nombre relatif des éléments nerveux restait le même, le cerveau constituerait chez l'homme fait un état anormal non moins certain et non moins grave que si la forme même de l'organe était profondément altérée. Il en serait ainsi de tous les autres organes, si la structure embryonnaire ne se modifiait pas par l'évolution naturelle ; les fonctions ne pourraient s'établir, et cet état constituerait une anomalie non moins importante que si l'organe tout entier ne s'était pas formé.

D'un autre côté, l'évolution histologique peut être déviée en quelque sorte ; elle peut donner naissance à des éléments surabondants, ou modifiés, et impropres aux fonctions qu'ils sont appelés à remplir. C'est donc un ordre nouveau de faits tératologiques ou d'anomalies que les connaissances acquises en histologie nous permettent d'établir aujourd'hui [1].

La fonction d'un organe résulte de la fonction de chacun des éléments qui le composent. Les éléments organiques vivent d'une vie propre ; chaque cellule a son autonomie ; elle se développe, se nourrit, se produit ou se reproduit dans le milieu intérieur, comme le fait un animal, une plante dans le milieu cosmique ; chacune possède une physionomie particulière et varie entre des limites déterminées ; chacune, après avoir accompli son travail spécial, périt, disparaît et est remplacée par une autre qui lui succède dans sa fonction.

[1] M. Ch. Robin a donné quelques notions nouvelles sur les anomalies des cellules. Voir son ouvrage intitulé : *Anatomie et physiologie cellulaire*, p. 443. Paris, 1873.

Ainsi, non seulement après avoir acquis sa forme, l'organe acquiert sa fonction par une métamorphose histologique intime, mais encore il ne perpétue cette fonction que par la succession des éléments cellulaires qui naissent, se développent, vivent comme des êtres indépendants, et cela pendant toute la durée de son existence fonctionnelle.

On comprend que ces cellules soient influencées par des conditions particulières ou nouvelles auxquelles elles sont exposées, conditions dont l'action pourra se traduire par des modifications dans la forme, dans le volume, dans la constitution, dans l'activité de la cellule, dans sa multiplication, dans sa durée, etc. ; c'est, en effet, ce qui arrive dans une foule de circonstances diverses.

Ainsi, par exemple, l'épiderme acquiert un développement exagéré qui a été désigné sous le nom d'*ichthyose locale*, à la suite de certaines excitations fréquemment répétées, comme on le voit souvent à la partie antérieure et inférieure des cuisses, chez les cordonniers, aux coudes chez les imprimeurs de papier, aux cous-de-pied chez les frotteurs, etc. [1].

Des productions cornées d'un grand volume ont été observées par M. Jules Cloquet au front d'une femme à la suite d'une brûlure, et, par Antoine Dubois [2], chez une autre femme à la suite d'une contusion. Les kéloïdes sont des productions histologiques qui se développent à la suite des plaies.

Chez un enfant âgé de deux ans qui avait eu un vésicatoire au bras pendant trois mois, Rayer vit toute la partie qui en avait été le siège se couvrir d'un grand nombre de poils qui ont persisté, et chez un étudiant en médecine, il observa un fait semblable sur des parties qui avaient été exposées à une insolation [3].

Les téguments avoisinant des plaies qui sont longtemps le siège d'une inflammation subaiguë se couvrent quelquefois de poils nombreux, longs et gros. Des phénomènes semblables

[1] Rayer, *Traité des maladies de la peau*, t. III, p. 619, Paris, 1835.
[2] *Ibid.*, p. 641.
[3] *Ibid.*, p. 724.

se produisent dans des fractures, des caries, des arthrites chroniques, etc. Hunter, Boyer, Paget et beaucoup d'autres chirurgiens en ont rapporté des exemples.

La greffe animale donne aussi lieu à un développement histologique exagéré. La transplantation de l'ergot du coq sur la crête de cet animal en est un exemple vulgaire; mais Mantegazza rapporte un fait de ce genre qui mérite d'être cité : l'ergot d'un coq inséré dans l'oreille d'un bœuf s'y développa pendant huit ans ; il était alors long de 24 centimètres et pesait 396 grammes[1].

Un *stimulus* parasitaire chez les animaux détermine aussi une grande activité dans le développement des éléments histologiques : c'est ainsi que se forment certaines tumeurs vermineuses de l'œsophage chez le chien (tubercules vermineux), des artères mésentériques chez les solipèdes (anévrysmes vermineux); c'est ainsi que la peau acquiert quelquefois une véritable hypertrophie sous l'influence des excitations produites par la présence des acares dans la gale[2].

Mais les plus remarquables de toutes ces productions histologiques s'observent chez les végétaux, où elles se manifestent sous des apparences diverses, soit qu'elles consistent en une hypertrophie ou une hyperplasie *totius substantiæ*, comme dans les feuilles qui forment des *coques*, ou dans les épis monstrueusement déformés du maïs atteint du charbon, dans les bourgeons floraux de l'églantier qui deviennent des *bédéguars*, soit qu'elles se développent de points limités qui se couvrent de poils exubérants, ou de tumeurs saillantes connues sous le nom de *galles*.

L'excitation qui détermine la production surabondante des éléments histologiques dans ces cas est due tantôt à des ani-

1 Mantegazza, *Degli innesti animali*, etc., p. 51, tab. 3. Milano, 1865. Cité par Darwin. *Variat.*, t. II, p. 394.

2 Bæck, de Christiania, a vu les ongles mêmes devenus très épais chez une fille affectée d'une gale grave. *Recueil d'observations sur les maladies de la peau*. Christiana, 1855, et Gintrac. *Loc. cit.*, II, p. 345.

maux, tantôt à des végétaux. Les animaux sont des insectes *suceurs*, des arachnides (acariens), des helminthes (anguillules); les végétaux sont des champignons et des vibrioniens (bactéries?).

Les tumeurs ou les tuméfactions sont composées par des cellules plus ou moins anormales, mais qui proviennent par prolifération ou autrement des cellules normales. La transmission des unes aux autres est palpable. Les cellules anormales subissent généralement deux déviations principales, l'une dans l'exagération de leur volume, l'autre dans des déformations diverses. Ces cellules peuvent encore être modifiées dans leur vitalité et dans leur constitution intime; en effet, les tumeurs qu'elles forment ont une évolution particulière, individuelle en quelque sorte, comme nous le dirons ci-après; elles acquièrent quelquefois une composition chimique distincte de celle du végétal qui leur donne naissance, comme on le sait pour les galles du chêne. Ainsi, au point de vue de leur genèse, ces tumeurs nous offrent une homologie évidente; au point de vue de leur évolution et de leur composition chimique, elles nous offrent quelquefois des caractères de l'hétérologie.

Nous voyons, par ces exemples, que, sous l'action d'un *stimulus* plus ou moins prolongée, il se produit dans les tissus une exaltation de l'activité vitale, laquelle se traduit par le développement de cellules nouvelles, nombreuses, volumineuses, plus ou moins différentes des cellules normales et dont la vie se particularise et devient quelquefois indépendante de celle de la partie qui leur sert de mère et de nourrice.

Nous pourrions avec quelque vraisemblance rapprocher des faits dont nous venons de parler, comme étant leurs analogues, un grand nombre d'autres qui n'en diffèrent pour nous, sans doute, que par l'obscurité de leur cause. On ne peut méconnaître, en tout cas, dans ces faits tantôt une génération cellulaire exagérée, tantôt en même temps une constitution anormale de la formation nouvelle; nous citerons comme exemples : les tumeurs de substance cérébrale grise existant dans des parties du cerveau qui ne sont formées normalement que de substance blanche, tumeurs observées plusieurs fois chez des idiots ; des exencéphalies congéniales partielles qui sont parfois de véritables hyperplasies ; l'hypertrophie musculaire du cœur, celle des glandes lymphatiques où celle de la glande thyroïde dans certains goîtres ; les exostoses éburnées, boutonnées, des productions rachitiques, certains *nœvi*, des verrues, les déviations des cornes, des ongles, des poils, des plumes, l'ichthyose, etc. Enfin certains kystes qui trouvent leur origine dans un développement exagéré des corps de Rosenmüller ou des corps innommés de Giraldès, etc.

Chez les végétaux, l'hypertrophie simple, c'est-à-dire sans cause appréciable, a été souvent observée dans les feuilles, dans les diverses parties de la fleur et des fruits. Ces cas sont considérés par les botanistes comme des monstruosités [1].

D'un autre côté, certaines influences agissent en sens inverse de celles dont nous venons de parler et changent la constitution histologique des parties en détruisant plus ou moins leurs éléments cellulaires, en appauvrissant la constitution des tissus. Les exemples en sont trop nombreux pour que nous ayons besoin de nous y arrêter. Des modifications analogues ont aussi leur cause dans la suppression de certains rapports physiologiques. M. Vulpian a montré que, à la suite de l'amputation d'un membre, les cellules ou les tubes nerveux s'atrophient dans certains points de la moelle épinière, et la constitution histologique de ces parties subit une modification profonde et durable.

Enfin des déviations histologiques nombreuses et plus ou moins graves se rencontrent chez certains êtres dégénérés, chez les albinos, par exemple, chez les éléphantiasiques, etc.

B. *Evolution.* — Les organes acquièrent leur constitution histologique avec une régularité *prédéterminée*, mais leurs

1 A. Moquin-Tandon, *Éléments de Tératologie végétale*, p. 136. Paris, 1841.

éléments constitutifs se renouvellent, et ce renouvellement est plus ou moins actif suivant des conditions naturelles ou accidentelles qui sont sujettes à varier. De sorte que des déviations histologiques peuvent se produire depuis les premiers temps du développement embryonnaire jusqu'au terme de l'existence de l'individu ; toutefois, il est clair que ces déviations seront généralement d'autant plus importantes qu'elles seront plus rapprochées de l'époque où l'organe se constitue histologiquement, et que l'intensité des causes perturbatrices sera plus grande.

Après la naissance chez l'homme, deux phases évolutives importantes doivent encore s'accomplir ; l'une est en rapport avec le développement dentaire, l'autre avec le développement sexuel. Ces phases évolutives peuvent donc donner lieu l'une et l'autre à l'apparition de productions anormales. En effet, on voit quelquefois paraître une molaire là où devait se développer une incisive, une dent double au lieu d'une simple, et d'autres dans des parties qui devaient en être tout à fait privées.

L'évolution sexuelle ne comprend pas seulement les organes mêmes de la génération, elle porte encore son influence sur le reste de l'économie, sur le larynx, par exemple, et sur le système pileux. Il serait inutile de rapporter ici des exemples de ces modifications qui sont en rapport avec le développement ou la perte de l'organe qui détermine le sexe, avec les périodes du rut chez les animaux, modifications qui sont si remarquables chez les oiseaux dont le plumage prend un éclat nouveau ; et dont la tête s'orne parfois de caroncules plus ou moins volumineuses et bizarres.

Les déviations qui se manifestent dans ces phases évolutives doivent être rapportées aux anomalies histologiques, car les dents, les cornes, les poils et les plumes sont des produits sécrétés de l'organisme, des phanères, suivant l'expression de de Blainville, et n'ont sur l'animal qu'une existence transitoire.

Quant au développement des organes générateurs eux-mêmes, à l'époque de la puberté ou du rut, il est alors tout histologique ; ces organes, en effet, préexistent, au moins à l'état rudimentaire, ainsi que les mamelles surnuméraires et les caroncules des oiseaux ; les anomalies qui les atteignent aux époques de la puberté et du rut sont donc aussi des déviations histologiques.

L'évolution des anomalies histologiques déterminées par des causes morbides est plus ou moins accessible à notre observation.

Celles qui atteignent les organes dans leur constitution intime ne sont appréciables pour nous d'abord que par des désordres fonctionnels, telles sont les modifications cellulaires occasionnées par l'alcoolisme, par les émanations saturnines, paludéennes, etc., celles au moins que l'on peut supposer être déterminées par ces causes. Sous ces diverses influences, les organes doivent subir dans leur type histologique des changements progressifs et plus ou moins profonds, autant que l'importance de leurs fonctions le permet, et les fonctions mêmes sont modifiées en raison de la déviation histologique. Ainsi l'on conçoit qu'il puisse s'établir, dans un organisme en apparence parfait, des anomalies profondes et dont l'analyse histologique seule pourrait nous donner la notion exacte.

Ces considérations relatives aux anomalies histologiques intimes sont encore presque entièrement du domaine de la spéculation ; il n'en est pas de même des anomalies histologiques déterminées par des influences extérieures et locales.

Il ne sera pas hors de propos d'exposer ici l'évolution de quelques-unes de ces productions histologiques.

On observe assez souvent sur les feuilles du *rhododendron des Alpes* des excroissances globuleuses qui sont de véritables *galles*. Les recherches les plus minutieuses n'y peuvent cependant faire découvrir la présence ou la trace d'un insecte. Leur volume varie depuis celui d'une très petite tête d'épingle jusqu'à celui d'une galle de chêne complètement développée. On reconnaît, dans les plus petites, un tissu de cellules plus ou moins volumineuses et déformées, filles des cellules normales de la base qui les porte. Dans les plus grandes, on voit, en outre, les filaments très ténus du mycélium d'un champignon qui se ramifie dans les espaces intercellulaires. Ces filaments existent aussi dans les plus petites galles, mais leur extrême minceur les y fait méconnaître, et c'est seulement par une recherche spéciale et minutieuse qu'on peut constater leur existence. Dans tous les cas le mycélium du champignon ne forme qu'une partie insignifiante du volume de la galle.

Le développement de ce champignon dans un point du parenchyme normal de la feuille est la cause de la prolifération des cellules et de leur déviation anormale. L'évolution du champignon et celle des cellules déviées du *rhododendron* sont corrélatives : à mesure que celles ci se multiplient, le mycélium grandit; puis il affleure à la surface et produit des corps reproducteurs ou conidies en nombre prodigieux qui forment sur l'épiderme une mince couche grisâtre. Alors la galle se ramollit, l'intérieur en devient spongieux, se creuse de cavités irrégulières et tombe en détritus. Cette évolution est tout à fait indépendante de celle de la feuille nourrice qui existait avant la formation de la galle et qui lui survit.

Une déviation non moins remarquable du développement des éléments histologiques et de leur évolution s'observe dans les épis de maïs atteints par le *charbon* que détermine un *ustilago (U. Maydis)*. Les filaments du mycélium du champignon parasite pénètrent dans les cellules normales, qui prennent un grand volume en même temps qu'une prolifération exagérée. L'épi acquiert alors une grosseur extraordinaire, et les grains ne s'y forment pas, du moins dans les parties envahies. Toute la tumeur paraît primitivement constituée par des cellules, car les filaments de l'*ustilago* sont, dans les premiers temps, à peine visibles aux plus forts grossissements. Plus tard, ces filaments pénètrent à l'intérieur même des cellules hypertrophiées et se développent en un tissu sporigène ; les parois cellulaires se détruisent et, dans le plasma mucilagineux qui reste, il se produit une quantité innombrable de spores ; enfin toutes les cellules qui avaient été épargnées achèvent de se détruire, et l'épi monstrueux tombe en pourriture bien avant l'époque de la maturité des épis sains.

La marche de ces tumeurs parasitaires est donc analogue à celle de certaines tumeurs hétérologues des animaux et les analogies mêmes, si on les poussait plus loin, nous offriraient encore quelques aperçus remarquables : les cellules qui forment la presque totalité de la tumeur naissent des cellules normales dont la vitalité seule a été modifiée. Quant au champignon, à peu près invisible d'abord, il joue le rôle d'excitateur et ne compte point, pour ainsi dire, dans la masse de la tumeur ; il est l'agent qui la produit, qui détermine son évolution, et qui la propage.

Quelle opinion se ferait-on de la nature de ces tumeurs si, plus mince encore, le mycélium qui les pénètre échappait à nos investigations? En quoi différeraient-elles pour nous des tumeurs hétérologues constituées par des cellules qui, chez les animaux, envahissent les organes comme des parasites, vivent et se détruisent, suivant une marche qui leur est toute spéciale.

Mais ne pourrions-nous renverser la proposition et nous dire : en quoi différeraient les tumeurs hétérologues des animaux de celles dont nous venons de parler, si ce n'était par l'extrême petitesse d'un parasite excitateur qui reste invisible à notre observation ? Nous ne voulons point affirmer l'existence d'un tel parasite, nous voulons montrer seulement que si, par le perfectionnement de nos moyens de recherche, on venait à en constater la présence dans des tumeurs hétérologues, toutes les questions si obscures, relatives à la genèse et à l'évolution de ces tumeurs, seraient par cela même, résolues de la manière la plus claire.

Or les tumeurs végétales peuvent se produire sous l'excitation d'êtres vivants moins élevés encore dans leur organisation, et moins visibles que ne sont les champignons. Il importe au point de vue de la question qui nous occupe, d'exposer le fait avec quelques détails.

Un savant botaniste russe, M. Michel Woronine, a vu, sur les racines du lupin des jardins *(Lupinus mutabilis)*, de petites excroissances semblables à des galles qu'il a étudiées avec soin. Ces excroissances acquièrent jusqu'à 2 centimètres d'épaisseur; les plus petites ont leur surface unie; les plus grosses sont inégales et bosselées. Elles sont formées par deux sortes de tissus parenchymateux différents séparés en deux couches distinctes par des faisceaux vasculaires qui pénètrent dans l'excroissance et s'y ramifient. La couche la plus superficielle du parenchyme n'est qu'une extension du tissu cellulaire de l'écorce même de la racine du lupin et n'a rien qui doive nous occuper particulièrement.

La couche intérieure du parenchyme constitue des masses de cellules entourées par les ramifications des faisceaux vasculaires. Chacune de ces masses croît en s'allongeant de l'intérieur vers la périphérie de l'excroissance, de sorte que les cellules du centre sont toujours les plus développées et les plus anciennes.

« Le contenu des cellules du parenchyme intérieur est un plasma incolore, peu transparent, mucilagineux, qui contient d'abord (c'est-à-dire dans ses plus jeunes cellules) un nombre très restreint de *granulations*. Lorsque les cellules sont un peu plus âgées, les granulations s'y montrent en nombre beaucoup plus considérable; à un degré de développement encore plus avancé, ces corpuscules ont perdu leur forme sphérique initiale, pour prendre celle de petits cylindres ou plutôt de bâtonnets d'égale épaisseur dans toute leur étendue. Les cellules qui contiennent maintenant ces corpuscules allongés, et qui sont pour la plupart à peu près aussi larges que longues, ont de $0^{mm},020$ à $0^{mm},040$; quelquefois cependant elles sont sensiblement plus longues dans un sens que dans l'autre, leur plus grand diamètre pouvant être de $0^{mm},039$ à $0^{mm},064$; le plus petit étant de $0^{mm},016$ à $0^{mm}028$. On reconnaît en même temps que ces cellules, jadis polygonales, se sont graduellement arrondies et *qu'elles commencent à se séparer les unes des autres*... La désagrégation du parenchyme intérieur en ses cellules élémentaires, désagrégation qui commence par les cellules les plus anciennes, et les plus développées des excroissances, est déjà en elle-même un phénomène très remarquable; mais ce qui est plus curieux et plus remarquable encore, c'est ce qui suit : Si l'on dépose sur une plaque de verre, dans de l'eau très pure, quelques-unes de ces cellules désagrégées, on trouve dans cette eau, au bout d'un petit nombre d'heures (de six à huit et quelquefois moins), de petit corps allongés, tout à fait identiques de forme et de grandeur avec les corpuscules en forme de bâtonnets, que nous avons vus plus haut être renfermés dans les cellules du parenchyme, et, chose singulière, la plupart sont doués de la faculté de se mouvoir avec plus ou moins de rapidité. Peu d'instants suffisent pour faire reconnaître que ce sont effectivement les mêmes corpuscules qui sont sortis de leurs cellules et qui se meuvent en toute liberté dans l'eau... Si l'on examine parmi les cellules du parenchyme, celles dont le développement est le plus avancé, les plus mûres, pour ainsi dire, on voit, dans leur intérieur, une masse toute composée de ces corpuscules agglomérés et immobiles ; mais entre cette masse qui ne remplit pas toute la cellule et les parois de cette dernière, il existe un intervalle rempli de liquide transparent, dans lequel s'agitent çà et là des corpuscules détachés de la masse..., ces corpuscules ont à peine $0^{mm},0016$ à $0^{mm},0028$ de longueur ; l'iode les colore en jaune; un mélange d'iode et d'acide sulfurique en jaune plus foncé ou jaune brun. Sous tous les rapports, ils ont la plus grande ressemblance avec ces organisme de nature douteuse, qu'on désigne sous le nom de *bacterium*, Duj., *vibrio*, Ehrenb., *zooglœa*, Cohn., etc., et l'on pourra, sans violenter les analogies, les ranger dans la même classe.

« Il est difficile de dire au juste combien de temps peut durer la faculté locomotrice de ces petits êtres... Ceux chez qui le mouvement s'est arrêté subissent bientôt de singulières transformations : d'abord ils s'allongent, puis ils se divisent en fragments qui ont aussi l'apparence de petits bâtonnets ;

on les voit aussi produire des sortes de gemmes, qui tantôt se détachent du corpuscule mère, tantôt lui restent adhérents, et représentent par leur réunion des figures variées, celles, par exemple, de colliers, de croix, de filaments moniliformes, etc.[1].

Nous avons vu, dans divers exemples, que les causes irritatives produisent, dans les cellules des animaux et dans celles des végétaux, des déviations analogues, et il doit en être ainsi, puisque l'évolution chez les uns et chez les autres s'accomplit suivant les mêmes conditions physiologiques. Il n'est donc point irrationnel de chercher, dans les déviations histologiques des végétaux, des analogies qui puissent expliquer celles des animaux et qui puissent guider nos investigations relativement à la genèse et à l'évolution de ces dernières. Si nous supposions que certaines tumeurs hétérologues, chez l'homme, ont pour cause un parasite qui détermine leur évolution spéciale et qui les régénère soit sur l'individu même, soit chez un autre, mais qui échappe à nos regards, nous ferions une supposition conforme aux analogies et contre laquelle on ne pourrait élever qu'une seule objection, c'est que ce parasite n'a jamais été vu. Or, pour connaître les phénomènes de la nature, il faut deux conditions : 1° posséder les moyens d'observer ; 2° chercher ce qu'on veut voir. Le microscope nous ouvre un champ d'observation immense, mais encore trop limité ; toutefois, dans ce champ trop étroit ouvert à nos investigations, que de faits se découvrent chaque jour ! La galle du *rhododendron* a été maintes fois vue par l'illustre Léon Dufour ; il y chercha vainement et souvent l'insecte qui, suivant lui, devait la produire ; et, dans cette galle paradoxale, examinée avec d'autres idées, nous avons déterminé facilement l'existence d'un parasite, mais d'un autre genre.

Rien donc ne nous éloigne de croire que la cause de certaines tumeurs hétérologues chez les animaux, se trouve

[1] M. Woronine, *Observations sur certaines excroissances que présentent les racines de l'aune et du lupin des jardins* (*Ann. des sciences naturelles. Botanique*, t. VII, p. 73. Paris, 1867).

être, comme dans certaines tumeurs des végétaux, un parasite, parasite qu'il faut chercher parmi les êtres vivants les plus inférieurs, les plus petits et les plus faciles à confondre avec les éléments mêmes de nos tissus. Et, dans ce cas, les éléments cellulaires qui forment la masse de la tumeur seraient simplement déviés ou anormaux.

C. *Hérédité.* — Les déviations histologiques, aussi bien que les déviations morphologiques, ont la faculté de se transmettre héréditairement; c'est ce que prouvent des faits nombreux; l'ichthyose[1], par exemple, la leucopathie[2], sont des anomalies des couches épithéliales ou pigmentaires, dont la transmission des parents aux enfants a été plus ou moins souvent constatée.

Ch. Darwin a cité plusieurs cas de membres d'une même famille qui avaient, dès l'enfance, une mèche de cheveux blancs, ainsi que leurs parents et leurs grands-parents[3]. Nous avons vu un fait semblable chez une mère et ses deux filles. Un homme, dont le corps entier était velu, à l'exception des pieds et des mains, observé par M. Crawfurd, en 1829, eut une fille dont tout le corps et même la face se couvrirent également de poils[4].

Des saillies cornées de la peau ont été transmises du père à l'enfant. Un fait de ce genre extrêmement remarquable a été souvent cité. Il a été observé pendant plus d'un siècle, dans cinq ou six générations successives, il eut pour historiens : l'astronome Machin[5], Baker[6], Girardeau[7], Tilesius[8], Étienne Geoffroy

1 Rayer. *Ouv. cit.*, t. III, p. 621.

2 *Id. ib.*, p. 583.

3 Darwin, *Ouv. cit.*, t. II, p. 6.

4 Beigel a publié la relation de ce cas dans le 44e volume des *Archives de Virchow.* Il s'agit d'une famille du royaume d'Ava, qui présente déjà depuis trois générations des individus très velus. La dentition en outre est très incomplète chez ces individus.

5 *Philosoph. Transact.*, 1731, n° 424.

6 *Ibid.*, 1755, vol. XLIX, part. I.

7 *Ancien journal*, 1771; t. XXXVI, p. 149.

8 Altenburg, 1802, in-fol.

Saint-Hilaire[1], Lauth[2], Lobstein[3], Gintrac[4]. Il s'agit de la famille Lambert de Suffolk, dont plusieurs des membres se montraient dans les foires. Toute la surface du corps, excepté la face, la paume des mains, la plante des pieds et les parties génitales, était couverte d'excroissances cylindroïdes ou cuboïdes, aplaties sur les côtés, de 2 à 3 centimètres de longueur, et quatre à cinq millimètres d'épaisseur, implantées sur une peau blanche et d'ailleurs saine. Ces sortes d'épines étaient brunes, sèches, dures, mobiles et produisaient, en se choquant, un petit bruit de parchemin froissé. Ces productions cornées tombaient tous les ans, vers l'automne, et se renouvelaient ensuite. Elles se montraient généralement, chez les enfants de cette famille, vers le deuxième ou le troisième mois après la naissance.

Les premières observations remontent à 1731 (Machin), et les dernières sont de 1834[5].

Un homme dont plusieurs parties du corps et surtout la face sont couvertes de poils touffus, se montre en ce moment à Paris avec son fils également velu, sous le titre de *Homme-chien*. Cet individu s'est fait voir dans divers pays et a occupé plusieurs fois la presse médicale[6].

La race remarquable des moutons, dits de *Mauchamp*, dont la toison possède des qualités particulières, provient d'un agneau qui naquit en 1828, avec une laine longue, droite, lisse et soyeuse, bien que celle de ses parents prochains ou éloignés n'eût d'autres qualités que celles de la race des mérinos ordinaires à laquelle ils appartenaient. Ce mouton transmit les précieuses qualités de sa laine à ses descendants qui forment aujourd'hui une race très recherchée[7]. M. Eugène

1 Note sur deux frères de la race des *hommes porcs-épics*. *Bull. philom.*, III. p. 145, 1802.

2 *Mém. de la Soc. d'agr. sc. et arts. de Strasbourg*, 1811, t. I, p. 327.

3 *Anat. path.*, t. I, p. 359.

4 *Maladies de la peau*, t. II, p. 223. Paris, 1859.

5 London, *Med. and Surg. Journal*, sept. 1834, et *Archives générales de médecine*, 2e série, t. VI, p. 426.

6 Virchow. *Les hommes velus de Russie.* Berlin. Klin. Wochens, 1873, n° 29; et Hayem, *Revue des sciences*. Paris, 1873.

7 *Nouveau dictionnaire pratique de médecine vétérinaire*, de Bouley et Reynal, art. HÉRÉDITÉ, p. 107.

Gayot a formé de même une race de *léporides longue-soie*[1].

Enfin l'on sait qu'il existe des races fixées de poules et de pigeons à plumage *soyeux*.

Ainsi des productions histologiques nouvelles, surabondantes ou anormales, se transmettent héréditairement; or l'anomalie qui consiste dans l'absence de ces productions se transmet de même par hérédité. Les moutons et les bœufs sans cornes, dont on a formé des races fixées, nous en offrent des exemples. Heusner rapporte le cas d'un pigeon totalement dénué de plumes, lequel engendra un autre pigeon femelle qui produisit des petits également privés de plumes[2].

Chez l'homme, l'atrichose ou l'alopécie se transmet quelquefois héréditairement[3]. L'absence des dents de la première ou de la seconde dentition est parfois aussi héréditaire. Le Dr Raoul Leroy d'Étiolles a constaté ce fait chez une femme et ses trois enfants[4]. L'*homme-chien* et son fils dont nous avons parlé sont aussi l'un et l'autre privés d'un certain nombre de dents. Les individus de la famille velue, observée par Crawfurd, offraient également un développement tardif et très incomplet des dents qui ne dépassaient pas la dizaine.

Nous avons vu que toute déformation ou toute difformité acquise après le développement des organes ne constitue point une anomalie, et qu'elle ne peut se transmettre par hérédité. En effet, l'anomalie morphologique devient héréditaire comme la variation parce que, dans le cours de l'évolution, elle s'est identifiée avec le type physiologique ou spécifique. Les anomalies histologiques doivent évidemment suivre la même loi. Elles ne seront donc transmissibles par hérédité qu'à la condition de s'être formées par l'évolution naturelle des éléments qui constituent les organes; ainsi, une cicatrice, une tumeur, un tissu étranger propagé par la greffe, etc., qui ne

1 Eug. Gayot, *ibid.*, p. 172.

2 Hesner, *Descript. monstr. avium, amphibiorum, piscium (Disc. inaug*, Berol, 1824, cité par Beneke, p. 123).

3 Raedt, *De pilis. Groningæ*, 1833, p. 40 et 45. Gintrac.

4 *Comptes rendus Soc. Biologie*, t. III, p. 96, 1851.

changent rien au type organique, ne se transmettront point des parents aux enfants.

Or, chez l'homme et chez les animaux, les organes étant morphologiquement constitués, au moment de la naissance, les anomalies morphologiquement transmissibles par hérédité sont nécessairement toutes congéniales. Les anomalies histologiques, au contraire, peuvent se former après la naissance, et même pendant toute la durée de l'existence ; elles modifient donc le type physiologique à quelque époque que ce soit de la vie, et l'on conçoit que le type nouvellement acquis puisse se transmettre par génération du parent à l'enfant.

Les modifications tardives ou les variations du type histologique expliqueraient probablement la transmission du père au fils de certaines expressions de physionomie, de certains *tics* ou de certaines aptitudes acquises par le premier dans l'âge mûr ou même dans la vieillesse. Elles expliqueraient plus facilement encore l'hérédité de certaines constitutions, de certaines dégénérescences ou de certains vices physiques acquis par les parents dans l'exercice de la vie.

Ce n'est pas ici le lieu d'approfondir cette intéressante question; il nous suffira de citer quelques exemples d'anomalies histologiques acquises, et dont l'hérédité a été quelquefois constatée. Plusieurs de ces exemples, en tant qu'anomalies histologiques, sont sans doute très discutables, mais nous les livrons pour ce qu'ils valent, sans leur attribuer une valeur absolue.

M. Gintrac, d'après plusieurs auteurs, affirme l'hérédité de la lèpre [1]; le goître se transmet quelquefois de cette manière [2]; certaines exostoses, chez les chevaux, atteignent leur descendance[3]. L'hypertrophie du cœur s'est transmise dans certaines familles pendant plusieurs générations [4]; le même

1 *Ouvr. cit.*, t. II, p. 750.

2 Blain des Cormiers, *Des causes qui président au développement de l'hypertrophie*, p. 37. Paris, 1853.

3 Ch. Darwin, *Ouvr. cit.*, t. II, p. 24.

4 Blain des Cormiers, *Ouvr. cit.*

fait a été observé par M. Boyer, pour l'hypertrophie des amygdales, et par M. Briquet pour celle des veines. D'après Morel l'atrophie cérébrale se transmettrait aussi des parents aux enfants [1]; le même auteur rapporte des faits de rachitisme acquis et devenu héréditaire[2]; le Dr Heitzmann a donné la confirmation de ces faits par l'expérimentation sur des animaux carnassiers [3].

La transmission héréditaire des caractères organiques est aussi peu expliquée que la génération même. Les maladies qui sont déterminées par un virus se régénèrent sans doute par la transmission de ce virus du parent à l'enfant; mais l'épilepsie, l'hystérie, les maladies mentales, les affections du cœur, celles de la peau, et les dégénérescences diverses dont le fils porte les stigmates; pourquoi, comment sont-elles héréditaires?

Si nous supposons que ces diverses affections sont en rapport avec la constitution histologique des organes, constitution anormale, acquise par des influences pathologiques d'une certaine durée, nous rapprocherons les conditions de la transmission héréditaire de ces affections de la condition de la transmission des anomalies et des variations du type physiologique. Par exemple, dans l'alcoolisme, dans l'intoxication saturnine, les organes étant atteints dans leur composition intime, pouvons-nous admettre que les éléments histologiques restent intacts, et que leurs modifications ne deviennent point permanentes? Le procréateur, dans ce cas, ne transmet-il pas à sa progéniture le type histologique anormal dont son cerveau, son foie, ou tel autre organe est actuellement atteint, ainsi que l'altération fonctionnelle qui en est la fatale conséquence?

L'épilepsie *traumatique* héréditaire du cobaye, réalisée dans les expériences de M. Brown-Séquard, ne peut-elle

1 *Ouv. cit.*, p. 58.

2 *Ibid.*, p. 581.

3 *Du développement artificiel du rachitisme et de l'ostéomalacie* (*Allgemeine Wiener medizinische Zeitung*, 1873).

s'expliquer par les modifications histologiques des centres nerveux, consécutives aux blessures de la moelle épinière[1] ? Nous nous bornerons, dans la question qui nous occupe, à cette simple indication des rapports qui existent entre la transmission héréditaire des anomalies morphologiques et celle des anomalies histologiques, puis des rapports qui existent peut-être, ou probablement entre ces dernières anomalies et des états pathologiques transmissibles héréditairement. Tout le reste serait entièrement du domaine de la spéculation.

En effet, la question de l'hérédité des caractères organiques des parents n'est pas plus avancée qu'au temps d'Hippocrate, qui disait : *Cùm nimpe genitura ab omnibus corporis partibus procedat, a sanis sana et a morbosis morbosa*[2]. Les théories les plus célèbres ou les plus modernes, celle de Buffon et celle toute récente de Darwin, ne sont, en définitive, qu'une paraphrase de la manière de voir du père de la médecine.

« Chaque partie du corps organisé, chaque moule intérieur, disait Buffon, n'admet que les molécules organiques qui lui sont propres, et quand le développement et l'accroissement sont presque faits en entier, le surplus des molécules organiques qui y servaient auparavant est renvoyé de chacune des parties de l'individu dans un ou plusieurs endroits où, se trouvant toutes rassemblées, elles forment par leur réunion un ou plusieurs petits corps organisés, qui doivent être tous semblables au premier individu, puisque chacune des parties de cet individu a renvoyé les corps organiques qui lui étaient les plus analogues[3]. »

L'*hypothèse provisoire de la pangenèse* par laquelle Darwin se propose d'expliquer la transmission héréditaire du type spécifique, de ses variétés et de ses anomalies n'est point autre chose que l'hypothèse de Buffon arrangée au goût mo-

[1] Brown-Séquard, *Comptes rendus de la Société de biologie*, 3e série, t. I, p. 194. Paris, 1860.

[2] *De morbo sacro*, sect. III, ed. Foes, p. 303, 1557.

[3] *De la génération des animaux*, chap. IV.

derne. Le celèbre naturaliste anglais suppose que les cellules émettent de petits grains ou atomes qui circulent librement dans tout le système, et qui, dans certaines conditions, se multiplient par division et se développent ultérieurement en cellules semblables à celles dont elles dérivent. Ces grains, qu'on peut appeler des *gemmules cellulaires*, ou simplement des *gemmules*, se transmettraient des parents aux descendants, et se développeraient généralement dans la première génération; mais ils pourraient aussi se transmettre pendant plusieurs générations dans un état *dormant* ou de *vie latente* et se développer plus tard. Le retour des caractères organiques propres à un ascendant éloigné dépendrait de ce que l'ancêtre transmettrait à ses descendants des gemmules *dormantes* qui se développeraient occasionnellement sous l'influence de causes connues ou inconnues. Finalement, d'après l'hypothèse, la propriété de propagation dont est douée *chaque cellule séparée*, détermine la reproduction, la variabilité, le développement et le renouvellement de tout organisme vivant. Chaque être vivant est un microcosme composé d'une foule d'organismes aptes à se reproduire par eux-mêmes, d'une petitesse inconcevable et aussi nombreux que les étoiles du firmament[1].

Telle est la théorie de Darwin, la dernière *expression scientifique* relative à la question qui nous occupe. Nous ne serons pas moins avancé si nous avouons simplement que la cause de l'hérédité des caractères naturels ou morbides chez les êtres vivants, est recouverte pour nous d'un voile impénétrable.

### XIV. — *Hypothèses, théories, explications concernant l'origine des anomalies.*

A. *Historique.* — La connaissance des conditions par lesquelles se forme la *monstruosité* a dû nécessairement être

1 *De la variation des animaux*, etc.

précédée de la connaissance de l'évolution normale des animaux. Or celle-ci n'a été acquise que par les progrès récents des sciences. Jusqu'alors les opinions relatives aux causes et au mode de formation des déviations organiques ne pouvaient être fondées sur des faits suffisamment bien connus. Parmi ces opinions, les unes, purement imaginaires, attribuaient la cause des monstruosités à des influences surnaturelles ou extra-naturelles. Tantôt c'était la volonté divine qui menaçait ou punissait; c'était le démon accomplissant son œuvre malfaisante; tantôt c'était la nature qui montrait sa puissance en variant ses types, ou bien c'étaient des rapports infâmes entre des hommes et des animaux donnant des produits contre nature, etc.

Les autres opinions consistaient en des conceptions hypothétiques, relativement aux conditions de la génération des animaux et aux anomalies qui en seraient la conséquence. Suivant Empédocle, dont Plutarque nous a conservé la doctrine, les monstres sont formés par les défauts de la semence, par son mouvement trop impétueux, par son excès de division ou par son détournement. Les jumaux et les trijumaux proviennent de la surabondance ou d'un excès de division de cette semence. Démocrite explique la formation des monstres par le mélange dans la matrice de plusieurs semences différentes, ce qui détermine la coalition ou la séparation des parties.

Aristote attribue à l'excès ou au défaut de la semence la production de la monstruosité par excès ou par défaut; mais, suivant ce philosophe naturaliste, d'autres causes encore interviennent dans cette production. « Les monstres, dit-il, sont plus rares chez les animaux qui n'engendrent qu'un petit à la fois et plus fréquents chez ceux qui en engendrent plusieurs, parce que leurs produits restent plus longtemps au contact les uns des autres; en effet, les produits de la conception s'unissent parce qu'ils sont rapprochés. Ainsi, lorsque deux vitellus, dans un œuf, sont séparés par des membranes, il en naît deux petits, sans aucune partie surnuméraire, tandis que si les vitellus ne sont point séparés par des membranes, il naît des petits monstrueux. On a vu un serpent à deux têtes, car cet animal se reproduit par un œuf, tandis que le même fait ne s'observe point chez l'abeille qui s'engendre dans des cellules distinctes. » Ces opinions d'Aristote, tout erronées qu'elles soient, marquent un progrès dans la recherche de la vérité; au reste, comme explication de la monstruosité double, elles ont été admises avec quelques modifications jusque dans ces derniers temps.

De longs siècles s'écoulèrent entre l'époque d'Aristote et les temps presque modernes où ces questions furent de nouveau agitées.

Le premier auteur qui en fasse l'objet de ses méditations est Ambroise Paré. Vient ensuite Weinrich, dont le traité de la naissance des monstres parut en 1595. Weinrich attribua l'origine de ces êtres difformes à beaucoup de causes diverses, à des influences surnaturelles telles que celle du démon, aux causes admises par Aristote et Démocrite, en outre à l'étroitesse de la matrice, aux lésions des membranes fœtales, aux violences extérieures, à l'ivrognerie, à l'imagination de la mère, etc. Liceti et les auteurs qui lui succédèrent jusqu'au XVIII^e siècle expliquèrent à peu près de la même manière l'origine des êtres monstrueux.

Lorsque le progrès des sciences et les révélations du microscope eurent jeté quelque lumière sur les phénomènes de la génération, de nouvelles opinions surgirent relativement aux causes de la monstruosité. Les savants alors, croyant que l'embryon tout formé préexiste à la fécondation, durent admettre que la monstruosité est également préformée dans l'œuf. L'hypothèse des germes originairement monstrueux, conçue par le médecin philosophe Régis (1690), régna longtemps dans la science ; elle fut adoptée par les hommes les plus éminents, tels que Duverney, Littre, Méry, Winslow, Haller, Meckel, etc. D'autres savants croyant que le spermatozoïde est l'embryon même qui, introduit dans l'œuf, n'a plus qu'à s'y développer, attribuaient à cet élément de la semence l'origine de la monstruosité. Parmi ces savants se trouvent Lancisi, Thummig, Boehmer, Ant. Nicolai[1], Leeuwenhoek, Darwin (Erasme), Andry, Jacobi, etc.

Toutes ces opinions émanées soit de la crédulité, soit de notions scientifiques incomplètes, se produisirent dès les temps les plus reculés et se perpétuèrent presque jusqu'à nos jours; en sorte qu'on ne peut dire qu'elles appartiennent, dans l'histoire de la tératologie, à des époques distinctes ou successives.

Vers le commencement du XVIII^e siècle, un anatomiste français, L. Lémery (1724, 1738, 1742), dans une célèbre discussion contre Winslow (1733, 1734, 1740, 1742, 1743) et Haller (1735), soutint que les monstruosités ne sont pas préformées dans l'œuf, mais qu'elles sont l'effet d'un trouble apporté dans le développement d'un animal primitivement bien conformé.

A partir de cette époque, les études qui furent poursuivies sur la monstruosité ont fait reconnaître que les déviations de l'organisme de l'animal se produisent suivant les lois ordinaires du développement des êtres vivants, mais avec l'intervention de quelque cause perturbatrice.

Harvey (1651) avait entrevu cette vérité que Wolff s'efforça d'établir vers le milieu du siècle dernier (1759). Cependant ce sont les savants de notre époque qui la mirent complètement en lumière. Meckel (1812-1826) et Étienne Geoffroy-Saint-Hilaire (1820-1839), parmi les anatomistes, firent faire à cette partie de la science les plus grands progrès. C'est à l'illustre anatomiste français surtout que la tératologie doit d'être entrée dans une voie tout à fait scientifique. Geoffroy-Saint-Hilaire fit voir, en effet, que les monstruosités sont soumises à des règles invariables, et que ces règles sont identiques avec celles qui régissent les êtres normaux.

L'embryogénie vint ensuite dissiper l'obscurité qui, malgré les travaux remarquables de ces savants, enveloppait encore un grand nombre de questions. C'est à de Baër, à Rathke, à

[1] Cités par Haller, *in Op. minora*.

Bischoff, à Coste, etc., que l'on doit dans cette direction les principaux progrès.

B. *Théories relatives aux monstres unitaires.* — *a)* L'une des plus anciennes théories, celle qui eut le plus de retentissement, expliquait l'origine de la plupart des monstres unitaires par un arrêt ou par un retardement de développement. L'idée première de cette théorie doit être attribuée à Harvey. L'illustre physiologiste reconnut, en effet, que les animaux supérieurs passent par des phases de développement de plus en plus compliquées : « *Sic natura perfecta et divina nihil faciens frustra*, dit-il, *nec cuipiam animali cor addidit, ubi non erat opus, neque priusquam esset ejus usus, fecit; sed iisdem gradibus in formatione cujuscunque animalis, transiens per omnium animalium constitutiones (ut ita dicam) ovum, vermem, fœtum, perfectionem in singulis acquirit. In fœtus formatione, multis observationibus hæc alibi confirmanda sunt* [1]. » Cette observation remarquable contient au moins le germe de la théorie de l'arrêt de développement, dont Harvey fit lui-même l'application au bec-de-lièvre *(hare-lip)* [2].

Dans le siècle suivant, Haller et Wolf [3] expliquèrent l'origine de quelques déviations au type normal telles que l'exomphale, le bec-de-lièvre, par un arrêt dans le développement des parties affectées. Plus tard, Autenrieth [4] voulut étendre cette explication à presque toutes les anomalies. Mais ces auteurs s'en étaient tenus à de simples aperçus dénués de preuves et insuffisants pour établir leur manière de voir.

En 1805, 1806 et 1812, J.-F. Meckel ayant comparé un grand nombre de déviations organiques avec les phases successives de l'organisme embryonnaire, montra l'analogie qui

1 G. Harvey, *Exercit. anat., de motu cordis*, cap. XVII, in-18, 1654, p. 164 et in-8°, éd. 1737, p. 99.
2 Id. *De generatione animalium*, exercit. LXIX, éd. 1737, p. 314.
3 C.-F. Wolff, *De ortu monstrorum (Novis comm. Petropol.*, t. XVII, p. 560).
4 Autenrieth, *Addit. ad hist. embryonis*, p. 38, Tub., 1797.

existe souvent entre les unes et les autres. (Pour le système vasculaire[1], pour d'autres organes[2], pour tous les organes[3].) Tout semblait dit sur la question, lorsque Étienne Geoffroy-Saint-Hilaire la reprit (1820-1821) et l'envisagea sous un autre point de vue[4].

Pour Meckel, l'arrêt dans le développement des organes est dû le plus souvent à une cause primitive et naturelle en quelque sorte, cette cause étant une monstruosité originelle du germe. Pour Geoffroy-Saint-Hilaire, l'arrêt est toujours dû à une cause accidentelle. Les monstruosités dites par défaut sont déterminées par un retardement fortuit de développement, par *l'interruption d'un développement régulièrement commencé*. Ainsi la théorie des arrêts de développement fut établie par les travaux de Meckel, mais elle a dû à ceux de Geoffroy-Saint-Hilaire une interprétation différente pour la plupart des cas.

Le progrès accompli par la mise en lumière de cette théorie fut grand, surtout parce qu'elle élevait la tératologie sur une base scientifique ; mais l'enthousiasme de ses inventeurs et des savants qui les suivirent, lui donna une extension et une portée exagérées ; il est vrai qu'alors l'embryogénie n'était point assez avancée pour contenir leurs écarts. Suivant Meckel, qui pensait que l'embryon humain, dans son développement, parcourt toute l'échelle zoologique et passe de l'état d'animal articulé à celui de poisson, d'amphibie, d'oiseau, le fœtus monstrueux pouvait représenter soit l'une, soit l'autre de ces phases évolutives. Suivant Geoffroy-Saint-Hilaire, « les êtres anormaux sont, à quelques égards, *des embryons permanents ;* ils nous montrent, à leur naissance, des organes simples comme aux premiers jours de leur formation, comme

1 *Reil's Archiv*, Bd VI, 1805.

2 *Abhandlungen*, etc., p. 286-301. Halle, 1806.

3 *Manuel d'anatomie pathologique*, Bd. I, 1812.

4 Etienne Geoffroy-Saint-Hilaire, *Philosophie anatomique*, t. II, p. 153. Paris, 1822; art. MONSTRES du *Dictionnaire classique d'histoire naturelle*, 1827, et *Bulletin des sciences médicales*, 1826. — *Revue médicale*, I, p. 277. Paris, 1827.

si la nature se fut arrêtée en chemin pour donner à notre observation trop lente le temps et les moyens de l'atteindre. [1] »

Nous avons dit déjà que l'embryon des animaux supérieurs n'accomplit pas exactement l'évolution que croyait Meckel, et, d'un autre côté, le monstre, à sa naissance, ne représente pas un embryon plus ou moins grossi ou grandi, comme semble le croire Geoffroy-Saint-Hilaire. Tous ses organes, même ceux qui sont atteints par la déviation, se sont développés suivant les lois ordinaires, ils portent seulement le stigmate d'une cause perturbatrice ou d'une lésion qui les a frappés à un moment donné de l'évolution. Ce stigmate qui sera, par exemple, une fissure du voile du palais, a-t-il une analogie vraie avec la scissure palatine du poisson ? Peut-on voir dans l'imperforation de la vulve de la femme, la réalisation d'un état normal de la taupe? Quels sont les animaux, dans les degrés inférieurs de la série, qui nous représentent le type du cyclocéphalien ou de l'anencéphalien ? A quelle époque reconnaissons-nous ce type chez l'embryon ?

IsidoreG eoffroy-Saint-Hilaire ne dirait plus aujourd'hui : « Les acéphaliens, arrêtés dans leur développement beaucoup plus tôt que les anencéphaliens et les cyclocéphaliens, *correspondent* dans la série animale à des êtres placés beaucoup plus bas dans l'échelle, les premiers mollusques et les premiers articulés leur étant incontestablement supérieurs [2]. » En effet, comment un être constitué par des vaisseaux artériels et veineux, par des os et des muscles, par des nerfs, etc., de vertébrés, assemblage incohérent, incapable par lui-même d'aucune fonction vitale, peut-il être rapproché de l'organisme d'un mollusque ou d'un articulé quelconque?

A propos de l'exagération, et nous dirons presque de l'absurdité de pareils rapprochements, nous répéterons volontiers avec Breschet [3], que notre siècle doit se garder de refaire les

1 Isidore Geoffroy-Saint-Hilaire, *Dictionnaire d'histoire naturelle de d'Orbigny.* Paris, 1848. Art. TÉRATOLOGIE, p. 463.

2 Isidore Geoffroy-Saint Hilaire, *Tératologie*, t. II. MONSTRES ACÉPHALIENS.

3 Art., ANENCÉPHALE.

contes ridicules d'Ambroise Paré, de Liceti et autres, qui trouvaient aussi des analogies entre les êtres monstrueux et divers animaux, comme la grenouille, le crapaud, etc.

*b)* Étienne Geoffroy Saint-Hilaire a cherché dans le *principe du balancement des organes* la raison de certaines anomalies[1] : « Un organe normal ou *pathologique* n'acquiert jamais une prospérité extraordinaire, qu'un autre de son système ou de ses relations n'en souffre dans une même raison... Ainsi ajoute Isidore Geoffroy, dans l'histoire des travaux de son père, une augmentation, un excès sur un point, suppose une diminution sur un autre, et, comme le dit Gœthe, le budget de la nature étant fixe, une somme trop considérable affectée à une dépense, exige ailleurs une économie[2].

Le principe du balancement organique est né de la considération des organes rudimentaires dans l'économie normale des animaux. Si ce principe trouve dans la zoologie une application philosophique, cette application n'est point aussi heureuse dans la tératologie. Aussi les exemples donnés pour venir à l'appui de la thèse sont-ils très peu nombreux et très contestables : Qu'un individu hydrocéphale ait une tête volumineuse et les extrémités inférieures atrophiées[3], qu'à la suite de l'affaissement par compression de l'un des poumons l'autre acquière plus de développement, qu'un rein s'hypertrophie lorsque son congénère, devenu malade, a perdu ses fonctions, nous ne voyons en ceci que des effets pathologiques ou physiologiques.

Nous ne voyons pas mieux, quant au principe en question, la signification des faits suivants : Is. Geoffroy-Saint-Hilaire a mentionné, d'après Martin Saint-Ange, le cas d'un homme chez qui existaient du même côté un rein très petit et une capsule surrénale très volumineuse[4]. Le même auteur rapporte

1 Étienne Geoffroy-Saint-Hilaire, *Philosophie anatomique*, t. II, p. 244. Paris, 1822.
2 Isidore Geoffroy-Saint-Hilaire, *Vie et travaux*, p. 214.
3 Isidore Geoffroy-Saint-Hilaire, *Ouv. cit.*, part. II, liv. I, chap. IV, note.
4 *Ibid.*, part. II, liv. I, chap. IV.

encore que les individus affectés d'ectromélie sont souvent robustes et chargés d'embonpoint [1]; que dans les cas de môle hydatique, la mort de l'embryon profite au placenta [2].

Enfin les recherches de Numan ont semblé prouver que les vaches sans cornes donnent plus de lait que les autres [3].

Ces exemples et un petit nombre d'autres aussi peu concluants que l'on pourrait citer encore ne suffisent point pour donner au *principe du balancement des organes* une importance réelle en tératologie [4]. On pourrait citer aussi des exemples qui lui sont tout à fait opposés. J'ai rapporté le cas d'une poule dont l'ovaire gauche ne s'était jamais développé (on sait que normalement l'ovaire gauche seul se développe chez la plupart des oiseaux); or, d'après le principe dont nous venons de parler, l'ovaire droit aurait dû sortir de son état d'inertie, ce qui n'était point arrivé [5].

*c)* Nous ne ferons que mentionner la théorie du *développement centripète* imaginé par Serres [6], et qui, suivant cet anatomiste, rend compte de la formation des monstres par excès aussi bien que des monstres par défaut : « La formation du système vasculaire, étudiée sous l'inspiration de la belle théorie du développement centripète, révèle une loi importante à l'aide de laquelle les monstruosités par excès peuvent être, à quelques égards, rapportées à leur cause prochaine. Lorsqu'un organe est double, le tronc ou la branche vasculaire qui le nourrit est double aussi, de même que l'absence d'une partie est liée nécessairement à celle de son artère [7]. »

1 *Ibid.*, part. III, liv. I, chap. I.

2 *Ibid.*, part. III, liv. I, chap. XII.

3 Numan, *Mém. cité.*

4 M Andral, dans son *Précis d'anatomie pathologique*, p. 97, rapporte un assez grand nombre d'exemples de déviations qui sembleraient confirmer la loi de Geoffroy-Saint-Hilaire, quant à la tératologie; mais dans la plupart de ces cas, nous ne voyons que les effets d'un trouble apporté dans le développement des organes par la cause même de la monstruosité.

5 Davaine, *Comptes rendus de la Société de biologie*, ann. 1865.

6 Serres, *Anatomie comparée du cerveau*, t. I, *passim*, in-8°. Paris, 1827.

7 Isidore Geoffroy-Saint-Hilaire, art. TÉRATOLOGIE, p. 463, 1848.

Telle est l'appréciation qu'Isidore Geoffroy-Saint-Hilaire faisait, il y a vingt-cinq ans, de la théorie de Serres. On sait aujourd'hui que le développement des organes ne procède point de la périphérie vers l'axe central. D'un autre côté, l'artère ne pouvant exister sans l'organe, et l'organe sans l'artère, il est difficile de prouver que l'absence de l'une est due à l'absence de l'autre; et d'ailleurs comment expliquerait-on, par exemple, la formation du rein lorsque l'artère rénale vient, non de l'aorte, mais de l'hypogastrique ?

*d)* Étienne Geoffroy-Saint-Hilaire ayant observé plusieurs cas de monstruosité dans lesquelles le fœtus adhérait au placenta, fut porté à considérer les *adhérences* comme *l'ordonnée et l'unique cause de la monstruosité* (1822). Les brides placentaires, suivant Geoffroy-Saint-Hilaire, retiennent les viscères hors de leurs cavités; ces brides peuvent être rompues par les mouvements du fœtus, alors les organes rentrent, sous certains rapports, dans leurs conditions normales, mais avec des modifications plus ou moins grandes qui constituent la monstruosité. La disparition des brides ou des adhérences avant la naissance serait, suivant Geoffroy Saint-Hilaire, un fait très fréquent, et c'est ainsi qu'un grand nombre de monstruosités seraient produites par un ecause dont on peut rarement constater l'existence.

Geoffroy revint plus tard sur cette opinion en ce qu'elle avait de général; il la maintint toutefois, et avec raison, pour un certain nombre de monstruosités [1].

Les adhérences qui unissent le fœtus à ses enveloppes sont causées, suivant Simpson, qui en a fait une étude particulière par des exsudations plastiques ou des pseudo-membranes produits d'une inflammation aiguë ou chronique du placenta [2].

1 *Philosoph. anat.*, 1822, t. II, p. 507 et *passim*. *Archives générales de médecine*, t. XIV, p. 392, 1827.

2 Simpson, *Edinburgh Med. and Surg. Journal*, n° 127, April, 1836; et *Gaz. méd.*, p. 393. Paris, 1836. — *Edinb. Journ.*, vol. XIV, p. 305 — *Dublin. Med. Journal for November*, vol. X, p. 220, 1836.

A côté des abnormités déterminées par les adhérences, on peut placer des lésions congéniales qui en sont très voisines autant par la cause qui les a produites que par l'apparence extérieure. Ces lésions consistent en des destructions des membres dues à la constriction opérée par le cordon ombilical ou par quelque bride qui s'enroule autour de la partie, l'étreint comme une ligature, et finalement en opère la section plus ou moins complète. Montgomery, savant médecin irlandais, a indiqué le *mécanisme* de cette amputation intra-utérine dont il a rassemblé environ douze observations recueillies principalement en Angleterre et en France [1]. Cependant le fœtus, qui apporte en naissant une lésion de cette nature, n'est point atteint d'une *anomalie* ou d'une *abnormité*. *L'amputation spontanée* n'arrivant, en effet, qu'à une époque avancée de l'évolution embryonnaire ou fœtale, alors que le petit être est déjà morphologiquement constitué.

Les adhérences qui se forment entre l'embryon et ses enveloppes déterminent ordinairement des lésions graves dans le développement des organes qui en sont le siège; ces lésions ont un caractère de désordre qui les distingue des anomalies ou des déviations simples du développement; elles constitnent de véritables abnormités ou malformations qui, le plus généralement, consistent en de profondes fissures, en des ectopies des organes, en des destructions plus ou moins complètes soit des parois du crâne et du tronc, soit des membres. Elles occupent ordinairement la tête ou les parties antérieures du thorax et de l'abdomen et sont l'une des principales causes des monstruosités exencéphaliques et célosomiennes.

*e)* La théorie que nous allons exposer et qui donne la raison de la formation des monstruosités les plus hideuses, l'anencéphalie par exemple, est la première qui ait expliqué

1 W.-F. Montgomery, *Dublin Med. Journal*, vol. I, p. 140, 1832, et *The Cyclopædia of Anat. and Physiol.*, vol. II, 1839, art. Fœtus.

par des phénomènes naturels une condition de l'organisme animal, regardée jusqu'alors comme surnaturelle. Cette théorie toute scientifique, mais toute médicale aussi, n'a pas eu la bonne fortune d'être agréée par la plupart des tératologistes de notre siècle, qui, naturalistes et anatomistes avant tout, n'ont vu dans les monstruosités autre chose que des déviations simples de l'évolution organique.

Dès 1706 (?), avant les discussions de Lémery et Winslow, Morgagni, ayant constaté l'absence du cerveau chez un fœtus qu'il avait disséqué à Forli, Morgagni, disons-nous, émit l'opinion que *ce viscère ne manquait pas dès le principe, mais qu'il diminua par l'hydrocéphale qui le réduisait en eau et qu'il s'écoula par un trou qui se trouvait à l'extrémité supérieure de l'épine* [1]. Rappelant ce fait et le comparant avec un grand nombre d'autres observés par divers savants, Morgagni établit que les monstruosités qui consistent dans une absense plus ou moins étendue du cerveau et de la moelle épinière ont pour cause première une accumulation d'eau dans le crâne ou dans le rachis : « De quelque manière que l'eau s'accumule contre nature dans la cavité du cerveau, dit l'illustre anatomopathologiste, et quelle que soit sa source, elle pourra certainement, si ce viscère ne forme pas encore un corps concret, empêcher sa concrétion par sa position intermédiaire ; ou s'il est déjà soldifié, elle pourra, en s'insinuant entre ses parcelles, les séparer insensiblement... » Après avoir exposé l'examen anatomique d'un fœtus hydrocéphale, il ajoute : « Il restera encore un grand nombre d'objets que vous devrez attribuer à la force de compression exercée par l'eau, soit dans l'obstacle qui s'oppose à l'accroissement de certains os du crâne, soit dans la dépression de quelques-uns, soit dans la déjection de quelques autres sur un côté, soit enfin dans leur désunion..... Il n'est pas douteux que sur le fœtus l'eau ne puisse distendre suffisamment ces parois (celles des ventricules latéraux) qui sont beaucoup plus minces et plus molles

[1] J.-B. Morgagni, *Epits. anat.*, XX, n° 5657.

pour les détruire enfin entièrement et pour s'écouler souvent avec le cerveau dissous ou à moitié dissous, à travers les téguments étendus et relâchés du cerveau et du crâne, après qu'elle s'est ouvert une voie dans l'endroit le moins résistant.....[1] »

Ces citations montrent combien les opinions de Morgagni étaient nettes et absolues sur la question ; aussi les avait-il appuyées sur de nombreux arguments qui ont été simplement reproduits par le petit nombre de savants qui ont adopté sa doctrine.

Béclard fut du nombre de ces derniers, et non seulement il adopta l'opinion de Morgagni touchant l'origine de l'anencéphalie, mais encore il chercha à expliquer de la même manière celle de l'acéphalie[2]. Une hydropisie de la moelle s'étant formée dès les premiers temps de l'existence intra-utérine aurait détruit cet organe, et par suite, elle aurait empêché le développement des parties qui en reçoivent leurs nerfs, ou bien, si leur développement était déjà commencé, elle en aurait amené l'atrophie ou la destruction.

Béclard rapporte comme un argument à l'appui de cette thèse, qu'il existe ordinairement des vestiges des parties détruites ; mais surtout il s'appuie sur l'ordre dans lequel se développent la moelle épinière et le cerveau, et sur l'absence des parties qui lui paraissent être en relation avec ce développement. Si la moelle épinière devient le siège d'une hydropisie avant que le canal rachidien soit ossifié, elle se détruira, et par suite, cesseront de se développer tous les organes qui en reçoivent des nerfs ; si c'est la partie supérieure seule qui est détruite, les nerfs des sens supérieurs, le crâne et la face ne se forment pas ; si cette destruction atteint la moelle cervicale, les nerfs du larynx, du poumon, du cœur, ainsi que ces organes mêmes n'existeront pas, etc.

L'acéphalie aurait donc pour cause primordiale l'hydropisie

1 J.-B. Morgagni, *De sedibus et causis morborum per anatomen indagatis. Epist. anat. med. XII, de hydrocephalo et aqueis spinæ tumoribus.* § V-VIII, 1760.

2 *Mémoire sur les fœtus acéphales (Bulletin de la Faculté et de la Société de médecine*, t. IV, p. 447, 493, et t. V, p. 838 ; années 1816-1817. Paris, 1818).

des centres nerveux, puis secondairement la destruction des nerfs, et avec elle, celle des parties qui les reçoivent.

On ne peut admettre aujourd'hui l'hypothèse par laquelle Béclard explique l'absence de la tête, du poumon, du cœur et même des membres, car l'embryon se forme indépendamment du système nerveux, et si jamais ce système prend quelque part à la constitution des parties, ce ne peut être que lorsqu'il est lui-même déjà histologiquement formé, c'est-à-dire, chez l'homme, après le troisième ou le quatrième mois de la vie intra-utérine ; or l'acéphalie remonte à une époque bien plus reculée du développement embryonnaire.

Sans nier l'influence de quelque condition morbide dans la production de l'acéphalie, nous ne pouvons regarder cette condition comme l'unique cause de la déviation organique, car l'acéphale, privé de l'organe central de la circulation, vit nécessairement dans une condition parasitaire et qui n'est pas sans quelque analogie avec celle d'un monstre double hétérotypien. Les communications vasculaires qui ont été constatées dans plusieurs cas, par le cordon ombilical, entre l'acéphale et son frère jumeau (Méry, Moreau, Depaul, Spliedt), prouvent que le développement des deux individus s'est fait dans un blastoderme commun. L'acéphale est donc, sous certains rapports, l'analogue de l'individu parasitaire chez les monstres hétérotypiens et peut-être l'état rudimentaire de l'un et de l'autre peut-il s'expliquer par des conditions semblables.

Mais si l'on peut douter que l'hydropisie des centres nerveux, chez l'embryon, soit la cause ou l'unique cause de l'acéphalie, les mêmes raisons de doute n'existent point relativement à l'anencéphalie et aux abnormités de cet ordre.

C. *Théories relatives aux monstres composés.* — Plusieurs explications différentes ont été données de la formation de la monstruosité composée :

1° Le monstre double provient d'un germe atteint originairement de la duplicité que le développement ultérieur rendra manifeste ;

2° Il provient de deux germes appartenant à deux vitellus distincts et originairement normaux qui se réunissent dans le cours du développement ;

3° Il résulte de la coalescence de deux vésicules germinatives ou de deux germes contenus dans un même vitellus ;

4° Il provient de la division accidentelle d'un germe ou d'un blastoderme unique ;

5° Enfin il est formé par l'introduction dans l'ovule de deux animalcules spermatiques qui se développent simultanément.

Nous examinerons la valeur de toutes ces hypothèses à l'article DIPLOGENÈSE. Nous dirons seulement ici que des faits déjà nombreux et nos connaissances, relatives au développement de l'œuf, nous autorisent à croire que la formation d'un monstre double résulte de la présence de deux vésicules germinatives ou de deux cellules embryogènes sur un vitellus unique[1].

Les anatomistes du XVIII^e siècle n'avaient point laissé sans l'apercevoir le fait de l'union symétrique des monstres doubles ; mais Étienne Geoffroy-Saint-Hilaire le mit en lumière et en fit l'expression d'une loi : « Les deux sujets qui forment par leur union un monstre complètement ou partiellement double, dit Isidore Geoffroy-Saint-Hilaire, dans l'exposition des travaux de son père, sont toujours unis par les faces homologues de leurs corps, c'est-à-dire opposés côté à côté, se regardant mutuellement, ou bien adossés l'un à l'autre. Et non seulement ils sont unis par les faces homologues, mais, si vous pénétrez dans leur organisation, vous les trouverez unis de même par les organes homologues. Chaque partie, chaque viscère chez l'un correspond à un viscère, à une partie similaire chez l'autre. Chaque vaisseau, chaque nerf, chaque

1 Voyez l'histoire de tous ces faits dans notre *Mémoire sur les anomalies de l'œuf.*

muscle, placé sur le plan d'union, s'est conjoint au milieu de la complication apparente de toute l'organisation avec le vaisseau, le nerf, le muscle de même nom appartenant à l'autre sujet, comme les deux moitiés, primitivement distinctes et latérales d'un organe unique et central le font normalement entre elles sur le plan médian, au moment voulu par les lois de leur formation et de leur développement[1]. »

Telle est la loi d'union similaire qui, suivant son illustre auteur, régit toujours les monstres doubles.

Mais quelle explication donner de cet ordre constant, de cette symétrie nécessaire? « Il existe, dit encore Isidore Geoffroy-Saint-Hilaire, entre les éléments similaires de l'organisation, une véritable affinité élective, une sorte d'attraction intime, comparable aux attractions moléculaires des physiciens, aux affinités électives des chimistes, c'est-à-dire presque inexplicable, à jamais incompréhensible dans son essence, mais prouvée par les faits. » Tel est le principe fécond, aperçu et établi, en 1826, par Geoffroy-Saint-Hilaire, sous le nom d'affinité ou d'attraction de soi pour soi[2].

Voilà donc deux lois qui, suivant Geoffroy-Saint-Hilaire et suivant son école, régissent l'évolution des monstres doubles. C'est avec regret que nous croyons devoir dire qu'elles sont complètement vaines.

L'union par des parties similaires est loin d'être constante : c'est parce que l'on a cherché la symétrie dans un seul groupe de monstres doubles, dans les autositaires, que l'on a été frappé de la constance de l'union similaire ; elle n'existe point dans le groupe des monstres parasitaires; or ces derniers ont été séparés des premiers dans la classification, soit précisément à cause de leur défaut de symétrie, soit parce que ce défaut de symétrie devient pour l'un des composants une cause d'atrophie ou d'imperfection, et ce sont ces conditions qui semblaient autoriser la séparation absolue des monstres dits

[1] Isidore Geoffroy-Saint-Hilaire. *Vie, Travaux*, etc., de Étienne Geoffroy, p. 298.
[2] *Id. ibid.*, p. 302.

parasitaires d'avec les monstres autositaires. On faisait en ceci une pétition de principe, comme nous croyons l'avoir montré dans notre mémoire sur les anomalies de l'œuf. D'ailleurs, nous avons cité dans ce même mémoire cinq cas de monstres autositaires dans lesquels l'union existait entre des parties qui n'étaient point anatomiquement homologues.

La symétrie des deux composants est cependant la condition la plus fréquente parmi les monstres doubles; or elle s'explique simplement par une condition ordinaire dans la constitution de l'œuf; en effet, le germe reçoit, dans la formation de l'ovule, une orientation virtuelle dont il s'écarte peu ; il se développe donc sur la sphère vitelline dans une direction déterminée. Deux germes accidentellement développés sur un seul vitellus doivent recevoir une orientation semblable ou peu différente; dans leur développement ils se présenteront donc symétriquement l'un par rapport à l'autre.

Mais, de plus, le développement même du germe donne la raison de l'union intime des organes par leurs parties similaires sans l'intervention d'une force particulière ou d'une affinité admise, de nos jours encore, par Coste[1]. L'embryon monstrueux, en effet, n'est point, dès l'origine, un petit être plus ou moins semblable à l'animal parfait, et dont les organes entrent en coalescence à un moment donné. L'embryon monstrueux, comme l'embryon normal, est primitivement contenu dans le plan du blastoderme et consiste en trois feuillets ou membranes superposées. Lorsque la présence de deux vésicules germinatives sur un même vitellus détermine la formation de deux centres de développement, les deux blastodermes qui se constituent arrivent plus ou moins rapidement au contact l'un de l'autre, suivant le degré de leur rapprochement, et, comme ils sont composés alors de formations cellulaires de même nature ils s unissent sans laisser de traces de leur

[1] *Origine de la monstruosité double chez les poissons osseux* (*Comptes rendus Acad. des sciences*, t. XL, p. 933, 1855. — Ch. Darwin, *De la variation des animaux*, t. II, p. 361; 405.

séparation primitive. Or, dans cette union, chacune des trois lames de l'un des blastodermes rencontre nécessairement celle qui lui correspond dans l'autre blastoderme, et il n'en peut être autrement. Lors donc que, dans le développement ultérieur, les organes naissent des trois couches superposées, ceux de la vie de relation se rencontrent dans le feuillet superficiel, ceux de la vie organique dans le feuillet profond et les autres dans le feuillet intermédiaire; ainsi, sans l'intervention de quelque condition nouvelle, le blastoderme double, formé par deux centres distincts, donnera naissance à un embryon double, par une évolution identique avec celle qui donne naissance à l'embryon simple.

L'union des parties similaires dans un monstre double n'est donc point l'effet d'une attraction inexplicable et à jamais incompréhensible dans son essence; elle s'explique par le mode de développement du blastoderme dont se forment ensuite successivement les divers organes.

Si la monstruosite double ainsi envisagée, ne confirme point les deux lois d'Étienne Geoffroy-Saint-Hilaire, elle confirme au moins cette grande pensée qui a dirigé les travaux de notre illustre compatriote, à savoir que les monstres eux-mêmes n'échappent point aux lois générales de l'organisation; ils en subissent l'empire et en prouvent l'universalité.

## XV. — *Des causes de la monstruosité.*

Nous pouvons juger, d'après tout ce qui précède, que la formation des monstruosités n'a rien de surnaturel. Les déviations organiques se produisent d'après les lois ordinaires de l'évolutiou et suivant des conditions qu'il nous est parfois possible d'apprécier. Nous reconnaissons alors qu'une cause perturbatrice est intervenue à un moment donné, soit dans la formation primordiale des éléments de la semence ou de l'œuf, soit dans le cours du développement de l'être qui en provient.

Quelles sont les causes qui peuvent imprimer à l'évolution

une direction nouvelle et vicieuse? Elles sont évidemment très nombreuses et très variées. On pourrait les partager en quatre catégories ;

1° Les unes sont antérieures à la fécondation et se trouvent dans une condition organique ou dans une condition pathologique de parents (père ou mère). Elles donnent lieu aux variations ou aux anomalies héréditaires, aux variétés maladives ou à la dégradation des descendants; elles peuvent même, en faisant naître dans le germe ou l'embryon une lésion de quelque organe, devenir la condition évolutive d'une anomalie ou d'une abnormité nouvelle. Nous ne pouvons nous étendre davantage sur ce sujet dont nous avons parlé ailleurs.

2° D'autres peuvent se rencontrer dans la constitution de la semence ou de l'œuf. Il n'est point question ici de cette inconnue dont la recherche serait nécessairement vaine, par laquelle sont transmis du père et de la mère à l'enfant les qualités physiques et morales, le tempérament et les maladies. Il s'agit de la constitution organique du spermatozoïde ou de l'ovule. L'observation directe a prouvé que la constitution de ces éléments primordiaux de la génération est sujette à des anomalies diverses. Quelles conséquences ces anomalies peuvent-elles avoir pour le développement de l'embryon? Examinons donc à ce point de vue l'élément mâle, puis l'élément femelle.

*a) Elément mâle.* — Les spermatozoïdes chez les animaux n'ont pas toujours les mêmes dimensions ni la même activité, mais ce sont là des variations simplement. Chez les hybrides, les spermatozoïdes diffèrent ordinairement beaucoup de ceux des deux espèces parentes. Prévôt et Dumas [1], plus tard Hausmann [2] ont vu que ceux du mulet sont constitués par un

[1] Prévot et Dumas. *Observations relatives à l'appareil générateur*, etc. (*Ann. sc nat.*, t. I, p. 184. Paris, 1824).

[2] Hausmann, *Ueber der Mangel der S menthierchen bei Hausthierchen*. Hannover, 1844.

simple globule privé de filament. R. Wagner a constaté que les spermatozoïdes de l'hybride du serin et du chardonneret sont plus petits que ceux des deux parents et n'ont pas le filament caractéristique, tourné en spirale ou en tire-bouchon comme chez ceux-ci ; en outre, ils ne sont pas groupés en faisceaux ; ce qui provient sans doute de leur petit nombre dans les cellules du développement [1].

Chez les végétaux hybrides, on a quelquefois signalé aussi des anomalies dans le pollen. Chez le *Cytisus Adami*, forme intermédiaire entre le *C. Laburnum* et le *C. purpureus*, Darwin a vu les grains du pollen petits et ridés, et dans deux autres hybrides du même genre, le professeur Gaspary a trouvé beaucoup de grains difformes ; leur proportion se montait à 84 pour 100 chez l'un, et 20 pour 100 chez l'autre [2].

Ces exemples ne suffisent pas pour donner quelque importance aux anomalies des corpuscules séminaux dans la production des déviations organiques chez les êtres vivants. Ils montrent au moins que ces anomalies peuvent exister et qu'elles méritent d'attirer l'attention des observateurs.

Il n'est peut-être pas hors de propos de mentionner ici le fait suivant : d'après d'assez nombreuses expériences, il paraît prouvé que, dans la fécondation, le nombre des spermatozoïdes ou des grains de pollen n'est pas indifférent pour le développement de la graine ou de l'œuf et même pour le développement normal du sujet qui en provient [3].

*b) Élément femelle.* — L'ovule, avant la fécondation, offre parfois des anomalies sur l'existence desquelles on ne peut conserver aucun doute ; elles ont été maintes fois observées. Mais il en est une qui nous intéresse tout particulièrement, c'est la présence de deux vésicules germinatives dans un vitellus unique. Par le développement ultérieur de l'ovule

1 R. Wagner's *Physiology*. § 20, cité dans Art. Semen, *Cyclopædia of Anat. and Physiol.*, p. 508.

2 Ch. Darwin, *Ouv. cit*, t. I, p. 412.

3 Darwin, *Ouv. cit.*, t. II, p. 387.

pourvu de ces deux vésicules germinatives ou de deux cellules embryogènes, on explique la formation d'un monstre double. C'est une question dont nous nous sommes occupés ailleurs. Quant aux autres déviations de l'ovule ou de l'œuf, elles ne paraissent point avoir d'importance au point de vue de la question qui nous occupe [1].

L'ovule des végétaux subit aussi des déviations sur lesquelles nous avons très peu de données. Peut-être, d'après une observation de Thwaites, trouvera-t-on parfois dans sa constitution quelque condition analogue à celle de l'ovule animal pourvu de deux vésicules germinatives [2].

3° D'autres causes de déviations, agissant postérieurement à la fécondation, se trouvent chez la mère de l'individu monstrueux. Elles consistent dans des conditions de santé, dans des maladies semblables à celles dont il a été question ci-dessus, mais récemment acquises, dans des manœuvres abortives, dans des coups ou des secousses violentes, etc.

*a)* L'une de celles qui ont été le plus souvent invoquées, c'est l'influence sur le fœtus de l'imagination de la mère. Cette cause de déviation, admise par les plus anciens auteurs qui se soient occupés de la monstruosité, a été généralement niée par les modernes. En effet, pendant la gestation, il n'existe aucune relation directe entre la mère et son produit ; aucune liaison nerveuse ne relie les deux êtres l'un à l'autre, et la circulation même est tout à fait distincte de part et d'autre. En outre, des déviations organiques qui ont été attribuées à l'imagination de la mère, chez l'homme, se rencontrent chez les animaux ovipares et chez des êtres inférieurs complètement dépourvus de toute faculté intellectuelle, tels que des insectes et même des vers intestinaux.

1 Voyez un résumé de nos connaissances à cet égard dans mon *Mémoire sur les anomalies de l'œuf.*

2 M G.-H. Thwaites. *Ann. and Mag. of Nat. Hist.*, March, 1848, cité par Darwin, *Ouv. cit.*, I, p. 412 et 414.

*b)* Une autre cause qu'on peut faire dépendre aussi de la mère, est une *compression* qui serait exercée sur le fœtus dans la grossesse gémellaire ou dans d'autres circonstances. On a attribué à cette compression la formation des monstres doubles, l'anencéphalie et l'acéphalie, la coalescence des membres et des doigts, le pied bot, etc.

Les monstres doubles existent chez les oiseaux; pendant l'incubation, le contenu de l'œuf diminue de volume et de poids; la coalescence des deux embryons n'est donc point déterminée par la compression qui va diminuant avec les progrès de l'évolution. La duplicité reconnaîtrait-elle, chez les mammifères et chez les oiseaux, des conditions différentes ? Quant à la coalescence des membres ou des doigts, on oublie, lorsqu'on l'attribue à la compression, que le fœtus est plongé dans le liquide incompressible de l'amnios. L'acéphalie reconnaît pour cause des conditions particulières dont nous avons dit quelques mots ; enfin, aucun fait n'a été plus souvent signalé que l'abondance extraordinaire des eaux de l'amnios dans la grossesse qui produit un anencéphale. La compression intra-utérine comme cause de monstruosité ne supporte donc pas l'examen.

4° Un quatrième ordre de causes des monstruosités se trouve dans le germe en voie de développement, et ses dépendances ou dans l'embryon même.

*a)* La môle hydatique est une anomalie des premiers organes du germe dont le développement histologique a été dévié par la destruction plus ou moins complète ou la non-formation de l'embryon.

La brièveté du cordon ombilical et le défaut de réunion de ses vaisseaux tendent à produire la scission de la paroi abdominale et l'exomphale. L'excès de longueur de ce cordon peut donner lieu à des enroulements autour du cou ou des membres dont nous avons signalé les mauvais effets, et à des nœuds qui nuisent à la circulation et au développement du fœtus.

Nous avons parlé déjà des déviations déterminées par des adhérences de l'embryon aux membranes de l'œuf.

*b)* L'inversion générale des viscères tient, comme nous l'avons dit, à une inclinaison anormale de l'embryon, lorsqu'il s'élève au-dessus du plan du blastoderme.

Certaines conditions morbides, les lésions mécaniques ou pathologiques de l'embryon doivent être regardées comme des causes très fréquentes des déviations organiques. Nous avons exposé comment quelques-unes de ces lésions déterminent des abnormités.

L'expérimentation sur des œufs de poule en incubation a confirmé pleinement ces manières de voir. C'est Étienne Geoffroy-Saint-Hilaire qui ouvrit cette voie de recherches [1], parcourue avec succès par plusieurs expérimentateurs contemporains [2].

Mais il est deux ordres de causes de déviations appartenant à l'embryon qui doivent être exposées ici avec quelques détails. Les unes se trouvent dans une disposition particulière des organes de la circulation qui paraît parfois imprimer au développement embryonnaire des modifications plus ou moins anormales; les autres se trouvent dans des altérations du système nerveux qui, soit par la paralysie, soit par la contracture de certains muscles, soit par une action trophique, provoquent des déviations ou des difformités du tronc ou des membres.

*c)* Serres a signalé la concordance des anomalies du système vasculaire avec les anomalies des autres systèmes. Il est bien clair que l'absence d'un organe ou son augmentation numérique, son atrophie ou son hypertrophie entraînent une di-

1 *Sur les déviations provoquées et observées dans un établissement d'incubation artificielle* (*Archives générales de médecine*, t. XIII, p. 289, et *Journal complet des sciences médicales*, t. XXIV, p. 256, 1826).

2 Panum, *Archives de Virchow*, 1859, et *Comptes rendus Acad. des sciences* t. XLVIII, p. 922. Paris, 1859. — Dareste, *Société de biologie* et *Comptes rendus, de l'Acad. des sciences. Passim.*

minution ou une augmentation dans le volume ou le nombre des vaisseaux qui desservent cet organe; on peut conclure aussi que l'inverse serait vrai; toutefois, la facilité qu'ont les vaisseaux de se suppléer par des anastomoses et par un accroissement consécutif de leur calibre ne permet pas de regarder comme une cause ordinaire des monstruosités les variations qui atteignent ces canaux. La direction et la distribution variables des artères et des veines sont généralement sans importance, si l'on en juge par leurs nombreuses variétés anatomiques.

Dans le blastoderme, le trajet et la distribution des branches vasculaires secondaires n'ont aucune constance. Lorsque deux embryons se forment dans la même aire germinative, les vaisseaux qui doivent se distribuer à l'un et à l'autre sujet, s'arrangent comme ils peuvent sans direction préordonnée; aussi, la complexité des gros vaisseaux de la poitrine est souvent très grande dans la monstruosité double. Il arrive donc, après la naissance, que les conditions de la circulation fœtale changent de telle sorte que, chez les individus associés le cours du sang ne peut s'établir régulièrement dans les vaisseaux déviés, et que beaucoup de ces monstres doubles meurent en venant au jour [1].

Dans l'évolution d'un blastoderme simple, il peut se faire aussi que l'arrangement des vaisseaux lors de la formation du cœur se dévie de l'ordre normal; il en résulte parfois que le sang, au sortir de l'organe central de la circulation, arrive

[1] Comme exemple de cette complexité nécessairement mortelle, nous citerons, parmi beaucoup d'autres : un monstre double, décrit par Villette, monstre dont l'un des composants seulement donna en naissant quelques signes de vie. Le cœur unique avait trois oreillettes, deux ventricules gauches et point de ventricule droit. Les gros vaisseaux offraient des anomalies non moins graves (*Journal des progrès*, t. VIII, p. 157. Paris, 1828). Nous citerons encore un monstre double décrit par le Dr A. Puech, et dont l'un des composants, atteint d'anencéphalie, ne possédait point d'aorte thoracique ou abdominale. Presque au sortir du cœur, l'aorte pénétrait dans le canal rachidien par le trou de conjugaison situé entre la septième vertèbre cervicale et la première dorsale; elle parcourait ce canal entre la pie-mère et l'arachnoïde, en fournissant dans son trajet les artères intercostales, diaphragmatiques et lombaires, qui sortaient par les trous de conjugaison correspondants. Il serait trop long de mentionner ici toutes les autres anomalies artérielles de ce monstre composé (Voy. Albert Puech, *Étude sur un monstre double*, in-8°. Montpellier, 1856.

dans des parties qui ne doivent point le recevoir immédiatement, et que d'autres en soient privées plus ou moins.

L'abouchement du canal artériel avec l'aorte chez le fœtus, dirige vers les parties inférieures du tronc la plus grande partie du sang placentaire ; or une anomalie dans l'insertion de ce vaisseau sur l'aorte peut donner au sang placentaire une direction opposée ; de là résultent suivant le docteur E. Le Roy, des changements dans la nutrition et le développement des organes pendant la vie intra-utérine [1].

On a cru voir aussi dans l'existence d'une seule artère ombilicale la cause de la sirénomélie [2] ; mais nous aurions à rappeler ici ce que nous avons déjà dit relativement à la théorie de la formation des anomalies organiques consécutives à celles des artères, imaginée par le professeur Serres.

*d)* Chez les animaux supérieurs, le système nerveux est l'ordonnateur et le régulateur des fonctions ; aussi est-on naturellement conduit à lui attribuer une part prépondérante dans le développement de l'organisme. D'un autre côté, l'observation a montré que, après la naissance chez l'homme et chez les mammifères, les maladies du système nerveux produisent des difformités plus ou moins graves, des altérations de la nutrition et même des lésions pathologiques dans les parties qui sont en relation avec les nerfs affectés. Or des effets semblables peuvent évidemment être produits dans les organes soumis à l'action des nerfs aussitôt que ceux-ci entrent en exercice, c'est-à-dire avant la naissance, pendant la vie intra-utérine.

D'après ces considérations, plusieurs savants ont attribué aux lésions du système nerveux la formation de certaines difformités congéniales, et même celle de plusieurs monstruo-

1 *Essai sur la circulation des parties supérieures du fœtus et sur les conséquences de ses anomalies*, in-8°, fig. Paris, 1873.

2 Lévy, *De monstrositate Sireniformi*. Havniæ, cité, par F.-G. Beneke, *De ortu et causis monstrorum disq.*, p. 113. Gottingœ, 1846.

sités. Cette opinion paraît d'autant plus rationnelle qu'il semble évident que le système nerveux doit avoir une influence plus puissante encore, lorsque les organes en voie de développement n'opposent point aux forces qui les régissent ou qui les troublent une forme définie et des connexions déterminées.

Nous avons dit déjà que, suivant Béclard, en l'absence du système nerveux, les organes embryonnaires ne se forment pas, ou même qu'ils se détruisent avec la destruction de ce système. Le savant anatomiste attribuait, en outre, à la paralysie des muscles certaines déformations des membres, telles que le pied bot. Plus tard, Rudolphi, puis M. Jules Guérin ont soutenu que les déviations de cette nature sont, au contraire, l'effet de la contracture des muscles.

Un organe ne possède point sa fonction spéciale avant qu'il ait acquis sa constitution histologique propre. Le système nerveux, comme les autres systèmes, ne peut donc jouir des propriétés qui lui sont dévolues pendant qu'il est encore constitué par des cellules embryonnaires; or, chez l'homme, les premiers linéaments de la structure nerveuse n'apparaissent pas avant le troisième mois de la vie intra-utérine.

« Les considérations tirées de la structure, dit Bischoff, sont très peu favorables à l'hypothèse d'une influence exercée par le système nerveux sur la formation et le développement des autres organes du fœtus. Nous ne commençons à voir des effets certains, non équivoques, de l'agent nerveux que quand la texture des nerfs s'est assez développée pour cela, c'est-à-dire après le milieu de la vie intra-utérine, époque à laquelle le fœtus exerce des mouvements à l'égard desquels nous pouvons bien admettre qu'ils sont provoqués par l'agent nerveux. C'est pourquoi, si l'on veut établir une dépendance quelconque entre l'agent nerveux et la manière dont les autres organes se séparent du germe et se développent, il faudrait commencer par admettre que cet agent affecte d'abord, avant l'apparition de la texture et de la structure des nerfs, une autre forme que nous n'aurions cependant aucun moyen de démontrer, et dont toutes les particularités nous seraient inconnues[1]. »

L'étude des animaux inférieurs, à laquelle on pourrait ajouter celle des plantes, prouve d'ailleurs que le développement d'un organisme vivant peut s'accomplir régulièrement en l'absence du système nerveux. Si l'on objectait que, chez ces animaux, les cellules et les tubes nerveux échappent à nos investigations par leur petitesse, cet argument serait facile à réfuter. Les polypes hydraires, par exemple, sont des animaux assez volumineux pour que les investigations histologiques ne présentent point de difficulté et soient complètes au point de vue qui nous occupe. Ces polypes sont constitués par trois couches de cellules ou trois membranes superposées ; or, « dans aucune région ou dans aucun tissu du corps de l'hydre il n'existe d'organe ou d'élément qui puisse être rapporté à un système nerveux distinct[2] ».

Le blastoderme des animaux supérieurs, formé de trois couches cellulaires de même que le polype hydraire, ne possède évidemment non plus aucun des éléments du système nerveux, et ces éléments ne sont pas plus distincts pendant les premières périodes du développement embryonnaire.

Mais l'inspection histologique n'est pas seule à prouver l'inertie fonctionnelle du système nerveux chez l'embryon, des expériences précises ont montré que la contraction des muscles ne peut être provoquée par l'électrisation des nerfs, avant que la structure propre à l'un et à l'autre de ces systèmes soit déterminée. D'un autre côté, l'expérimentation sur des embryons de grenouille a fait voir qu'après une destruction plus ou moins étendue des centres nerveux, les membres se développent dans les conditions de la normalité[3].

1 T.-L.-G. Bischoff, *Traité du développement de l'homme et des mammifères*, p. 469, in-8°, trad. Paris, 1843.

2 Ch. Rouget, *Études anatomiques et physiologiques sur les invertébrés. Polypes hydraires* (*Mém. Société biologie*, t. IV, p. 400. Paris, 1852).

3 Vulpian, *Expériences faites sur des embryons de grenouille, et relatives à l'influence des lésions des centres nerveux sur la production de certaines déformations. Comptes rendus Soc. de biol.*, 1861, et *Archiv. de physiol.*, p. 90, 1872.

Nous devons donc regarder le développement de l'organisme, dans les premières phases embryonnaires, comme tout à fait indépendant du système nerveux ; or la plupart des anomalies morphologiques, se formant dès cette première époque, ne peuvent, par conséquent, reconnaître comme cause une altération physique ou fonctionnelle du système nerveux. Les déviations congéniales attribuables à cet ordre de causes sont celles qui surviennent pendant la période fœtale, telles que certaines abnormités, des vices de conformation, des déformations comme certains pieds bots qui compliquent fréquemment les anomalies, enfin des déviations histologiques, telles que la production exagérée de cheveux ou de poils chez les anencéphales, etc.

Nous venons d'énumérer ou d'exposer très succinctement les causes les plus communes ou les plus importantes des déviations organiques, celles au moins qui ne nous sont point tout à fait cachées. Mais le mode d'action de ses causes est généralement recouvert pour nous d'une grande obscurité. Les explications que l'on croit en donner en invoquant le défaut, l'exagération ou la perversion de l'énergie plastique, de la force formatrice, l'affinité des parties similaires, etc., sont tout aussi vides de sens que les explications qu'on cherchait autrefois dans les caprices de la nature.

C'est par une connaissance plus approfondie du développement des organismes vivants que nous arriverons à reconnaître avec plus de précision les causes des anomalies, et que nous pourrons concevoir comment les déviations s'accomplissent.

## XVI. — *De la classification des déviations organiques d'après leur nature et leurs rapports réciproques.*

Une classification méthodique doit réunir dans des groupes déterminés tous les faits de même nature, et rapprocher ces groupes d'après leurs rapports réciproques. Mais les phénomènes de la tératologie sont plus complexes que ceux qui régissent l'organisation normale, et la forme extérieure ni la constitution anatomique ne suffisent point seules à déterminer la nature du fait à classer, par exemple :

Voici deux fœtus qui viennent au jour privés de leurs membres inférieurs, et chez lesquels les cuisses ne sont représentées que par des moignons informes. Ces fœtus sont appelés *monstres*, et, d'après la plupart des classifications, ils seront placés parmi les monstres par défaut. Cependant, si l'on remonte aux conditions de leur monstruosité, on la trouvera peut-être déterminée par deux causes d'un ordre bien différent : chez l'un, les extrémités inférieures ne sont point développées; elles n'ont jamais existé, et la condition de cette anomalie se trouve dans une anomalie semblable de la mère ; elle est due à l'hérédité. Chez l'autre, les extrémités inférieures se sont normalement développées ; mais à une époque plus ou moins avancée de la vie fœtale, une constriction opérée par le cordon ombilical a suspendu la vie dans les membres déjà formés ; ils se sont détruits par gangrène. Ce dernier fœtus est-il anormal comme le premier ? Nullement ; il n'est pas plus anormal que l'invalide qui a perdu ses jambes à la bataille.

Ces deux déviations au type physiologique, quoique semblables par l'apparence extérieure, ne sont donc point de la même nature et ne peuvent être classées dans la même catégorie. La première sera une anomalie et rentrera dans les cas dont nous avons à nous occuper ici ; la seconde sera une lésion pathologique, une infirmité qui ne trouve point ici sa place.

Ainsi une classification méthodique en tératologie doit quelquefois séparer dans des groupes différents des cas en apparence semblables ; elle ne doit prendre en considération que la nature même des déviations pour les classer en groupes distincts et rapprocher ces groupes suivant leurs rapports réciproques.

Pour établir cette classification, deux conditions sont nécessaires :

La première, c'est que ces faits soient de telle nature qu'ils puissent rentrer dans des groupes suffisamment déterminés.

La seconde, c'est que ces faits soient suffisamment bien connus :

Or, ce serait une erreur de croire que les faits de la tératologie sont en tout comparables aux faits naturels et qu'ils sont régis exclusivement par les mêmes lois, c'est-à-dire qu'ils ont entre eux des rapports de filiation, de parenté en quelque sorte, qui les constituent en genres ou en familles naturelles.

Chez les êtres normaux, dans le règne végétal ou animal, un certain nombre d'espèces ont des rapports étroits et assez constants pour qu'on puisse les considérer comme appartenant à une même famille; cependant, les limites qui circonscrivent ces familles sont plus ou moins artificielles dans nos classifications, et ce n'est point seulement entre les familles que ces limites sont incertaines : des modifications graduées, des transitions insensibles se trouvent entre les animaux et les plantes, entre les invertébrés et les vertébrés, entre les végétaux cellulaires et les végétaux vasculaires, enfin dans les divisions secondaires des êtres organisés comme dans leurs divisions principales. Ne devons-nous point nous attendre à une indétermination bien plus grande encore lorsqu'il s'agira d'établir nos divisions, non plus d'après les rapports naturels exclusivement, mais sur des caractères qui empruntent aux causes qui les produisent une variété et une instabilité nécessaires? Si la classification d'une science doit nous donner l'image fidèle de cette science, celle de la tératologie doit donc laisser entre ses divisions une indétermination, une incertitude bien plus grande que celle de la botanique ou de la zoologie. Elle doit faire, en effet, une large part à la variabilité des causes accidentelles, qui sont généralement le point de départ des déviations. Si la classification avait pour chaque cas anormal une place bien déterminée, elle serait nécessairement artificielle.

D'un autre côté, la plupart des faits de la tératologie sont encore aujourd'hui recouverts d'une grande obscurité quant aux causes qui les déterminent, quant au mode d'action de ces causes, quant à l'époque où elles se produisent, quant à l'évolution même des parties atteintes, et conséquemment quant à la nature de la déviation. Et nous savons qu'il ne suffit point de connaître la forme et la constitution anatomique d'un être anormal pour apprécier les rapports qu'il peut avoir avec d'autres êtres anormaux, et pour déterminer sa place dans une classification méthodique.

Ainsi une classification des être anormaux ne peut nous offrir, dans ses divisions, une rigueur que celle des êtres normaux eux-mêmes ne nous donne pas; elle ne peut faire entrer dans un cadre bien déterminé des faits indéterminés quant à leur nature et quant aux connaissances que nous en avons.

En cherchant une base nouvelle sur laquelle on puisse asseoir et coordonner méthodiquement tous les faits, nous savons donc bien que la classification que nous proposons aujourd'hui sera loin d'être parfaite. Toutefois, nous pensons que nos connaissances en tératologie sont suffisantes pour établir les principales divisions que comporte cette science, en laissant aux travaux futurs à coordonner les faits encore incertains et à les faire rentrer dans les groupes principaux que nous proposerons d'établir dès maintenant.

Quant aux dernières subdivisions des déviations organiques correspondant à ce qu'on appelle en histoire naturelle des familles ou des genres, un grand nombre des groupes qu'elles peuvent constituer ont été formés d'une manière remarquable par les deux Geoffroy-Saint-Hilaire, et, sans doute, les travaux futurs n'auront rien à y reprendre. Il leur manque cependant de ne pas avoir été toujours coordonnés d'après leurs rapports naturels, rapports que des connaissances insuffisantes sur l'évolution normale des êtres vivants ne permettaient pas de reconnaître alors. C'est donc à déterminer la nature des déviations organiques, à établir leurs rapports réciproques que doivent tendre aujourd'hui les travaux des tératologistes, et non, comme on le fait trop généralement, à chercher quelque nouvelle subdivision dans des groupes déjà trop subdivisés, à mettre en lumière quelque monstruosité nouvelle qu'on désigne par un nom nouveau; ce n'est point par cette voie que la tératologie fera des progrès réels. Nous rappellerons encore à ce propos ce que Lamarck disait aux naturalistes de son époque: « En vain les naturalistes consumeront-ils leur temps à décrire de nouvelles espèces, à saisir toutes les nuances et les petites particularités de leurs variations pour agrandir la liste immense des espèces inscrites, en un mot à instituer diversement des genres. Si la philosophie de la science est négligée, ses progrès seront sans réalité et l'ouvrage entier restera imparfait [1]. »

## XVII. — *Essai d'une classification nouvelle.*

Les déviations organiques se présentent sous deux aspects différents :

1° Elles sont régulières, souvent symétriques, constituées d'après un type qui ne varie que du plus au moins; exemple : les cyclopes, les sirenoméliens, certaines catégories de monstres doubles, etc. Ces déviations ont été déterminées par une cause préexistante au développement des organes, laquelle en a changé l'évolution; nous appelons ces déviations des *anomalies*.

2° Elles sont irrégulières, ordinairement non symétriques, désordonnées; de telle sorte qu'on ne trouverait pas deux cas tout à fait semblables; exemple : les célosomiens, les exencéphaliens, les anencéphaliens, etc. Ces déviations ont été déterminées par une cause qui s'est produite lorsque les organes étaient déjà en partie développés et qui en a troublé l'évolution ultérieure. Très souvent on retrouve des traces de la lésion primordiale, telles que des adhérences ou des brides

1 Lamarck, *Ouv. cit.*, t. I, p. 68).

placentaires, des hydropisies, etc. Nous appelons ces déviations des *abnormités*.

Les *anomalies* portent sur les éléments organiques ; ce sont des *anomalies histologiques;* elles modifient le type d'un ou de plusieurs organes, ce sont des *anomalies morphologiques*.

Les *abnormités* atteignent plusieurs organes importants ; on peut alors leur donner le nom de *malformations*.

Elles atteignent un seul organe ou bien une partie circonscrite ; on peut les appeler des *vices de conformation*.

La constitution des êtres vivants est établie en vue de deux grandes fonctions.

*a)* L'une est en rapport avec la vie de l'individu ;

*b)* L'autre avec la vie de l'espèce.

Ces fonctions sont exercées par des organes indépendants. On peut, au moins philosophiquement, les considérer comme tels, car dans un grand nombre de cas leur indépendance est absolue.

Celle des organes de la vie individuelle est évidente chez tous les animaux qui ont une période de larve, chez tous ceux, tels que les hyménoptères, qui vivent en colonies dont les travailleurs sont toujours neutres ; elle est encore évidente chez ceux qui ont des périodes de rut hors desquelles les organes sexuels disparaissent plus ou moins complètement ; enfin elle n'est pas moins manifeste chez beaucoup d'autres avant la puberté et dans la vieillesse. Chez les végétaux, elle est tout aussi certaine, car il en est beaucoup et même de très élevés dans l'organisation qui ne se propagent ordinairement que par des bourgeons. C'est ce qui arrive souvent à des plantes qui ont été transportées dans de nouveaux climats.

D'un autre côté, l'indépendance des organes de la vie de l'espèce est manifeste en ce que ces organes n'ont, chez un grand nombre d'individus, qu'une existence transitoire. Il est bien vrai que leur apparition imprime à toute l'économie un cachet particulier, mais l'individu préexiste et survit aux organes de la reproduction sexuelle.

Cette indépendance est plus évidente encore chez beaucoup d'animaux dont l'existence se compose d'un certain nombre de stades successifs. Les premiers appartiennent à la vie individuelle, les derniers à la vie de l'espèce; c'est ainsi que beaucoup d'insectes, après la métamorphose, ne vivent plus que pour s'accoupler, pondre et mourir; c'est ainsi que d'autres animaux plus dégradés ne représentent, dans la dernière phase de leur existence, qu'un ovaire vivant, et parmi les végétaux, un grand nombre n'ont été longtemps connus du vulgaire et des botanistes que dans l'organe seul de la reproduction. Les êtres vivants accomplissent donc une double fonction par des organismes distincts, indépendants, et dont l'évolution n'est généralement point simultanée ni toujours subordonnée; aussi les déviations qui atteignent ces organismes peuvent-elles se produire d'une manière indépendante.

Les déviations des organes de la vie individuelle et celles des organes de la reproduction ou de la vie de l'espèce se divisent donc naturellement en deux catégories distinctes. Dans les uns comme dans les autres, nous constaterons des anomalies morphologiques, des anomalies histologiques et des abnormités.

Mais la déviation peut porter aussi sur le produit de l'organe sexuel, c'est-à-dire sur le spermatozoïde ou sur l'ovule, et cette déviation, bien simple d'abord, comme le peut être toute déviation d'un élément histologique, pourra amener, par l'évolution et le développement de cet élément, une formation embryonnaire plus ou moins complètement déviée du type spécifique de ses procréateurs.

Ainsi la déviation histologique du produit d'un organe sexuel donnera lieu chez l'embryon futur à des anomalies d'un ordre tout nouveau, et qui devront occuper sans doute une place à part dans la classification.

D'après toutes les considérations successivemement émises

dans cet article, nous proposerons de classer de la manière suivante les lésions organiques et les déviations au type spécifique qui ont reçu de divers auteurs la dénomination de *monstruosités*, et qui ont été décrites comme telles dans les ouvrages concernant la *tératologie*.

PREMIÈRE DIVISION. — Déviation des organes de la vie individuelle.

CLASSE PREMIÈRE. — Variations.

*Ordre premier.* — Variations naturelles.

Changement de direction et de situation des vaisseaux, des nerfs, des muscles et des ligaments ou variétés anatomiques; abouchement irrégulier des vaisseaux et des conduits excréteurs compatibles avec l'intégrité des fonctions (embranchements anomaux similaires de Geoffroy-Saint-Hilaire). Os, muscles surnuméraires *(ex-parte)*, géantisme, nanisme, albinisme, etc.

*Ordre deuxième.* — Variations maladives.

Dégénérescence, dégradation, crétinisme, etc.

CLASSE DEUXIÈME. — Anomalies morphologiques.

*Ordre premier.* — Déviations du type spécifique par aberration de l'idée formatrice.

Inversion générale; métamorphose d'un organe dans un autre; duplication d'un organe naturellement simple, augmentation de nombre (hypergenèse de Breschet *ex-parte*), etc. Chez les végétaux : pélorie, métamorphose, prolification, fasciation.

*Ordre deuxième.* — Changement dans les connexions des organes par développement hétérotopique de l'un ou de plusieurs de ces organes.

Transposition des viscères ou hétérotaxie, ectopie du cœur de l'aorte, du rein, etc. Chez les végétaux : déplacements.

*Ordre troisième.* — Changement dans les connexions par union d'un système organique avec un autre système.

Abouchement d'un vaisseau du système artériel avec un vaisseau du système veineux (embranchements anomaux dissimilaires de Geoffroy-Saint-Hilaire). Abouchement de l'œsophage avec une bronche[1], d'un uretère avec le vagin ou le rectum, du rectum ou de la vessie avec le vagin, etc. Chez les végétaux : adhérences dissemblables.

*Ordre quatrième.* — Changement dans les connexions par union de parties naturellement disjointes.

Réunion des deux hémisphères cérébraux, des capsules surrénales, des reins, des doigts (syndactylie). Chez les végétaux : cohérence, soudure (synophtie *ex parte*, synanthie, syncarpie).

*Ordre cinquième.* — Changement dans les connexions par arrêt d'évolution de parties intermédiaires.

Cyclocéphalie, otocéphalie, symélie.

*Ordre sixième.* — Permanence d'une condition imparfaite embryonnaire ou fœtale par arrêt de développement.

Défaut de développement ou agénésie d'un organe ou d'une partie d'un organe; absence d'un membre (ectromélie, ectrodactylie *ex parte*), de l'iris, de la cloison interauriculaire ou interventriculaire du cœur, perforation congéniale du diaphragme, fissure iridienne, bec-de-lièvre *ex parte*, etc. Atrésie des orifices extérieurs, narines, bouche, anus, etc. Chez les végétaux : avortements.

*Ordre septième.* — Permanence d'un organe embryonnaire ou fœtal qui doit disparaître dans le cours de l'évolution.

Persistance des vaisseaux omphalo-mésentériques, du canal artériel, de l'ouraque, des corps de Wolff, du thymus, d'une partie de la larve chez l'adulte.

Classe troisième. — Abnormités.

*Ordre premier.* — Malformations.

Éventration, célosomie, exencéphalie, pseudencéphalie, anencéphalie. Chez les végétaux : chloranthies *ex parte*.

*Ordre deuxième.* — Vices de conformation.

Schistocéphale (Gurlt), fissure de la face, bec-de-lièvre *ex*

[1] Un cas de ce genre très remarquable a été rapporté dans la *Gazette des hôpitaux*, 29 janvier 1874.

*parte*, gueule-de-loup, fissure sternale, spina-bifida, exstrophie de la vessie, pied bot *ex parte*, etc.

Classe quatrième. — Anomalies histologiques.

Leucopathie, chloasma, melasma. Chez les végétaux : chromisme.

Atrichose, hypertrichose. Chez les végétaux : glabrisme, pilosisme.

Ichthyose squammeuse, épineuse, excroissances cornées.

Absence d'une ou de plusieurs dents ; dents surnuméraires, prolifères.

Hypertrophies partielles, hyperplasies, polysarcies, nævi, etc.

Dégénérescences avec productions histologiques nouvelles (?). Chez les végétaux : coques, galles.

Permanence de la structure embryonnaire (?), atrophies. Chez les végétaux : avortements *ex parte*.

DEUXIÈME DIVISION. — Déviation des organes de la vie de l'espèce.

Première section. — Déviations de la sexualité.

Classe première. — Sexes réunis dans les espèces à sexes normalement séparés (hermaphrodisme).

Classe deuxième. — Sexes séparés dans les espèces à sexes normalement réunis (hétérogamie).

Classe troisième. — Absence de sexe ou hermaphrodisme neutre *(ex parte)* (agamie).

Deuxième section. — Déviations dans la conformation des organes sexuels.

Classe première. — Variations.

Formes diverses ou dimensions exagérées des nymphes, de l'hymen, du pavillon de la trompe de Fallope, etc.

Classe deuxième. — Anomalies morphologiques.

*Sous-classe première.* — Anomalies morphologiques dans les organes mâles.

Anorchidie, monorchidie, absence ou augmentation du nombre des vésicules séminales.

*Sous-classe deuxième.* — Anomalies morphologiques dans les organes femelles. Absence d'un ou de plusieurs ovaires, de l'utérus, du vagin, de la mamelle ; augmentation du nombre des trompes de Fallope ; utérus bicorne chez la femme ; vagin cloisonné, imperforé, communiquant avec la vessie ou le rectum. Mamelles surnuméraires, déplacées (inguinales chez la femme).

CLASSE TROISIÈME. — Abnormités.

*Ordre premier.* — Malformations.

Hermaphrodisme faux ou apparent.

*Ordre deuxième.* — Vices de conformation.

Cryptorchidie, synorchidie (?), hypospadias.

CLASSE QUATRIÈME. — Anomalies histologiques.

Absence ou agénésie des tubes séminifères du testicule, des vésicules de de Graaf, à l'époque de la puberté ; kystes dermoïdes de l'ovaire, zoomyliens *ex parte ;* adénome de la mamelle (?).

TROISIÈME SECTION. — Déviations dans les produits des organes sexuels.

CLASSE PREMIÈRE. — Anomalies simples ou unitaires.

*Sous-classe première.* — Dans les produits mâles (spermatozoïdes, pollen).

*Sous-classe deuxième.* — Dans les produits femelles (ovule).

*Ordre premier.* — Déviations dans la conformation de l'œuf.

Ovule ou jaune sans vésicule germinative, sans albumen, sans coquille ; œuf sans jaune ou sans vitellus ; ovules ou vitellus multiples dans la même coque (chez les oiseaux : œuf à deux ou plusieurs jaunes, œuf inclus dans un autre) ; déformation de la coque, etc.

*Ordre deuxième.* — Déviations dans l'évolution primordiale de l'ovule ou anomalies du germe.

Développement isolé ou anormal de l'amnios, du chorion (môle hydatique) ; zoomyliens *ex parte.*

CLASSE DEUXIÈME. — Anomalies doubles ou par duplication (diplogenèse).

Plusieurs vésicules germinatives ou plusieurs cellules embryogènes dans un seul ovule, d'où dérivent :

*Ordre premier.* — Les monstres composés autositaires. Chez les végétaux : synophties des embryons.

*Ordre deuxième.* — Les monstres composés parasitaires.

*Ordre troisième.* — Les monstres omphalosites.

*Ordre quatrième.* — L'inclusion fœtale. (?)

FIN

# TABLE DES MATIÈRES

## II

## PARASITISME, MICROBISME

III

## ANATOMIE, PHYSIOLOGIE

## IV

## ANOMALIES, TÉRATOLOGIE

# TABLE DES PLANCHES

PLANCHES RELATIVES A L'ANGUILLULE DU BLÉ NIELLÉ



PLANCHES RELATIVES A LA GÉNÉRATION DES HUÎTRES



PLANCHES RELATIVES AUX ANOMALIES DE L'ŒUF



LYON. — IMPRIMERIE PITRAT AINÉ, RUE GENTIL, 4.

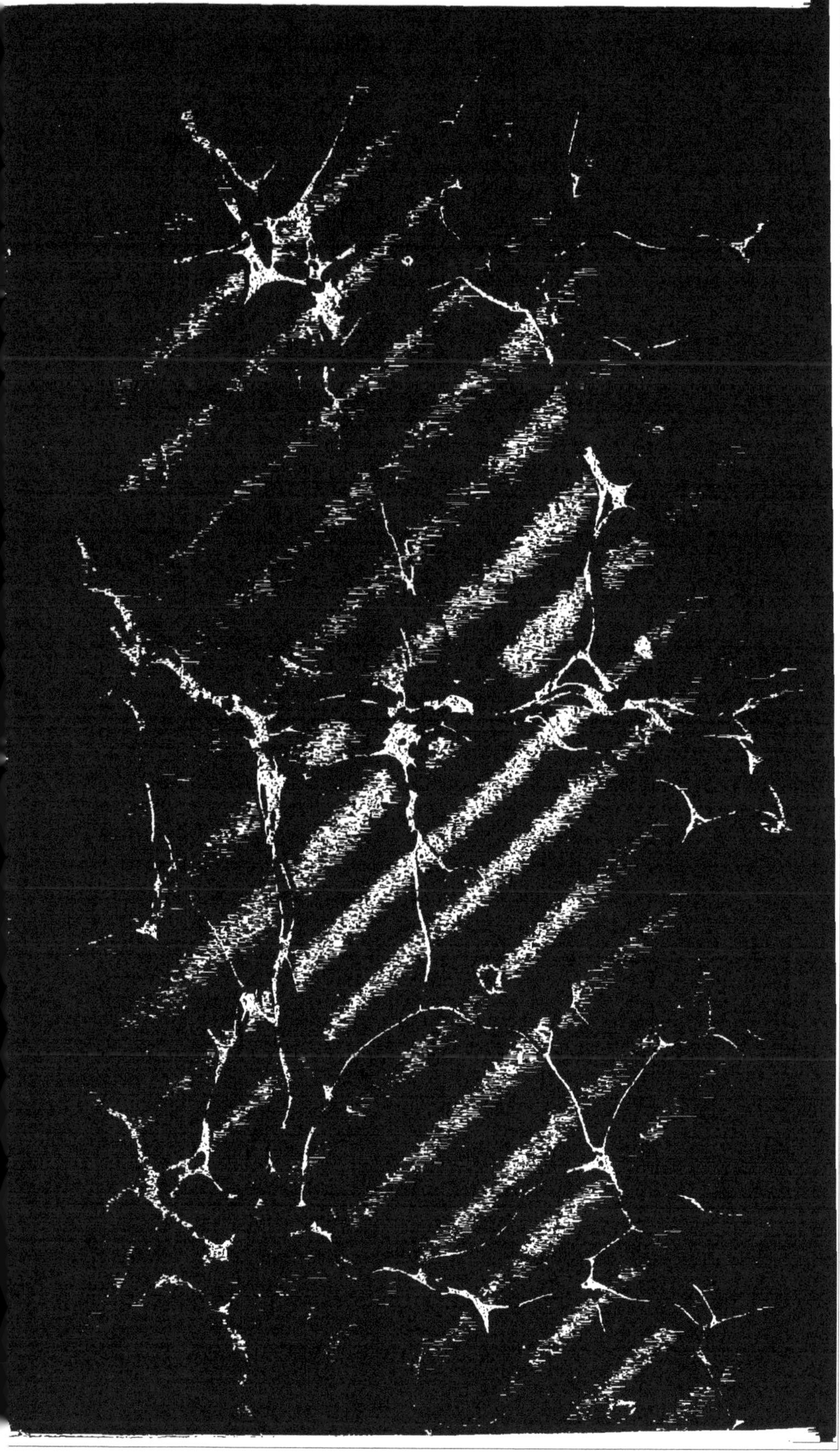

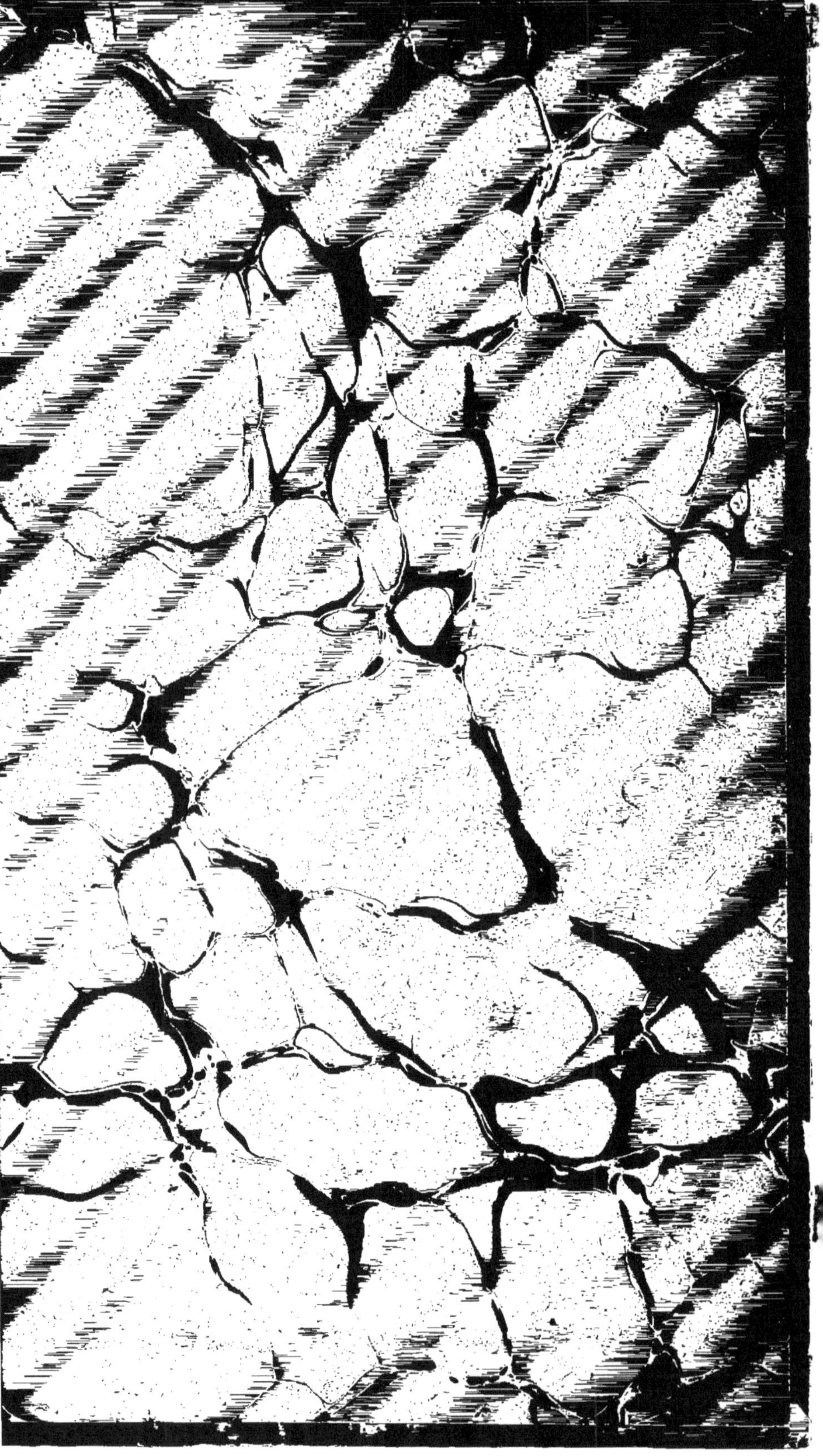

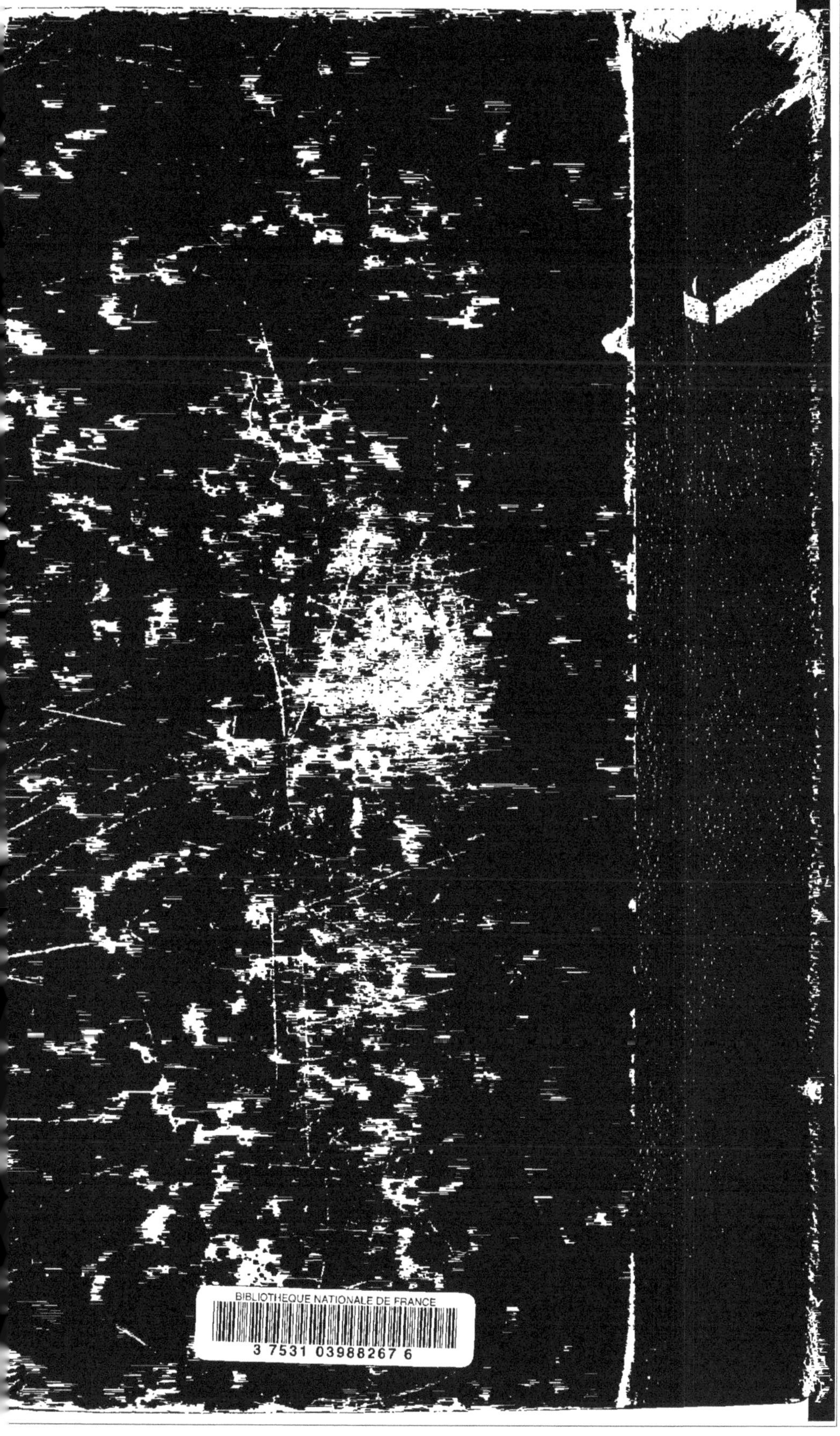
BIBLIOTHEQUE NATIONALE DE FRANCE
3 7531 03988267 6

www.ingramcontent.com/pod-product-compliance
Ingram Content Group UK Ltd.
Pitfield, Milton Keynes, MK11 3LW, UK
UKHW021859260726
13966UKWH00006B/27

9 782011 92281